D1930586

Kompendium bildgebende Frakturdiagnostik

Marc-André Weber
Thomas Mittlmeier
Hrsg.

Kompendium bildgebende Frakturdiagnostik

Geleitwort von Ulrich Linsenmaier und Stefan Wirth

Springer

Hrsg.
Marc-André Weber
Institut für Diagnostische und Interventionelle Radiologie, Kinder- und Neuroradiologie
Universitätsmedizin Rostock
Rostock, Deutschland

Thomas Mittlmeier
Klinik und Poliklinik für Unfall-, Hand- und Wiederherstellungschirurgie
Universitätsmedizin Rostock
Rostock, Deutschland

ISBN 978-3-662-63601-5 ISBN 978-3-662-63602-2 (eBook)
https://doi.org/10.1007/978-3-662-63602-2

Die Deutsche Nationalbibliothek verzeichnet diese Publikation in der Deutschen Nationalbibliografie; detaillierte bibliografische Daten sind im Internet über http://dnb.d-nb.de abrufbar.

© Springer-Verlag GmbH Deutschland, ein Teil von Springer Nature 2023
Das Werk einschließlich aller seiner Teile ist urheberrechtlich geschützt. Jede Verwertung, die nicht ausdrücklich vom Urheberrechtsgesetz zugelassen ist, bedarf der vorherigen Zustimmung des Verlags. Das gilt insbesondere für Vervielfältigungen, Bearbeitungen, Übersetzungen, Mikroverfilmungen und die Einspeicherung und Verarbeitung in elektronischen Systemen.
Die Wiedergabe von allgemein beschreibenden Bezeichnungen, Marken, Unternehmensnamen etc. in diesem Werk bedeutet nicht, dass diese frei durch jedermann benutzt werden dürfen. Die Berechtigung zur Benutzung unterliegt, auch ohne gesonderten Hinweis hierzu, den Regeln des Markenrechts. Die Rechte des jeweiligen Zeicheninhabers sind zu beachten.
Der Verlag, die Autoren und die Herausgeber gehen davon aus, dass die Angaben und Informationen in diesem Werk zum Zeitpunkt der Veröffentlichung vollständig und korrekt sind. Weder der Verlag noch die Autoren oder die Herausgeber übernehmen, ausdrücklich oder implizit, Gewähr für den Inhalt des Werkes, etwaige Fehler oder Äußerungen. Der Verlag bleibt im Hinblick auf geografische Zuordnungen und Gebietsbezeichnungen in veröffentlichten Karten und Institutionsadressen neutral.

Planung: Antje Lenzen

Springer ist ein Imprint der eingetragenen Gesellschaft Springer-Verlag GmbH, DE und ist ein Teil von Springer Nature.
Die Anschrift der Gesellschaft ist: Heidelberger Platz 3, 14197 Berlin, Germany

Unseren Ehefrauen Daniela und Doris in Dankbarkeit und Liebe gewidmet

Geleitwort

Das vorliegende Werk ist ein Kompendium zur modernen Frakturlehre. Als solches gelingt dem Werk der schwierige Spagat, den aktuellen radiologischen und klinischen Wissenstand zu erfassen und gleichzeitig durch geeignete Strukturierung eine komprimierte Form zu wahren.

Aufgrund ihrer fachlichen Expertise und ihrer umfangreichen und langjährigen klinischen Erfahrung haben die Herausgeber, Prof. Marc-André Weber und Prof. Thomas Mittlmeier, die Autorinnen und Autoren sorgfältig ausgewählt und diese während der Entstehung des Kompendiums intensiv und erfolgreich begleitet. Das zahlt sich für uns Leserinnen und Leser aus. Gemeinsam ist es gelungen, radiologisches Wissen entlang der klinisch-traumatologischen Anforderungen so zu kombinieren, dass in allen Kapitel stets ein gut ausbalancierter Inhalt entstanden ist, der jeweils den neuesten Stand der beteiligten Fachgebiete vereinigt. Dadurch ist das Werk kurzweilig zu lesen, stellt aber auch ein handfestes Nachschlagewerk dar. Aus traumatologischer Sicht wird gezielt auf die wesentlichen Anforderungen an die radiologische Diagnostik eingegangen, wichtige klinische Entscheidungspunkte werden erläutert, und nur die relevanten und auch wissenschaftlich etablierten Klassifikationen und Scores zur Fraktureinteilung werden berücksichtigt. Das klingt vielleicht nach einer hohlen Phrase – das ist es aber nicht, denn die beste Radiologie wird diejenige sein, deren Prozesse durch einen engen Kontakt mit den Zuweisenden, d. h. den klinischen Kolleginnen und Kollegen, mitgeformt werden. Das sorgt für beste Kompetenz in der Behandlungskette und macht in aller Regel zudem auch noch Freude bei der Arbeit – und das auf beiden Seiten.

Die Herausgeber haben in den vergangenen Jahren zu Themen der radiologischen Trauma- und Notfalldiagnostik umfangreich publiziert. Zudem sind jüngst mehrere inhaltlich passende Schwerpunktthemenhefte in *Der Radiologe* erschienen [1, 2]. Das hat sowohl die Auswahl geeigneter Autorinnen und Autoren wie auch die entstandene hohe Qualität des hier vorliegenden Kompendiums unterstützt.

Die Radiologie hat in den vergangenen 25 Jahren weltweit insbesondere mit der „Emergency Radiology" eine dramatische Entwicklung erfahren. Die klinisch tätigen Notfallradiologen wurden geschätzte Partner von Chirurgie und Orthopädie. Die radiologischen Institute oder zumindest die Sektionen für Notfalldiagnostik rückten dabei immer näher speziell an den Schockraum und insgesamt an die Notaufnahme heran (genau genommen hinein) und versorgen heute diagnostisch eine Vielzahl von traumatischen und nichttraumatischen Erkrankungen. Im vergleichbaren Zeitraum hat die ebenso drastische Entwicklung der interventionellen Therapie bewirkt, dass die Radiologie dabei inzwischen auch einen nicht mehr wegzudenkenden, großen Anteil an der direkten Akuttherapie erlangt hat.

Die Notfallradiologie ist damit heute unverzichtbarer Protagonist einer professionellen, sicheren, effizienten und schnellen Patientenbehandlung geworden.

Neben der rein anatomischen Subspezialisierung sind in der Notfalldiagnostik noch eine Verfeinerung auf Organebene und zuletzt auf Krankheitsebene hinzugekommen. Das ist eine revolutionäre und gleichermaßen herausfordernde Entwicklung, die die alten Grenzen sprengt. Die Notfallradiologie zählt damit zu den am schnellsten und am konstantesten wachsenden Subspezialisierungen innerhalb der Radiologie. Heute geht dies bereits so weit, dass auch wichtige Teile der in Deutschland möglichen Schwerpunkte Neuro- und Kinderradiologie „wie selbstverständlich" enthalten sind. Diese Komplexität greift das Kompendium auch mit einem Beitrag zur Schockraumversorgung auf und erinnert dabei nochmals an den hohen Grad der Interdisziplinarität und die Einbettung in das überaus erfolgreiche Konzept zentraler Notaufnahmen.

In der Konsequenz ist der Bedarf an diagnostischer Bildgebung in den modernen interdisziplinären Notaufnahmen in den vergangenen beiden Jahrzehnten enorm und sogar weit überproportional zur Patientenzahl angestiegen. Aus Gerätesicht waren vermutlich die allseits verfügbare Multidetektor-Computertomografie (MDCT) [3] und die immer schnelleren Magnetresonanztomografen, Flachdetektoren (FD) für Röntgenstrahlen und interdisziplinäre Ultraschallzentren hierfür förderlich. Dies ist Fluch und Segen zugleich: So hat beispielsweise die MDCT in der ersten Dekade der 2000er-Jahre einen Anstieg von bis zu 330 % in den Spitzenindikationen erfahren, was die Ressourcen vieler radiologischer Institute strapaziert und nicht selten überstrapaziert. Für eine neue Generation von Klinikärzten gilt die MDCT als sicherer, genauer und einfacher als die bisherige Stufendiagnostik. Hinzu kommt eine untersucherunabhängige, voll automatisierte Dokumentation. Eine Straffung der Indikationen, die Berücksichtigung etablierter klinischer Indikationsrichtlinien wie die Canadian CT Head Rule (CCTHR) und die Canadian C-Spine Rule (CCSR) oder die Ottawa Ankle Rule und die Ottawa Knee Rule könnte helfen, unnötige Diagnostik zu vermeiden und signifikant zu reduzieren. Es bleibt zu hoffen, dass sich eine derartige Fokussierung künftig auch im klinischen Alltag verstärkt durchsetzen wird – zum Wohle von Patienten und der eingesetzten Personal- und Geräteressourcen.

Mit dem Kompendium unterstützen die Herausgeber sowie die Autorinnen und Autoren diesen Prozess einer refokussierten Diagnostik. Komplexe Verletzungen der Extremitäten und des Körperstamms werden heute regelmäßig mit Schnittbilddiagnostik diagnostiziert, indem hochpräzise Knochen- und Gelenksrekonstruktionen aus den dreidimensionalen Datensätzen erstellt werden. Unsere klinischen Partner erwarten zu Recht eine zeitnahe und korrekte Diagnose und eine feste, verlässliche Klassifizierung der Frakturtypen, kurzum eine angemessene Beantwortung der an uns gestellten Fragen. Große Hoffnung liegt in der standardisierten Befundung („structured reporting"). Im Idealfall rundet dies die Performance der modernen Notfallradiologie ab, trägt zur Fokussierung bei und hilft bei der schnelleren Integration der steigenden Anzahl ärztlichen Personals, für das Deutsch nicht die Muttersprache ist.

Die Autorinnen und Autoren haben mit dem vorliegenden Band einen wesentlichen Beitrag dazu erbracht, wie moderne Frakturdiagnostik erfolgen sollte. Neben den Grundlagen der Frakturlehre werden pädiatrische und pathologische Frakturen genauso wie Stressfrakturen und aktuelle Implantate ausführlich besprochen. Das Buch ist überwiegend anhand der Anatomie strukturiert, umfassend angelegt und ansprechend geschrieben. Aus Sicht des Springer-Verlags reiht sich der umfassende Ansatz des Bandes in eine Serie weiterer Lehrbücher ein (z. B. Publikationen der European Society of Emergency Radiology, ESER) [3, 4]. Die ESER wurde vor einem Jahrzehnt aufgrund der oben genannten Motivation gegründet. Inzwischen ist damit eine Europäische Gemeinschaft der Notfallradiologie entstanden, die eine Standardisierung erleichtert. Hier sind die größten bisherigen Erfolge das Angebot eines Europäischen Diploms in Notfallradiologie (European Diploma in Emergency Radiology, EDER) und seit Kurzem die Publikation der ersten europäischen, rein radiologischen Polytrauma-Leitlinie (Guideline on Radiological Polytrauma Imaging and Service) [5, 6]. Insofern sehen auch europäische Leserinnen und Leser einer möglichen englischen Ausgabe des Bandes mit Freude entgegen.

Wir wünschen dem Kompendium, dass es sich schnell als ein gleichermaßen radiologisches wie auch interdisziplinäres Standardwerk in der Notfallradiologie und Traumatologie etabliert und so eine Referenzquelle für das aktuelle Wissen im Bereich der Frakturdiagnostik wird. Das Potenzial dazu besteht auf jeden Fall. Wir gratulieren den Herausgebern sowie den Autorinnen und Autoren zu ihrem gelungenen Werk und sind überzeugt, dass dieses Buch helfen wird, viele komplexe Probleme im klinischen Alltag unserer Abteilungen zu lösen.

Ulrich Linsenmaier und Stefan Wirth[1]
München, im Februar 2022

[1]Presidents of the European Society of Emergency Radiology (UL: 2011–2015, SW: 2017–2019).

Literatur

[1] Weber MA, Mittlmeier T (2020) Bildgebende Frakturdiagnostik und Frakturklassifikationen – Teil 1. Radiologe 60(6):475–476
[2] Weber MA, Mittlmeier T (2020) Bildgebende Frakturdiagnostik und Frakturklassifikationen – Teil 2. Radiologe 60(7):579–580
[3] Scaglione M, Linsenmaier U, Schueller G, Berger F, Wirth S (eds) (2017) Emergency radiology of the chest and cardiovascular system. Springer International Publishing, p 1–298
[4] Scaglione M, Linsenmaier U, Schueller G. (eds) (2012) Emergency radiology of the abdomen: imaging features and differential diagnosis for a timely management approach. Springer International Publishing, Milano, NY, Heidelberg p 1–249
[5] Wagner MG, Fischer MR, Scaglione M, Linsenmaier U, Schueller G, Berger FH, Wirth S et al (2017) Subspecialisation in emergency radiology: proposal for a harmonised European curriculum. GMS J Med Educ 34(5):Doc61
[6] Wirth S, Hebebrand J, Basilico R, Berger FH, Blanco A, Calli C et al (2020) European society of emergency radiology: guideline on radiological polytrauma imaging and service (short version). Insights Imaging 11(1):135

Vorwort

Liebe Leserinnen und Leser,

die Diagnostik von Frakturen gehört zum täglichen Brot des Radiologen. Dabei hat sich der enge Austausch mit den Traumatologen bewährt – „4 Augen sehen mehr als 2 Augen" und Unfallmechanismus und Schmerzsymptomatik sind wichtige klinische Bausteine bei der Interpretation der bisweilen subtilen Frakturzeichen im Röntgenbild. Daher hilft es dem Radiologen ungemein, wenn diese Informationen in den klinischen Angaben genannt werden und sich nicht nur auf das bisweilen praktizierte „Ausschluss #" beschränken [1]. Ebenfalls sollte man nicht dem sog. „satisfaction of search error" erliegen, sich also mit einer gefundenen Pathologie zufriedengeben, sondern systematisch das gesamte Röntgenbild bzw. alle vorhandenen MRT-Sequenzen oder CT-Bilder durchmustern [2]. Auch hier ist die Kenntnis typischer Frakturformen und deren Begleitverletzungen wichtig, um systematisch nach typischen Begleitverletzungen zu suchen.

Das Wort Fraktur leitet sich aus dem Lateinischen „frangere", d. h. brechen, ab. Neben der uns Radiologen und Traumatologen gut bekannten Definition als Unterbrechung der Kontinuität eines Knochens unter Bildung zweier oder mehrerer Bruchstücke steht Fraktur auch für die Druckschrift mit „gebrochenen", d. h. nicht gerundeten Linien. Die Frakturschrift war in gedruckten Dokumenten von Mitte des 16. bis Anfang des 20. Jahrhunderts die meistbenutzte Druckschrift im deutschsprachigen Raum. Und selbst in eine Redewendung hat der Begriff „Fraktur" Eingang gefunden: Wer mit jemandem „Fraktur redet", redet mit diesem in „geraden, deutlichen oder groben Buchstaben", redet also in klaren, deutlichen Worten, ohne Umschweife oder Euphemismen, und sagt diesem direkt und unverblümt die Meinung [3].

Die Diagnostik und Behandlung von Frakturen begleitet die Menschheitsgeschichte und war naturgemäß über Jahrtausende eine konservative Therapie. Bereits im *Papyrus Edwin Smith* (ca. 1.500 v. Chr.) wurde ein Verband zur Ruhigstellung von Gelenkfortsatzfrakturen des Unterkiefers beschrieben, und Hippokrates führte um ca. 400 v. Chr. eine zur Ruhigstellung dienende Ledermanschette ein [4]. Auch ohne Röntgendiagnostik war das Verständnis für die zugrunde liegenden Veränderungen und Verletzungen also schon zu Zeiten von Hippokrates entwickelt. Zum Einrichten von Frakturen und Luxationen wurden in den folgenden Jahrhunderten verschiedene Techniken und Apparate entwickelt, da man erkannt hatte, dass die Funktion des Bewegungsapparats von seiner Form abhängig ist. Allerdings konnte man mit den damals zur Verfügung stehenden Mitteln eine Ausheilung in der normalen anatomischen Situation selten erreichen und musste Fehlstellungen und somit auch Funktionsstörungen akzeptieren. Erst Meilensteine der Medizingeschichte wie die Einführung der Anti- und Asepsis, die Entwicklung von Narkosemitteln und v. a. auch die Röntgendiagnostik (1895) versetzten Ärzte im ausgehenden 19. und beginnenden 20. Jahrhundert zunehmend in die Lage, Frakturen gezielt zu behandeln. Mit dem Zusammenschluss der Arbeitsgemeinschaft für Osteosynthesefragen (AO) im Jahr 1959 beschleunigte sich der Fortschritt der operativen Knochenbruchbehandlung unter der Doktrin der anatomischen Reposition und stabilen Fixation aller Fragmente deutlich [5]. Die nach klinischen Belangen 2018 komplett überarbeitete AO/OTA-Klassifikation der AO und der Orthopaedic Trauma Association (OTA) inkludiert die neu entwickelte Klassifikation der pädiatrischen Frakturen der langen Röhrenknochen und bietet uns die Möglichkeit, eine gemeinsame Sprache bei der Frakturdeskription zu finden [6].

Dieses Kompendium ist auf Interdisziplinarität ausgerichtet. Neben einem radiologischen und einem unfallchirurgischen Herausgeber sind die Buchkapitel von Radiologinnen/Radiologen, Orthopädinnen/Orthopäden und Unfallchirurginnen/Unfallchirurgen geschrieben, und jedes Buchkapitel enthält eine kurze Vorbemerkung zum Thema von den Herausgebern. Zielgruppe dieses Kompendiums sind Weiterbildungsassistentinnen und -assistenten der Radiologie, Orthopädie und Unfallchirurgie. Aber auch der/dem erfahrenen Fachärztin/-arzt möge es als kurzweiliges Nachschlagewerk nützlich sein. Daher hoffen wir, liebe Leserinnen und Leser, dass Sie diese Zusammenstellung interessant und hilfreich für Ihre tägliche praktische Arbeit finden werden.

Wir danken ganz herzlich unseren Kapitelautorinnen und -autoren, die sehr schön die diversen Aspekte der Frakturen einerseits und Besonderheiten der Frakturen an verschiedenen Skelettabschnitten andererseits beleuchten und die ihre hervorragenden Beiträge mit zahlreichen radiologischen Abbildungen und Schemazeichnungen versehen haben. Wir danken des Weiteren dem Springer-Verlag, hier v. a. Frau Anja-Raphaela Herzer für die unermüdliche Hilfestellung bei der Gestaltung der Kapitel und bei der Fertigstellung dieses Kompendiums sowie Frau Antje Lenzen für die stetige Hilfe bei der Planung und konzeptionellen Umsetzung dieses Werks. Für die hervorragende grafische Gestaltung der schematischen Darstellungen in diesem Buch bedanken wir uns außerdem besonders bei STRAIVE Graphics team. Ebenso danken wir Frau Stefanie Teichert für das gründliche Lektorat der Texte sowie dem Team um Frau Wilma McHugh und Herrn Sivakumar Krishnamoorthy für die gestalterische Umsetzung und den Druck dieses Buches. Abschließend danken wir ganz herzlich unseren Familien für die stetige Unterstützung während der Entstehung dieses Kompendiums.

Wir hoffen Ihnen, liebe Leserinnen und Leser, mit diesem Kompendium eine gute Zusammenfassung aktueller Themenfelder der bildgebenden Frakturdiagnostik und einen Überblick über die gängigen Frakturklassifikationen zu präsentieren und wünschen Ihnen viel Spaß beim Lesen.

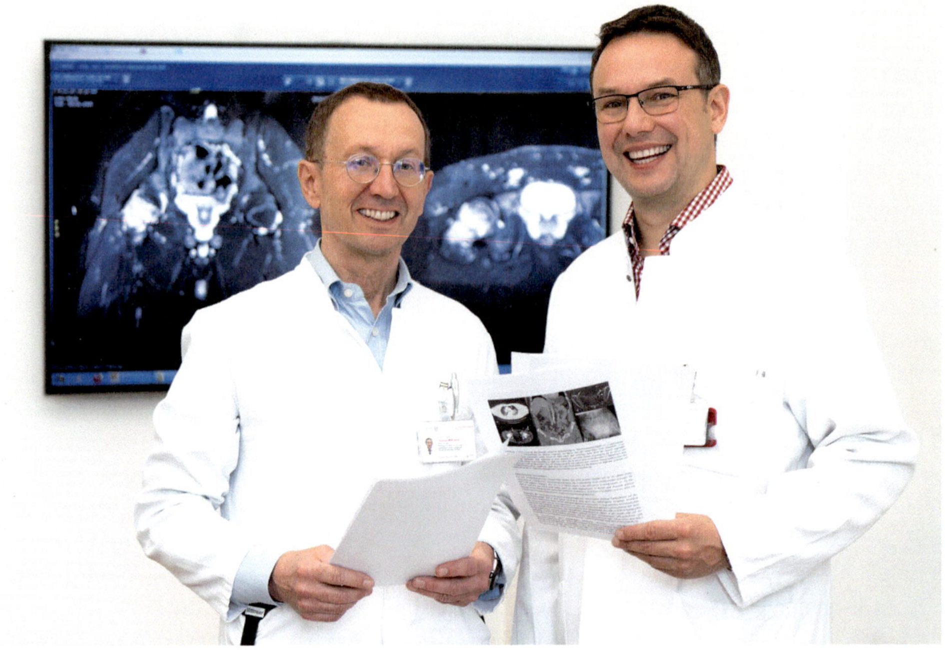

Prof. Dr. Mittlmeier, Direktor der Klinik und Poliklinik für Unfall-, Hand- und Wiederherstellungschirurgie, zusammen mit Prof. Dr. Weber, Direktor des Instituts für Diagnostische und Interventionelle Radiologie, Kinder- und Neuroradiologie, bei der Falldiskussion an der Universitätsmedizin Rostock (v. l. n. r.)

Literatur

[1] Weber MA, Mittlmeier T (2020) Bildgebende Frakturdiagnostik und Frakturklassifikationen – Teil 1. Radiologe 60:475–476

[2] Kim YW, Mansfield LT (2014) Fool me twice: delayed diagnoses in radiology with emphasis on perpetuated errors. AJR Am J Roentgenol 202:465–470

[3] https://www.typolexikon.de/fraktur-schrift/, zugegriffen am 25.04.2020

[4] Eulert S. Die Behandlung von Gelenkfortsatzfrakturen des Unterkiefers unter besonderer Berücksichtigung der Würzburger Zugschrauben-Platte. Inaugural-Dissertation zur Erlangung der Doktorwürde der Medizinischen Fakultät der Bayerischen Julius-Maximilians-Universität zu Würzburg 2002. https://opus.bibliothek.uni-wuerzburg.de/opus4-wuerzburg/frontdoor/deliver/index/docId/246/file/s_eulert.pdf, Zugegriffen 25.04.2020.

[5] Heim UF (2012) Geschichte der Entstehung und erste Jahre der Arbeitsgemeinschaft für Osteosynthesefragen 1952–1963. OP-Journal 28:98–106

[6] Meinberg E, Agel J, Roberts C, Karam MD, Kellam JF (2018) Fracture and dislocation classification compendium-2018. J Orthop Trauma 32(Suppl 1):S1–S170

Rostock
Frühjahr 2022

Marc-André Weber
Thomas Mittlmeier

Inhaltsverzeichnis

Autorenverzeichnis

Dr. med. Muhammad AlMatter Institut für Radiologie und Nuklearmedizin, Schwarzwald-Baar-Klinikum, Schwenningen, Deutschland

Dr. med. Marco Armbruster Klinik und Poliklinik für Radiologie, Klinikum der Ludwig-Maximilians-Universität München, München, Deutschland

Dr. med. Maria Berndt Abteilung für Diagnostische und Interventionelle Neuroradiologie, Klinikum rechts der Isar der Technischen Universität München, München, Deutschland

Dr. med. Grischa Bratke Institut für Diagnostische und Interventionelle Radiologie, Universitätsklinikum Köln, Köln, Deutschland

Prof. Dr. med. Benjamin Bücking Klinik für Orthopädie, Unfallchirurgie und Alterstraumatologie, DRK-Kliniken Nordhessen Gemeinnützige GmbH, Standort Wehlheiden, Kassel, Deutschland

Dr. med. Bastian Dierck Zentrum für Operative Medizin, Klinik und Poliklinik für Unfallchirurgie und Orthopädie, Universitätsklinikum Hamburg-Eppendorf, Hamburg, Deutschland

PD Dr. med. Christian von Falck Institut für Diagnostische und Interventionelle Radiologie, Medizinische Hochschule Hannover, Hannover, Deutschland

Prof. Dr. med. Christian Fischer Arcus Kliniken Pforzheim, Arcus Sportklinik, Pforzheim, Deutschland

Klinik für Orthopädie und Unfallchirurgie, Abteilung Unfall- und Wiederherstellungschirurgie, Universitätsklinikum Heidelberg, Heidelberg, Deutschland

Dr. med. Florian Fischer Institut für Rechtsmedizin, Ludwig-Maximilians-Universität München, München, Deutschland

Dr. med. Evi Fleischhacker Klinikum der Ludwig-Maximilians-Universität München, Klinik für Allgemeine, Unfall- und Wiederherstellungschirurgie, München, Deutschland

Prof. Dr. med. Karl-Heinz Frosch Zentrum für Operative Medizin, Klinik und Poliklinik für Unfallchirurgie und Orthopädie, Universitätsklinikum Hamburg-Eppendorf, Hamburg, Deutschland

Alexander Gäble Institut für Radiologie und Nuklearmedizin, Schwarzwald-Baar-Klinikum, Schwenningen, Deutschland

Prof. Dr. med. Philip Gierer Klinik für Unfall-, Wiederherstellungs- und Handchirurgie, Städtisches Klinikum Dresden Friedrichstadt, Dresden, Deutschland

Dr. med. Johannes Gleich Klinik für Allgemeine, Unfall- und Wiederherstellungschirurgie, Klinikum der Ludwig-Maximilians-Universität München, München, Deutschland

Ass.-Prof. Dr. med. Manfred Greitbauer Universitätsklinik für Orthopädie und Unfallchirurgie, Medizinische Universität Wien, Wien, Österreich

Dr. med. Thomas Grieser Universitätsklinikum Augsburg, Klinik für Diagnostische und Interventionelle Radiologie und Neuroradiologie, Augsburg, Deutschland

Prof. Dr. med. Stefan Haneder Institut für Diagnostische und Interventionelle Radiologie, Universitätsklinikum Köln, Köln, Deutschland

Gemeinschaftspraxis für Radiologie und Nuklearmedizin in der Kaiser-Passage, Bonn, Deutschland

Dr. med. Christina Hauenstein Institut für Diagnostische und Interventionelle Radiologie, Kinder- und Neuroradiologie, Universitätsmedizin Rostock, Rostock, Deutschland

PD Dr. med. Nael Hawi Unfallchirurgische Klinik, Medizinische Hochschule Hannover, Hannover, Deutschland

PD Dr. med. Christian Henker Department Wirbelsäulenchirurgie, KMG Klinikum Güstrow, Klinik für Unfallchirurgie, Güstrow, Deutschland

Prof. Dr. med. Eric Hesse Institut für Molekulare Muskuloskelettale Forschung, Klinikum der Ludwig-Maximilians-Universität München, Planegg, Deutschland

Dr. med. Andra-Iza Iuga Institut für Diagnostische und Interventionelle Radiologie, Universitätsklinikum Köln, Köln, Deutschland

Dr. med. Joanna Jeffries Klinik für Unfall-, Wiederherstellungs- und Handchirurgie, Städtisches Klinikum Dresden Friedrichstadt, Dresden, Deutschland

Prof. Dr. med. Hubert Kimmig Klinik für Neurologie, Schwarzwald-Baar-Klinikum, Villingen Schwenningen, Deutschland

Prof. Dr. med. Thomas Kittner Städtisches Klinikum Dresden Friedrichstadt, Radiologische Klinik, Dresden, Deutschland

PD Dr. med. Christian R. Krestan Zentralröntgeninstitut und Schnittbildzentrum, Wiener Gesundheitsverbund, Klinik Favoriten, Wien, Österreich

Dr. med. Bernhard Kumle Zentrale Notaufnahme und Aufnahmestation, Schwarzwald-Baar-Klinikum, Villingen Schwenningen, Deutschland

Dr. med. univ. Adisa Kuršumovic Institut für Radiologie und Nuklearmedizin/Klinik für Neurochirurgie, Schwarzwald-Baar-Klinikum, Villingen Schwenningen, Deutschland

Prof. Dr. med. Sönke Langner Institut für Diagnostische und Interventionelle Radiologie, Kinder- und Neuroradiologie, Universitätsmedizin Rostock, Rostock, Deutschland

Prof. Dr. med. Ulrich Christoph Liener Klinik für Orthopädie, Unfallchirurgie und Sporttraumatologie, Marienhospital Stuttgart, Stuttgart, Deutschland

Prof. Dr. med. Thomas Mittlmeier Klinik und Poliklinik für Unfall-, Hand- und Wiederherstellungschirurgie, Universitätsmedizin Rostock, Chirurgische Universitätsklinik und Poliklinik Rostock, Rostock, Deutschland

Dr. med. Marc Mühlmann Klinik und Poliklinik für Radiologie, Klinikum der Ludwig-Maximilians-Universität München, München, Deutschland

PD Dr. med. Carl Neuerburg Klinik für Allgemeine, Unfall- und Wiederherstellungschirurgie, Klinikum der Ludwig-Maximilians-Universität München, München, Deutschland

Oliver Peschel Institut für Rechtsmedizin, Ludwig-Maximilians-Universität München, München, Deutschland

PD Dr. med. Matthias Priemel Zentrum für Operative Medizin, Klinik und Poliklinik für Unfallchirurgie und Orthopädie, Universitätsklinikum Hamburg-Eppendorf, Hamburg, Deutschland

Prof. Dr. med. Karl-Josef Prommersberger Klinik für Handchirurgie, Rhön-Klinikum Campus Bad Neustadt, Bad Neustadt, Deutschland

PD Dr. med. Christoph Rehnitz Diagnostische und Interventionelle Radiologie, Universitätsklinikum Heidelberg, Heidelberg, Deutschland

Prof. Dr. med. Rainer Ritz Klinik für Neurochirurgie, Schwarzwald-Baar-Klinikum, Villingen Schwenningen, Deutschland

Dr. med. Sebastian Russo Klinik für Anästhesiologie, Intensiv-, Notfall- und Schmerzmedizin, Schwarzwald-Baar-Klinikum, Villingen Schwenningen, Deutschland

Dr. med. Frank Schmid Institut für Radiologie und Nuklearmedizin, Schwarzwald-Baar-Klinikum, Villingen Schwenningen, Deutschland

Prof. Dr. med. Rainer Schmitt Institut für Diagnostische und Interventionelle Radiologie, Klinikum der Julius-Maximilians-Universität Würzburg, Würzburg, Deutschland

PD Dr. med. Axel Sckell Klinik und Poliklinik für Chirurgie, Klinik und Poliklinik für Unfall-, Hand- und Wiederherstellungschirurgie, Universitätsmedizin Rostock, Rostock, Deutschland

Prof. Dr. med. Gerhard Stuhldreier Chirurgische Klinik und Poliklinik, Abteilung für Kinderchirurgie, Universitätsmedizin Rostock, Rostock, Deutschland

Prof. Dr. med. Dipl. Wirt.-Inform. Kolja M. Thierfelder Radiologie am St. Joseph-Stift, Bremen, Deutschland

Prof. Dr. med. Guido Wanner Klinik für Unfallchirurgie und Orthopädie, Schwarzwald-Baar-Klinikum, Villingen Schwenningen, Deutschland

Prof. Dr. med. Marc-André Weber Institut für Diagnostische und Interventionelle Radiologie, Kinder- und Neuroradiologie, Universitätsmedizin Rostock, Rostock, Deutschland

PD Dr. Kilian Wegmann Klinik und Poliklinik für Orthopädie und Unfallchirurgie, Universitätsklinikum Köln, Köln, Deutschland

Dr. med. Nora M. Weiss Klinik und Poliklinik für Hals-Nasen-Ohrenheilkunde, Kopf- und Halschirurgie „Otto Körner“, Universitätsmedizin Rostock, Rostock, Deutschland

Prof. Dr. med. Stefan Wirth Institut für Radiologie und Nuklearmedizin, Schwarzwald-Baar-Klinikum, Villingen Schwenningen, Deutschland

Dr. med. Felix Wünnemann Diagnostische und Interventionelle Radiologie, Universitätsklinikum Heidelberg, Heidelberg, Deutschland

Institut für Diagnostische & Interventionelle Radiologie und Neuroradiologie, Helios Dr. Horst Schmidt Kliniken, Wiesbaden, Deutschland

Dr. med. Birgit Zieger Institut für Radiologie und Nuklearmedizin, Schwarzwald-Baar-Klinikum, Villingen Schwenningen, Deutschland

Allgemeine Frakturlehre, Knochenbruchheilung sowie ausbleibende Frakturheilung und deren radiologisches Korrelat

1

Christian Fischer

Inhaltsverzeichnis

1.1 Vorbemerkung

M.-A. Weber und T. Mittlmeier

Die Beurteilung der normalen und gestörten Frakturheilung gehört zu den Kernaufgaben bei der Betreuung des Patienten nach einer Frakturbehandlung. Die differenzierte Bildgebung ist eine wesentliche Grundlage und integraler Bestandteil dieser Diagnostik. Beispielsweise wurden allein zur Diagnostik von Frakturen des Skelettsystems im Jahr 2014 in Deutschland rund 40 Mio. Röntgenaufnahmen durchführt [41].

Dem Radiologen kommt bei der Frakturdiagnostik und -beurteilung die wesentliche Aufgabe zu, den Unfallchirurgen bei dieser Bewertung zu unterstützen und, da es sich häufig um eine Längsschnittbeurteilung handelt, Hinweise auf Abweichungen von einem regelhaften Heilungsverlauf bzw. auch auf weitere diagnostische Optionen zu geben. Ebenso hat der Radiologe den Unfallchirurgen bei der Auswahl der geeigneten Bildgebung („image wisely") zu beraten und dabei auch den Strahlenschutz im Auge zu behalten, und die überweisenden Ärzte sollten verstärkt Leitlinien für die radiologische Diagnostik nutzen und ihre radiologischen Kollegen bei der Wahl des passenden Untersuchungsverfahrens miteinbeziehen, weil sie gemeinsam die Verantwortung für die medizinisch rechtfertigende Indikation tragen [27, 45]. Der enge Dialog und die gemeinsame Befundung können hierbei helfen, unnötige ergänzende Röntgenaufnahmen oder eine weiterführende Schnittbildgebung einzusparen. Neben dem schonenden Einsatz der Ressourcen ist dies hinsichtlich des Strahlenschutzes unter der Prämisse des ALARA-Prinzips („as low as reasonably achievable") ein wesentlicher Baustein; v. a. wenn man bedenkt, dass schätzungsweise jährlich 1,2 % der Krebserkrankungen in einem westlichen Industrieland wie Norwegen durch radiologische Untersuchungen induziert werden [36].

C. Fischer (✉)
Arcus Sportklinik, Arcus Kliniken Pforzheim, Pforzheim, Deutschland

Klinik für Orthopädie und Unfallchirurgie, Abteilung Unfall- und Wiederherstellungschirurgie, Universitätsklinikum Heidelberg, Heidelberg, Deutschland
e-mail: christian.fischer@sportklinik.de

© Springer-Verlag GmbH Deutschland, ein Teil von Springer Nature 2023

M.-A. Weber, T. Mittlmeier (Hrsg.), *Kompendium bildgebende Frakturdiagnostik*,
https://doi.org/10.1007/978-3-662-63602-2_1

Der Unfallchirurg, insbesondere wenn er auch der primäre Behandler des Patienten ist, steht gegenüber dem Patienten unter einem psychischen Druck, dem Patienten einen zeitgerechten Heilverlauf zu versichern; der Radiologe hingegen kann hier in aller Regel ohne diesen Bias urteilen und einen objektiven Befund erstellen. Im Rahmen der wertbasierten Radiologie gilt es als „Good Clinical Practice", dass zu den erstellten radiologischen Bilddokumenten auch ein Befundbericht erstellt wird, der neben der Beschreibung der Befunde auch eine Bewertung mit wahrscheinlichkeitsbasierten Differenzialdiagnosen enthält [20]. In diesem Sinne ist die Erstellung der Befundberichte essenzieller Bestandteil der radiologisch-ärztlichen Tätigkeit. Ein zentraler Ansatz, u. a. der Befundungsinitiative der Deutschen Röntgengesellschaft und zumeist auch Wunsch der Zuweiser, ist die Standardisierung und Strukturierung dieser Befundberichte [16]. Die zeitnahe Befundübermittlung, die enge adressatenzentrierte und bidirektionale Kommunikation sowie ein klar und strukturiert formulierter radiologischer Befundbericht sind somit bei der Frakturdiagnostik das Bindeglied zwischen Radiologie und Unfallchirurgie.

Bei steigender Zahl von Patienten mit zumeist chronischen Erkrankungen (z. B. Diabetes mellitus, peripherer arterieller Verschlusskrankheit [pAVK], fortgeschrittener Niereninsuffizienz), die ein erhöhtes Risiko für eine verzögerte oder sogar ausbleibende Knochenbruchheilung darstellen, ist es von praktischer Relevanz, frühzeitig eine korrekte Diagnose einer ausbleibenden Frakturheilung zu stellen – immerhin betrifft dies etwa 10 % aller Patienten – bevor es zu einem Montageversagen oder weiteren prognostisch ernsten Komplikationen kommt. Das sog. „Diamond-Konzept" mit seinen Säulen – der adäquaten mechanischen Stabilität, der Vaskularisierung, der Verfügbarkeit von osteoinduktiven Mediatoren, osteogener Zellen und osteokonduktiver Matrix unter Berücksichtigung der Komorbiditäten des Patienten – hat auch hier praktische Bedeutung und ist heute allgemein akzeptiert [13]. Innovative Konzepte, wie die Grundlagen für eine stabile Knochenbruchheilung unterstützt werden können, sind hingegen noch vom Stadium klinischer Evidenz entfernt [28, 33]. Das trifft auch für eines der Hauptprobleme der gestörten Frakturheilung zu, der postoperativen (tiefen) Infektion und der Infektpseudarthrose. Die Empfehlungen der „Fracture-Related Infection (FRI) Consensus Group" entsprechen überwiegend dem Level V (Expertenmeinung), die differenzierte Bildgebung ist hier ein wesentliches Standbein auf dem Weg zur korrekten Diagnose [35].

1.2 Frakturen

1.2.1 Definition

Der Begriff Fraktur bezeichnet eine Kontinuitätsunterbrechung eines Knochens aufgrund einer Belastung, die über dessen Elastizitätsgrenze hinausging. Führt diese Belastung zu einer Spaltbildung ohne vollständige Kontinuitätsunterbrechung, so spricht man auch von einer Fissur oder einem Knochenriss.

Aufgrund der noch dünneren Kortikalis treten Frakturen bei Kindern häufiger als bei Erwachsenen auf. Ein 2. Inzidenzgipfel lässt sich wiederum bei Senioren feststellen, da mit fortschreitendem Alter die Verkalkung und Festigkeit der Knochensubstanz abnimmt.

1.2.2 Ätiologische Einteilung

Bei der Entstehung von Frakturen werden im Wesentlichen 4 Mechanismen unterschieden.

Bricht der Knochen genau an der Stelle der äußeren Krafteinwirkung, so bezeichnet man dies als **direkte Fraktur**.

Bricht der Knochen jedoch aufgrund interner Kraftweiterleitung, beispielsweise durch Bandstrukturen oder Torsion, entfernt von der Stelle der Krafteinwirkung, so liegt per definitionem eine **indirekte Fraktur** vor. Bei direkten und indirekten Frakturen handelt es sich um **traumatische** Frakturen.

Als **pathologisch** bezeichnet man hingegen eine Fraktur, die in einem bereits pathologisch (fokal) veränderten Knochen aufgrund eines inadäquaten Traumas oder spontan auftritt. Ursachen für die verminderte Knochenqualität können unterschiedlicher Pathogenese sein, z. B. Knochenmetastasen/-tumoren (Kap. 4).

Bei **Stressfrakturen** handelt es sich um Frakturen, die aufgrund einer ständigen, gleichmäßigen mechanischen Überbelastung entstehen. Stressfrakturen lassen sich weiter in Ermüdungs- und Insuffizienzfrakturen unterteilen. Während Ermüdungsfrakturen gehäuft bei Läufern bzw. Sportlern auftreten, sind Insuffizienzfrakturen auf Krankheiten zurückzuführen, die die Knochensubstanz angreifen (Kap. 5).

1.2.3 Bruchformen

Frakturen lassen sich auch anhand des Verlaufs der Frakturlinien einteilen. Dabei werden primär 2- oder mehrfragmentäre Brüche unterschieden.

Mehrfragmentäre Brüchen werden weiter in Etagen-, Serien- und Polyfrakturen unterteilt. Eine Etagenfraktur liegt bei mehreren Frakturen eines Knochens vor, bei Serienfrakturen handelt es sich um mehrere Frakturen an einer Extremität und bei Polyfrakturen um Frakturen an mehreren Extremitäten oder zusätzlich am Körperstamm.

Stauchungsfrakturen werden durch einen kurzfristig hohen axialen Druck auf den Knochen hervorgerufen und sind meist Phänomene des spongiösen Knochens. Diese Frakturen gehen

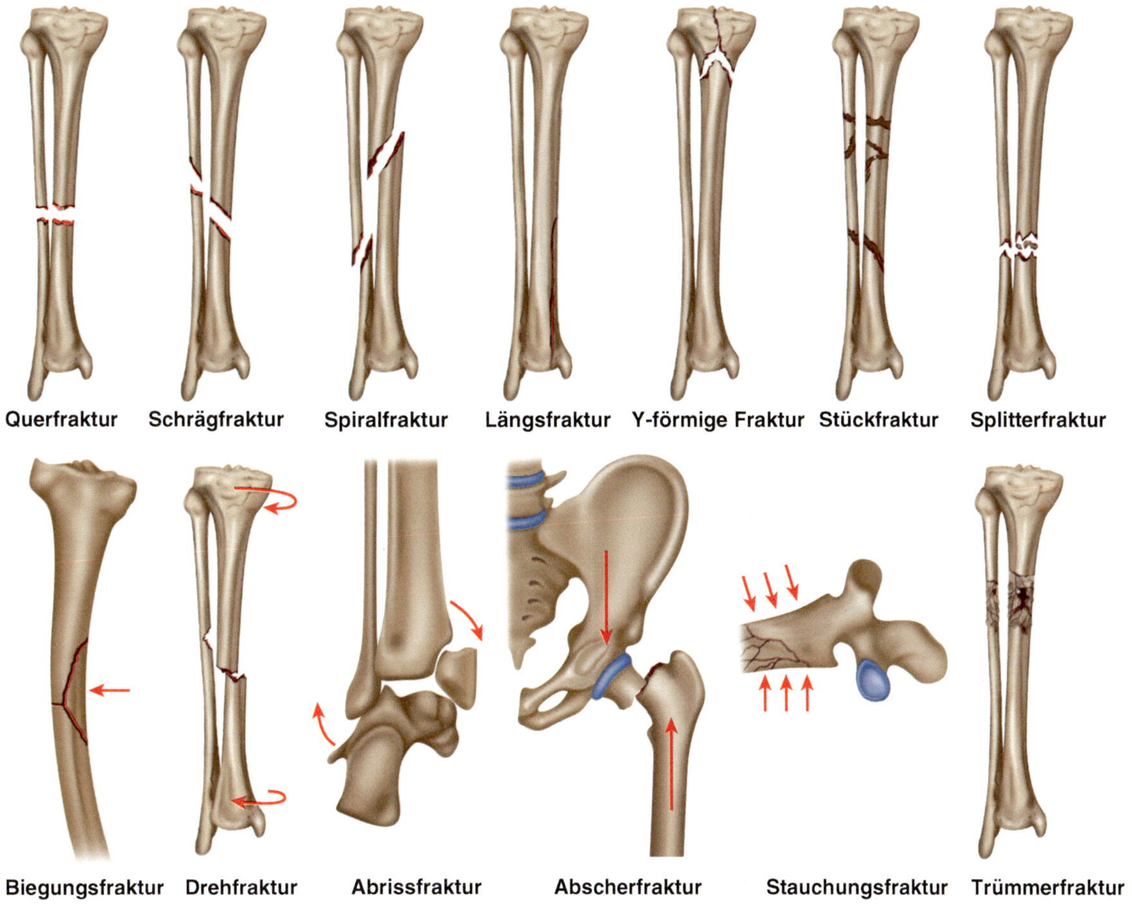

Abb. 1.1 Frakturformen

oft mit irreversiblem Substanzverlust einher. Eine Trümmerfraktur liegt vor, wenn 7 oder mehr Fragmente vorhanden sind. Da solche Frakturen zumeist aufgrund sehr großer Krafteinwirkung entstehen, ist die Wahrscheinlichkeit für begleitende Weichteilverletzungen sehr hoch. Die wesentlichen Frakturformen sind in Abb. 1.1 dargestellt.

Brüche ohne Dislokation treten nur selten auf. Zumeist ist die Krafteinwirkung auf den Knochen so groß, dass es zu einer Verschiebung der Knochenfragmente gegeneinander kommt. Hier werden eine Verdrehung, eine Verlängerung oder eine Verkürzung, eine Achsabweichung sowie eine seitliche Verschiebung voneinander abgegrenzt. Ein Überblick ist in Abb. 1.2 dargestellt.

1.2.4 Klassifikation

Die AO/OTA-Klassifikation der Arbeitsgemeinschaft für Osteosynthesefragen (AO) und Orthopaedic Trauma Association (OTA) dient der systematischen Bezeichnung von Knochenbrüchen. Die Klassifikation basiert auf einem 4-stelligen alphanumerischen Code, der die Lokalisation und den Schweregrad der Fraktur wiedergibt. Dies ermöglicht eine Standardisierung der Frakturbehandlung und der interprofessionellen Kommunikation. Der Code kann durch Zusätze erweitert werden, um beispielsweise die Frakturmorphologie sowie mögliche Dislokationen genauer zu beschreiben [38].

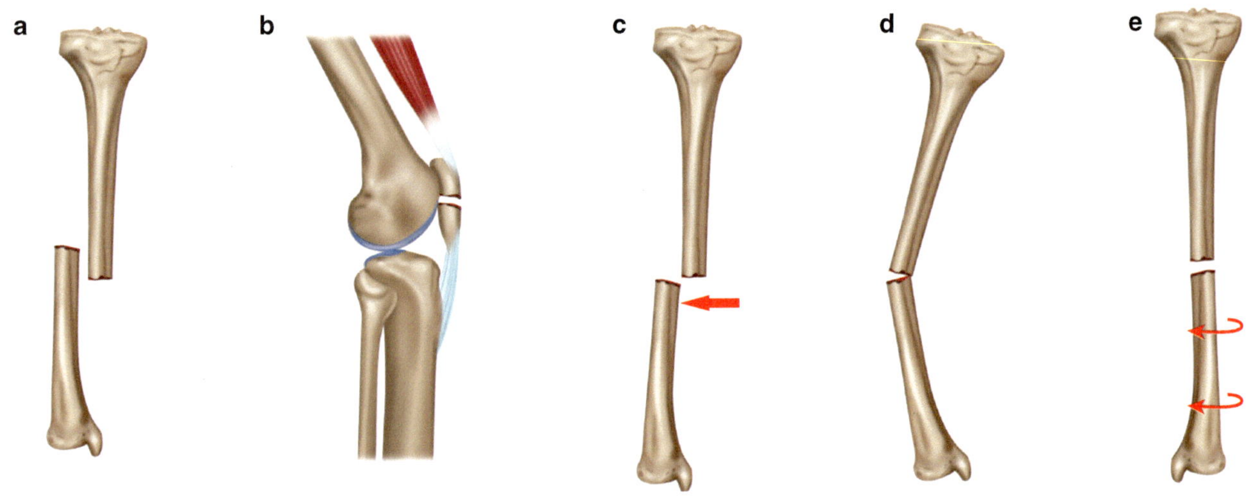

Abb. 1.2 Frakturdislokationen. **a** Längsverschiebung mit Verkürzung (Dislocatio ad longitudinem cum abbreviatione bzw. cum contractione), **b** Längsverschiebung mit Verlängerung (Dislocatio ad longitudinem cum distractione), **c** Seitverschiebung (Dislocatio ad latus), **d** Längsknick (Dislocatio ad axim), **e** Drehfehler (Dislocatio ad peripheriam)

Die 1. Nummer des Codes gibt den betroffenen Knochen bzw. die Körperregion (z. B. die Hand) an, die 2. Nummer definiert das betroffene Segment genauer. Bei Röhrenknochen erfolgt hier eine Unterteilung in proximal, diaphysär und distal. Über den an 3. Stelle nachfolgenden Buchstaben wird die Komplexität der Fraktur definiert. Die letzte Nummer beschreibt die Frakturmorphologie unter Berücksichtigung der vorangegangenen Einteilung. Eine entsprechende Übersicht der einzelnen Aspekte der AO/OTA-Klassifikation bieten die Abb. 1.3, 1.4, 1.5 und 1.6. Die in Abb. 1.7 exemplarisch dargestellte Tibiakopffraktur mit einfacher Gelenkbeteiligung und metaphysär komplexem Anteil wäre gemäß AO/OTA-Klassifikation als „41C2" zu codieren.

Anwendung findet die AO/OTA-Klassifikation heutzutage bei der Klassifikation jeglicher Frakturen im klinischen Alltag. Sie ist auch bei pädiatrischen Frakturen anwendbar und umfasst für spezifische Pathologien, z. B. osteoporotische Frakturen, eine eigene Klassifikation.

Spezifische Frakturklassifikationen wie etwa die Pauwels- und Garden-Klassifikation für mediale Schenkelhalsfrakturen werden unabhängig oder ergänzend zur AO/OTA-Klassifikation weiterhin im klinischen Alltag angewandt.

Zusätzlich zur exakten Klassifikation der Bruchform und -lage muss bei allen Frakturen immer zwischen offenen und geschlossenen Frakturen unterschieden werden. Dieser augenscheinliche Aspekt ist für die Heilung der Defekte oftmals ausschlaggebend, da eine offene Fraktur neben den möglichen schweren weichteiligen Schäden immer auch ein stark erhöhtes Risiko für Infektionen darstellt. Durch das erhöhte Infektrisiko und mögliche Begleitverletzungen besteht beim Vorliegen einer offenen Fraktur die Indikation für einen notfallmäßigen Eingriff. Der Tetanusschutz sollte in jedem Fall überprüft und ggf. unverzüglich erneuert werden. Zudem wird als Infektprophylaxe standardmäßig ein Breitbandantibiotikum (z. B. Cefuroxim, i. v., für mindestens 5–7 Tage) verabreicht.

Um hier eine gute Prognose treffen und den richtigen Therapieansatz wählen zu können, wurden nach Tscherne/Oestern und Gustilo/Anderson dezidierte Klassifikationen für beide Formen entwickelt (Tab. 1.1).

1.2.5 Frakturzeichen

Frakturzeichen lassen sich sowohl klinisch als auch radiologisch feststellen.

Je nach Trauma und Lokalisation des Bruchs kann sich die klinische Symptomatik zunächst vielseitig darstellen, weshalb zwischen klinisch **sicheren** und **unsicheren Frakturzeichen** differenziert werden muss. Zu den unsicheren Zeichen zählen unspezifische Indizien wie Schmerzen, Schwellung, Hämatombildung sowie eine eingeschränkte Funktionalität. Diese könnten auch bei einer Prellung oder sonstigen Traumata ohne Fraktur auftreten und sind somit nicht beweisend für deren Vorliegen. Anders ist dies bei sicheren Frakturzeichen: Ausgeprägte Fehlstellungen, abnorme Beweglichkeit, Krepitation oder sichtbare Knochenfragmente (bei offenen Frakturen) sind beweisend für das Vorliegen einer knöchernen Fraktur.

Analog hierzu wird radiologisch zwischen den **direkten** und den **indirekten Frakturzeichen** unterschieden. Ein sichtbarer Frakturspalt, eine Unterbrechung der Kortikalis, die Stauchung der Spongiosa sowie sichtbare Knochenfragmente gehören zu den direkten Zeichen. Zu den indirekten

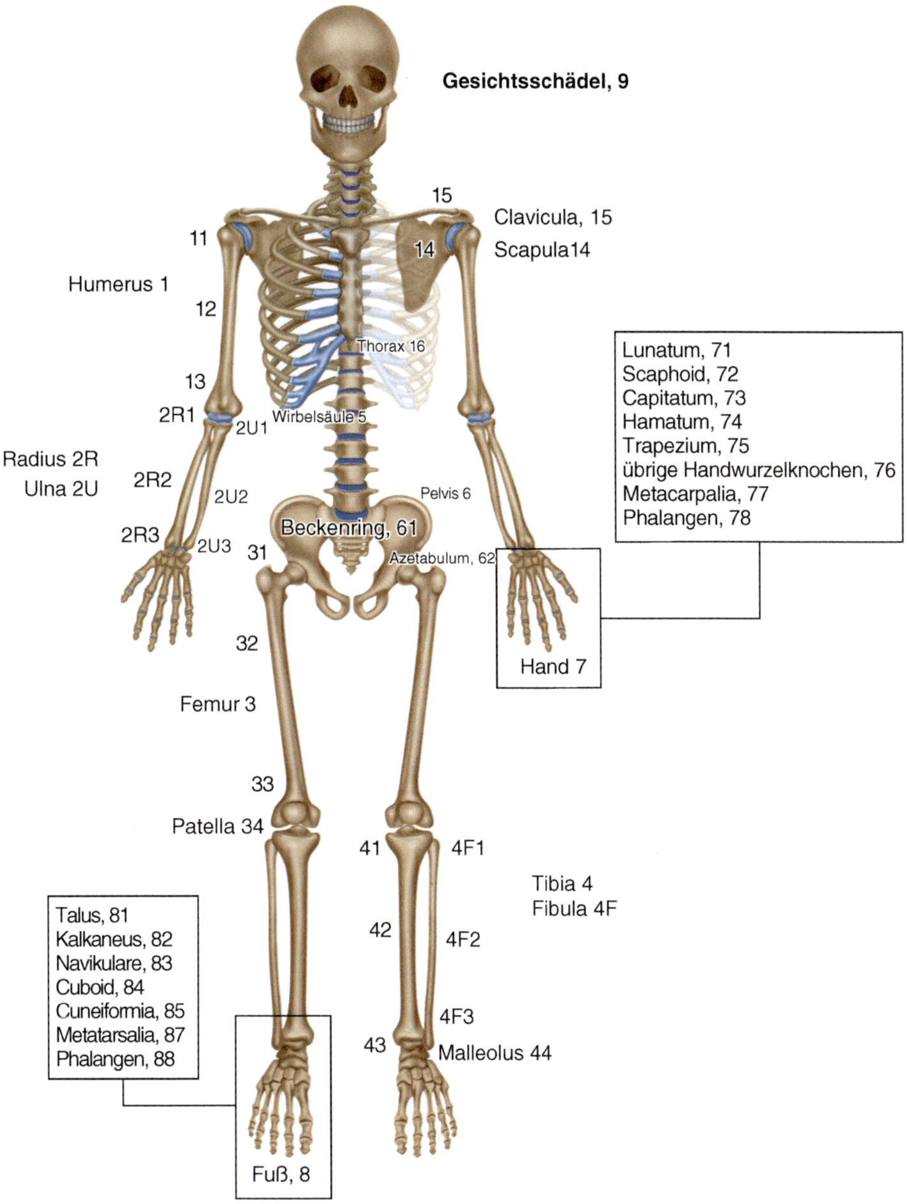

Abb. 1.3 AO/OTA-Klassifikation: Codierung nach Lokalisation

Zeichen zählen entsprechend beispielsweise eine Weichteilschwellung, ein Hämatom oder eine Periostreaktion.

Eine radiologische Bildgebung ist bei klinisch sicheren Frakturzeichen unerlässlich, während deren Indikation bei unsicheren Frakturzeichen von weiteren Faktoren wie der Art des Traumas (z. B. Hochrasanztrauma) abhängt. Ergänzende sonografische Aufnahmen spielen insbesondere bei der Diagnostik kindlicher Frakturen eine Rolle und können ebenfalls als initiale Bildgebung bei unsicheren Frakturzeichen durchgeführt werden. Bei der Röntgenuntersuchung werden die betroffene Region und die angrenzenden Gelenke mindestens in 2 Ebenen erfasst. Bei Verdacht auf Bandbeteiligungen, bei komplexen Frakturformen oder für die Operationsplanung können eine Sonografie, Magnetresonanztomografie (MRT) oder Computertomografie (CT) durchgeführt werden.

Klinisch ist bei Frakturverdacht unbedingt die periphere Durchblutung, die Motorik sowie die Sensibilität der betroffenen Extremität zu überprüfen und zu dokumentieren. Auch verzögert eintretende Komplikationen, z. B. ein Kompartmentsyndrom, bei dem der zunehmende Gewebedruck eine Gefäßkompression mit Nekrosen sowie schwere Nervenschädigungen verursachen kann, müssen im Verlauf beurteilt, erkannt und therapiert werden. Hierbei sind starke Schmerzen und Druckgefühl mit prall gespanntem Weichteilmantel erste Warnzeichen. Am häufigsten ist das Kompartmentsyndrom an Unterschenkel oder Unterarm zu beobachten.

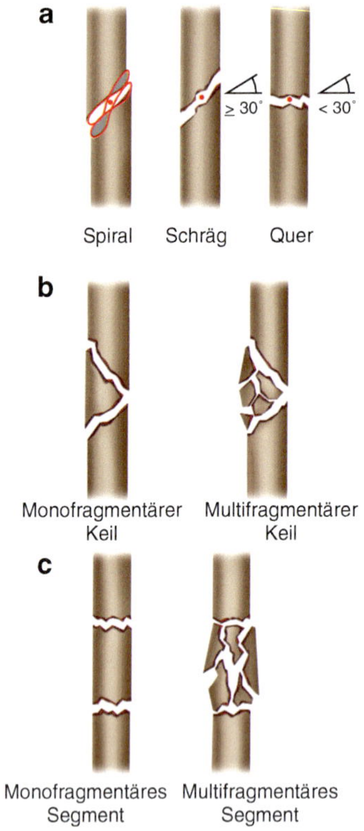

Abb. 1.4 AO/OTA-Klassifikation: Diaphysäre Frakturen: **a** Gruppe A, **b** Gruppe B, **c** Gruppe C

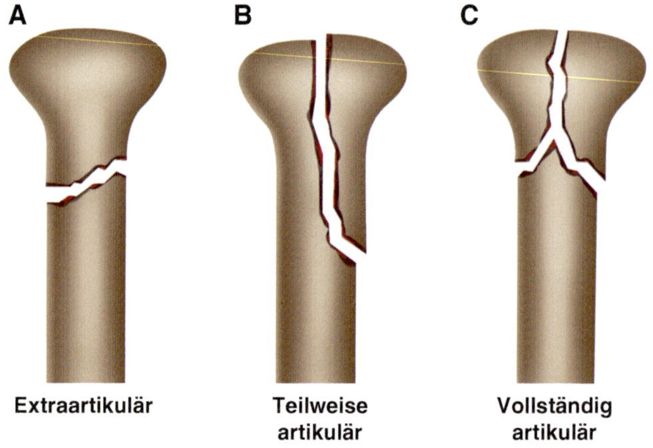

Abb. 1.5 AO/OTA-Klassifikation: Endsegmentfrakturen

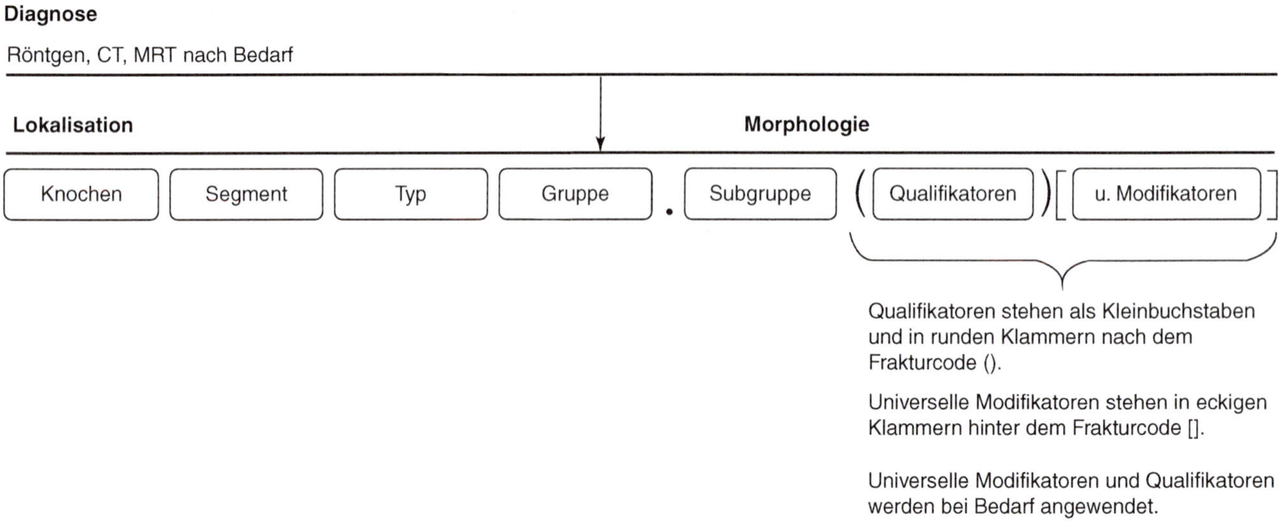

Abb. 1.6 AO/OTA-Klassifikation: Schema der alphanumerischen Codierung, adaptiert nach [38]

1.2.6 Voraussetzungen der Frakturheilung

Voraussetzungen für eine gute Frakturheilung sind Durchblutung, Ruhigstellung, ausreichender Knochenkontakt [24, 26] sowie ausreichend verfügbare Wachstumsfaktoren, z. B. Bone Morphogenetic Protein 2 (BMP2) oder BMP7, Transforming Growth Factor β1 (TGF-β1), Osteogenin (BMP3). Weitere patientenspezifische Einflussfaktoren auf die Frakturheilung sind Alter, Lokalisation, Medikamenteneinnahme, Vorerkrankungen und die angewandten Operationstechniken (z. B. offen vs. minimalinvasiv).

Bei Kindern zeigt sich in der Regel eine schnellere Frakturheilung als bei Erwachsenen. Grund hierfür sind die effizienter ablaufenden chondro- und osteogenetischen Vorgänge, die

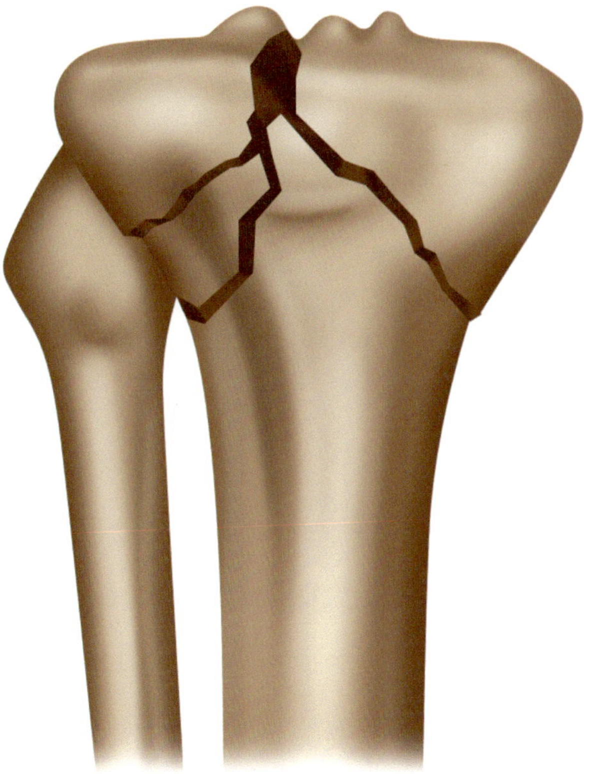

Abb. 1.7 AO/OTA-Klassifikation einer Tibiakopffraktur mit einfacher Gelenkbeteiligung und metaphysär komplexem Anteil: 41C2 (Knochen = Tibia = 4, Segment = proximal = 1, Typ = vollständig artikulär = C, Gruppe = einfach artikuläre, metaphysäre Keil- oder multifragmentierte metaphysäre Fraktur = 2)

auch mit der Entfernung der Fraktur zur Wachstumsfuge unterschiedlich ausgeprägt sind und sich auf die Heilung auswirken. Frakturen, die Kontakt zur Wachstumsfuge haben oder diese durchziehen, können im Verlauf unter beschleunigter oder auch verlangsamter Konsolidierung zu asymmetrischem Wachstum des betroffenen Knochens führen.

Aufgrund der unterschiedlichen Durchblutung der Knochenabschnitte hat die exakte Lokalisation der Fraktur einen großen Einfluss auf den Heilungsverlauf der Fraktur. So hat eine schwach perfundierte, basisnahe metaphysäre Fraktur beispielsweise schlechtere Chancen zu heilen als eine stärker perfundierte diaphysäre Fraktur desselben Knochens.

Medikamente wie Statine, Zytostatika, Kortison oder nichtsteroidale Antirheumatika (NSAR) können die Heilung einer Fraktur verlangsamen. Vorerkrankungen wie eine pAVK oder Diabetes mellitus wirken sich ebenfalls negativ auf die Konsolidierung des Knochens aus [24]. Des Weiteren haben Rauchen und Alkoholkonsum einen hemmenden Einfluss auf die Knochenheilung [18, 32].

Tab. 1.1 Klassifikation geschlossener und offener Frakturen [42]

Grad	Kriterien
Geschlossene Frakturen (nach Tscherne/Oestern)	
0	– Kein oder unbedeutender Weichteilschaden – Einfacher Frakturverlauf – Indirekter Verletzungsmechanismus
1	– Oberflächliche Schürfung – Hautkontusion durch Druckstellen von Knochenfragmenten nach außen – Einfache bis mittelschwere Frakturformen
2	– Tief kontaminierte Schürfungen – Lokalisierte Haut- und Muskelkontusion – Drohendes Kompartmentsyndrom – Direkte Krafteinwirkung – Mittelschwere bis schwere Frakturformen
3	– Manifestes Kompartmentsyndrom – Ausgedehnte Hautkontusionen, Hautquetschungen, Décollementverletzungen mit Zerstörung der Muskulatur – Verletzung eines Hauptgefäßes – Schwere Frakturformen (z. B. Trümmerbruch)
Offene Frakturen (nach Gustilo/Anderson)	
1	– Hautläsionen <1 cm, nicht verschmutzt – Durchspießung von innen mit minimaler Muskelkontusion – Einfache Frakturformen (Schräg- und Querfrakturen)
2	– Hautläsion >1 cm – Ausgedehnter Weichteilschaden oder Décollement – Geringe bis mäßige Muskelquetschung – Einfache Quer- oder Schrägfrakturen, unter Umständen mit kleiner Trümmerzone
3A	– Ausgedehnte Weichteilschädigung mit noch adäquater Knochendeckung – Stückfrakturen oder Schussverletzungen
3B	– Ausgedehnter Weichteilschaden mit Deperiostierung und freiliegendem Knochen – Versorgung unter plastischer Deckung erforderlich – Massive Kontamination
3C	– Ausgedehnter Weichteilschaden mit Deperiostierung (s. Grad 3B) – Zusätzliche rekonstruktionspflichtige Gefäßverletzung

1.2.7 Phasen der Frakturheilung

▶ **Merke** Grundsätzlich lassen sich die direkte und die indirekte Frakturheilung voneinander abgrenzen.

Die direkte Knochenheilung basiert auf physiologischen Umbauprozessen am Knochen. Hierfür sind die exakte anatomische Reposition (Abstand <0,5 mm) sowie eine stabile Osteosynthese mit anschließender Ruhigstellung und ausreichender Kompression entscheidende Bedingungen [15]. Damit direkt im Frakturspalt Lamellenknochen gebildet werden kann, muss eine Revaskularisierung des avitalen Knochens, zumeist durch Gefäße aus dem Markraum selbst, erfolgen. Die avitalen Frakturzonen werden so bei idealer Kompression und Reposition des Frakturspalts

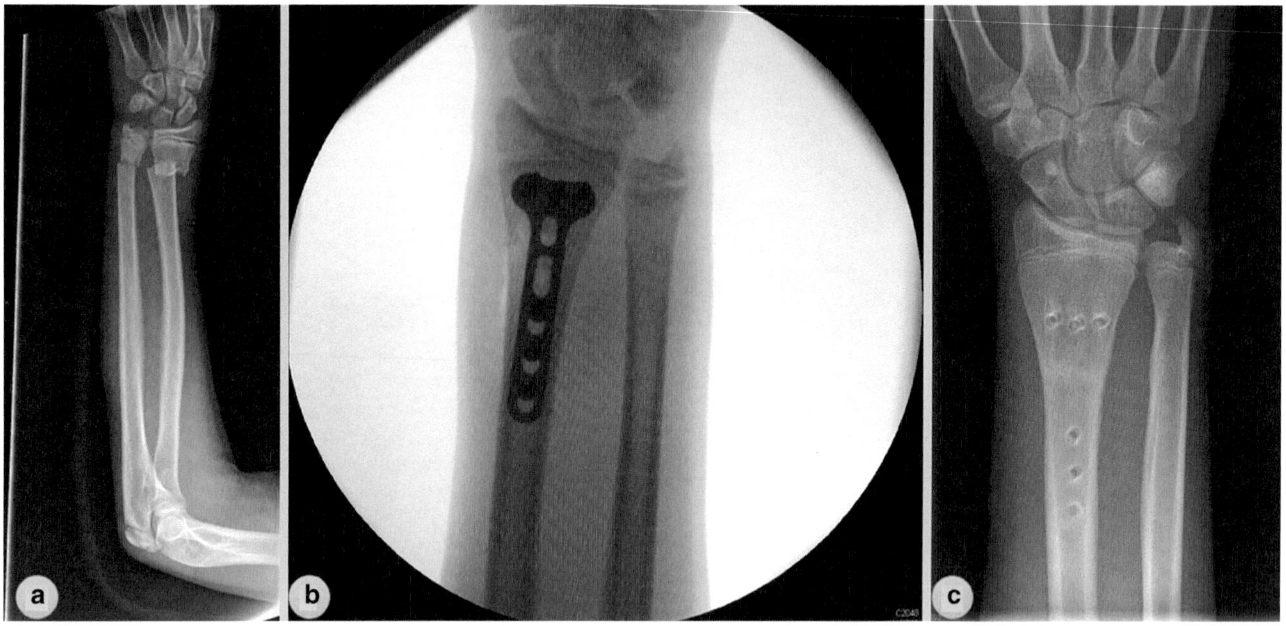

Abb. 1.8 Direkte Frakturheilung am Beispiel einer distalen Radiusfraktur eines 18-jährigen Patienten nach Versorgung mit LCP-T-Platte. Röntgenbilder des gleichen Patienten direkt präoperativ (**a**), intraoperativ (**b**) und 5 Monate postoperativ (**c**)

nicht resorbiert, sondern revaskularisiert. In der Substantia compacta wachsen nun Havers-Kanäle mit reifen Osteonen aufeinander zu und fusionieren. Im Endost werden zudem Osteoblasten aktiviert, die durch Anlagerung an die Spongiosa neues Knochenmaterial bilden. Während die funktionelle Stabilität bereits nach wenigen Wochen wiedererlangt werden kann, ist die direkte Knochenheilung insgesamt dennoch ein langsamer Prozess, da die vollständige Wiederherstellungsphase 1–2 Jahre andauern kann [42]. Im Röntgenbild ist dieser langfristige Umbau jedoch bereits nach der initialen Heilung nicht mehr nachvollziehbar (Abb. 1.8).

▶ **Praxistipp** Bei der direkten Frakturheilung ist die Verbreiterung des Frakturspalts oder ein Wiederauftreten im Röntgenbild als Hinweis auf eine Störung der Konsolidierung zu werten.

Die indirekte Knochenheilung erfolgt im Gegensatz zur direkten unter der Bildung eines Kallusgewebes sowie der Resorption avitaler Knochenfragmente und basiert auf Prozessen, die in der embryonalen Entwicklung bereits abgelaufen sind. Hierbei lassen sich die folgenden Phasen voneinander abgrenzen (Abb. 1.9):

- Akute Frakturphase
- Entzündungsphase
- Granulationsphase
- Phase der Kallushärtung
- Umbauphase (Remodeling)

Direkt nach dem initialen Trauma schließt über einen Zeitraum von wenigen Minuten hinweg eine **akute Frakturphase** an. Hier kommt es durch Verletzungen von Gefäßen in Kortikalis, Markraum oder Weichgewebe üblicherweise zur Ausbildung des Frakturhämatoms. Hierbei werden Wachstumsfaktoren (z. B. BMP, Osteogenin) und Morphogene, die zu einer Gefäßweitstellung führen, freigesetzt, wodurch die Migration und Proliferation von Makrophagen und Neutrophilen erleichtert wird.

Anschließend folgt eine **Entzündungsphase**, die bis zur Kallusbildung andauert. Während dieser Phase ist der mechanische Reiz, der durch kleine Mikrobewegungen auf den Frakturspalt ausgeübt wird, essenziell. Auf dem Boden des neugebildeten Gewebes aus Fibrin und Kollagenfasern entsteht nun zunächst ein Fixationskallus. Aufgrund der erst verzögert einsetzenden Neoangiogenese herrscht in diesem Milieu ein hypoxisch bedingt niedriger pH im Bereich <7.

Nach ungefähr 48–72 Stunden setzt nun die **Granulationsphase** ein. Der Bindegewebskallus, der sich in der Entzündungsphase gebildet hat, wird nun durch Fibroblasten und neu gebildetes Kollagen ersetzt, woraus sich ein Granulationsgewebe formt. Durch die frühe Mineralisierung des Kollagens in der Nähe der Fibroblasten kommt es nun innerhalb von etwa 3–4 Wochen zur Bildung eines weichen Kallus, der die Fragmente über Bindegewebe und Knorpel miteinander verbindet.

In der folgenden **Phase der Kallushärtung** kommt es von peripher nach zentral zur Verkalkung der weichen Substanz, sodass ein Fixationskallus gebildet wird. An dieser Substanz lagern sich Osteoblasten an, die neue Knochen-

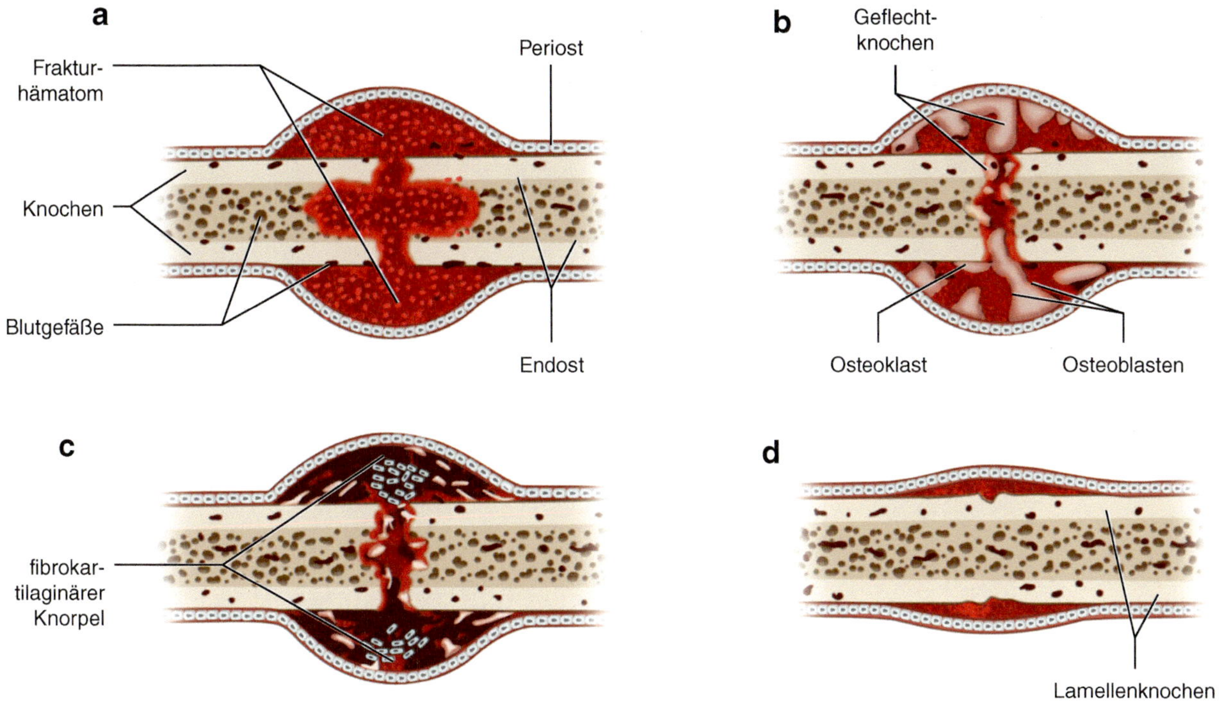

Abb. 1.9 Phasen der indirekten Frakturheilung. **a** Akute Frakturphase mit Frakturhämatom, **b** Entzündungsphase mit Zelleinsprossung in das Frakturhämatom, **c** Granulationsphase mit Kallusbildung (5.–6. Woche), **d** Kallushärtungsphase (3–4 Monate)

matrix bilden, während zeitgleich die nekrotischen Abschnitte der Fragmente durch Osteoklasten weiter abgebaut werden. Durch die Mineralisierung der Matrix bildet sich regelhaft nach etwa 6 Wochen sowohl ein end- als auch periostaler Kallus. Er besteht aus unreifem Faserknochen, der zunächst noch nicht entlang seiner mechanischen Belastung, sondern anhand der durch Blutgefäße vorgegebenen Ausrichtung gebildet wird.

Die Umbauphase, auch **Remodeling-Phase** genannt, dauert anschließend teilweise über Monate hinweg an. Dieser Zeitraum gibt dem neu entstehenden Lamellenknochen die Zeit, sich entsprechend der mechanischen Belastung auszurichten. Hierfür ist ein funktioneller Reiz erforderlich, der gleichzeitig auch die Resorption des überflüssigen Kallusgewebes unterstützt.

▶ **Merke** Klinisch spricht man von einer Heilung, sobald die vorherige Stabilität des Knochens wiederhergestellt ist. Diese ist normalerweise nach etwa 6 Wochen erreicht. Die eigentliche Knochenheilung hingegen ist erst vollendet, sobald die Prozesse im Knochen abgeschlossen sind [42].

Radiologisch lassen sich die verschiedenen Phasen der indirekten Frakturheilung ebenfalls unterscheiden (Abb. 1.10). Innerhalb der ersten 3 Tage ist die Bildgebung vom Ausmaß der Dislokation und der Lage und Morphologie der Fragmente abhängig. Anschließend wird der Frakturspalt jedoch initial durch die Resorption avitalen Gewebes größer – ein Prozess, der sich bis zum 14. Tag zunehmend zeigen kann. Ab dem 10. Tag etwa sollte jedoch parallel bereits eine neue, subperiostale Knochenbildung darstellbar sein. Ab dem 14. Tag kommt es zur weiteren Verdichtung und Unschärfe der einzelnen Fragmente, während eine scharfrandige Knochenverdichtung und Überbrückung des Frakturspalts ab der 6.–8. Woche zu erwarten ist. Nach erreichter Vollbelastung (in der Regel ab dem 4. Monat) findet ein Remodeling statt.

▶ **Praxistipp** Die Frakturlinie wird zwischen dem 3. und 14. Tag im Röntgenbild deutlicher sichtbar. Dies ist ein normaler Befund der indirekten Knochenbruchheilung.

Röntgenkontrollen ermöglichen die Darstellung der Frakturheilung im Verlauf (s. o.). Je nach Behandlungsart lassen sich in den Röntgenbildern unterschiedliche Morphologien darstellen. Unter konservativer Behandlung ist beispielsweise zunächst ein weicher, breiter Kallus sichtbar, der im Verlauf fester wird und damit im Röntgenbild zunehmend strahlendichter wird. Bei Plattenosteosynthesen hängt der radiologische Befund von deren Stabilität ab. Bei sehr stabilen und anatomisch reponierten Frakturen kann die Kallusbildung ganz ausbleiben, während bei einer leicht schwingenden Osteosynthese ein Reizkallus zu erkennen sein kann.

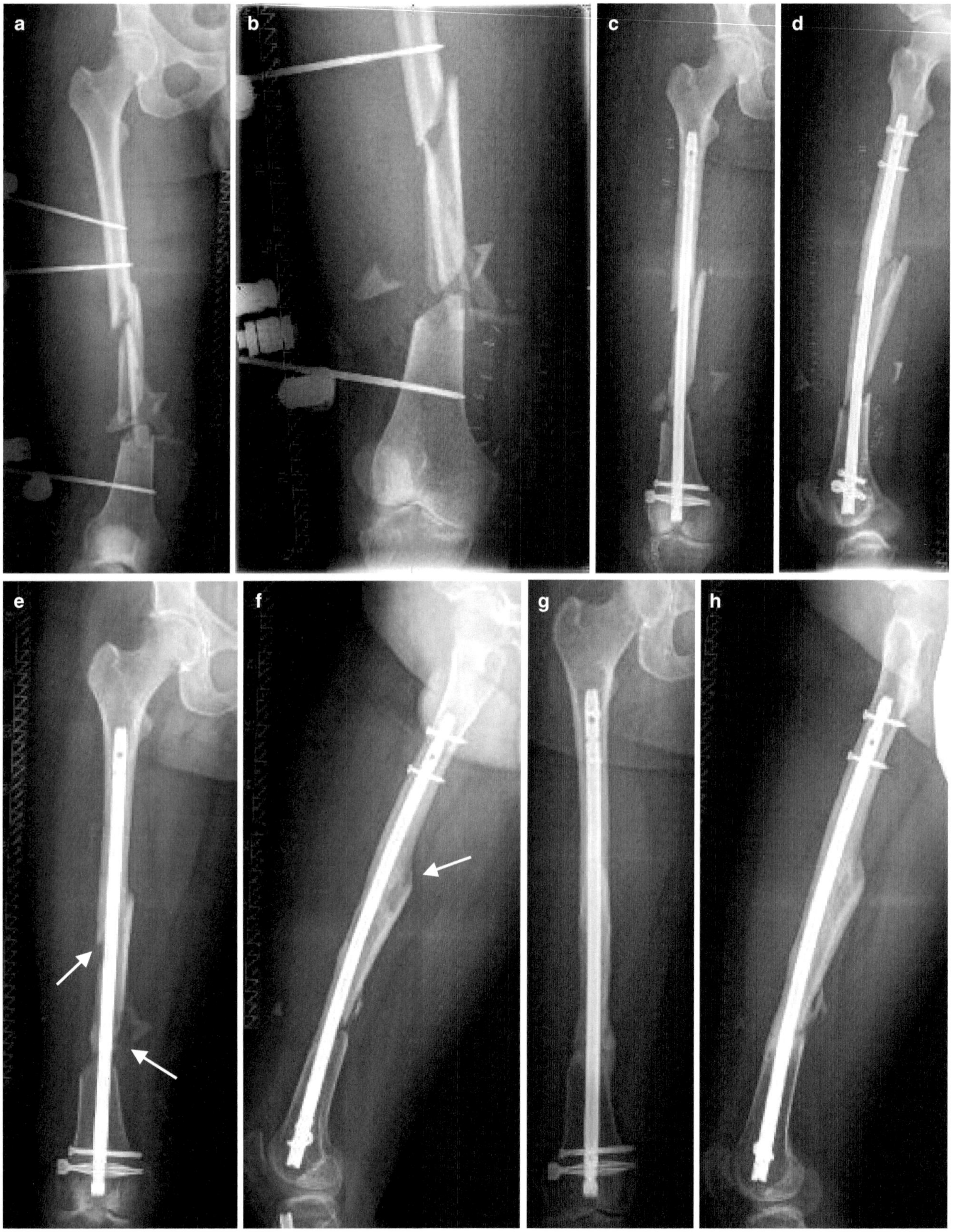

Abb. 1.10 Indirekte Frakturheilung. Bilder des gleichen Patienten, **a**, **b** initiales Frakturtrauma mit Fixateur externe stabilisiert, **c**, **d** Fraktur mit intramedullärem Nagel versorgt, **e**, **f** beginnende Konsolidierung mit Kalluswolke (*Pfeile*), **g**, **h** Konsolidierung des Knochens

Generell sollten Röntgenkontrollen nach einer Reposition und am 7.–10. Tag nach dem Trauma erfolgen. Weitere Kontrollen werden nach den spezifischen Heilungszeiten des Bruchs sowie vor Belastungsbeginn empfohlen.

Zeichen für die Konsolidierung des Knochens müssen in mindestens 2 Ebenen zu sehen sein und bestehen im Wesentlichen in einer homogenen, der Kortikalis ähnlichen Dichte sowie einer kontinuierlichen Überbrückung des Frakturspalts.

Bei kindlichen Frakturen kann auch die Sonografie eine einfache und risikolos wiederholbare Variante zur Dokumentation der Frakturheilung und Fragmentstellung an gut zugänglichen Knochen (z. B. Klavikula, Unterarm, Tibia) darstellen [11].

Die Konsolidierung des Knochens kann auch klinisch untersucht werden. Solange keine Stabilität gegeben ist oder ein Druckschmerz über dem ehemaligen Frakturspalt persistiert, sollte weiterhin eine Ruhigstellung erfolgen. Sobald der Patient schmerzfrei ist, kann mit der Belastung begonnen werden.

Die klinische Untersuchung kann neben der mechanischen Stabilitätsprüfung außerdem durch eine Sonografie der Fraktur erweitert werden (Kap. 2).

1.2.8 Heilungszeiten

Der Zeitraum, den einzelne Knochen für die Rekonsolidierung brauchen, ist neben zahlreichen patientenspezifischen Begleitfaktoren (Alter, Nebenerkrankungen, Risikofaktoren) u. a. von der Lokalisation der Fraktur abhängig. Grobe Richtwerte sind in Tab. 1.2 dargestellt.

1.3 Pseudarthrosen

Eine Pseudarthrose liegt gemäß der aktuellen Definition der European Society of Tissue Regeneration in Orthopedics and Traumatology (ESTROT) vor, wenn eine Fraktur ohne weitere Intervention nicht mehr zur Ausheilung kommt. Dies ist unabhängig von der Behandlungsdauer. Pseudarthrosen an Röhrenknochen treten bei ca. 10 % der Frakturen auf, wobei bei Risikopatienten ein Anstieg auf bis zu 30 % zu beobachten ist [43]. Am häufigsten sind die Tibia und das Femur betroffen. Klinisch stellt sich der Patient zumeist mit einer langen Leidensgeschichte und klinischer Symptomatik wie pathologischer Beweglichkeit, Schmerzen, Schwellung, Entzündungszeichen oder eingeschränkter Belastbarkeit vor [29]. Auch unter längerer Ruhigstellung ist keine Heilung einer Pseudarthrose zu erwarten.

Tab. 1.2 Heilungszeiten verschiedener Knochen [2]

Region	Richtwert
Humerus	6–8 Wochen
Unterarm	8–10 Wochen
Radius, Mittelhand	4–6 Wochen
Finger, Rippen	3 Wochen
Femur, Schenkelhals, Tibia	10–12 Wochen
Wirbelkörper	12–14 Wochen

1.3.1 Ursachen

Pseudarthrosen können verschiedener Genese sein, am häufigsten sind jedoch mechanische Faktoren ursächlich für deren Entstehung. So kann es beispielsweise durch ungenügende Ruhigstellung zu ständigen Bewegungen der Knochenfragmente gegeneinander kommen, wodurch der neu gebildete Geflechtknochen immer wieder zerstört wird. Demgegenüber wäre auch eine zu starre Osteosynthese mit völlig fehlenden Mikrobewegungen und somit ausbleibendem Wachstumsreiz als Ursache denkbar. Neben mechanischen Faktoren spielen darüber hinaus auch biologische und endokrine Aspekte eine zentrale Rolle. Durchblutungsstörungen mit folgenden Knochennekrosen und ausbleibender Rekonsolidierung sind hierbei die vorrangige biologische Komponente, die zur Ausbildung einer Pseudarthrose führen können. Weitere Risikofaktoren stellen beispielsweise Infektionen oder Vitamin-D-Mangel sowie Diabetes mellitus oder generalisierte Knochenerkrankungen wie Osteogenesis imperfecta, der eine Fehldifferenzierung der Zellen zugrunde liegt, dar.

1.3.2 Bildgebung

Für die initiale Diagnose der Pseudarthrose kann ein Röntgenbild bereits ausschlaggebend sein. Dennoch wird zur genaueren 3-dimensionalen Darstellung häufig eine CT-Bildgebung angeschlossen, die zum diagnostischen Goldstandard bei der Behandlung von Pseudarthrosen gehört. Um die Vitalität des Knochens beurteilen zu können, können auch eine kontrastverstärkte Sonografie (CEUS) oder eine dynamische kontrastverstärkte MRT (DCE-MRT) durchgeführt werden.

▶ **Praxistipp** In der CT-Aufnahme lassen sich Lysesäume leichter erkennen als im Röntgenbild. Diese können je nach Größe oder Progredienz wichtig für den Verlauf der Therapie sein, da sie mit einer septischen Lockerung einhergehen können.

Oftmals lassen sich anhand des Röntgenbilds Rückschlüsse auf die Ursache einer Pseudarthrose ziehen, generell ist jedoch primär der weiterhin bestehende Frakturspalt auffallend.

Ist eine unzureichende Stabilisierung oder zu starke Belastung Ursache der Pseudarthrose, so zeichnet sich diese im

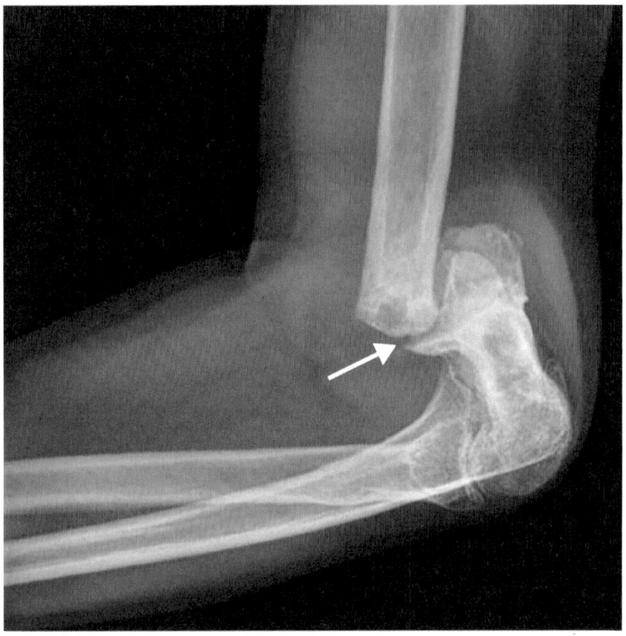

Abb. 1.11 Hypertrophe Pseudarthrose des distalen Humerus nach konservativer Frakturbehandlung. Aufgrund mangelnder Stabilisierung hat sich kein solider Kallus (*Pfeil*) bilden können

Röntgenbild durch hypertrophes Kallusgewebe aus. Diese verbreiterte periostale Kallusbildung wird entsprechend ihrer Form auch als „Elefantenfuß" oder „Pferdehuf" bezeichnet (Abb. 1.11). Allerdings kann aus einer hypertrophen auch eine hypotrophe Pseudarthrose entstehen, sollte die Behandlung der Pseudarthrose ausbleiben bzw. zu spät begonnen werden [14].

Die hypotrophe bzw. avitale Pseudarthrose zeigt sich oftmals bei einer Minderdurchblutung des Knochens. Aufgrund des Nähr- und Sauerstoffmangels ist keine Heilung möglich, und das Gewebe nekrotisiert zunehmend. Hypotrophe Pseudarthrosen treten gehäuft nach Drehkeilbrüchen, stark dislozierten Frakturen oder stark beschädigtem Weichteilmantel (traumatisch und/oder iatrogen) aufgrund der unterbrochenen periostealen Durchblutung auf (Abb. 1.12).

Oligotrophe, d. h. kallusarme, aber vitale Pseudarthrosen treten zumeist nach zu rigiden Plattenosteosynthesen auf, durch die die Bildung des Fixationskallus stark eingeschränkt ist.

Defektpseudarthrosen lassen sich leicht im Röntgenbild erkennen. Hier ist der große Substanzverlust ursächlich für die ausbleibende Knochenheilung (Abb. 1.13). Auch Weichteile, die sich zwischen den beiden Fragmenten befinden, können eine Verknöcherung des Frakturspalts verhindern.

Des Weiteren müssen infizierte Pseudarthrosen immer von nicht infizierten Pseudarthrosen unterschieden werden. Infizierte Pseudarthrosen stellen eine diagnostische und technische Herausforderung dar, da einerseits radiologisch eine Unterscheidung zu avitalen Defektpseudarthrosen zumeist nicht sicher möglich ist. Andererseits sind Infekte ohne

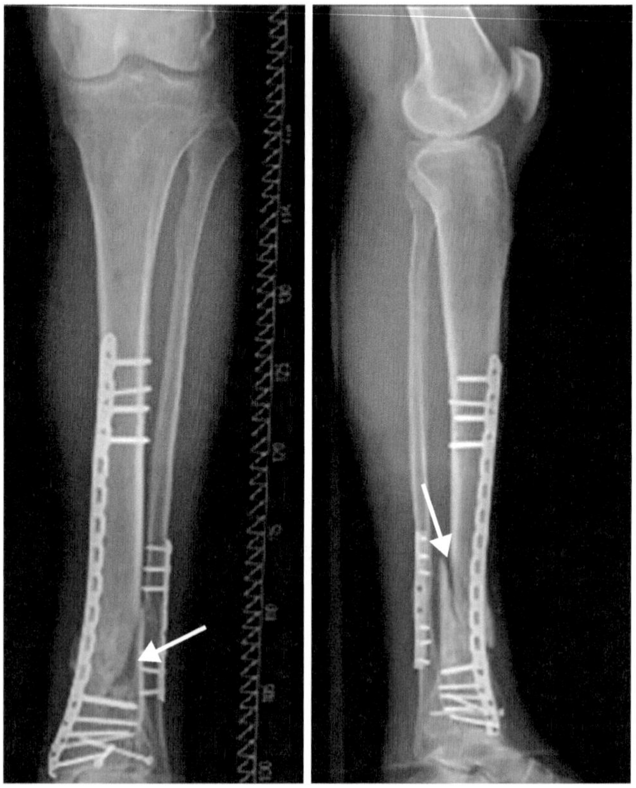

Abb. 1.12 Hypotrophe Pseudarthose einer distalen Unterschenkelfraktur mit ungenügender knöcherner Überbrückung des Frakturspalts und mangelhafter Kallusbildung (*Pfeile*)

invasive Maßnahmen (Gewebeproben) oftmals labordiagnostisch nicht sicher nachzuweisen, da die Leukozytenzahl und das C-reaktive Protein (CRP) nicht zwingend erhöht, sondern teilweise sogar paradox erniedrigt sein können (Abb. 1.14). Mittels CEUS kann auf Basis spezifischer Perfusionsmuster bereits präoperativ die Identifikation einer Infektpseudarthrose gelingen (s. u.).

Dieser präoperative Nachweis ist für die Behandlung von entscheidender Bedeutung, da sich die Therapie einer infizierten Pseudarthrose von der einer nicht infizierten grundsätzlich unterscheidet (Abschn. 1.3.3).

Ergänzend zur morphologischen Unterscheidung kann das Non-Union Scoring System (NUSS; [17]) herangezogen werden, um mittels eines Scores die Behandlungsentscheidung individuell anzupassen. Das NUSS umfasst nicht nur Aspekte der Bruchmorphologie, sondern auch den Weichteilschaden, vorherige Therapien und individuelle Patientenfaktoren wie Medikamenteneinnahme, Infektstatus, Raucherstatus und laborchemische Parameter. Siehe hierzu auch Abschn. 1.3.3.

1.3.2.1 Dynamische kontrastverstärkte Magnetresonanztomografie (DCE-MRT)

Eine MRT-Aufnahme wird heutzutage v. a. zur Beurteilung der Weichteile genutzt, gewinnt allerdings zunehmend an

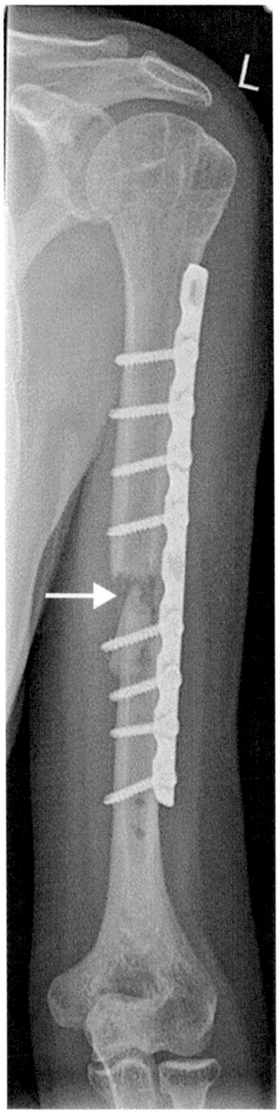

Abb. 1.13 Defektpseudarthrose einer Humerusschaftfraktur. Aufgrund eines Längendefekts (*Pfeil*) hat keine überbrückende Konsolidierung stattgefunden

Bedeutung bei der Beurteilung und Diagnostik von Pseudarthrosen. Mithilfe der dynamischen kontrastverstärkten („dynamic contrast-enhanced") MRT (DCE-MRT) ist es möglich, ein infektiöses Geschehen im Zusammenhang mit Abszessen oder einer Osteomyelitis darzustellen. Hierbei handelt es sich um eine T1-gewichtete Sequenz, die nach Kontrastmittelgabe das Abgrenzen von vitalen und avitalen Bereichen des Knochens durch Messung des Kontrastmitteldurchflusses ermöglicht [44]. So lassen sich hämodynamische Parameter wie die Durchflussgeschwindigkeit oder die mittlere Durchgangszeit berechnen und Rückschlüsse auf die Perfusion im Pseudarthrosenspalt im Vergleich zur umliegenden Muskulatur treffen. Dadurch können vitale von avitalen Pseudarthrosen unterschieden werden, sodass eine prognostische Aussage zur Frakturheilung möglich ist [23].

Da eine ausreichende Perfusion Grundvoraussetzung für die Konsolidierung des Knochens ist und mit dem Therapieerfolg korreliert, hat die DCE-MRT auch einen prädiktiven Wert bei der Therapie von Pseudarthrosen. Ein noch höheres

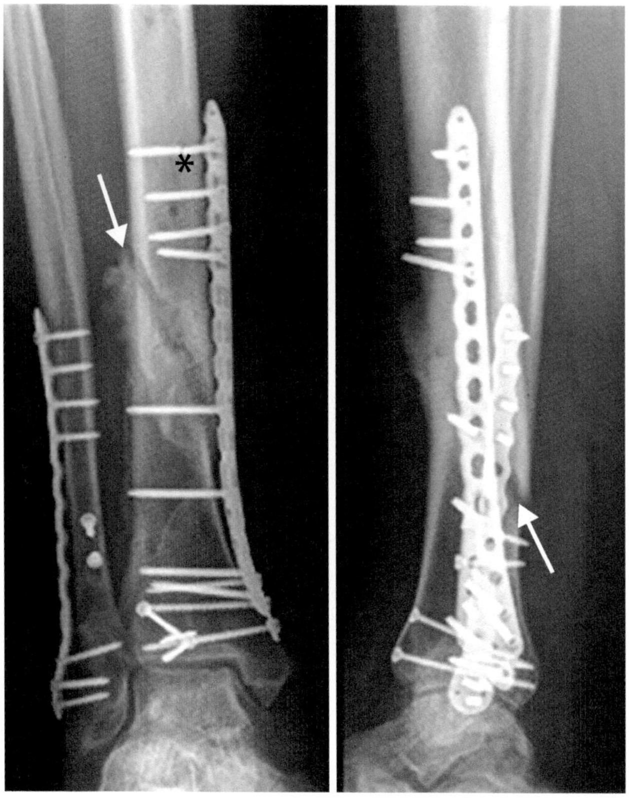

Abb. 1.14 Infektpseudarthrose einer distalen Unterschenkelfraktur mit bereits begonnener Kallusbildung, jedoch unvollständiger Konsolidierung (Pfeile) und beginnendem Materialversagen (Schraubenbruch; *Stern*) aufgrund persistierender Mikrobewegungen

Potenzial zur Unterscheidung von vitalen und avitalen bzw. infizierten Pseudarthrosen bei gleichzeitig besserer Verträglichkeit des Kontrastmittels bietet der CEUS [10, 46, 47].

1.3.2.2 Kontrastmittelsonografie (CEUS)

In den letzten Jahren hat der CEUS („contrast-enhanced ultrasound") als präzises diagnostisches Werkzeug in der Beurteilung von Pseudarthrosen großes Potenzial bewiesen. Mittels CEUS kann die Mikroperfusion des Knochens auf Kapillarebene dargestellt und quantifiziert werden, ohne den Patienten dabei einer Strahlenexposition auszusetzen [30, 47]. Die Kontrastmittelanflutung im Pseudarthrosenspalt lässt nun Rückschlüsse auf die Vitalität und bestimmte biologische Auffälligkeiten wie Infektprozesse zu. Da eine infizierte Pseudarthrose eine signifikante Mehrdurchblutung gegenüber der physiologischen Frakturheilung aufweist, kann mittels CEUS eine infizierte von einer aseptischen Pseudarthrose unterschieden werden [19]. Eine aseptische Pseudarthrose zeigt im Vergleich eine weit geringere bis nahezu aufgehobene Perfusion ([22, 34]) (Abb. 1.15). Somit kann eine CEUS-Untersuchung vor einer anstehenden Revisionsoperation effektiv Einfluss auf die Wahl der Therapie nehmen und beispielsweise bei Vorliegen einer Infektpseudarthrose die Indikation für ein 2-zeitiges Vorgehen stärken.

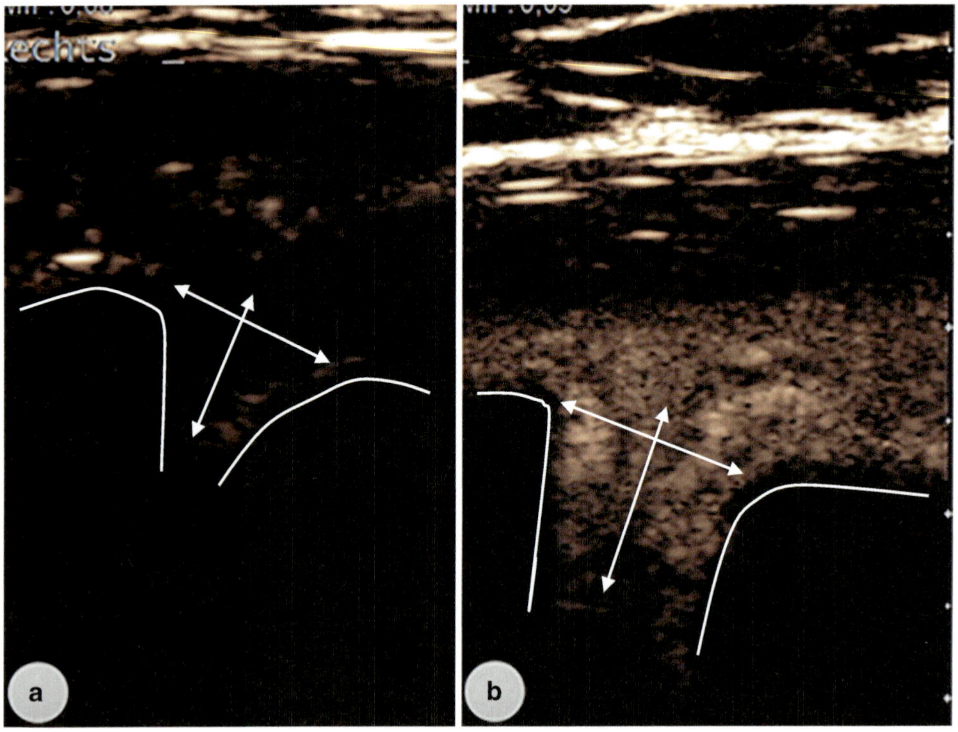

Abb. 1.15 Unterschiede der Mikroperfusion des Pseudarthrosenspalts im CEUS entsprechend der Ätiologie. **a** Frakturspalt (*Doppelpfeile*) ohne wesentliche Perfusion bei aseptischer Pseudarthrose. **b** Frakturspalt (*Doppelpfeile*) mit Hyperperfusion bei infizierter Pseudarthrose. Die kortikalen Begrenzungen sind weiß hervorgehoben

Darüber hinaus besteht die Möglichkeit, mithilfe von CEUS bereits 12 Wochen nach der Revisionsoperation eine realistische Aussage über den weiteren Verlauf der Frakturheilung zu treffen [34]. Dies gelingt deutlich früher als mithilfe konventioneller Bildgebungen (Röntgen oder CT), da die Mikroperfusion des neu gebildeten Kallus direkt und in Echtzeit messbar ist. Im Fall einer erneut indizierten Revision wäre diese somit früher absehbar, was die Chancen auf eine suffiziente Therapie erhöht [19]. Für eine noch präzisere Diagnostik wäre perspektivisch die Kombination mit einer Zytokinexpressionsanalyse („cytokine expression analysis", CEA) denkbar [31].

1.3.3 Grundzüge der Pseudarthrosenbehandlung

Die Therapie von Pseudarthrosen richtet sich primär nach deren jeweiliger Genese [29] sowie der Lokalisation der Fraktur. Sie lässt sich generell in die konservative und operative Therapie unterteilen.

Bei der konservativen Therapie kommen extrakorporale Stoßwellen (extrakorporale Stoßwellenlithotripsie, ESWL) oder Ultraschall zum Einsatz. ESWL bei Pseudarthrosen ist eine umstrittene Therapie, kann aber bei hypotrophen Pseudarthrosen eine Konsolidierung des Knochens begünstigen [29, 40].

Daneben kommen – je nach Subtyp und Genese der Pseudarthrose – verschiedene operative Optionen in Betracht. Liegt eine hypertrophe Pseudarthrose vor, so ist die Ursache hierfür zumeist eine mangelnde Stabilität, sodass eine erneute, stabilere Osteosynthese notwendig ist. Bei einer oligotrophen Pseudarthrose hingegen ist es notwendig, die vorherige Osteosynthese beispielsweise durch einen Marknagel zu ersetzen, damit die Knochenenden gegenseitig Druck aufeinander ausüben können.

Bei ausgedehnten Defektpseudarthrosen ist häufig eine Knochentransplantation und Fixation über einen externen Fixateur oder Verlängerungsmarknagel erforderlich. Diese bieten bei besonders großen Defekten die Möglichkeit eines Segmenttransports, bei dem über eine sukzessive Distraktion der Osteotomie proximal oder distal der Pseudarthrose zum Verschluss des Längendefekts gesunder Kallus bzw. Knochen generiert wird. Die operative Therapie bei avitalen Pseudarthrosen und teilweise auch bei großen Defektpseudarthrosen hingegen erfordert ein anderes Vorgehen: Grundsätzlich muss ein vollständiges Débridement des nekrotischen Knochens und der umgebenden nekrotischen Weichteile erfolgen, wobei der entstehende Defekt mit autologer Spongiosa aufgefüllt werden kann, die durch Übertragung verschiedener Wachstumsfaktoren und Interleukine die Frakturheilung positiv beeinflusst. Sollte der Defekt zu groß sein oder eine infizierte Pseudarthrose vorliegen, so ist auch ein Vorgehen nach der Masquelet-Technik zu erwägen. Hierbei handelt es sich um ein 2-zeitiges Vorgehen, bei dem zuerst der Defekt mit Polymethylmethacrylat-Zement (PMMA-Zement) aufgefüllt wird, der den Defekt provisorisch stabilisiert und die Bildung einer periostartigen

Membran induziert. Dieser Zement wird nach etwa 6 Wochen entfernt, wobei die neue Membran erhalten bleibt. Anschließend wird der Defekt mit autologer Spongiosa, entweder aus dem Beckenkamm, einem Fibulafragment oder mittels Reamer Irrigator Aspirator (RIA) aus der unteren Extremität der Gegenseite, aufgefüllt (Abb. 1.16). Die entstandene Membran verhindert eine Resorption der Spongiosa, verbessert die Durchblutung sowie Kortikalisierung des Knochens [37] und exprimiert hohe Mengen an Vascular Endothelial Growth Factor (VEGF) [12]. Eine Analyse der Zytokinexpression im Pseudarthrosenspalt zeigte, dass die physiologische Knochenheilung jedoch nur teilweise imitiert wird. Während TGF-β nur eine geringe Rolle spielt, sind insbesondere große Mengen an insulinähnlichem Wachstumsfaktoren 1 (IGF-1) mit einer erfolgreichen Masquelet-Therapie assoziiert ([21]).

▶ **Praxistipp** Mit jeder weiteren Operation sinkt die Chance einer erfolgreichen Frakturheilung und somit der Heilung einer Pseudarthrose.

Bei therapierefraktären Pseudarthrosen wird das Vorgehen nach dem Diamond-Konzept empfohlen [25, 39]. Es ermöglicht eine individualisierte Herangehensweise unter Berücksichtigung folgender Aspekte: mechanische Stabilität (z. B. Marknagel), Vaskularisation, osteokonduktive Strukturen (Spongiosa, synthetische Knochenersatzmaterialien), osteogene Zellen (Spongiosa, Stammzellen) und Wachstumsfaktoren (BMP2 oder BMP7). Durch diese soll eine Besserung der biomechanischen und biologischen Situation geschaffen werden, sodass das bestmögliche funktionelle Ergebnis für den einzelnen Patienten erreicht werden kann. Die bereits erwähnte Masquelet-Technik ist beispielsweise

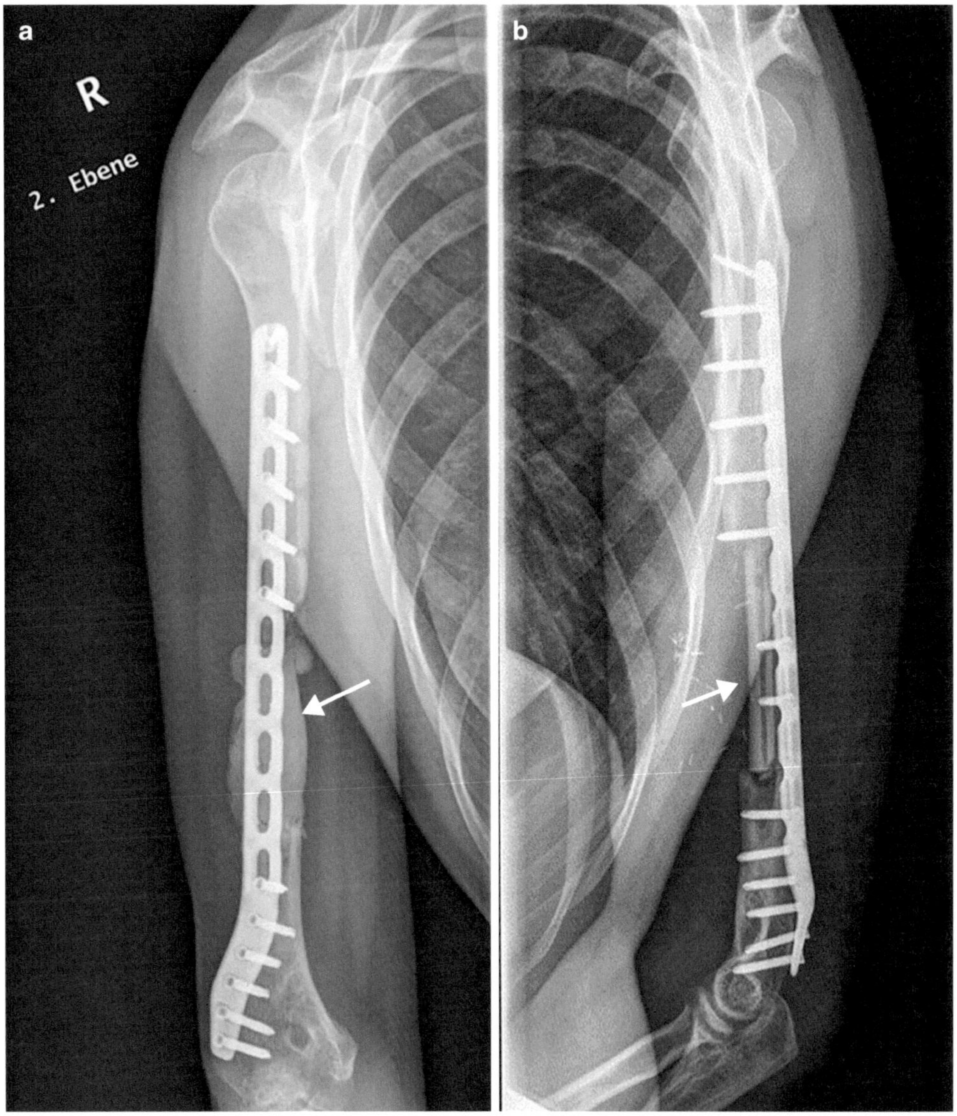

Abb. 1.16 Masquelet-Technik zur Behandlung einer Humeruspseudarthrose
a Knochendefekt aufgefüllt mit PMMA (*Pfeil*),
b Knochendefekt mit Fibulasegment (*Pfeil*)

eine Therapieoption, die in Bezug auf jeden der genannten Punkte des Diamond-Konzepts eine Möglichkeit zur Optimierung bietet.

▶ **Praxistipp** Ein Infektverdacht ist als Kontraindikation für das einzeitige Verfahren zu werten. Die Masquelet-Technik sollte bis zur Infektsanierung wiederholt werden.

Zusammenfassend ist es essenziell, den Konsolidierungsprozess nach der Therapie genau zu verfolgen. Um den Frakturspalt präziser darstellen zu können, ist die Indikation für eine CT ggf. früher zu stellen. Erweiterte bildgebende Modalitäten können eingesetzt werden, um beispielsweise Informationen über die Perfusion und biologische Vitalität des Gewebes zu erhalten (CEUS, DCE-MRT). Zudem müssen unter radiologischen Gesichtspunkten der Verlauf der Verknöcherung, die achsrechte Stellung der Extremität, die Lage der Implantate oder Knochenersatzmaterialien solange überwacht werden, bis die Pseudarthrose formell als geheilt bewertet werden kann. CT-Kriterien für eine Frakturheilung nach Pseudarthrosenoperationen sind eine Füllung um wenigstens 25 % des Frakturspalts mit neu geformten überbrückenden Trabekelstrukturen und/oder um wenigstens 25 % des Pseudarthrosenspalts mit neu geformten kortikalen Brücken über dem Frakturspalt [44].

Literatur

Ausgewählte Übersichtsarbeiten und Monografien

1. Ackermann O (2019) Fraktursonografie. Springer, Berlin, Heidelberg
2. Elsen A, Eppinger M, Müller M (2018/19) Orthopädie und Unfallchirurgie für Studium und Praxis. Medizinische- und Informationsdienste, Breisach
3. Niethard FU, Pfeil J, Biberthaler P (2017) Duale Reihe Orthopädie und Unfallchirurgie. Georg Thieme, Stuttgart
4. Rüedi T, Buckley R, Moran C (2008) AO-Prinzipien des Frakturmanagements Band 1- Prinzipien. Georg Thieme, Stuttgart
5. Rüther W, Lohmann C (2014) Orthopädie und Unfallchirurgie. Elsevier GmbH, München
6. Scharf HP, Rüter A, Pohlemann T, Marzi I, Kohn D (2011) Günther K; Orthopädie und Unfallchirurgie. Elsevier GmbH, München
7. Schmidmaier G, Moghaddam A (2015) Pseudarthrosen langer Röhrenknochen. Z Ortho Unfall 153(06):659–676
8. Weber MA, Streich N (2017) Kompendium orthopädische Bildgebung. Springer, Berlin, Heidelberg
9. Wülker H (2010) Orthopädie und Unfallchirurgie. Georg Thieme, Stuttgart

Zitierte Originalarbeiten

10. Ackermann O (Hrsg) (2019) Fraktursonografie. Springer, Berlin/Heidelberg
11. Ackermann O, Simanowski J, Eckert K (2020) Fracture ultrasound of the extremities. Ultraschall Med 41(1):12–28
12. Aho OM et al (2013) The mechanism of action of induced membranes in bone repair. J Bone Joint Surg Am 95(7):597–604
13. Andrezejkowski P, Giannoudis PV (2019) The "diamond-concept" for long bone non-union management. J Orthop Traumatol 20:21
14. Bode G et al (2012) Tibial shaft fractures – management and treatment options. A review of the current literature. Acta Chir Orthop Traumatol Cechoslov 79(6):499–505
15. Bohndorf K et al (2006) Radiologische Diagnostik der Knochen und Gelenke. Georg Thieme, Stuttgart
16. Brady AP (2018) Radiology reporting-from Hemingway to HAL? Insights Imaging 9:237–246
17. Calori GM et al (2014) Validation of the non-union scoring system in 300 long bone non-unions. Injury 45(Suppl 6):S93–S97
18. Castillo RC et al (2005) Impact of smoking on fracture healing and risk of complications in limb-threatening open tibia fractures. J Orthop Trauma 19(3):151–157
19. Doll J et al (2019) The AMANDUS project-advanced microperfusion assessed non-union diagnostics with contrast-enhanced ultrasound (CEUS) for the detection of infected lower extremity non-unions. Ultrasound Med Biol 45(9):2281–2288
20. European Society of Radiology (ESR) (2011) Good practice for radiological reporting. Guidelines from the European Society of Radiology (ESR). Insights. Imaging 2:93–96
21. Fischer C et al (2016) Quantification of TGF-ss1, PDGF and IGF-1 cytokine expression after fracture treatment vs. non-union therapy via masquelet. Injury 47(2):342–349
22. Fischer C et al (2016) Dynamic contrast-enhanced sonography and dynamic contrast-enhanced magnetic resonance imaging for preoperative diagnosis of infected nonunions. J Ultrasound Med 35(5):933–942
23. Fischer C et al (2017) Dynamic contrast-enhanced magnetic resonance imaging (DCE-MRI) for the prediction of non-union consolidation. Injury 48:357–363
24. Gaston M, Simpson H (2008) Inhibition of fracture healing. J Bone Joint Surgery 89:1553–1560
25. Giannoudis PV et al (2007) Fracture healing: the diamond concept. Injury 38(Suppl 4):S3–S6
26. Giannoudis PV et al (2011) Fracture healing and bone repair. Injury 42(6):549–550
27. Goske MJ, Frush DP, Brink JA, Kaste SC, Butler PF, Pandharipande PV (2014) Curbing potential radiation-induced cancer risks in oncologic imaging: perspectives from the ‚image gently' and ‚image wisely' campaigns. Oncology (Williston Park) 28: 232–238, 243
28. Govaert GAM, Kuehl R, Atkins BL, Trampuz A, Morgenstern M, Obremskey WT, Verhofstad MHJ, McNally MA, Metsemakers WJ (2020) Diagnosing fracture-related infection: current concepts and recommendations. J Orthop Trauma 34:8–17
29. Grechenig S et al (2015) Complication management for failed bone fracture healing: pseudarthrosis. Chirurg 86(10):919–924
30. Greis C (2009) Ultrasound contrast agents as markers of vascularity and microcirculation. Clin Hemorheol Microcirc 43(1–2):1–9
31. Haubruck P et al (2018) A preliminary study of contrast-enhanced ultrasound (CEUS) and cytokine expression analysis (CEA) as early predictors for the outcome of tibial non-union therapy. Diagnostics (Basel) 8(3):1–15
32. Kallala R et al (2013) The in vitro and in vivo effects of nicotine on bone, bone cells and fracture repair. Expert Opin Drug Saf 12(2):209–233
33. Kastirr I, Reichardt B, Andresen R, Radmer S, Schröder G, Westphal T, Mittlmeier T, Schober HC (2019) Therapy of aseptic nonunions with parathyreoid hormone. Eur J Orthop Surg Traumatol 29:169–173

34. Krammer D et al (2018) Contrast-enhanced ultrasound quantifies the perfusion within tibial non-unions and predicts the outcome of revision surgery. Ultrasound Med Biol 44(8):1853–1859
35. Marongiu G, Contini A, Cozzi Lepri A, Donadu M, Verona M, Capone A (2020) The treatment of acute diaphyseal long-bone fractures with orthobiologics and pharmacological interventions for bone healing enhancement: a systematic review of clinical evidence. Bioengineering (Basel) 7:E22
36. Masjedi H, Zare MH, Keshavarz Siahpoush N, Razavi-Ratki SK, Alavi F, Shabani M (2020) European trends in radiology: investigating factors affecting the number of examinations and the effective dose. Radiol Med 125:296–305
37. Masquelet AC et al (2000) Reconstruction of the long bones by the induced membrane and spongy autograft. Ann Chir Plast Esthet 45(3):346–353
38. Meinberg E et al (2018) Fracture and dislocation classification compendium – 2018. J Orthop Trauma 32:1–10
39. Moghaddam A et al (2015) Treatment of atrophic tibia non-unions according to ‚diamond concept': results of one- and two-step treatment. Injury 46(Suppl 4):S39–S50
40. Moretti B et al (2009) Bone healing induced by ESWT. Clin Cases Miner Bone Metab 6(2):155–158
41. Nekolla EA, Schegerer AA, Griebel J, Brix G (2017) Häufigkeit und Dosis diagnostischer und interventioneller Röntgenanwendungen – Frequency and doses of diagnostic and interventional X-ray applications. Radiologe 57:555–562
42. Niethard FU, Pfeil J, Biberthaler P, (Hrsg) Duale Reihe et al (2017) Orthopädie und Unfallchirurgie. Thieme, Stuttgart/New York/Delhi/Rio; https://doi.org/10.1055/b-005-143648
43. Schmidmaier G, Moghaddam A (2015) Long bone nonunion. Z Orthop Unfall 153(6):659–674; quiz 675–656
44. Schoierer O et al (2014) Dynamic contrast-enhanced magnetic resonance imaging can assess vascularity within fracture non-unions and predicts good outcome. Eur Radiol 24(2):449–459
45. Shannoun F, Blettner M, Schmidberger H, Zeeb H (2008) Radiation protection in diagnostic radiology. Dtsch Arztebl Int 105:41–46
46. Weber MA et al (2007) Quantitative evaluation of muscle perfusion with CEUS and with MR. Eur Radiol 17(10):2663–2674
47. Wink MH et al (2006) Ultrasound imaging and contrast agents: a safe alternative to MRI? Minim Invasive Ther Allied Technol 15(2):93–100

2.1 Vorbemerkung

M.-A. Weber und T. Mittlmeier

„Wir haben die Erde nicht von unseren Eltern geerbt, sondern von unseren Kindern geliehen", so lautet eine indianische Weisheit. Kinder sind etwas Besonderes! Das gilt auch für die Folgen von skelettalen Verletzungen, die sich anders als im Erwachsenenalter präsentieren können. Das gilt ferner auch für die Bildgebung im Kindes- und Jugendalter.

Das kindliche Skelett wächst noch, somit verändern sich die Funktion und die Morphologie der Wachstumsfugen dynamisch, was bei Verletzungen zu stimulativen oder hemmenden Wachstumsstörungen führen kann. Dezidierte Kenntnisse über die jeweilige individuelle Wachstumsprognose sind unabdingbar, wenn es um die Einschätzung von Korrekturmechanismen bei einer definierten Fraktur und deren physiologische Grenzen geht. Auch das typische zeitliche Erscheinen von Ossifikationszentren in Bezug auf die jeweilige Topografie und die Kenntnis akzessorischer Knochen ist bei der Interpretation von Röntgenaufnahmen von Relevanz, um keinen Fehlschlüssen hinsichtlich der Bildinterpretation zu unterliegen.

Nun muss keinesfalls jegliche kindliche Fraktur einer Röntgenuntersuchung zugeführt werden, und nicht jede Fraktur ist im Wachstumsalter radiologisch sichtbar [44]. Gerade an oberflächlich liegenden und gut zugänglichen knöchernen Regionen wie der Klavikula, dem Humeruskopf, den Rippen, aber auch der Schädelkalotte, der unteren Extremität im Säuglings- und Kleinkindalter, an den Apophysenausrisszonen des Beckens beim Adoleszenten kann mithilfe der Sonografie im Idealfall die Fraktur dargestellt oder zumindest nach indirekten Frakturzeichen wie einem Hämatom oder einer intraartikulären Ergussbildung gefahndet werden, um dann eine Röntgenuntersuchung bei schwer einzuordnenden Schmerzen gezielter zum Einsatz zu bringen. Knapp 83 % aller aufgrund eines klinischen Frakturverdachts bei Kindern angefertigten Röntgenaufnahmen zeigen keine Fraktur [10], sodass hier ein relevantes Potenzial zur Vermeidung ionisierender Strahlen liegt. Die Fraktursonografie erlaubt bei Kindern bis zum 12. Lebensjahr für die distale Unterarmfraktur, die bei Weitem häufigste Fraktur im Wachstumsalter mit knapp 120.000 Fällen pro Jahr in Deutschland, einen Verzicht auf eine ergänzende Röntgenaufnahme [9]. Ferner ist die Sonografie bei bestimmten Topografien gut geeignet, die Kallusformation und somit die fortschreitende Frakturheilung zu dokumentieren.

Um die kindliche Frakturbehandlung kümmern sich – oftmals regional ganz unterschiedlich – verschiedene Disziplinen wie die Traumatologie und Orthopädie bzw. die Kinderchirurgie, deren Exponenten jeweils einen anderen Erfahrungshorizont oder einen anderen Zugang zur Thematik kindlicher Frakturen mitbringen mögen. Dennoch sollte es für alle ein gemeinsames Ziel sein, eine korrekte Diagnose zu stellen, um den geeignetsten Therapiepfad festzulegen und um etwaige Spätfolgen einer Fraktur möglichst zu vermeiden. Dazu bedarf es, neben den Kenntnissen zu typischen kindlichen Frakturmustern, Erfahrungen mit der Umsetzung der Leitprinzipien der Diagnostik. Der Radiologe kann hier dem mit der weiteren Therapie Befassten ein wesentlicher Partner sein, Strategien einer sinnhaften und leitliniengerechten Bildgebung umzusetzen und im kollegialen Dialog einen wichtiger Ansprech- und Diskussionspartner stellen. Dies ist besonders bei Problemfrakturen wie den „Kadi-Läsionen" [44], aber auch seltenen Verletzungen an der kindlichen Wirbelsäule und am Becken sowie den pathologischen Frakturen hilfreich. Die sensible Thematik der Kindesmisshandlung bedarf zur Diagnosesicherung einer standardisierten Bildgebung, die es im Einzelfall an die leitliniengerechten Vorgaben anzupassen gilt.

Somit können die weitläufigen Themenfelder kindlicher Frakturen als ideales Betätigungsfeld einer fruchtbaren Zusammenarbeit zwischen Radiologen und Orthopäden/Unfallchirurgen bzw. Kinderchirurgen gelten. Nicht umsonst ist die Kinderradiologie ein fester und integraler Bestandteil der Facharztweiterbildung zum Radiologen und neben der Neuroradiologie der einzige Schwerpunkt des Gebiets Radiologie. Jean-Claude Juncker stellte 2016 in seiner Rede zur Lage der Europäischen Union als Präsident der Europäischen Kommission klar: „Das Allerwichtigste sind Investitionen in unsere jungen Menschen" [27].

2.2 Einleitung

Kinder und Jugendliche erleiden häufiger Frakturen als Erwachsene, ein Altersgipfel liegt zwischen 11 und 14 Jahren, wobei sich Jungen häufiger verletzen als Mädchen. Bis zum Alter von 18 Jahren liegt die Wahrscheinlichkeit, eine Fraktur zu erleiden, für Mädchen bei etwa 27 % und für Jungen bei bis zu 42 % [17]. Die obere Extremität und hier insbesondere der Radius ist durch Stürze mit bis zu 65 % aller Frakturen im Adoleszentenalter am häufigsten betroffen.

Generell hat der noch wachsende Knochen eine höhere Toleranz gegenüber Gewalteinwirkung als der adulte Knochen, und dies gilt umso mehr, je jünger das Kind ist. Die Beurteilung des kindlichen Skeletts ist für den Ungeübten durch die häufig noch knorpligen Epiphysen mit zum Teil mehreren Knochenkernen deutlich erschwert, eine Beteiligung der Epiphysen muss aber erkannt werden, um ggf. therapeutisch zu intervenieren und resultierende Wachstumsstörungen zu vermeiden.

Die Art der Verletzung hängt in erster Linie vom Alter des Kindes sowie vom Unfallmechanismus ab. Je unreifer der Knochen ist, umso elastischer ist er und umso mehr neigt er gegenüber einwirkenden Kräften zur Deformierung. Dementsprechend finden sich auch verschiedene Verletzungsmuster in Abhängigkeit vom Alter. Ein besonderes Augenmerk muss hierbei auf sog. „nicht akzidentelle knöcherne Verletzungen" bei Kindesmisshandlungen im Säuglings- und Kleinkindalter gelegt werden, die in einem gesonderten Abschnitt dieses Buchkapitels behandelt werden (Abschn. 2.8).

Kinder unter 10 Jahren weisen eine verhältnismäßig höhere Stabilität des Bandapparats als des Knochens auf, sodass es bei entsprechendem Trauma eher zu Frakturen bzw. knöchernen Bandausrissen als zu reinen Bandverletzungen kommt [42].

In der pubertären Phase (Mädchen 10–13, Jungen 12–15 Jahre) treten durch Traumata oder Überlastungen bei Leistungssportlern im Rahmen des Fugenumbaus bzw. der zunehmenden Fugenreifung eher osteochondrale Läsionen, insbesondere der unteren Extremität, auf. Bei vornehmlich männlichen Sportlern werden auch Apophysenausrisse am Becken oder an der Tuberositas tibiae beobachtet.

Ältere Jugendliche zeigen nach dem Epiphysenfugenschluss dieselben traumatischen Läsionen und Frakturmuster wie Erwachsene, die in diesem Kapitel daher nicht weiter ausgeführt werden.

2.3 Diagnostische Methoden

2.3.1 Konventionelles Röntgen

Der Goldstandard zur Frakturdiagnostik ist auch in der pädiatrischen Radiologie das konventionelle Röntgen in 2 Ebenen, die senkrecht zueinander stehen – meistens anterior-posterior (a.-p.) bzw. posterior-anterior (p.-a.) und streng seitlich. Bei Verletzungen der Hand hat sich die Schrägaufnahme anstatt der seitlichen Projektion durchgesetzt, da mit ihr die Knochen weitgehend überlagerungsfrei abgebildet werden können. Bei primär fehlendem radiologischem Frakturnachweis und klinisch anhaltendem Verdacht auf eine ossäre Läsion ist eine Verlaufskontrolle nach 8–10 Tagen indiziert. Hier lassen sich in aller Regel Zeichen der beginnenden Frakturheilung im Sinne einer Periostreaktion oder einer Resorptionszone entlang des Frakturspalts als Aufhellung abgrenzen (Abb. 2.1). Eine Vergleichsaufnahme der gesunden Gegenseite ist keine Option und sollte aus strahlenhygienischen Gründen vermieden werden. Im Zweifel lohnt ein Blick in einen Atlas über die Röntgenanatomie im Kindesalter [15].

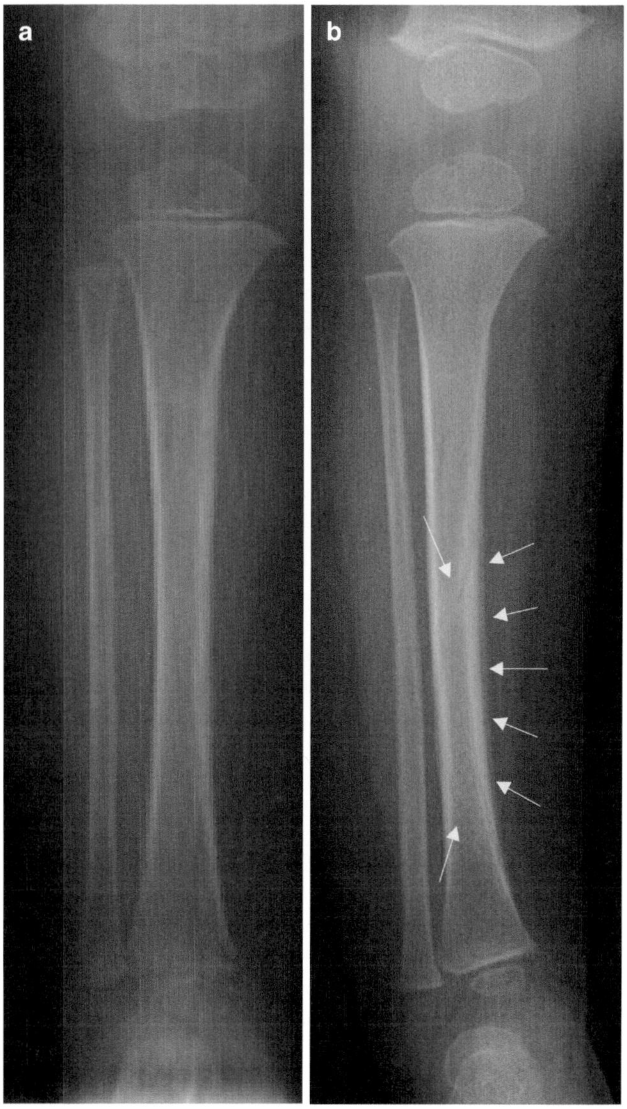

Abb. 2.1 **a** 12 Monate alter Junge mit initial „okkulter" Spiralfraktur der distalen Tibia. **b** Verlaufskontrolle nach 10 Tagen Ruhigstellung; deutliche Periostreaktion medialseitig (*Pfeile medial*), Frakturdemarkierung durch Resorptionszone (*Pfeile lateral*)

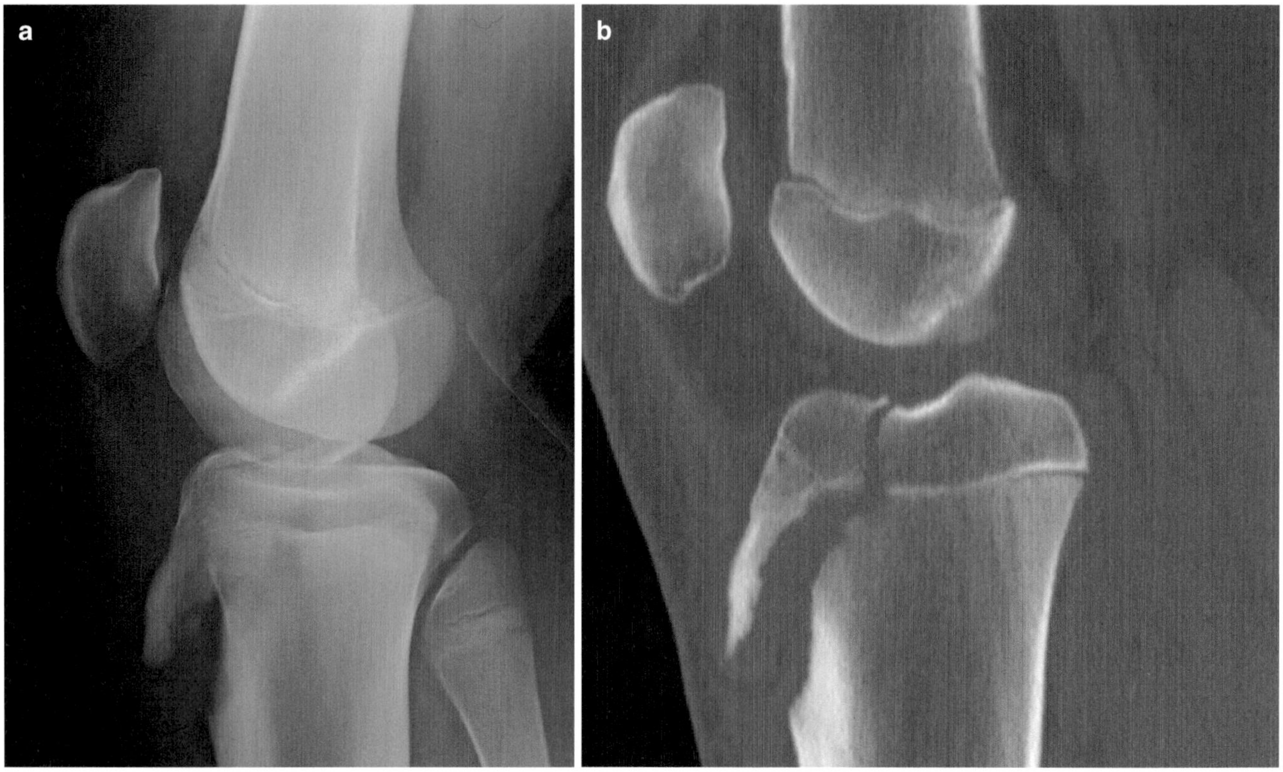

Abb. 2.2 14-jähriger Junge mit Avulsionsfraktur der Tuberositas tibiae beim Hochsprung durch massive Kontraktion des M. quadriceps femoris; klaffende Fraktur, Auslaufen der Fraktur durch die Epiphysenfuge bis in die proximale Tibiaepiphyse und minimaler Stufe im Kniegelenk. **a** Konventionelles Röntgenbild in seitlicher Projektion, **b** CT des Kniegelenks in sagittaler Rekonstruktion

2.3.2 Computertomografie

Die Computertomografie (CT) bleibt in der Kindertraumatologie wenigen Indikationen vorbehalten, jede Indikation sollte streng geprüft und gestellt werden. Dazu zählt das Schädelhirntrauma (SHT) beim polytraumatisierten Kind mit vitaler Gefährdung zum Blutungsausschluss bei komplexen Schädelbasis- oder Gesichtsschädelfrakturen. Sie kann ebenfalls bei komplexen Beckenfrakturen und bei Verdacht auf instabile Wirbelsäulenverletzungen hilfreich sein.

Eine weitere Indikation ergibt sich bei komplexen Gelenkverletzungen zur Operationsplanung, insbesondere am oberen Sprunggelenk bei Übergangsfrakturen (Abschn. 2.6.3.2) sowie am Ellenbogen und Knie (Abb. 2.2). Durch die multiplanare 3D-Rekonstruktion können wertvolle Zusatzinformationen gewonnen werden [22].

2.3.3 Magnetresonanztomografie

Der Einsatz der Magnetresonanztomografie (MRT) in der Kindertraumatologie hat in den letzten Jahren deutlich zugenommen, wobei sie in der Akutdiagnostik nur eine untergeordnete Rolle spielt [11]. Die wichtigsten Indikationen sind dabei Begleitverletzungen bei SHT und Wirbelsäulentraumata. Neben dem Nachweis bzw. Ausschluss von Blutungen und Kontusionen des Zentralnervensystems (ZNS) zählen die diskoligamentären Verletzungen zu den unmittelbar therapierelevanten Untersuchungsanforderungen in der Akutphase, da atlantookzipitale Instabilitäten im Kindesalter häufiger sind als bei Erwachsenen. Wird nach SHT die Indikation für ein MRT des Schädels gestellt, sollte in jedem Fall die Halswirbelsäule (HWS) zum Ausschluss von Begleitverletzungen mit untersucht werden [13].

Weitaus häufiger erfolgt die MRT im Verlauf und kann hier sicher spongiöse Infraktionen, insbesondere nach Stauchungstraumata (z. B. Trampolinunfälle), Knochenkontusionen, osteochondrale Kompressionsfrakturen, Stressfrakturen und Gelenkläsionen detektieren. Sie ist Methode der Wahl bei Verdacht auf Meniskus-, Knorpel- und Bandverletzungen, insbesondere am Kniegelenk, gefolgt vom oberen Sprunggelenk, Fuß und Ellenbogengelenk.

2.3.4 Sonografie

Die Sonografie ist eine sehr gut geeignete Methode, um oberflächennahe ossäre Strukturen und insbesondere die langen Röhrenknochen mit einer sehr hohen Spezifität hinsichtlich einer Fraktur zu beurteilen. Dabei kommen in aller

Regel lineare Sonden mit einem Frequenzspektrum zwischen 7 und 18 MHz zum Einsatz. In zahlreichen Studien ist die Vergleichbarkeit mit dem konventionellen Röntgen für bestimmte Frakturentitäten nachgewiesen worden, sodass das nach wie vor als Goldstandard geltende konventionelle Röntgen teilweise ersetzt oder deutlich reduziert eingesetzt werden kann [8].

So ist seit vielen Jahren die Sonografie der Schädelkalotte bei Säuglingen und Kleinkinder <2 Jahren etabliert und hat das Röntgen komplett abgelöst. Ein zusätzlicher Vorteil ergibt sich durch die möglichst ergänzende Untersuchung des Gehirns durch die offene Fontanelle sowie die transkranielle Sonografie von temporal, mit der relevante intrakranielle Blutungen detektiert werden können.

Als sichere Methode gilt die Sonografie an der **oberen Extremität**, bei der analog zum Röntgen in Längsachse in mindestens 2 (sonografisch eher 4, am Unterarm bis 6) Ebenen die Kortikalis des Knochens gescannt wird. Als sichere Frakturzeichen gelten dabei die Unterbrechung der Kortikalis, eine Knickbildung oder die aus dem Röntgenbild bekannte Wulstbildung (Abb. 2.3). Neben der Beurteilung der metaphysären Anteile zeigt die Sonografie auch die teils noch knorpligen Epiphysen und deren eventuelle Beteiligung an (Abb. 2.4). Für den Unterarm ergibt sich so eine Sensitivität von 96 % sowie eine Spezifität von 97 % [19].

Das kindliche Ellenbogengelenk mit seinen zahlreichen Epi- und Apophysen (Abb. 2.25), die je nach Alter teils noch ohne im Röntgen sichtbaren Knochenkern sind, bleibt auch für den Ultraschallexperten eine Herausforderung. Es bietet eine Vielzahl von unterschiedlichen Frakturtypen, die am distalen Humerus oder am proximalen Unterarm gelegen sein können. Als wichtigstes **indirektes Frakturzeichen** gilt das sog. „positive hintere Fettkörperzeichen", das sich im Sinne eines Hämarthros in der Fossa olecrani humeri darstellen lässt (Abb. 2.5). Durch Einblutung in das Gelenk wird das Fett aus der Fossa verdrängt und ergibt so das auch aus dem Röntgen bekannte positive „fat pad sign" (Abb. 2.6). Ein Erguss/Hämarthros in der Fossa olecrani humeri ist im dorsomedianen Längsschnitt einfach zu detektieren und hat bei Nachweis eine Sensitivität von 97 % und eine Spezifität

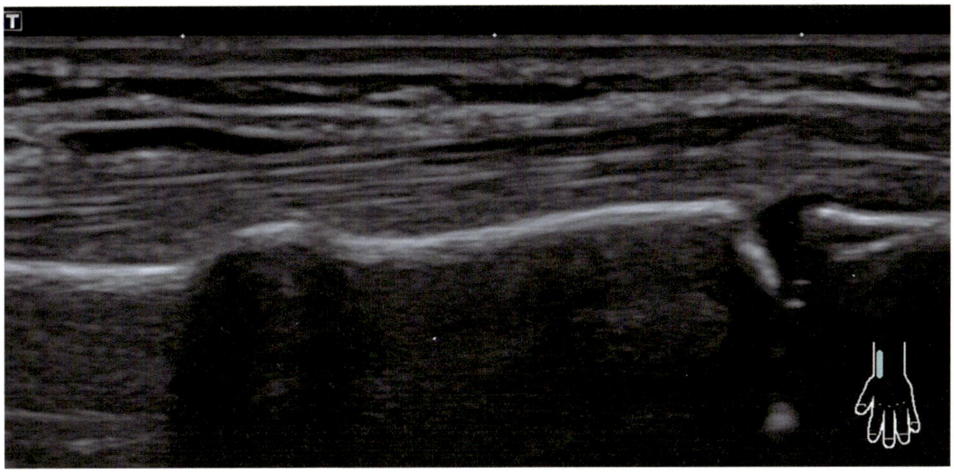

Abb. 2.3 Torusfraktur (Wulstfraktur), 8-jähriges Mädchen mit Zustand nach Sturz und Schmerzen im Handgelenk. Sonografie des Handgelenks mit gut abgrenzbarem Wulst am distalen Radius

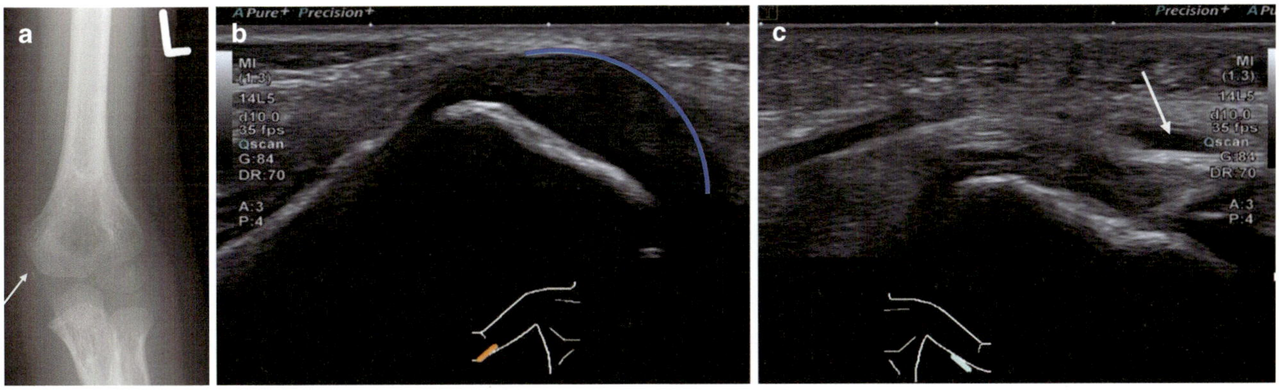

Abb. 2.4 10-jähriger Junge mit Zustand nach Sturz auf den linken Ellenbogen. **a** Röntgenaufnahme des Ellenbogens (a.-p.), Verdacht auf Abriss des Epicondylus ulnaris mit Dislokation, Differenzialdiagnose Knochenkern (*Pfeil*). **b** Sonografie der Gegenseite mit intaktem knorpligem Epicondylus ulnaris. **c** Sonografie links, knöcherne Flake-Fraktur bei Abriss des Epicondylus ulnaris mit Dislokation nach kaudal (*Pfeil*)

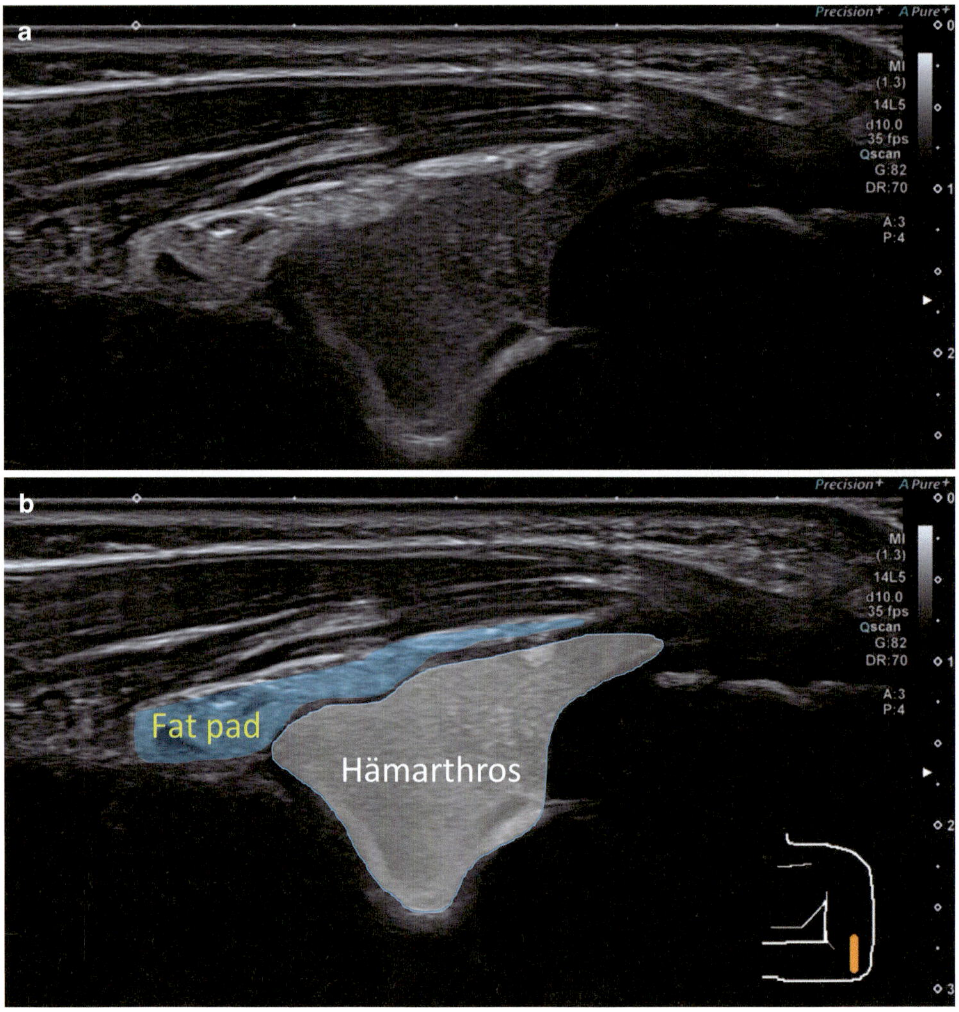

Abb. 2.5 10-jähriges Mädchen, Zustand nach Sturz auf den Ellenbogen. **a** Sonografie des Ellenbogengelenks im dorsomedianen Längsschnitt. **b** Darstellung des Hämarthros mit „fat pad sign"

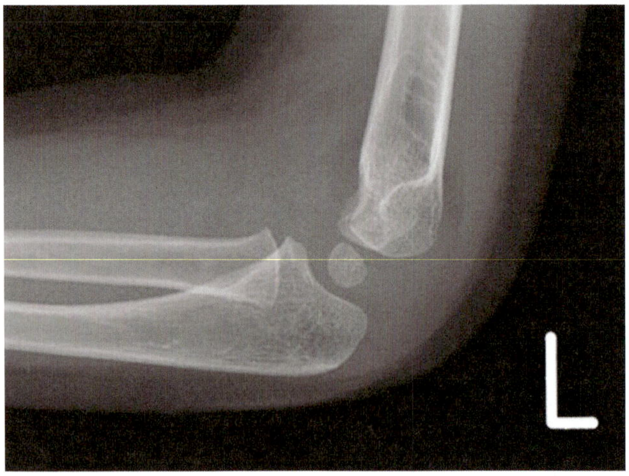

Abb. 2.6 Knapp 3-jähriger Junge mit Zustand nach Sturz von der Rutsche. Vorderes und hinteres positives Fettpolsterzeichen („fat pad sign"), keine Kortikalisunterbrechung abgrenzbar. Verdacht auf nicht dislozierte suprakondyläre Humerusfraktur

von 91 % für das Vorliegen einer knöchernen Verletzung des Ellenbogengelenks.

Für das Ellenbogengelenk reicht eine alleinige sonografische Untersuchung in der Regel zumeist nicht aus, sie kann aber zur ersten Einschätzung nach unklarem Trauma, bei unklarer Bewegungseinschränkung und zur Differenzierung von Differenzialdiagnosen (entzündlicher Prozess, tumoröse Raumforderung) herangezogen werden. Eine weitere wichtige Indikation ist die Überprüfung der Gelenkartikulation bei Beuge- und Streckhemmung sowie bei einer Pronations- und Supinationseinschränkung. Die korrekte Position des Radiusköpfchens in der Bewegung, eine eventuelle Achsabweichung des unter Umständen noch knorpligen Radiusköpfchens (Abb. 2.7) sowie das Ausmaß der Dislokation beim Abriss des Epicondylus ulnaris bieten wertvolle Zusatzinformationen für den behandelnden Kinder- oder Unfallchirurgen und Orthopäden.

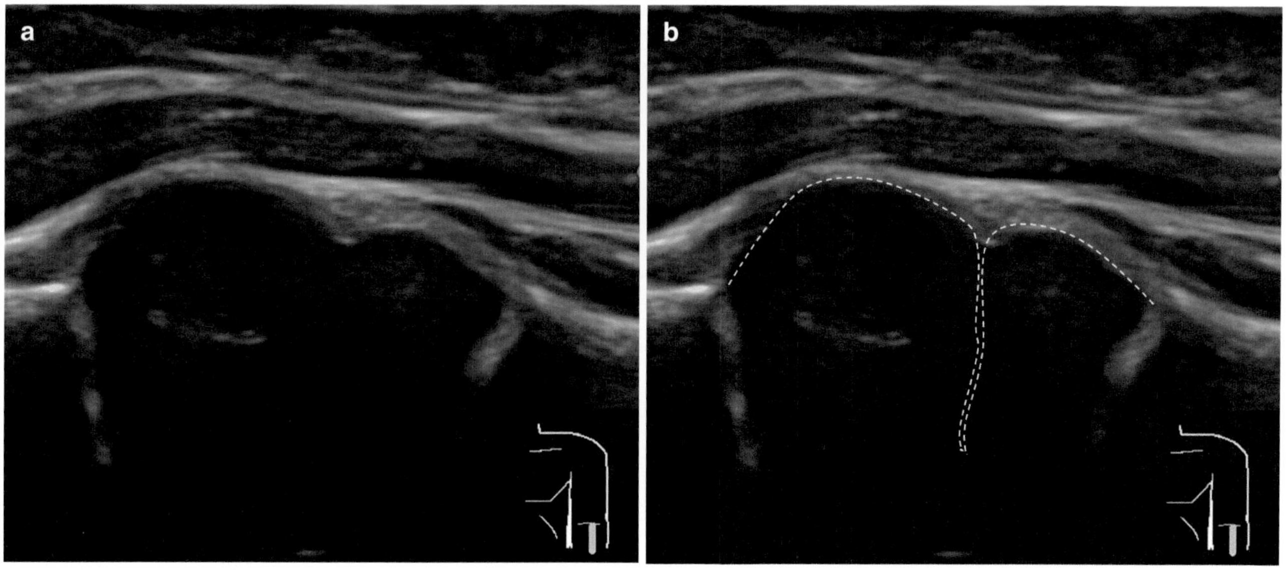

Abb. 2.7 **a** 2½-jähriger Junge mit schmerzhafter Bewegungseinschränkung im Ellenbogengelenk. **b** Sonografie des Ellenbogens, regelrechte Konfiguration und regelrechte Stellung des noch knorpligen Radiusköpfchens

Mit einer Sensitivität von 94 % und Spezifität von 100 % können subkapitale Humerusfrakturen sonografisch im Längsschnitt in mindestens 3 Ebenen um den Humeruskopf sicher diagnostiziert oder das Ausmaß der Dislokation bestimmt werden. Da der Humerus auch die häufigste Lokalisation für juvenile Knochenzysten ist und mithilfe der Sonografie lediglich die Kortikalis, nicht aber der Markraum beurteilt werden kann, sollte eine zusätzliche Röntgenaufnahme in 2 Ebenen weiterhin zum Standard gehören (Abb. 2.8).

Bei geburtstraumatischen Läsionen, die neben den Humerusschaftfrakturen auch Epiphysenlösungen beinhalten, kann insbesondere bei Epiphysenlösung das konventionelle Röntgenbild initial als unauffällig bewertet werden, da der Humeruskopf im Säuglingsalter noch komplett knorplig ist (Abb. 2.9). Hier ist die Sonografie als bevorzugte diagnostische Methode einzusetzen.

Ähnliches gilt für die häufigen, zumeist okkulten geburtstraumatischen Klavikulafrakturen, die nicht selten erst durch eine überschießende Kallusbildung entdeckt werden (Abb. 2.10).

Bei Klavikulafrakturen im Kleinkindalter kann die Detektion der Fraktur beim unruhigen Kind, dem sehr kurzen Hals sowie durch den gebogenen Verlauf der Klavikula erschwert sein, sodass ein Seitenvergleich und indirekte Frakturzeichen in der Sonografie wie umgebendes Hämatom in den Weichteilen oder subperiostale Einblutungen bei entsprechender Klinik die Diagnose wahrscheinlich machen. Das Ausmaß der Dislokation kann hier nicht sicher bestimmt werden, dies ist allerdings in aller Regel auch nicht unbedingt notwendig.

Zu den seltenen, sonografisch aber sehr gut zu untersuchenden Frakturen gehören die des Sternums und der Rippen (Abb. 2.11). Hier lassen sich, insbesondere bei guter klinischer Schmerzkorrelation, die Frakturen als Konturunterbrechung der Kortikalis sicher nachweisen. Gerade im Bereich der Rippen ist eine zusätzliche Aussage zur Pleura, zu Pleuraerguss oder ggf. einem Hämatothorax schnell und sicher zu treffen.

An der **unteren Extremität** hat die Sonografie ihre Berechtigung bei der Detektion von Frakturen im Säuglings- und frühen Kleinkindalter bis etwa zum 4. Lebensjahr. Im Vordergrund steht klinisch das Schonen der entsprechenden Extremität, ohne dass eine genauere Schmerzlokalisation möglich ist. Initiales Ziel der Sonografie sollte demnach der Ausschluss bzw. der Hinweis auf eine Fraktur an den für das Alter typischen Frakturlokalisationen sein, um dann eine gezielte Röntgenuntersuchung lediglich der betroffenen Region zu veranlassen. Bei fehlendem Nachweis einer Fraktur am Ober- bzw. Unterschenkel kann die Untersuchung auf den Fuß ausgeweitet werden, um so auch eventuelle Differenzialdiagnosen zu erkennen.

Eine Besonderheit der Fraktursonografie stellen die adoleszenten, zumeist männlichen Sportler dar, die bei kräftiger Muskelanspannung (Sprint, Fußball) einen plötzlich einschießenden heftigen Schmerz in der Leiste oder auch im distalen Oberschenkel/Knie erleben, der zu einer anschließenden massiven Bewegungseinschränkung führt. Der im Verlauf diagnostizierte Abriss der Apophyse, zumeist der Spina iliaca anterior inferior (seltener auch superior; Abb. 2.12) oder der Abriss an der Tuberositas tibiae, lässt sich sonografisch sicher detektieren und das Ausmaß der

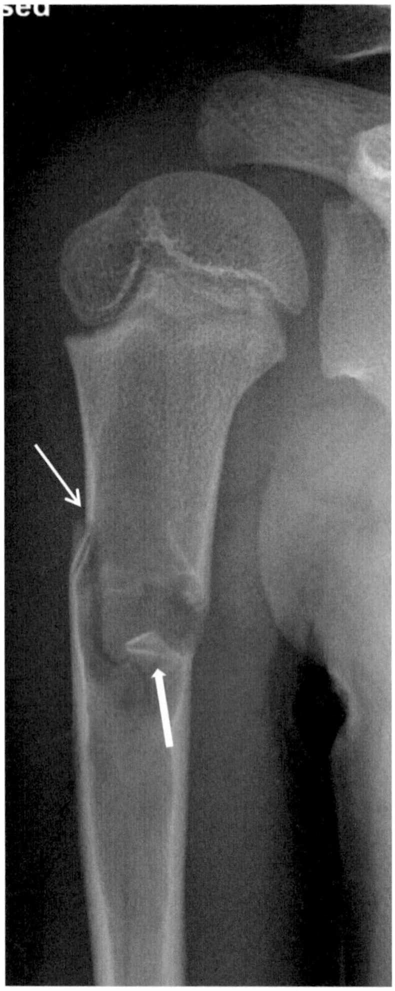

Abb. 2.8 8-jähriges Mädchen mit pathologischer Fraktur (*dünner Pfeil*) am proximalen Humerus bei juveniler Knochenzyste nach Bagatelltrauma, „fallen fragment" (*dicker Pfeil*) bei juveniler Knochenzyste

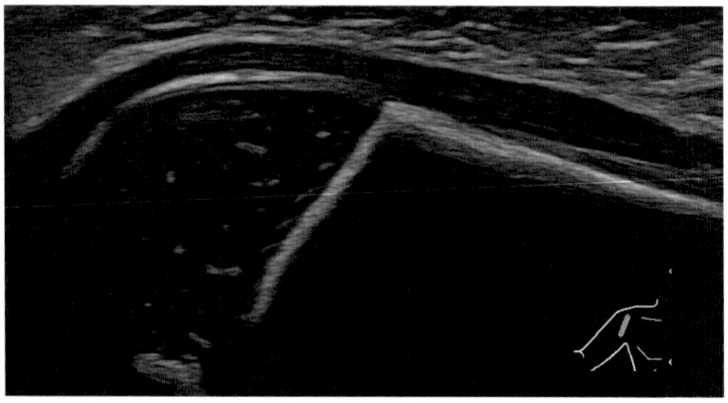

Abb. 2.9 Neugeborenes mit Darstellung des noch vollständig knorpligen Humeruskopfes

Dislokation der abgerissenen Knochenlamelle messen. Ein zusätzliches konventionelles Röntgenbild ist zumindest am Becken nicht zwingend erforderlich [24].

▶ **Praxistipp** Die Fraktursonografie ist eine einfache und sichere Methode zur Detektion und Überwachung der oben genannten Frakturen. Zum Erlernen der Sonografietechnik empfiehlt sich anfangs die Korrelation mit dem noch regelmäßig durchgeführten konventionellen Röntgen, das sich mit zunehmender diagnostischer Sicherheit des Untersuchers erübrigt, wodurch eine relevante Einsparung von Röntgenbildern und somit von ionisierenden Strahlen erreicht wird.

2.4 Allgemeine röntgenologische Frakturbeurteilung

In der pädiatrischen Frakturdiagnostik werden neben den direkten radiologischen auch die indirekten Frakturzeichen unterschieden, die sich häufiger beim wachsenden noch „weicheren" Knochen finden und somit für die Beurteilung unbedingt herangezogen werden müssen. Bei Verletzungen mit Epiphysenbeteiligung kommt eine eventuelle Dislokation des Knochenkerns als indirektes Frakturzeichen hinzu.

2.4.1 Frakturzeichen

2.4.1.1 Direkte radiologische Frakturzeichen

- Unterbrechung der Kortikalis
- Aufhellungslinien
- Verdichtungslinien
- Stufenbildung
- Zerstörung der Trabekelstruktur
- Fragmentdislokation
- Achsenknickung
- Deformierung (z. B. Keilform eines Wirbelkörpers)
- Dislokation der Epiphysenkerne bei Epiphysenlösung

2.4.1.2 Indirekte radiologische Frakturzeichen

- „Fat pad sign"/Fettpolsterzeichen
- Verlagerte Muskelanteile (z. B. durch ein Hämatom oder eine ausgeprägte Weichteilschwellung)
- Periostreaktion
- Weichteilemphysem, Pneumothorax, Pneumomediastinum, Hämatothorax (bei dislozierten Rippenfrakturen)
- Gelenkergussbildung/Hämarthros

2.4.2 Beurteilungskriterien

Ähnlich wie bei Erwachsenen werden bei der Frakturbeurteilung die Frakturlokalisation, die Anzahl der Frakturfragmente, der Frakturverlauf und die Dislokation beschrieben.

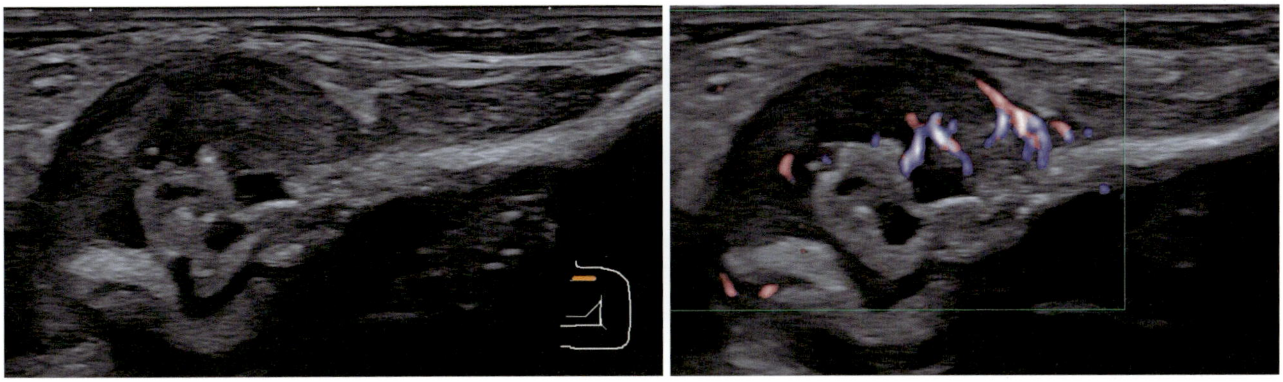

Abb. 2.10 8 Tage altes Neugeborenes mit bislang unentdeckter Klavikulafraktur und bereits ausgeprägter bindegewebiger Kallusbildung bei zunehmender Mineralisation des hyperperfundierten Granulationsgewebes

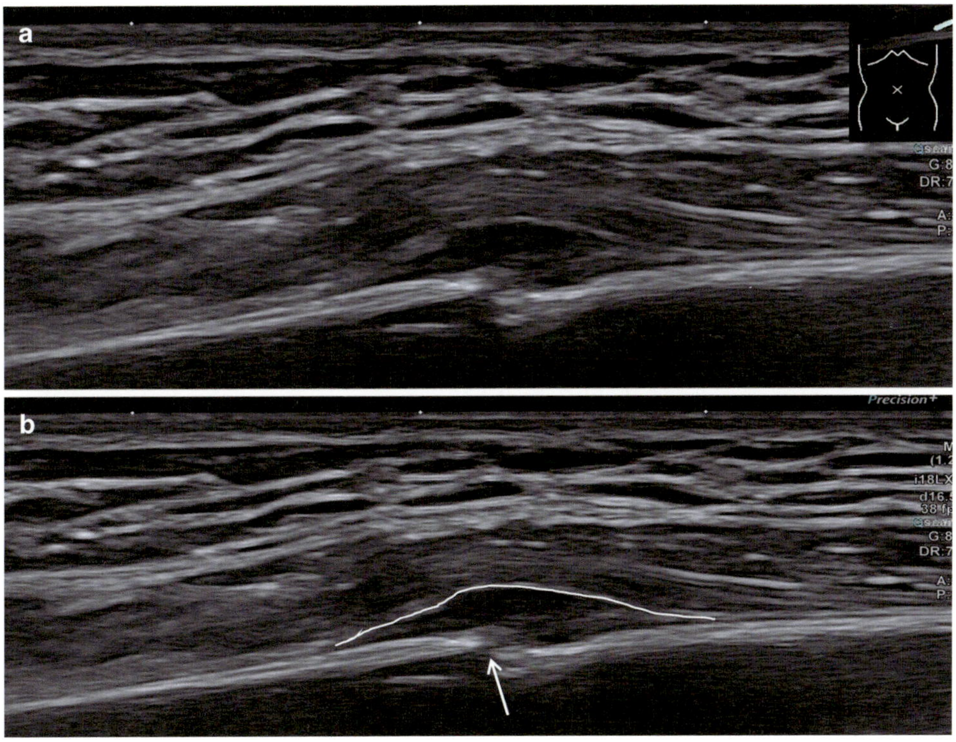

Abb. 2.11 **a** 13-jähriges Mädchen mit anhaltendem lokalisiertem Bewegungsschmerz in der vorderen Axillarlinie nach Snowboardsturz vor 10 Tagen. **b** Konturunterbrechung der Kortikalis (*Pfeil*), subperiostales Hämatom (*Linie*)

2.4.2.1 Frakturverlauf

Dabei unterscheidet man nach dem Röntgenbild in erster Linie folgende Frakturverläufe (Abb. 2.13):

- Querfraktur: einfache geradlinige Fraktur mit einem Winkel von >60–90(–120)° zwischen Frakturverlauf und Schaftachse
- Schrägfraktur: einfache geradlinige Fraktur mit einem Winkel von <60° zwischen Frakturverlauf und Schaftachse
- Spiralfraktur: einfache Fraktur mit spiralförmigem Frakturverlauf
- Mehrfragmentfraktur: bei 3–6 Fragmenten
- Trümmerfraktur: bei >6 Fragmenten
- Haarriss/Fissur: inkomplette Fraktur ohne komplette Unterbrechung der Kontinuität
- Stauchungsfraktur

2.4.2.2 Dislokation

Hinsichtlich der Dislokation werden unterschieden:

- Dislocatio ad rotationem: Verdrehung um die Längsachse
- Dislocatio ad axim: Achsabknickung
- Dislocatio ad latus: Seitverschiebung der Knochenfragmente

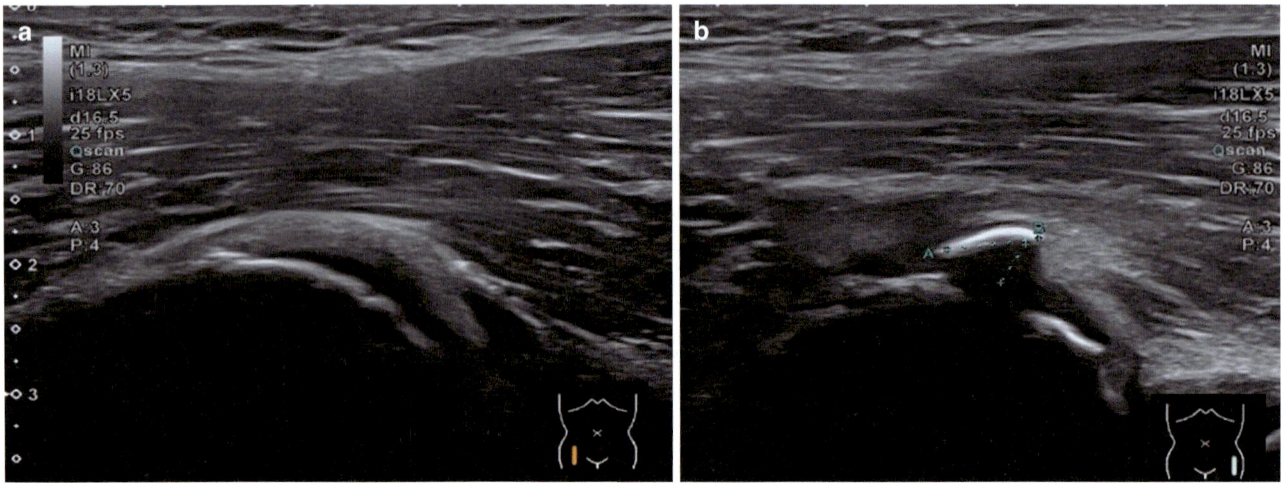

Abb. 2.12 13-jähriger Junge, der beim Sprinten plötzlich einen einschießenden Schmerz in der linken Leiste verspürt hat und nicht mehr laufen konnte. **a** Gesunde Gegenseite mit wellig unruhig imponierender Kontur der noch nicht vollständig verknöcherten Spina iliaca anterior inferior. **b** Knöcherner Ausriss an der Spina iliaca anterior inferior mit geringer Dislokation und umgebendem intramuskulärem Weichteilhämatom

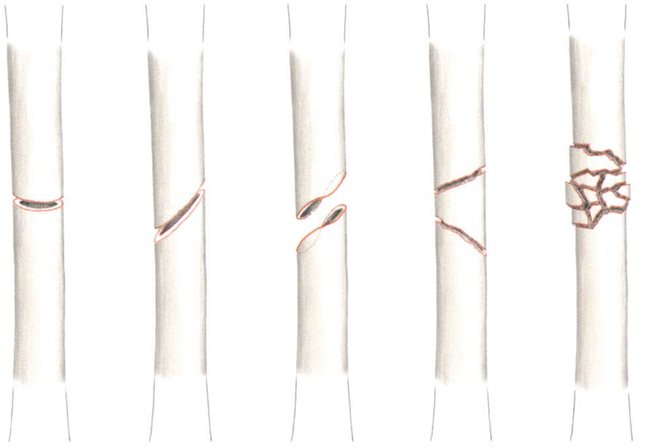

Abb. 2.13 Frakturverläufe

- Dislocatio ad longitudinem: Verschiebung in Längsrichtung:
  - Cum contractione: mit Verkürzung
  - Cum distractione: mit Verlängerung

2.4.2.3 AO/OTA-Klassifikation

Zur weltweiten Vergleichbarkeit von Frakturen und deren Therapie wurde 1996 die internationale Klassifikation der Arbeitsgemeinschaft für Osteosynthesefragen (AO) und der Orthopaedic Trauma Association (OTA) als „Comprehensive Classification of Fractures" (CFF) veröffentlicht und seitdem weiterentwickelt. Sie teilt die Frakturen nach ihrem Röntgenbild sowie nach beteiligten Knochen (von 1 = Oberarm mit Schulter und Thorax über 5 = Wirbelsäule bis 8 = Fuß) ein. Weitere Ziffern beschreiben die dortige Lokalisation, den Frakturtyp und eine Gruppe von ähnlichen Verletzungen sowie eventuelle Besonderheiten nach einem Dezimalpunkt (Kap. 1).

Aufgrund der bereits zuvor beschriebenen Charakteristiken von Frakturen im Kindesalter wurden diese als „Pediatric Comprehensive Classification of Longbone-Fractures" (PCCF) modifiziert. Hierbei wird bei gleicher Benennung der verletzten Knochen die Beteiligung von Epiphyse, Metaphyse und Diaphyse als Subsegment angegeben und nach einem Schrägstrich die kinderspezifische Frakturform anhand einer Tabelle definiert (z. B. Salter-Harris-I-Verletzung als E/1, eine metaphysäre Wulstfraktur als M/2 und eine Monteggia-Fraktur als D/6). Zusätzlich werden zuletzt ggf. die Schwere und das Dislokationsausmaß (ebenfalls anhand einer Tabelle) angegeben.

2.4.3 Hilfslinien als diagnostische Hilfestellung

2.4.3.1 Radiusköpfchenluxation

Zur Beurteilung der Stellung des Radiusköpfchens wird eine Linie in Verlängerung der Längsachse des proximalen Radius gelegt. Diese muss in allen Ebenen auf das Zentrum des Kapitulumknochenkerns zentriert sein (Abb. 2.14)!

2.4.3.2 Suprakondyläre Humerusfraktur

Abb. 2.15 zeigt eine suprakondyläre Humerusfraktur mit „Rotationssporn" am distalen Humerus: Bei einer Rotations-

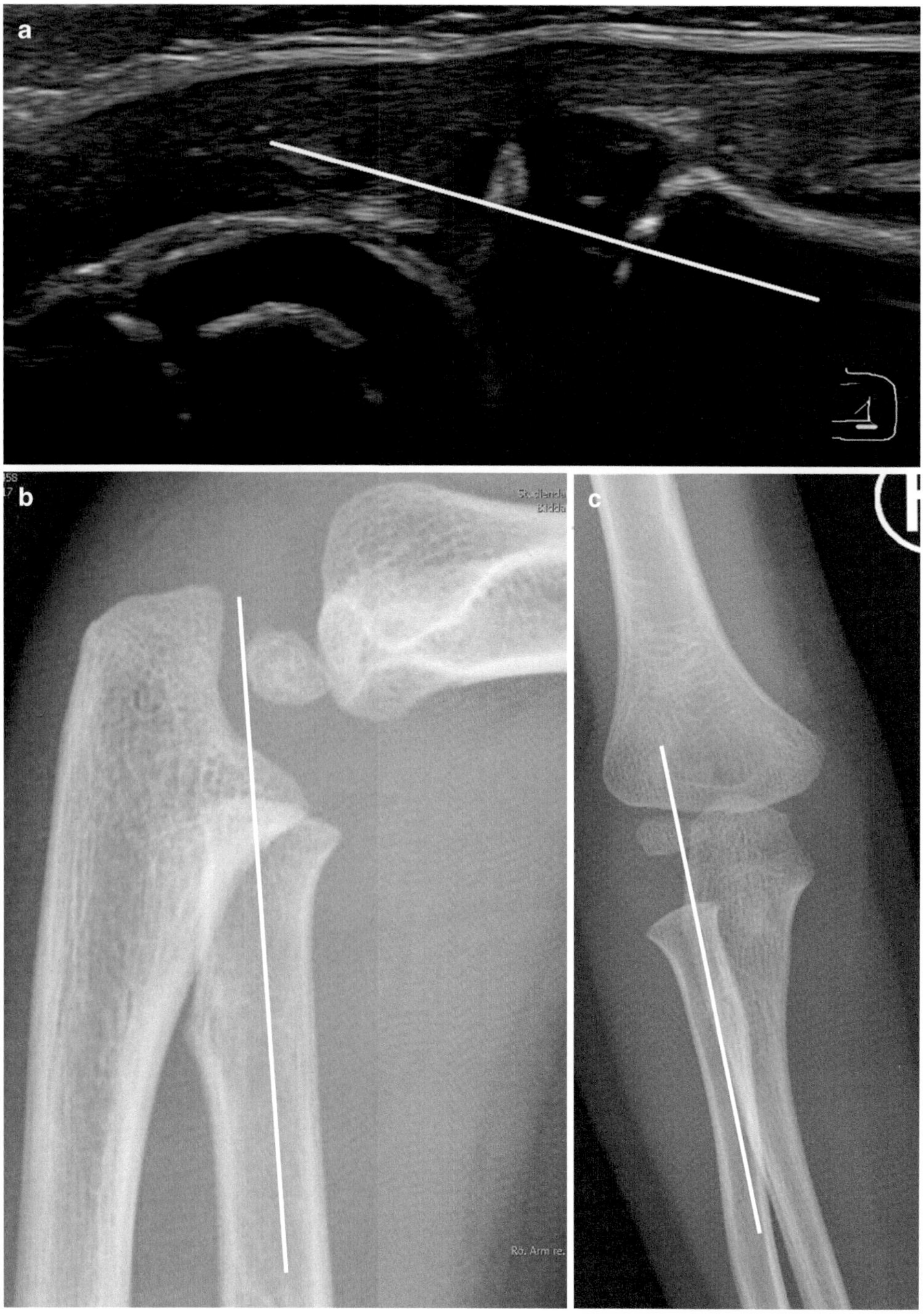

Abb. 2.14 **a** Sonografie des Ellenbogengelenks eines 9-jährigen Mädchens mit Ulnafraktur. Das Radiusköpfchen steht in Subluxationsstellung; die Hilfslinie durch die Radiuslängsachse tangiert das Capitulum humeri nicht, die Gelenkflächen stehen nicht kongruent zueinander. **b**, **c** Röntgenaufnahme des Ellenbogens eines 18 Monate alten Kleinkindes mit Chassaignac-Verletzung (Subluxation des Radiusköpfchens) nach Zug am Unterarm durch den älteren Bruder; die Hilfslinie durch die Radiuslängsachse ist in der seitlichen Projektion nicht zentriert auf den Kern des Capitulum humeri

fehlstellung von >20° stellt sich im Seitbild am ventralen distalen Humerus neben einem „Knochensporn" eine deutliche Breitendiskrepanz der Fragmente dar (Rotationsfehlerindex nach von Laer).

Die Roger-Hilfslinie [26] kann bei nicht dislozierten suprakondylären Humerusfrakturen helfen, eine Fraktur zu diagnostizieren. Eine im Seitbild am ventralen Humerus angelegte Linie sollte das Capitulum humeri am Übergang vom mittleren zum hinteren Drittel schneiden (Abb. 2.16a). Bei einer Extensionsfraktur wird diese im vorderen Drittel geschnitten oder liegt vor dem Capitulum humeri (Abb. 2.16b), bei einer Flexionsfraktur dahinter bzw. im hinteren Drittel (Abb. 2.16c).

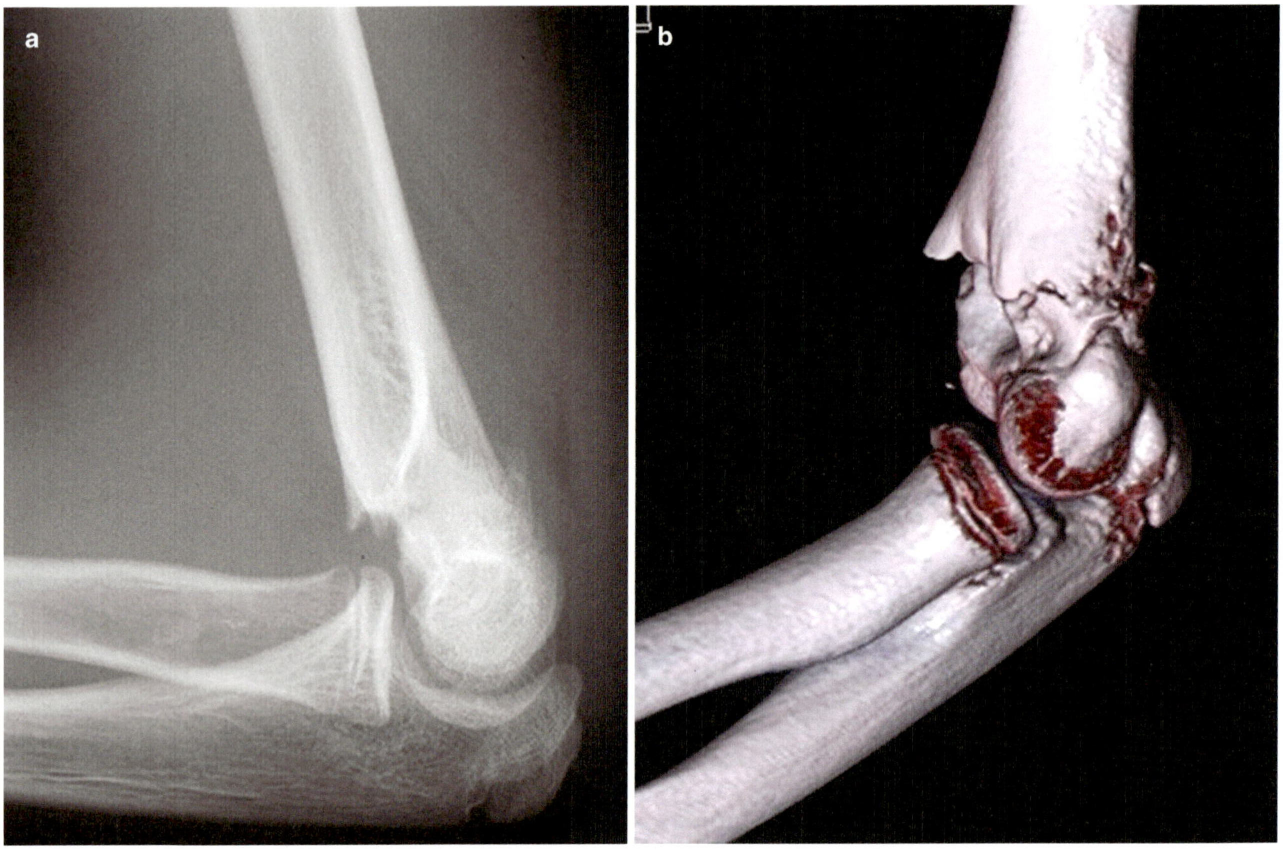

Abb. 2.15 9-jähriger Junge mit suprakondylärer Humerusfraktur und ventralem „Rotationssporn" als Hinweis für einen Rotationsfehler. **a** Konventionelles Röntgenbild (Seitaufnahme), **b** CT-Rekonstruktion

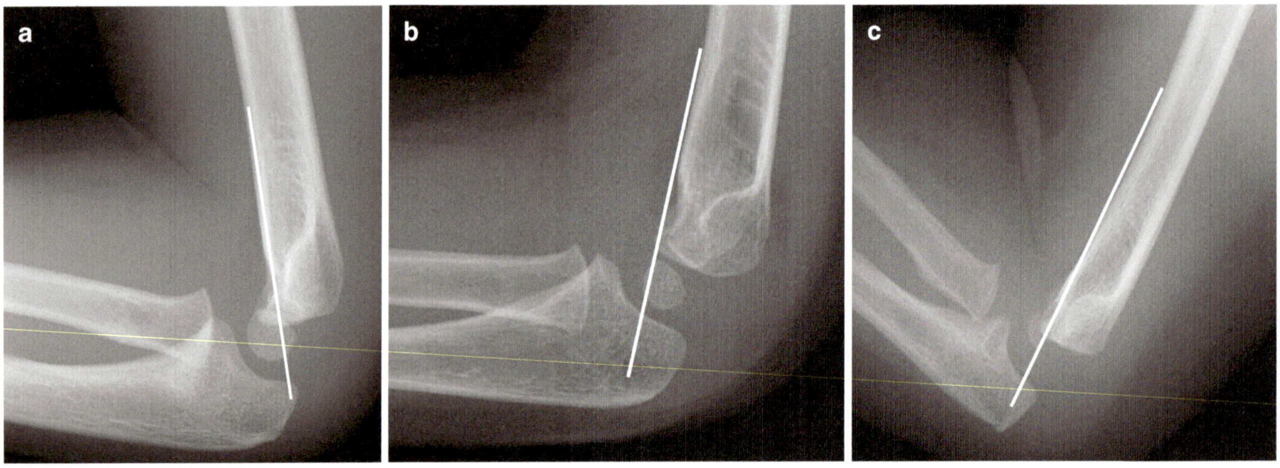

Abb. 2.16 Roger-Hilfslinie. **a** Kein Anhaltspunkt für eine Fraktur: Die Hilfslinie schneidet das Capitulum humeri am Übergang mittleres zum hinteren Drittel. **b** Extensionsfraktur: Die Hilfslinie schneidet das Capitulum humeri im vorderen Drittel oder liegt davor. **c** Flexionsfraktur: Die Hilfslinie schneidet das Capitulum humeri im hinteren Drittel oder liegt dahinter

2.5 Frakturheilung

Kindliche Frakturen heilen schneller als beim Erwachsenen (Kap. 1), dabei ist die Frakturheilung abhängig vom Alter des Kindes und der Frakturform. Sie erfolgt in aller Regel sekundär durch Kallusbildung und sekundären Umbau desselben (Ausnahmen: metaphysäre Frakturen, Kalottenfrakturen).

Nach stattgehabter Fraktur bildet sich zunächst ein bindegewebiger appositioneller Reiz- und Fixationskallus, der röntgenologisch *nicht sichtbar* ist, und die Fraktur primär bindegewebig stabilisiert, ohne übungs- bzw. belastungsstabil zu sein. Im weiteren Verlauf kommt es dann zur zunehmenden Ossifizierung des Kallus. Im Röntgenbild ist ein periostaler Abstützkallus bei noch abgrenzbarer Frakturlinie erkennbar. Eine endgültige Durchbauung liegt erst mit Verschwinden des Frakturspalts und der Unruhe im Frakturgebiet vor. Wie viel Kallus gebildet wird, hängt vom Ausmaß der Dislokation ab; eine überschießende Kallusbildung (Kugelkallus) weist in der Regel auf eine unzureichende Ruhigstellung der Fraktur hin.

Bei ersten Kontrollaufnahmen nach Fraktur kann es aufgrund einer verstärkten lokalen Knochenresorption vorübergehend zu einer scheinbaren Weitstellung des Frakturspalts kommen. Diese sollte nicht mit einer sekundären Dislokation verwechselt werden. Im weiteren Verlauf kommt es durch periostale und endostale Knochenneubildung zur Verdichtung des Frakturspalts sowie zu einer Verbreiterung der Kortikalis.

Ist eine Fraktur auch nach 3–4 Monaten nicht konsolidiert, liegt eine verzögerte Knochenheilung vor. Eine echte und persistierende Pseudarthrose kommt im Kindesalter praktisch nicht vor (Ausnahme: z. B. kongenitale Tibiapseudarthrose). Diese im Kindesalter seltene Heilungsverzögerung hat in aller Regel ihre Ursache in unzureichender und zu kurzer Ruhigstellung, in wiederholten Repositionsversuchen oder in Materiallockerungen bzw. Materialbruch.

Eine Refraktur ist eine Fraktur im Bereich einer bereits konsolidierten oder in Konsolidierung befindlichen Fraktur bei entweder erneutem adäquatem Trauma oder zu früher Belastung nach zu kurzer Ruhigstellung. Häufigste Lokalisation ist der Unterarm.

Der Begriff der „wachsenden Fraktur“ betrifft ausschließlich die Schädelkalotte. Hier kann es bei primärem Einriss der Dura zum Prolaps der Arachnoidea in den Frakturspalt kommen. Durch pulsatile Bewegung der Meningealgefäße kann die Frakturheilung ausbleiben und sich stattdessen eine Leptomeninxzyste ausbilden, die sich in den Frakturspalt legt und somit einer Konsolidierung verhindert. Folge kann ein zunehmend klaffender Frakturspalt sein.

2.6 Typische pädiatrische Frakturen

2.6.1 Grünholzfrakturen

Grünholzfrakturen gelten als inkomplette metaphysäre Brüche, bei denen das Periost auf einer Seite intakt bleibt. Analog zum jungen, „noch weichen Holz“ kommt es bei von lateral her einwirkender Komponente zur Verbiegung des Knochens, der je nach Stärke der einwirkenden Kraft zur Frakturierung der konvexen Seite des Knochens führen kann, während die konkave verbiegt, aber in ihrer Kontinuität erhalten bleibt (Abb. 2.17). Diese Frakturen bleiben in der Regel durch die Verbiegung der intakten Kortikalis in Fehlstellung, sodass die Frakturenden keinen Kontakt haben, woraus eine verzögerte Heilung mit einem nur auf der frakturierten Seite bestehenden Wachstumsreiz resultiert. Das kann neben einer verzögerten Frakturheilung auch zu einer zunehmenden Fehlstellung im Heilungsverlauf führen (Abb. 2.18).

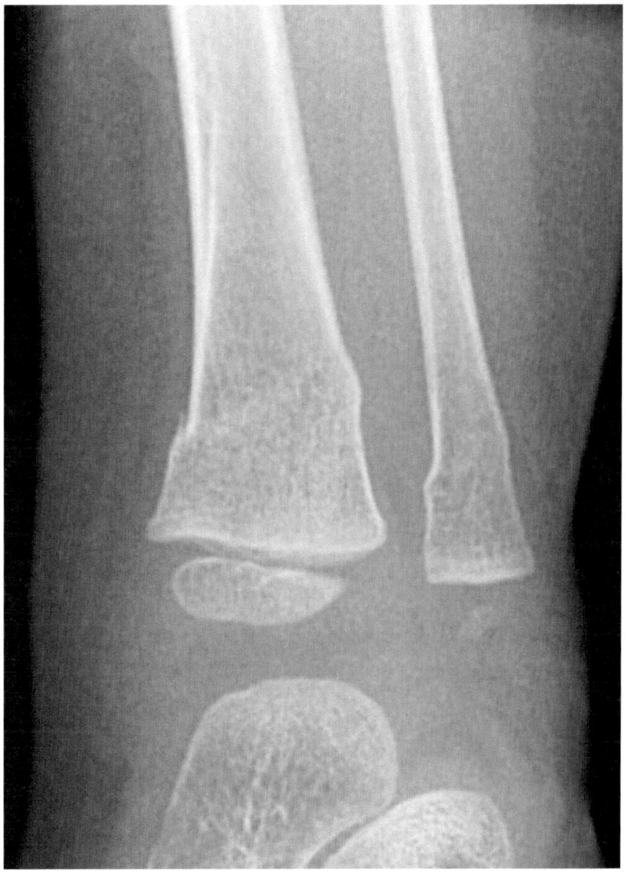

Abb. 2.17 19 Monate altes Kleinkind mit distaler Grünholzfraktur der Tibia sowie der Fibula

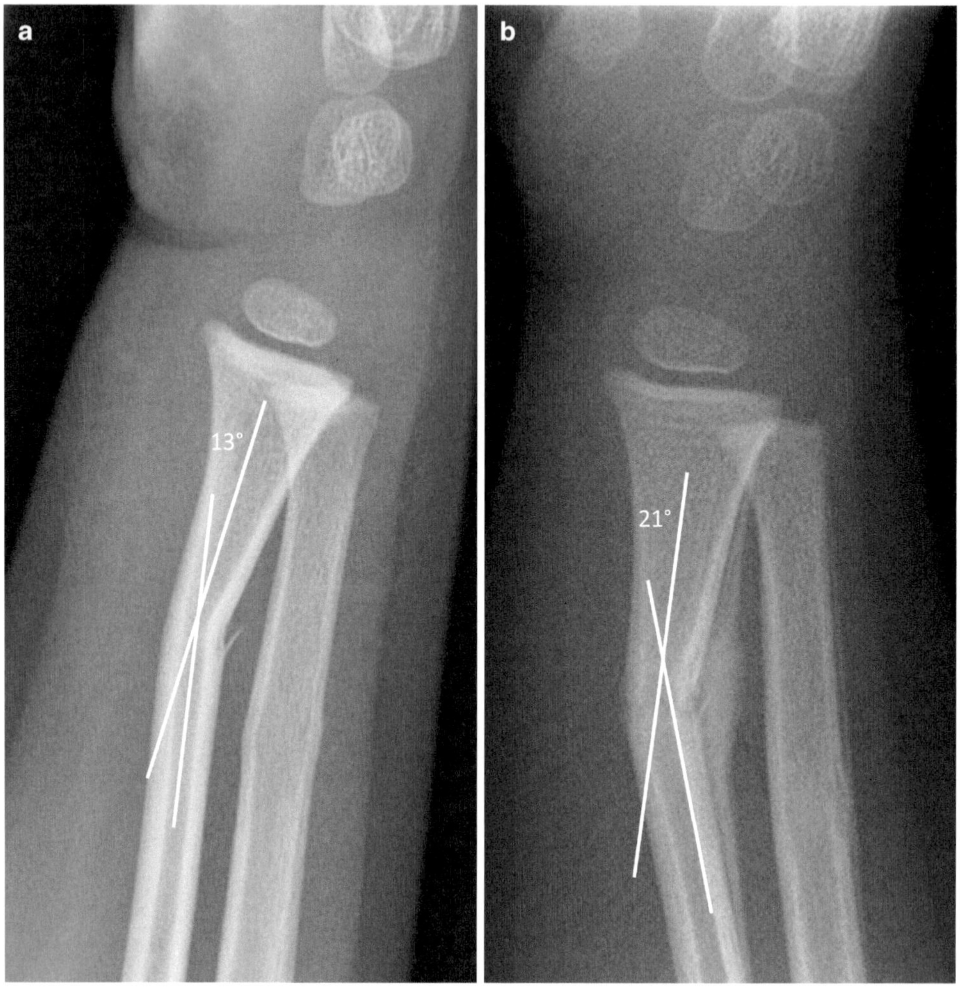

Abb. 2.18 **a** 34 Monate altes Kleinkind mit Grünholzfraktur des distalen Radius und der Ulna. **b** Kontrolle nach 4 Wochen: Fraktur mit leicht zunehmender Dislokation bei deutlicher periostaler Kallusreaktion dorsalseitig

Die typische Lokalisation ist mit ca. 25–30 % aller kindlichen Frakturen der distale Unterarm [12].

2.6.1.1 Biegungsfraktur („bowing fracture")

Als Sonderform der Grünholzfrakturen gilt die Biegungsfraktur („bowing fracture", „wringer's injury"), bei der es auch nach Ende der Krafteinwirkung zu einer anhaltenden Verbiegung der Meta- und der Diaphyse, insbesondere des Unterarmes (selten auch des Unterschenkels), kommt. Dabei entstehen röntgenologisch initial nicht fassbare Mikrofrakturierungen, die erst in der Ausheilungsphase durch eine periostale Kallusreaktion im konventionellen Bild visualisiert werden können. Wegen der fehlenden Kallusbildung ist die Remodellierung der Achsfehlstellung häufig verzögert und nicht immer vollständig (Abb. 2.19).

2.6.1.2 Torusfraktur

Eine weitere inkomplette Fraktur mit intaktem Periost ist die Wulst- oder Torusfraktur, bei der es infolge einer stoßartigen Krafteinwirkung zur Stauchung des weichen Knochens der Metaphyse am Übergang zur harten Kortikalis der Diaphyse kommt. Diese zeigt sich röntgenologisch durch einen unter Umständen nur sehr diskreten Wulst am Übergang zur Kortikalis (Abb. 2.20). Nicht selten finden sich bei dieser Art der Verletzung auch leichte, in aller Regel einseitige Kortikalisimpressionen. Bevorzugte Lokalisation sind in absteigender Reihenfolge der distale Radius, die distale Ulna, die proximale und distale Tibia sowie der distale Femur.

2.6.2 Spiralfraktur der Tibia („Toddler's fracture")

Diese Fraktur tritt bevorzugt im frühen Kleinkindalter (1–3 Jahre) auf und fällt klinisch nach einem Bagatelltrauma durch Entlasten und Schonung des betroffenen Beines auf. Ursache ist eine Drehbewegung des Körpers bei fixiertem Fuß, die zu einer feinen, schräg verlaufenden Fissur oder Spiralfraktur im mittleren und unteren Tibiadrittel ohne sicher nachweisbare Konturunterbrechung der Kortikalis, bei aber häufig sichtbarer Frakturlinie führt. Diese Frakturen können im initialen Röntgenbild sehr schwer oder auch gar

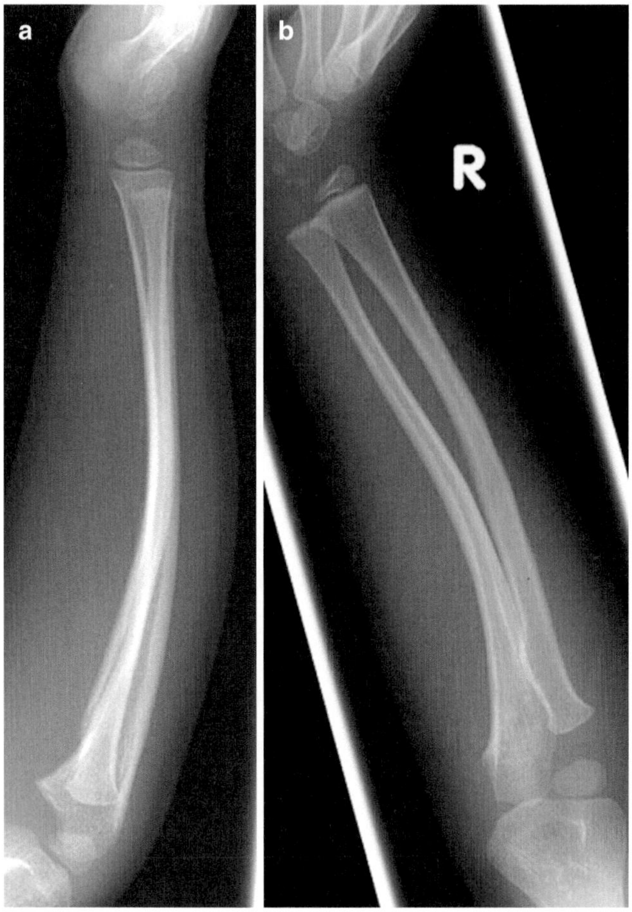

Abb. 2.19 a, b Biegungsfraktur. 5-jähriger Junge mit Zustand nach Sturz, 4 Wochen nach dem Trauma besteht in beiden Ebenen eine anhaltende Verbiegung des Radius sowie der Ulna

nicht zu erkennen sein und demarkieren sich erst im Verlauf von 7–10 Tagen durch eine zarte Periostreaktion oder eine Resorptionszone entlang der Fraktur (Abb. 2.21).

2.6.3 Frakturen mit Beteiligung der Epiphysenfuge

2.6.3.1 Epiphysenverletzungen

Bis zu 20 % der Frakturen am wachsenden Skelett betreffen die Epiphysenfuge. Dies kann im Verlauf v. a. bei kleinen Kindern zu Wachstumsstörungen führen, sodass hier der Diagnostik und folgenden Therapie besondere Aufmerksamkeit geschenkt werden muss. Reine Epiphysenlösungen sind selten, häufiger kommt es zum Frakturverlauf durch die angrenzende Metaphyse mit einem nachweisbaren Knochenfragment, eventuell auch unter Beteiligung der benachbarten Epiphyse. Die gängige Klassifikation dieser Verletzungen erfolgt im angloamerikanischen Raum in 5 Haupttypen nach **Salter-Harris** (Typen I–V) bzw. nach **Aitken**, der zuerst 3 Frakturtypen (Typen I–III) unterschied. Die häufigste

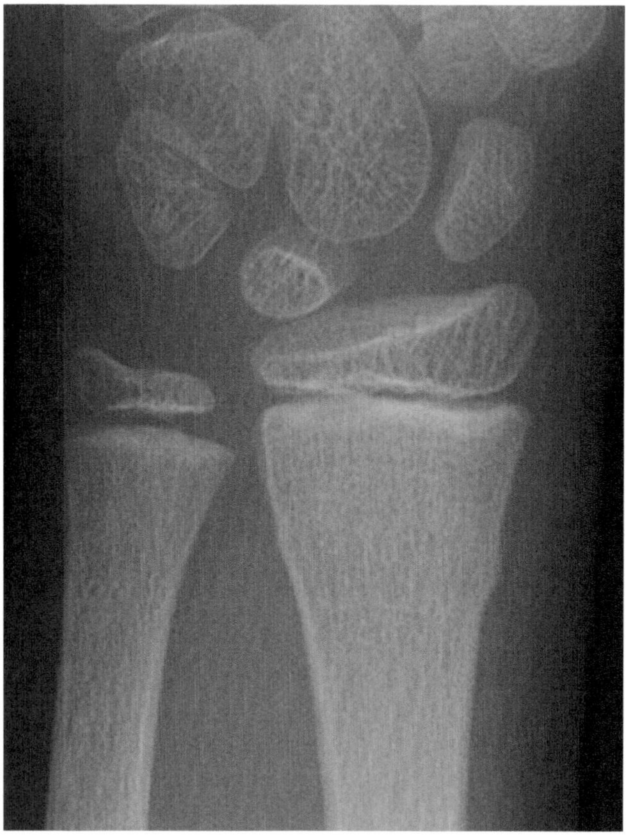

Abb. 2.20 7-jähriger Junge mit distaler Radiuswulstfraktur (Torusfraktur) und diskreter Strukturunruhe der Spongiosa in der distalen Radiusmetaphyse

Fraktur stellt dabei die Epiphysenverletzung mit metaphysärem Keil (Salter-Harris II bzw. Aitken I) dar. In der Aitken-Klassifikation wird der Stauchungsschaden der Epiphysenfuge (Salter-Harris V) nicht als Fraktur im eigentlichen Sinne gewertet, da hier eine Verletzung des periepiphysären Rings vorliegt (Crush-Verletzung).

Abb. 2.22 gibt eine Übersicht über diese Frakturen [14].

2.6.3.2 Besonderheiten

Besonderes Augenmerk gilt es auf Epiphysenverletzungen an der distalen Tibia kurz vor dem Schluss der Epiphysenfugen, bei Mädchen etwa zwischen 11 und 13, bei Jungen zwischen 12 und 14 Jahren, zu legen. Bei diesen sog. „Übergangsfrakturen" kommt es zu multiplanaren Frakturen des epiphyseometaphysären Übergangs bei bereits partiell verschlossener Epiphysenfuge (Kap. 15). Der Epiphysenfugenschluss erfolgt physiologischerweise von anteromedial nach posteromedial und weiter nach anterolateral.

Bei entsprechender Krafteinwirkung gilt als Schwachstelle der noch nicht vollständig durchbaute Anteil der Epiphysenfuge, die sich löst. Am Übergang zur bereits geschlossenen Fuge bricht die Epiphyse, was zu einer Salter-Harris-III- bzw. Aitken-II-Verletzung mit Gelenkbe-

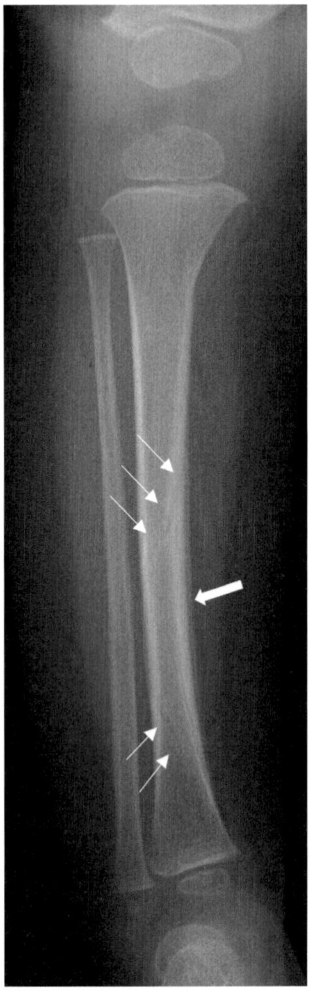

Abb. 2.21 17 Monate altes Mädchen mit Laufverweigerung nach unklarem Trauma in der Kita. Konventionelles Röntgenbild (a.-p.) 7 Tage nach Ruhigstellung: Spiralfraktur der Tibia („Toddler's fracture"; *dünne Pfeile*) und bereits deutliche Periostreaktion medialseitig (*dicker Pfeil*)

teiligung führt. Diese wird als „Twoplane-Fraktur" (mit einer horizontalen und einer sagittalen Frakturebene) bezeichnet.

Bei zusätzlich wirkenden Scherkräften kommt es zu einer 3. koronaren Frakturebene, die die Metaphyse betrifft, sodass eine sog. „Triplane-Fraktur" resultiert [35, 36, 39]. Diese können im konventionellen Röntgenbild aufgrund von Überlagerungen der Tibia durch die Fibula diagnostische Schwierigkeiten bereiten und sollten zur optimalen Therapieplanung mittels CT untersucht werden, um das Ausmaß der Gelenkbeteiligung sowie die Dislokation einzelner Fragmente besser zu differenzieren (Abb. 2.23).

Eine **Epiphysenlösung** kann, v. a. kurz vor dem physiologischen Fugenschluss, unter Umständen auch ohne adäquates Trauma idiopathisch auftreten und betrifft dann den proximalen Femur, wo es unter bestimmten Voraussetzungen zu einer Epiphysiolysis capitis femoris acuta oder lenta kommen kann. Betroffen sind in der Regel ältere, überwiegend adipöse männliche Schulkinder bzw. Jugendliche, bei denen es bei bestehender Epiphysenlösung zur Abkippung des Hüftkopfes nach dorsokaudal kommen kann. Die Klinik ist in aller Regel mild und schleichend mit unspezifischem Leisten- oder Knieschmerz, kann jedoch auch ohne wesentliches Trauma bzw. ein relativ blandes Trauma zu einem akuten „Abrutschen" des Hüftkopfes führen.

Die Diagnose erfolgt neben einer a.-p. Aufnahme durch eine ergänzende Aufnahme nach Lauenstein (Patient in Rückenlage, die zu untersuchende Hüfte um 45° gebeugt und um 45° abgespreizt, das Knie um 90° gebeugt), die den Befund eindeutig zeigt. Wird die Diagnose nicht gestellt und damit die Erkrankung nicht zeitnah adäquat behandelt, droht eine frühzeitige Hüftgelenksarthrose.

Erwähnt seien an dieser Stelle auch geburtstraumatische Epiphysenverletzungen, die aufgrund der gänzlich knorpligen Epiphysen im Röntgenbild initial „unsichtbar" sind, sonografisch allerdings eindeutig auch in Bezug auf ihr Dislokationsausmaß zu beurteilen sind.

2.6.4 Epi- und Apophysen

Epi- und Apophysenkerne sowie akzessorische Knochenkerne führen häufig zu Fehlinterpretationen pädiatrischer Röntgenaufnahmen. Sie werden gerne als Abrissfrakturen verkannt. Ein typisches Beispiel sind die teils mehrkernige, zu bestimmten Entwicklungszeitpunkten verdichtete Kalkaneusapophyse sowie die Apophyse lateral an der Basis des Os metatarsale V (Abb. 2.24). Die Kenntnis um die Knochenkerne und das Wissen über ihr unterschiedliches zeitliches Auftreten (Abb. 2.25, Tab. 2.1) sowie im Zweifelsfall der Blick in einen der einschlägigen Atlanten können dabei helfen, die richtige Diagnose zu stellen.

2.7 Kadi-Läsionen

Unter diesem von Prof. Dr. L. von Laer geschaffenem Sammelbegriff werden 5 Frakturen am wachsenden Skelett zusammengefasst, die bei primärer Fehleinschätzung im Verlauf bzw. bei Fehlbehandlung zu Wachstumsstörungen mit folgender Bewegungseinschränkung und Dysfunktion führen können und häufiger für die behandelnden Kollegen zu einem Haftpflichtfall werden; man landet also im ungünstigsten Fall bei diagnostischen oder therapeutischen Irrtümern als Arzt vor dem Richter bzw. „Kadi" [43].

Eine 10-Jahres-Analyse der Norddeutschen Schlichtungsstelle in Hannover hat ergeben, dass 60 % der beklagten Frakturbehandlungen im Kindesalter von der Schlichtungs-

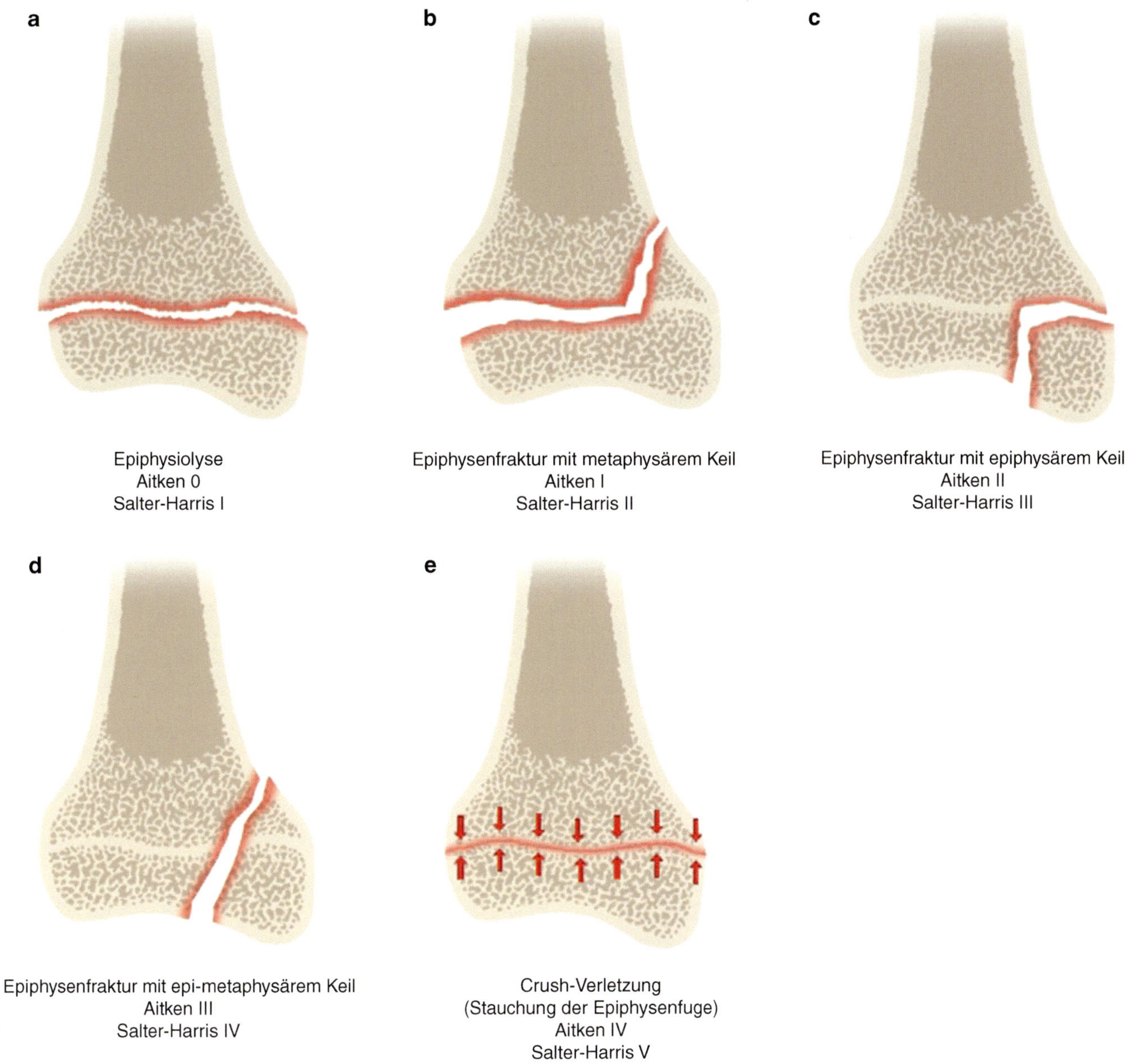

Abb. 2.22 Klassifikation von Epiphysenverletzungen nach Salter-Harris bzw. nach Aitken. **a** Epiphysiolyse, Aitken 0, Salter-Harris I; **b** Aitken I, Salter-Harris II; **c** Aitken II, Salter-Harris III; **d** Aitken III, Salter-Harris IV; **e** Aitken IV, Salter-Harris V

stelle als Behandlungsfehler angesehen wurden, insgesamt sind das ca. 30 % aller Schlichtungsfälle.

Drei dieser Läsionen betreffen den Ellenbogen: Es sind die instabile Fraktur des Condylus radialis humeri, die Radiusköpfchenluxation sowie die suprakondyläre Humerusfraktur mit Rotationsfehler. An der unteren Extremität sind es die proximale Grünholzfraktur der Tibia mit medial leicht klaffendem Frakturspalt sowie die Fraktur des Malleolus medialis.

Sie sollen aufgrund ihrer forensischen Bedeutung im Einzelnen dargestellt werden.

2.7.1 Instabile Condylus-radialis-Fraktur

Die primär nicht dislozierte Fraktur des Condylus radialis humeri kann **komplett** oder **inkomplett** sein und ist im initialen Röntgenbild nicht sicher zu differenzieren (Abb. 2.26).

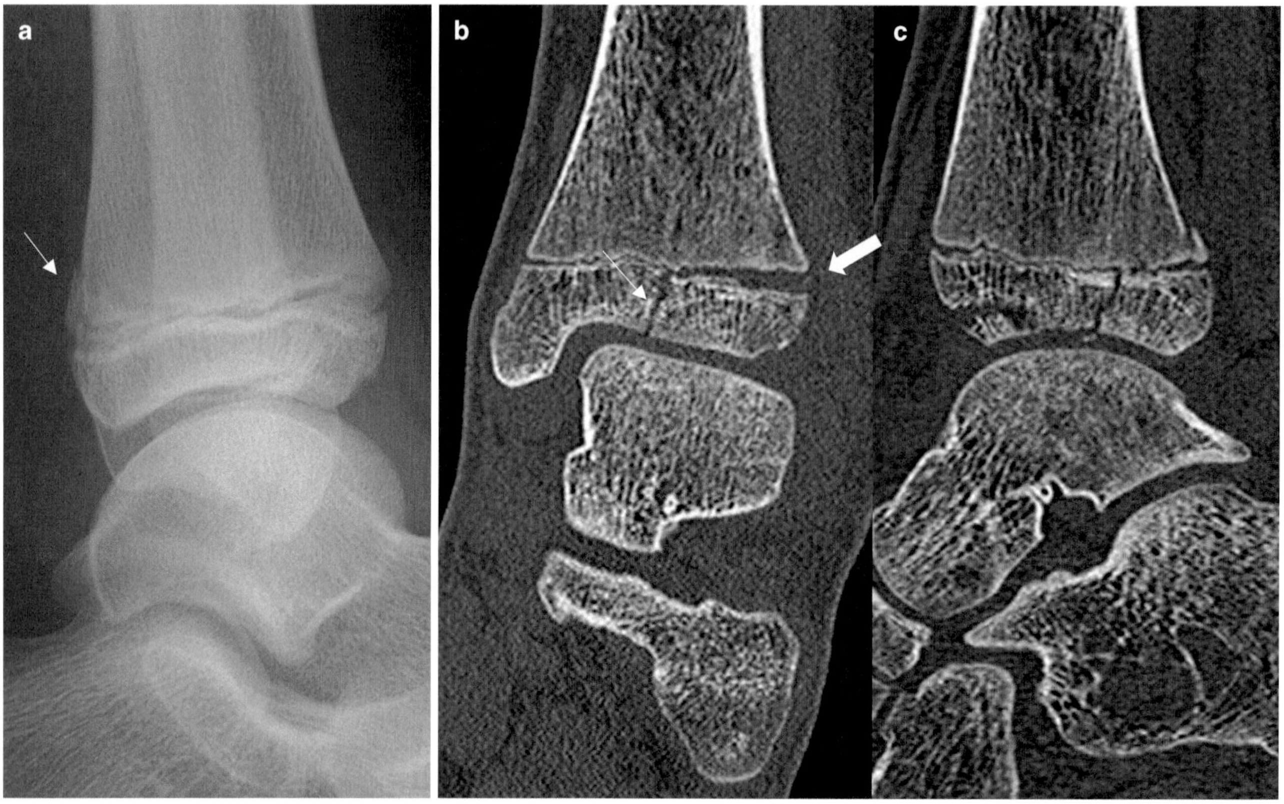

Abb. 2.23 12-jähriger Junge mit Supinationstrauma beim Fußball, Übergangsfraktur („triplane fracture"). **a** Konventionelles Röntgenbild des oberen Sprunggelenks (OSG) seitlich: kleines metaphysäres Fragment dorsalseitig (*dünner Pfeil*), fragliche Epiphysenfugenbeteiligung. **b** CT-Aufnahme des OSG mit koronarer Rekonstruktion: epiphysäre Fraktur (*dünner Pfeil*), medial klaffende Epiphysenfuge (*dicker Pfeil*). **c** CT-Aufnahme des OSG mit sagittaler Rekonstruktion: epiphysäre Fraktur, Gelenkbeteiligung, metaphysäres Fragment

Da der Frakturspalt in den knorpligen Anteil der Trochlea ausläuft, ist dieser nicht durch Röntgen darstellbar. Läuft die Frakturlinie durch den Knorpel bis zur Gelenkfläche, handelt es sich um eine komplette und damit dislokationsgefährdete Condylus-radialis-Fraktur.

Da diese Frakturen primär im Röntgen nicht zu differenzieren sind, müssen alle Condylus-radialis-Frakturen bereits nach 4 Tagen ohne anliegenden Gips kontrolliert werden. Kommt es bei der Kontrolluntersuchung zu einer Zunahme des Frakturspalts im medialen Anteil oder zu einem Abrutschen des Kapitulumknochenkerns nach lateral, gilt die Fraktur als sekundär disloziert und muss operativ versorgt werden. Andernfalls drohen im weiteren Verlauf eine zunehmende Dislokation mit folgender Konsolidationsverzögerung bis hin zur Pseudarthrosenbildung sowie Wachstumsstörung mit zunehmender Valgusfehlstellung [42].

2.7.2 Radiusköpfchenluxation

Radiusköpfchenluxationen können selten isoliert, häufiger im Rahmen einer Monteggia-Läsion bei Fraktur der Ulna auftreten. Sie gehören insgesamt zu den seltenen, nichtsdestotrotz aber typischen Verletzungen im Kindesalter. Insbesondere bei kleineren Kindern, wenn das Radiusköpfchen noch vollständig knorplig ist, kann die Beurteilung für den Ungeübten erschwert sein. Generell gilt, dass sich auf dem Röntgenbild des Ellenbogengelenks eine Hilfslinie durch die Radiuslängsachse in jeder Ebene mittig auf das Capitulum humeri projizieren muss. Ein Monteggia-Schaden muss bei jeder Ulnafraktur durch adäquate Darstellung des Ellenbogengelenks ausgeschlossen werden (Abb. 2.27).

Bei Fehlinterpretation bzw. Nichterkennen der Fehlstellung können dauerhafte Probleme der Gelenkbelastbarkeit und Ge-

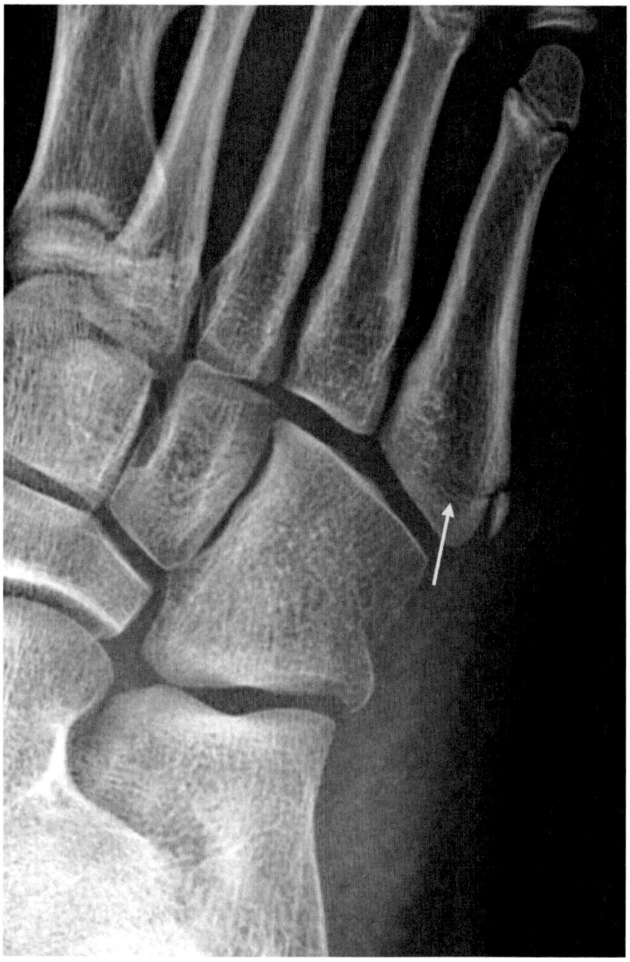

Abb. 2.24 9-jähriges Mädchen mit Distorsion des Vorfußes beim Sport. Anhand eines Röntgenbilds des Vorfußes in der schrägen Aufnahme lassen sich zum einen der typische Apophysenkern an der Basis des Os metatarsale V sowie eine horizontal verlaufende zarte Aufhellungslinie (*Pfeil*) bei Fraktur abgrenzen

lenkfunktion resultieren. Es kann zu einer Kopfnekrose des Radiusköpfchens, zu Verkalkungen der Gelenkkapsel sowie zu einem Cubitus hypervalgus mit oder ohne überschießendes Wachstum des proximalen Radius kommen [34].

2.7.3 Suprakondyläre Humerusfraktur mit Rotationsfehler

Die suprakondylären Humerusfrakturen gehören zu den häufigsten Frakturen im Kindesalter und können immer wieder diagnostische Probleme bereiten. Die Kenntnis der indirekten Frakturzeichen und Hilfslinien am Ellenbogen (Abschn. 2.4.3) können die Diagnostik vereinfachen. Fast die Hälfte der suprakondylären Humerusfrakturen sind instabile Frakturen, bei denen ein oder beide Kondylenpfeiler disloziert sind. Im Seitbild ist unbedingt auf den sog. „Rotationssporn" (deutlich häufiger ventral) zu achten, da dieser auf einen Rotationsfehler hinweist. Klassischerweise besteht eine Breitendiskrepanz des proximalen gegenüber dem distal der Fraktur gelegenen Anteils der Humerusmetaphyse. Diese Rotation kann bei fehlender ulnarer Abstützung zur Verkippung des distalen Fragments mit resultierender Varusfehlstellung im Ellenbogengelenk und v. a. schlechtem kosmetischem Ergebnis führen [23, 42].

2.7.4 Proximale Biegungsfraktur der Tibia

Dabei handelt es sich in aller Regel um Grünholzfrakturen der proximalen Tibiametaphyse, bei der medialseitig ein leicht klaffender Frakturspalt abgrenzbar ist. Im Verlauf der Heilung kann es medialseitig zu einer Konsolidierungsstörung kommen, die über einen vermehrten Wachstumsreiz zu einem einseitigen Genu valgum führen kann. Somit müssen diese Frakturen primär reponiert und ggf. retiniert werden, auch wenn sie nur eine minimale Achsabweichung aufweisen [32].

2.7.5 Fraktur des medialen Malleolus

An der distalen Tibia kann es bei noch deutlich offenen Epiphysenfugen isoliert oder kombiniert mit der Fibula zu epiphysären Gelenkfrakturen kommen. Bei unzureichender Beurteilbarkeit im primären konventionellen Röntgenbild und klinisch anhaltendem Verdacht auf eine Fraktur muss eine weiterführende Diagnostik mittels Schrägaufnahme des oberen Sprunggelenks, einer CT oder einer Sonografie erfolgen. Im Falle einer Dislokation des Malleolus medialis kann es zur verzögerten Konsolidation kommen, was zu einer Wachstumsstörung mit Achsfehlstellung führen kann [42].

2.8 Misshandlungsbedingte Frakturen

2.8.1 Allgemeines

Dieses komplexe, schwierige und sensible Thema erfordert von allen beteiligen klinischen Disziplinen eine erhöhte Aufmerksamkeit, bedarf einer guten Anamnese und einer exak-

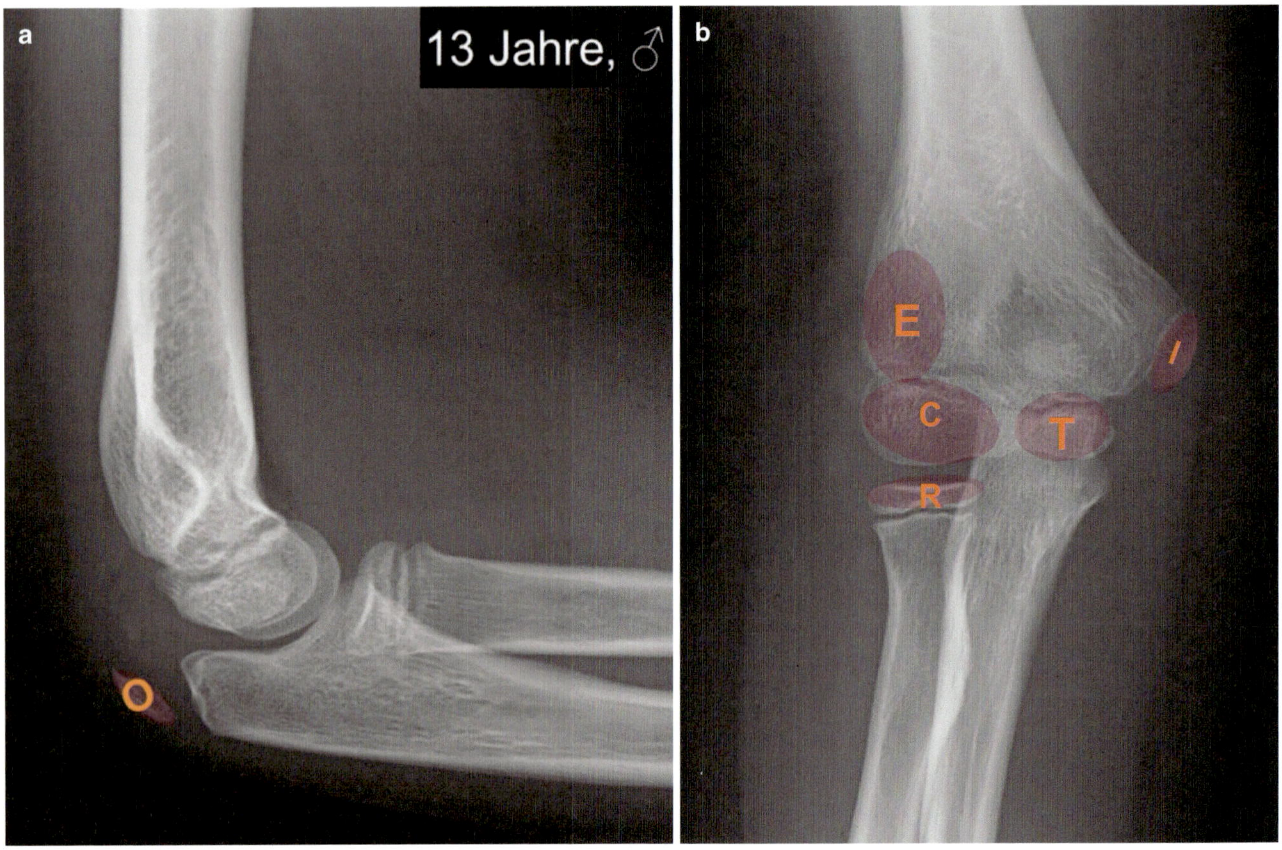

Abb. 2.25 a, b 13-jähriger Junge mit unauffälligem Ellenbogengelenk und den unterschiedlichen Epiphysen und Apophysenkernen, die in Tab. 2.1 nach Erscheinen der Knochenkerne im Röntgenbild aufgelistet sind. *C* Capitulum, *E* externer Epikondylus, *I* innerer Epikondylus, *O* Olekranon, *R* Radiuskopf, *T* Trochlea

Tab. 2.1 Erscheinen der Ossifikationszentren am Ellenbogengelenk

Ossifikationszentrum	Erscheinen
Kapitulum	1 Jahr
Radiuskopf	3 Jahre
Innerer Epikondylus	5 Jahre
Trochlea	7 Jahre
Olekranon	9 Jahre
Externer Epikondylus	11 Jahre

ten Dokumentation, um zum einen die Kinder und möglichen Geschwister vor weiteren Traumata und Folgeschäden zu schützen, zum anderen aber auch keine verfrühten oder unberechtigten Anschuldigungen gegenüber Familien zu formulieren, die zu juristischen Auseinandersetzungen und einer Stigmatisierung führen.

▶ **Merke** Generell kann nahezu jede kindliche Verletzung Folge einer Misshandlung sein. Umso wichtiger ist es, den Unfallmechanismus zu hinterfragen und die Kinder hinsichtlich weiterer und ggf. auch älterer Verletzungen zu untersuchen.

Bei der Anamneseerhebung muss der behandelnde Arzt beurteilen, ob der angegebene Unfallhergang mit der Art, der Lokalisation und der Schwere der Verletzung vereinbar ist.

Nicht akzidentelle, d. h. misshandlungsbedingte Verletzungen werden dem Arzt häufiger mit einer gewissen zeitlichen Verzögerung vorgestellt. Außerdem sind multiple Verletzungen bzw. Frakturen an unterschiedlichen Lokalisationen sowie knöcherne Läsionen in unterschiedlichen Heilungsphasen als verdächtig einzuschätzen. Die Untersuchung auf

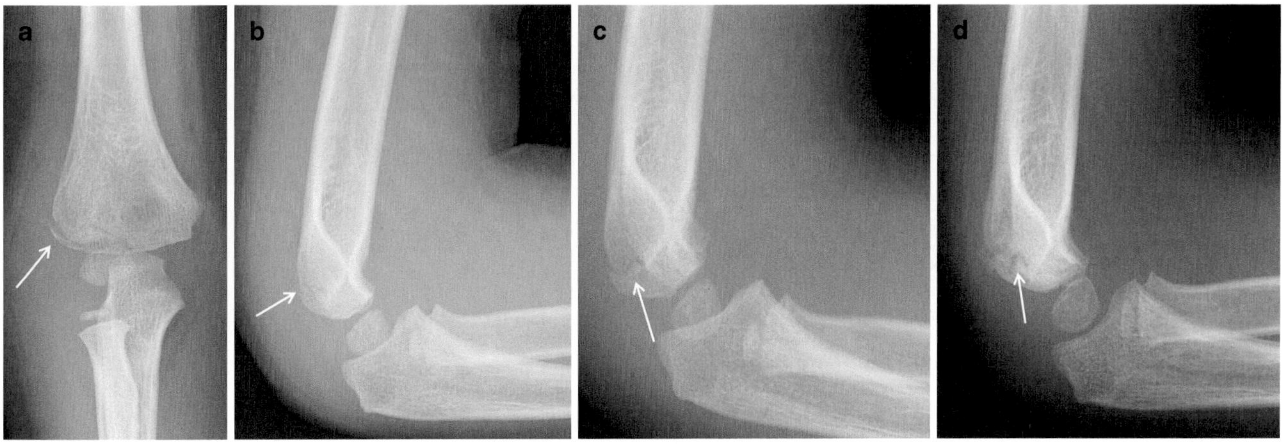

Abb. 2.26 6-jähriger Junge mit Condylus-radialis-Abrissfraktur (*Pfeil*), a. p. (**a**) und seitlich (**b**). **c** Verlaufskontrolle nach 4 Tagen, seitliche Projektion: keine sekundäre Dislokation (*Pfeil*). **d** Verlaufskontrolle nach 4 Wochen konservativer Therapie: Zeichen der Konsolidierung (*Pfeil*)

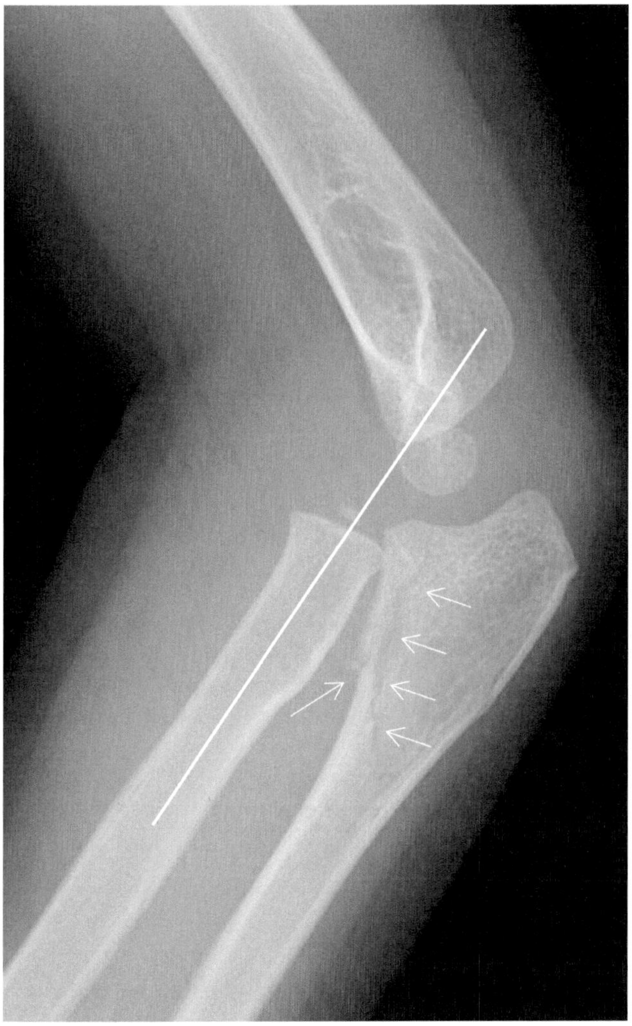

Abb. 2.27 5-jähriges Mädchen, proximale Ulnafraktur (*Pfeile*) sowie Radiusköpfchenluxation. Die Verlängerung der Radiuslängsachse (*Hilfslinie*) steht nicht zentriert auf dem Capitulum humeri

weitere äußere Verletzungen (Schürfungen, Quetschungen, Striemen, Verbrennungen), die auf eine Gewalteinwirkung hinweisen, sollte bei jeder Vorstellung mit zum Untersuchungsstandard gehören.

Differenzialdiagnostisch sollte man dabei an die insgesamt sehr seltenen Erkrankungen denken, die mit einem erhöhten Frakturrisiko einhergehen. Diese sind im Fall genetisch bedingter Erkrankungen gelegentlich bekannt und sollten in der Anamnese erfragt werden. Anderseits können ungewöhnliche Verletzungen auch Anlass sein, gezielt nach derartigen Erkrankungen zu suchen. Dazu zählen primär den Knochenstoffwechsel bzw. die Knochenfestigkeit beeinflussende, zumeist syndromale Erkrankungen wie Osteogenesis imperfecta, Marfan-Syndrom, Menkes-Syndrom, Achondroplasie, aber auch erworbene Erkrankungen bzw. medikamentenassoziierte Stoffwechselveränderungen. Hierbei sind die häufigsten Erkrankungen die Rachitis, die juvenile (oder medikamentenassoziierte, z. B. bei Kortisontherapie) Osteoporose oder eine verminderte Mineralisation nach Frühgeburtlichkeit. Kupfermangel, Skorbut oder Syphilis zählen heutzutage eher zu den Raritäten. Letztlich ist auch eine Kombination aus einer zugrunde liegenden Erkrankung und einer Misshandlung möglich, was die Diagnostik und die Beweisführung nicht vereinfacht.

Eine erhöhte Aufmerksamkeit bedarf es bei Frakturen von Säuglingen und Kleinkindern, die noch nicht eigenständig laufen können (jünger als 12 selten bis 18 Monate), da für diese Altersgruppe ein unbeobachteter Unfall aufgrund der eingeschränkten Mobilität sehr unwahrscheinlich ist. Mit zunehmendem Alter steigt das „Unfallrisiko". Etwa 85 % aller unfallbedingten Frakturen treten bei Kindern >5 Jahren auf, im Gegensatz dazu liegen ca. 80 % der misshandlungsbedingten Frakturen bei Kindern <18 Monaten vor [25].

Die häufigsten **Frakturlokalisationen** in diesem Alter betreffen den Schädel, die Metaphysen der langen Röhrenknochen sowie die Rippen [30].

2.8.2 Frakturspezifität bei Verdacht auf ein Battered-Child-Syndrom

Folgende Übersicht gibt einen Überblick über die Spezifität von verschiedenen Frakturen bei Verdacht auf ein Battered-Child-Syndrom (BCS).

Spezifität misshandlungsbedingter Frakturen (modifiziert nach [31])

- Hohe Spezifität:
  - Metaphysäre Läsionen
  - Dorsale Rippenfrakturen bei Säuglingen und Kleinkindern
  - S-Frakturen (Sternum, Skapula, Proc. spinosus)
- Mittlere Spezifität:
  - Multiple oder bilaterale Frakturen
  - Frakturen in unterschiedlichen Heilungsstadien
  - Epiphysenlösungen
  - Wirbelkörperfrakturen und -subluxationen
  - Fingerfrakturen bei Kleinkindern
  - Komplexe Schädelfrakturen
- Niedrige Spezifität:
  - Subperiostale Ossifikationen
  - Klavikulafrakturen
  - Schaftfrakturen der langen Röhrenknochen
  - Schädelfissuren

2.8.2.1 Frakturen mit hoher Spezifität

Rippenfrakturen Durch festes Umgreifen des Säuglingsthorax beim Schütteltrauma kommt es häufig zu beidseitigen Frakturen der dorsalen Rippen, sodass der Nachweis von Rippenfrakturen beim Säugling einen positiven Vorhersagewert für das Vorliegen einer Kindesmisshandlung von 70–90 % aufweist [29]. Akut können sie dem Erstuntersucher auf dem Röntgenbild entgehen, da sie in aller Regel nicht disloziert sind und nur eine gering ausgeprägte Symptomatik verursachen. Bei Folgeuntersuchungen oder bei bereits älteren Frakturen sind sie aufgrund der Kallusreaktion sicher zu detektieren.

Metaphysäre Verletzungen Die Schwachstelle der langen Röhrenknochen ist beim Säugling der metaepiphysäre Übergang. Durch Ziehen, Drehen und Schleudern wirken die Traktions-/Torsionskräfte insbesondere auf die Enden der langen Röhrenknochen (meist an der unteren Extremität) und führen zu Mikrofrakturierungen der Spongiosa direkt im Bereich der metaphysären Endzone, die sich im Stadium der beginnenden Mineralisierung befindet und noch nicht ausreichend verfestigt ist. Dementsprechend verläuft die Fraktur metaphysär **direkt unterhalb** und **parallel zur Epiphysenfuge** mit leicht bogigem Verlauf zum Schaft hin. Das Periost ist direkt an der Metaphyse relativ fest verankert, sodass es hier in aller Regel nicht einreißt und lediglich eine Unterblutung im Sinne eines **subperiostalen Hämatoms** auftritt.

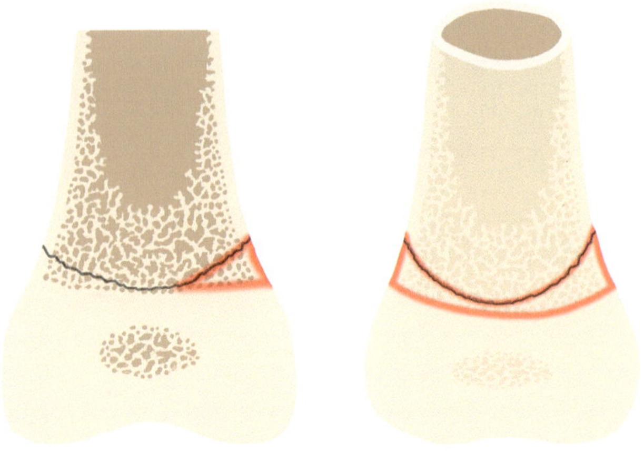

Abb. 2.28 Auf misshandlungsbedingte Frakturen hinweisende Zeichen

Sehr frische Frakturen können somit auch dem geschulten Auge entgehen; allerdings werden die Kinder in aller Regel mit einer gewissen zeitlichen Latenz vorgestellt bzw. untersucht, sodass bei der Beurteilung der langen Röhrenknochen auf 3 wesentliche Aspekte geachtet werden muss (Abb. 2.28):

- Das **„Corner-Sign"** imponiert zumeist in der a.-p. Projektion als dreieckförmiger Kantenabriss.
- Das **Korbhenkel-Phänomen** zeigt den eigentlichen Verlauf der Fraktur parallel zur Epiphysenfuge und ist je nach Projektion des Röntgenstrahls nicht immer vollständig und in der Regel besser auf Seitaufnahmen zu erkennen.
- Die **Periostreaktion** zeigt sich etwa 7–10 Tagen nach stattgehabtem Trauma als eine beginnende ossäre Durchbauung durch subperiostale Knochenneubildung nach subperiostaler Blutung.

2.8.2.2 Frakturen mit niedriger Spezifität

Subperiostale Knochenneubildung Eine subperiostale Knochenneubildung findet sich bei Säuglingen mit Misshandlungsverdacht häufiger isoliert, ohne begleitende metaphysäre Frakturen. Aufgrund der geringeren Anzahl an Sharpey-Fasern ist das Periost bei Säuglingen nicht so fest an der Diaphyse verankert wie beim älteren Kind oder Erwachsenen und kann schon durch festes Zupacken in Verbindung mit Zug oder Drehbewegungen zu Unterblutungen des Periosts führen. Allerdings ist dies ein relativ unspezifischer Befund, der auch im Rahmen infektiöser oder metabolischer Erkrankungen, geburtstraumatisch und selten auch physiologisch symmetrisch an den Oberschenkeln beobachtet werden kann.

2.8.3 Röntgenologische Diagnostik bei Verdacht auf ein Battered-Child-Syndrom

Bei Kindern mit Misshandlungsverdacht gilt, dass aus Strahlenschutzgründen zunächst die Extremitäten, geteilt in Oberarm/Unterarm bzw. Oberschenkel/Unterschenkel, in der a.-p. Projektion geröntgt werden und nur bei pathologischem Befund die 2. Ebene angefertigt wird.

Nach der im Oktober 2018 neu überarbeitenden S3+-Kinderschutzleitlinie wird bei Kindern bis 24 Monate ein Skelettscreening durchgeführt, das neben den genannten Extremitätenaufnahmen das Röntgen des Schädels in 2 Ebenen, eine a.-p. Thoraxaufnahme, die Wirbelsäule seitlich, das Becken sowie Hände und Füße einzeln zunächst in 1 Ebene umfasst. In Abhängigkeit der erhobenen Befunde schließen sich unter Umständen eine Röntgenuntersuchung in der jeweils 2. Ebene und ggf. auch eine Schrägaufnahme der Rippen an.

▶ **Merke** Eine CT-Untersuchung des Schädels ist *nur* bei vital bedrohten Kindern indiziert, anderenfalls ist eine MRT-Untersuchung des Schädels und der Spinoaxis durchzuführen.

Auch eine unauffällige Sonografie des ZNS durch die offene Fontanelle ersetzt bei Verdacht auf ein nicht akzidentelles Trauma nicht die MRT-Untersuchung, da kleinere Kontusionsherde sowie axonale Schäden dem Nachweis in der Sonografie entgehen [33].

Die Indikation für eine **Skelettscreeninguntersuchung** sollte im Team und mindestens nach dem 4-Augen-Prinzip gestellt werden und kann in Ruhe geplant und durchgeführt werden.

Die Suche nach weiteren stattgehabten ossären Verletzungen ist **keine Notfalluntersuchung**! Allerdings sollte bei entsprechendem Verdacht das Kind stationär aufgenommen und erst nach Klärung des Sachverhalts in ambulante Betreuung entlassen werden.

2.9 Seltene kindliche Frakturen

2.9.1 Pathologische Frakturen

Pathologische Frakturen oder auch Spontanfrakturen sind Frakturen, die bei geschwächter Knochensubstanz ohne adäquates Trauma auftreten. Im Kindesalter ist die häufigste Ursache eine juvenile Knochenzyste, meist des Humerus (Abb. 2.29), seltener am Femur. Aber auch andere benigne Knochentumoren (Abb. 2.30 und 2.31), Stoffwechseler-

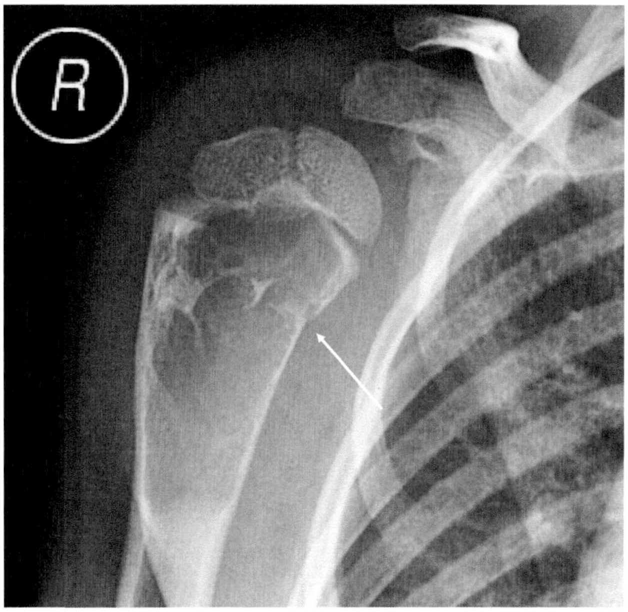

Abb. 2.29 10-jähriger Junge mit Zustand nach Bagatelltrauma. Fraktur der medialen Kortikalis am proximalen Humerus bei juveniler Knochenzyste; Konturunterbrechung der Kortikalis medialseitig (*Pfeil*)

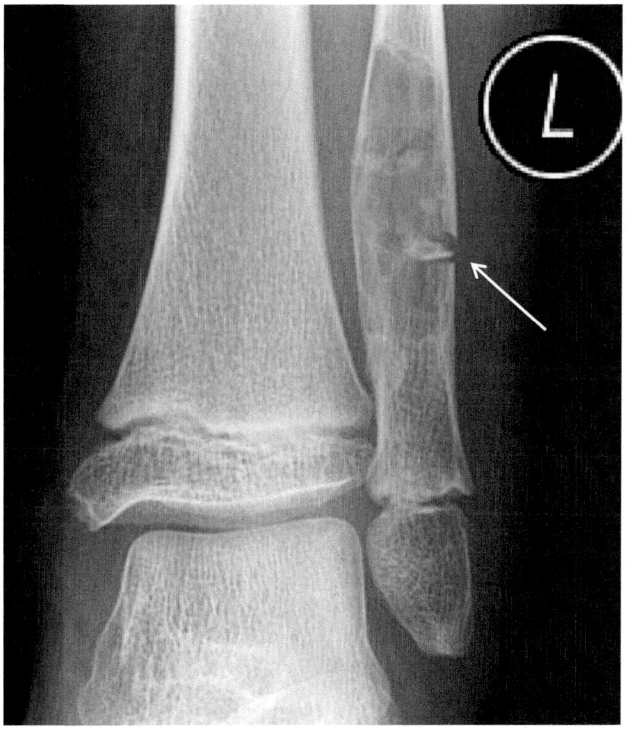

Abb. 2.30 7-jähriges Mädchen mit pathologischer Fraktur nach Bagatelltrauma bei aneurysmatischer Knochenzyste in der aufgetriebenen distalen Fibula; Konturunterbrechung der Kortikalis lateralseitig (*Pfeil*) sowie kleines Fragment in der polyseptierten Zyste

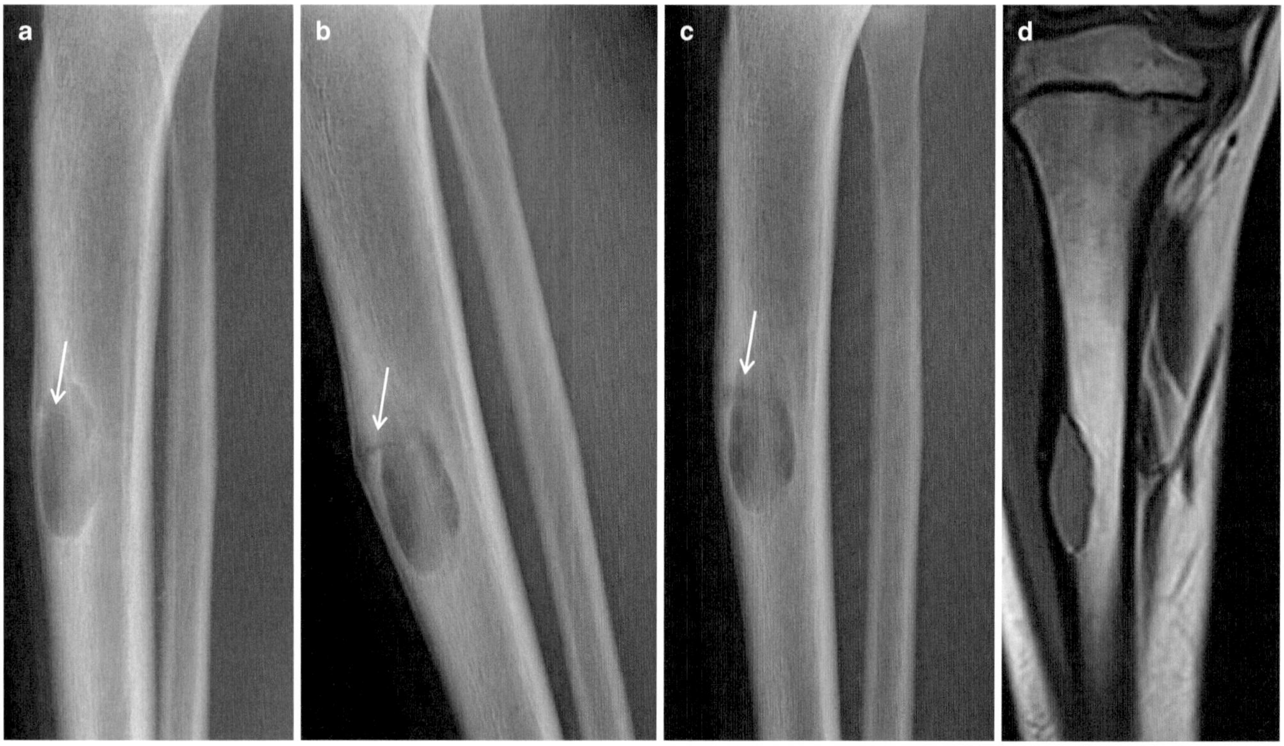

Abb. 2.31 12-jähriger Junge mit belastungsabhängigen Schmerzen und lokalem Druckschmerz sowie leichter Schwellung prätibial, kein Trauma. **a** Initial: fibröser Kortikalisdefekt sowie zarte Aufhellungslinie (*Pfeil*). **b** Kontrolle nach 6 Monaten: zunehmende Verbreiterung der Kortikalis bei weiterhin abgrenzbarer Aufhellungslinie (*Pfeil*). **c** Kontrolle nach 12 Monaten: deutliche Kortikalisverbreiterung, unscharfe Aufhellungslinie (*Pfeil*). **d** MRT (T1-Wichtung) nach 12 Monaten: fibröser Kortikalisdefekt, Kortikalisverbreiterung, kein Knochenödem

krankungen, die mit einem gestörten Knochenstoffwechsel einhergehen (z. B. Osteogenesis imperfecta) und sehr selten auch maligne Knochentumoren können zu pathologischen Frakturen führen. Sind die radiologischen Veränderungen des Knochens im konventionellen Röntgenbild nicht eindeutig hinweisend auf eine benigne Entität der zugrunde liegenden Knochenläsion, muss eine weitere bildgebende Diagnostik, möglichst mit MRT, angeschlossen werden.

Suspekte Läsionen wären z. B. osteolytische/osteoplastische Veränderungen mit unscharfer Begrenzung, mottenfraßartige Läsionen, periostale Reaktionen mit geradlinigen parallelen Spiculae (Bürstensaum) oder divergierenden Spiculae („sunburst") oder einer unterbrochenen Abhebung des Periosts wie das Codman-Dreieck.

2.9.2 Stressfrakturen/Ermüdungsbrüche

Stressfrakturen sind im Kindesalter selten und finden sich häufiger bei adoleszenten Sportlern. Bei einer über einen längeren Zeitraum bestehenden hohen und wechselnden Belastung kann es auch ohne akutes Trauma durch regelmäßige wiederkehrende Mikrofrakturierungen zur Fraktur des an sich gesunden Knochens kommen.

Im konventionellen Röntgenbild können diese Läsionen insbesondere im Bereich der Metatarsalia dem Untersucher entgehen, sodass bei entsprechendem Verdacht eine MRT-Untersuchung indiziert ist, die die Diagnose sichert. Häufigste Lokalisation für Stressfrakturen im Jugendalter sind in absteigender Reihenfolge die proximale Tibia, die distale Fibula und die Metatarsalia [18].

2.10 Ausgewählte kindliche Frakturen

2.10.1 Ellenbogennahe Frakturen

Frakturen der Ellenbogenregion gehören zu den häufigen knöchernen Läsionen und bereiten aufgrund der verschiedenen Frakturtypen und -lokalisationen für den Ungeübten bei der Diagnostik immer wieder Schwierigkeiten. Sie werden an dieser Stelle gesondert ausgeführt, da die korrekte Einschätzung Grundlage einer Entscheidung zwischen konservativer und operativer Therapie ist.

2.10.1.1 Suprakondyläre Humerusfraktur

Die distale suprakondyläre Humerusfraktur ist die häufigste Ellenbogenverletzung im Kindesalter (6,5 % aller Frakturen). Ihr Altersgipfel liegt um das 5. Lebensjahr. Häufig kommt es beim Sturz zur Überstreckung (Extension) des Ellenbogens, was einen Frakturverlauf von proximal-dorsal nach distal-volar bedingt. In etwa 2 % der Fälle lässt sich ein umgekehrter Frakturverlauf nachweisen, was auf eine Flexionsfraktur hinweist.

Die suprakondyläre Humerusfraktur ist eine extraartikuläre Fraktur, die bei 35–50 % der Betroffenen ohne oder nur mit minimaler Dislokation auftritt. Das Röntgenbild zeigt bei einer Vielzahl dieser Kinder keine eindeutige Kortikalisunterbrechung, sondern lediglich indirekte Frakturzeichen wie das dorsale „fat pad sign" (Abb. 2.6). Bei klinisch/radiologisch nicht eindeutigen Befunden kann eine gezielte Sonografie die Verdachtsdiagnose unterstützen (Abschn. 2.3.4). Im Zweifelsfall erfolgt eine Röntgenkontrolle nach 7–10 Tagen, die in aller Regel eine zarte periostale Kallusbildung entlang des distalen Humerusschafts zeigt.

Laut S1-Leitlinie aus dem Dezember 2014 erfolgt die Klassifikationen suprakondylärer Humerusfrakturen nach Slongo [37] und Lutz [32] bzw. nach von Laer [40] als Baselklassifikation im Hinblick auf die Behandlung (konservativ vs. operativ; Tab. 2.2).

In der seitlichen Projektion ist bei der Beurteilung der Dislokation auf einen zusätzlichen Rotationsfehler zu achten, der zu einem kosmetisch und funktionell unerwünschten Cubitus varus führen kann. Der sog. „Rotationssporn" wird im seitlichen Röntgenbild beurteilt und weist bei Vorliegen auf einen Rotationsfehler von >20° hin (Abschn. 2.4.2).

Tab. 2.2 Klassifikation suprakondylärer Humerusfrakturen nach S1-Leitlinie

Typ	Beschreibung	Behandlung
I	Nicht dislozierte Fraktur	Konservative Behandlung
II	Dislokation in 1 Ebene	Konservativ meist durch Cuff-and-Collar-Verband
III	Dislokation in 2 Ebenen	Geschlossene Reposition und meist Osteosynthese
IV	Dislokation in 3 Ebenen oder geschlossene Reposition und meist vollständige Dislokation	Osteosynthese

2.10.1.2 Epikondylusfrakturen

Aufgrund der höheren Band- gegenüber der Knochenstabilität kommt es bei Schulkindern gehäuft zu Abrissfrakturen des Epicondylus ulnaris, seltener auch des Epicondylus radialis. Diese Apophysen zeigen je nach Alter des Patienten einen unterschiedlich großen Knochenkern mit variabler Distanz zum Kondylus, was die Diagnose im konventionellen Röntgenbild insbesondere bei nicht exakter a.-p. Projektion erschweren kann.

Die ulnarseitige Abrissfraktur ist eine typische Begleitverletzung bei Ellenbogenluxation, kann aber auch isoliert, zumeist als vollständige Apophysenlösung in Form eines knöchernen Bandausrisses [28] auftreten. Zur Therapieentscheidung konservativ vs. operativ kann die ergänzende Sonografie zur Distanzmessung mit Seitenvergleich hilfreich sein und ggf. auch zur Diagnosesicherung beitragen.

Bei Varus- bzw. Valgusbelastung des Ellenbogens kommt es zu Frakturen des Condylus radialis bzw. ulnaris, die wie auch die Y-Fraktur zu den transkondylären intraartikulären Humerusfrakturen zählen. Die Fraktur durch den Condylus radialis ist dabei mit ca. 90 % die häufigste Variante, wobei die Fraktur von der lateralen Metaphyse nach medial zur Trochlea humeri verläuft. Bei inkompletter, nicht dislozierter Fraktur ist diese noch im knorpeligen Anteil fixiert und imponiert im Röntgenbild oft als hängend („hanging fracture"; Abb. 2.32). Sie kann aber auch sekundär dislozieren (Abschn. 2.7.1).

2.10.1.3 Olekranonfraktur

Reine Olekranonfrakturen sind im Kindesalter selten (ca. 1 % aller Frakturen) und zumeist Folge eines direkten Traumas auf die Ellenbogenspitze. Der Knochenkern des Olekranons ist etwa ab dem 8. bis 9. Lebensjahr im Röntgenbild abgrenzbar (Abb. 2.25, Tab. 2.1) [5], was zu diagnostischen Problemen

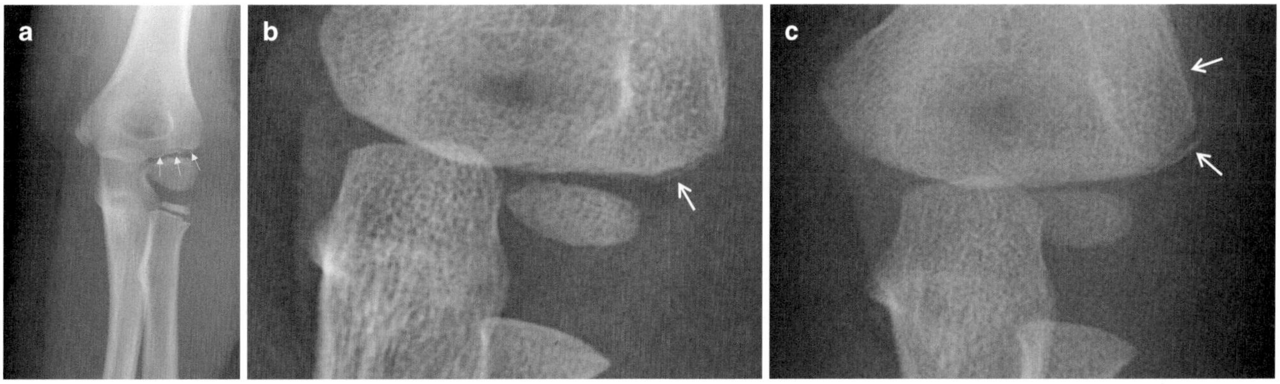

Abb. 2.32 **a** 5-jähriges Mädchen mit inkompletter Condylus-radialis-Fraktur („hanging fracture") (*Pfeile*). **b**, **c** 3-jähriger Junge mit inkompletter Condylus-radialis-Fraktur: Initial ergibt das Röntgenbild einen sehr diskreten Befund (*Pfeil*) (**b**); im weiteren Verlauf (nach 10 Tagen) ist eine periostale Reaktion (*Pfeile*) zu erkennen (**c**)

führen kann. Sollte die Differenzierung zwischen einer abgerissenen Olekranonspitze oder einem akzessorischen Knochenkern der Ulnaapophyse klinisch oder radiologisch schwierig sein, liefert die Sonografie eindeutige Befunde.

2.10.1.4 Monteggia-Äquivalent-Verletzungen („Monteggia-like lesions")

Die Monteggia-Frakturen bzw. Monteggia-Äquivalent-Verletzungen („Monteggia-like lesions") umfassen eine Reihe von Verletzungen der Ulna in Kombination mit einer Radiusköpfchenluxation oder -subluxation. Bei der klassischen Monteggia-Läsion liegt eine Ulnaschaftfraktur in Kombination mit einer Radiusköpfchenluxation vor (Abb. 2.27). Bei den „Monteggia-like lesions" kann die Ulnafraktur von einer reinen Biegungsfraktur („bowing fracture") über eine proximale Diaphysenfraktur bis hin zum Abriss des Proc. coronoideus in Kombination mit einer Gelenkverletzung des Ellenbogens reichen. Es sind auch Kombinationen mit Radiusdiaphysen- oder Radiushalsfrakturen möglich.

Bei jedem Verdacht auf eine mögliche Monteggia-Äquivalent-Verletzung muss deshalb zum Ausschluss einer Radiusköpfchen(sub)luxation zwingend der Ellenbogen in beiden Ebenen auf dem Röntgenbild erfasst und das Radiusköpfchen muss auf das Capitulum humeri zentriert abgebildet sein. Sind die Epiphysen noch nicht ossifiziert, kann auch hier die gezielte, ggf. auch dynamische Sonografie dabei helfen, die korrekte Zentrierung nachzuweisen.

2.10.2 Frakturen der Wirbelsäule

Diesen im Kindesalter eher seltenen Frakturen liegen primär die gleichen Unfallmechanismen zugrunde wie den Frakturen im Erwachsenenalter (siehe unter anderem Kap. 12). Bei schwersten Traumata mit komplexen Frakturen am Achsenskelett wird dementsprechend im Rahmen des Schockraummanagements eine primäre CT-Untersuchung durchgeführt, um bei instabilen Frakturen ggf. direkt zu intervenieren (Kap. 16). Diese Frakturen werden an dieser Stelle nicht weiter ausgeführt, da sich die Verletzungsmuster und die dementsprechende Therapie nicht wesentlich unterscheiden.

2.10.2.1 Physiologische Besonderheiten

Besonderheiten der kindlichen Wirbelsäule bestehen insbesondere durch die noch reifenden Knorpel-Knochen-Verbindungen, die zu speziellen Verletzungsformen führen. So können kompressionsbedingte Stauchungsverletzungen im Sinne von Wirbelkörperfrakturen bei weitgehend achsengerechter Stellung fast immer konservativ behandelt werden. Dies betrifft Höhenminderungen der ventralen bzw. seitlichen Wirbelkörperkanten im thorakolumbalen Bereich bis 50 % der Wirbelkörperhöhe bei intakter Hinterkante bis etwa zu einem Alter von 12 Jahren [42]. Bis zu einem gewissen Alter haben diese Frakturen gute Chancen auf eine Spontankorrektur, bei Höhenminderung >50 % wird eine operative Korrektur empfohlen.

2.10.2.2 Diagnostik von Wirbelsäulenverletzungen

Bei neurologisch unauffälligen Patienten sind zur Diagnostik konventionelle Röntgenaufnahmen in 2 Ebenen ausreichend [13]. Dabei können neben der Wirbelkörperhöhenminderung auch das regelrechte Alignement zum Ausschluss von Verschiebungen der Wirbelkörper gegeneinander in der Regel ausreichend beurteilt werden.

Probleme bei der Beurteilung können aufgrund von Überlagerungen die obere Brustwirbelsäule (BWS) und der zervikothorakale Übergang bereiten, sodass bei fehlendem Frakturnachweis im Röntgenbild und klinisch hinreichendem Frakturverdacht eine Schnittbilddiagnostik – bevorzugt eine MRT – ergänzt werden sollte. Dies gilt auch für Distraktions- und Abscherverletzungen, die häufiger zu Verletzungen der diskoligamentären Strukturen führen und unter Umständen ein operatives Vorgehen erfordern, um Fehlstellungen oder chronische Instabilitäten zu vermeiden.

Der diagnostische Vorteil der MRT liegt in der Beurteilung möglicher Begleitverletzungen wie diskoligamentärer Läsionen sowie intra- oder extraspinaler Hämatome und Myelonverletzungen. Die Kenntnis über weitere okkulte Frakturen bzw. das Vorliegen eines Knochenmarködems bringen in aller Regel keine zusätzlichen therapeutisch relevanten Erkenntnisse.

Die Notwendigkeit für eine akute Diagnostik besteht nicht für den akuten Schiefhals, der bei kleineren Kindern aufgrund von Rotationsblockaden nach relativ blandem Trauma auftritt. Durch die Laxität der kleinen Wirbelgelenke kann es bevorzugt in Höhe des 2. und 3. Halswirbelkörpers (HWK 2 und 3) zu Subluxationen und damit Blockaden kommen, die mit einem muskulären Hartspann einhergehen und zu dieser sehr schmerzhaften Fehlhaltung führen, sich aber häufig spontan wieder reponieren. In diesem Fall wird eine MRT erst empfohlen, wenn nach 3- bis 4-tägiger symptomatischer Therapie keine Besserung eintreten sollte.

2.10.2.3 Frakturen der Halswirbelsäule

Bei der konventionellen Röntgenaufnahme des Halses findet sich regelhaft eine physiologische Steilstellung der HWS; die einzelnen Wirbelkörper können insbesondere bei kleinen Kindern <8 Jahren ohne pathomorphologisches Korrelat im Sinne einer Pseudoluxation bis zu 4 mm gegeneinander verschoben sein. Häufigste Lokalisation sind HWK 2 und 3 mit 4 mm sowie HWK 3 und 4 mit 3 mm [20].

Zur Beurteilung von HWS-Aufnahmen bei Kindern <2 Jahren lohnt sich vor der Beurteilung der Röntgenaufnahme ein Blick in eines der Standardwerke (z. B. [15]), um die einzelnen Knochenkerne des Dens und Axis sowie den noch nicht vollzogenen knöchernen Bogenschluss, der von kaudal nach kranial fortschreitet, sicher von Pathologien zu differenzieren. Im Fall der extrem seltenen Densfraktur im

Kindesalter verläuft die Frakturlinie bei Kindern <7 Jahren beispielsweise entlang der Synchondrose zwischen Dens und Korpus, während bei älteren Kindern die Fraktur wie bei Erwachsenen außerhalb des Korpusbereichs im Dens verläuft. Das klinische Bild des sich den Kopf haltenden Patienten ist dabei ähnlich.

Die Nomenklatur der im Kindesalter sehr seltenen Atlas- und Axisfrakturen entspricht der aus der Erwachsenentraumatologie bekannten (Kap. 7):

- Kompressionsfraktur des 1. HWK (Atlas) – **Jefferson-Fraktur**
- Abrissfraktur der Bogenwurzel des 2. HWK (Axis) – **Hangman-Fraktur**

Bei den verschiedenen bekannten Normvarianten des Dens seien an dieser Stelle das Os odontoideum als meist ovaler isolierter Knochenkern im Dens sowie das akzessorische Ossiculum terminale (Bergmann) mit typischer V-Form an der Densspitze erwähnt, das als kleine Absprengung fehlinterpretiert werden kann, zumal eine physiologische Achsknickung des Dens bis 15° möglich ist [28]. Dieses ist auch bei Erwachsenen als Zufallsbefund anzutreffen, führt bei Vorliegen aber nicht zu einer Instabilität [40]. Im Zweifelsfall sollte bei nicht eindeutigen Röntgenbefunden die Indikation zur Schnittbilddiagnostik (vorzugsweise MRT) großzügig gestellt werden.

Da die Densfraktur im Kindesalter eine absolute Rarität ist, sind ältere, nicht verheilte Densfrakturen im Prinzip im Kindesalter nicht existent. Gleiches gilt für ossäre Veränderungen im Rahmen einer rheumatoiden Arthritis, die bei Erwachsenen durch aggressives Pannusgewebe zur Arrosion des Dens führen kann.

Häufiger kommt es durch Stauchungstraumata zu Kompressionsfrakturen oder nach Schleudertrauma zu Abrissfrakturen der Dornfortsätze. Echte Luxationen sind im Bereich der HWS selten, da sie eine physiologische Hypermobilität aufweist.

2.10.2.4 Frakturen der Brust-/Lendenwirbelsäule

Im seitlichen Bild der Wirbelsäule imponieren die Wirbelkörper zwischen dem 6. und 9. Lebensjahr mit treppenförmigen Aussparungen an den Randkanten, die zu diesem Zeitpunkt noch rein knorplig sind. Um das 12. Lebensjahr erscheinen im konventionellen Röntgenbild die Randleisten(ring)kerne, die nicht mit Kantenabrissen verwechselt werden sollten. Eine knöcherne Verschmelzung der Apophysen tritt zwischen dem 15. und 17. Lebensjahr ein.

Durch axiale Stauchungstraumata, z. B. bei einem Trampolinunfall, kommt es gehäuft zu Kompressionsfrakturen im Bereich der BWS und der Lendenwirbelsäule (LWS), seltener zu Flexionsfrakturen mit Wirbelkörperkantenabrissen. Entsprechend zeigt sich im seitlichen Röntgenbild eine typische keilförmige Deformation des Wirbelkörpers mit ventraler Abflachung oder eine Höhenminderung des Wirbelkörpers. Nicht selten sind mehrere benachbarte Wirbel betroffen.

Differenzialdiagnostisch findet sich gelegentlich bei Adoleszenten auch physiologisch eine geringe keilförmige ventrale Abflachung der Wirbelkörper im Bereich der mittleren BWS mit vermehrter Kyphosierung der BWS. Zur Unterscheidung kann ein Index herangezogen werden, bei dem die Höhe der Vorderkante durch die Höhe der Hinterkante dividiert wird: Werte unter 0,95 sprechen für eine Fraktur [21].

In der MRT-Aufnahme zeigt sich bei diesen Patienten regelhaft ein spongiöses Knochenödem durch Mikrofrakturierungen ohne therapeutische Relevanz. Deshalb sollte die Indikation nicht eindeutigen oder therapeutisch relevanten Fällen vorbehalten bleiben.

Anders ist es bei Wirbelkörperfrakturen mit Beteiligung der Hinterkante oder neurologischer Symptomatik. Hier ist die MRT zur genaueren Beurteilung hinsichtlich eingesprengter Fragmente in den Spinalkanal bzw. des Vorliegens von intraspinalen Verletzungen wie Hämatomen oder Myelonläsionen in jedem Fall indiziert. Bei schweren Wirbelkörperverletzungen ist zur Operationsplanung ggf. auch eine CT des betroffenen Wirbelsäulenabschnittes notwendig.

Gelegentlich kommt es bei Verletzungen im Wirbelsäulenbereich (meist der HWS) zu neurologischen Symptomen bis hin zur Querschnittslähmung, bei denen – zumindest in kurzem zeitlichem Abstand zur Verletzung – keine Verletzungszeichen im Röntgenbild, in der CT- oder (am sensibelsten) in der MRT-Aufnahme erkennbar sind. Diese werden unter dem Begriff „spinal cord injury without radiographic abnormality" (SCIWORA) zusammengefasst. Hierfür werden Durchblutungsstörungen des Myelons durch Alteration insbesondere der A. spinalis anterior bei Hyperextensionstraumen verantwortlich gemacht [16].

2.10.3 Beckenfrakturen

Beckenfrakturen gehören im Kindes- und Jugendalter zu den eher seltenen Frakturen und sind zumeist Folge schwerer Verletzungen wie Überrolltrauma oder Stürze aus großer Höhe.

Unterschieden werden analog wie beim Erwachsenen stabile und instabile Frakturen (Kap. 13). Dabei ist die stabile isolierte vordere Beckenringfraktur beim Kind deutlich häufiger als beim Erwachsenen.

Aufgrund der noch hohen Elastizität des Beckens kann es auch ohne sichtbare Fraktur mitunter zu erheblichen Organverletzungen kommen, sodass eine zusätzliche Sonografie des gesamten Abdomens zum Standard gehören sollte.

Sowohl die dislozierte als auch nicht dislozierte Azetabulumfraktur stellen eine Indikation für eine CT-Untersuchung dar, da hier die Diagnostik im konventionellen Röntgenbild in der Regel nicht ausreicht [45].

Apophysenabrissfrakturen sind Sonderformen von Beckenrandfrakturen und näher in Abschn. 2.6.4 erläutert.

Steißbeinfrakturen kommen bei Jugendlichen gelegentlich nach Stürzen auf das Gesäß (z. B. beim Eislaufen) vor; dabei ist die Steißbeinspitze fast immer nach ventral disloziert. Sie bedürfen in aller Regel nur einer analgetischen Therapie.

Literatur

Ausgewählte Übersichtsarbeiten und Monografien

1. Baierlein S (Hrsg) (2011) Frakturklassifikationen, 1. Aufl. Thieme, Stuttgart. https://doi.org/10.1055/b-002-41857; AO-Frakturklassifikation der langen Röhrenknochen bei Kindern
2. Birkner R (2009) Das typische Röntgenbild des Skeletts. Urban & Fischer in Elsevier
3. Färber D, Hahn H (2005) Frakturen. In: Benz-Bohm G (Hrsg) Kinderradiologie. Thieme, Stuttgart/New York
4. Herrmann B, Dettmeyer R, Banaschak S, Thyen U (2016) Kindesmisshandlung. Springer, Berlin
5. Keats TE (2001) Atlas of normal roentgen variants that may simulate disease. Mosby, St. Louis
6. Von Laer L (2007) Frakturen und Luxationen im Wachstumsalter. Thieme, Stuttgart, New York
7. Weber, MA, Streich N (2017) Kompendium Orthopädische Bildgebung. Springer, Stuttgart

Zitierte Originalarbeiten

8. Ackermann O, Eckert K (2014) Sonographische Frakturdiagnostik im Kindesalter - wo stehen wir ? Kinder- und Jugendarzt 45:38–43
9. Ackermann O, Simanowski J, Eckert K (2020) Fraktursonographie der Extremitäten. Ultraschall in Med 41:12–18
10. Alzen G, Duque-Reina D, Urhahn R, Solbach G (1992) Radiographic examination of injuries in children. Clinical and legal considerations about indications. Dtsch Med Wochenschr 117:363–367
11. Alzen G, Wildberger JE, Günther RW (1995) Bildgebung beim traumatisierten Kind. Radiologe 35:373–377
12. Atanelov Z, Bentley TP (2020) Greenstick Fracture. Aug 26. In: StatPearls [Internet]. Treasure Island (FL): StatPearls Publishing; 2021 Jan–. PMID: 30020651
13. AWMF. S1-Leitlinie 064-019: Trauma des muskuloskelettalen Systems im Kindes- und Jugendalter – Bildgebende Diagnostik. (aktueller Stand: 06/2019). https://www.awmf.org/uploads/tx_szleitlinien/064-019l_S1_Trauma-muskuloskelettales-Systems-Kinder-Jugendliche-Bildgebende-Diagnostik_2019-07.pdf. Zugegriffen am 05.02.2019
14. Baierlein S (Hrsg) (2011) Frakturklassifikationen, 1. Aufl. Thieme, Stuttgart. https://doi.org/10.1055/b-002-41857; AO-Frakturklassifikation der langen Röhrenknochen bei Kindern
15. Birkner R (2009) Das typische Röntgenbild des Skeletts. Urban & Fischer
16. Blauth M et al (1998) Verletzungen der Halswirbelsäule bei Kindern. Unfallchirurg 101: 590–612
17. Clark EM (2014) The epidemiology of fractures on otherwise healthy children. Curr Oteoporos 12(3):272–278
18. Dafner RH, Pavlov H (1992) Stress fractures- current concepts. Amer J Roentgol. 159:245–252
19. Eckert K, Ackermann O (2015) Sonographic fracture diagnostics. Radiologe 55(11):992–994, 996-9
20. Eleraky MA, Theodore N, Adams M, Rekate HL, Sonntag VK (2000) Pediatric cervical spine injuries: report of 102 cases and review of the literature. J Neurosurg 92(1 Suppl):12–17
21. Färber D, Hahn H (2005) Frakturen. In: Benz-Bohm G (Hrsg) Kinderradiologie. Thieme, Stuttgart/New York
22. Feldman F, Singson RD, Rosenberg ZS, Berdon W, Amodio J, Abramson SJ (1987) Distal tibial triplane fractures: diagnosis with CT. Radiology 164:429–435
23. Frakturen und Luxationen im Wachstumsalter S1 Leitlinie 012/2014
24. Hauenstein C, Stuhldreier G, Mittlmeier T, Weber MA (2020) Frakturklassifikation – Teil 1: Moderne strahlensparende Diagnostik in der Kindertraumatologie. Radiologe 60(6):487–497
25. Herrmann B, Dettmeyer R, Banaschak S, Thyen U (2016) Kindesmisshandlung. Springer, Berlin
26. Hübner U, Schlicht W, Outzen S, Barthel M, Halsband H (2000) Ultrasound in the diagnosis of fractures in children. J Bone Joint Surg Br. 82(8):1170–1173
27. Juncker JC (2016) Rede zur Lage der Union 2016. Publications Office of the EU. 14.09.2016. https://doi.org/10.2775/875607
28. Keats TE (2001) Atlas of normal roentgen variants that may simulate disease. St. Louis, Mosby
29. Kemp AM, Dunstan F, Harrison S et al (2008) Patterns of skeletal fractures in child abuse: a systematic review. BMJ 337:a1518
30. Kleinman PK (1990) Diagnostic imaging in infant abuse. AJR Am J Roentgenol. 155(4):703–712
31. Kleinman PK (1998) Skeletal trauma. In: Kleinman PK (Hrsg) Diagnostic imaging of child abuse, 2. Aufl. Mosby, St. Louis Baltimore New York London, S 8–167
32. Lutz N, Audigé L, Schmittenbecher P, Clavert JM, Frick S, Slongo T (2011) Diagnostic algorithm for validated displacement grading of pediatric supracondylar fractures. J Pediatr Orthop 31:117–123
33. Piteau SJ, MKG W, Barrowman NJ, Plint AC (2012) Clinical and radiographic characteristics associated with abusive and nonabusive head trauma: a systematic review. Pediatrics 130:315–323
34. Schlichtungsstelle für Arzthaftpflichtfragen der norddeutschen Ärztekammern GbR (2000) Nicht erkannte und daher nicht rechtzeitig behandelte isolierte Radiusköpfchenluxation bei einem Kind. Niedersächsisches Ärzteblatt 02/2000. https://www.norddeutsche-schlichtungsstelle.de/nicht-erkannte-und-daher-nicht-rechtzeitig-behandelte-isolierte-radiuskoepfchenluxation-bei-einem-kind/?output=pdf
35. Schneidmüller D, Marzi I, Bühren V (2013) Übergangsfrakturen – Nomenklatur, Diagnostik und Therapie –Sprunggelenkfrakturen im Jugendalter. Orthop Rheuma 16:42–44. https://doi.org/10.1007/s15002-013-0449-x
36. Shamrock AG, Varacallo M (2019) Triplane ankle fracture. StatPearls [Internet]. StatPearls Publishing, Treasure Island (FL)
37. Slongo T, Audigé L, AO Pediatric Classification Group (2007) AO paediatric comprehensive classification of long bone fractures. Brochure and poster AO Education, AO Publishing, Switzerland
38. Strohm PC, Müller CA, Bley TA et al (2003) Ossiculum terminale (Bergmann). Unfallchirurg 106:1054–1056
39. Volmer E, Hauenstein C, Weber MA (2020) Update: transitional fractures: Osseous injuries in growing up adolescents-correct nomenclature, radiological diagnostics and treatment. Radiologe 60(12):1183–1194
40. Von Laer L (1997) Der radiale Fixateur zur Behandlung supracondylärer Humerusfrakturen im Wachstumsalter. Operat Orthop Traumatol 9:265–276
42. Von Laer L (2016) „Frakturen und Luxationen im Wachstumsalter", Norddeutsches Ärzteblatt 06/2016
42. Von Laer L, Kraus R, Linhart WE (2007). Frakturen und Luxationen im Wachstumsalter, 5. Aufl. G. Thieme, Stuttgart
43. von Laer L, Veigel B, Illian C (2012) Die Kadiläsionen. Trauma Berufskrankh 14:247–254. https://doi.org/10.1007/s10039-012-1922-5)
44. Von Laer L, Kraus R, Linhart WE (2013) Frakturen und Luxationen im Wachstumsalter, 6. Aufl. G. Thieme, Stuttgart
45. Weber MA, Streich N (2017) Kompendium Orthopädische Bildgebung. Springer, Stuttgart

Spezielle Aspekte bei Frakturen des fragilen Knochens

3

Evi Fleischhacker, Johannes Gleich, Eric Hesse, Benjamin Bücking, Ulrich C. Liener und Carl Neuerburg

Inhaltsverzeichnis

E. Fleischhacker · J. Gleich · C. Neuerburg (✉)
Klinikum der Ludwig-Maximilians-Universität München, Muskuloskelettales Universitätszentrum München - MUM, Klinik für Orthopädie und Unfallchirurgie, München, Deutschland
e-mail: evi.fleischhacker@med.uni-muenchen.de; johannes.gleich@med.uni-muenchen.de; carl.neuerburg@med.uni-muenchen.de

E. Hesse
Klinikum der Ludwig-Maximilians-Universität München, Muskuloskelettales Universitätszentrum München - MUM, Institut für Molekulare Muskuloskelettale Forschung, Planegg, Deutschland
e-mail: eric.hesse@med.uni-muenchen.de

B. Bücking
DRK-Kliniken Nordhessen Gemeinnützige GmbH, Standort Wehlheiden, Klinik für Orthopädie, Unfallchirurgie und Alterstraumatologie, Kassel, Deutschland
e-mail: buecking@drk-nh.de

U. C. Liener
Marienhospital Stuttgart, Klinik für Orthopädie, Unfallchirurgie und Sporttraumatologie, Stuttgart, Deutschland
e-mail: Ulrich.Liener@vinzenz.de

3.1 Vorbemerkung

T. Mittlmeier und M.-A. Weber

Mehr als 8,9 Mio. Fragilitätsfrakturen („frailty fractures“) erleiden Patienten weltweit jedes Jahr, davon entfallen ca. 1/3 auf Europa [31]. Die mediane 10-Jahres-Wahrscheinlichkeit, eine entsprechende Fraktur zu erleiden, liegt bei 70-jährigen Frauen zwischen 7 % bezüglich hüftnaher Frakturen und 16 % hinsichtlich anderer Frakturlokalisationen [31]. Der Alterstraumatologie und deren spezifischen Erfordernissen kommt somit eine enorme medizinische und volkswirtschaftliche Bedeutung zu [11].

Nach Schätzungen aus dem Jahr 2019 sind mehr als 50 % dieser Frakturen grundsätzlich vermeidbar [6]. Dennoch wurden nach aktueller Studienlage im Jahr 2018 in Deutschland mehr als 90 % der Risikopatienten nicht der

© Springer-Verlag GmbH Deutschland, ein Teil von Springer Nature 2023

M.-A. Weber, T. Mittlmeier (Hrsg.), *Kompendium bildgebende Frakturdiagnostik*,
https://doi.org/10.1007/978-3-662-63602-2_3

Grunderkrankung Osteoporose entsprechend leitliniengerecht therapiert [31]. Fragilitätsfrakturen haben, neben Beschwerden durch die eigentliche Fraktur, auch Auswirkungen auf beinahe alle Lebensbereiche des Patienten [30]. Besonders einschneidend sind die funktionellen Einbußen, wenn Fragilitätsfrakturen mit einer Sarkopenie im Sinne eines überproportionalen Verlusts an Muskelmasse und Muskelkraft gepaart auftreten [3]. Die ungünstigen mechanischen Kennwerte des fragilen Knochens machen hinsichtlich einer stabilen Osteosynthese bis zur gesicherten und typischerweise gegenüber dem „Knochengesunden" verlängerten Frakturheilung Lösungsoptionen erforderlich, die von der Frakturbehandlung des Patienten mit adäquater Knochenqualität deutlich abweichen können [11]. Eine Besonderheit stellen die in den letzten Jahren zahlenmäßig stark ansteigenden periprothetischen Frakturen dar, die nicht selten Ausdruck einer chronischen Implantatlockerung sein können und regelhaft mit deutlichen Einbußen der Lebensqualität der Betroffenen einhergehen [29].

Neben der eigentlichen Fraktur, die der Patient erleidet und die ihn zum Arzt führt, gilt es somit, die Systemerkrankung oder weitere Kofaktoren einer kompromittierten Knochenqualität als solche systematisch zu erfassen, deren Ursachen näher zu beleuchten und ein Therapiekonzept zu erstellen und umzusetzen. Das Behandlungskonzept soll den Modalitäten der zeitgemäßen Osteoporosetherapie bzw. der zugrunde liegenden weiteren Erkrankungen gerecht werden, um Folgefrakturen möglichst zu verhindern.

Erschwerend kommt hinzu, dass ein niedrigenergetisches traumatisches Ereignis bei bestimmten Frakturentitäten, wie etwa den Beckenringfrakturen des älteren Patienten („fragility fractures of the pelvis", FFP) so weit in den Hintergrund tritt oder kognitive Einschränkungen des Patienten eine Anamneseerhebung erschweren, dass manche Fragilitätsfrakturen erst aus dem protrahierten klinischen Verlauf, etwa einem manifesten Einbruch im bisherigen Mobilitätsgrad des Patienten, vermutet werden können. Hinzu kommt, dass die konventionelle Röntgenbildgebung oftmals das wahre Ausmaß der Läsion bzw. der Frakturausdehnung nicht erkennen lässt, sodass ein standardisierter Algorithmus bei der Sequenz der Bildgebung mit frühzeitigem Einsatz der Schnittbildgebung unabdingbar ist [35]. Doch auch in der Computertomografie (CT) werden diese häufig nur gering dislozierten Insuffizienzfrakturen des Beckens bisweilen übersehen. Daher sollten Patienten mit persistierenden Beschwerden und Mobilitätseinschränkung zügig einer Magnetresonanztomografie (MRT) oder einer Dual-Energy-Computertomografie (DECT), die in den letzten Jahren zunehmend verfügbar ist und eine vergleichbare Sensitivität und Spezifität wie die MRT aufweist [36], zugeführt werden. Beide Methoden machen das Knochenmarködem sichtbar, das als indirektes Zeichen die frische Fraktur erkennen lässt. Auch hinsichtlich der Osteoporosediagnostik an der Wirbelsäule haben sich neue quantitative Techniken etabliert, die weiterführende Informationen zur klassischen, bereits seit vielen Jahren etablierten Dual-Energy-X-ray-Absorptiometry-Messung (DXA-Messung) liefern [28].

Somit sind die konstruktive Kooperation und der Dialog zwischen dem Radiologen und dem Unfallchirurgen bei den Fragilitätsfrakturen wichtige Bausteine für eine frühzeitige und vollständige Diagnosestellung als Voraussetzung für ein valides Behandlungsregime.

3.2 Einleitung

Der demografische Wandel unserer Gesellschaft führt auch zu einer Zunahme hochbetagter Patienten, die aufgrund niedrigenergetischer Traumata wie Stolperstürzen in der unfallchirurgischen Notaufnahme vorstellig werden. Diese Bagatelltraumata ziehen häufig Fragilitätsfrakturen nach sich, die typischerweise im Bereich des proximalen Humerus, des distalen Radius, der Wirbelsäule, des Beckens sowie hüftgelenksnah lokalisiert sind. Vorerkrankungen, Polypharmazie und eine allgemeine Gebrechlichkeit erhöhen in diesem Patientenkollektiv das Risiko, Frakturen zu erleiden und ziehen Komplikationen bis hin zu einem Verlust der Selbstständigkeit nach sich. Die gemeinsame interdisziplinäre Versorgung der älteren unfallchirurgischen Patienten stellt dabei das Kernkonzept der alterstraumatologischen Versorgung dar.

Röntgenologisch ist es bei älteren Patienten manchmal nicht einmal möglich, knöcherne Verletzungen wie Insuffizienzfrakturen des hinteren Beckenrings zu diagnostizieren. Daher sollte bei diesen Patienten zur sicheren Beurteilung einer fraglichen Fraktur frühzeitig eine Schnittbildgebung, z. B. eine CT, eine DECT oder eine MRT, erwogen werden. Hierdurch lassen sich auch ältere Frakturen von frischen Traumafolgen besser abgrenzen. Die frühzeitige Indikation zur Schnittbildgebung sollte dabei v. a. bei kognitiv eingeschränkten älteren Patienten, erschwerten Untersuchungsbedingungen oder einem unklaren Sturzereignis gestellt werden. Allerdings gilt es zu bedenken, dass hiermit auch Risiken, z. B. im Rahmen von Untersuchungen mit Kontrastmittel bei eingeschränkter Nierenfunktion, verbunden sind, sodass das Vorgehen individuell abgewogen werden muss. In manchen Fällen können auch Funktionsaufnahmen, z. B. der Wirbelsäule, oder ggf. neuartige und noch in der Entwicklung befindliche Untersuchungstechniken wie die Verwendung von Mobilitätssensoren zur sicheren Diagnosestellung und Therapieentscheidung im Rahmen der alterstraumatologischen Versorgung hinzugezogen werden. Ferner ist in der Behandlung alterstraumatologischer

Patienten die Diagnose und die Therapie der Osteoporose, die als Grunderkrankung zu Fragilitätsfrakturen führt, von besonderer Bedeutung. Die Knochendichtemessung mittels DXA ist als Standardmethode gemäß Leitlinie etabliert. Für einzelne Fragestellungen kann jedoch auch eine hochauflösende periphere quantitative CT (HR-pQCT) zur Anwendung kommen. Fragilitätsfrakturen richtig zu erfassen, stellt eine Herausforderung dar. Um rasch eine adäquate Therapie einleiten zu können, ist daher eine gute Zusammenarbeit zwischen Radiologen und Unfallchirurgen essenziell.

3.3 Hintergrund

Die demografische Entwicklung unserer Gesellschaft bedingt einen immer weiter zunehmenden Anteil alter und hochbetagter Patienten in unseren Kliniken. Hierbei stellen Frakturen des älteren Menschen nach wie vor eine der häufigsten und vital bedrohlichsten Entitäten dar. Als Folge dieses einschneidenden Ereignisses im Leben der über 65-Jährigen sind viele in ihrer Mobilität eingeschränkt, was wiederum häufig dazu führt, dass sie auf Hilfe angewiesen sind oder sogar in ein Pflegeheim umziehen müssen. Belegt wird dies u. a. durch eine im Jahr 2014 veröffentlichte Arbeit des Robert-Koch-Instituts, in der trauma-assoziierte Verletzungen, neben Herz-Kreislauf-Erkrankungen, Tumorleiden, Apoplex und Demenz, zu den wichtigsten Ursachen für einen Verlust der Lebensqualität zählen [38].

Die Multimorbidität und Polypharmazie der älteren Patienten führen zudem dazu, dass die Schwere einer Verletzung unter Umständen unterschätzt wird. So können z. B. β-Blocker durch Modulation der Herzfrequenz einen hypovolämen Schock verschleiern. Im Umkehrschluss sind ältere Patienten aber auch häufig an einen arteriellen Hypertonus gewöhnt und reagieren damit sensibler auf eine Hypoperfusion. Umso wichtiger ist es, Verletzungen, die auf niedrigenergetische Traumata folgen, schnell zu erkennen und zu behandeln. Deshalb ist eine enge und gute Zusammenarbeit zwischen Radiologen und Unfallchirurgen eine Grundvoraussetzung bei der erfolgreichen Versorgung von Frakturen des älteren Patienten.

Die verschlechterte Mobilität und die damit einhergehende Institutionalisierung sowie der drohende Verlust der Selbstständigkeit sind essenzielle Probleme, die auch einen erheblichen wirtschaftlichen Faktor darstellen [27]. Nicht selten führt eine Fraktur in diesem Patientenkollektiv auch zum Tod: Die Mortalität nach Hüftfrakturen beträgt z. B. weiterhin 11–29 % [4, 27]. Dabei versterben die Patienten in der Regel nicht an der Fraktur selbst, sondern an Komplikationen wie Pneumonien, die sich aus der im Folgenden eingeschränkten Mobilität ergeben. Um dem entgegenzuwirken, steht daher die frühzeitige interdisziplinäre Behandlung und Mobilisierung der Patienten, die sog. „alterstraumatologische Versorgung", im Rahmen des geriatrischen Komanagements im Mittelpunkt [27]. Daten aus dem europäischen Ausland zeigen, dass eine gemeinsame Behandlung dieser Patienten durch Unfallchirurgen und Geriater nicht nur die 1-Jahres-Mortalität um mehr als 25 % reduziert, sondern auch bessere funktionelle Ergebnisse erzielt [15, 39]. Durch die so reduzierte Anzahl pflege- und hilfsbedürftiger alter Patienten könnte folglich auch die volkswirtschaftliche Belastung gesenkt werden.

Fragilität (Gebrechlichkeit), Osteoporose, Sarkopenie, Polypharmazie, Komorbiditäten und viele weitere Faktoren führen dazu, dass ältere Patienten bereits bei niedrigenergetischen Traumamechanismen schwerere Verletzungen davontragen. So kommt es z. B. durch eine persistierende Gangstörung nach einem Apoplex häufiger zu Stürzen eines mutmaßlich antikoagulierten Patienten. Durch die Sarkopenie, d. h. den degenerativen altersbedingten Abbau der Skelettmuskulatur, wird die Sturzenergie außerdem weitgehend ungebremst auf den mineralsalzgeminderten Knochen übertragen, was wiederum eine Fraktur nach sich ziehen kann. So oder so ähnlich klingt die Geschichte vieler alterstraumatologischer Patienten. Weiterhin wird das Heilungsergebnis durch metabolische Veränderungen im Alter, die unterschiedliche Komplikationen wie Harnwegsinfekte, Thrombosen, Druckulzera, Pneumonien und viele weitere begünstigen, negativ beeinflusst [27].

Um den mannigfaltigen Aspekten der Behandlung alter und hochbetagter Patienten gerecht zu werden, wurde 2014 von der Deutschen Gesellschaft für Unfallchirurgie (DGU) die Initiative „AltersTraumaZentrum DGU" ins Leben gerufen. Hierdurch konnten bereits mehr als 100 Kliniken in Deutschland, Österreich und der Schweiz zertifiziert werden, die sich besonders der interdisziplinären Behandlung dieser Patientengruppe widmen [2].

3.4 Charakteristische Frakturlokalisationen, Klassifikationen und Therapieoptionen beim älteren Patienten

▶ **Merke** Frakturen bei älteren Patienten kommen v. a. am Ober- und Unterarm sowie an der Wirbelsäule, am Becken und am proximalen Femur vor.

Hierbei betreffen Frakturen der oberen Extremität überwiegend postmenopausale Frauen, wohingegen hüftnahe Frakturen v. a. eine Entität beider Geschlechter im hohen und sehr hohen Alter darstellen [27].

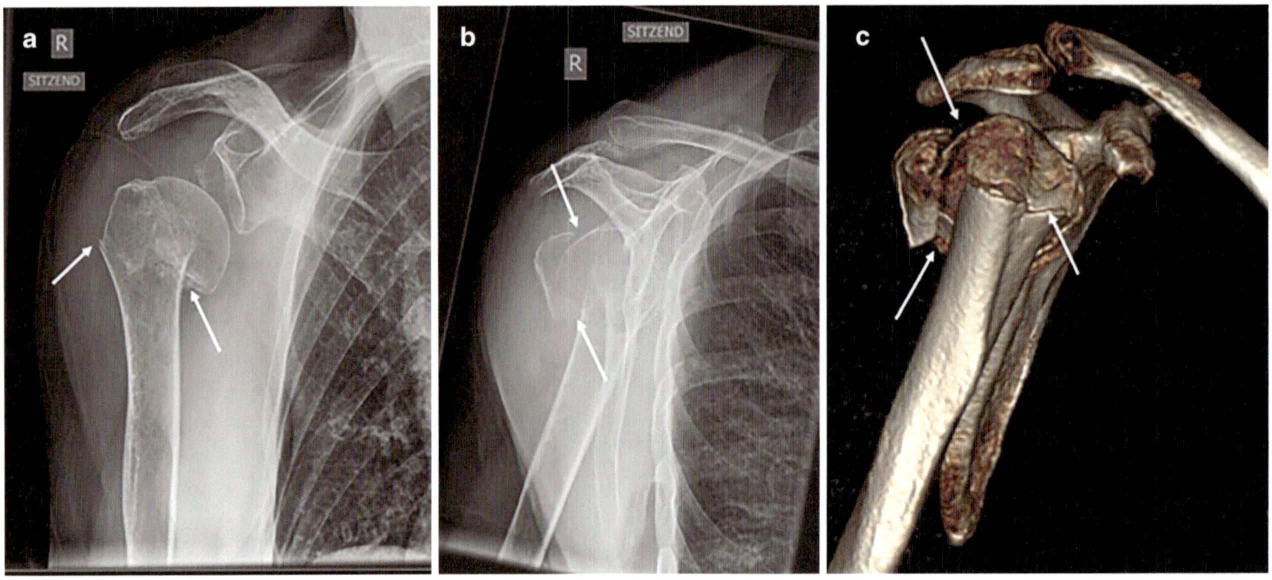

Abb. 3.1 Röntgen (**a** a.-p. Aufnahme, **b** Supraspinatustunnelaufnahme) und 3D-Rekonstruktion des CTs (**c**) einer Patientin nach Sturz auf die rechte Schulter. Es zeigt sich eine dislozierte 4-Fragment-Fraktur (nach Neer) des proximalen Humerus (AO/OTA-Klassifikation: 11C3) (*Pfeile*)

3.4.1 Proximale Humerusfrakturen

Proximale Humerusfrakturen treten bei einem direkten Trauma gegen die Schulter oder bei einem Sturz auf den gestreckten Arm auf. Sie werden nach Neer in 2-, 3- und 4-Fragment-Frakturen und nach dem Verlauf der Frakturlinie unterteilt [34] oder anhand der AO/OTA-Klassifikation der Arbeitsgemeinschaft für Osteosynthesefragen (AO) und Orthopaedic Trauma Association (OTA) als extraartikuläre unifokale, extraartikuläre bifokale und intraartikuläre Frakturen klassifiziert (Abb. 3.1; [33]).

Je nach Ausmaß der Dislokation können solche Verletzungen konservativ, mit frühfunktionellen Konzepten, mittels offener Reposition und interner Fixierung mit Marknägeln oder winkelstabilen Plattensystemen oder sogar gelenkersetzend behandelt werden [24]. Bei schwer vorerkrankten und kognitiv stark eingeschränkten Patienten ist ein höheres Dislokations- und Fehlstellungsausmaß tolerabel, was nach Heilung ggf. eine eingeschränkte Funktion der Schulter nach sich zieht, den Patienten aber einen Krankenhausaufenthalt und eine Operation erspart; Voraussetzung bleibt dabei jedoch eine suffiziente Mobilität/Balance der Patienten [24].

Bei der Rekonstruktion und winkelstabilen Plattenosteosynthese stehen heute außerdem zusätzliche Systeme zur Verfügung, die über perforierte Schrauben eine Zementaugmentation ermöglichen und so auch im osteoporotischen Knochen einen größeren Halt bieten, das Risiko der sekundären Dislokation minimieren und eine sichere Verankerung gewährleisten (Abb. 3.2) [23].

Bei höhergradiger Beteiligung der Gelenkfläche ist die primäre Implantation eines Gelenkersatzes einer Rekonstruktion vorzuziehen (Abb. 3.3) [21]. Studien haben gezeigt, dass der primäre Gelenkersatz nach Fraktur dem sekundären (zunächst Rekonstruktion und bei Versagen selbiger, Implantation einer Endoprothese) überlegen ist [8].

3.4.2 Distale Radiusfrakturen

Distale Radiusfrakturen werden nach der AO/OTA-Klassifikation in extraartikuläre, partiell artikuläre und intraartikuläre Frakturen eingeteilt [33]. Extraartikuläre und gering dislozierte intraartikuläre Frakturen können zumeist konservativ behandelt werden. Bei höhergradig dislozierten, v. a. intraartikulären Frakturen ist eine offene Reposition und winkelstabile Plattenosteosynthese die Therapie der Wahl (Abb. 3.4) [20].

3.4.3 Wirbelkörperfrakturen

Wirbelkörperfrakturen sind nach Hüftfrakturen und distalen Radiusfrakturen die dritthäufigste Frakturentität des älteren Menschen [27]. Bei Patienten über 60 Jahren verdoppelt sich das Risiko von Wirbelkörperfrakturen mit jeder Dekade [19]. Eine Osteoporose führt zu einem Verlust der Trabekelstruktur, wodurch der Knochen nachgibt und sukzessive einbricht. Dies führt zu fortschreitenden Rückenschmerzen, die die Patienten zumeist zum Orthopäden führen. Im Röntgenbild zeigt sich eine solche Fraktur je nach Ausprägung als Keil-, Fisch- oder Plattwirbel. Durch den schleichenden Prozess des Einbruchs sind solche Frakturen nur in seltenen Fällen mit neurologischen Ausfällen assoziiert.

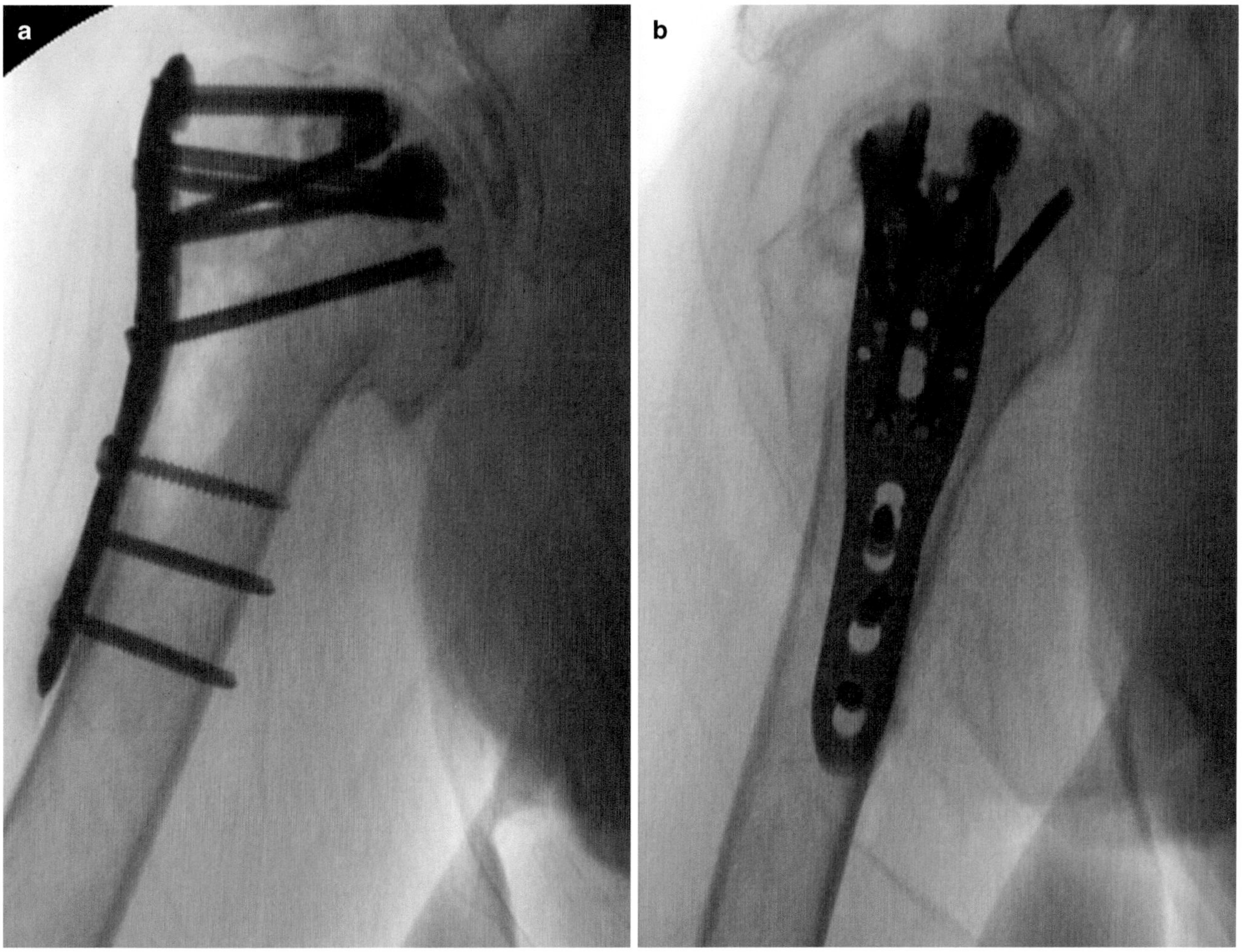

Abb. 3.2 a, b Intraoperative, fluoroskopische Röntgenbilder einer proximalen Humerusfraktur, die nach offener Reposition mittels zementaugmentierter winkelstabiler Plattenosteosynthese retiniert wurde

In der Praxis hat sich für osteoporotische Wirbelkörperfrakturen inzwischen eine eigene Frakturklassifikation die sog. „OF-Klassifikation" (osteoporotische Frakturklassifikation) etabliert, aus der sich auch eine therapeutische Konsequenz ableiten lässt [43]. Entscheidend für den Therapeuten ist das Frakturalter, da hiervon abhängig ist, ob eine Reposition möglich ist und ob durch eine Operation die Schmerzen gebessert werden können. Diese Information gewährleistet nur eine Schnittbildgebung. Deshalb schließt sich an ein konventionelles Röntgen meist eine CT, ggf. in Kombination mit einer DECT oder sogar einer MRT an.

Viele dieser osteoporotischen Wirbelkörperfrakturen können konservativ behandelt werden. Bei der operativen Therapie mittels (Ballon-)Kyphoplastie werden über die Pedikel Katheter eingebracht, über die der Wirbelkörper mit Zement aufgefüllt wird. Optional können über einen Ballon an der Spitze der Katheter eingebrochene Grund- und Deckplatten aufgerichtet und durch Auffüllen des so geschaffenen Hohlraums mit Zement stabilisiert werden (Abb. 3.5).

Bei der dorsalen Spondylodese (Abb. 3.6) werden oftmals minimalinvasiv über Hautinzisionen am Rücken in die Pedikel der über und unter einem frakturierten Wirbelkörper liegenden intakten Wirbel Schrauben eingebracht, die mit Stäben verbunden die Ruhigstellung des defekten Segments gewährleisten. Dieses Verfahren kommt v. a. bei instabilen Frakturen zur Anwendung. Um die Verankerung der Schrauben im osteoporotischen Knochen zu erhöhen, können diese zusätzlich zementaugmentiert werden, wobei die Entscheidung für eine Augmentation immer individuell unter Berücksichtigung der Grunderkrankungen und intraoperativen Knochenqualität zu treffen ist (Abb. 3.6).

3.4.4 Beckenringfrakturen

Beckenringfrakturen stellen eine weitere typische Lokalisation für Frakturen des osteoporotischen Skeletts bei alten und hochbetagten Patienten dar. Hierbei liegen 5 Mal häufi-

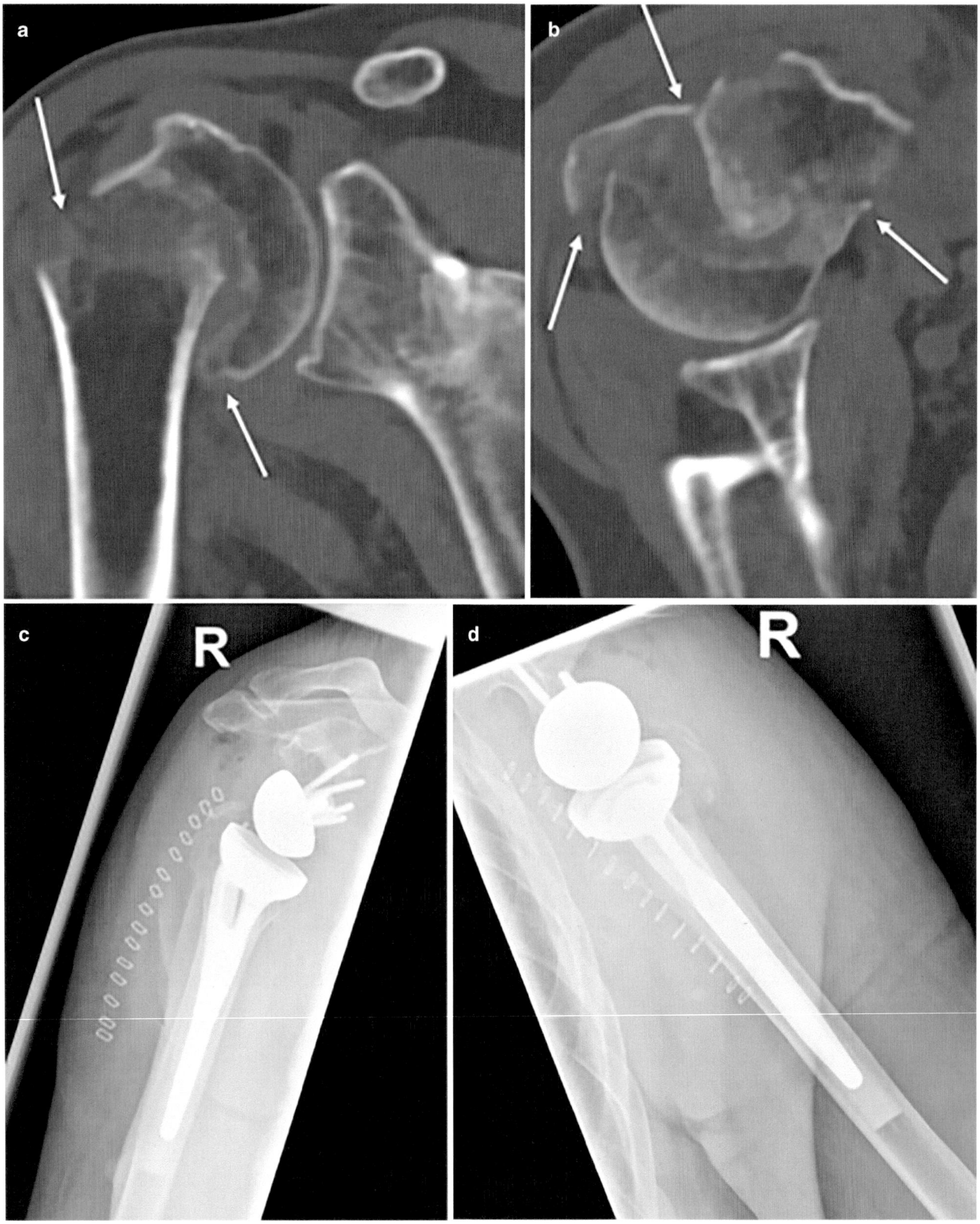

Abb. 3.3 **a**, **b** Präoperatives CT (**a** koronar, **b** axial) der proximalen Humerusfraktur (*Pfeile*), die nach Neer als peripherer Headsplit zu klassifizieren ist. **c**, **d** Postoperative Röntgenbilder im a.-p. Strahlengang (**c**) sowie eine Supraspinatustunnelaufnahme (**d**) nach Implantation einer inversen Schultertotalendoprothese

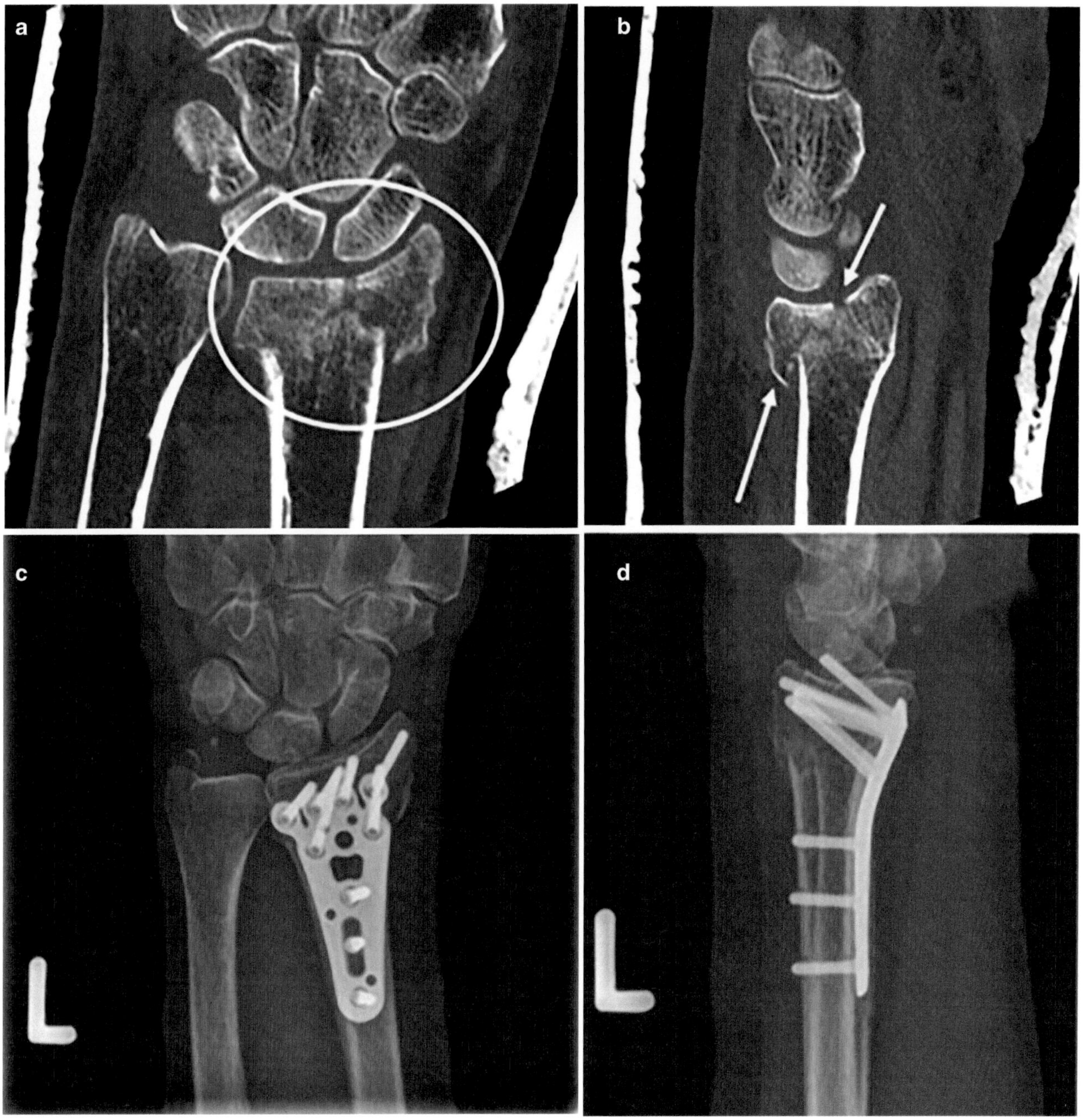

Abb. 3.4 **a**, **b** Präoperatives CT (**a** koronarer Schnitt, **b** sagittaler Schnitt) einer intraartikulären dislozierten distalen Radiusfraktur (AO/OTA-Klassifikation: 2R3C2). **c**, **d** Postoperative Röntgenbilder in 2 Ebenen nach offener Reposition (**c**) und winkelstabiler Plattenosteosynthese (**d**)

ger laterale Kompressionsverletzungen als anteroposteriore Kompressionsverletzungen vor [16]. Besonders hervorzuheben sind auch hier die Insuffizienzfrakturen, die durch niedrigenergetische Traumata herbeigeführt werden [38]. Osteoporose/Osteomalazie führen auch im Becken zu einer Veränderung des Knochens, woraus Insuffizienzfrakturen resultieren können.

Aufgrund ihrer typischen Konfiguration werden Fragilitätsfrakturen des Beckens (FFP) wie folgt eingeteilt (Abb. 3.7) [25, 26, 41]:

- FFP I betreffen dabei nur den vorderen Beckenring
- Als FFP II werden nicht dislozierte Frakturen des hinteren Beckenrings, ggf. in Kombination mit Instabilitäten im Bereich des vorderen Beckenrings (FFP IIa–c) klassifiziert.
- FFP III stellen unilaterale dislozierte Frakturen des hinteren Beckenrings dar, die wiederum ebenfalls mit Instabilitäten des vorderen Beckenrings (FFP IIIa–c) kombiniert sein können.
- FFP IV sind dislozierte bilaterale Frakturen des hinteren Beckenrings.

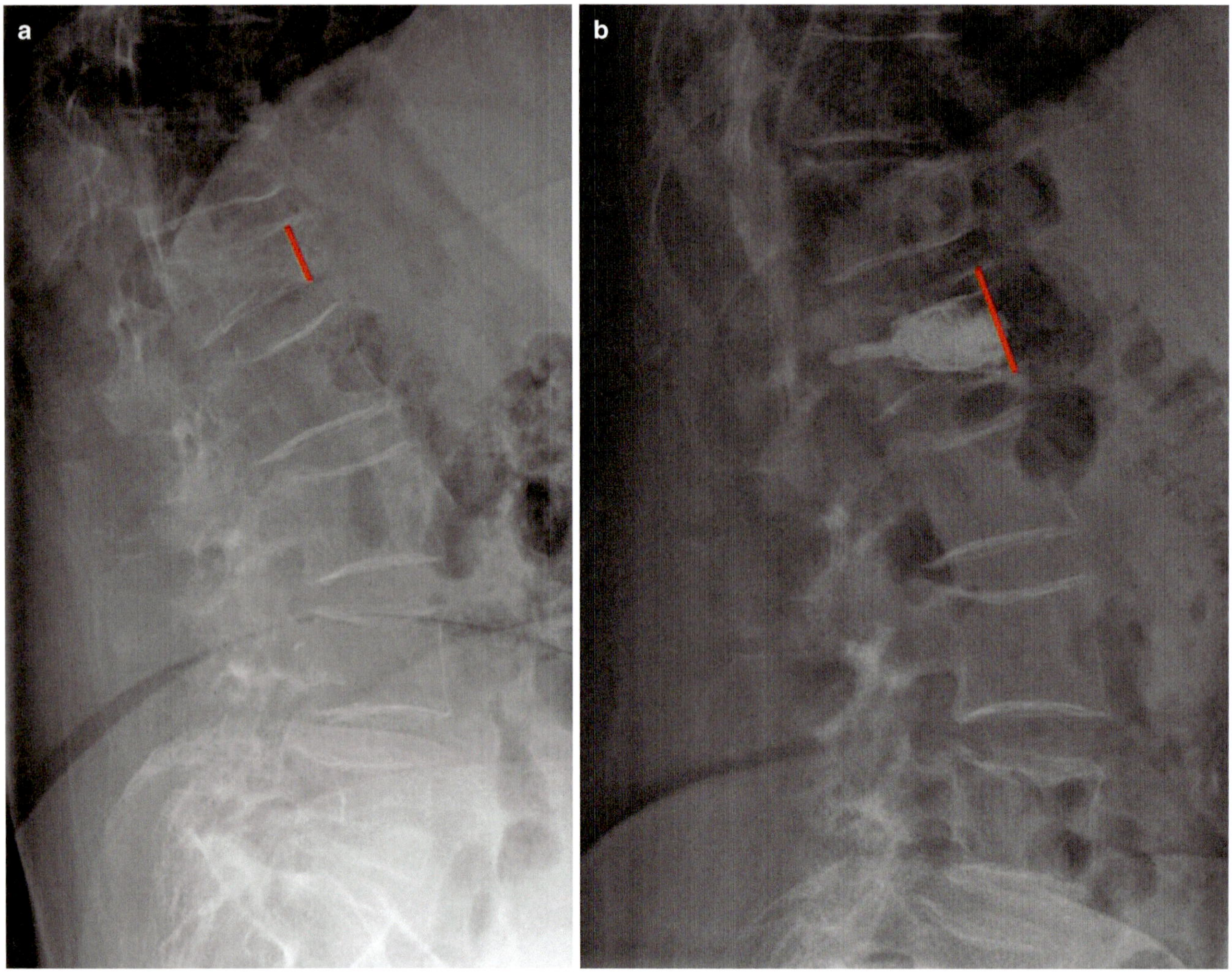

Abb. 3.5 Seitliche Röntgenbilder eines thorakolumbalen Übergangs. **a** Präoperativ, hier ist die deutliche Keilwirbelform und Wirbelkörperhöhenminderung v. a. an der Vorderkante (rote Markierung) des 1. Lendenwirbelkörpers (LWK 1) zu sehen. **b** Postoperativ ist die Höhe des Wirbelkörpers wieder hergestellt, und der einliegende Knochenzement stabilisiert den Wirbelkörper

▶ **Praxistipp** FFP I und II führen konservativ behandelt zumeist zu guten funktionellen Ergebnissen, FFP III und IV müssen hingegen durch Schrauben- und Plattenosteosynthesen, z. B. sakroiliakale (SI-) Verschraubung, Kriechschrauben zur Stabilisierung der Schambeinäste, Symphysenplatten (je nach Fraktur einzeln oder kombinierte Anwendung) oder durch Schrauben-Stab-Systeme, d. h. Fixateur externe oder interne (uni- oder bilateral) je nach Instabilität der Fraktur und Allgemeinzustand des Patienten, stabilisiert werden (Abb. 3.8).

3.4.5 Proximale Femurfrakturen

Proximale Femurfrakturen sind mit 39 % die Frakturen der alten Patienten, die am häufigsten zu einer stationären Behandlung führen [27]. Man unterscheidet (mediale und laterale) Frakturen des Schenkelhalses und Frakturen der Trochanterregion, die beide etwa gleich häufig auftreten [40].

Mediale Schenkelhalsfrakturen werden nach Pauwels und Garden klassifiziert. Dabei werden der Winkel der Frakturlinie zur Horizontalen (Pauwels) und der Grad der Dislokation und Impaktion (Garden) beurteilt. Frakturen der Trochanterregion können nach der AO/OTA-Klassifikation in einfache, mehrfragmentäre und intertrochantäre Femurfrakturen unterteilt werden [33].

Zur präoperativen Operationsplanung beim Monotrauma ist bei diesen Verletzungen eine Röntgendiagnostik mittels tief eingestellter Beckenübersichtsaufnahme und proximalem Femur im seitlichen Strahlengang (z. B. Lauenstein-Aufnahme) hilfreich.

Bedingt durch die allgemeine demografische Entwicklung werden zudem immer häufiger Endoprothesen implantiert. Dadurch treten immer wieder periprothetische und periimplantäre Frakturen auf, die dann wiederum einer speziellen Therapie bedürfen.

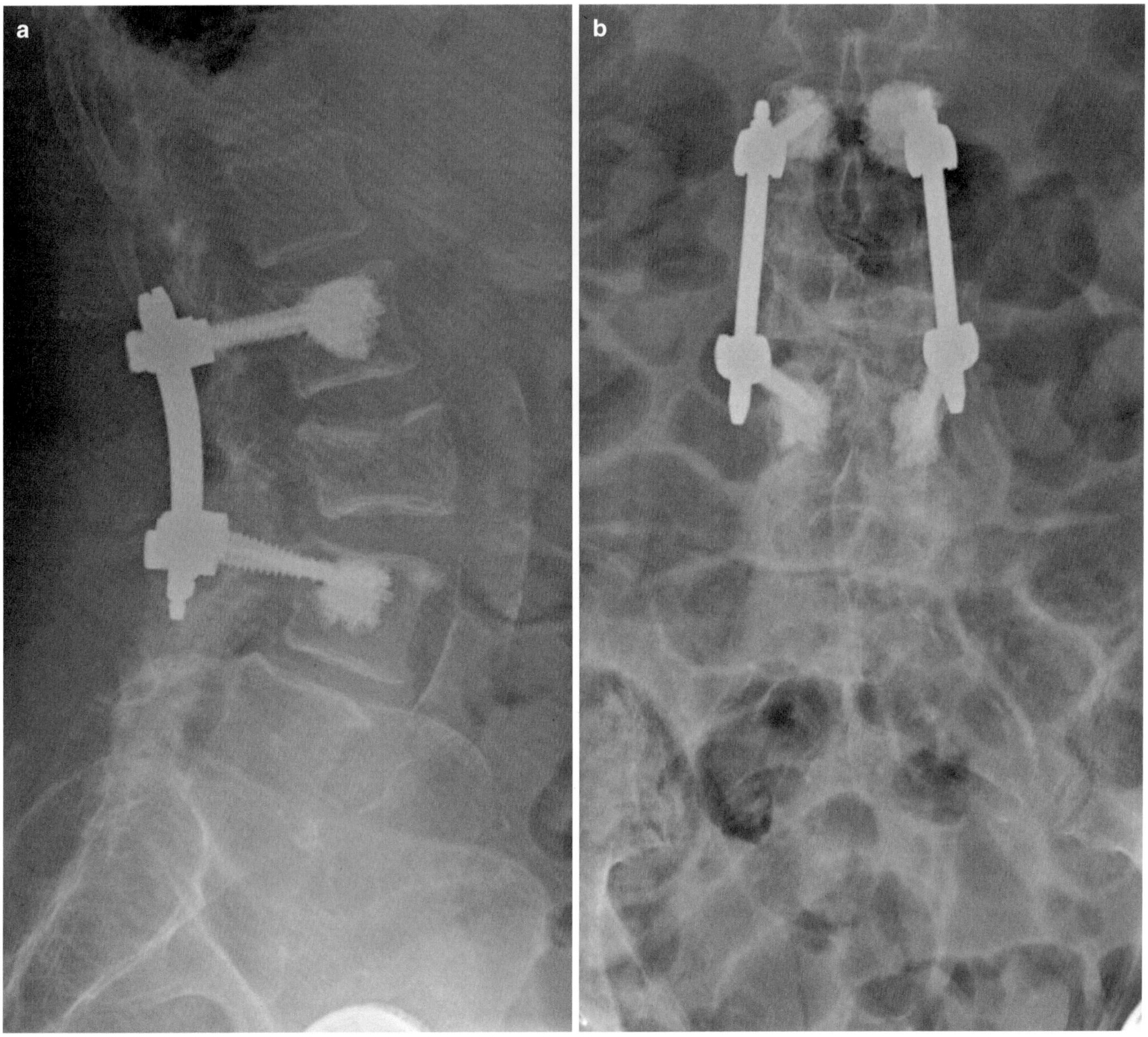

Abb. 3.6 Röntgenbilder einer Lendenwirbelsäule (LWS) in 2 Ebenen (**a**, **b**) nach zementaugmentierter dorsaler Spondylodese (LWK 2 auf LWK 4) bei LWK-3-Fraktur

3.4.6 Periprothetische proximale Femurfrakturen

Periprothetische proximale Femurfrakturen werden in der Regel anhand der Vancouver-Klassifikation eingeteilt, die Rückschlüsse auf die sich anschließende Therapie erlaubt, da unterschieden wird, ob die Prothese fest sitzt oder gelockert ist. Dementsprechend kann die Behandlung von konservativer frühfunktioneller Therapie, über Cerclage- und/oder Plattenosteosynthesen bis hin zum Prothesenaustausch reichen.

Periprothetische Frakturen des distalen Femurs werden ebenfalls unter Berücksichtigung einer möglichen Prothesenlockerung nach Rorabeck klassifiziert. Die Inzidenz solcher Frakturen wird in den folgenden Jahren vermutlich zunehmen [7, 14].

Weiterhin gibt es die Möglichkeit periprothetische Frakturen allgemein anhand der AO/OTA-Klassifikation einzuteilen, aus der ebenfalls Rückschlüsse auf die Therapie gezogen werden können [9].

3.4.7 Atypische Femurfrakturen

Es gibt auch Berichte von Patienten, bei denen die langfristige Einnahme von Antiresorptiva, im Speziellen Bisphosphonate und Denosumab, die Entstehung von Fraktu-

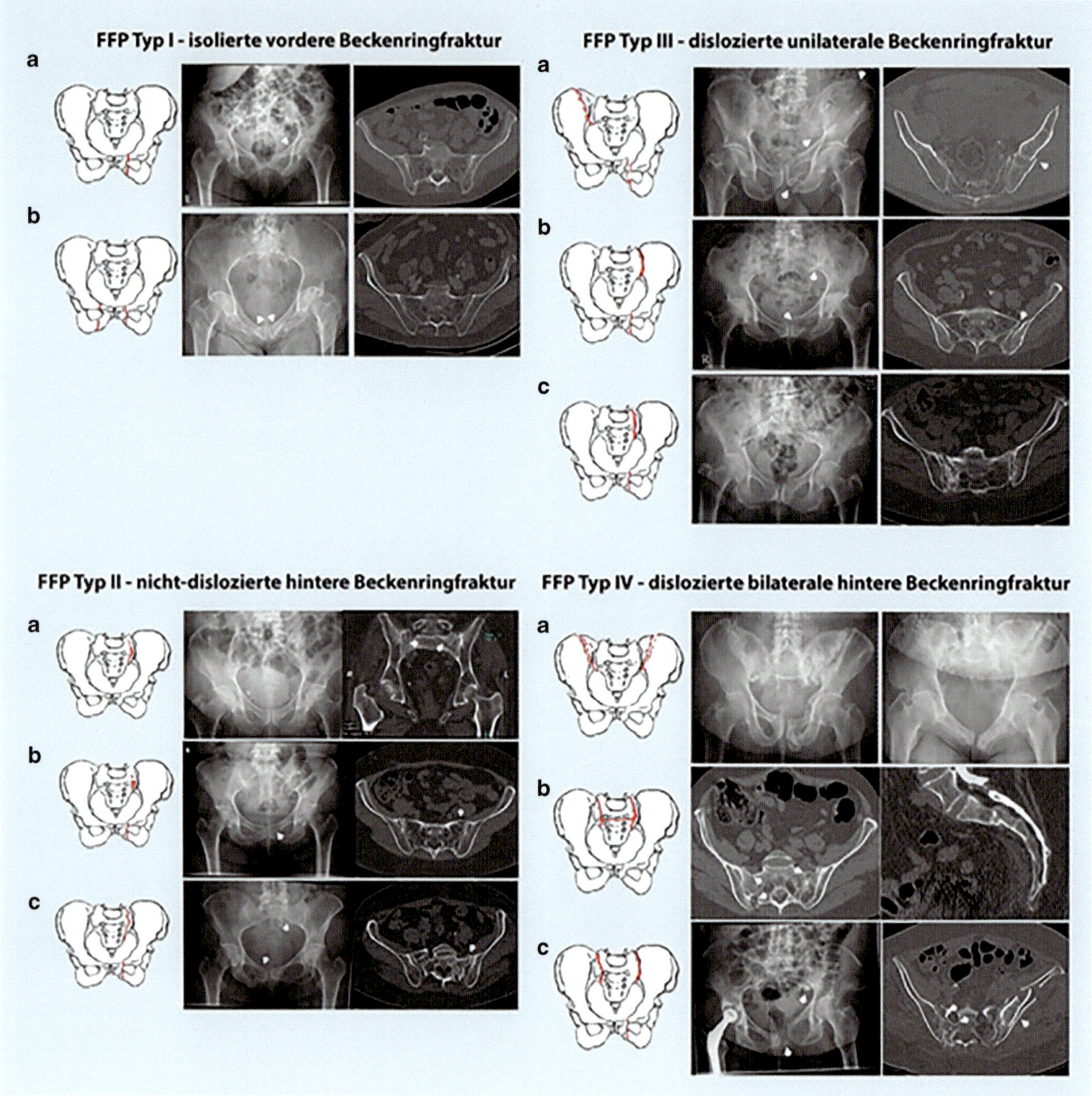

Abb. 3.7 Klassifikation der FFP („fragility fractures of the pelvis") nach Rommens und Hofmann. (Aus: Keppler und Neuerburg 2020 [25])

ren begünstigten. Hier sind die sog. „atypischen Frakturen" zu nennen, die klassischerweise in den langen Röhrenknochen und hier vorzugsweise am Femur auftreten. Die Patienten fallen in der Regel durch länger andauernde Schmerzen im Bereich des Oberschenkels ohne Trauma auf. In den Röntgenaufnahmen beider Femora zeigt sich zumeist eine verdickte laterale Kortikalis in der subtrochantären Region, was als starker Hinweis zu werten ist (Abb. 3.9).

Da diese Frakturen systemisch bedingt sind, sollte bei einseitigen Schmerzen und Auffälligkeiten im Röntgenbild immer auch die Gegenseite abgebildet werden. Entscheidend bei der Therapie dieser Entität ist das Absetzen der antiresorptiven Medikamente sowie die laborchemische Untersuchung mit sorgfältiger Evaluation des Knochenmetabolismus. Weiterhin muss abgewogen werden, ob eine prophylaktische Stabilisierung des Knochens, z. B. durch intramedulläre Marknägel, indiziert ist [44].

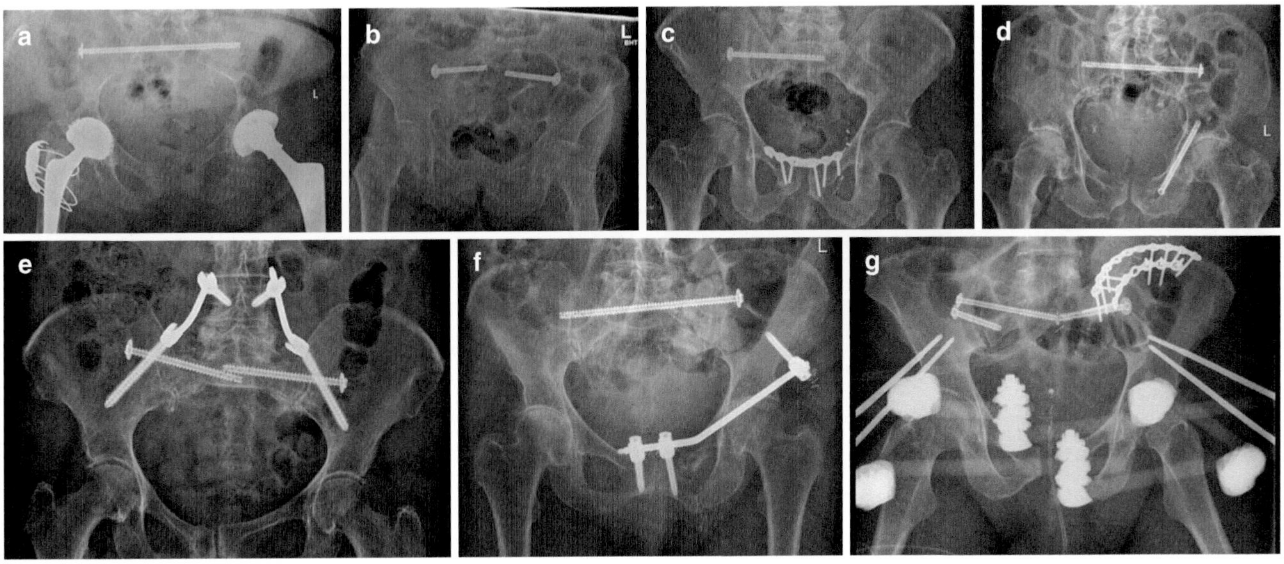

Abb. 3.8 Darstellung der verschiedenen Möglichkeiten der operativen Versorgung von Beckeninsuffizienzfrakturen. **a** Unilaterale transsakrale sakroiliakale (SI-) Verschraubung. **b** Bilaterale SI-Verschraubung. **c** Symphysenplatte, unilaterale SI-Verschraubung. **d** Kriechschraube in Ramus superior ossis pubis links und unilaterale transsakrale SI-Verschraubung. **e** Lumbopelvine Spondylodese und bilaterale SI-Verschraubung. **f** Unilateraler Infix und unilaterale transsakrale SI-Verschraubung. **g** Fixateur externe, bilaterale SI-Verschraubung und Plattenosteosynthese am Os ilium links

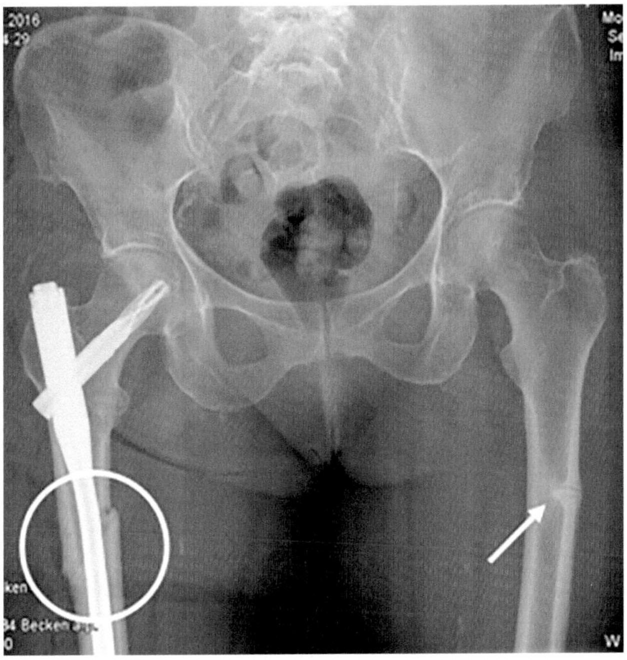

Abb. 3.9 Beckenübersicht einer Patientin mit atypischer Femurfraktur rechts (Kreis). Auch im Bereich des linken Femurs ist deutlich die typische Veränderung mit Auftreibung der Kortikalis (*Pfeil*) zu sehen

3.5 Besonderheiten der radiologischen Diagnostik bei alterstraumatologischen Patienten

Bei älteren Patienten wird die CT immer mehr zum bildgebenden Diagnostikum der ersten Wahl. Dies führt dazu, dass die konventionelle Röntgendiagnostik in der notfallmäßigen Bildgebung bei dieser Patientengruppe zunehmend an Bedeutung verliert. So zeigen Untersuchungen beispielsweise, dass Frakturen der Halswirbelsäule (HWS) bei alterstraumatologischen Patienten im Röntgenbild aufgrund degenerativer Veränderungen und wegen des dichtegeminderten Knochens in bis zu 40 % der Fälle übersehen werden [42]. Darauf basierend gibt es Empfehlungen, bei allen älteren, schwer zu untersuchenden Patienten, bei denen eine CT des Schädels indiziert ist, außerdem eine CT der HWS durchzuführen. Bei 4,9 % dieser Patienten liegt auch eine Verletzungen der HWS vor (Abb. 3.10) [5].

Im Rahmen der Diagnostik älterer Patienten gibt es immer wieder Bedenken im Zusammenhang mit kontrastmittelverstärkten CT-Untersuchungen, da hierdurch möglicherweise eine vorbestehende Niereninsuffizienz aggraviert werden kann. Rund 20 % der über 65-Jährigen sind von einer Nieren-

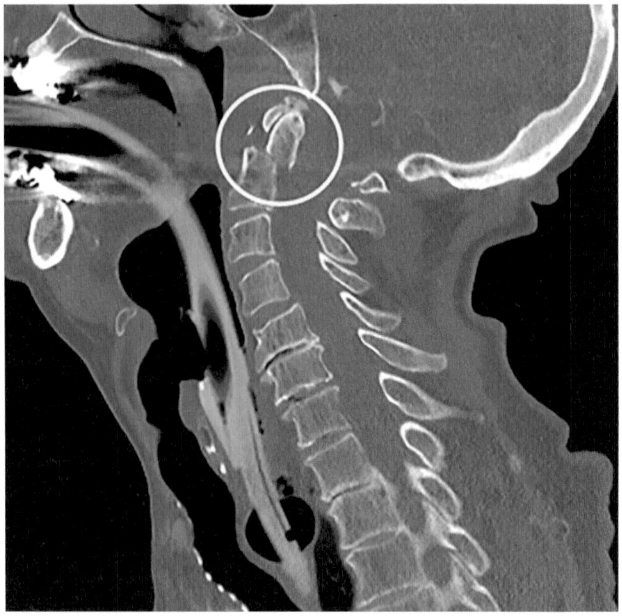

Abb. 3.10 Sagittales CT eines intubierten Patienten nach Sturz auf den Kopf. Es zeigt sich eine Fraktur des Dens axis (Typ Anderson II) (Kreismarkierung)

insuffizienz betroffen, wobei die Prävalenz mit dem Alter stetig zunimmt [18]. Nichtsdestotrotz konnte 2010 in einer Arbeit gezeigt werden, dass das Alter keinen unabhängigen Risikofaktor für eine kontrastmittelinduzierte Nephropathie darstellt [32]. Dementsprechend empfiehlt das American College of Radiology die Erhebung des Serumkreatininspiegels vor Gabe jodhaltiger Kontrastmittel bei über 60-Jährigen, merkt jedoch an, dass erhöhte Serumkreatininwerte keine absolute Kontraindikation darstellen [42].

Gemäß aktueller Empfehlungen, u. a. der European Society of Urogenital Radiology, sollte bei Patienten mit einer eingeschränkten glomerulären Filtrationsrate (GFR) zwischen 30 und 59 mg/ml vor und nach einer i. v. Kontrastmittelapplikation eine moderate Hydrierung erfolgen (Cave: vorhandene Herzinsuffizienz?) [42]. In jedem Fall gilt es jedoch, Nutzen und Risiko individuell und sorgfältig abzuwägen.

▶ **Merke** Durch Reduktion der Dosis des Kontrastmittels lässt sich das Risiko einer kontrastmittelinduzierten Nephropathie eindämmen.

Bei Frakturen des Beckens ist bei alterstraumatologischen Patienten in 89–94 % der Fälle eine aktive Blutung in der Angiografie nachweisbar, bei jungen Patienten nur in 50–52 % der Fälle [45].

Aufgrund der oftmals vorbestehenden Osteoporose ist häufig nicht einmal ein Sturzereignis notwendig, damit der fragile Knochen älterer Patienten bricht [27]. Diese Patienten stellen sich in der Notaufnahme zumeist mit progredienten Beschwerden oder mit einem plötzlichen Schmerzeintritt vor, wobei manchmal eine Bewegung als Auslöser genügt hat. Hier liegt ein besonderes Augenmerk auf den Frakturen der Wirbelkörper, die den Patienten, wie dargelegt, progrediente Rückenschmerzen bereiten und im konventionellen Röntgenbild häufig nur unzulänglich beurteilt werden können (Abb. 3.11). Im Bereich des Beckens sind Insuffizienzfrakturen häufig nur gering disloziert und mithilfe konventioneller Röntgenuntersuchungen kaum zu detektieren (Abb. 3.12). Doch auch in der CT-Aufnahme werden diese Frakturen aufgrund der aufgezeigten Umstände nicht selten übersehen (Abb. 3.13), weswegen Patienten mit persistierenden Beschwerden und Mobilitätseinschränkung zügig einer MRT (Abb. 3.14) oder DECT zugeführt werden sollten. Diese Methoden machen das Knochenmarködem sichtbar, das als indirektes Frakturzeichen den frischen Bruch erkennen lässt (Abb. 3.15).

Für den Traumatologen stellt sich in solchen Fällen die Frage nach dem Frakturalter, da dieses die Wahl der Therapie maßgeblich beeinflusst (Abb. 3.16) [42]. Ob es sich um frische oder ältere Frakturen handelt, kann jedoch nur mithilfe aufwendiger Untersuchungen festgestellt werden, die im Notfallbetrieb nur bei ausgewählten, sehr dringlichen Indikationen zur Verfügung stehen. Diese Knappheit bedingt leider oft eine Verzögerung der adäquaten Therapie alterstraumatologischer Patienten. Die DECT gewinnt in der Alterstraumatologie daher zunehmend an Bedeutung (Abb. 3.17) [38]. Bei diesem Verfahren werden 2 verschiedene Energiespektren in einem Scan erfasst, wodurch ein Knochenmarködem zur Darstellung kommen kann [38]. Die Strahlenexposition ist dabei kaum höher als bei konventionellen CTs und durch eine Untersuchung können 2 Modalitäten zusammengeführt werden, was die Zeit bis zur Diagnosestellung verkürzt, den Patienten schnell eine adäquate Therapie zukommen lässt und Ressourcen spart [13, 38].

3.6 Funktionsanalysen bei alterstraumatologischen Patienten

In Fällen, in denen radiologische Schnittbildverfahren wie die CT/MRT bzw. DECT keine ausreichenden Informationen über die Stabilität einer bestimmten Region des Skeletts (beispielsweise der Wirbelsäule) liefern, können Funktionsanalysen weitere Informationen geben. Bei einer ankylosierten Wirbelsäule des alterstraumatologischen Patienten, v. a. nach Hyperextensionstraumata, treten z. B. öfter diskoligamentäre Verletzungen (Abb. 3.18) auf als in einer Vergleichsgruppe jüngerer Patienten. Hier wird neben etwaigen umgebenden Hämatomen die Stabilität bestimmter Segmente überprüft, am Beispiel der HWS etwa in Neutralstellung sowie in In-/Reklination [42]. Auch können Belastungsaufnahmen im Stehen wichtige Informationen über die Stabili-

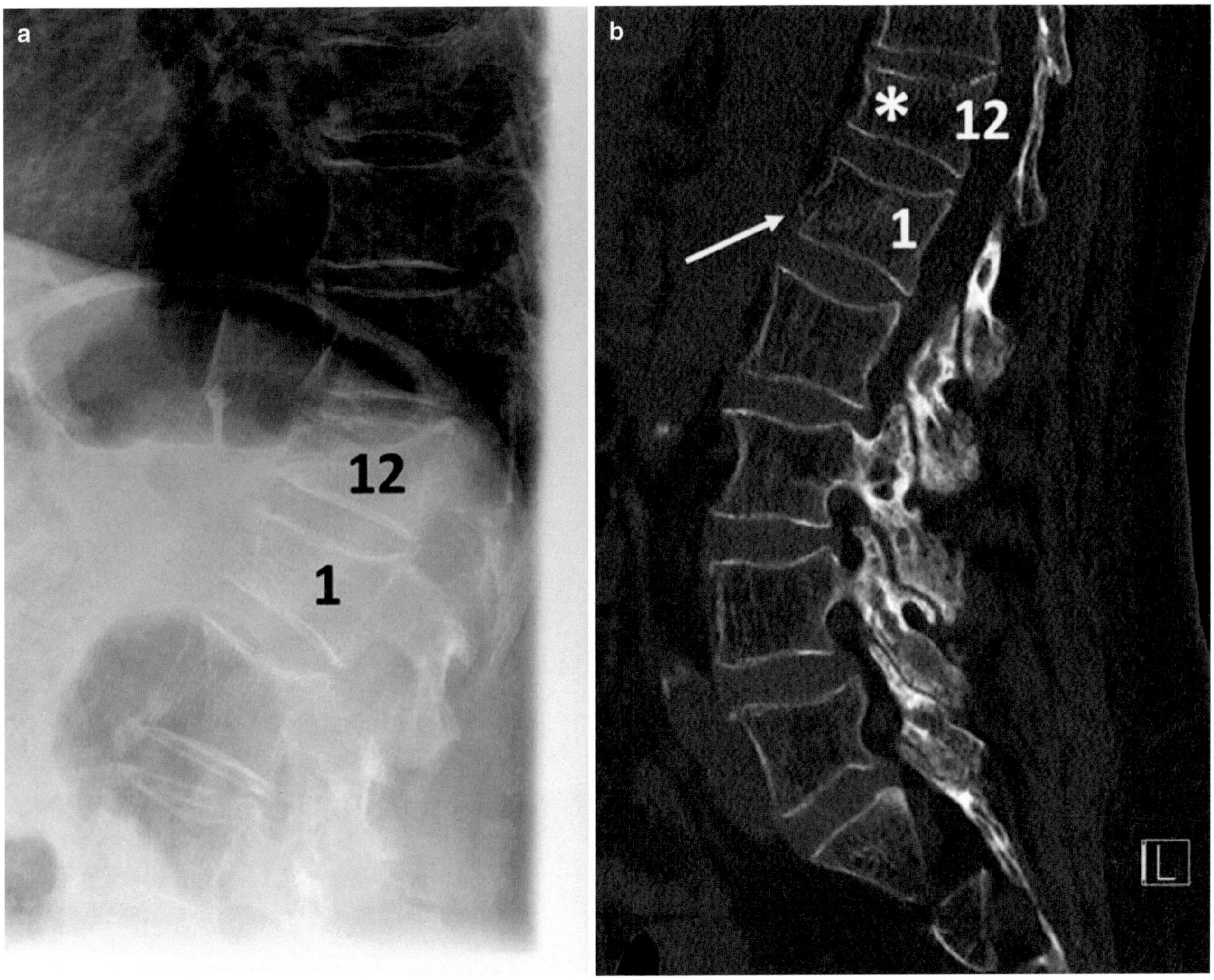

Abb. 3.11 **a** Röntgen einer LWS im seitlichen Strahlengang: Es zeigen sich multiple degenerative Veränderungen sowie Wirbelkörperhöhenminderungen am 12. Brust- (BWK 12) und 1. Lendenwirbelkörper (LWK 1), wobei keine eindeutige Frakturlinie abzugrenzen ist. **b** Sagittaler CT-Schnitt der LWS derselben Patientin, in dem sich die frische Fraktur der Vorderkante an LWK 1 (*Pfeil*) zeigt, BWK 12 (Stern)

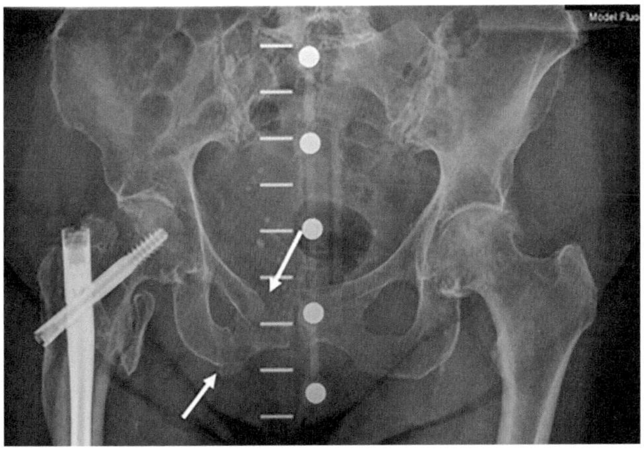

Abb. 3.12 Beckenübersicht einer Patientin nach Sturz auf die rechte Hüfte und das Gesäß. Es kommen Frakturen des Ramus superior et inferior ossis pubis rechts zur Darstellung (*Pfeile*). Der hintere Beckenring ist wegen der Darmgasüberlagerungen jedoch nicht suffizient beurteilbar

tät von Frakturen im Bereich der Wirbelsäule und der Extremitäten liefern.

Die Ganganalyse mit Wearables (Einlegesohlen, die über Drucksensoren das Gangmuster aufzeichnen) stellt ebenfalls ein vielversprechendes neues Diagnostikum dar, das sich derzeit jedoch noch in der Entwicklung befindet. Durch die Verwendung dieser neuartigen Technologien kann die Praktikabilität der klinischen Ganganalyse deutlich verbessert und der Aufwand im Umkehrschluss reduziert werden. Deshalb wird diese Methode an großen Zentren mittlerweile auch im klinischen Alltag zu diagnostischen Zwecken erprobt. Erste klinische Untersuchungen zeigen, dass das Gangmuster auch Rückschlüsse auf die FFP-Klassifikation bei Patienten mit Beckeninsuffizienzfraktur erlaubt (Abb. 3.19) [10]. Durch die Kombination der Bildgebung mit diesem neuen klinischen Tool werden außerdem weniger Beckeninsuffizienzfrakturen übersehen [37]. Zukünftig könnte durch die Verwendung derartiger mobiler Druck-

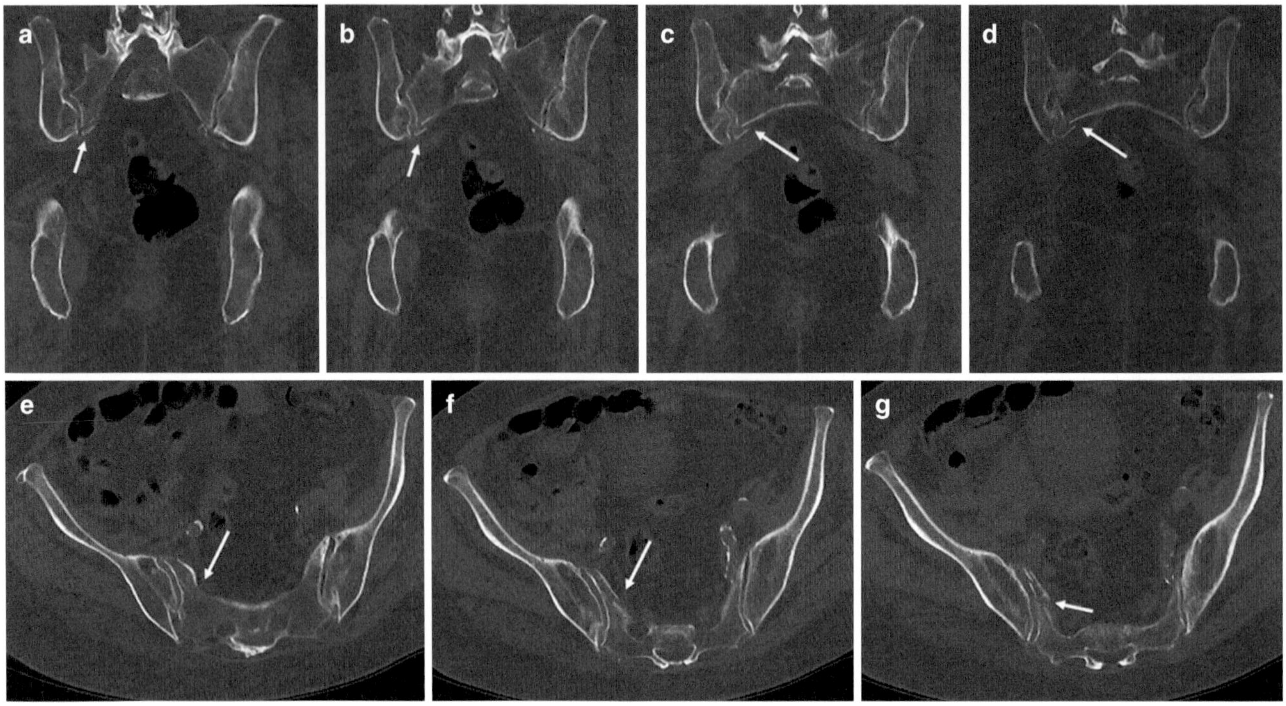

Abb. 3.13 In der oberen Reihe sind koronare (**a**–**d**), in der unteren Reihe axiale CT-Schnitte (**e**–**g**) durch das Becken einer Patientin zu sehen. Der *Pfeil* markiert die rechtsseitige Sakrumfraktur

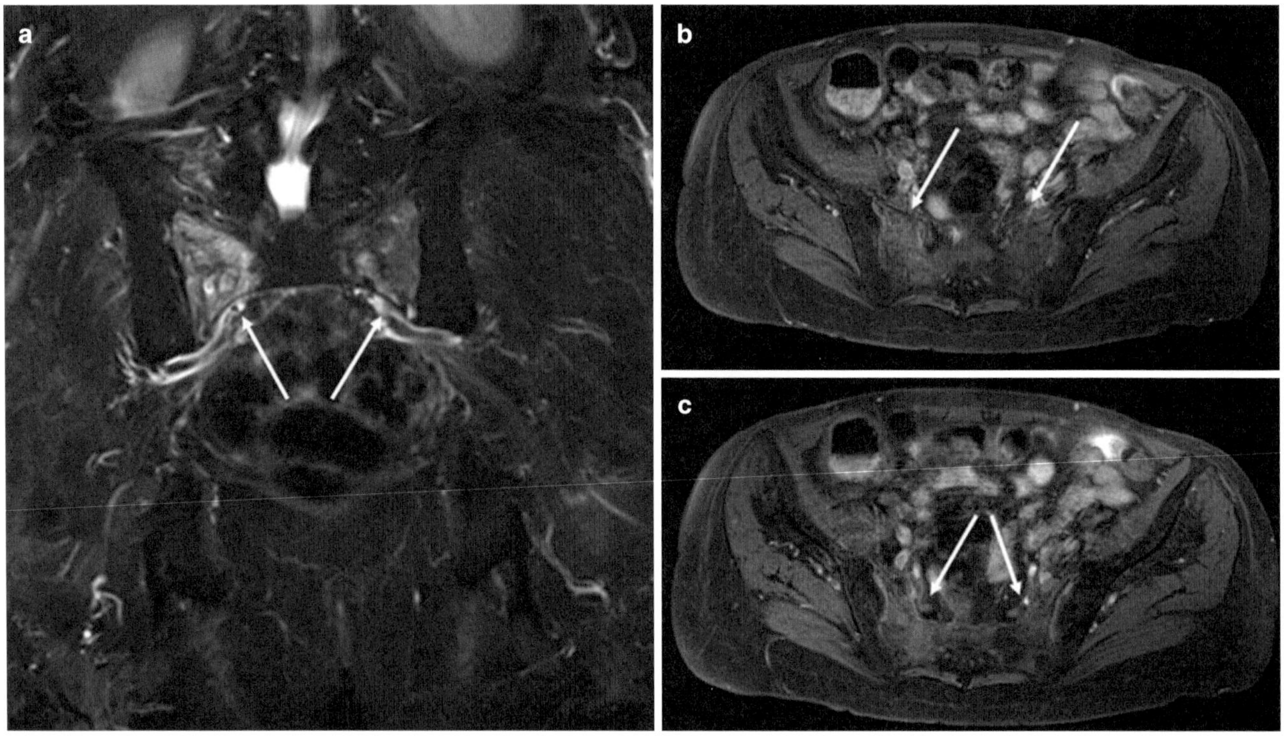

Abb. 3.14 T2-gewichtete, fettsupprimierte MRT-Schnitte (**a** koronar; **b**, **c** axial) durch das Becken einer Patientin. Die *Pfeile* markieren das beidseitige Knochenmarködem im Bereich der Ala ossis sacri, im Sinne einer beidseitigen Sakrumfraktur

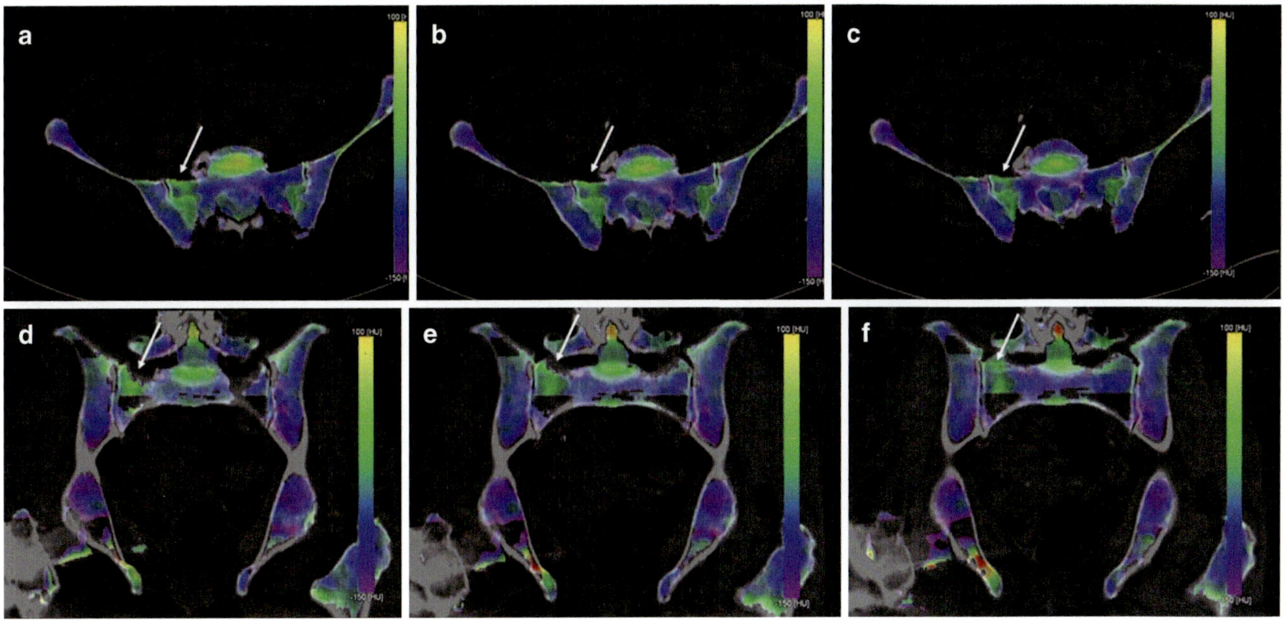

Abb. 3.15 DECT-Schnitte (**a–c** axial, **d–f** koronar) durch das Becken eines Patienten. Das Knochenmarködem im Bereich der Massa lateralis rechts (*Pfeile*) ist grün zu sehen

detektoren ggf. auch eine bessere Abwägung zwischen den Therapieoptionen getroffen werden.

3.7 Prävention von Folgefrakturen

Von großer Bedeutung in der alterstraumatologischen Patientenbetreuung ist neben der Frakturbehandlung die Osteoporosediagnostik und -therapie. Die ökonomische Belastung durch osteoporotische Frakturen in der Europäischen Union wurde 2013 mit 37 Mrd. Euro beziffert und wird schätzungsweise bis 2025 um 25 % steigen [17].

Von der World Health Organization (WHO) ist die DXA der lumbalen Wirbelsäule und des proximalen Femurs der empfohlene Standard zur Ermittlung der Knochendichte. Hierbei wird der T-Wert als Standardabweichung zu einer Referenzpopulation abgebildet, die durch Summation der Knochendichte (in g/cm^2) von trabekulärem und kortikalem Knochen berechnet wird [29].

Nach Definition der WHO muss beim Vorliegen einer Osteoporose der Messwert bei der Knochendichtemessung mindestens 2,5 Standardabweichungen unter dem Durchschnittswert einer 30-jährigen, geschlechtsgleichen, gesunden Vergleichspopulation liegen. Der T-Wert muss also –2,5 oder weniger betragen. Bei T-Werten zwischen –1 und –2,5 spricht man von einer geminderten Knochendichte, einer Osteopenie. Bei T-Werten unter –2,6 besteht wegen des deutlich geminderten Mineralsalzgehalts im Knochen ein erhöhtes Frakturrisiko.

Wichtig ist jedoch, dass nicht allein der T-Wert entscheidend für die Einleitung einer spezifischen Osteoporosetherapie ist, sondern auch die Berücksichtigung osteologisch relevanter Risikofaktoren. Bei Patienten, die eine Glukokortikoidtherapie erhalten, muss die T-Wert-Schwelle z. B. bei einer Prednisolondosis von >7,5 mg/Tag um 1 angehoben und eine Therapie ggf. deutlich früher initiiert werden. Eine Übersicht ist in Tab. 3.1 dargestellt. Um zu vermeiden, dass mit steigendem Lebensalter die Knochendichte von immer mehr Patienten fälschlicherweise als pathologisch angesehen wird, wird zusätzlich zum T-Wert der Z-Wert angegeben, der sich auf eine gleichgeschlechtliche und gleichaltrige Referenzpopulation bezieht.

Wegen der 2-Dimensionalität ist diese Untersuchungsmodalität jedoch mit einigen Nachteilen verbunden: So führen osteophytäre Anbauten oder eine Mehrsklerosierung häufig zu falsch hohen T-Werten, was eine Osteoporose verschleiern kann [29]. Hier bietet die HR-pQCT Vorteile, da diese eine Unterscheidung zwischen trabekulärem und kortikalem Knochen ermöglicht. So kann eine Osteoporose bei postmenopausalen Frauen, die anfänglich vorwiegend den trabekulären Knochen betrifft, durch das HR-pQCT deutlich besser beurteilt werden als durch eine DXA, wenngleich die HR-pQCT nach aktuellen Leitlinien nicht zur Osteoporosediagnostik zugelassen ist [12, 29].

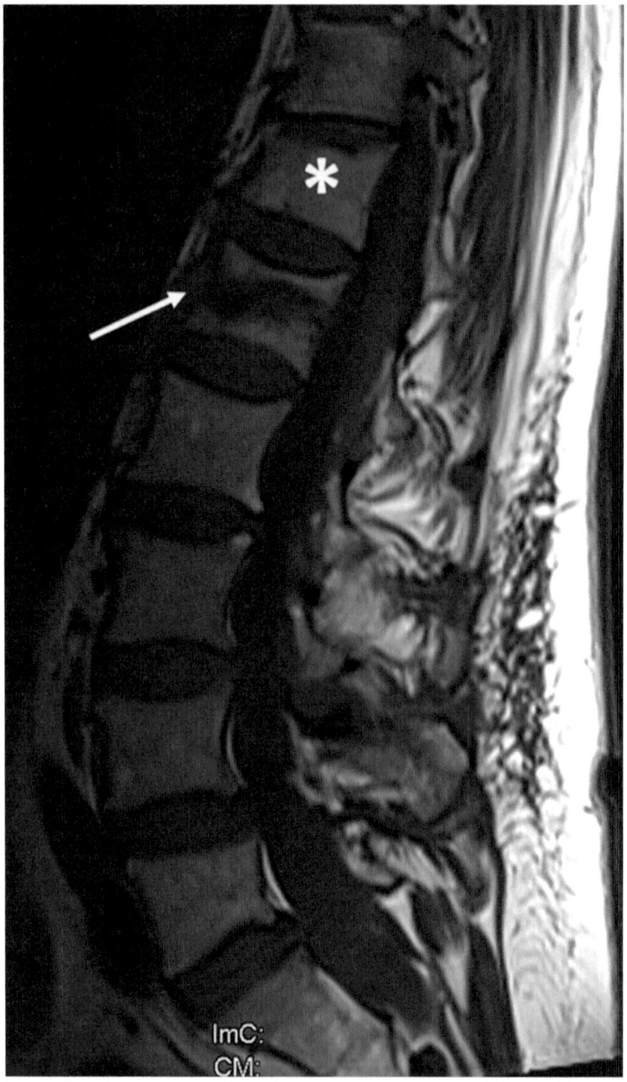

Abb. 3.16 Sagittaler MRT-Schnitt (T1-gewichtet) der LWS der Patientin aus Abb. 3.5. Es wird ersichtlich, dass nicht nur die Vorderkante von LWK 1 (*Pfeil*) betroffen ist, sondern das Frakturödem bis an die Hinterkante heranreicht. In der Regel stellt sich das Alter der Frakturen jedoch am besten in der Short-τ-Inversion-Recovery- (STIR-) oder fettsupprimierten T2-Sequenz dar. Des Weiteren zeigt sich keine Signalalteration in BWK 12 (*Stern*), was dafür spricht, dass diese Wirbelkörperhöhenminderung keiner frischen Fraktur zuzuordnen ist

3.8 Beispiel aus der Praxis

Der Rettungsdienst stellt eine 87-jährige Patientin mit Verdacht auf Schenkelhalsfraktur in der Notaufnahme vor, die zu Hause über eine Türschwelle gestolpert und auf das Gesäß und die rechte Hüfte gestürzt war. Die körperliche Untersuchung ergab eine freie Beweglichkeit beider Hüftgelenke, einen Stauchungsschmerz in der rechten Hüfte und einen Druckschmerz im Bereich der rechten Leiste sowie dorsalseitig über dem rechten Sakrum/Iliosakralgelenk (ISG). Die periphere Durchblutung, Motorik und Sensibilität waren ubiquität intakt.

In der Röntgendiagnostik (Abb. 3.20) zeigte sich eine Fraktur des Ramus inferior ossis pubis rechts, der anfängliche klinische Verdacht auf eine Schenkelhalsfraktur konnte ausgeräumt werden. Zum Ausschluss einer begleitenden Fraktur des hinteren Beckenrings wurde dann eine CT (Abb. 3.21) durchgeführt, in der dieser zunächst ebenfalls ausgeräumt wurde.

Somit entsprach die Verletzung der Patientin einer FFP I (unilaterale Verletzung des vorderen Beckenrings ohne Verletzung des hinteren Beckenrings). Zur analgetischen Therapie und Mobilisierung wurde die Patientin auf eine alterstraumatologische Station aufgenommen. Im Verlauf wurde eine Ganganalyse mit Wearables durchgeführt. Dabei zeigte sich ein für eine FFP I untypisches Muster, das eher einer FFP II entsprach (vgl. Abb. 3.19). Daraufhin wurde eine DECT-Aufnahme veranlasst, in der eine ausgeprägte Flüssigkeitseinlagerung im Bereich der rechten Massa lateralis zu erkennen war; dieses Knochenmarködem war damit als indirektes Frakturzeichen zu werten (Abb. 3.22).

Anhand dieses Fallbeispiels wird deutlich, dass selbst eine hochauflösende CT-Bildgebung in herkömmlicher Technik Limitationen aufweist und bei persistierender Klinik eine ergänzende DECT oder MRT zum Ausschluss/Nachweis eines Knochenmarködems sinnvoll sein kann. Neuartige Funktionsanalysen, z. B. die Ganganalyse mit Einlegesohlen, können wichtige Befunde beitragen, die durch eine herkömmliche Schnittbildgebung nicht zu erheben sind, und damit die Diagnosestellung unterstützen [10, 37].

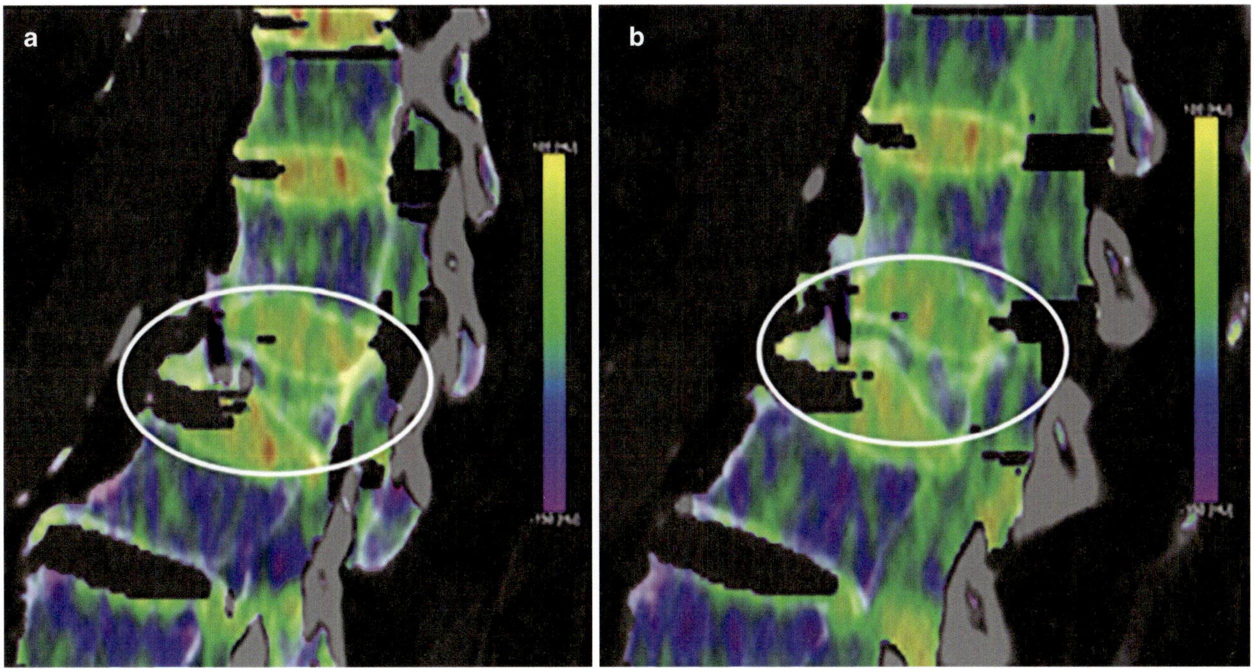

Abb. 3.17 **a**, **b** Sagittale DECT einer frischen Wirbelkörperfraktur. Das Knochenmarködem kommt grün zur Darstellung (Kreismarkierung)

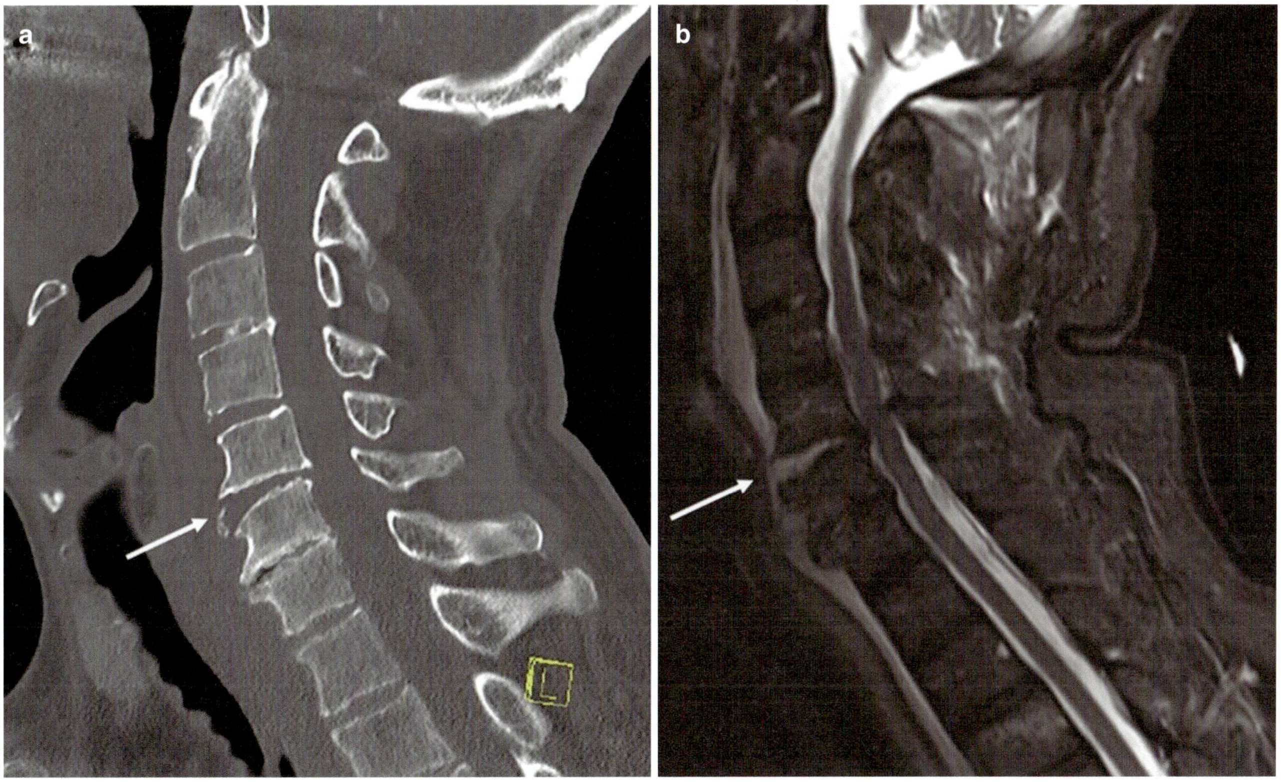

Abb. 3.18 Sagittaler CT- (**a**) und MRT-Schnitt (**b**, STIR-Sequenz). Der *Pfeil* markiert ein erweitertes Bandscheibenfach zwischen dem 5. und 6. Halswirbelkörper (HWK 5 und 6) in der CT und eine Signalalteration in diesem Bereich in der MRT. Dies spricht für eine frische Zerreißung des vorderen Längsbands sowie der Bandscheibe

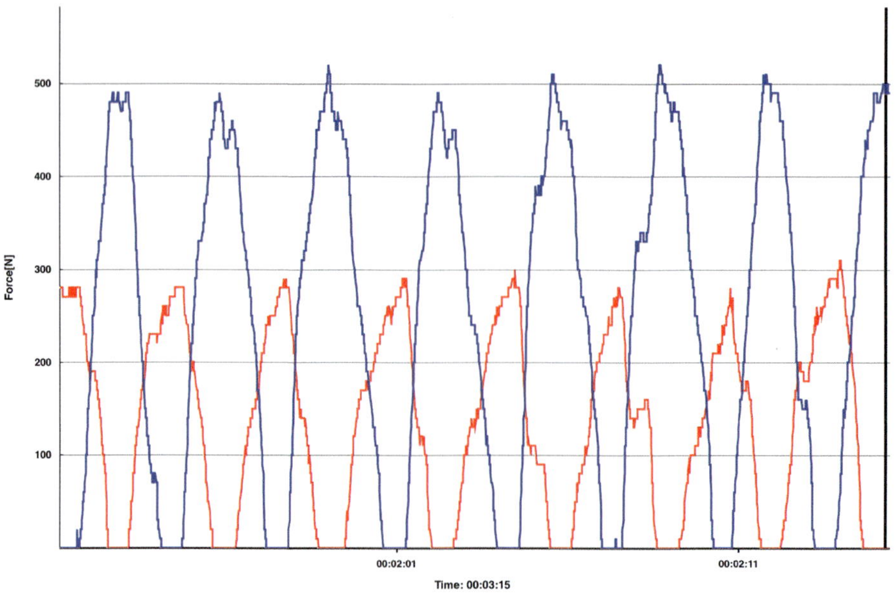

Abb. 3.19 Ausschnitt aus der Ganganalyse einer 87-jährigen Patientin. Blau ist die gesunde und rot die frakturierte Seite dargestellt, die weniger belastet wird. Kraft (Force) in Newton auf der Ordinate aufgetragen; die Zeit auf der Abszisse [10]

Tab. 3.1 Einteilung der Osteoporosestadien nach T-Wert und dem Vorhandensein von Frakturen (modifiziert nach [22])

Grad	T-Wert	Frakturen	Klassifikation
	+1 bis –1	Keine	Normal
0	–1 bis –2,5	Keine	Osteopenie
1	<2,5	Keine	Präklinische Osteoporose
2	<2,5	1–3 Wirbelkörperfrakturen	Manifeste Osteoporose
3	<2,5	Multiple Wirbelkörperfrakturen oder extraspinale Frakturlokalisation	Fortgeschrittene Osteoporose

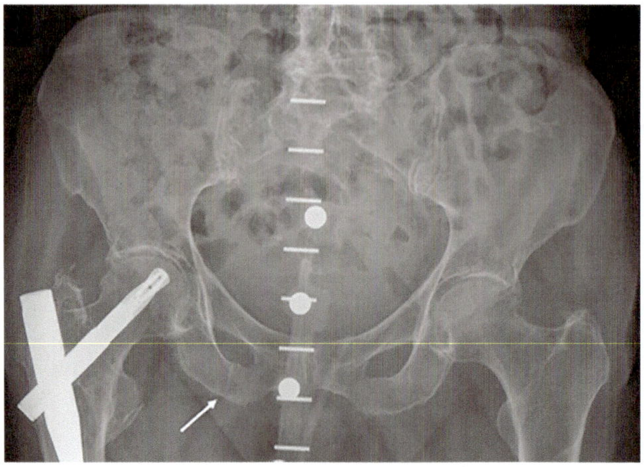

Abb. 3.20 Röntgenaufnahme der Beckenübersicht der 87-jährigen Patientin nach Sturz auf das Gesäß und die rechte Hüfte. Es zeigt sich eine Fraktur des Ramus inferior ossis pubis rechts (*Pfeil*), bei einliegendem Marknagel und knöcherner Konsolidierung einer Fraktur am proximalen Femur [10]

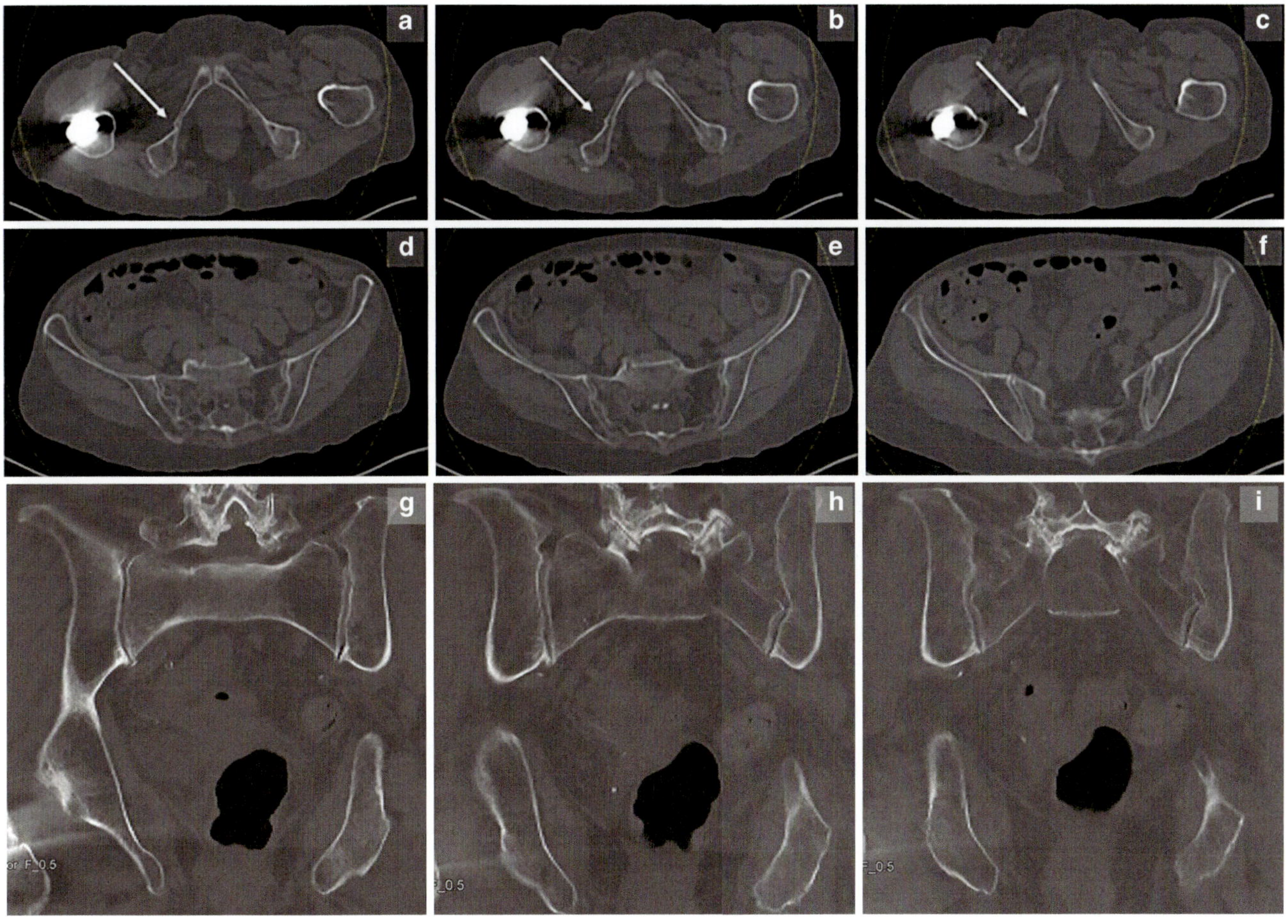

Abb. 3.21 Axiale (**a–f**) und koronare (**g–i**) CT-Schnitte durch das Becken der 87-Jährigen nach Sturz auf das Gesäß und die rechte Hüfte. Es zeigt sich eine Fraktur des Ramus inferior ossis pubis (**a–f**) rechts (*Pfeile*), jedoch keine Fraktur am hinteren Beckenring (**g–i**) [10]

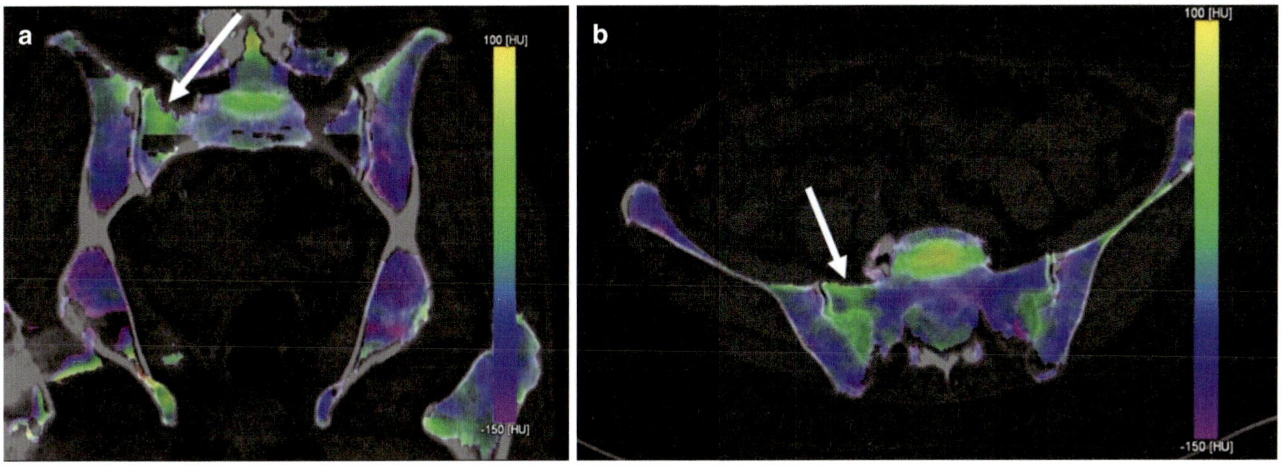

Abb. 3.22 Koronarer (**a**) und axialer (**b**) DECT-Schnitt der 87-Jährigen. Es zeigt sich ein deutliches Knochenmarködem im Bereich der rechten Massa lateralis (grün, *Pfeile*), das als indirektes Frakturzeichen zu werten ist [10]

Literatur

Ausgewählte Übersichtsarbeiten und Monografien

1. Liener UC, Becker B, Rapp K (2018) Weißbuch Alterstraumatologie. Kohlhammer, Stuttgart

Zitierte Originalarbeiten

2. AltersTraumaZentrum DGU. [cited 2020 September 06]. http://www.alterstraumazentrum-dgu.de/de/ueber_uns.html. Zugegriffen am 06.09.2020
3. Beaudart C, McCloskey E, Bruyére O, Cesari M, Rolland Y, Rizzoli R, de Carvalho IA, Thiyagarayan JA, Baumans I, Bertière MC, Brandi ML, Al-Daghri NM, Burlet N, Cavalier E, Cerreta F, Cherubini A, Fielding R, Gielen E, Landi F, Petermans J, Reginster J-Y, Visser M, Kanis J, Cooper C (2016) Sarcopenia in daily practice: assessment and management. BMC Geriatr 16:170
4. Bryant DM et al (2009) Selection of outcome measures for patients with hip fracture. J Orthop Trauma 23(6):434–441
5. Bub LD et al (2005) Cervical spine fractures in patients 65 years and older: a clinical prediction rule for blunt trauma. Radiology 234(1):143–149
6. Compston JE, McClung MR, Leslie WD (2019) Osteoporosis. Lancet 393:364–376
7. Della Rocca GJ, Leung KS, Pape HC (2011) Periprosthetic fractures: epidemiology and future projections. J Orthop Trauma 25(Suppl 2):S66–S70
8. Dezfuli B et al (2016) Outcomes of reverse total shoulder arthroplasty as primary versus revision procedure for proximal humerus fractures. J Shoulder Elb Surg 25(7):1133–1137
9. Duncan CP, Haddad FS (2014) The Unified Classification System (UCS): improving our understanding of periprosthetic fractures. Bone Joint J 96-B(6):713–716
10. Fleischhacker E, Gleich J, Hesse E, Bücking B, Liener UC, Neuerburg C (2021) Individuelle besonderheiten bei hochbetagten patienten mit fragilitätsfrakturen. Radiologe 61(12):1107–1114. https://doi.org/10.1007/s00117-021-00928-x
11. Gausepohl T, Gick S, Heck S, Pennig D (2019) Frakturen des osteoporotischen Knochens: intramedulläre Augmentation und Hybridosteosynthese. Unfallchirurg 122:596–603
12. Grampp S et al (1997) Comparisons of noninvasive bone mineral measurements in assessing age-related loss, fracture discrimination, and diagnostic classification. J Bone Miner Res 12(5):697–711
13. Hackenbroch C et al (2017) Dual energy CT - a novel technique for diagnostic testing of fragility fractures of the pelvis. Z Orthop Unfall 155(1):27–34
14. Hagel A, Siekmann H, Delank KS (2014) Periprosthetic femoral fracture – an interdisciplinary challenge. Dtsch Arztebl Int 111(39):658–664
15. Hawley S et al (2016) Clinical effectiveness of orthogeriatric and fracture liaison service models of care for hip fracture patients: population-based longitudinal study. Age Ageing 45(2):236–242
16. Henry SM et al (2002) Pelvic fracture in geriatric patients: a distinct clinical entity. J Trauma 53(1):15–20
17. Hernlund E et al (2013) Osteoporosis in the European Union: medical management, epidemiology and economic burden. A report prepared in collaboration with the International Osteoporosis Foundation (IOF) and the European Federation of Pharmaceutical Industry Associations (EFPIA). Arch Osteoporos 8:136
18. Hill NR et al (2016) Global prevalence of chronic kidney disease - a systematic review and meta-analysis. PLoS One 11(7):e0158765
19. Hu R, Mustard CA, Burns C (1996) Epidemiology of incident spinal fracture in a complete population. Spine (Phila Pa 1976) 21(4):492–499
20. Ikpeze TC et al (2016) Distal radius fracture outcomes and rehabilitation. Geriatr Orthop Surg Rehabil 7(4):202–205
21. Kang JR et al (2019) Primary reverse shoulder arthroplasty using contemporary implants is associated with very low reoperation rates. J Shoulder Elb Surg 28(6S):S175–S180
22. Kanis JA (1994) Assessment of fracture risk and its application to screening for postmenopausal osteoporosis: synopsis of a WHO report. WHO Study Group. Osteoporos Int 4(6):368–381
23. Katthagen JC et al (2018) Cement augmentation of humeral head screws reduces early implant-related complications after locked plating of proximal humeral fractures. Obere Extrem 13(2):123–129
24. Kaya N et al (2017) Treatment of geriatric proximal humerus fractures: indications and outcome. Acta Chir Orthop Traumatol Cechoslov 84(6):418–423
25. Keppler AM, Neuerburg C (2020) 84 years old, male with fall onto the buttocks: preparation for the medical specialist examination-Part 22. Unfallchirurg 124(Suppl 1):53–58
26. Krappinger D et al (2019) Inter- and intraobserver reliability and critical analysis of the FFP classification of osteoporotic pelvic ring injuries. Injury 50(2):337–343
27. Liener UCBCRK (2018) Weißbuch Alterstraumatologie (1):7–9, 15–26 und 47–70
28. Löffler MT, Sollmann N, Mei K, Valentinitsch A, Noël PB, Kirschke JS, Baum T (2020) X-ray-based quantitative osteoporosis imaging at the spine. Osteoporos Int 31:233–250
29. Lotzien S, Hoberg C, Hofmann MF, Schilldhauer TA (2019) Clinical outcome and quality of life of patients with periprosthetic distal femur fractures and retained total knee athroplasty treated with polyaxial locking plates: a single-center experience. Eur J Orthop Surg Traumatol 29:189–196
30. Maus U, Böcker W, Schultz K, Maier GS, Weber L, Hesse E (2019) Bedeutung osteoporosebedingter Frakturen für den Patienten. Unfallchirurg 122:750–754
31. McCloskey E, Rathi J, Heijmans S, Blagden M, Czerwinski E, Hadji P, Payer J, Palmer K, Stad R, O'Kelly J, Papapoulos S (2021) The osteoporosis treatment gap in patients at risk of fracture in European primay care: a multi-country cross-sectional observational study. Osteoporos Int 32(2):251–259. https://doi.org/10.1007/s00198-020-05557-z
32. McGillicuddy EA et al (2010) Contrast-induced nephropathy in elderly trauma patients. J Trauma 68(2):294–297
33. Meinberg E et al (2018) Fracture and Dislocation Classification Compendium—2018. J Orthop Trauma 32(Suppl 1):S1–S170
34. Neer CS 2nd (1970) Displaced proximal humeral fractures. I. Classification and evaluation. J Bone Joint Surg Am 52(6):1077–1089
35. Oberkircher L, Ruchholtz S, Rommens PM, Hofmann A, Bücking B, Krüger A (2018) Osteoporotic pelvic fractures. Dtsch Arztebl Int 115:70–80
36. Palm HG, Lang P, Hackenbroch C, Sailer L, Friemert B (2020) Dual-energy CT as an innovative method for diagnosing fragility fractures of the pelvic ring: a retrospective comparison with MRI as the gold standard. Arch Orthop Trauma Surg 140(4):473–480
37. Pfeufer D et al (2020) Load-bearing detection with insole-force sensors provides new treatment insights in fragility fractures of the pelvis. J Clin Med 9(8):63–72
38. Plass D et al (2014) Trends in disease burden in Germany: results, implications and limitations of the Global Burden of Disease study. Dtsch Arztebl Int 111(38):629–638

39. Prestmo A et al (2015) Comprehensive geriatric care for patients with hip fractures: a prospective, randomised, controlled trial. Lancet 385(9978):1623–1633
40. Raunest J et al. (2001) Morbidity and mortality in para-articular femoral fractures in advanced age. Results of a prospective study. Unfallchirurg, 104(4):325–332
41. Rommens PM, Hofmann A (2013) Comprehensive classification of fragility fractures of the pelvic ring: Recommendations for surgical treatment. Injury 44(12):1733–1744
42. Sadro CT et al (2015) Geriatric trauma: a radiologist's guide to imaging trauma patients aged 65 years and older. Radiographics 35(4):1263–1285
43. Schnake KJ et al (2018) Classification of osteoporotic thoracolumbar spine fractures: recommendations of the spine section of the german society for orthopaedics and trauma (DGOU). Global Spine J 8(2 Suppl):46S–49S
44. Shane E et al (2014) Atypical subtrochanteric and diaphyseal femoral fractures: second report of a task force of the American Society for Bone and Mineral Research. J Bone Miner Res 29(1):1–23
45. Velmahos GC et al (2002) A prospective study on the safety and efficacy of angiographic embolization for pelvic and visceral injuries. J Trauma 53(2):303–308; discussion 308

Spezielle Aspekte bei pathologischen Frakturen

4

Felix Wünnemann, Marc-André Weber und Christoph Rehnitz

Inhaltsverzeichnis

4.1 Vorbemerkung

M.-A. Weber und T. Mittlmeier

Ätiologisch kann man (klassische) traumatische Frakturen, bei denen es durch ein direkt oder indirekt wirkendes, adäquates Trauma am gesunden Knochen zur Frakturausbildung kommt, von atraumatischen Frakturen, die ohne adäquates Trauma entstehen, abgrenzen. In der Literatur ist die Nomenklatur der atraumatischen Frakturen uneinheitlich geregelt. Am häufigsten werden die atraumatischen in pathologische Frakturen, Stressfrakturen sowie die atypische Femurfraktur unterteilt [60].

Als pathologische Fraktur bezeichnet man im Allgemeinen eine Fraktur, die in einem Knochen mit (typischerweise fokal) verminderter Knochenqualität, die unterschiedlicher Pathogenese sein kann, aufgrund eines inadäquaten Traumas oder spontan auftritt [25]. Da aber die Terminologie der pathologischen Frakturen in der Literatur nicht einheitlich ist, haben wir uns im Rahmen dieses Kompendiums mit den Kapitelautoren auf folgende Definition geeinigt: Der Begriff „pathologische Fraktur" steht für eine Fraktur bei fokalen benignen oder neoplastischen Knochenveränderungen. Häufige Ursachen für pathologische Frakturen sind Knochenmetastasen, Plasmazellneoplasien und Knochenzysten (juvenil oder aneurysmatisch) [60]. Osteoporose führt gemäß unserer Konsensbildung damit zu Insuffizienzfrakturen (als Unterform der Stressfrakturen) und nicht zu pathologischen Frakturen [56].

Eine äußerst wichtige Aufgabe des Radiologen ist es, den Verdacht auf eine pathologische Fraktur zu äußern, die manchmal die erste Manifestation einer malignen Grunderkrankung

F. Wünnemann (✉)
Diagnostische und Interventionelle Radiologie, Universitätsklinikum Heidelberg, Heidelberg, Deutschland

Institut für Diagnostische & Interventionelle Radiologie und Neuroradiologie, Helios Dr. Horst Schmidt Kliniken, Wiesbaden, Deutschland
e-mail: felix.wuennemann@heliosgesundheit.de

M.-A. Weber
Institut für Diagnostische und Interventionelle Radiologie, Kinder- und Neuroradiologie, Universitätsmedizin Rostock, Rostock, Deutschland
e-mail: marc-andre.weber@med.uni-rostock.de

C. Rehnitz
Diagnostische und Interventionelle Radiologie, Universitätsklinikum Heidelberg, Heidelberg, Deutschland
e-mail: christoph.rehnitz@med.uni-heidelberg.de

© Springer-Verlag GmbH Deutschland, ein Teil von Springer Nature 2023
M.-A. Weber, T. Mittlmeier (Hrsg.), *Kompendium bildgebende Frakturdiagnostik*,
https://doi.org/10.1007/978-3-662-63602-2_4

sein kann. Kriterien, die klinisch und röntgenologisch für das Vorliegen einer pathologischen Fraktur sprechen sind folgende: kein adäquates Trauma, bekanntes Tumorleiden, begleitende osteolytische oder osteoplastische Knochenveränderungen, begleitende kortikale Destruktionen über den Frakturspalt hinaus, endosteale Kortikalisausdünnung, diskontinuierliche komplexe Periostreaktionen, begleitende weichteilige Raumforderung, Änderung der Binnenmatrix des Knochens [22, 60].

Die Magnetresonanztomografie (MRT) ist die Modalität, die am besten zur Unterscheidung zwischen pathologischen Frakturen und anderen Frakturen geeignet ist [43]. Aufgrund des exzellenten Weichteilkontrasts und der damit verbundenen Möglichkeit zur Beurteilung der die Fraktur begleitenden Knochenmarkveränderungen [22, 43] kann insbesondere in der T1-Wichtung bei pathologischen Frakturen ein homogen hypointenses Signal des Knochenmarks mit oft klar begrenzten Rändern, das durch eine fokale Osteolyse bzw. durch die infiltrative Knochenmarkverdrängung bedingt ist, detektiert werden.

Des Weiteren ist es die Aufgabe des Radiologen, pathologische Frakturen von Stressfrakturen als Überbegriff von Ermüdungs- und Insuffizienzfrakturen abzugrenzen [56]. Hier sind suffiziente klinische Informationen äußert hilfreich, da bildmorphologisch Überschneidungen bestehen, pathologische Frakturen jedoch ein stark abweichendes Management erfordern. Neben dem Patientenalter und der Anamnese (liegt eine maligne Grunderkrankung vor?) gibt die Lokalisation der Fraktur wertvolle Hinweise. Pathologische Frakturen betreffen am häufigsten den subtrochantären Femur, insbesondere nach längerfristiger Bisphosphonateinnahme, den subkapitalen Humerus und die Wirbelkörper [56]. Stressfrakturen treten hingegen häufig in für bestimmte Aktivitäten typischen Lokalisationen auf, beispielsweise der medialen Tibia beim Marathonläufer, dem Schenkelhals bei Rekruten oder dem Kalkaneus bei Sportarten mit häufigen Sprungbewegungen [43]. Auch die MRT hilft hier weiter. Bei traumatischen, aber auch bei Stressfrakturen sind die an die Fraktur angrenzenden Knochenmarkveränderungen Ausdruck eines Ödems oder einer fokalen Einblutung, die in der T1-Wichtung als inhomogener und fleckiger, mit steigendem Abstand zur Fraktur graduell abnehmender Hypointensität einhergehen [22, 43, 60].

Zusammengefasst ist die MRT am besten geeignet, um pathologische Frakturen von Stressfrakturen zu unterscheiden. Hinweise für eine pathologische Fraktur sind oft scharf begrenzte, homogen hypointense Knochenmarkveränderungen in der T1-Wichtung, die fehlende/geminderte Abgrenzbarkeit der Frakturlinie oder der Nachweis begleitender weichteiliger Raumforderungen [60].

4.2 Einleitung

Der Begriff der Fraktur ist eine Bezeichnung für eine Kontinuitätsunterbrechung eines Knochens, die aufgrund einer Belastung, die die Elastizitätsgrenze des Knochens übersteigt, entsteht [25]. Der reine Frakturbegriff ist zunächst einmal unabhängig von der Lokalisation, dem Ausmaß, der Morphologie oder der Beteiligung von kortikalem bzw. spongiösem Knochen [14, 60]. Bezüglich der Frakturätiologie kann man die (klassischen) traumatischen Frakturen, bei denen es durch direkt oder indirekt wirkende Traumata am gesunden Knochen zur Ausbildung der Diskontinuität nach oben genannter Definition kommt, von atraumatischen Frakturen, die ohne ein adäquates Trauma entstehen, abgrenzen [14, 25] (Kap. 1).

Die Nomenklatur der atraumatischen Frakturen ist in der wissenschaftlichen Literatur uneinheitlich geregelt. In den weitaus häufigsten Fällen werden die atraumatischen Frakturen jedoch in Stressfrakturen, die atypische Femurfraktur und die pathologischen Frakturen unterteilt [14, 43, 45, 48, 60]. Stressfrakturen können ihrerseits in Ermüdungsbrüche, die durch wiederkehrende und gleichbleibende Belastungen, denen z. B. Ausdauersportler ausgesetzt sind, entstehen, und Insuffizienzfrakturen unterteilt werden [43, 48, 56]. Letztere entstehen auf dem Boden eines bereits generalisiert vorgeschädigten oder geschwächten Knochens, z. B. bei Osteoporose, Störungen der Kalziumhomöostase, Kollagenstörungen wie der Osteogenesis imperfecta oder als Medikamentenfolgen (z. B. bei dauerhafter Glukokortikoid- oder Bisphosphonattherapie) [14, 43, 45, 48] (Kap. 5).

Der Begriff der pathologischen Fraktur wird in der wissenschaftlichen Literatur ebenfalls nicht einheitlich verwendet, was zu einer gewissen Unschärfe bei der Kommunikation zwischen den klinischen Partnern führen kann.

Im Allgemeinen wird der Begriff der pathologischen Fraktur verwendet, um Frakturen zu beschreiben, die ohne ein adäquates Trauma auf dem Boden einer fokalen knöchernen Neoplasie entstehen [14, 43, 48]. Zu unterstreichen ist dabei, dass der Begriff der pathologischen Fraktur keinesfalls eine maligne Genese der fokalen Vorschädigung voraussetzt, sondern auch im Rahmen gutartiger ossärer Veränderungen, beispielsweise juveniler (solitärer; Abb. 4.1) oder aneurysmatischer Knochenzysten (Abb. 4.2) verwendet werden kann [14, 31, 43, 48, 60]. Andere Autoren erweitern die Definition der pathologischen Fraktur und verwenden den Begriff auch für Frakturen, die auf dem Boden von osteomyelitischen Entzündungsprozessen entstanden sind, während wiederum andere Autoren pathologische Frakturen als fokale Sonderform der Insuffizienzfrakturen mit ihren jeweiligen Ätiologien begreifen [14]. Die Autoren diese Buchkapitels folgen der Definition, der zufolge eine pathologische Fraktur eine durch ein nicht adäquates Trauma bedingte Fraktur mit einer zugrunde liegenden fokalen, malignen oder benignen Knochensubstanzverdrängung ist [29, 43, 60].

▶ **Merke** Eine pathologische Fraktur ist eine Fraktur, die ohne adäquates Trauma auf dem Boden einer fokalen, benignen oder malignen Knochensubstanzverdrängung entsteht.

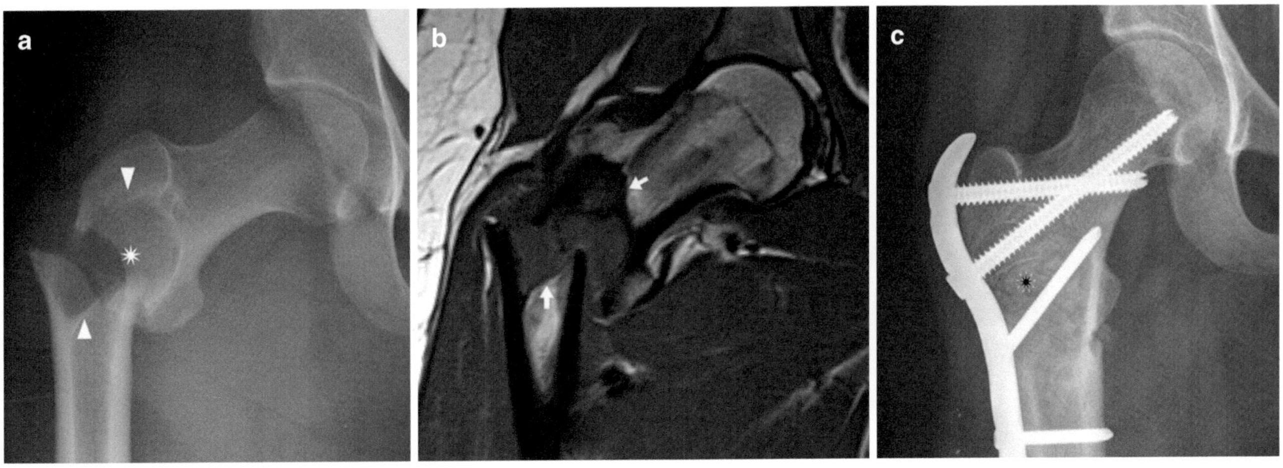

Abb. 4.1 Pathologische subtrochantäre Femurfraktur einer 20-jährigen Patientin mit solitärer (juveniler) Knochenzyste. **a** Anterior-posteriores (a. p.) Röntgenbild bei Aufnahme der Patientin nach plötzlich aufgetretenen stärksten Hüftschmerzen. Gut zu erkennen ist die Fraktur sowie die scharf begrenzte (*weiße Pfeilspitzen*) geografische Osteolyse (Lodwick 1B; *weißer Stern*). Die koronare T1-Wichtung (**b**) in der anschließend durchgeführten MRT zeigt ebenfalls eine scharf begrenzte (hypointense) Knochenmarkverdrängung (*weiße Pfeile*). **c** Postoperatives Röntgenbild nach osteosynthetischer Versorgung der Fraktur mit Spongiosaplastik des Knochendefekts (*schwarzer Stern*) [60]

4.3 Differenzialdiagnosen pathologischer Frakturen

Wie in Abschn. 4.2 erwähnt, können pathologische Frakturen sowohl auf dem Boden benigner als auch primärer oder sekundärer maligner Knochensubstanzverdrängungen entstehen (Tab. 4.1).

Bei der Abwägung der möglichen Differenzialdiagnosen für die zugrunde liegende Knochensubstanzverdrängung im Rahmen pathologischer Frakturen kommt den ossären Metastasen eine besondere Bedeutung zu, da diese die häufigsten malignen Knochentumoren sind und neben dem Plasmozytom (als singulärer Tumorform einer Plasmazellneoplasie mit Proliferation monoklonaler Plasmazellen ohne systemische Plasmazellinfiltration des Knochenmarks) bzw. dem multiplen Myelom (als diffuser bzw. multifokaler Form einer Plasmazellneoplasie) und den Knochenzysten zu den häufigsten Ursachen pathologischer Frakturen zählen [35, 43, 60]. Die Wahrscheinlichkeit, dass der pathologischen Fraktur eine ossäre Metastase zugrunde liegt, steigt dabei mit zunehmendem Alter. So ist es bei betroffenen Patienten, die 40 Jahre oder älter sind, 500 Mal wahrscheinlicher, dass eine pathologische Fraktur durch eine Metastase verursacht wird, als dass diese durch ein primäres ossäres Sarkom entsteht [12, 13, 51].

▶ **Merke** Die häufigsten Ursachen pathologischer Frakturen im Erwachsenenalter sind ossäre Metastasen, das Plasmozytom (respektive das multiple Myelom) und Knochenzysten. Bei Patienten über 40 Jahren ist es deutlich wahrscheinlicher, dass eine pathologische Fraktur durch eine Metastase verursacht wird als durch ein primäres ossäres Sarkom.

Der mit dem demografischen Wandel verbundene Anstieg des Altersdurchschnitts der Gesamtgesellschaft geht leider auch mit einer kontinuierlichen Zunahme der diagnostizierten Krebserkrankungen einher [31, 60]. Darüber hinaus führt der medizinische Fortschritt in der Behandlung onkologischer Behandlungen erfreulicherweise zu einer Verlängerung des Gesamtüberlebens bei malignen Erkrankungen. Dies dürfte in Zukunft jedoch auch zu einer Zunahme ossärer Metastasen und somit auch zu einer Zunahme pathologischer Frakturen führen [31, 34].

Das Skelettsystem zählt neben der Lunge und der Leber zu den häufigsten Metastasierungslokalisationen [18, 31, 41, 43]. Die Prävalenz ossärer Metastasen über die Gesamtheit aller Tumorerkrankungen wird in der wissenschaftlichen Literatur mit 25–50 % beziffert [18, 31, 32]. Es wird vermutet, dass zwischen 9 und 29 % aller Patienten mit ossären Metastasen schlussendlich pathologische Frakturen erleiden [60]. Darüber hinaus sind durch Metastasen bedingte pathologische Frakturen nicht selten die ersten Anzeichen einer malignen Erkrankung [21, 33, 41, 50, 53, 64]. Zu den häufigsten extraskelettalen Tumoren mit ossärer Metastasierungstendenz zählen Karzinome der Prostata, der Brust, der Lunge, der Niere und der Schilddrüse, wobei 70 % aller Knochenmetastasen durch die 3 erstgenannten Karzinome verursacht werden [18, 39, 52]. Typische Lokalisationen für ossäre Metastasen sind dabei das Wirbelsäulen- und Beckenskelett, die Rippen, das Femur und der Humerus [15].

▶ **Merke** 70 % aller Knochenmetastasen werden durch Karzinome der Prostata, der Mamma oder der Lunge verursacht.

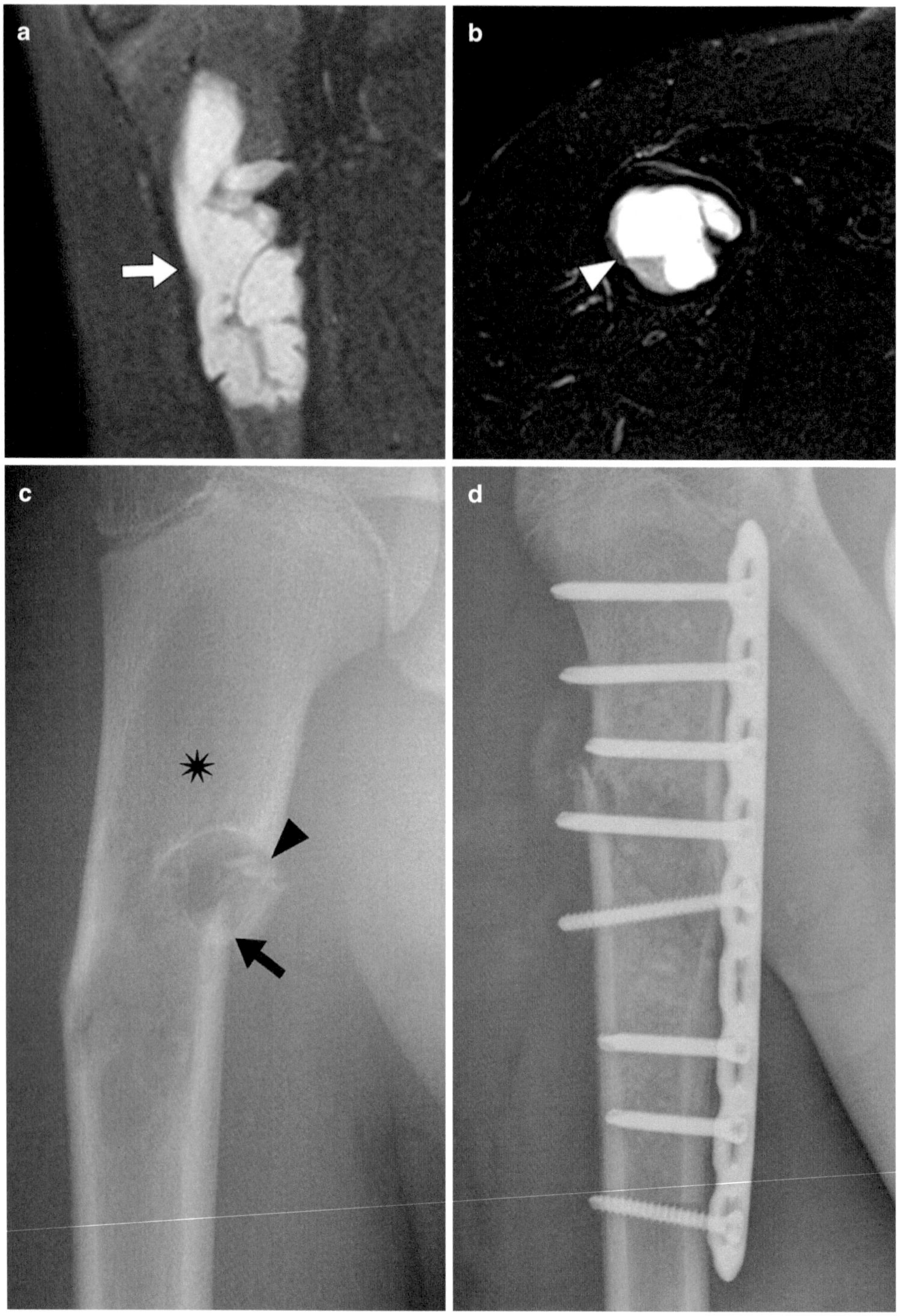

Abb. 4.2 Pathologische Humerusschaftfraktur eines 14-jährigen Patienten mit aneurysmatischer Knochenzyste. Die aneurysmatische Knochenzyste war 1 Jahr zuvor als Zufallsbefund diagnostiziert worden. Die koronare STIR-Sequenz („short-τ inversion recovery") (**a**) sowie die axiale T2-Wichtung mit Fettsättigung (**b**) des MRT, das im Rahmen der Abklärung des Zufallsbefunds durchgeführt wurde, zeigen eine multizystische Knochenmarkverdrängung am proximalen metadiaphysären Übergang (*weißer Pfeil*) mit den für die aneurysmatische Knochenzyste charakteristischen Flüssigkeitsspiegeln (*weiße Pfeilspitze*). **c** a. p. Röntgenbild bei Aufnahme mit gut abgrenzbarer Fraktur (*schwarze Pfeilspitze*), geografischer Osteolyse (*schwarzer Stern*) sowie mehreren Knochenfragmenten innerhalb der Läsion („fallen fragment sign"; *schwarzer Pfeil*). **d** Postoperatives Röntgenbild nach Osteosynthese mit 9-Loch-LCP-Platte (LCP = „locking compression plate"), Zystenausräumung und Auffüllung mit Fremdspongiosa

Wie eingangs bereits erwähnt, spielt das Patientenalter eine wichtige Rolle. So sind ossäre Metastasen im Vergleich zur erwachsenen Bevölkerung im Kindesalter bzw. in der Adoleszenz ungleich seltener. Wie im Erwachsenenalter gibt es auch bei Kindern benigne und maligne Ursachen pathologischer Frakturen. Dabei stehen die primär benignen Ursachen wie die juvenile Knochenzyste, die aneurysmatische Knochenzyste, das nicht ossifizierende Fibrom und die fibröse Dysplasie im Vordergrund, die häufig erst im Rahmen der Traumaabklärung als Zufallsbefunde diagnostiziert werden (Abb. 4.3) [20].

▶ **Merke** Die häufigsten Ursachen pathologischer Frakturen im Kindesalter sind die juvenile Knochenzyste, die aneurysmatische Knochenzyste, die fibröse Dysplasie oder das nicht ossifizierende Fibrom.

Tab. 4.1 Häufige fokale Ursachen pathologischer Frakturen

Benigne Ursachen	Maligne Ursachen
Einfache (juvenile oder solitäre) Knochenzyste	Ossäre Metastasen
Aneurysmatische Knochenzyste	Plasmozytom (respektive multiples Myelom)
Enchondrom	Primäre Sarkome des Knochens
Nicht ossifizierendes Fibrom	
Riesenzelltumor	
Fibröse Dysplasie	

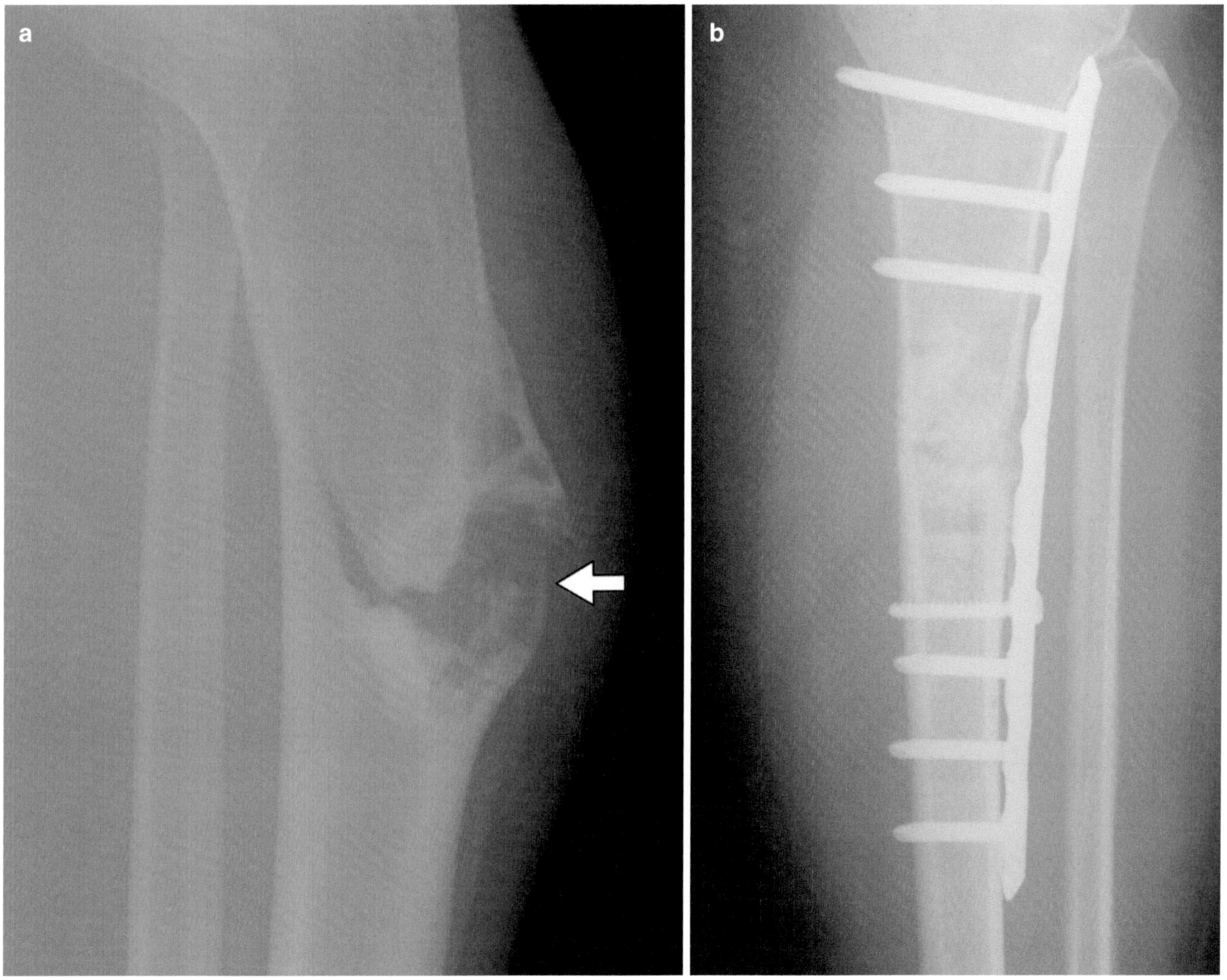

Abb. 4.3 **a** Präoperatives seitliches Röntgenbild einer 20-jährigen Patientin mit einer ad axim nach dorsal dislozierten pathologischen Fraktur. Gut zu erkennen ist die geografische, zystisch imponierende Knochensubstanzverdrängung mit sklerosiertem Randsaum (Lodwick 1B; *weißer Pfeil*). **b** Postoperatives a.–p. Röntgenbild nach Plattenosteosynthese. Die histopathologische Begutachtung des intraoperativ gewonnen Gewebematerials ergab eine osteofibröse Dysplasie (Campanacci) der Tibia (kortikale Variante der fibrösen Dysplasie)

4.4 Klinischer Workflow bei pathologischen Frakturen

In Bezug auf das Management pathologischer Frakturen kommt der Radiologie eine wichtige Rolle zu. Sie dient einerseits der Sicherung der Frakturdiagnose und kann sowohl einen entscheidenden Betrag zur differenzialdiagnostischen Abgrenzung zwischen den atraumatischen Frakturformen leisten als auch Hinweise auf die zugrunde liegende Ätiologie liefern. Darüber hinaus spielt die Umfelddiagnostik und die damit verbundene Prognoseabschätzung eine wichtige Rolle bei der Wahl des Therapiekonzepts. Im Hinblick auf die hohe Prävalenz von ossären Metastasen spielt zudem die Abschätzung der Stabilität ossärer Metastasen eine Rolle bei der Planung eventueller prophylaktischer Stabilisierungen [31, 41, 43].

Die Leitsymptome pathologischer Frakturen sind mit Schmerzen und Bewegungseinschränkungen zunächst unspezifisch. Bewahrheitet sich in der initialen Röntgendiagnostik der Frakturverdacht und ergibt die anamnestische und klinische Untersuchung keinen Hinweis auf ein adäquates Trauma, sollte zunächst der gesamte betroffene Knochenabschnitt konventionell-radiologisch dargestellt werden [31]. Zeigen sich hier suspekte osteolytische bzw. osteoplastische Veränderungen, unterscheidet sich das weitere Prozedere in Abhängigkeit der Anamnese.

Liegt eine Tumorerkrankung mit bekannter ossärer Metastasierung vor, kann eine Versorgung der pathologischen Fraktur ohne histologische Sicherung erfolgen [31, 60]. Liegt eine bekannte Tumorerkrankung ohne Skelettmetastasierung vor, sollte zunächst eine bioptische Sicherung oder eine intraoperative Schnellschnittdiagnostik erfolgen. Bestätigt sich der Metastasenverdacht, erfolgt die Frakturversorgung. Bei unklarem Befund der Schnellschnittdiagnostik sollte zunächst eine definitive histopathologische Begutachtung stattfinden und das Ergebnis der Staging-Untersuchungen vor der endgültigen Versorgung abgewartet werden [31].

Bei anamnestisch unklarer Frakturursache, d. h., es ist keine Tumorerkrankung bekannt, sollten nach Möglichkeit zunächst eine bildgebende Tumorsuche und Staging-Untersuchungen mittels Computertomografie (CT) von Thorax/Abdomen, Skelettszintigrafie und lokaler MRT erfolgen [34]. Im Anschluss an die bildgebende Diagnostik sollte eine histopathologische Sicherung durchgeführt werden, damit in Abhängigkeit von der Entität das weitere Prozedere abgestimmt werden kann [31].

Bei der bildgestützten Biopsie unklarer Knochenläsionen ist eine enge Abstimmung zwischen der Radiologie und den chirurgischen Kollegen von größter Bedeutung. Es ist besonders wichtig, dass während der Biopsie darauf geachtet wird, keine unnötigen Kompartimente (z. B. Muskellogen) zu eröffnen [58]. Je nach Entität der zugrunde liegenden Läsion besteht die Gefahr, dass sich Implantationsmetastasen im Verlauf des Stichkanals bilden können. Gegebenenfalls müssen im Rahmen der operativen Versorgung sowohl der Stichkanal als auch die möglicherweise eröffneten Kompartimente ebenfalls reseziert werden, was das schlussendliche Ausmaß der Resektion deutlich vergrößern kann [58]. Es bietet sich daher an, einen Zugangsweg zu wählen, der bereits innerhalb des minimalen chirurgischen Resektionsgebiets liegt.

Merke Aufgrund der Gefahr der Ausbildung von Implantationsmetastasen im Stichkanal sollten keine unnötigen Kompartimente (z. B. Muskellogen) eröffnet werden und der bioptische Zugangsweg möglichst innerhalb des geplanten Resektionsareals liegen.

Abb. 4.4 fasst das klinische Vorgehen bei pathologischen Frakturen zusammen.

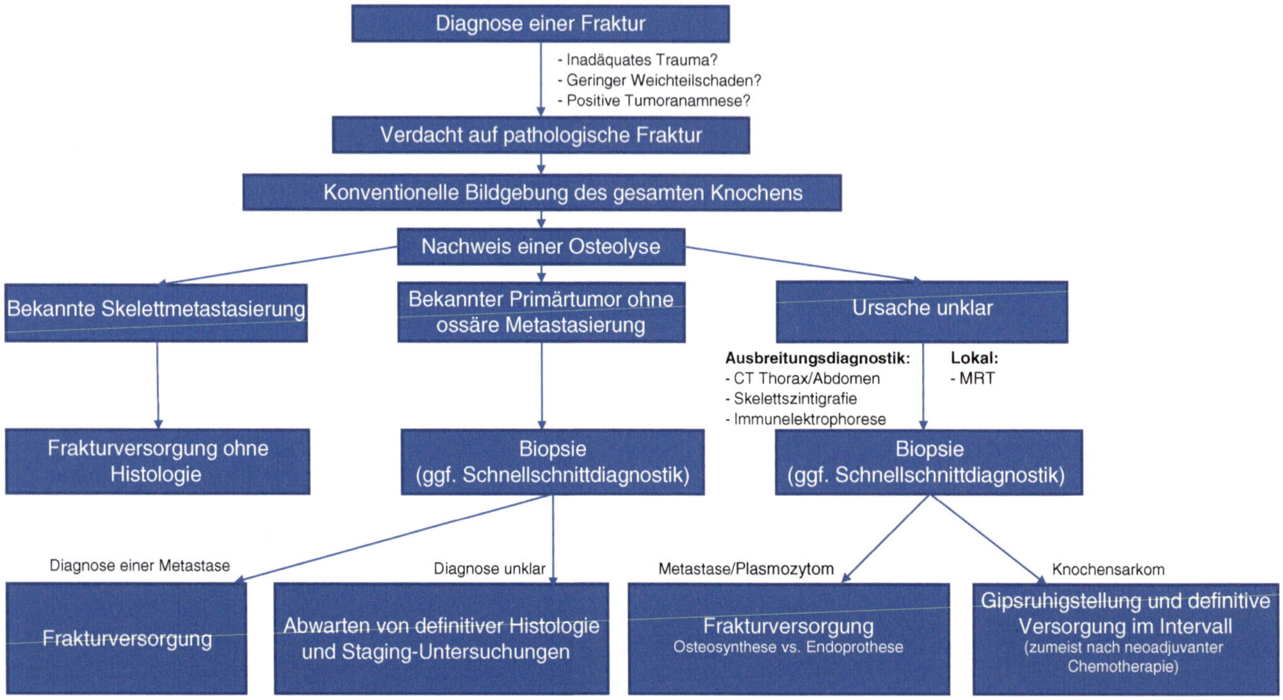

Abb. 4.4 Klinisches Vorgehen bei pathologischen Frakturen nach Hardes et al. [31]

4.5 Radiologische Diagnostik bei pathologischen Frakturen

Wie in Abschn. 4.4 bereits erwähnt, erfolgt die initiale Abklärung bei atraumatischen Schmerzen zumeist mithilfe der konventionellen Röntgendiagnostik [31]. Zusätzlich zum Nachweis der Fraktur kann die konventionelle Röntgendiagnostik bereits erste Hinweise auf eine der Fraktur möglicherweise zugrunde liegende Pathologie liefern, sofern begleitende osteolytische oder osteoplastische Knochenveränderungen abgrenzbar sind [60]. Insbesondere bei der Beurteilung osteolytischer Knochenveränderungen ermöglicht die strukturierte Beurteilung der Morphologie der Osteolyse, die Lokalisation und die Beurteilung der Binnenmatrix bereits Rückschlüsse auf die zugrunde liegende Entität [57].

Mithilfe der Lodwick-Klassifikation ist es möglich, durch die Betrachtung der Grenzzone eines osteolytischen Prozesses eine Aussage zu der biologischen Aktivität einer Läsion zu treffen [40, 57]. Gut abgrenzbare und umschriebene geografische Osteolysen mit durchgängiger Randsklerose (Lodwick 1A) haben eine nur sehr langsame Wachstumsrate und lassen sich z. B. von solitären Knochenzysten abgrenzen, während Osteolysen mit einem permeativen Begrenzungsmuster (Lodwick 3) auf biologisch hochaktive infiltrative Prozesse hinweisen [30, 40, 61]. Wichtig ist dabei, dass die Lodwick-Klassifikation in ihrer ursprünglichen Variante lediglich zur Abschätzung der biologischen Aktivität eines Prozesses dient, jedoch keine Auskunft über das Malignitätsrisiko einer Läsion gibt. 2016 publizierten Carraciolo et al. eine modifizierte Version der Lodwick-Klassifikation, die neben der biologischen Aktivität auch eine Beurteilung des Malignitätsrisikos einer Osteolyse ermöglicht (Tab. 4.2) [16].

Darüber hinaus kann die Betrachtung der Binnenmatrix der Läsion einen Hinweis auf die zugrunde liegende Entität geben. Liegen beispielsweise ring- und bogenförmige Binnenverkalkungen („rings" und „arcs") vor, so verschiebt sich die Differenzialdiagnose in Richtung chondrogener Läsionen [29, 57, 60].

► **Merke** Die strukturierte Beurteilung der Morphologie, der Lokalisation und der Binnenmatrix einer Osteolyse ermöglicht es, Rückschlüsse auf die zugrunde liegende Entität zu ziehen.

Die Modalität, die am besten zur Unterscheidung zwischen pathologischen Frakturen und anderen atraumatischen Frakturen geeignet ist, ist die MRT [43, 60]. Dies liegt v. a. an dem überragenden Weichteilkontrast und der damit verbundenen Möglichkeit, die frakturbegleitenden Knochenmarkveränderungen zu beurteilen [22, 43].

Bei traumatischen Frakturen (wie auch bei Stress- oder Insuffizienzfrakturen) werden die begleitenden Knochenmarkveränderungen durch ein Ödem oder fokale Hämorrhagien verursacht. Es resultieren inhomogene, teilweise fleckig imponierende hypointense Veränderungen des Knochenmarksignals in der T1-Wichtung, die mit steigendem Abstand zur Fraktur graduell geringer werden. Im Gegensatz dazu entstehen die Knochenmarksignalveränderungen im Rahmen pathologischer Frakturen überwiegend durch die fokale Osteolyse oder durch infiltrative, das Knochenmark verdrängende Prozesse. Dies führt zu einem eher homogenen hypointensen Signal mit oft klar begrenzten Rändern in der T1-Wichtung (Abb. 4.5) [22, 23, 43].

Ergänzend kann die Betrachtung der eigentlichen Frakturlinie sowohl in der CT- als auch in der MRT-Aufnahme hilfreich sein, um zwischen einer Stressfraktur und einer pathologischen Fraktur zu differenzieren. Bei pathologischen Frakturen kann die Frakturlinie aufgrund der Infiltration des spongiösen Knochens oder einer Infiltration des Frakturspalts selbst oft deutlich schlechter abgegrenzt werden als

Tab. 4.2 Modifizierte Lodwick-Klassifikation nach Caracciolo et al. [16]

Grad der Osteolyse	Beschreibung	Kommentar
IA	Umschriebene geografische Osteolyse mit sklerotischem Randsaum	Langsam wachsende Läsion; typischerweise benigne
IB	Umschriebene geografische Osteolyse ohne sklerotischen Randsaum	In den meisten Fällen benigne; differenzialdiagnostisch sind ossäre Metastasen oder ein Myelom möglich
II	Geografische Osteolyse mit partiell oder vollständig unscharfer Begrenzung	Wenige benigne Ursachen; differenzialdiagnostisch sollte eine Malignität vermutet werden
IIIA	Fokale Änderung der Begrenzung oder zunehmendes endosteales Scalloping auf sequenziellen Röntgenaufnahmen	Änderungen in der Morphologie weisen auf biologische Aktivität hin; Malignität sollte vermutet werden
IIIB	Mottenfraßähnliches oder permeatives Wachstum (nicht geografische Osteolyse)	Verteilte oder konfluierende, nicht zählbare Osteolysen mit langer Übergangszone zwischen abnormalem und sicher normalem Knochen
IIIC	Radiografische okkulte Osteolyse	Unauffälliges oder nahezu unauffälliges Röntgenbild; die Läsion ist nur mit MRT oder Positronenemissionstomografie (PET) erkennbar; spricht für sehr aggressives Wachstum, da die Verteilung der Tumorzellen schneller voranschreitet, als der Knochen abgebaut werden kann

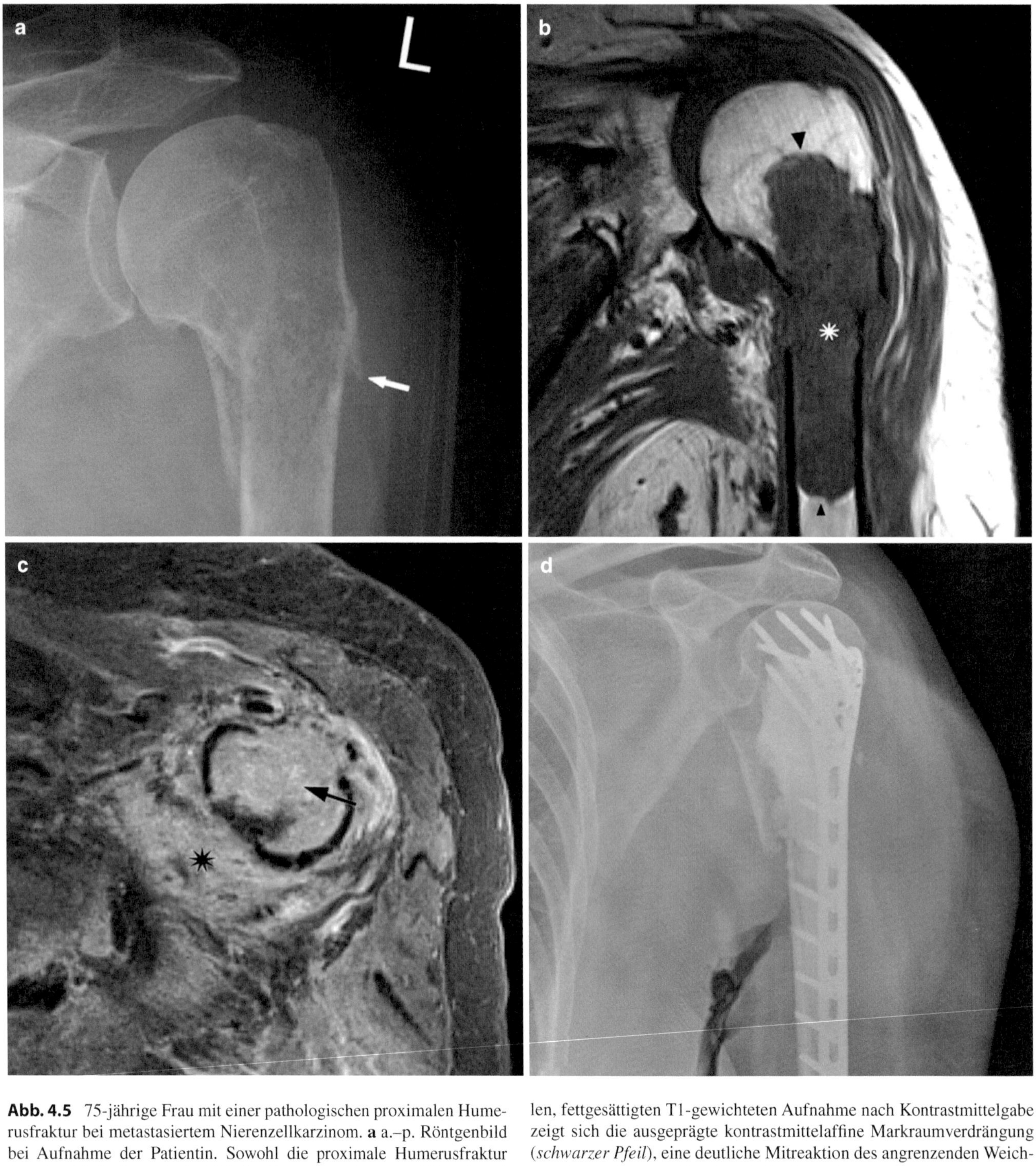

Abb. 4.5 75-jährige Frau mit einer pathologischen proximalen Humerusfraktur bei metastasiertem Nierenzellkarzinom. **a** a.–p. Röntgenbild bei Aufnahme der Patientin. Sowohl die proximale Humerusfraktur (*weißer Pfeil*) als auch die kleinfleckigen Osteolysen als Hinweis auf eine pathologische Frakturgenese sind gut zu erkennen. **b** In der anschließend durchgeführten MRT zeigt sich eine homogene hypointense (*weißer Stern*) und scharf begrenzte (*schwarze Pfeilköpfe*) Markraumverdrängung in der koronaren T1-gewichteten Aufnahme. **c** In der axialen, fettgesättigten T1-gewichteten Aufnahme nach Kontrastmittelgabe zeigt sich die ausgeprägte kontrastmittelaffine Markraumverdrängung (*schwarzer Pfeil*), eine deutliche Mitreaktion des angrenzenden Weichgewebes (*schwarzer Stern*) und eine hyperintense Signalsteigerung um die (scheinbar in weiten Teilen intakte) Kompakta (sog. „wrap around sign"). **d** Postoperative Röntgenkontrolle nach Entfernung der Metastase, Füllung des Defektes mit Knochenzement und Plattenosteosynthese [60]

bei nicht pathologischen Frakturen [37, 43]. Eine Frakturlinie, die sowohl durch den kortikalen als auch den spongiösen Knochen abgrenzbar ist, spricht somit eher für das Vorliegen einer Stressfraktur [43]. Ergänzende Charakteristika, die die Differenzialdiagnose in Richtung einer pathologischen Fraktur verschieben, sind deutliche Periostreaktionen, eine endosteale Ausdünnung der Kortikalis („endosteal scalloping"), destruktive Veränderungen der

Tab. 4.3 Unterscheidungsmerkmale zwischen pathologischen Frakturen und Stressfrakturen (adaptiert nach Fayad et al. [22, 23])

Modalität	Pathologische Fraktur	Stressfraktur
Röntgen/ CT	– Kortikale Destruktion oder endosteale Kortikalisausdünnung – Ausgeprägte/aggressive Periostreaktion – Lytisches oder permeatives Wachstumsmuster – Begleitende weichteilige Raumforderung – Mineralisation der Binnenmatrix	– Endosteale oder periostale Kortikalisverdickung – Benigne Periostreaktionen – Intakte Trabekelstruktur – Kein Nachweis einer begleitenden Weichteilkomponente
MRT	– Infiltrierte oder nicht abgrenzbare Frakturlinie – Scharfe Begrenzung der Knochenmarkveränderungen in der T1-Wichtung – Homogen hypointense Darstellung der Knochenmarkveränderungen ohne Unterbrechungen mit normalem Knochenmark – Deutliches begleitendes Muskelödem	– Gut durch den spongiösen Knochen abgrenzbare Frakturlinie – Unscharfe Begrenzung hypointenser Knochenmarkveränderungen in der T1-Wichtung – Inhomogen hypointense Binnenstruktur der Knochenmarkveränderungen mit Unterbrechungen durch normales Knochenmark

Kortikalis, begleitende Weichgewebsnekrose oder der Nachweis kontrastmittelaufnehmender Weichgewebsformationen im Frakturareal [23, 43]. Trotz der genannten Hilfestellungen kann eine Differenzierung zwischen pathologischer Fraktur und Stressfraktur in vielen Fällen aufgrund der Überschneidungen bzw. Unschärfe der Unterscheidungsmerkmale herausfordernd, manchmal sogar unmöglich sein.

Tab. 4.3 gibt einen kompakten Überblick über die Unterscheidungsmerkmale zwischen pathologischen Frakturen und Stressfrakturen.

4.6 Pathologische Frakturen der Wirbelsäule

Mit steigendem Patientenalter nimmt sowohl die Häufigkeit von osteoporotischen Umbauprozessen mit begleitenden Wirbelkörperfrakturen als auch die Häufigkeit von ossären Metastasen der Wirbelsäule zu. Eine möglichst akkurate Differenzierung zwischen osteoporotischen und neoplastischen Wirbelkörperfrakturen spielt somit eine wichtige Rolle für die Wahl und die Einleitung der optimalen Behandlungsstrategie [43].

Analog zu den in Abschn. 4.4 genannten Unterscheidungsmerkmalen am extraaxialen Skelett kann die Beurteilung des ossären Binnensignals in der T1-gewichteten MRT oder die fehlende Abgrenzbarkeit einer Frakturlinie hilfreich für die Differenzierung zwischen pathologischer Wirbelkörperfraktur und osteoporotischer Fraktur sein [43].

Zusätzlich weisen osteoporotisch bedingte Wirbelkörperinsuffizienzfrakturen häufig band- oder linienförmige Sklerosierungslinien auf, die parallel zur Fraktur verlaufen. Diese feinen Sklerosierungslinien lassen sich bei pathologischen Frakturen aufgrund der infiltrativen Trabekelarrosion nicht abgrenzen (Abb. 4.6) [43, 54].

Folgende Übersicht fasst die Charakteristika pathologischer Frakturen der Wirbelsäule zusammen.

Merkmale pathologischer Frakturen der Wirbelsäule

- Abwesenheit einer parallel zur Fraktur verlaufenden Sklerosierungslinie [43, 54]
- Destruktion von kortikalem und spongiösem Knochen [38]
- Abwesenheit eines Vakuumphänomens des Bandscheibenfachs oder des Flüssigkeitssignals im Bandscheibenfach im Rahmen einer weichteiligen Durchsetzung [8, 37, 38, 43]
- Konvexe Vorwölbung der Wirbelkörperhinterwand [17]
- Beteiligung der Wirbelkörperpedikel [17, 43]
- Nachweis einer fokalen paravertebralen Weichgewebsformation mit einem Durchmesser von mehr als 10 mm [17, 37]
- Persistenz von Knochenmarkveränderungen über ein Nachbeobachtungsintervall von 3–6 Monaten [43, 44, 54]

4.7 Bewertung des Frakturrisikos fokal-neoplastischer Knochenveränderungen

Bei Patienten mit neu diagnostizierten fokal-neoplastischen Knochenveränderungen des extraaxialen Skelettsystems spielt die prognostische Abschätzung des Frakturrisikos eine wichtige Rolle. Ziel der prognostischen Abschätzung ist es, all jene Patienten zu erfassen, die von einer prophylaktischen Stabilisierung der Läsion profitieren würden, um so die Einschränkung der Lebensqualität durch frakturbedingte Schmerzen und Bewegungseinschränkungen zu mindern oder zu umgehen [41, 47]. Zudem sprechen kürzere Operationszeiten und eine schnellere postoperative Erholung im Vergleich zur Versorgung pathologischer Frakturen für

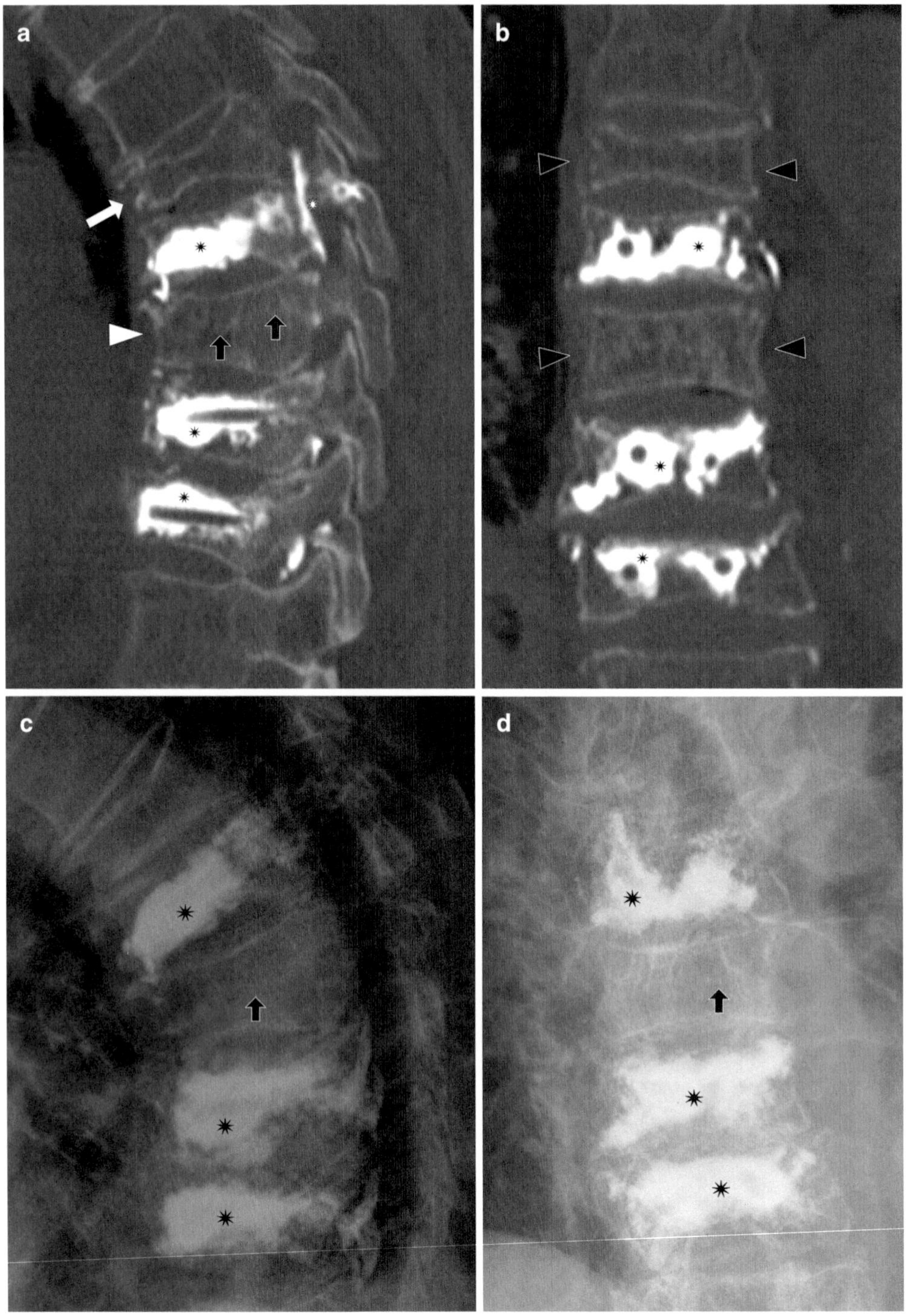

Abb. 4.6 a, b Sagittale (a) und koronare (b) Reformatierung der CT eines 89-jährigen Mannes mit osteoporotischen Insuffizienzfrakturen von Brustwirbelkörper (BWK) 7 (*weißer Pfeil*) und BWK 9 (*weiße Pfeilspitze*). Gut zu erkennen ist die kyphoplastische Vorbehandlung weiterer osteoporotischer Sinterungen der BWK 8, 10 und 11 (*schwarzer Stern*) mit gering ins epidurale Fettgewebe disloziertem Kyphoplastiematerial (*weißer Stern*). Bei insgesamt osteopener Knochenstruktur, flauer abgrenzbarer Sklerosierungslinie mit parallelem Verlauf zur Fraktur (*schwarze Pfeile*) sowie fehlendem Nachweis prä- oder paravertebraler Weichteilvermehrungen (*schwarze Pfeilspitzen*) ergibt sich anhand des vorliegenden Bildmaterials kein Hinweis auf eine neoplastische Frakturgenese. **c, d** In der seitlichen (**c**) und a.–p. (**d**) Röntgenaufnahme der Brustwirbelsäule (BWS) lässt sich die Sklerosierungslinie im BWK 9 ebenfalls wenig abgrenzen (*schwarzer Pfeil*). Gut zu erkennen sind die deutlich osteopene Knochenstruktur und das Kyphoplastiematerial in den BWK 8, 10 und 11 (*schwarzer Stern*)

die prophylaktische Stabilisierung frakturgefährdeter Läsionen. Generell sprechen ein funktionsabhängiger Schmerz und eine kortikale Destruktion für eine prophylaktische Stabilisierung. Seit den 1960er-Jahren wurden zudem verschiedene Bewertungssysteme zur Stratifizierung des Frakturrisikos vorgeschlagen, die jedoch zumeist nur auf Einzelfallberichten oder nicht validierten Kohorten fußten [9, 32, 43].

Der 1989 entwickelte Screening-Score zur Abschätzung des Frakturrisikos für Extremitätenknochen von Hilton Mirels (Mirels-Score) ist aufgrund seiner unkomplizierten Anwendbarkeit der am weitesten verbreitete Screeningtest zur Beurteilung des Frakturrisikos [41, 43, 46]. Mirels bewerte eine frakturgefährdete Läsion des Extremitätenskeletts nach 4 radiologischen und klinischen Gesichtspunkten, wobei das Frakturrisiko in jeder Kategorie mit einem Punktwert von 1 bis 3 bewertet wird (Tab. 4.4).

In der Studie von Mirels, die die Grundlage für das Scoring-System bildete, war ein Punktwert von 9 oder höher mit einem erhöhten Risiko für das Auftreten einer patho-

Tab. 4.4 Mirels-Score zur Abschätzung des Frakturrisikos (adaptiert nach Mirels et al. [46])

Punktwert	1	2	3
Lokalisation	Obere Extremität	Untere Extremität	Pertrochantäre Femur
Schmerzen	Mild	moderat	funktional[a]
Läsionstyp	Osteoplastisch	gemischt osteoplastisch/osteolytisch	osteolytisch
Läsionsgröße relativ zum Knochendurchmesser	<1/3	1/3–2/3	>2/3

[a] Funktionaler Schmerz ist definiert als bewegungsabhängiger Schmerz

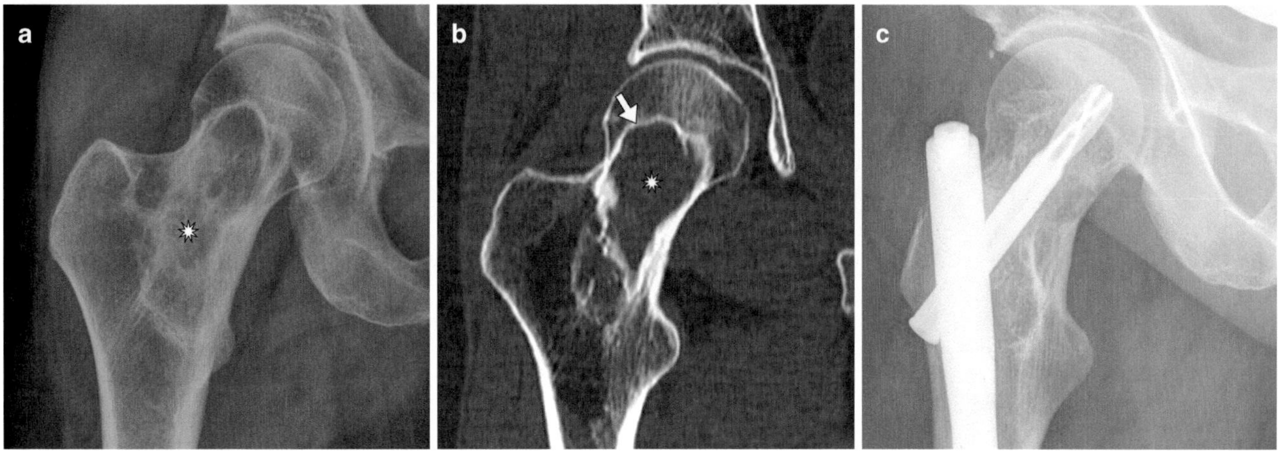

Abb. 4.7 a.–p. Röntgenbild (**a**) sowie koronare CT-Rekonstruktion (**b**) einer 51-jährigen Patientin mit einer osteolytischen Läsion im rechten Schenkelhals und dem pertrochantären Femur (*Stern*) mit randständiger Sklerosierung (*Pfeil*). Eine zuvor durchgeführte histopathologische Sicherung ergab eine fibröse Dysplasie. Bei starken funktionalen Beschwerden ohne Frakturnachweis ergibt sich ein Mirels-Score von 12 Punkten (pertrochantärer Femur – 3 Punkte, belastungsabhängige Schmerzen – 3 Punkte, führend osteolytische Läsion – 3 Punkte, Längsdurchmesser >2/3 des Femurdurchmessers – 3 Punkte), der gleichbedeutend mit einem hohen Frakturrisiko ist. **c** Ausschnitt des postoperativen Röntgenbilds nach prophylaktischer Stabilisierung mit proximalem Femurnagel und autologer Spongiosaplastik

logischen Fraktur verbunden (Abb. 4.7 und 4.8). Läsionen mit einem Punktwert von 7 oder weniger Punkten wiesen ein niedrigeres Frakturrisiko auf. Läsionen mit einem Punktwert von 8 wurden als Borderline-Läsionen definiert [46]. Obwohl der Score breit angewendet wird, ist seine Aussagekraft nach wie vor Gegenstand der wissenschaftlichen Diskussion. In einer von Benca et al. durchgeführten Metaanalyse, bei der insgesamt 441 Studien berücksichtigt wurden, lag der positive prädiktive Wert für den Mirels-Score zwischen 23 und 70 %. Benca et al. postulierten daher, dass durch den Score das Frakturrisiko möglicherweise überschätzt werde und es so zu einer unnötigen Überbehandlung kommen könne [11]. Trotz dieser Einschränkung ist der Score wegen seiner einfachen Anwendbarkeit, seiner guten Reproduzierbarkeit und der Unabhängigkeit von der Erfahrung oder der Profession des Untersuchers weiterhin der Goldstandard zur schnellen Abschätzung des Risikos für eine pathologische Fraktur [19, 41].

▶ **Merke** Der Mirels-Score dient zur einfachen Abschätzung des Frakturrisikos einer fokal-neoplastischen Läsion am Extremitätenskelett. Ein Punktwert von 9 oder mehr geht dabei mit einem erhöhten Frakturrisiko einher.

Ein weiteres, ebenfalls weitverbreitetes Werkzeug zur Abschätzung des Frakturrisikos von Metastasen an der unteren Extremität sind die Harrington-Kriterien [32]. Jedes der 4 Kriterien dient dabei als Hinweis für ein gesteigertes Frakturrisiko. Es sei an dieser Stelle jedoch erwähnt, dass die Harrington-Kriterien bisher nicht klinisch validiert wurden und sowohl die Reproduzierbarkeit als auch die Verlässlichkeit infrage gestellt werden [36, 49].

Harrington-Kriterien zur Abschätzung des Frakturrisikos von Metastasen der unteren Extremität

- Kortikale Destruktion von mehr als 50 %
- Gesamtläsionsgröße von mehr als 2,5 cm
- Pathologische Avulsionsfraktur des Trochanter minor
- Funktionale Schmerzen nach Bestrahlung

Wie oben erwähnt, dient der Mirels-Score zur Stratifizierung des Frakturrisikos von fokal-neoplastischen Veränderungen an den Extremitätenknochen und kann deshalb nicht zur Stabilitätsbewertung von neoplastischen Veränderungen an der Wirbelsäule herangezogen werden. Ab-

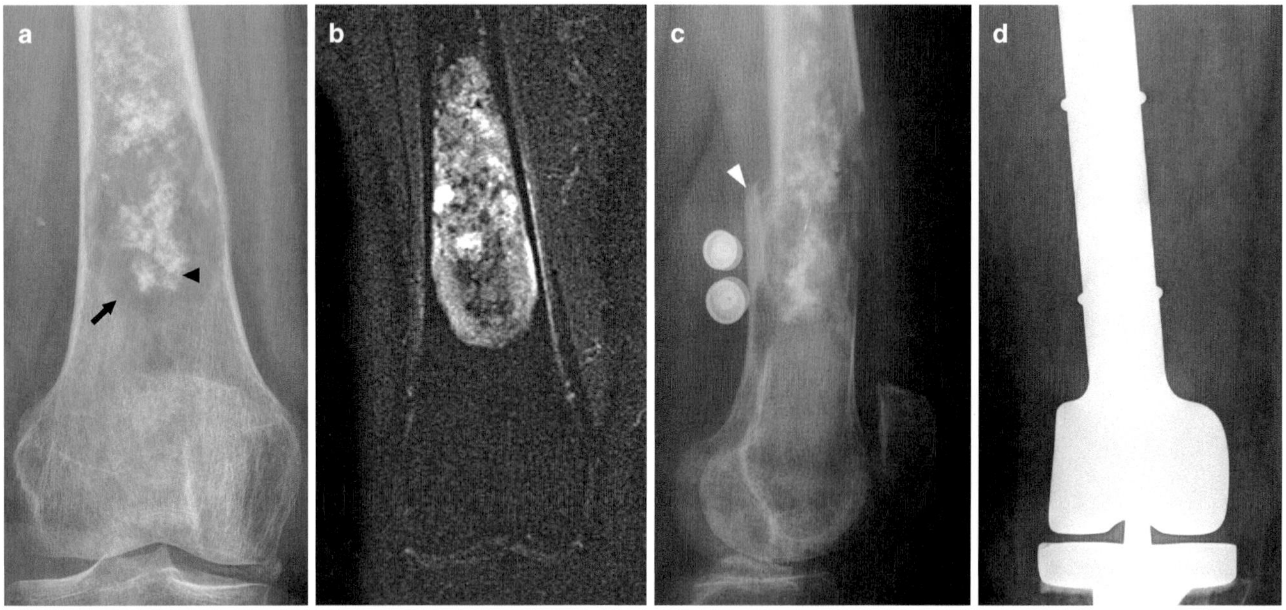

Abb. 4.8 **a** a.–p. Röntgenbild einer 68-jährigen Patientin, die sich mit belastungsabhängigen Schmerzen an der unteren Extremität in der Ambulanz vorgestellt hat. Gut zu erkennen ist die große osteolytische Läsion in der distalen Femurdiaphyse (*schwarzer Pfeil*) mit ring- und bogenförmigen Verkalkungen der Binnenmatrix (*schwarze Pfeilspitze*). **b** Der initiale Verdacht auf einen chondrogenen Tumor wurde durch die anschließende MRT (koronare fettgesättigte T2-Wichtung) erhärtet. Die Anwendung des Mirels-Scores ergibt einen Punktwert von 11, hinweisend auf ein hohes Risiko für eine pathologische Fraktur (untere Extremität – 2 Punkte; belastungsabhängige Schmerzen – 3 Punkte, führende osteolytische Läsion – 3 Punkte und ein Läsionsdurchmesser >2/3 des Femurdurchmessers – 3 Punkte). **c**, **d** Nach 1 Woche wird die Patientin im Rahmen einer akuten, atraumatischen Schmerzexazerbation erneut vorstellig, und das durchgeführte seitliche Röntgenbild (**c**) zeigt eine gering ad latus dislozierte, pathologische distale Femurschaftfraktur (*weiße Pfeilspitze*). Die histologische Begutachtung der Läsion ergab ein G3-Chondrosarkom, das mittels gelenküberbrückender MUTARS-Prothese (**d**) versorgt wurde [60]

hilfe schafft der „spinal instability neoplastic score" (SINS; Tab. 4.5), der 2010 von der Spine Oncology Group entwickelt wurde [26]. Der SINS umfasst 6 klinische und radiologische Kategorien, die mit zunehmender Instabilität mit Punkten zwischen 0 und (2–)4 bewertet werden. Die Summation der Einzelkategorien ergibt einen maximalen Punktwert von 18. Ein Wert von 0 bis 6 entspricht einer stabilen Läsion. Eine Läsion mit einem Punktwert von 7 bis 12 wird als potenziell instabile Läsion gewertet, während eine Läsion mit einem Punktwert von 13 oder mehr als instabil zu werten ist [26]. Bei einem Punktwert zwischen 7 und 18 (entspricht den potenziell instabilen und instabilen Läsionen) sollte eine Evaluation hinsichtlich einer prophylaktischen Stabilisierung des betroffenen Wirbelsäulenabschnitts erfolgen.

Merke Der SINS dient zur Stabilitätsbeurteilung fokal-neoplastischer Läsion an der Wirbelsäule. Bei einem Punktwert zwischen 7 und 18 sollte eine prophylaktische Stabilisierung erwogen werden.

Analog zum Mirels-Score weist auch der SINS eine gute Reproduzierbarkeit auf und kann v. a. wegen der unkomplizierten Anwendbarkeit einfach in die klinische Routine integriert werden [27, 28].

4.8 Überblick über die Behandlungsmöglichkeiten pathologischer Frakturen

Die operative Versorgung pathologischer Frakturen ist vielseitig und richtet sich nach der Lokalisation, dem Ausmaß sowie der Entität und der Dignität der zugrunde liegenden fokal-neoplastischen Läsion, aber auch der Prognose der Grunderkrankung.

Prinzipiell stehen für die operative Versorgung pathologischer Frakturen sowohl osteosynthetische Verfahren wie die Schrauben- oder die Plattenosteosynthese oder die intramedulläre Marknagelung als auch endoprothetische Verfahren (bis hin zur gelenkübergreifenden Endoprothetik) zur Verfügung [55, 59] (s. hierzu auch die entsprechenden Kapitel in diesem Buch). Entstehen durch die begleitende Tumorkürettage oder Resektion größere Knochendefekte, so können diese mithilfe von Knochenersatzmaterial wie Knochenzement oder mittels Spongiosaplastik gefüllt und so stabilisiert werden [55]. Im Fall von pathologischen Frakturen der Wirbelsäule können diese mithilfe von Spondylodese- und Wirbelkörperersatzverfahren oder der perkutanen

Tab. 4.5 „Spinal instability neoplastic score“ (SINS) zur Stabilitätsbeurteilung fokal-neoplastischer Läsionen an der Wirbelsäule. Bewertung: 0–6 Punkte = stabil; 7–12 Punkte = potenziell instabil; >12 Punkte = instabil

	Beschreibung	Punkte
Lokalisation	Junktional (C0–C2; C7–Th2; Th11–L1 und L5–S1)	3
	Mobile Wirbelsäule (C3–C6; L2–L4)	2
	Halbrigide Wirbelsäule (Th3–Th10)	1
	Rigide Wirbelsäule (S2–S5)	0
Belastungsabhängige Schmerzen	Ja	3
	Nein	1
	Schmerzfreie Läsion	0
Radiologische Wirbelsäulenformation	Subluxation/Translation vorhanden	4
	Deformation (Skoliose/Kyphose)	2
	Normal	0
Läsionstyp	Osteolytisch	2
	Gemischt osteolytisch/osteoplastisch	1
	Osteoplastisch	0
Wirbelkörpersinterung	>50 % Wirbelkörpersinterung	3
	<50 % Wirbelkörpersinterung	2
	Keine Sinterung aber Beteiligung von >50 % des Wirbelkörpers	1
	Keine der oben genannten Möglichkeiten	0
Posterolaterale Beteiligung	Bilateral	3
	Unilateral	1
	Weder bi- noch unilateral	0

C Zervikalsegment, *L* Lumbalsegment, *S* Sakralsegment, *Th* Thorakalsegment

Vertebroplastie stabilisiert werden [24]. Bei der Wahl des geeigneten operativen Verfahrens muss neben der eigentlichen Fraktur auch der umgebende Weichteilmantel, die generelle Knochenqualität und das Ausmaß der neoplastischen Knochenbeteiligung in Betracht gezogen werden.

Darüber hinaus können die oft älteren Patienten multiple internistische Komorbiditäten aufweisen, die die Dauer einer Intubationsnarkose limitieren, was die Wahl des optimalen Versorgungsverfahrens ebenfalls entscheidend beeinflussen kann [55].

Außerdem ist zu beachten, dass sich pathologische Frakturen sowohl intraoperativ als auch im postoperativen Heilungsverlauf von den klassischen traumatischen Frakturen unterscheiden [55]. Gesondert zu erwähnen sei das gesteigerte Blutungsrisiko, das insbesondere von hypervaskularisierten Neoplasien wie den ossären Metastasen des Nierenzellkarzinoms oder dem aggressiven Hämangiom der Wirbelsäule ausgeht, was sowohl den intra- als auch postoperativen Verlauf negativ beeinflussen kann [42, 55]. Bei hyperarterialisierten Läsionen kann daher eine präoperative Tumorembolisation zu einer deutlichen Reduktion des intraoperativen Blutungsrisikos führen (Abb. 4.9) [42].

▶ **Merke** Die Wahl der optimalen Versorgung pathologischer Frakturen ist abhängig von der Lokalisation, dem Ausmaß der knöchernen Beteiligung sowie der Entität und der Dignität der zugrunde liegenden Pathologie.

Take-Home Messages zu den pathologischen Frakturen

- Pathologische Frakturen sind Frakturen, die ohne adäquates Trauma auf dem Boden von fokalen benignen oder neoplastischen Veränderungen der Knochensubstanz entstehen.
- Davon abzugrenzen sind die ebenfalls atraumatischen Stressfrakturen, die weiter unterteilt werden in Ermüdungs- und Insuffizientfrakturen. Ermüdungsfrakturen entstehen durch eine andauernde, gleichbleibende Belastung (z. B. bei Ausdauersportlern), Insuffizienzfrakturen durch eine generalisierte Vorschädigung bzw. Schwächung der Knochensubstanz (z. B. im Rahmen einer Osteoporose oder einer Störung der Kalziumhomöostase).
- Für die Unterscheidung von pathologischen Frakturen und Stressfrakturen ist besonders die MRT geeignet. Hinweise für eine pathologische Fraktur sind oft scharf begrenzte, homogen hypointense Knochenmarkveränderungen in der T1-Wichtung, die fehlende oder geminderte Abgrenzbarkeit der Frakturlinie oder der Nachweis begleitender weichteiliger Raumforderungen.
- Der Mirels-Score ist ein einfaches, breit anwendbares Werkzeug zur Abschätzung des Frakturrisikos bei fokal-neoplastischen Veränderungen an den Extremitätenknochen.
- Der SINS dient zur Abschätzung des Frakturrisikos bei fokal-neoplastischen Veränderungen der Wirbelsäule.

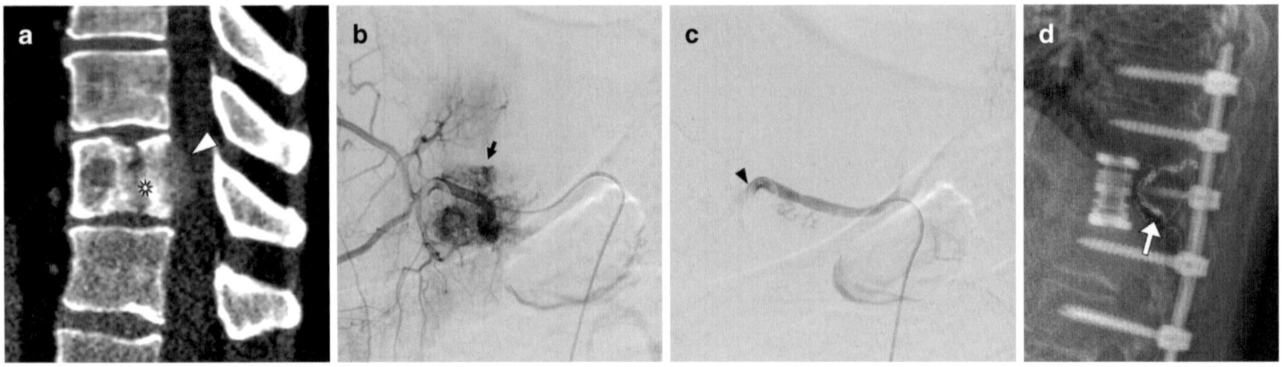

Abb. 4.9 **a** Koronare CT-Rekonstruktion eines 41-jährigen Patienten mit exazerbierten Rückenschmerzen. Gut erkennbar ist die osteolytische Läsion im BWK 11 (*Stern*) mit nach epidural reichendem Weichteilanteil (*weiße Pfeilspitze*) und konsekutiver Spinalkanalstenose. Eine CT-gesteuerte Wirbelkörperpunktion (Bilder nicht gezeigt) ergab ein aggressives Wirbelkörperhämangiom. **b**, **c** Digitale Subtraktionsangiografie vor (**b**) und nach (**c**) Embolisation mit Polyvinylalkoholpartikeln (PVA-Partikeln) und Coil-Spiralen. Vor Embolisation imponiert das aggressive Hämangiom mit kräftiger Hyperarterialisation (*schwarzer Pfeil*), nach Embolisation erfolgt ein vollständiger Kontrastierungsabbruch der zuführenden Gefäße (*schwarze Pfeilspitze*). **d** Seitliches Röntgenbild nach Wirbelkörperersatz des 11. BWK und dorsaler Spondylodese von BWK 9 auf BWK 12. Gut zu erkennen sind die in situ verbliebenen Coil-Spiralen (*weißer Pfeil*)

Literatur

Ausgewählte Übersichtsarbeiten und Monografien

1. Caracciolo JT, Temple HT, Letson GD, Kransdorf MJ (2016) A modified Lodwick-Madewell grading system for the evaluation of lytic bone lesions. AJR Am J Roentgenol 207:150–156. https://doi.org/10.2214/AJR.15.14368
2. Fayad LM, Kamel IR, Kawamoto S et al (2005) Distinguishing stress fractures from pathologic fractures: a multimodality approach. Skelet Radiol 34:245–259. https://doi.org/10.1007/s00256-004-0872-9
3. Fisher CG, DiPaola CP, Ryken TC et al (2010) A novel classification system for spinal instability in neoplastic disease: an evidence-based approach and expert consensus from the Spine Oncology Study Group. Spine 35:E1221–E1229. https://doi.org/10.1097/BRS.0b013e3181e16ae2
4. Lunkiewicz M, Anderson S, Havakeshian S, Würzburg A (2019) Practical input on bone tumor imaging: pathological fracture, risk features, and when to contact orthopaedics. Semin Musculoskelet Radiol 23:019–025. https://doi.org/10.1055/s-0038-1675804
5. Ma J, Tullius T, Van Ha TG (2019) Update on preoperative embolization of bone metastases. Semin Interv Radiol 36:241–248. https://doi.org/10.1055/s-0039-1693120
6. Schwaiger BJ, Gersing AS, Baum T et al (2016) Distinguishing Benign and Malignant Vertebral Fractures Using CT and MRI. Semin Musculoskelet Radiol 20:345–352. https://doi.org/10.1055/s-0036-1592433
7. Thierfelder KM, Niendorf S, Gerhardt JS, Weber MA (2020) Knochentumoren und -metastasen: Tipps für Erstdiagnose und Nachsorge. Radiologe 60:169–178. https://doi.org/10.1007/s00117-019-00635-8

Zitierte Originalarbeiten

8. Aggarwal A, Salunke P, Shekhar BR et al (2013) The role of magnetic resonance imaging and positron emission tomography-computed tomography combined in differentiating benign from malignant lesions contributing to vertebral compression fractures. Surg Neurol Int 4:S323–S326. https://doi.org/10.4103/2152-7806.112619
9. Aufranc OE, Jones WN, Bierbaum BE (1968) Pathological fracture of the femoral neck. JAMA 206:120–123
10. Belthur MV, Birchansky SB, Verdugo AA et al (2012) Pathologic fractures in children with acute Staphylococcus aureus osteomyelitis. J Bone Joint Surg Am 94:34–42. https://doi.org/10.2106/JBJS.J.01915
11. Benca E, Patsch JM, Mayr W et al (2016) The insufficiencies of risk analysis of impending pathological fractures in patients with femoral metastases: a literature review. Bone Rep 5:51–56. https://doi.org/10.1016/j.bonr.2016.02.003
12. Biermann JS, Holt GE, Lewis VO et al (2009) Metastatic bone disease: diagnosis, evaluation, and treatment. J Bone Joint Surg Am 91:1518–1530
13. Biermann JS, Holt GE, Lewis VO et al (2010) Metastatic bone disease: diagnosis, evaluation, and treatment. Instr Course Lect 59:593–606
14. Bohndorf K (2014) Radiologische Diagnostik der Knochen und Gelenke. 4. unveränderte Aufl. Georg Thieme, Stuttgart
15. Capanna R, Campanacci DA (2001) The treatment of metastases in the appendicular skeleton. J Bone Joint Surg (Br) 83:471–481. https://doi.org/10.1302/0301-620x.83b4.12202
16. Caracciolo JT, Temple HT, Letson GD, Kransdorf MJ (2016) A modified Lodwick-Madewell grading system for the evaluation of lytic bone lesions. AJR Am J Roentgenol 207:150–156. https://doi.org/10.2214/AJR.15.14368
17. Cuénod CA, Laredo JD, Chevret S et al (1996) Acute vertebral collapse due to osteoporosis or malignancy: appearance on unenhanced and gadolinium-enhanced MR images. Radiology 199:541–549. https://doi.org/10.1148/radiology.199.2.8668809
18. Damron TA, Mann KA (2020) Fracture risk assessment and clinical decision making for patients with metastatic bone disease. J Orthop Res. jor.24660. https://doi.org/10.1002/jor.24660
19. Damron TA, Morgan H, Prakash D et al (2003) Critical evaluation of Mirels' rating system for impending pathologic fractures. Clin Orthop Relat Res 415:S201–S207. https://doi.org/10.1097/01.blo.0000093842.72468.73
20. De Mattos CBR, Binitie O, Dormans JP (2012) Pathological fractures in children. Bone Joint Res 1:272–280. https://doi.org/10.1302/2046-3758.110.2000120
21. Fairchild A, Chow E (2007) Role of radiation therapy and radiopharmaceuticals in bone metastases. Curr Opin Support Palliat Care 1:169–173. https://doi.org/10.1097/SPC.0b013e3282efd70b

22. Fayad LM, Kamel IR, Kawamoto S et al (2005) Distinguishing stress fractures from pathologic fractures: a multimodality approach. Skelet Radiol 34:245–259. https://doi.org/10.1007/s00256-004-0872-9
23. Fayad LM, Kawamoto S, Kamel IR et al (2005) Distinction of long bone stress fractures from pathologic fractures on cross-sectional imaging: how successful are we? AJR Am J Roentgenol 185:915–924. https://doi.org/10.2214/AJR.04.0950
24. Finkelstein JA, Ford MH (2004) Diagnosis and management of pathological fractures of the spine. Curr Orthop 18:396–405. https://doi.org/10.1016/j.cuor.2004.04.004
25. Fischer C (2020) Allgemeine Frakturlehre und bildgebende Korrelate. Radiologe 60:477–486. https://doi.org/10.1007/s00117-020-00694-2
26. Fisher CG, DiPaola CP, Ryken TC et al (2010) A novel classification system for spinal instability in neoplastic disease: an evidence-based approach and expert consensus from the Spine Oncology Study Group. Spine 35:E1221–E1229. https://doi.org/10.1097/BRS.0b013e3181e16ae2
27. Fisher CG, Schouten R, Versteeg AL et al (2014) Reliability of the Spinal Instability Neoplastic Score (SINS) among radiation oncologists: an assessment of instability secondary to spinal metastases. Radiat Oncol 9:69–67. https://doi.org/10.1186/1748-717X-9-69
28. Fisher CG, Versteeg AL, Schouten R et al (2014) Reliability of the spinal instability neoplastic scale among radiologists: an assessment of instability secondary to spinal metastases. AJR Am J Roentgenol 203:869–874. https://doi.org/10.2214/AJR.13.12269
29. Freyschmidt J (2015) Skeletterkrankungen, 4. Aufl. Springer, Berlin
30. Freyschmidt J (2016) Zufallsbefunde in der Skelettradiologie. Georg Thieme, Stuttgart
31. Hardes J, Gosheger G (2008) The pathologic fracture from the viewpoint of the orthopaedic specialist and trauma surgeon. Trauma Berufskrankh 10:167–174. https://doi.org/10.1007/s10039-007-1306-4
32. Harrington KD (1982) New trends in the management of lower extremity metastases. Clin Orthop Relat Res:53–61
33. Harrington KD (1986) Impending pathologic fractures from metastatic malignancy: evaluation and management. Instr Course Lect 35:357–381
34. Isaac A, Dalili D, Dalili D, Weber MA (2020) State-of-the-art imaging for diagnosis of metastatic bone disease. Radiologe 60(Suppl 1):1-16. https://doi.org/10.1007/s00117-020-00666-6
35. Jawad MU, Scully SP (2010) In brief: classifications in brief: Mirels' classification: metastatic disease in long bones and impending pathologic fracture. Clin Orthop Relat Res 468:2825–2827. https://doi.org/10.1007/s11999-010-1326-4
36. Keene JS, Sellinger DS, McBeath AA, Engber WD (1986) Metastatic breast cancer in the femur. A search for the lesion at risk of fracture. Clin Orthop Relat Res 203:282–288
37. Kubota T, Yamada K, Ito H et al (2005) High-resolution imaging of the spine using multidetector-row computed tomography: differentiation between benign and malignant vertebral compression fractures. J Comput Assist Tomogr 29:712–719. https://doi.org/10.1097/01.rct.0000175500.41836.24
38. Laredo JD, Lakhdari K, Bellaïche L et al (1995) Acute vertebral collapse: CT findings in benign and malignant nontraumatic cases. Radiology 194:41–48. https://doi.org/10.1148/radiology.194.1.7997579
39. Li S, Peng Y, Weinhandl ED et al (2012) Estimated number of prevalent cases of metastatic bone disease in the US adult population. Clin Epidemiol 4:87–93. https://doi.org/10.2147/CLEP.S28339
40. Lodwick GS, Wilson AJ, Farrell C et al (1980) Determining growth rates of focal lesions of bone from radiographs. Radiology 134:577–583. https://doi.org/10.1148/radiology.134.3.6928321
41. Lunkiewicz M, Anderson S, Havakeshian S, Würzburg A (2019) Practical input on bone tumor imaging: pathological fracture, risk features, and when to contact orthopaedics. Semin Musculoskelet Radiol 23:019–025. https://doi.org/10.1055/s-0038-1675804
42. Ma J, Tullius T, Van Ha TG (2019) Update on preoperative embolization of bone metastases. Semin Interv Radiol 36:241–248. https://doi.org/10.1055/s-0039-1693120
43. Marshall RA, Mandell JC, Weaver MJ, Ferrone M, Sodickson A, Khurana B (2018) Imaging features and management of stress, atypical, and pathologic fractures. Radiographics 38:2173–2192. https://doi.org/10.1148/rg.2018180073
44. Mauch JT, Carr CM, Cloft H, Diehn FE (2018) Review of the imaging features of benign osteoporotic and malignant vertebral compression fractures. AJNR Am J Neuroradiol 39:1584–1592. https://doi.org/10.3174/ajnr.A5528
45. Maurer F, Ambacher T, Volkmann R, Weller S (1995) Pathologische Frakturen: Diagnostische und therapeutische Überlegungen sowie Behandlungsergebnisse. Langenbecks Arch Chir 380:207–217. https://doi.org/10.1007/bf00207909
46. Mirels H (2003) Metastatic disease in long bones: a proposed scoring system for diagnosing impending pathologic fractures. 1989. Clin Orthop Relat Res 415:S4–S13. https://doi.org/10.1097/01.blo.0000093045.56370.dd
47. Nooh A, Goulding K, Isler MH et al (2018) Early improvement in pain and functional outcome but not quality of life after surgery for metastatic long bone disease. Clin Orthop Relat Res 476:535–545. https://doi.org/10.1007/s11999.0000000000000065
48. Pentecost RL, Murray RA, Brindley HH (1964) Fatigue, insufficiency, and pathologic fractures. JAMA 187:1001–1004. https://doi.org/10.1001/jama.1964.03060260029006
49. Piccioli A, Spinelli MS, Maccauro G (2014) Impending fracture: a difficult diagnosis. Injury 45(Suppl 6):S138–S141. https://doi.org/10.1016/j.injury.2014.10.038
50. Quinn RH, Randall RL, Benevenia J et al (2014) Contemporary management of metastatic bone disease: tips and tools of the trade for general practitioners. Instr Course Lect 63:431–441
51. Rizzo SE, Kenan S (2020) Pathologic Fractures. In: StatPearls [Internet]. StatPearls Publishing, Treasure Island; 2021 Available from: https://www.ncbi.nlm.nih.gov/books/NBK559077/
52. Rogoz B, Houzé de l'Aulnoit A, Duhamel A, Houzé de l'Aulnoit D (2018) Thirty-year trends of survival and time-varying effects of prognostic factors in patients with metastatic breast cancer-a single institution experience. Clin Breast Cancer 18:246–253. https://doi.org/10.1016/j.clbc.2017.08.012
53. Schwabe P, Ruppert M, Tsitsilonis S et al (2014) Surgical management and outcome of skeletal metastatic disease of the humerus. Acta Chir Orthop Traumatol Cechoslov 81:365–370
54. Schwaiger BJ, Gersing AS, Baum T et al (2016) Distinguishing benign and malignant vertebral fractures using CT and MRI. Semin Musculoskelet Radiol 20:345–352. https://doi.org/10.1055/s-0036-1592433
55. Scolaro JA, Lackman RD (2014) Surgical management of metastatic long bone fractures: principles and techniques. J Am Acad Orthop Surg 22:90–100. https://doi.org/10.5435/JAAOS-22-02-90
56. Thierfelder KM, Gerhardt JS, Langner S et al (2020) Spezielle Aspekte bei Stressfrakturen. Radiologe 60:506–513. https://doi.org/10.1007/s00117-020-00657-7
57. Thierfelder KM, Niendorf S, Gerhardt JS, Weber MA (2020) Knochentumoren und -metastasen: Tipps für Erstdiagnose und Nachsorge. Radiologe 60:169–178. https://doi.org/10.1007/s00117-019-00635-8
58. Vasilevska Nikodinovska V, Ivanoski S, Samardziski M, Janevska V (2020) Percutaneo-us imaging-guided versus open musculoskeletal biopsy: concepts and controversies. Semin Musculoskelet Radiol 24:667–675. https://doi.org/10.1055/s-0040-1717113
59. Willeumier JJ, van der Linden YM, van de Sande MAJ, Dijkstra PDS (2016) Treatment of pathological fractures of the long bones. EFORT Open Rev 1:136–145. https://doi.org/10.1302/2058-5241.1.000008

60. Wuennemann F, Kintzelé L, Weber MA et al (2020) Radiologische Diagnostik pathologischer Frakturen. Radiologe 60:498–505. https://doi.org/10.1007/s00117-020-00693-3
61. Wünnemann F, Rehnitz C, Weber MA (2017) Zufallsbefunde in der muskuloskeletalen Radiologie. Radiologe 57:286–295. https://doi.org/10.1007/s00117-017-0231-1
62. Yazawa Y, Frassica FJ, Chao EY et al (1990) Metastatic bone disease. A study of the surgical treatment of 166 pathologic humeral and femoral fractures. Clin Orthop Relat Res:213–219
63. Zacharia B, Subramaniam D, Joy J (2018) Skeletal metastasis-an epidemiological study. Indian J Surg Oncol 9:46–51. https://doi.org/10.1007/s13193-017-0706-6

Spezielle Aspekte bei Stressfrakturen

5

Kolja M. Thierfelder, Sönke Langner, Thomas Mittlmeier
und Marc-André Weber

Inhaltsverzeichnis

K. M. Thierfelder (✉)
Radiologie am St. Joseph-Stift, Bremen, Deutschland
e-mail: Kolja.Thierfelder@med.uni-rostock.de

S. Langner
Institut für Diagnostische und Interventionelle Radiologie, Kinder- und Neuroradiologie, Universitätsmedizin Rostock, Rostock, Deutschland
e-mail: soenke.langner@med.uni-rostock.de

T. Mittlmeier
Klinik und Poliklinik für Unfall-, Hand- und Wiederherstellungschirurgie, Universitätsmedizin Rostock, Rostock, Deutschland
e-mail: thomas.mittlmeier@med.uni-rostock.de

M.-A. Weber
Institut für Diagnostische und Interventionelle Radiologie, Kinder- und Neuroradiologie, Universitätsmedizin Rostock, Rostock, Deutschland
e-mail: marc-andre.weber@med.uni-rostock.de

5.1 Vorbemerkung

M.-A. Weber und T. Mittlmeier

Was ist Stress und ist Stress grundsätzlich schädlich? Es existiert eine Vielzahl von Definitionsversuchen. Hans Selye hatte den Begriff aus der Physik entlehnt, um die „unspezifische Reaktion des Körpers auf jegliche Anforderung" zu benennen [12]. Auch die Terminologie der Stressfrakturen ist in der Literatur nicht einheitlich [31], weshalb wir uns im Rahmen dieses Kompendiums mit den Kapitelautoren auf folgende Definition geeinigt haben: „Stressfrakturen im weiteren Sinne können bezüglich ihrer Pathogenese in Ermüdungs- und Insuffizienzfrakturen eingeteilt werden. Ermüdungsfrakturen betreffen definitionsgemäß den gesunden Knochen, während Insuffizienzfrakturen Stressfrakturen

© Springer-Verlag GmbH Deutschland, ein Teil von Springer Nature 2023
M.-A. Weber, T. Mittlmeier (Hrsg.), *Kompendium bildgebende Frakturdiagnostik*,
https://doi.org/10.1007/978-3-662-63602-2_5

darstellen, die den bereits vorgeschädigten bzw. geschwächten Knochen betreffen. Die osteoporotische Fraktur wird in der Regel den Insuffizienzfrakturen zugerechnet."

Stressfrakturen, die durch die repetitive Einwirkung einer äußeren Kraft entstehen, sind in der klinischen Praxis sehr häufig, werden jedoch oftmals nicht als solche erkannt. Die korrekte Identifikation der Ursache einer Fraktur ist jedoch sehr wichtig, da teilweise sehr unterschiedliche therapeutische Verfahren zum Einsatz kommen [21, 31]. Typischerweise klagt der Läufer mit einer Stressfraktur über lokale Schmerzen mit sofortigem Beginn bei Belastung, Zunahme beim Laufen und Abnahme in Ruhe.

Risikofaktoren einer Stressfraktur sind z. B. die Anamnese einer bereits durchgemachten Stressfraktur, eine übermäßige Steigerung des Trainingsvolumens oder dessen Intensität (man denke an den „weekend warrior"), weibliches Geschlecht mit unregelmäßigen oder fehlenden Monatsblutungen oder Verzicht auf Milchprodukte [32].

Die Unterscheidung zwischen einer Tibiastressfraktur und einem Schienbeinkantensyndrom („shin splint") ist bei ähnlicher Anamnese und Klinik oft nicht einfach [32], die Unterscheidung der beiden Krankheitsbilder hat aber relevanten Einfluss auf die Behandlung, denn ein Läufer mit einer Stressfraktur darf nicht mehr joggen.

Die konventionelle Röntgenuntersuchung ist bei Stressfrakturen im frühen Stadium häufig falsch-negativ, daher sollte bei fortbestehenden Beschwerden die Untersuchung wiederholt oder eine Magnetresonanztomografie (MRT) veranlasst werden [31]. Es hat sich gezeigt, dass die MRT gerade in der Frühphase eine höhere Sensitivität für den Nachweis von Stressfrakturen aufweist als das konventionelle Röntgenbild [21, 31, 32].

Stressfrakturen werden nach der Wahrscheinlichkeit eines komplizierten Heilungsverlaufs unter konservativer Therapie in Niedrig- und Hochrisikofrakturen eingeteilt, Letztere treten in Regionen mit Zugkräften und/oder schlechter Durchblutung auf. Als Hochrisiko für das Auftreten einer Stressfraktur z. B. der Ossa metatarsalia oder der Tibiae ist der Ehrgeiz der Freizeitsportler anzusehen. Die wahrscheinlich wichtigste Variable für eine mögliche Verletzungsprophylaxe ist die Anpassung des Kilometerumfangs und der Trainingsintensität [32], also die realistische Einschätzung der eigenen Leistungsfähigkeit und das Drosseln des eigenen Ehrgeizes. Schon Shakespeare machte uns im Jahre 1606 mit seiner Erzählung von Macbeth darauf aufmerksam, dass zu viel Ehrgeiz negative Konsequenzen haben kann [10].

Um wieder auf die Knochenbruchheilung zurückzukommen: Das Buch von Lorenz Böhler von 1929 *Die Technik der Knochenbruchheilung* [1] beginnt mit der Erkenntnis, dass es die Natur ist, die heilt – „natura sanat", und dass es die Aufgabe des Arztes ist, für die Rahmenbedingungen zu sorgen, die die Natur für die Heilung braucht, sei es durch Ruhigstellung der Knochenbruchfragmente, sei es durch Förderung der ausreichenden Durchblutung, insbesondere aber durch Ermöglichen der nötigen Zeit. Zeit zu schaffen und Geduld zu haben, gehören also immanent zum ärztlichen Handeln dazu, und man könnte sie hinsichtlich der speziellen Aspekte von Stressfrakturen als Gegenpol zu Stress und Ehrgeiz sehen. Langzeitresultate nach mehr als 18 Jahren der Nachbeobachtung nach Stressfrakturen des Schenkelhalses bei jungen Rekruten zeigen, dass die Prognose bei Wegfall der Überlastung und Teilbelastung bis zur definitiven Ausheilung gut ist; undislozierte Ermüdungsbrüche neigen weder zur Dislokation noch sind später avaskuläre Nekrosen oder eine Koxarthrose zu erwarten [26]. Es braucht bei der Therapie somit in der Regel die nötige Zeit und keinen Aktivismus.

„Geduld ist unsere Demut vor der Zeit", wie es der Rektor der Universität Rostock, Prof. Wolfgang Schareck, in seinem Newsletter vom 27.07.2020 an die Mitarbeiter so treffend zusammengefasst hat.

5.2 Einleitung

Stressfrakturen, die durch die repetitive Einwirkung einer äußeren Kraft entstehen, sind in der klinischen Praxis sehr häufig, werden jedoch oftmals nicht als solche erkannt. Die korrekte Identifikation der Ursache(n) einer Fraktur ist allerdings sehr wichtig, da teilweise sehr unterschiedliche therapeutische Verfahren zum Einsatz kommen.

In der Regel reicht die klinische Untersuchung alleine nicht aus, um eine definitive Diagnose zu stellen. Hierfür stehen verschiedene bildgebende Verfahren zur Verfügung, die jeweils unterschiedliche Vor- und Nachteile haben. Wichtig ist jedoch, die Bildgebung nicht isoliert, sondern immer in Zusammenschau mit der Anamnese und der klinischen Symptomatik des Patienten zu bewerten.

Das vorliegende Kapitel gibt zunächst einen Überblick über die (in der Literatur zum Teil uneinheitliche) Terminologie (Abschn. 5.3) sowie die Pathophysiologie und Epidemiologie der Stressfraktur (Abschn. 5.4). Nachfolgend werden die geeigneten bildgebenden Verfahren hinsichtlich ihrer Vor- und Nachteile erörtert (Abschn. 5.5) und es wird auf wesentliche Befunde in der Bildgebung eingegangen (Abschn. 5.6). Von praktischer Bedeutung sind die Unterscheidung zwischen Niedrig- und Hochrisikofraktur (Abschn. 5.7) und die Abgrenzung zur pathologischen Fraktur (Abschn. 5.8).

5.3 Terminologie der Stressfrakturen

Die Terminologie der Stressfrakturen ist weder in der radiologischen noch in der unfallchirurgischen Literatur einheitlich. In Abgrenzung zur klassischen traumatischen Fraktur,

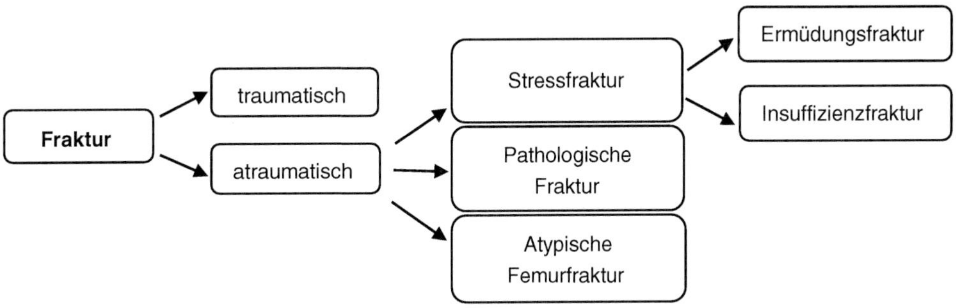

Abb. 5.1 Übersicht über die unterschiedlichen Frakturtypen. In dem vorliegenden Kompendium wird der Begriff der Stressfraktur im weiteren Sinne, d. h. als Oberbegriff für Ermüdungs- und Insuffizienzfrakturen verwendet

die sich auf ein adäquates Trauma bei gesundem Knochen zurückführen lässt, wird häufig der Begriff der atraumatischen (oder minimal traumatischen) Fraktur verwendet. Abb. 5.1 zeigt eine Übersicht über die unterschiedlichen Stressfrakturen (diese Einteilung wird in diesem Kompendium in allen Kapiteln einheitlich verwendet). Bei der atraumatischen Fraktur liegt eine relativ niedrige einwirkende Energie zugrunde, die unter normalen Umständen als singuläres „Trauma" keine Fraktur verursachen würde.

Zu den atraumatischen Frakturen gehören – neben den Stressfrakturen – die pathologischen Frakturen (bei fokalen malignen oder benignen knöchernen Neoplasien) und die atypischen Femurfrakturen [25]. Die atypischen Femurfrakturen wurden im Gegensatz zur Stress- und zur pathologischen Fraktur von der American Society of Bone and Mineral Research (ASBMR) eindeutig definiert: Es handelt sich um in transversaler Richtung verlaufende Frakturen des lateralen Kortex des Femurs. Um eine atypische Femurfraktur diagnostizieren zu können, müssen 4 von 5 Hauptkriterien zur Diagnosestellung zutreffen [28]. Die Pathophysiologie der atypischen Femurfrakturen ist noch nicht abschließend geklärt, sie tritt jedoch in aller Regel bei der Langzeittherapie mit Medikamenten auf, die den durch Osteoklasten vermittelten Knochenumbau hemmen (Bisphosphonate, Denosumab etc.) [27]. Somit ist die Unterscheidung der atypischen Femurfraktur gegenüber anderen Frakturformen auch therapeutisch entscheidend, da bei der atypischen Femurfraktur das auslösende Medikament abgesetzt werden muss.

Stressfrakturen im weiteren (und hier verwendeten) Sinne können bezüglich ihrer Pathogenese weiter in Ermüdungs- und Insuffizienzfrakturen eingeteilt werden. Typische Ermüdungsfrakturen („fatigue fractures"), die definitionsgemäß den gesunden Knochen betreffen, sind die Marschfraktur (Ermüdungsfraktur eines Os metatarsale) oder die Ermüdungsfraktur der Tibia bei Marathonläufern. Wichtig zu wissen ist es, dass der Begriff der Ermüdungsfraktur in der Literatur zum Teil mit dem Begriff der Stressfraktur gleichgesetzt wird [18].

▶ **Praxistipp** Aus Sicht der Autoren sollte der Begriff der Stressfraktur jedoch bevorzugt in seinem weiteren Sinne, d. h. als Oberbegriff für Ermüdungs- und Insuffizienzfrakturen verwendet werden. Dies hat den Vorteil, dass der Terminus der Stressfraktur auch in Fällen verwendet werden kann, in denen eine Kombination aus Ermüdungs- und Insuffizienzfraktur vorliegt oder in denen keine eindeutige Zuordnung möglich ist. Letzteres ist in der klinischen Praxis relativ häufig der Fall.

Insuffizienzfrakturen („insufficiency fractures") sind Stressfrakturen, die bereits vorgeschädigten bzw. geschwächten Knochen betreffen. Die (besonders häufige) osteoporotische Fraktur wird in der Regel den Insuffizienzfrakturen zugerechnet, wenngleich in der klinischen Praxis häufig unklar bleibt, ob sie durch eine einzelne oder eine repetitive Krafteinwirkung verursacht wurde. In den letzten Jahren hat sich aus diesem Grund zusätzlich der Begriff der „fragility fracture" etabliert. Dieser bezeichnet eine Fraktur des bereits vorgeschädigten Knochens, die jedoch durch ein singuläres und nicht durch ein repetitives Trauma verursacht wird.

Wichtiger als die exakte Terminologie ist es, dass der Radiologe immer auch die Knochenqualität in seinem Befund beschreibt und die vermutete osteoporotische Genese der Fraktur eindeutig benennt und ggf. eine weiterführende Knochendichtemessung durch die quantitative Computertomografie (QCT) oder die Dual-Energy X-ray Absorptiometry (DXA) veranlasst (s. aktuelle Leitlinie des Wissenschaftlichen Dachverbands der Osteologie, DVO; www.dv-osteologie.org).

5.4 Pathophysiologie und Epidemiologie

Durch eine repetitive äußere Krafteinwirkung, die die Kapazität der Knochenelastizität überschreitet, kommt es zunächst zu Mikrofrakturen der knöchernen Trabekel. Der Knochen reagiert darauf universell mit einer Aktivierung der Osteoklasten zur Beseitigung des überschüssigen knöchernen Materials. In dieser ersten Phase – noch bevor es zur Knochenneubildung durch Osteoblastenaktivität kommt – ist der Knochen besonders vulnerabel [24]. Eine anhaltende

Belastung kann in dieser Phase zum Zusammenbruch des Reparaturmechanismus führen, sodass schließlich eine Stressfraktur entsteht.

In der Literatur gibt es Hinweise darauf, dass Stressfrakturen bei gleicher Belastung bei Frauen etwas häufiger sind. So fanden Bennell und Kollegen bei 46 Frauen 0,86 Stressfrakturen pro 1000 Trainingsstunden gegenüber 0,54 Stressfrakturen pro 1000 Trainingsstunden bei 49 Männern [4]. Größere prospektive Studien, die neben dem Trainingsvolumen auch die Trainingsintensität berücksichtigen, existieren jedoch bisher nicht [29].

Bei einer Stressfraktur bestehen klinisch zumeist lokale, zum Teil jedoch auch diffuse Schmerzen ohne zuordenbares Trauma. Die Schmerzen treten zunächst in der Regel während eines intensiven Trainings oder kurz danach auf. Bei anhaltender Belastung kommen Schmerzen in Ruhe hinzu. Eine lokale Schwellung, Hämatome und eine Überwärmung des betroffenen Bereichs treten erst spät im Verlauf auf.

5.4.1 Ermüdungsfrakturen

Ermüdungsfrakturen fanden erstmals Mitte des 19. Jahrhunderts bei Militärrekruten nach langen Märschen Erwähnung. Die Pathophysiologie des zugrunde liegenden Vorgangs – die Ermüdungsfraktur eines oder mehrerer Ossa metatarsalia – wurde erst 1897, also 2 Jahre nach der Entdeckung der Röntgenstrahlen, bekannt.

Heute machen Ermüdungsfrakturen etwa 2 % aller sportbedingten Verletzungen aus. Die Inzidenz bei Langstreckenläufern beträgt 10–30 %. Ein wichtiger Risikofaktor ist die Adipositas mit einem Body-Mass-Index (BMI) von >35 kg/m^2 (Abb. 5.2).

Ermüdungsfrakturen betreffen zu 95 % die untere Extremität [17]. Lokalisationen der Ermüdungsfrakturen sind in absteigender Reihenfolge die Tibia, der Kalkaneus, die bereits erwähnten Mittelfußknochen und das proximale Femur. Etwa 1–3 % aller Ermüdungsfrakturen betreffen die Sesambeine, z. B. das Sesambein des M. flexor hallucis longus [13, 18].

Oft treten Ermüdungsfrakturen kurz nach einer Erhöhung der Trainingsintensität oder einer Änderung der Trainingsart oder der Trainingsumstände auf, z. B. nach einem Wechsel des Schuhwerks oder des Laufuntergrunds [3].

5.4.2 Insuffizienzfrakturen

Insuffizienzfrakturen entstehen durch repetitiven Stress bei bereits vorgeschädigter Knochensubstanz. Die mit Abstand häufigste Ursache ist die Demineralisierung des Knochens bei Osteoporose (Abb. 5.3). Neben weiteren Störungen der Mineralisierung (z. B. Hyperparathyreoidismus, Osteomalazie) können Störungen des Knochenumbaus (z. B. Morbus Paget, Osteopetrose) oder Erkrankungen des Bindegewebes wie beim Marfan-Syndrom oder bei der Osteogenesis imperfecta vorliegen. Als iatrogene Ursachen sind insbesondere die Dauereinnahme von Glukokortikoiden, bestimmte Chemotherapeutika oder die Strahlentherapie zu nennen [33, 34]. Typische Lokalisationen der Insuffizienzfrakturen sind die Wirbelkörper, das Os sacrum und das Os pubis sowie – ähnlich wie bei den Ermüdungsfrakturen – die gesamte untere Extremität.

In der klinischen Praxis erscheinen Ermüdungs- und Insuffizienzfrakturen jedoch häufig nicht streng als die eine oder die andere Entität. Sie liegen vielmehr innerhalb eines Spektrums, innerhalb dessen sowohl die Intensität der Belastung als auch eine Vorschädigung des Knochens eine Rolle spielt.

Ein klassisches Beispiel hierfür ist die vermehrte Neigung zu Stressfrakturen bei Hochleistungssportlerinnen mit der sog. „Female-Athlete-Triade", die aus gestörtem Essverhalten, Amenorrhö und Osteoporose besteht. Hintergrund ist hier eine geringe Energieverfügbarkeit verbunden mit einer

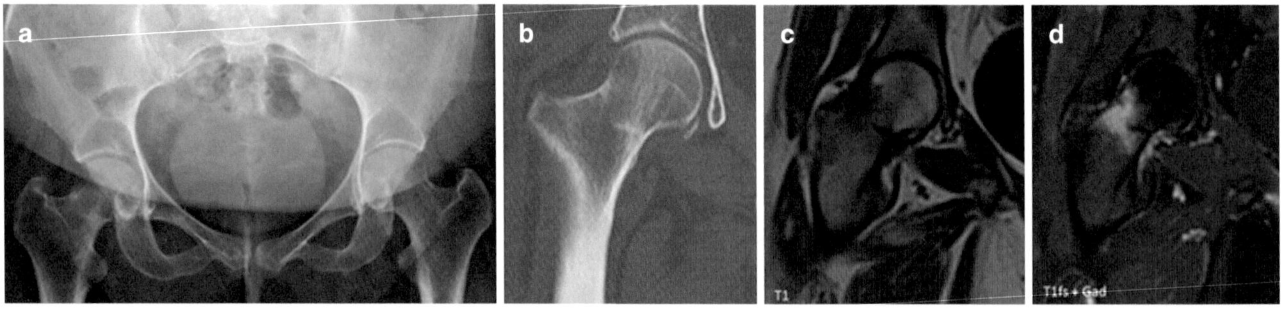

Abb. 5.2 29-jährige adipöse Frau (BMI: 41 kg/m^2) mit Leistenschmerzen rechts, kein Trauma. Klinisch bestand zunächst der Verdacht auf eine Appendizitis. Die Beckenübersicht (**a**) zeigt eine vermehrte Sklerose des rechten Schenkelhalses. In der CT zeigt sich die lineare Konfiguration der Sklerose an der Innenseite des Schenkelhalses im Sinne einer nicht dislozierten Stressfraktur (**b**). In der MRT sind in T1-Wichtung (**c**) und nach Kontrastmittelgabe (**d**) neben der linearen hypointensen Frakturlinie das Knochenmarködem und (in **d**) eine Umgebungsreaktion abgrenzbar

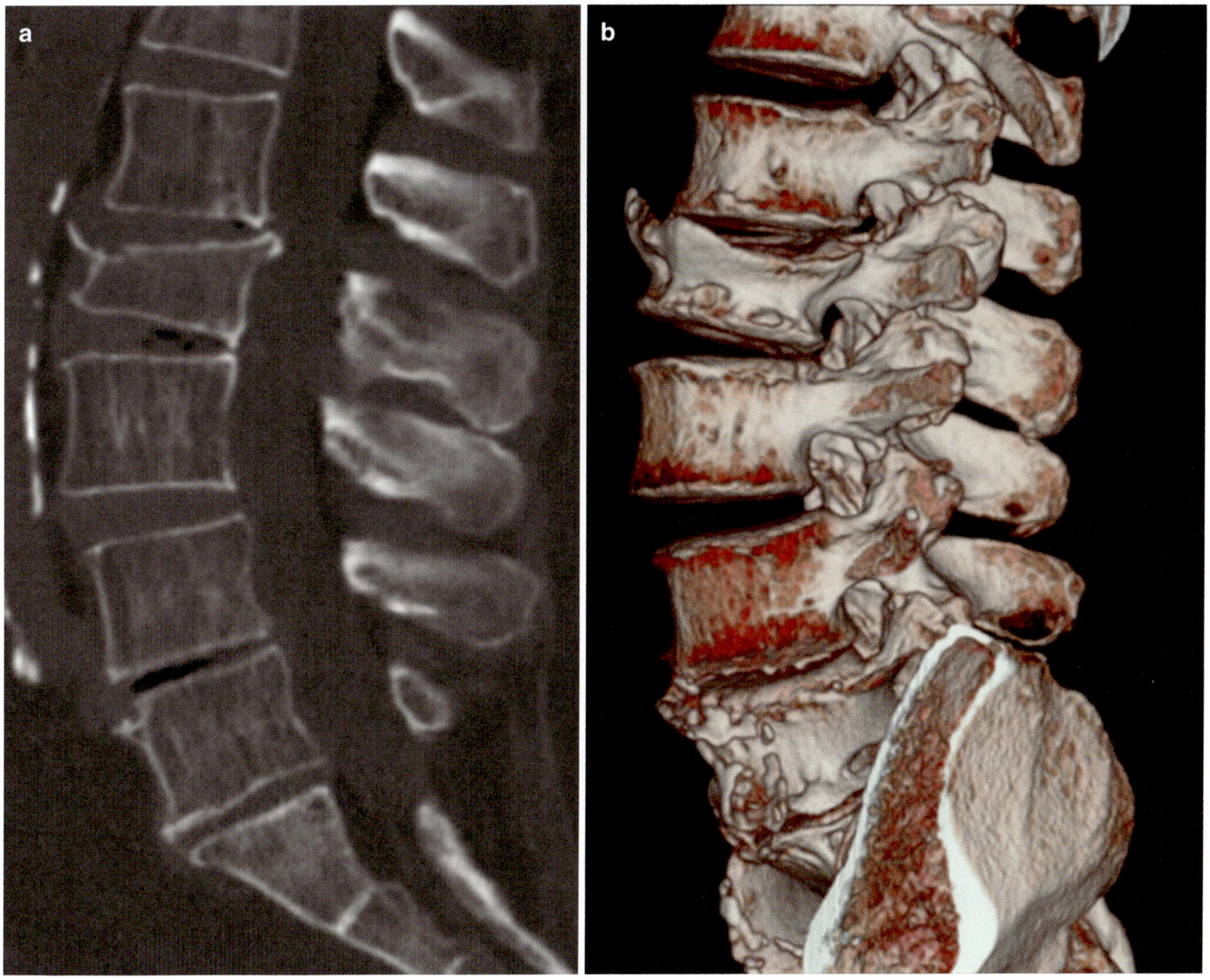

Abb. 5.3 Osteoporotische Sinterungsfraktur des 2. Lendenwirbelkörpers (LWK 2) bei einer 90-jährigen Patientin mit zunehmenden Rückenschmerzen (**a** sagittale CT, **b** 3D-Rekonstruktion). Typisch sind neben den Zeichen der Osteopenie die typische Morphologie („Keilwirbel“) und die rundliche Vorwölbung der Hinterkante des betroffenen Wirbelkörpers nach dorsal – hier im oberen Anteil der Hinterkante

Dysfunktion des Hypothalamus. Die Folgen dieses klinischen Zustands sind möglicherweise nicht vollständig reversibel, daher sind Prävention bzw. eine frühzeitige Diagnose und Intervention von entscheidender Bedeutung [2].

5.5 Bildgebende Verfahren

Da die Diagnose einer Stressfraktur nicht alleine aufgrund von Anamnese und Untersuchungsbefund gestellt werden kann, kommt der Bildgebung eine zentrale Rolle zu. Zum Einsatz kommen neben der konventionellen Röntgenuntersuchung die MRT, die Computertomografie (CT) sowie als nuklearmedizinisches Verfahren die Skelettszintigrafie.

5.5.1 Konventionelle Röntgenuntersuchung

▶ **Merke** Die primäre Bildgebung bei Verdacht auf eine Stressfraktur ist in aller Regel das konventionelle Röntgen in 2 Ebenen.

Das konventionelle Röntgen ist breit verfügbar, kostengünstig und eignet sich dazu, eine Reihe von Differenzialdiagnosen auszuschließen. Gut geeignet ist die Projektionsradiografie auch zur Verlaufskontrolle einer bereits bekannten Stressfraktur. Hier kann der Heilungsprozess beurteilt und eine etwaige sekundäre Dislokation erkannt werden.

In der initialen Röntgenuntersuchung werden allerdings nur 15–35 % der Stressfrakturen detektiert [16], da die re-

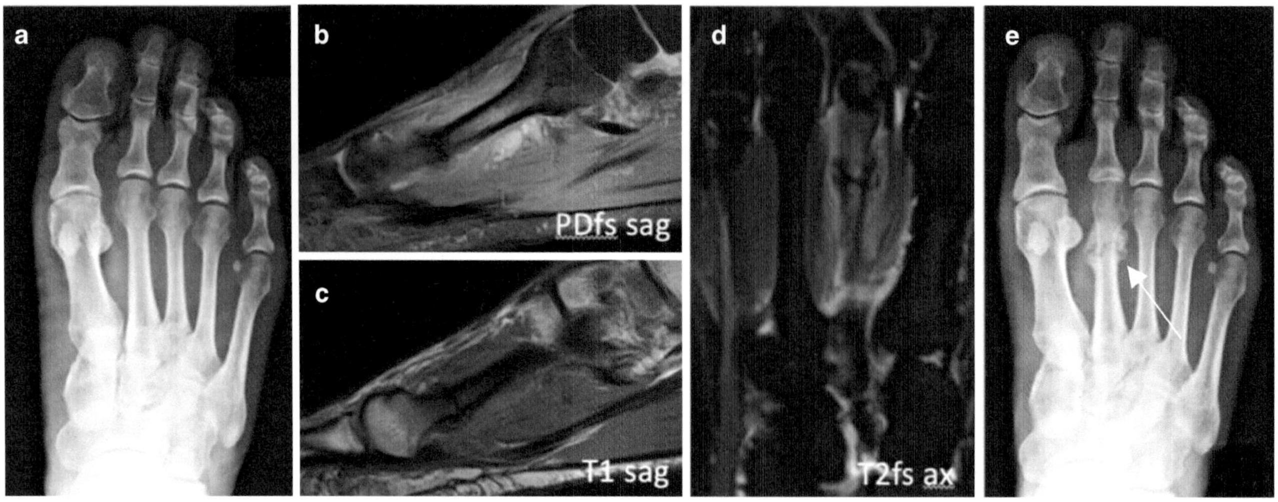

Abb. 5.4 **a** Geringe Sensitivität der Röntgenuntersuchung in der initialen Untersuchung. Das initiale Röntgenbild (**a**) eines 45-jährigen Mannes mit Schmerzen des linken Mittelfußes ist unauffällig. **b–d** Die 1 Woche später angefertigten MRT-Aufnahmen zeigen deutlich die typische Ermüdungsfraktur der Diaphyse des Os metatarsale II: ödemäquivalentes Markraumsignal, T1-hypointense Frakturlinie senkrecht zur Kortikalis und deutliche Umgebungsreaktion. **e** Die projektionsradiografische Verlaufskontrolle 8 Wochen nach der MRT zeigt nun eine sehr deutliche Periostreaktion und Kallusbildung (*Pfeil*). Es liegt keine Dislokation vor

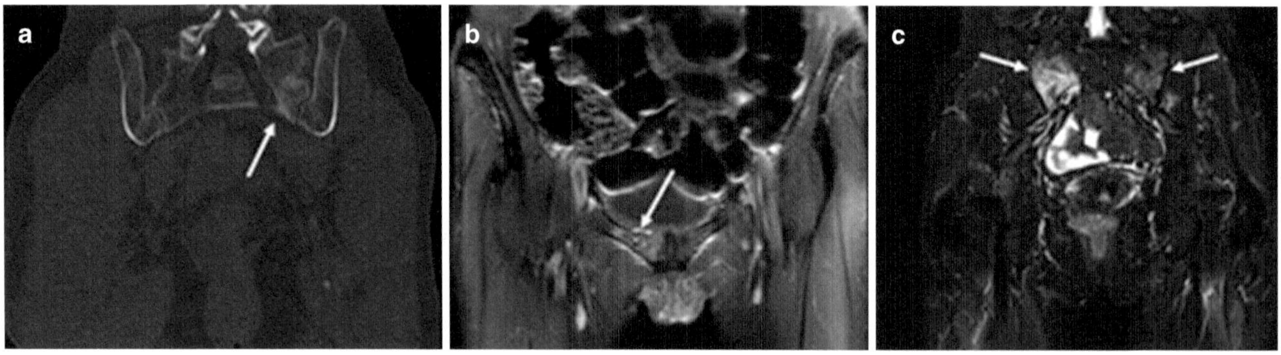

Abb. 5.5 Hohe Sensitivität der MRT bei der Detektion von Stressfrakturen. 48-jährige Patientin mit diffusem Beckenschmerz. **a** In der koronar reformatierten CT-Aufnahme lässt sich eine vertikal verlaufende Skleroselinie in der linken Massa lateralis des Os sacrum (*Pfeil*) im Sinne einer Stressfraktur nachweisen. Die übrigen CT-Aufnahmen waren unauffällig. **b**, **c** In der MRT-Aufnahme zeigt sich in der koronaren STIR-Sequenz („short τ inversion recovery") neben der aus der CT bekannten Fraktur der linken Massa lateralis (*Pfeil links* in **c**) auch eine Stressfraktur der rechten Massa lateralis (*Pfeil rechts* in **c**). Des Weiteren zeigte die MRT Stressfrakturen des rechten Ramus inferior ossis pubis (*Pfeil* in **b**) sowie im rechten Os ilium (nicht gezeigt). Die weitere klinische Aufarbeitung des Falls zeigte eine Osteoporose

aktiven Umbauprozesse des Knochens erst nach 2–8 Wochen im Röntgenbild sichtbar werden (Abb. 5.4). Folgerichtig ist die Sensitivität in der ersten röntgenologischen Nachuntersuchung 2 Wochen später mit 30–70 % deutlich höher [16]. Bei deutlich eingeschränkter Mobilität und entsprechend höherem Abklärungsdruck kann an eine unauffällige Röntgenuntersuchung auch direkt eine MRT angeschlossen werden.

5.5.2 Magnetresonanztomografie

Anders als die Röntgenuntersuchung weist die MRT bei der Detektion von Stressfrakturen eine Sensitivität von nahezu 100 % auf (Abb. 5.5) [35]. Ist die MRT bei adäquater Bildqualität negativ, so schließt dies eine Stressfraktur aus.

Insbesondere im professionellen Leistungssport ist darüber hinaus von Bedeutung, dass mithilfe der MRT bereits Stress*reaktionen* als Vorläufer von Frakturen detektiert werden können. Liegt lediglich eine Stressreaktion vor, lassen sich Stressfrakturen durch eine Reduktion der Trainingsintensität in vielen Fällen vermeiden.

Aufgrund des hohen Weichteilkontrasts lassen sich mit der MRT auch das Knochenmark, die Weichteile und die miterfassten Gelenke gut beurteilen [15]. Insbesondere die gute Beurteilbarkeit des Knochenmarks und der extraossären Weichgewebe machen die MRT zur wichtigsten Technik zur Erkennung einer pathologischen Fraktur (Abschn. 5.8).

Allerdings sind kortikale Veränderungen in der MRT-Aufnahme zum Teil relativ schwer zu erkennen, sodass hier die Korrelation mit der konventionellen Röntgenuntersuchung oder die Anfertigung einer CT notwendig ist [20].

5.5.3 Computertomografie

Die CT selbst kommt gegenüber der MRT bei der Frage nach Stressfrakturen primär selten zum Einsatz. Ihre Vorteile sind die hohe Spezifität und die präzise Darstellung von Frakturverlauf, Integrität der Kortikalis und etwaiger Gelenkbeteiligungen. Nicht selten dient die CT der Diagnosesicherung, wenn bei klinischem Verdacht auf eine Stressfraktur in der MRT ein typisches Ödem, jedoch keine eindeutige Frakturlinie abzugrenzen ist (Abb. 5.6) [5]. Aufgrund der guten Darstellung der Stellung und der Fraktur(-fragmente) ist sie eine wichtige Methode zur präoperativen Planung. Auch zur Beurteilung einer etwaigen Stabilitätsgefährdung von Wirbelkörperfrakturen ist die CT die Methode der Wahl und wird häufig ergänzend zur MRT angefertigt, um beispielsweise eine Beteiligung der Wirbelkörperhinterkante auszuschließen. Bezüglich ihrer Sensitivität bei der Erkennung von Stressfrakturen liegt die CT jedoch deutlich hinter der MRT und auch der Skelettszintigrafie.

Eine neue Methode zur Detektion von Stressfrakturen und -reaktionen in der CT ist die spektrale Bildgebung (Dual-Energy-CT, DECT) [30]. Hierbei kann sämtliche knöcherne Substanz aus dem Bild „subtrahiert" werden, sodass ein Bild des Markraums ohne knöcherne Trabekel entsteht. Die Dichte des Markraums kann daraufhin gemessen oder farbcodiert dargestellt werden. Gelbes Knochenmark hat aufgrund seines hohen Fettanteils Dämpfungswerte („attenuation value") von deutlich unter 0 Hounsfield-Einheiten; beim Vorliegen eines Knochenmarködems steigen die Dämpfungswerte entsprechend an. Auf diese Weise kann ein Knochenmarködem, das stets mit einer Stressfraktur einhergeht, detektiert werden.

5.5.4 Dreiphasenszintigrafie

Als bildgebende Diagnostik eignet sich außerdem grundsätzlich die Dreiphasenszintigrafie, da nach Frakturen im betroffenen Areal ein erhöhter Knochenstoffwechsel vorliegt. Die Szintigrafie weist 6–72 Stunden nach Symptombeginn

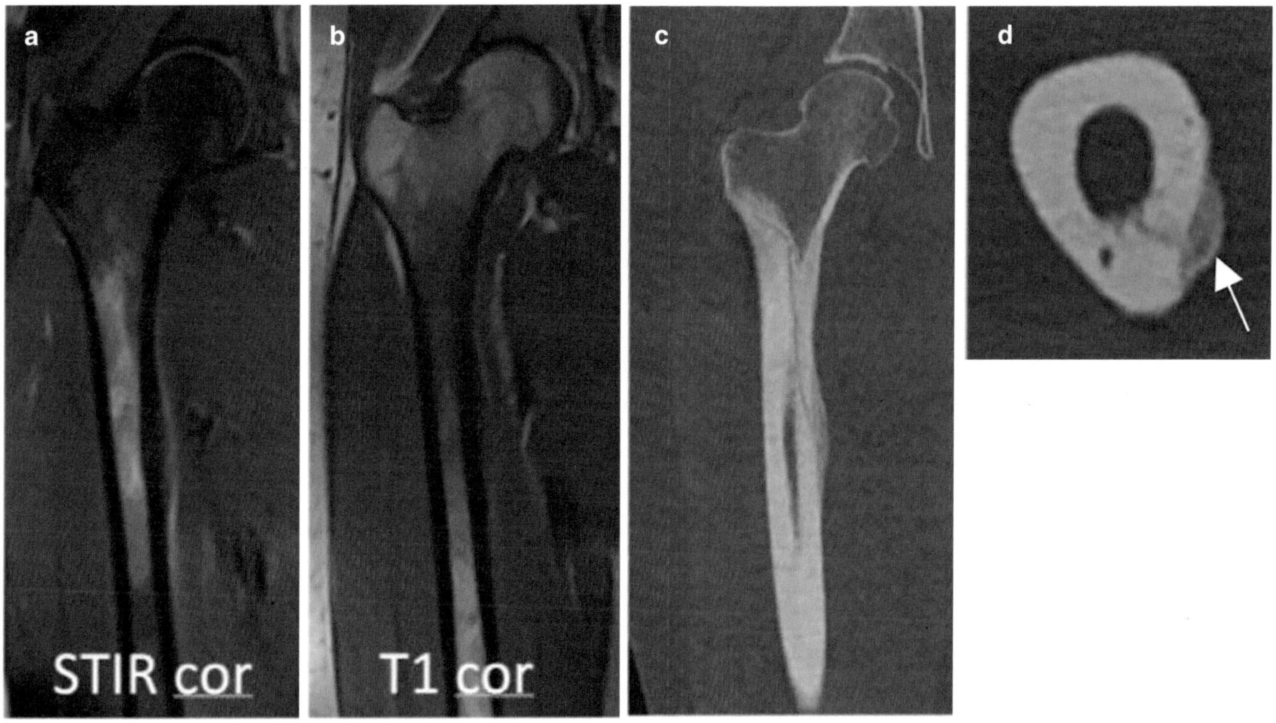

Abb. 5.6 Präzisere Darstellung der Frakturlinie und Diagnosesicherung der Stressfraktur durch die CT. **a**, **b** MRT einer 31-jährigen Frau, die 3 Monate zuvor an einem Marathon teilgenommen hatte und über fortbestehende Schmerzen im rechten Oberschenkel klagte. Die MRT zeigt ein hohes STIR-Signal (**a**) und eine Absenkung des T1-Signals (**b**) in der Diaphyse des proximalen rechten Femurs im Sinne eines Knochenmarködems. Medial zeigt sich eine gering ausgeprägte Umgebungsreaktion (**a**); eine Frakturlinie ist in der MRT jedoch nicht abgrenzbar. **c** Die koronar rekonstruierte CT-Aufnahme zeigt die vertikale Frakturlinie, die nach medial zum Periost ausläuft. Auf dieser Höhe findet sich bereits Kallusmaterial (*Pfeil* in **d**)

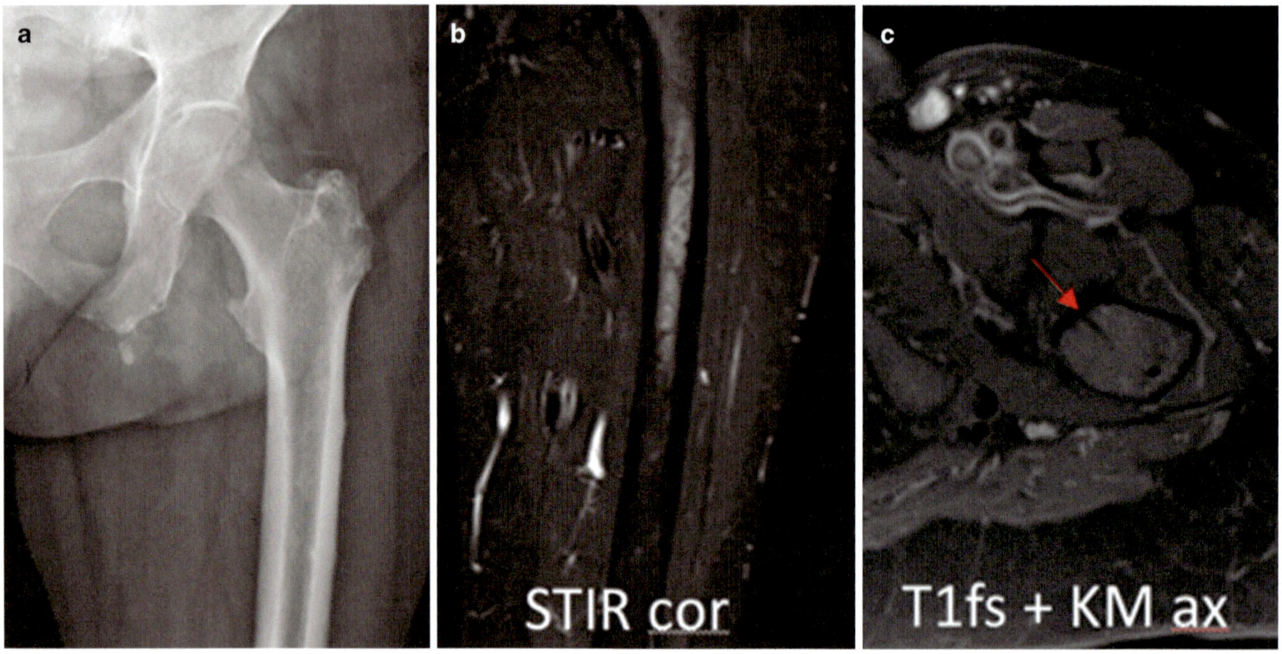

Abb. 5.7 75-jährige Frau mit Schmerzen im ventralen linken Oberschenkel 6 Monate nach Hüftgelenkersatz auf der Gegenseite. **a** Die initiale Röntgenuntersuchung war unauffällig. **b** In der koronaren STIR-Sequenz der MRT des linken Femurs zeigt sich ein proximal gelegenes Markraumödem. **c** Die senkrecht zur Kortikalis verlaufende Frakturlinie war in der vorliegenden Untersuchung am besten in der axialen kontrastverstärkten Sequenz abzugrenzen. Nach Gelenkersatz sind Stressfrakturen eine häufige Komplikation, da die Patienten oftmals wieder relativ schnell körperlich aktiv sind, aufgrund der langjährigen Inaktivität jedoch noch eine Osteopenie bestehen kann

eine hohe Sensitivität zur Detektion von Frakturen auf [19]. Die Spezifität ist hingegen relativ gering, da z. B. bei Osteomyelitiden, Metastasen oder degenerativen Veränderungen ebenfalls ein hoher Knochenstoffwechsel vorliegt. Ferner ist die Strahlenexposition bei den häufig jungen, sportlich aktiven Patienten zu berücksichtigen.

Bei der zunehmend durchgeführten kombinierten Hybridbildgebung aus Positronenemissionstomografien und CT bzw. MRT (FDG-PET/CT-, zum Teil auch FDG-PET/MRT-Untersuchungen) werden Stressfrakturen relativ häufig als Zufallsbefunde entdeckt [14]. Diese dürfen bei den (zumeist onkologischen) Patienten, die diese Untersuchungen erhalten, nicht mit Metastasen oder anderweitigen Tumormanifestationen verwechselt werden. Wird hingegen eine Fraktur bei einem onkologischen Patienten als solche erkannt, muss immer auch an eine pathologische Fraktur gedacht werden (Abschn. 5.8).

5.6 Wesentliche bildgebende Befunde

Während die Unterscheidung zwischen Ermüdungsfrakturen und den unterschiedlichen Arten der Insuffizienzfrakturen therapeutische Implikationen hat, ist eine Differenzierung alleine aufgrund der Bildgebung in vielen Fällen nicht möglich. Ausnahmen bilden Stressfrakturen, bei denen die Bildgebung zugleich Hinweise auf eine zugrunde liegende Erkrankung liefern, z. B. beim typischen Bild eines Morbus Paget in der Röntgenuntersuchung oder bei einer eindeutig osteoporotischen Sinterungsfraktur eines Wirbelkörpers.

Wie in Abschn. 5.5.1 bereits erwähnt, ist die konventionelle Röntgenuntersuchung bei Stressfrakturen im frühen Stadium häufig falsch-negativ (Abb. 5.7). Bei fortbestehenden Beschwerden sollte zumindest die Untersuchung wiederholt oder – in Abhängigkeit vom Leidensdruck des Patienten – eine MRT veranlasst werden.

In der Röntgenuntersuchung unterscheiden sich Stressfrakturen in Bezug auf ihre Morphologie nach dem relativen Anteil des kortikalen gegenüber dem spongiösen Knochen im betroffenen Bereich:

- In Lokalisationen mit einem hohen Anteil an kortikalem Knochen (z. B. Diaphyse eines langen Röhrenknochens) findet sich initial häufig das sog. „gray cortex sign", also eine kleine fokale Aufhellung in der Kortikalis durch die Osteoklastenaktivität [22]. Später treten **Periostreaktion** und **Kallusformation** hinzu, bevor sich schließlich häufig – jedoch nicht immer – eine **Frakturlinie** abgrenzen lässt, die häufig senkrecht zum Kortex orientiert ist (Abb. 5.7c).

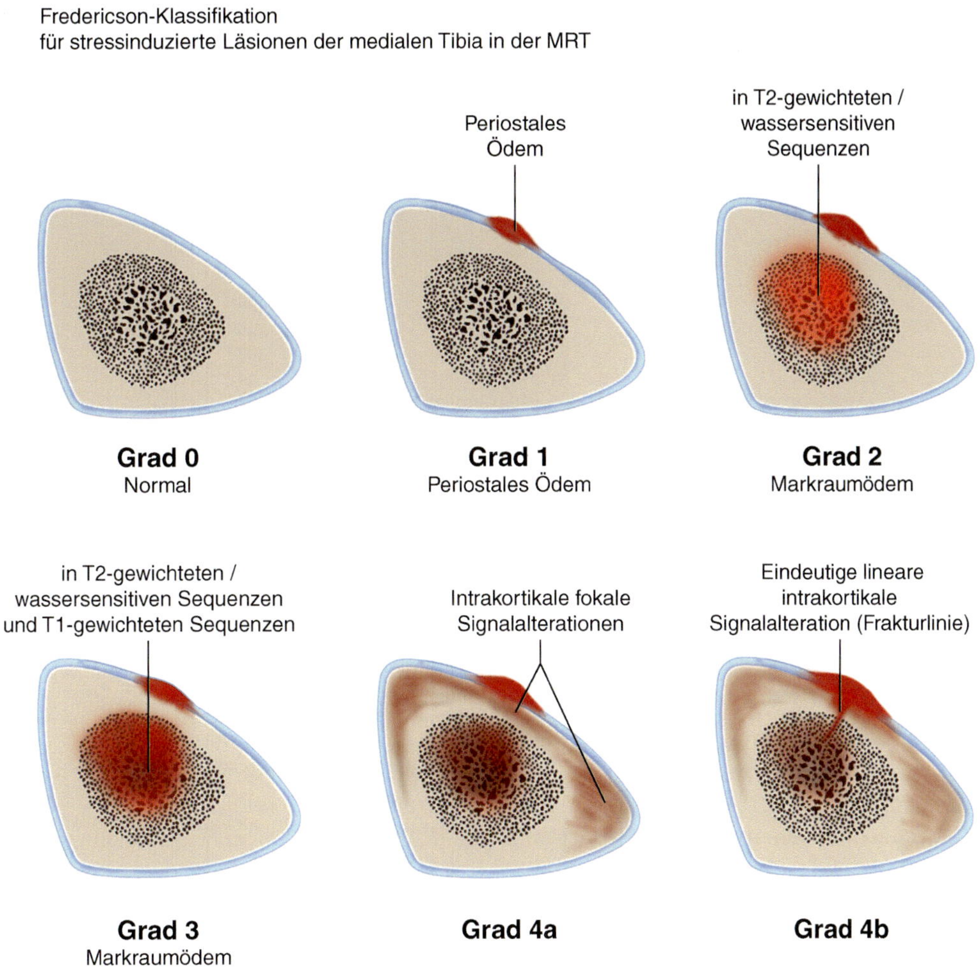

Abb. 5.8 Einteilung der Stressfrakturen in der MRT nach Fredericson

- In Lokalisationen mit einem hohen Anteil an spongiösem Knochen (z. B. Kalkaneus) sind die ersten Zeichen eine **Unschärfe** und eine **geringe diffuse Sklerose** der Trabekel. Später bildet sich eine **Skleroselinie** entlang der remodellierten Trabekel [8].

In der MRT gehen Stressfrakturen typischerweise mit einem unscharf begrenzten **ödemäquivalenten Signal**, d. h. einem hohen Signal in den wassersensitiven Sequenzen wie der fettsaturierten (fs) protonendichtegewichteten (PDfs-), T2-gewichteten (T2fs-) oder STIR-Sequenz einher (Abb. 5.7b). In Abhängigkeit von der Intensität des Ödems können Stressfrakturen nach Fredericson eingeteilt werden (Abb. 5.8) [11]:

- Initial besteht häufig zunächst lediglich ein periostales Ödem (Grad 1).
- Im weiteren Verlauf tritt ein Knochenmarködem hinzu, das zunächst nur auf den wassersensitiven Sequenzen abzugrenzen ist (Grad 2).
- Erreicht das Ödem eine gewisse Intensität, ist das T1-Signal in diesem Bereich vermindert (Grad 3).
- Dehnen sich die Signalveränderungen bis auf die Kortikalis aus, liegt ein Grad 4a nach Fredericson vor.
- Ist eine eindeutige Frakturlinie abzugrenzen, wird die Fraktur als Grad 4b klassifiziert.

Die Frakturlinie verläuft häufig senkrecht zur Kortikalis und ist im klassischen Fall als **hypointense Linie in der T1-Wichtung** abzugrenzen. Nicht selten ist die Frakturlinie jedoch gut auch in einer wassersensitiven Sequenz (z. B. Abb. 5.4d) oder nach Kontrastmittelgabe (z. B. Abb. 5.2d) erkennbar, sodass stets alle Sequenzen auf das Vorliegen einer Frakturlinie geprüft werden sollten. Besteht weiterhin Unklarheit über das Vorliegen einer Frakturlinie, kann eine CT ergänzt werden.

Typisch für eine Stressfraktur in der MRT ist auch die **Umgebungsreaktion im Weichgewebe**, die sich am besten in der kurzen Achse der wassersensitiven Sequenzen

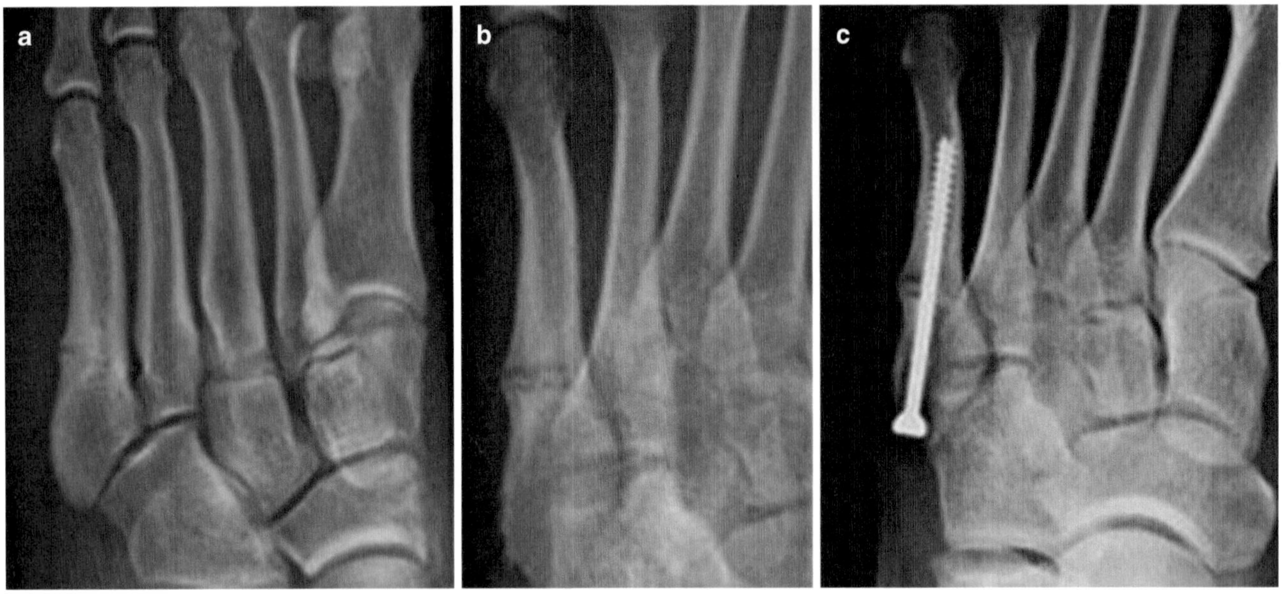

Abb. 5.9 Ermüdungsfraktur der proximalen Metaphyse des Os metatarsale V eines 20-jährigen Fußballspielers als Beispiel für eine Hochrisikofraktur. **a** Das initiale Röntgenbild zeigt die schräg verlaufende Fraktur in der Metaphyse ohne Dislokation. **b** Nach 4 Monaten unter konservativer Therapie ist anhand der Röntgenuntersuchung zu erkennen, dass keine ausreichende Konsolidierung erreicht wurde, die Beschwerden bestehen fort. **c** Schließlich erfolgte eine Osteosynthese mittels kanülierter Titanspongiosazugschraube

wie T2fs, PDfs oder STIR und der kontrastmittelverstärkten Sequenzen zeigt. Diese Umgebungsreaktion darf allerdings nicht mit einer soliden, das Kontrastmittel aufnehmenden Raumforderung des Weichgewebes verwechselt werden, die häufig bei pathologischen Frakturen vorliegt. Hier hilft oft die native T1-Wichtung weiter, die eine Verdrängung des normalen fetthaltigen Knochenmarks durch Tumorgewebe zeigt. Periostale und endostale Knochenneubildungen sind in der MRT in allen Sequenzen hypointens.

Lässt sich eine Stressfraktur in der Kombination aus konventioneller Röntgenuntersuchung und MRT nicht beweisen, kommt häufig die CT zum Einsatz. Die Frakturlinie zeigt sich in der CT als **lineare Hypodensität**. Mit zunehmendem Frakturalter finden sich **angrenzende Skleroseareale**. Senkrecht zur (vermuteten) Frakturlinie orientierte Rekonstruktionen sind hilfreich für eine präzise Evaluation. Liegt bereits eine Dislokation vor, können 3D-Rekonstruktionen Frakturfragmente und Stellungsverhältnisse gut illustrieren.

5.7 Niedrig- vs. Hochrisikostressfrakturen

Stressfrakturen werden nach der Wahrscheinlichkeit eines komplizierten Heilungsverlaufs unter konservativer Therapie in Niedrig- und Hochrisikofrakturen eingeteilt [7]. Frakturen mit niedrigem Risiko sind insgesamt häufiger und werden durch eine Druckbelastung verursacht. Die Therapie umfasst in der Regel eine Aktivitätsänderung mit einer Verminderung oder Ausschaltung des auslösenden Stressors [7]. Typische Lokalisationen von Niedrigrisikofrakturen sind die posteromediale Tibia, der Kalkaneus, die Ossa metatarsalia II–IV sowie der mediale Schenkelhals.

Frakturen mit hohem Risiko sind insgesamt seltener, werden durch Zugkräfte verursacht und/oder betreffen Regionen mit schlechter Durchblutung [6]. Auch dislozierte Frakturen werden der Hochrisikogruppe zugeordnet. Typische Lokalisationen sind z. B. der superolaterale Schenkelhals, die Patella, die ventrale Tibia, der Malleolus medialis, das Sesambein der Großzehe und die proximale Metaphyse des Os metatarsale V. Bei Hochrisikofrakturen kommt es häufiger zur Pseudarthrosenbildung (Abb. 5.9). In diesen Fällen und bei instabilen Frakturen kommen osteosynthetische Stabilisationsverfahren zum Einsatz.

5.8 Abgrenzung zur pathologischen Fraktur

Eine besondere Bedeutung kommt der Abgrenzung von Stressfrakturen gegenüber pathologischen Frakturen zu (s. auch Kap. 4). Bildmorphologisch bestehen Überschneidungen, pathologische Frakturen erfordern jedoch ein stark abweichendes Management [9]. Neben dem Patientenalter und der Anamnese (Vorliegen einer malignen Grunderkrankung) spielt die Lokalisation der Fraktur eine Rolle. Stressfrakturen treten häufig in Lokalisationen auf, die für bestimmte Aktivitäten typisch sind, z. B. die mediale Tibia beim Langstreckenlaufen (Marathon) oder der Kalkaneus bei häufigem Springen [19]. Pathologische Frakturen

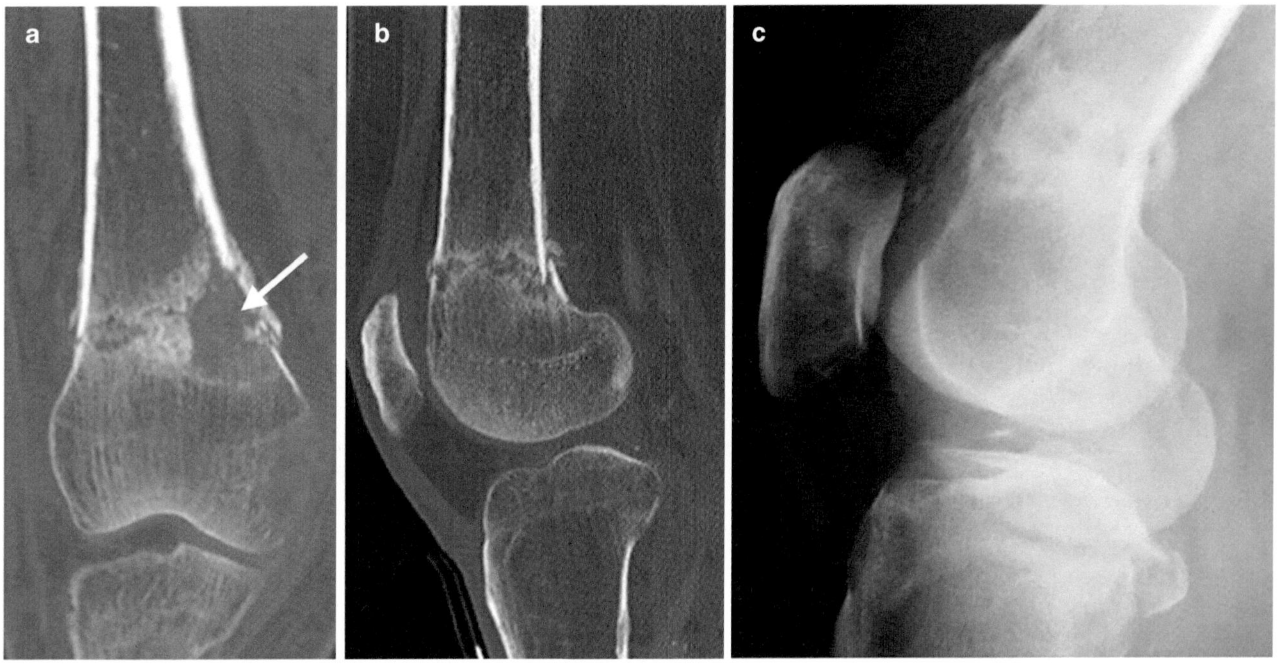

Abb. 5.10 Pathologische Fraktur des linken Femurs in der CT- (**a**, **b**) und der Röntgenuntersuchung (**c**) bei einer 86-jährigen Frau mit bekanntem Urothelkarzinom. Die Patientin war 4 Wochen zuvor gestürzt und hatte seitdem Schmerzen. Für eine pathologische Fraktur sprachen in diesem Fall die Lokalisation, die große Osteolyse in der lateralen Femurmetaphyse (*Pfeil* in **a**) und die Anamnese der Patientin

betreffen dagegen am häufigsten den subtrochantären Femur, den subkapitalen Humerus und die Wirbelkörper.

▶ **Praxistipp** Anders als Stressfrakturen treten pathologische Frakturen häufig eher bei älteren und sportlich weniger aktiven Menschen auf; in vielen Fällen ist dem Patienten nicht einmal ein kleines Trauma erinnerlich.

Bei der Röntgenuntersuchung ist zu beachten, dass Stressfrakturen – ähnlich wie pathologische Frakturen und anders als „normale", traumatisch bedingte Frakturen – Merkmale der Aggressivität wie eine irreguläre Periostreaktion zeigen können und nicht mit einer malignen Neoplasie verwechselt werden dürfen (Abb. 5.10) [9]. Tendenziell sind jedoch bei Stressfrakturen die Frakturränder schärfer abgrenzbar, und es kann im spongiösem Knochen eine Skleroselinie parallel zur Fraktur bestehen.

In unklaren Fällen liefert häufig die MRT wertvolle Hinweise zur Unterscheidung zwischen Stress- und pathologischen Frakturen. Bei Stressfrakturen weist das Ödem in der Regel einen unscharfen Rand auf und zeigt einen kontinuierlichen Übergang zum normalen Knochenmarksignal.

▶ **Praxistipp** Als bewährte Faustregel gilt, dass das Signal des Knochenmarks in der T1-Wichtung nicht niedriger sein sollte als das der Skelettmuskulatur bzw. der Bandscheiben [36].

Innerhalb des Ödems können Inseln mit normalem gelbem Knochenmark vorliegen. Ist die klassische T1-Bildgebung nicht konklusiv, kann zum Teil die Chemical-Shift-Bildgebung (In-/Opposed-Phase- bzw. Dixon-Sequenzen) zur näheren Bestimmung bzw. zur Quantifizierung des Fettgehalts des Knochenmarks weiterhelfen. Bei pathologischen Frakturen ist das T1-Signal relativ homogen vermindert und die Ränder der Signalalteration sind konvex und schärfer begrenzt als bei der Stressfraktur [8]. Ein deutliches Zeichen für eine maligne Neoplasie in der MRT-Aufnahme ist eine kontrastmittelaufnehmende Weichteilkomponente, insbesondere wenn diese inhomogen ist und nekrotische Anteile aufweist. In unklaren Fällen können eine Biopsie oder eine MRT-Verlaufskontrolle durchgeführt werden [23].

5.9 Fazit für die Praxis

Stressfrakturen kommen in der klinischen Praxis häufig vor. Mittels dezidierter Bildgebung kann die Diagnose verlässlich gestellt und das weitere Vorgehen festgelegt werden. Patienten mit negativem Röntgenbefund, jedoch fortbestehenden Beschwerden, sollten eine MRT erhalten. Diese dient auch dem Ausschluss einer pathologischen Fraktur. Die CT kommt zumeist in der präoperativen Planung zum Einsatz.

Literatur

Zitierte Originalarbeiten

1. Aus den medizinhistorischen Beständen der Universitätsbibliothek der Medizinischen Universität Wien: Böhler Lorenz. Technik der Knochenbruchbehandlung. 1929. https://ub.meduniwien.ac.at/blog/?p=27219. Zugegriffen am 30.11.2020
2. Barrack MT et al (2014) Higher incidence of bone stress injuries with increasing female athlete triad-related risk factors: a prospective multisite study of exercising girls and women. Am J Sports Med 42:949–958
3. Bath K, Steinhagen I (2019) Stress fracture of athletes as a cause of groin pain. Radiologe 59:204–211
4. Bennell KL et al (1998) A 12-month prospective study of the relationship between stress fractures and bone turnover in athletes. Calcif Tissue Int 63:80–85
5. Berger FH, de Jonge MC, Maas M (2007) Stress fractures in the lower extremity. The importance of increasing awareness amongst radiologists. Eur J Radiol 62:16–26
6. Boden BP, Osbahr DC (2000) High-risk stress fractures: evaluation and treatment. J Am Acad Orthop Surg 8:344–353
7. Diehl JJ, Best TM, Kaeding CC (2006) Classification and return-to-play considerations for stress fractures. Clin Sports Med 25:17–28, vii
8. Fazzalari NL (1993) Trabecular microfracture. Calcif Tissue Int 53(Suppl 1):S143–S146; discussion S146–147
9. Fottner A, Baur-Melnyk A, Birkenmaier C, Jansson V, Dürr H-R (2009) Stress fractures presenting as tumours: a retrospective analysis of 22 cases. Int Orthop 33:489–492
10. Frank G (Hrsg) (2011) William Shakespeare: Macbeth. Zweisprachige Ausgabe. (Arden 1984), 8. Aufl. Deutscher Taschenbuch, München, ISBN 978-3-423-12484-3
11. Fredericson M, Bergman AG, Hoffman KL, Dillingham MS (1995) Tibial stress reaction in runners. Correlation of clinical symptoms and scintigraphy with a new magnetic resonance imaging grading system. Am J Sports Med 23:472–481
12. Selye H (1974) Stress. Bewältigung und Lebensgewinn. Aus dem Englischen von Hans Th. Asbeck. Piper, München/Zürich, ISBN 3-492-02086-0
13. Harrast MA, Colonno D (2010) Stress fractures in runners. Clin Sports Med 29:399–416
14. Katzel JA, Heiba SI (2005) PET/CT F-18 FDG scan accurately identifies osteoporotic fractures in a patient with known metastatic colorectal cancer. Clin Nucl Med 30:651–654
15. Kijowski R, Choi J, Shinki K, Del Rio AM, De Smet A (2012) Validation of MRI classification system for tibial stress injuries. AJR Am J Roentgenol 198:878–884
16. Lassus J, Tulikoura I, Konttinen YT, Salo J, Santavirta S (2002) Bone stress injuries of the lower extremity: a review. Acta Orthop Scand 73:359–368
17. Liong SY, Whitehouse RW (2012) Lower extremity and pelvic stress fractures in athletes. Br J Radiol 85:1148–1156
18. Mandell JC, Khurana B, Smith SE (2017) Stress fractures of the foot and ankle, part 2: site-specific etiology, imaging, and treatment, and differential diagnosis. Skelet Radiol 46:1165–1186
19. Marshall RA et al (2018) Imaging features and management of stress, atypical, and pathologic fractures. Radiographics 38:2173–2192
20. Matcuk GR et al (2016) Stress fractures: pathophysiology, clinical presentation, imaging features, and treatment options. Emerg Radiol 23:365–375
21. Matcuk GR Jr, Mahanty SR, Skalski MR, Patel DB, White EA, Gottsegen CJ (2016) Stress fractures: pathophysiology, clinical presentation, imaging features, and treatment option. Emerg Radiol 23:365–375
22. Mulligan ME (1995) The „gray cortex": an early sign of stress fracture. Skelet Radiol 24:201–203
23. Nachtrab O et al (2012) Role of MRI in hip fractures, including stress fractures, occult fractures, avulsion fractures. Eur J Radiol 81:3813–3823
24. Pathria MN, Chung CB, Resnick DL (2016) Acute and stress-related injuries of bone and cartilage: pertinent anatomy, basic biomechanics, and imaging perspective. Radiology 280:21–38
25. Pentecost RL, Murray RA, Brindley HH (1964) Fatigue, insufficiency, and pathologic fractures. JAMA 187:1001–1004
26. Pihlajamäki HK, Ruohola JP, Weckström M, Kiuru MJ, Visuri TI (2006) Long-term outcome of undisplaced fatigue fracture of the femoral neck in young male adults. J Bone Joint Surg (Br) 88:1574–1579
27. Schilcher J, Aspenberg P (2009) Incidence of stress fractures of the femoral shaft in women treated with bisphosphonate. Acta Orthop 80:413–415
28. Shane E et al (2014) Atypical subtrochanteric and diaphyseal femoral fractures: second report of a task force of the American Society for Bone and Mineral Research. J Bone Miner Res 29:1–23
29. Snyder RA, Koester MC, Dunn WR (2006) Epidemiology of stress fractures. Clin Sports Med 25:37–52, viii
30. Suh CH et al (2018) Diagnostic performance of dual-energy CT for the detection of bone marrow oedema: a systematic review and meta-analysis. Eur Radiol 28:4182–4194
31. Thierfelder KM, Gerhardt JS, Langner S, Mittlmeier T, Weber MA (2020) Spezielle Aspekte bei Stressfrakturen. Radiologe 60:506–513
32. Tschopp M, Brunner F (2017) Erkrankungen und Überlastungsschäden an der unteren Extremität bei Langstreckenläufern. Z Rheumatol 76:443–450
33. Unnanuntana A, Rebolledo BJ, Khair MM, DiCarlo EF, Lane JM (2011) Diseases affecting bone quality: beyond osteoporosis. Clin Orthop Relat Res 469:2194–2206
34. Wagner D, Ossendorf C, Gruszka D, Hofmann A, Rommens PM (2015) Fragility fractures of the sacrum: how to identify and when to treat surgically? Eur J Trauma Emerg Surg 41:349–362
35. Wright AA et al (2016) Diagnostic accuracy of various imaging modalities for suspected lower extremity stress fractures: a systematic review with evidence-based recommendations for clinical practice. Am J Sports Med 44:255–263
36. Yoo HJ et al (2017) Measurement of fat content in vertebral marrow using a modified dixon sequence to differentiate benign from malignant processes. J Magn Reson Imaging 45:1534–1544

Grundkonzepte der operativen Frakturbehandlung, geeignete Implantatwahl, Erscheinungsbild in der Bildgebung und weiterführende Bildgebung

6

Axel Sckell und Thomas Mittlmeier

Inhaltsverzeichnis

6.1 Vorbemerkung

M.-A. Weber und T. Mittlmeier

In der Frakturbehandlung ist eine adäquate radiologische Bildgebung, die deskriptive Befundung derselben durch das radiologische Fachgebiet sowie die korrekte Interpretation der erhobenen Befunde im Zusammenspiel zwischen Radiologie, Orthopädie und Unfallchirurgie unter diagnostischen, therapeutischen, prognostischen und nicht zuletzt auch medikolegalen Gesichtspunkten unerlässlich [43].

„Welche Implantate sollte der Radiologie kennen?" Diese Frage ist sicherlich so pauschal nicht zu beantworten, entscheidend ist sicherlich, dass der befundende Radiologe die Behandlungskonzepte und Implantate kennt, die jeweils hausintern von den Orthopäden und Unfallchirurgen verwendet werden. Wie sonst soll ein radiologisch fundierter Befund ansonsten entstehen, der alles beinhaltet, was sich hinter der gerne gewählten Formulierung „regelrecht einliegendes Fremdmaterial" verbirgt? Ebenso sollte der radiologische Befund eine Aussage enthalten, ob der Spalt zwischen den jeweiligen Fragmenten weniger als 2 mm beträgt, was eine primäre Knochenheilung ohne Kallusbildung erlaubt, und ob durch Osteosynthese oder konservative Maßnahmen wie die Gips- oder Schienenbehandlung die korrekte Länge, die mechanische Achse und die Rotation des Knochens sowie bei gelenknahen und Gelenkfrakturen die

A. Sckell (✉) · T. Mittlmeier
Klinik und Poliklinik für Unfall-, Hand- und Wiederherstellungschirurgie, Universitätsmedizin Rostock, Rostock, Deutschland
e-mail: Axel.Sckell@med.uni-rostock.de; thomas.mittlmeier@med.uni-rostock.de

© Springer-Verlag GmbH Deutschland, ein Teil von Springer Nature 2023

M.-A. Weber, T. Mittlmeier (Hrsg.), *Kompendium bildgebende Frakturdiagnostik*,
https://doi.org/10.1007/978-3-662-63602-2_6

anatomisch korrekte Gelenkkongruenz wiederhergestellt wurde [43]. Für die Beurteilung einer zeitgerechten Frakturheilung sind weiterhin Kenntnisse der physiologischen phasenhaften Knochenheilung und der Knochen-Implantat-Interaktion hilfreich.

Der Radiologe sollte eine Materiallockerung und einen Materialbruch erkennen [43]. Zur richtigen Einordnung von Lysesäumen um Metallimplantate und deren etwaiger Progredienz hilft es natürlich, die Voraufnahmen zum Vergleich vorliegen zu haben. Eine weitere wichtige Frage an den Radiologen nach operativer Frakturversorgung im gelenknahen Bereich ist das Vorhandensein einer intraartikulären Fehllage von Schrauben- oder Drahtspitzen. Des Weiteren sollte beschrieben werden, ob alle Frakturfragmente erfasst wurden.

Dass es sich für den Radiologen lohnt, sich mit den von Orthopäden und Unfallchirurgen implantierten Materialien zu beschäftigen, möchten wir am Beispiel der Endoprothesen näher ausführen. In der Traumatologie kommen v. a. Radiuskopfprothesen bei nicht rekonstruierbaren Radiuskopftrümmerfrakturen sowie die endoprothetische Versorgung proximaler Humerusfrakturen oder Schenkelhalsfrakturen beim geriatrischen Patienten mit schlechter Knochenqualität vor. Hierbei sollte der Radiologe die wesentlichen Arten kennen, denn Hüftendoprothesen können beispielsweise nach Ausmaß des Ersatzes in Hemiendoprothesen (HEP; Ersatz des Hüftkopfes und Schenkelhalses, z. B. Duokopfprothese) und Totalendoprothesen (TEP) mit Ersatz von Pfanne, Hüftkopf und Schenkelhals unterteilt werden [46]. Des Weiteren ist eine Unterteilung nach Implantationstechnik in zementierte, v. a. bei osteopenem Knochen und älteren Patienten, und in nicht zementierte Hüft-TEP gebräuchlich. Letztere werden vorrangig bei jüngeren, aktiven Patienten implantiert [46]. Überdies werden bei Hüft-TEP hinsichtlich der Gleitpaarung Keramik-, Metall- und Polyethylenpfannen unterteilt, und diese können wiederum mit Köpfen aus Keramik oder Metall kombiniert werden. Das Erscheinungsbild im Röntgen ist hier different, und der Radiologe sollte daher das in seiner Klinik oder bei seinen Zuweisern verwendete Material kennen.

Für den Radiologen ist in der direkt postoperativen Beurteilung der Nachweis oder Ausschluss von peri- und postoperativen Komplikationen wie Fraktur, Fehlpositionierung und Prothesenluxation die Aufgabe. Periprothetische Frakturen können intraoperativ, postoperativ im Rahmen der Mobilisation und nach Trauma auftreten. Häufig liegen Abrissfrakturen am Trochanter major und Schräg- oder Spiralfrakturen am Femurschaft vor [46].

Röntgenuntersuchungen sind die Basisdiagnostik zur Beurteilung von Implantatlage, periprothetischen Frakturen, etwaigen Lockerungen und Weichteilverknöcherungen. Nicht zuletzt sollte der Radiologie anhand von Röntgenaufnahmen im Verlauf die Konsolidierung der Osteotomiespalte und die Konsolidierung der Frakturlinien beurteilen. Die Computertomografie (CT) ist das primäre weiterführende diagnostische Verfahren bei unklarem Röntgenbefund und Verdacht auf periprothetische Frakturen [31]. Schlüssel zur Diagnose der Lockerung ist eine Saumbildung über 2 mm mit Progredienz im Verlauf sowie die Migration der Prothese, z. B. das Einsinken des Schafts oder die Protrusion der Pfanne [4, 46]. Die Migration oder Positionsveränderung von Implantaten sowie Brüche der Komponenten oder des Zementmantels sind weitere sensitive Parameter für die Diagnose einer Lockerung [31, 46]. Daher ist für die sorgfältige Beurteilung immer der Vergleich mit Voraufnahmen zu empfehlen.

Trotz prinzipiell gleicher Funktionsweisen unterscheiden sich die Implantate verschiedener Hersteller im Detail zum Teil beträchtlich voneinander [43]. Dies sollte bei der Befundung der Bildgebung berücksichtigt werden, wobei eine enge interkollegiale Zusammenarbeit mit direkter Kommunikation sehr hilft.

6.2 Einleitung

In unserer modernen Hochleistungsmedizin ist sowohl bei der konservativen als auch operativen Frakturbehandlung eine adäquate Bildgebung unter diagnostischen, therapeutischen, prognostischen und nicht zuletzt auch medikolegalen Gesichtspunkten unerlässlich.

In den „Statistischen Erhebungen der Gutachterkommissionen und Schlichtungsstellen für das Statistikjahr“, die jährlich von der Bundesärztekammer veröffentlicht werden, werden pro Jahr rund 11.000 Behandlungen, bei denen Behandlungsfehler vermutet werden, durch die Gutachterkommissionen und Schlichtungsstellen bei den Ärztekammern im Hinblick auf die Arzthaftung bewertet [6, 7].

Sowohl in der Niederlassung (24 % aller Fälle) als auch im Krankenhausbereich (32 % aller Fälle) war beispielsweise im Jahr 2018 das Fachgebiet „Unfallchirurgie/Orthopädie“ mit Abstand das Fachgebiet mit der höchsten Anzahl an Begutachtungsanträgen [6, 7]. Betrachtet man nun die häufigsten Behandlungsfehlerarten – unabhängig davon, ob der festgestellte Behandlungsfehler ursächlich für einen Gesundheitsschaden war oder nicht – so findet sich der Punkt „Diagnostik, bildgebende Verfahren“ in der Niederlassung mit 8,6 % aller Fehlerarten auf Platz 1 der häufigsten Fehler im Jahr 2018 bzw. mit 6,1 % aller Fehlerarten auf Platz 2 im Krankenhausbereich. Bei den dabei im Krankenhausbereich fehlbehandelten Krankheiten lagen unter den 10 häufigsten 5 Frakturtypen, 3 verschiedene degenerative Erkrankungsmuster sowie eine traumatische Verletzung, jeweils den Stütz- und Bewegungsapparat betreffend (Tab. 6.1).

Bei jährlich mehr als 1 Mrd. Arzt-Patienten-Kontakten in der ambulanten vertragsärztlichen Versorgung und fast

Tab. 6.1 Art und Anzahl der 2018 am häufigsten fehlbehandelten Krankheiten. Angegeben sind die 10 Krankheitsbilder mit den häufigsten festgestellten Behandlungsfehlern oder Mängeln der Risikoaufklärung – unabhängig davon, ob ein festgestellte Behandlungsfehler ursächlich für einen Gesundheitsschaden war oder nicht (modifiziert nach [6], S. 11)

Im niedergelassenen Bereich	496	Im Krankenhausbereich	1.447
C50: Bösartige Neubildung der Brustdrüse	24	S72: Oberschenkelfraktur (Femurfraktur)	62
S62: Hand- und Handgelenksfraktur	14	M16: Arthrose des Hüftgelenks (Koxarthrose)	58
M23: Kniebinnenschaden (degenerativ)	14	M17: Arthrose des Kniegelenks (Gonarthrose)	52
M20: Deformität, Zehen/Finger	13	S52: Unterarmfraktur	46
M54: Rückenschmerzen	11	S82: Unterschenkel- und Sprunggelenksfraktur	42
M75: Bursitis, Schulter	11	S42: Schulter- und Oberarmfraktur	29
S83: Kniebinnenschaden (traumatisch)	11	M51: Bandscheibenschäden, Lendenwirbelsäule	28
M65: Schnellender Finger	9	K80: Gallensteinleiden (Cholelithiasis)	28
M51: Bandscheibenschäden, lumbal	9	S83: Kniebinnenschaden (traumatisch)	28
C34: Bösartige Neubildung der Bronchien	8	S62: Hand- und Handgelenksfraktur	25

19,8 Mio. Behandlungsfällen in Krankenhäusern liegt – gemessen an der Gesamtzahl an Behandlungsfällen – die Zahl der Fälle, in denen vor Gutachterkommissionen und Schlichtungsstellen Behandlungsfehler vermutet worden waren, im Promillebereich. Dennoch lässt sich aus den Zahlen ableiten, dass dabei den Fächern Unfallchirurgie/Orthopädie sowie der Radiologie eine besondere Bedeutung zukommt. Dementsprechend muss zum Wohle der Patienten, aber auch aus medikolegalen Gründen zum Eigenschutz gerade bei der operativen Behandlung selbst und der dabei notwendigen Befundung und Interpretation der Bildgebung zu unterschiedlichen Zeiten vor, während und nach der eigentlichen Behandlung im Zusammenhang mit Verletzungen oder Erkrankungen des Stütz- und Bewegungsapparats eine besondere Aufmerksamkeit zugemessen werden. Unerlässlich ist hierfür eine enge interkollegiale Zusammenarbeit und direkte Kommunikation zwischen Radiologen und Orthopäden/Unfallchirurgen, da gerade diskrepante Befunde in den radiologischen bzw. orthopädisch/unfallchirurgischen Arztbriefen gerne Anlass für Rückfragen geben. Je besser das gegenseitige Verständnis über die Möglichkeiten, aber auch Limitationen des anderen Fachgebiets ist, desto besser werden auch die Therapieziele für die Patienten erreicht.

Für die korrekte Befundung und Interpretation einer Bildgebung im Zusammenhang mit operativ versorgten Frakturen des Skelettsystems ist die Kenntnis über Grundlagen der Knochenheilung abhängig von Frakturart und -lokalisation sowie der angewandten Art der Osteosynthese, einschließlich der verwendeten Implantate, von elementarer Bedeutung. Der Zweck einer Osteosynthese ist es dabei nicht, einen frakturierten Knochen auf Dauer zu ersetzen. Vielmehr soll sie es dem Patienten durch initiale Stabilisierung der Fraktur in anatomisch korrekter Stellung idealerweise erlauben, eine frühe funktionelle Nachbehandlung so lange durchzuführen, bis der Knochen wieder seine eigene lasttragende Funktion übernehmen kann [22].

Die Prinzipien der Arbeitsgemeinschaft für Osteosynthesefragen (AO) und der Orthopaedic Trauma Association (OTA) bezogen auf Schaft-, gelenknahe und Gelenkfrakturen [28, 40] sowie eigene Erfahrungen liegen dem vorliegenden Buchkapitel vorwiegend zugrunde. Einige Inhalte dieses Buchkapitels wurden bereits im Rahmen eines Beitrags im Journal *Der Radiologe* veröffentlicht [43].

6.3 Grundlagen zum besseren Verständnis der operativen Frakturbehandlung

6.3.1 Kriterien der Indikationsstellung zur operativen Versorgung einer Fraktur

Für die Indikationsstellung zur operativen Versorgung einer Fraktur sowie für die Wahl des in der jeweiligen Situation am besten geeigneten Osteosyntheseverfahrens muss der Chirurg die Art und den Umfang der Verletzung korrekt einschätzen. Dabei sind verschiedenste Faktoren, die in folgender Übersicht aufgeführt sind, zu analysieren bzw. oft auch gegeneinander abzuwägen.

Faktoren, die die Indikationsstellung bei der Behandlung von Frakturen beeinflussen (modifiziert nach [32])

- Analyse der Verletzung:
  - Dringlichkeit der Versorgung (Notfall, dringlich oder elektiv), abhängig u. a. von Folgendem:
    Lokalisation der Fraktur (Epi-, Dia- und/oder Metaphyse)
    Begleitverletzungen (Art des Weichteilschadens, Gefäß-/Nervenbeteiligung und/oder offene vs. geschlossene Fraktur)
  - Intention der Versorgung (kurativ, palliativ, präventiv oder kosmetisch)
- Analyse des Patientenstatus:
  - Alter des Patienten (tatsächliches vs. biologisches Alter)

- ASA-Klassifikation (1–5; Tab. 6.2)
- Zustand des Operationsgebiets einschließlich der Weichteile (gut, mittel oder schlecht)
- Funktioneller Anspruch (hoch, mittel oder gering)
- Sozialer Anspruch (z. B. rasche Arbeitsfähigkeit – hoch, mittel oder gering)
- Ästhetischer Anspruch (hoch, mittel oder gering)
- Compliance des Patienten (hoch, mittel oder gering)

• Analyse des operativen Verfahrens:
- Präoperative Planung
- Aufwand des Eingriffs (hoch, mittel oder gering)
- Prognose des Eingriffs (Ergebnisse – gut, mittel oder schlecht)
- Risiko des Eingriffs (Komplikationen – gering, mittel oder hoch)
- Rückzugsmöglichkeiten (vorhanden oder nicht vorhanden)
- Personelle Ressourcen (vorhanden oder nicht vorhanden)
- Apparative Ressourcen (vorhanden oder nicht vorhanden)

Nach Analyse und Abwägung der oben aufgeführten Faktoren gegeneinander kann unter Berücksichtigung der grundsätzlich verfügbaren operativen Versorgungsmöglichkeiten festgelegt werden, ob ein die Funktion und die Anatomie wieder komplett herstellendes, ein korrigierendes, ein ersetzendes, ein versteifendes oder ein ablativ-resezierendes Verfahren zur Anwendung kommen soll [32].

6.3.2 Arten der Knochenheilung

Bei der Knochenheilung wird zwischen der direkten (primären) und der indirekten (sekundären) Knochenheilung unterschieden (Kap. 1). Für eine korrekte primäre Knochenheilung, die ohne Kallusbildung einhergeht, muss eine absolute Stabilität zwischen den jeweiligen Fragmenten mit Spaltbildungen zwischen den Fragmenten von weniger als 2 mm bestehen. Demgegenüber benötigt die sekundäre Knochenheilung, die mit einer Kallusbildung einhergeht, lediglich eine relative Stabilität mit Spaltbildungen von in der Regel mehr als 2 mm. Andernfalls kommt es bei beiden Knochenheilungsarten zur Resorption von Knochen mit ausbleibender oder zumindest verzögerter Heilung (Tab. 6.3).

Tab. 6.2 ASA-Klassifikation nach der American Society of Anesthesiologists (ASA; [14], mod. nach [15])

ASA-Klasse	Gesundheitlicher Zustand des Patienten
1	Gesunder Patient ohne Probleme (kein Risiko)
2	Leichte Erkrankung **ohne** Leistungseinschränkung
3	Schwere Erkrankung **mit** Leistungseinschränkungen
4	Lebensbedrohliche Erkrankung
5	Moribund, Tod binnen 24 Stunden zu erwarten

6.3.3 Bedeutung der Durchblutung für die Knochenheilung

Die Durchblutung des Knochens wird im Rahmen einer Fraktur üblicherweise lokal unterbrochen oder zumindest deutlich reduziert. So konnte gezeigt werden, dass die kortikale Zirkulation nach einer Fraktur oder Osteotomie in den betroffenen Knochenanteilen um nahezu 50 % reduziert wird [18].

▶ **Merke** Eine adäquate Blutversorgung des Knochens ist für die in der Folge entstehenden biologischen Reaktionen, beispielsweise die Knochen- bzw. Kallusbildung, von immenser Bedeutung.

Hierbei ist neben der Implantatwahl selbst zu berücksichtigen, welcher Zugangsweg zur Implantation benötigt wird bzw. inwieweit die Weichteile um die Frakturregion herum ein zusätzliches Trauma durch den Zugangsweg erleiden werden.

Die Durchblutung des Kallus erfolgt zu einem bedeutenden Anteil über die umgebenden Weichteile und das Periost der Knochenfragmente [5, 39]. Je weniger Knochenfragmente aus dem Weichteilverbund heraus- und somit freigelegt sowie manipuliert werden, desto weniger Schäden resultieren an der für die Knochenheilung so wichtigen Blutversorgung. Von Vorteil ist dabei ein minimalinvasives chirurgisches Vorgehen in Kombination mit der Verwendung von externen oder internen Fixateuren [10, 16]. Durch den Kontakt zwischen einem dem Knochen anliegendem Implantat, beispielsweise Plattenosteosynthesen, und dem Knochen entsteht zusätzlich eine Reduktion der insbesondere vom Periost ausgehenden Knochendurchblutung [17].

Die Auflage- bzw. Kontaktfläche zwischen Knochen und Implantat ist dabei neben der Fläche des Implantats, die mit dem Knochen in Berührung kommen kann, auch abhängig

Tab. 6.3 Beziehung zwischen Frakturtyp, Stabilität der Fixation und Frakturheilung (modifiziert nach [22])

Fixationsstabilität	Frakturspalt	
	Einfach, klein (<2 mm)	Mehrfragmentär, groß (>2 mm)
Relative Stabilität	Knochenresorption, verzögerte oder ausbleibende Heilung	Sekundäre Knochenheilung (Kallus)
Absolute Stabilität	Primäre Knochenheilung, Knochenumbau	Knochenresorption, verzögerte oder ausbleibende Heilung

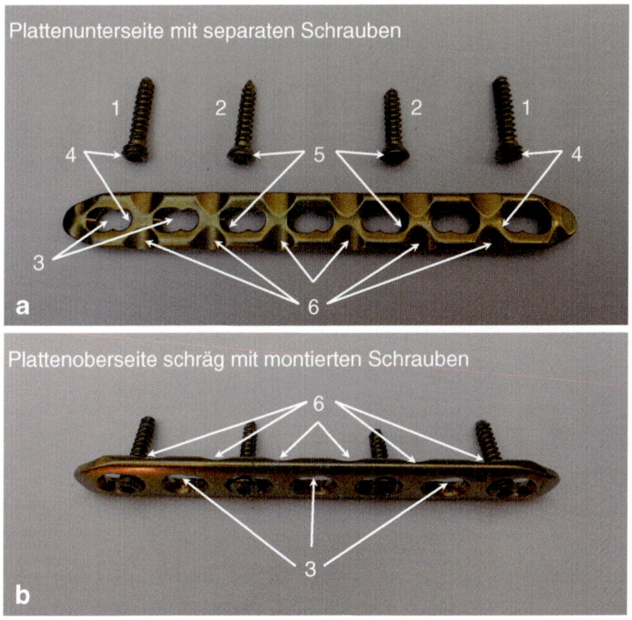

Abb. 6.1 Dynamische 3,5-mm-7-Loch-Kompressionsplatte mit limitiertem Kontakt (LC-DCP; **a** von unten, d.h. knochenzugewandt, und **b** von seitlich-oben betrachtet). *1* Kortikaliskopfverriegelungsschraube mit zusätzlichem Gewinde im Schraubenkopf. *2* Konventionelle Kortikalisschraube. *3* Kombinationsplattenlöcher mit gewindetragendem, zum Schraubenkopf korrespondierendem (*4*) und nicht gewindetragendem (*5*) Anteil. *6* Aussparungen an der Plattenunterseite zur Reduktion der Kontaktfläche zwischen Platte und Knochen

von der grundsätzlichen Formkongruenz zwischen Knochen und Implantat, die beispielsweise durch den Krümmungsradius der Plattenunterseite und dem korrespondierenden Radius des Knochens sowie von Unebenheiten der Knochenoberfläche oder der Ausrichtung der Platte zum Verlauf des Knochens bedingt wird. Um die Kontaktfläche des Implantats so gering wie möglich zu halten, wurden Platten mit speziellen Aussparungen an der Plattenunterseite, sog. „limited contact dynamic compression plates" (LC-DCP), also dynamische Kompressionsplatten mit limitiertem Kontakt (Abb. 6.1) entwickelt ([36, 37]; vgl. Abschn. 6.5.3).

Bei Verwendung eines intramedullären Kraftträgers wie eines Marknagels kann das Aufbohren des Markraums je nach Intensität zu unterschiedlichen Auswirkungen auf die Durchblutungssituation des Knochens führen. Moderates intramedulläres Aufbohren („gentle reaming") führt zu einer starken Hyperämie v. a. der periostalen Perfusion und nur zur temporären endostalen Blutflussminderung und zur Generierung von autologem Knochenmehl, das die Frakturheilung stimuliert, wohingegen zu ausgedehntes Aufbohren zu einer verzögerten Wiederherstellung der Blutversorgung bis hin zur Osteonekrose führen kann. Die Blutversorgung des sich im Rahmen der Knochenheilung ausbildenden Kallus bleibt davon unberührt, da dieser in erster Linie durch die umgebenden Weichteile mit Blutgefäßen versorgt wird [11, 24, 38, 44].

6.3.4 Auswirkungen der Art der Frakturstabilisierung auf die Knochenheilung

Vor beinahe 130 Jahren hatte sich Julius Wolff in Berlin mit dem Kontext mechanischer Einflüsse auf den Knochen und der Knochengeometrie beschäftigt und in seinem „Gesetz zur Transformation des Knochens" zum Ausdruck gebracht. Wenngleich die Mechanismen der Knochenformation bis heute nicht vollständig geklärt sind, kommt den Osteozyten als Mechanorezeptoren eine Schlüsselrolle zu [19]: Unter mechanischer Last wird der mechanische Reiz von mechanosensitiven Strukturen auf der Zelloberfläche erkannt und in ein biochemisches Signal in der Zelle verwandelt (Mechanotransduktion). Nur anhand experimenteller Studien ließen sich unterschiedliche Signalwege der Mechanotransduktion und Mediatoren identifizieren, die miteinander interagieren. Alter und Komorbiditäten des Patienten haben einen wesentlichen Einfluss auf die Mechanosensitivität des Knochens.

Auch die Frakturheilung ist wie der physiologische Knochenmetabolismus einer relevanten Kontrolle biomechanischer Reize unterworfen. Die mechanischen Konditionen in der Frakturzone werden von der Geometrie des Frakturspalts, der Steifigkeit der Frakturstabilisation sowie der Aktivität und dem Gewicht des Patienten beeinflusst und triggern die unterschiedlichen Mechanismen der Gewebsdifferenzierung und der Frakturheilung [34]. Die einwirkenden Kräfte können nach externen Belastungen (z. B. Bodenkontakt eines Beines beim Gehen in unterschiedlichem Umfang) und inneren Kräften (Muskelkräften) unterschieden werden.

Die interfragmentäre Dehnung (IFD) und Bewegung (IFB) sind offenbar entscheidend für eine Zelldifferenzierung in Frakturspalt und -umgebung [8, 9]. Die IFB ändert sich entsprechend dem phasenhaften Verlauf der Frakturheilung, der typischerweise in 3 Phasen (Hämatom- und Entzündungs-, Reparatur- sowie Umbauphase) untergliedert werden kann [8]. Die IFB ist in der Initialphase naturgemäß am größten und wird wesentlich von der Steifigkeit der Osteosynthese und der Belastung des Knochens geprägt [8, 9].

Bei diaphysären Frakturen kommt es in der Reparaturphase zu einer Vermehrung des Kallusvolumens und zu einer Abnahme der IFB. Im Weiteren bildet sich regional unterschiedlich desmaler Knochen aus Osteoblasten – zunächst entfernt vom Frakturspalt und ausgehend vom Periost – und schließlich folgt die Faserknorpelbildung aus Chondroblasten. Der Faserknorpel wird schrittweise durch Knochen ersetzt, wobei die IFB unter Aushärtung des Kallus weiter reduziert wird. Nach der peripher knöchernen Überbrückung der Frakturspalte geht die IFB gegen null zurück. Es folgt die intrakortikale Heilung und das Remodeling des Kallus mit konsekutivem Rückbau der Kallusmanschette im Sinn einer mechanischen Autooptimierung [8, 9]. Hohe IFD und weite

Frakturspalte größer als 3 mm können Ursache einer ausbleibenden Frakturheilung sein: Bei interfragmentären Scherdehnungen von mehr als 10 % entsteht Knorpel, bei mehr als 25 % Bindegewebe und bei mehr als 50 % Faserknorpel [8, 9].

Im metaphysären Knochen findet überwiegend eine trabekuläre Knochenbruchheilung ohne wesentliche Kallusbildung statt. Die metaphysäre Knochenbruchheilung ist toleranter gegenüber hohen IFB und IFD und läuft generell schneller als die diaphysäre Frakturheilung ab [8, 9]. Frakturspalte mit Abständen von mehr als 3 mm können jedoch eine Heilungsverzögerung induzieren.

Im klinischen Alltag lässt sich die Dehnung im Frakturspalt nicht ohne Weiteres bestimmen. Möchte man die verschiedenen Verfahren zur Osteosynthese hinsichtlich ihres Einflusses auf die Frakturstabilität bewerten, so kann alternativ die Steifigkeit einer Osteosynthese einen Parameter darstellen. Sind Belastung und Frakturspaltweite in etwa bekannt, können unter Berücksichtigung der Gewebedifferenzierungshypothese die Steifigkeiten ermittelt werden, die bei guten biologischen Randbedingungen wie einer guten Durchblutung bei fehlendem Weichteilschaden und Infektfreiheit eine komplikationsfreie Frakturheilung ermöglichen sollten [9]. Von den 6 Freiheitsgraden der Steifigkeit einer Osteosynthese sind bei diaphysären Frakturen die Steifigkeit in axialer Richtung und die Schersteifigkeit, im rechten Winkel zur axialen Steifigkeit verlaufend, von besonderer Relevanz: Modellrechnungen und die Resultate tierexperimenteller Studien belegen, dass Osteosynthesen mit Schersteifigkeiten von mehr als 300 N/mm und axiale Steifigkeiten zwischen 1000 und 2500 N/mm die besten Voraussetzungen für eine diaphysäre Kallusheilung bei einer Frakturspaltweite von 3 mm bieten; Abweichungen hiervon können zur verzögerten Frakturheilung bis hin zur Pseudarthrose führen [9].

6.3.4.1 Frakturstabilisierung durch Fixateure externe

Wenngleich externe Fixateure (vgl. Abschn. 6.5.4) heute zumeist nicht als definitive Osteosyntheseverfahren zum Einsatz kommen, konnten hier wesentliche Erkenntnisse zur Frakturbiomechanik gewonnen werden, da über die externen Fixationselemente Messungen mechanischer Kennparameter der Frakturheilung möglich sind.

Die unilateralen Fixateure, wie sie etwa bei der initialen Osteosynthese von Unterschenkelfrakturen zum Einsatz kommen, haben generell nur geringe Scher- und axiale Steifigkeiten, wobei durch einfache Maßnahmen zur Erhöhung der Steifigkeiten (Schanzschrauben mit möglichst großem Durchmesser, größerer Abstand zwischen den Schanzschrauben, geringer Abstand der Längsträger von der Körperoberfläche) die Heilungszeit des Knochens verkürzt werden kann.

Da die meisten einfachen Fixateurkonstruktionen recht flexibel sind, haben also Maßnahmen, die die Steifigkeit des Konstrukts erhöhen, wesentlichen Einfluss auf die knöcherne Heilungsdauer [9].

6.3.4.2 Frakturstabilisierung durch Verriegelungsmarknägel

Bei Verriegelungsmarknägeln (Abschn. 6.5.5) ist die Schersteifigkeit insbesondere bei mehrfragmentären Frakturen und Querfrakturen ohne unmittelbare Abstützung gering: Diese kann durch Wahl eines möglichst großen Nageldurchmessers, idealerweise unter Zuhilfenahme sanften Aufbohrens des Markraums, wesentlich gesteigert werden. Die vor mehr als 3 Jahrzehnten in den klinischen Gebrauch eingeführten unaufgebohrten Marknägel waren generell dünner als die aufgebohrten Varianten. Der Vorteil einer gewebeschonenden Operationstechnik durch Vermeidung des Aufbohrvorgangs konnte ansonsten die resultierenden niedrigen Scher- und Torsionsfestigkeiten dieser unaufgebohrten Nägel nicht kompensieren [9].

Bei Tibiaschaftfraktur mit intakter Fibula fallen die Steifigkeiten erwartungsgemäß höher aus als bei der kompletten Unterschenkelfraktur. Liegt die Fraktur entfernt vom Isthmus eines Röhrenknochens, ist die Torsionssteifigkeit deutlich vermindert; hier kann eine annähernd physiologische Belastung eine erhebliche Scherbewegung induzieren, wobei durch idealerweise mehrdimensional angeordnete Verriegelungsbolzen gegengesteuert werden kann.

Das Spiel der Verriegelungsbolzen im Marknagel ist von wesentlicher Bedeutung für die torsionale Stabilität. Liegen die Bolzen alle in der gleichen Raumrichtung, ist die Bohrung im Marknagel besonders weit, um die Einbringung der Bolzen intraoperativ unter Bildverstärkerkontrolle zu erleichtern (sog. „inflight corridor“), so ist die torsionale Scherfestigkeit gering. Durch Inserts im Nagel, z. B. aus Polyetheretherketon (PEEK), oder einen Dübel, der über den Bolzen angebracht wird, können hier auch winkelstabile Konzepte mit deutlich erhöhten Scherfestigkeiten umgesetzt werden. Translatorische Scherbewegungen scheinen kritischer zu sein als eine torsionale Scherung [9].

Die axiale Steifigkeit der Marknägel liegt ansonsten in einem eher günstigen Bereich. Geschlossene und höhergradige (mehr als Grad 2 nach Gustilo und Anderson) Weichteilschäden bedingen eine relevante Frakturheilungsverzögerung, was bedeutet, dass das Implantat wesentlich länger gefordert ist, bis die knöcherne Heilung eintritt.

Bei einfachen Frakturformen, die eine Abstützung auf den jeweiligen Frakturoberflächen gestatten oder bei sekundär-rekonstruktiver Indikation wie der Arthrodese des oberen Sprunggelenks (OSG) kann die sog. „Kompressionsmarknagelung“ die primäre Scherstabilität signifikant verbessern [9, 20].

6.3.4.3 Frakturstabilisierung durch Plattenosteosynthese

Gänzlich anders gelagert ist die biomechanische Situation bei der Plattenosteosynthese (vgl. Abschn. 6.5.3). Die Kompressionsplattentechnik soll im Idealfall eine direkte Knochenheilung ohne jegliche Relativbewegung (IFB = 0) und ohne sichtbare Kallusbildung induzieren. Allerdings ist dies im klinischen Alltag kaum umsetzbar: Die exzentrische Lage einer Platte bedingt plattennah und -fern andersartige mechanische Bedingungen. Hier ist die größte IFB über den ganzen Frakturquerschnitt zu beobachten. Zudem ist unter axialer Belastung stets mit erheblicher Biegebelastung zu rechnen [9]. Translatorische Scherbewegungen sind unter einer Platte nicht zu erwarten [9]. Die torsionale Scherfestigkeit plattenfern ist ähnlich niedrig wie bei der unaufgebohrten Marknagelung [9].

Die breite Einführung winkelstabiler Plattenkonzepte hat die Verankerung im mechanisch kompromittierten, beim älteren Patienten in der Regel durch Osteoporose beeinträchtigten Knochen verbessert, nichtsdestotrotz sind die sehr viel länger bekannten und weiter geltenden Regeln zur absoluten und relativen Stabilität zu beachten. Ansonsten ist mit einem Montageversagen, v. a. bei zu hoher Steifigkeit, die durch Besetzen aller Schraubenoptionen induziert sein kann, und großer Frakturspaltweite zu rechnen.

Die Steifigkeit kann durch Auslassen der frakturnahen Plattenlochpositionen verringert werden. Letzteres erzeugt eine entsprechende „Arbeitslänge" in der eine vermehrte IFD stattfinden kann. Praktische Relevanz hat dies etwa bei periimplantären oder periprothetischen einfachen Frakturformen ohne Implantatlockerung: Neben einer passgenauen Reposition ist hier eine Mindestarbeitslänge von 7–8 cm bedeutsam. Ansonsten kommt es vor der knöchernen Heilung zum Bruch des Plattenimplantats. Entsprechendes gilt auch für das Prinzip der sog. „Brückenplatte", die bei Frakturspaltbildung oder auch bei Pseudarthrosen angewendet eine vermehrte IFD zulässt [9].

6.3.4.4 Kombination mehrerer Stabilisationsprinzipien

Bei Mehretagenfrakturen kann auch die Kombination von mehreren Stabilisationsprinzipien, beispielsweise die Kombination eines Nagels mit einer Platte, biomechanisch sinnvoll sein [20].

6.4 Grundkonzepte der operativen Frakturbehandlung bezogen auf die Lokalisation im Röhrenknochen

6.4.1 Prinzipien bei der Behandlung von Schaftfrakturen

▶ **Merke** Für die spätere Funktion eines betroffenen Skelettanteils ist bei der Versorgung von diaphysären Schaftfrakturen in erster Linie die Wiederherstellung der korrekten Länge, der mechanischen Achse und der Rotation von Bedeutung und weniger, ob jedes einzelne Fragment des Bruches wieder anatomisch korrekt in seine ursprüngliche Position eingepasst wird oder nicht.

Insofern sind bei deren osteosynthetischen Versorgungen vorwiegend Implantate vonnöten, die eine relative Stabilität des Frakturbereichs gewährleisten und somit eine indirekte Knochenheilung induzieren. Bei der unteren körperlasttragenden Extremität kommt der korrekten Längenrekonstruktion ein höherer Stellenwert zu als bei der oberen Extremität, da postoperative Beinlängenunterschiede zu einem Beckenschiefstand und infolgedessen zu einer statischen Fehlbelastung der nach kranial angrenzenden Wirbelsäule führen würden.

Auch spielt es eine Rolle, welche Gelenke sich an dem Schaft anschließen. So „verzeihen" beispielsweise angrenzende (funktionelle) Kugelgelenke größere Abweichungen bezüglich der Achse oder Rotation als (funktionelle) Scharniergelenke. Am Unterschenkel, als Beispiel für 2 sich kranial am Kniegelenk und distal am Sprunggelenk anschließende Scharniergelenke, sind Längenunterschiede lediglich bis zu 1 cm oder Achsabweichungen bis zu maximal 10° bezüglich Re- oder Antekurvation im täglichen Leben tolerabel. Valgus- oder Varusfehlstellung führen sogar bereits ab 5° zu einem erhöhten Auftreten posttraumatischer Arthrosen der angrenzenden Gelenke. Demgegenüber führen am nicht körperlasttragenden Humerusschaft mit der sich kranial anschließenden Schulter als Kugelgelenk selbst Längenunterschiede von mehreren Zentimetern oder Fehlrotationen bis zu 20° sowie eine Achsabweichung bis zu 30° kaum zu funktionellen Einschränkungen im täglichen Leben [13, 23, 35].

6.4.2 Prinzipien bei der Behandlung von gelenknahen und Gelenkfrakturen

Im Gegensatz zu den Schaftfrakturen, bei denen insbesondere die Wiederherstellung der statischen Funktion im Vordergrund steht, kommt bei der Versorgung von gelenknahen und Gelenkfrakturen der Wiederherstellung einer einwandfreien Funktion des Gelenks die größte Bedeutung zu. So ist neben korrekten Achsausrichtungen die Wiederherstellung der anatomisch korrekten Gelenkkongruenz eine Voraussetzung, um auch langfristig zufriedenstellende funktionelle Ergebnisse zu erhalten und einer posttraumatischen Arthrose vorzubeugen.

Sollte ein gelenkerhaltender Eingriff nicht Erfolg versprechend sein, beispielsweise weil das Gelenk frakturbedingt bereits irreparabel geschädigt worden ist oder weil Patienten nicht in der Lage sind, postoperativ zu entlasten, bzw. teilbelasten, muss über eine gelenkersetzende Operation nachgedacht werden.

Bei gelenkerhaltenden Eingriffen ist in der Regel eine offene, chirurgische Reposition der Fraktur mit anschließender Osteosynthese durch „absolute Stabilität" induzierende Techniken nötig. Diese sollen idealerweise postoperativ eine sofortige funktionelle Mobilisierung des betroffenen Gelenks ermöglichen. So kann einer Einsteifung des betroffenen Gelenks entgegengewirkt werden.

Zusätzlich muss bedacht werden, dass Gelenkinstabilitäten im Zusammenhang mit Frakturen oder periartikuläre Weichteilverletzungen zu Knorpeldegenerationen führen und sich damit negativ auf das Ausheilungsergebnis auswirken können [12, 27, 41, 45].

6.5 Spezielle Implantattypen und deren Anwendung bei Schaft-, gelenknahen und Gelenkfrakturen

Im Folgenden soll auf grundsätzliche Prinzipien unterschiedlicher Implantattypen und deren Anwendung bei Schaft-, gelenknahen und Gelenkfrakturen unter besonderer Berücksichtigung der dabei erforderlichen Bildgebung eingegangen werden, ohne dabei einen Anspruch auf Vollständigkeit zu erheben.

6.5.1 Gelenkersetzende Implantate – Endoprothesen

In speziellen Fällen bietet sich bei gelenknahen oder Gelenkfrakturen der primäre Teil- oder komplette Gelenkersatz an. Zu nennen sind hier beispielsweise die Radiuskopfprothese bei nicht rekonstruierbaren Radiuskopftrümmerfrakturen oder – viel häufiger – die endoprothetische Versorgung proximaler Humerus- oder Schenkelhalsfrakturen beim geriatrischen Patienten mit schlechter Knochenqualität.

Am Beispiel hüftgelenknaher Femurfrakturen sollen im Folgenden exemplarisch die Möglichkeiten einer gelenkersetzenden Therapie anhand von Hüft-HEP und -TEP in zementierter und nicht zementierter Technik demonstriert werden (Abb. 6.2, 6.3, 6.4 und 6.5). Diese Optionen haben insbesondere beim geriatrischen Patienten einen hohen Stellenwert, da sie in der Regel postoperativ sofort voll belastbar sind, damit eine Frühmobilisation ermöglichen und somit einen wichtigen Beitrag zur Vermeidung von immobilisationsbedingten Komplikationen wie Pneumonie oder Thromboembolien leisten. Gelenkerhaltende Eingriffe, die häufig eine Teilbelastung für mehrere Wochen erfordern, führen in diesem Patientengut in vielen Fällen zu Komplikationen wie der sekundären Dislokation mit einer erhöhten Rate weiterer Folgeoperationen [33].

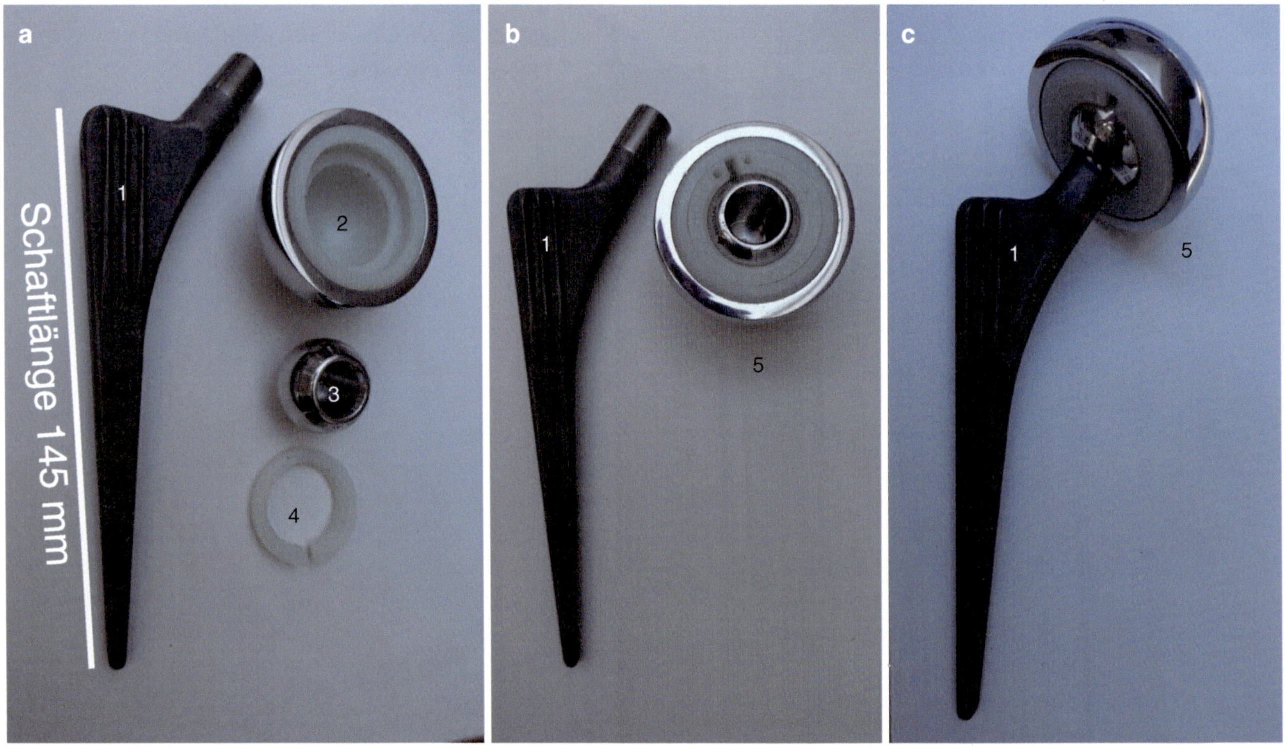

Abb. 6.2 Bestandteile einer Hüft-HEP (Duokopfendoprothese: **a**, zerlegt in die Einzelteile; **b**, Prothesenschaft noch getrennt vom bereits vormontierten Duokopf; **c**, komplett montierte Duokopfendoprothese). *1* Prothesenschaft. *2* Großer Außenprothesenkopf mit vormontiertem Polyethylen-Inlay. *3* Metallprothesenkopf. *4* Sprengring aus Polyethylen zur Sicherung des Metallprothesenkopfes (*3*) im großen Prothesenkopf (*2*). *5* Montierter Duokopf

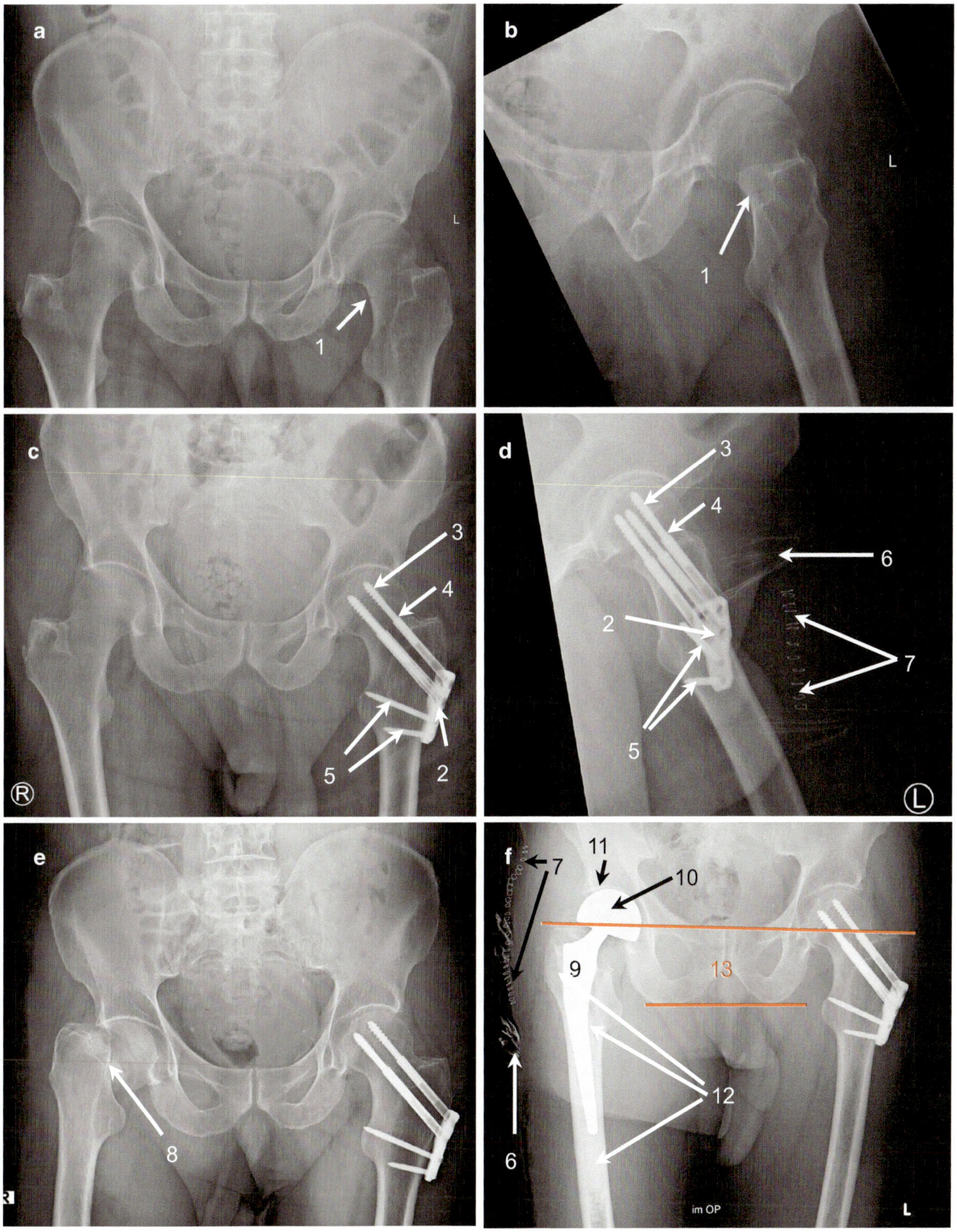

Abb. 6.3 **a–d** Beckenübersichts- (**a**) und axiale (**b**) Röntgenaufnahme eines zunächst 69 Jahre alten Mannes mit nicht dislozierter medialer Schenkelhalsfraktur (Pauwels I) links (*1*). Beckenübersichts- (**c**) und axiale (**d**) Röntgenaufnahme 2 Tage nach operativer Versorgung mittels einer speziellen Platte (*2*) in Kombination mit winkelstabil in diese Platte eingebrachten sog. „TeleScrews" (*4*). *3* Kurzes Spongiosaschraubengewinde. *4* TeleScrew mit Teleskopmechanismus. *5* Kortikalisschrauben. *6* Röntgendichte Streifen einer der Operationswunde aufliegenden Kompresse. *7* Metallisches Klammermaterial zum Hautverschluss. **e** Beckenübersichtsröntgenaufnahme des nun 70 Jahre alten Patienten, nachdem er sich 1 Jahr später eine komplett dislozierte mediale Schenkelhalsfraktur (*8*) rechts zugezogen hatte. **f** Intraoperative Beckenübersichtsröntgenaufnahme nach Implantation einer zementierten Duokopfendoprothese rechts. *9* Prothesenschaft. *10* Duokopf. *11* Subchondrale Sklerosierung. *12* Zementmantel im Prothesenschaftbereich. *13* Orientierungshilfslinien zur radiologischen Bestimmung einer eventuellen postoperativen Beinlängendifferenz

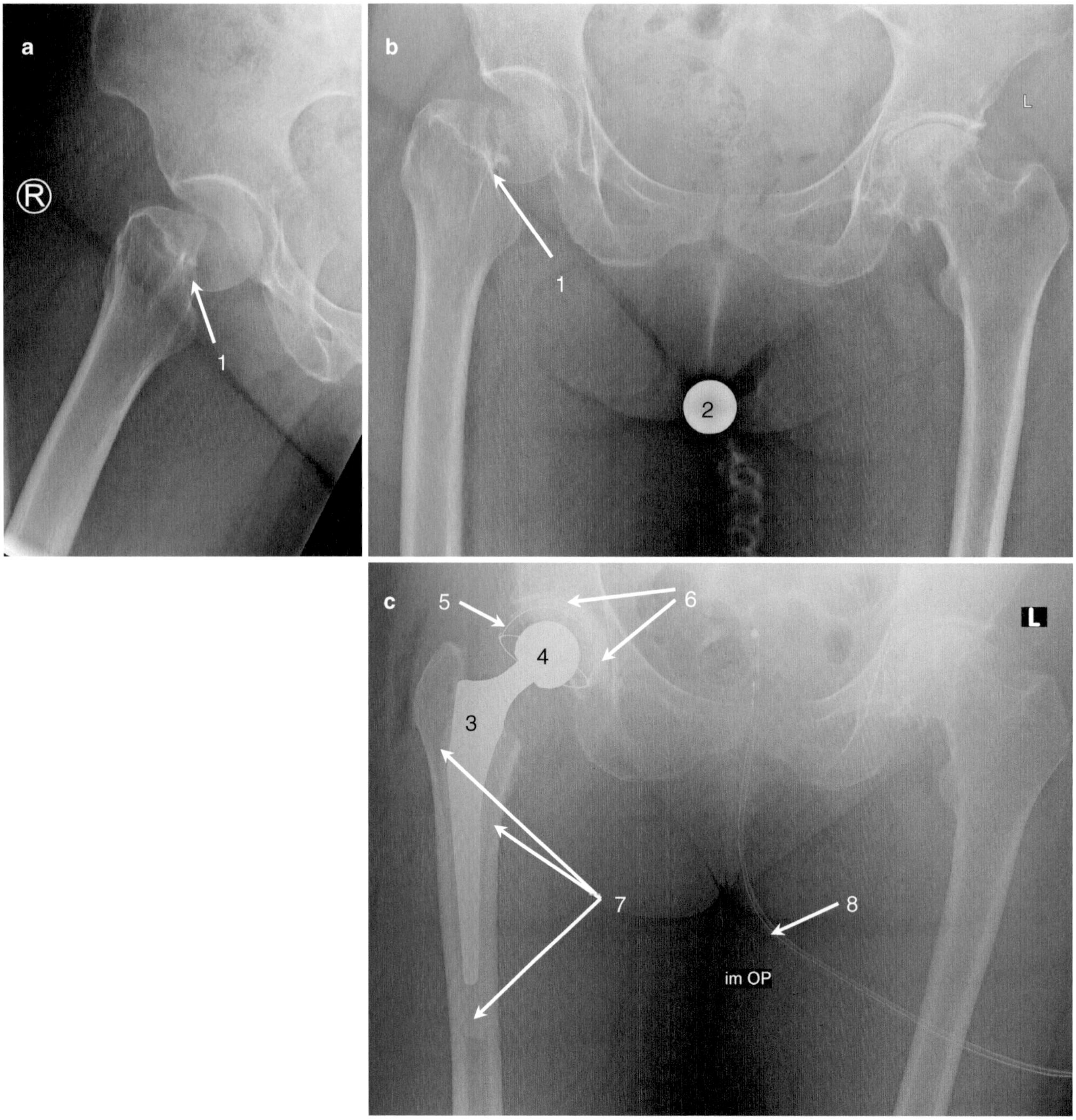

Abb. 6.4 Axiale (**a**) und Beckenübersichtsröntgenaufnahme (**b**) einer 70 Jahre alten Patientin mit erheblich dislozierter medialer Schenkelhalsfraktur (Pauwels III) rechts (*1*). *2* Maßstabsreferenzkugel mit einem Originaldurchmesser von 25 mm zur Erleichterung der Prothesenplanung. **c** Intraoperative Beckenübersichtsröntgenaufnahme nach Implantation einer zementierten Hüft-TEP rechts. *3* Prothesenschaft. *4* Keramikprothesenkopf. *5* Polyethylenpfanne mit röntgendichten, bereits vom Hersteller in diese eingearbeiteten Metalldrähten, um die Ausrichtung der Pfanne im Becken sowie die Zentrierung des Hüftkopfes in der Pfanne radiologisch beurteilen zu können. Zementmantel im Prothesenpfannen- (*6*) und Prothesenschaftbereich (*7*). *8* In der Blase einliegender Urinkatheter

6.5.1.1 Hüfthemiendoprothese (Hüft-HEP) – Duokopfendoprothese

Die Abb. 6.2a, b, c zeigen die einzelnen Komponenten einer Duokopfendoprothese und wie sie zusammengesetzt werden. Die Größe des großen „Außenprothesenkopfes" mit seinem bereits vom Hersteller vormontierten Polyethylen-Inlay (*Nr. 2*) ist vorgegeben durch den Außendurchmesser des resezierten Patientenhüftkopfes. In der Regel sind diese Köpfe in 2-mm-Schritten kommerziell verfügbar. In diesen Außenkopf mit Polyethylen-Inlay wird dann ein 2. kleinerer Prothesenkopf (*Nr. 3*), der in der Regel aus Metall oder Keramik hergestellt wird, eingesetzt und mit einem Polyethy-

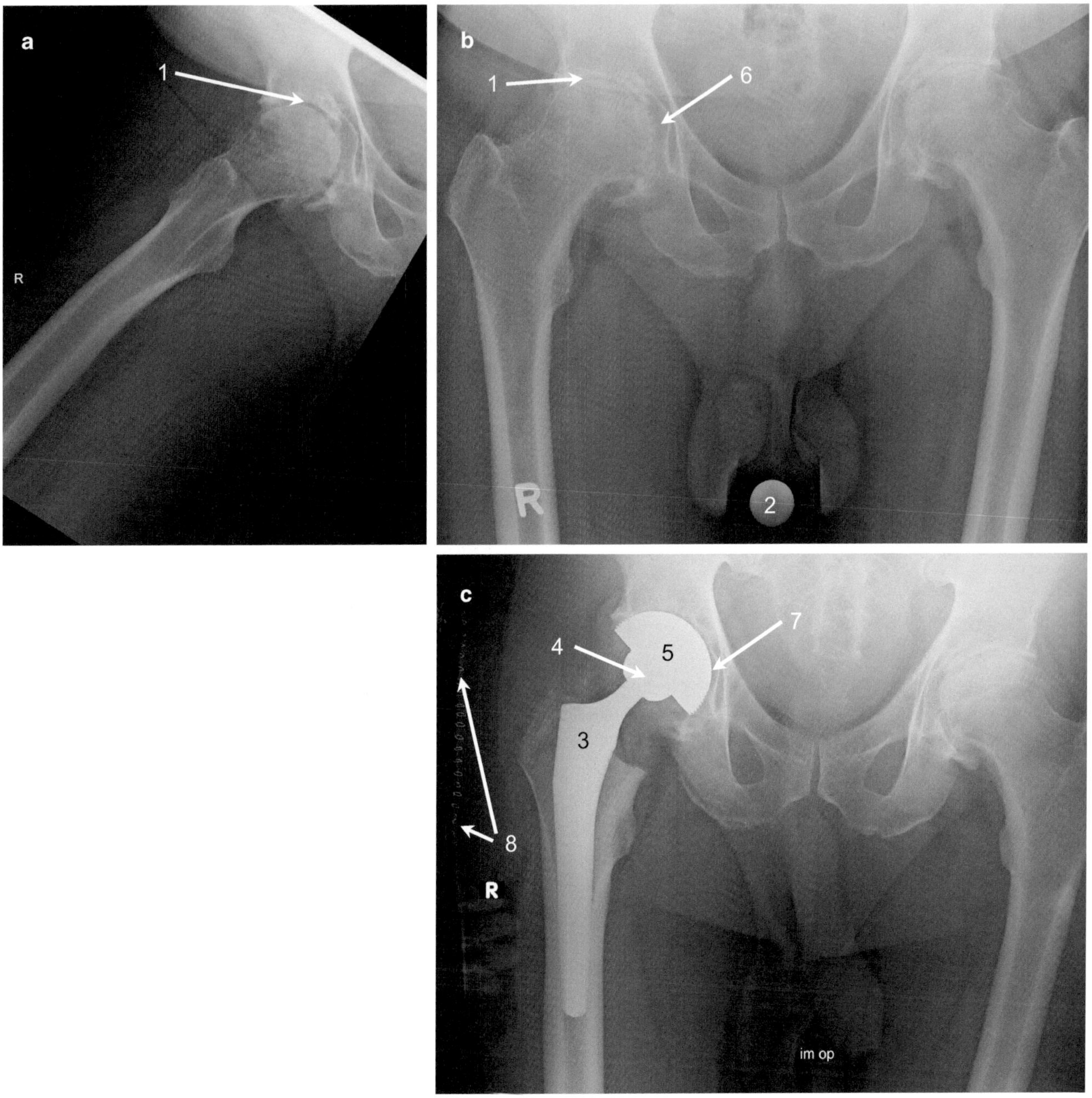

Abb. 6.5 Axiale (**a**) und Beckenübersichtsröntgenaufnahme (**b**) eines 64 Jahre alten Patienten mit ausgeprägter Koxarthrose beidseits, klinisch rechts führend (*1*). *2* Maßstabsreferenzkugel mit einem Originaldurchmesser von 25 mm zur Erleichterung der Prothesenplanung. **c** Intraoperative Beckenübersichtsröntgenaufnahme nach Implantation einer zementfreien Hüft-TEP rechts. *3* Prothesenschaft. *4* Keramikprothesenkopf. *5* Titanpfanne mit intraoperativ eingebrachtem Polyethylen-Inlay. *6* Abstand zwischen dem Originalhüftkopf und der Tränenfigur. *7* Abstand zwischen der Titanpfannenbegrenzung und der Tränenfigur. *8* Metallisches Klammermaterial zum Hautverschluss

lensprengring (*Nr. 4*) gegen Luxationen gesichert. Daher resultiert der Name „Duokopf". Den 2. Prothesenkopf gibt es üblicherweise in unterschiedlichen Variationen für den Schaftkonuseinsatz, sodass zumeist in 4-mm-Schritten die Beinlänge des Patienten bis zu 16 mm variiert werden kann, nachdem der Schaft in das proximale Femur implantiert worden ist. Der montierte Duokopf (*Nr. 5*) wird schließlich – entgegen der Abb. 6.2c, die lediglich Demonstrationszwecken dient – auf den bereits in das Femur implantierten Prothesenschaft eingeschlagen. Der 2. Kopf ist im implantierten Zustand gelenkig mit dem großen Außenkopf und über diesen auch mit der Hüftpfanne des Patienten verbunden, sodass die Bewegung im Hüftgelenk nun über beide Köpfe abläuft.

Die Abb. 6.3 zeigt im Verlauf die Röntgenaufnahmen eines zunächst noch 69 Jahre alten Patienten, als er sich eine nicht dislozierte mediale Schenkelhalsfraktur links (Pauwels I, Garden II) zugezogen hatte. Diese wurde gelenkerhaltend mit einer proximalen Femurplatte in Kombination mit winkelstabil in diese Platte eingebrachten Teleskopschrauben (TeleScrews) versorgt (Details hierzu s. Abschn. 6.5.3). 1 Jahr später, inzwischen 70-jährig, zog sich der Patient bei einem erneuten Sturzereignis, dieses Mal rechtsseitig, eine komplett dislozierte mediale Schenkelhalsfraktur (Pauwels III, Garden IV) zu; die ehemalige mediale Schenkelhalsfraktur links ist inzwischen in anatomisch korrekter Stellung ossär komplett konsolidiert, wie in der Beckenübersichtsaufnahme in Abb. 6.3e zu erkennen ist.

▶ **Praxistipp** Wichtige Informationen für die Entscheidungsfindung des operativen Prozedere für den Orthopäden/Unfallchirurgen sind im Allgemeinen – neben dem Vorliegen einer osteopenen Knochenstruktur – insbesondere der Dislokationsgrad einer Fraktur. Nimmt dieser zu, lässt dies auf ein zunehmend hohes Risiko für eine spätere sekundäre Dislokation oder Hüftkopfnekrose bei gelenkerhaltenden Operationen schließen.

Im speziellen, hier vorliegenden Fall hatte sich außerdem der allgemeine Gesundheitszustand des Patienten seit der gelenkerhaltenden Operation der linken Gegenseite 1 Jahr zuvor deutlich verschlechtert, sodass von einer gelenkerhaltenden Operation abgesehen werden musste. Es wurde der Wahl der Hüft-HEP (Duokopfendoprothese) der Vorrang gegenüber der Implantation einer Hüft-TEP gegeben. Erstere hat den Vorteil, dass in der Regel kürzere Operationszeiten vonnöten sind, einhergehend mit geringerem Blutverlust, da die eigene Pfanne des Patienten nicht präpariert werden muss, und einem geringeren postoperativen Luxationsrisiko, da der Durchmesser des Duokopfes größer ist als der eines Hüftprothesenkopfes bei einer Hüft-TEP. Dies ist besonders bei schwer kranken oder multimorbiden Patienten von Vorteil.

Den Hüft-TEP (s. u.) wird in der Literatur gegenüber den Hüft-HEP eine etwas längere Standzeit im Patienten und eine bessere Funktion nachgesagt. Grundsätzlich werden von Hüftendoprothesen wechselfreie Standzeiten von mehr als 15 Jahren gefordert [42].

Kontraindikationen bzw. relative Kontraindikationen zur Implantation von Hüft-HEP ist beispielsweise das Vorliegen einer Hüftdysplasie wegen des damit verbundenen hohen Luxationsrisikos bei mangelhafter Überdachung des Duokopfes oder eine bereits ausgeprägte Koxarthrose des betroffenen Gelenks.

Die in Abb. 6.3f eingefügten beiden orangen Orientierungshilfslinien (*Nr. 13*), eingezeichnet zwischen dem Trochanter major rechts und links sowie am Unterrand der beiden Sitzbeine, dienen zur radiologischen Bestimmung, ob postoperativ eine implantationsbedingte Beinlängendifferenz vorliegt oder nicht. Sind die beiden Linien annähernd parallel, wie im vorliegenden Fall, so liegt zumindest auf Höhe des proximalen Oberschenkels keine relevante Beinlängendifferenz vor. Die Ausrichtung des Duokopfes (*Nr. 10*) im Azetabulum, solange dieser kongruent einliegt, ist von sekundärer Bedeutung, da er sich frei im Gelenk bewegen kann.

Nebenbefundlich zeigen sich in der noch auf dem Operationstisch bei laufender Narkose angefertigten Beckenübersichtsröntgenaufnahme (Abb. 6.3f) rechtsseitig über der Hüfte metallisches Klammermaterial zum Hautverschluss (*Nr. 7*) sowie röntgendichte Streifen (*Nr. 6*). Letztere sind in das auf der Wunde liegende Verbandmaterial, in diesem Fall sterile Kompressen, eingeflochten, um diese zu markieren. Da an die Endoprothetik großer Gelenke höchste Qualitätsansprüche gestellt werden, ist es in den meisten Häusern üblich, noch im Operationssaal derartige Aufnahmen anzufertigen, um ggf. noch in derselben Narkose Revisionen bei beispielsweise Implantatfehllagen durchführen zu können. Derartige Aufnahmen sollten aufgrund der besonderen Aufnahmeumstände mit Bezeichnungen wie „im OP“ markiert werden. Mit einem herkömmlichen Bildverstärker wären Beckenübersichtsaufnahmen, die zur radiologischen Beinlängendifferenzbestimmung benötigt werden, technisch nicht möglich.

Gelegentlich werden im Röntgenbild insbesondere zementfrei, d. h. „press-fit“ eingebrachte Hüft-TEP (Abb. 6.5) mit Duokopfendoprothesen verwechselt. Beim genauen Betrachten der Röntgenaufnahmen (Abb. 6.5b und c) fällt aber auf, dass bei der zementfrei eingebrachten TEP vor Einbringen der Metallpfanne das Azetabulum ausgefräst worden ist und somit der Abstand der neu eingebrachten Pfanne zu den subchondralen Sklerosierungen oder der sog. „Tränenfigur“ kleiner ist (Abb. 6.5c, *Nr. 7*) als derjenige zwischen den subchondralen Sklerosierungen oder der Tränenfigur und dem Originalhüftkopf des Patienten vor dem Ausfräsen des Azetabulums (Abb. 6.5b, *Nr. 6*).

6.5.1.2 Zementierte Hüfttotalendoprothese (Hüft-TEP)

Die Abb. 6.4a, b zeigen die axiale Aufnahme der rechten Hüfte nach Lauenstein sowie die Beckenübersichtsaufnahme einer 70-jährigen Patientin nach Stolpersturzereignis am Vortag. Aufgrund zunehmend immobilisierender Hüftbeschwerden rechtsseitig wurde die ansonsten sportliche und für ihr Alter noch sehr aktive Patientin vom Rettungsdienst mit 1 Tag Verzögerung, ab Unfall gerechnet, mit offensichtlich im Verlauf erheblich dislozierter medialer Schenkelhalsfraktur rechts (Pauwels III, Garden IV; *Nr. 1*) in unsere Rettungsstelle zur Diagnosestellung und Therapie gebracht. Aufgrund des guten allgemeinen Gesundheitszustands und der vermutlich hohen Lebenserwartung wurde dieser Patientin die Implantation einer zementierten Hüft-TEP angeraten.

Um eine solche im Vorfeld zur Operation exakter planen zu können, wird während der Anfertigung der entsprechenden präoperativen Beckenübersichtsaufnahme üblicherweise eine Maßstabsreferenzkugel mit einem definierten Durchmesser, im vorliegenden Fall 25 mm (Abb. 6.4b, *Nr. 2*), mit in den Strahlengang eingebracht.

▶ **Praxistipp** Zementierte Prothesen werden bei eher weichem Knochen in der Regel nicht zementierten Varianten vorgezogen, da sie postoperativ grundsätzlich voll belastungsfähig sind und somit belastungsbedingt sekundär nicht tiefer in das proximale Femur nachsintern können.

Letzteres würde eine sekundäre Beinverkürzung mit sich bringen. Demgegenüber können nicht zementierte Prothesen den Vorteil haben, dass sie sich im Bedarfsfall, beispielsweise im Rahmen von Infektionen, in der Regel wieder einfacher entfernen lassen, da die mit dem Knochen fest verzahnten Zementanteile nicht zusätzlich und zumeist sehr mühsam entfernt werden müssen.

Bei inadäquatem Trauma wurde der hier vorliegenden Patientin angeraten, nach Entlassung im ambulanten Bereich eine Knochendichtemessung zur Abklärung einer eventuellen Osteoporose vornehmen und ggf. eine entsprechende Therapie in die Wege leiten zu lassen.

Auch wenn radiologisch keine typischen Zeichen einer pathologischen Fraktur im Sinne einer bösartigen Grunderkrankung zu erkennen waren und keine bösartige Grunderkrankung bei der Patientin bekannt war, wurde bei inadäquatem Trauma der intraoperativ resezierte Hüftkopf sicherheitshalber asserviert und in die Histopathologie zum Ausschluss einer Malignität eingesandt.

Abb. 6.4c zeigt eine korrekt implantierte Hüft-TEP mit zementiertem Schaft (*Nr. 3*), in diesem Fall einem Keramikkopf (*Nr. 4*), und der zementierten Polyethylenpfanne (*Nr. 5*), in die bereits vom Hersteller röntgendichte Metalldrähte eingearbeitet sind, um die Ausrichtung der Pfanne im Becken sowie die Zentrierung des Hüftkopfes in der Pfanne radiologisch besser beurteilen zu können. Dezentrierungen können bei frisch implantierten Prothesen beispielsweise auf Subluxationsstellungen des Kopfes in der Pfanne, bedingt etwa durch Weichteilinterponate im Rahmen des Repositionsmanövers bei der Implantation hinweisen. Bei Prothesen, die bereits seit vielen Jahren in situ sind, könnte eine Dezentrierung auf einen vermehrten Abrieb zwischen Hüftkopf und Polyethylen-Inlay hindeuten. *Nr. 6* und *Nr. 7* weisen auf den Zementmantel im Pfannen- sowie Schaftbereich hin, mit dem die feste Verbindung zwischen den Implantaten und dem Patientenknochen hergestellt wird. Kurz vor Einbringung des Zements in den Femurschaft wird üblicherweise ein sog. „Zementstopper" durch den Operateur eingebracht, um ein unnötiges Tiefertreten des noch flüssigen Zements während des Zementiervorgangs in das distale Femur zu vermeiden. In der Regel werden diese Stopper vom Organismus im weiteren Verlauf resorbiert und sind aufgrund ihrer Materialeigenschaft im Röntgenbild nicht direkt zu erkennen. *Nr. 8* bezeichnet nebenbefundlich noch einen in der Blase einliegenden Urinkatheter, in den röntgendichte Markierungen eingebracht sind.

6.5.1.3 Zementfreie Hüfttotalendoprothese (Hüft-TEP)

Als Beispiel für das radiologische Erscheinungsbild zementfrei implantierter Hüft-TEPs werden in Abb. 6.5 Röntgenbilder eines 64 Jahre alten Patienten mit einer stark ausgeprägten Koxarthrose beidseits, bei führender Klinik rechtsseitig (*Nr. 1*) vor (Abb. 6.5a und b) und nach (Abb. 6.5c) Implantation demonstriert. *Nr. 2* bezeichnet eine Maßstabsreferenzkugel mit einem Originaldurchmesser von 25 mm zur Erleichterung der Prothesenplanung im Vorfeld der Operation (vgl. Text zu *Nr. 2* in Abb. 6.4). In Abb. 6.5c ist eine „press-fit" eingebrachte Hüft-TEP mit ihrem Schaft (*Nr. 3*), dem Prothesenkopf (*Nr. 4*), in diesem Fall aus Keramik, sowie der Titanpfanne (*Nr. 5*) mit einem im Röntgenbild nicht detektierbaren Polyethylen-Inlay zu erkennen. An der Verringerung des Abstands zwischen dem Originalhüftkopf und der Tränenfigur (*Nr. 6* in Abb. 6.4b) sowie des Abstands zwischen der Prothesenpfannenbegrenzung und der Tränenfigur (*Nr. 7* in Abb. 6.4c) ist ersichtlich, dass das Azetabulum vor Einschlagen der Prothesenpfanne ausgefräst worden ist. Diese Feststellung erleichtert während der Befundung von Röntgenaufnahmen die Unterscheidung zwischen Duokopfprothesen mit noch Originalpfanne des Patienten und zementfrei eingebrachten Prothesenpfannen (s. o.). Nebenbefundlich bezeichnet *Nr. 8* noch eingebrachtes metallisches Klammermaterial zum Hautverschluss im Rahmen der operativen Protheseimplantation.

Eine Übersicht über die moderne radiologische postoperative Diagnostik zu weiteren Themen im Bereich des Hüftgelenks im Kindes- und Erwachsenenalter findet sich beispielsweise bei Weber et al. [46].

6.5.2 Schraubentypen und deren Konstruktionsmerkmale

Die in der Frakturversorgung üblicherweise eingesetzten Schrauben weisen je nach Einsatzzweck unterschiedliche Konstruktionsmerkmale auf [29].

▶ **Merke** Der Durchmesser einer Schraube definiert sich über den Außendurchmesser des Schraubengewindes.

Allerdings gibt der Durchmesser des zentralen Kerns die Stärke bzw. Stabilität der Schraube vor. Das Gewinde einer

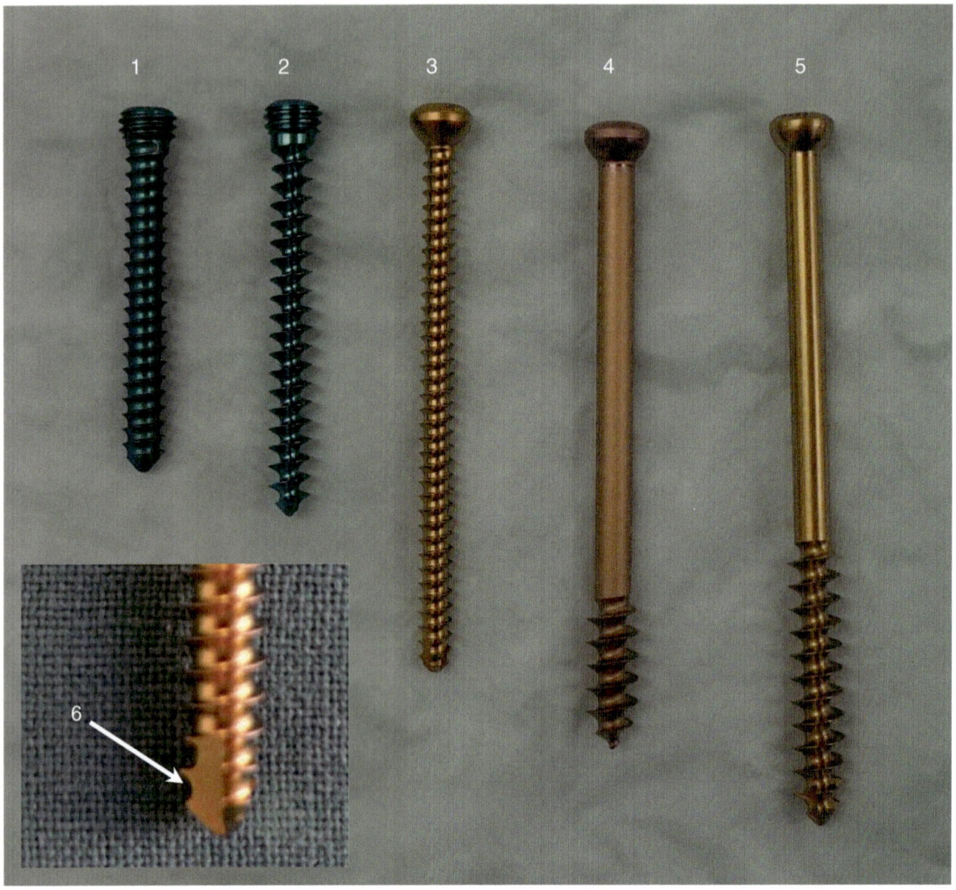

Abb. 6.6 Schrauben. *1* Kortikalisverriegelungsschraube. *2* Spongiosaverriegelungsschraube. *3* Konventionelle Kortikalisschraube. *4, 5* Konventionelle Spongiosazugschrauben mit unterschiedlich langen Gewinden. *6* Detailausschnitt der selbstschneidenden Spitze einer Kortikalisschraube mit scharfer Abrisskante für die Schneidefunktion im ansonsten durchgehenden Gewinde

Schraube stellt den Kontakt zum Knochen her und wandelt beim Eindrehen der Schraube in den Knochen Rotation in lineare Bewegung um. Je nach Einsatzzweck gibt es Schraubentypen mit Gewinden für vorwiegend kortikalen (Abb. 6.6, *Nr. 1* und *3*) oder spongiösen Kochen (Abb. 6.6, *Nr. 2, 4* und *5*). Bezeichnet werden diese Schrauben entsprechend als „Kortikalisschrauben" oder „Spongiosaschrauben".

▶ **Praxistipp** Das flache und enge Gewinde von Kortikalisschrauben (Abb. 6.6, *Nr. 1* und *3*) greift besonders gut im kortikalen Knochen. Demgegenüber findet das breitere und steiler verlaufende Gewinde von Spongiosaschrauben (Abb. 6.6, *Nr. 2, 4* und *5*) im spongiösen Knochen besonders festen Halt.

Schrauben können ein durchgehendes (Abb. 6.6, *Nr. 1, 2* und *3*) oder kurzes (Abb. 6.6, *Nr. 4* und *5*) Gewinde haben. Üblicherweise werden heutzutage selbstschneidende Schraubenspitzen (Abb. 6.6, *Nr. 6*) verwendet. Dies hat den Vorteil, dass vor dem Eindrehen der Schraube in den Knochen kein Gewindeschneider verwendet werden muss. Der Schraubenkopf hat Kontakt zum Knochen oder zu einer Platte und enthält eine Vertiefung (Konus) zum Anbringen eines Schraubendrehers.

6.5.2.1 Konventionelle Schrauben und Kopfverriegelungsschrauben zur Befestigung von Platten am Knochen

Am häufigsten werden Schrauben in der Orthopädie und Unfallchirurgie benutzt, um Platten zur Stabilisierung von möglichst korrekt reponierten Frakturen am Knochen befestigen zu können. Neben „konventionellen" Schrauben gibt es Kopfverriegelungsschrauben. Letztere haben ein Gewinde in ihrem Kopf (Abb. 6.1, *Nr. 1* sowie Abb. 6.6, *Nr. 1* und *2*), das mit einem reziproken Gewinde im Plattenloch (Abb. 6.1, *Nr. 4*) korrespondiert. Dadurch entsteht eine feste mechanische Kopplung, eine sog. „winkelstabile Verbindung", zwischen Schraubenkopf und Platte.

▶ **Merke** Winkelstabile Implantate werden besonders häufig bei Frakturen des osteoporotischen Knochens eingesetzt, da sie eine deutlich höhere Ausreißfestigkeit vorweisen als konventionelle Implantate.

Ein klassisches Beispiel hierfür ist die plattenosteosynthetische Versorgung osteoporotischer proximaler Humerusfrakturen geriatrischer Patienten (Abschn. 6.5.3).

6.5.2.2 Zugschrauben

▶ **Praxistipp** Zugschrauben (Abb. 6.6, *Nr. 4* und *5*) werden frakturübergreifend eingebracht und üben beim Festdrehen Kompression auf den Frakturspalt aus. Sie „ziehen" die Fraktur zusammen und induzieren so eine direkte Knochenheilung.

Das Gewinde muss dabei so kurz bemessen sein, dass es bei anatomisch korrekt reponierter Fraktur lediglich im schraubenkopffernen Fragment greift. Ab dem Moment, bei dem beim Festziehen der Schraube der Schraubenkopf mit der kopfnahen Kortikalis in Kontakt kommt und von dieser daran gehindert wird, weiter in den Knochen einzudringen, wird beim weiteren Eindrehen der Schraube Kompression auf den Frakturspalt ausgeübt. Bei Verwendung einer Schraube mit durchgehendem Gewinde lässt sich der gleiche Effekt erzielen, wenn separat ausschließlich das kopfnahe Fragment mit einem Bohrer, dessen Durchmesser dicker ist als derjenige des äußeren Schraubengewindes, überbohrt wird. In diesem Fall dreht das Gewinde im kopfnahen Fragment ohne Widerstand im Knochen durch, wodurch beim weiteren Eindrehen der Schraubenkopf über die kopfnahe Kortikalis wieder Kompression auf den Frakturspalt ausüben kann.

Die Abb. 6.7a, b zeigen die axiale Aufnahme der rechten Hüfte nach Lauenstein sowie die Beckenübersichtaufnahme eines 14 Jahre alten Jungen mit einer wenig dislozierten Schenkelhalsfraktur rechts (*Nr. 1*) bei noch offenen Wachstumsfugen im Trochanter-major- (*Nr. 2*) und Hüftkopfbereich (*Nr. 3*) nach einem Sturzereignis während einer Fahrt auf dem Hoverboard. Derartige Frakturen werden üblicherweise erst auf einem Extensionstisch in Narkose geschlossen, anatomisch exakt reponiert und danach schraubenosteosynthetisch retiniert.

Die Abb. 6.7c, d zeigen intraoperative Bildverstärkerbilder in 2 Ebenen der anatomisch korrekt reponierten Fraktur mit bereits 3 einliegenden, parallel verlaufenden, kanülierten 7-mm-Spongiosazugschrauben mit kurzem Gewinde (*Nr. 6*). Diese Schrauben wurden perkutan über jeweils ca. 1 cm lange Stichinzisionen über zuvor unter Bildverstärkerkontrolle gesetzte 1,2-mm-Bohrführungsdrähte eingebracht. Die Verwendung der Bohrführungsdrähte bietet den Vorteil, dass etwaige Fehlbohrungen aufgrund des sehr geringen Durchmessers dieser Drähte keine größeren ossären Defekte induzieren. Auch lässt sich über diese Drähte aufgrund ihrer bekannten Länge durch spezielle Messlehren, die auf das nach außen über den Knochen hinausragende Drahtende aufgesetzt werden, exakt die benötigte Länge der Spongiosazugschrauben bestimmen. Durch diese Technik wird absolute Stabilität und Induktion einer direkten Knochenheilung ohne Kallusbildung erzeugt. Derartige Osteosynthesetechniken bedürfen in der Regel der Einhaltung einer Teilbelastung, und zwar so lange, bis die Fraktur ossär komplett konsolidiert ist.

Die Abb. 6.7e, f zeigen postoperative Röntgenbilder der rechten Hüfte in 2 Ebenen 5 Tage postoperativ nach Aufbelastung des Patienten mit 15 kg Sohlenkontakt rechts an Unterarmgehstützen. Die zentralen Aufhellungen innerhalb der Schrauben (*Nr. 6*) sind ein radiologisches Zeichen dafür, dass es sich um kanülierte Schrauben handelt. Abb. 6.7d2 zeigt exemplarisch die Ausschnittvergrößerung einer Bohrdrahtspitze (*Nr. 7*) mit einer über diesen Bohrdraht bereits eingebrachten Spongiosazugschraube mit kurzem Gewinde (*Nr. 8*) aus einem anderen operativen Hüfteingriff bei einem bereits adulten Patienten zur Verdeutlichung dieser Technik.

6.5.2.3 Stellschrauben

▶ **Merke** Stellschrauben haben ein durchgehendes Gewinde und halten den Abstand zwischen 2 Knochen konstant.

Die wohl bekannteste Anwendung dieser Technik dürfte die korrekte Abstandseinstellung im distalen Tibiofibulargelenk nach Syndesmosenrupturen im Zusammenhang mit Fibulafrakturen kranial der Syndesmose (Typ Weber C, Pronations-Eversions-Fraktur nach Lauge-Hansen oder Maisonneuve-Frakturen) sein.

Die Abb. 6.8a-f zeigen die Röntgenaufnahmen des OSG rechts (c-f) und Kniegelenks rechts (a, b) jeweils mit langer Platte und in 2 Ebenen eines 48-jährigen Patienten, der sich im Rahmen eines Stolpersturzes eine Maisonneuve-Verletzung mit hoher Fibulafraktur (*Nr. 1*) und Rupturen der Membrana interossea, der Syndesmose, der Gelenkkapsel und des inneren Bandapparats des rechten Sprunggelenks zugezogen hatte. Letzteres ist im Röntgenbild in der anterior-posterioren (a.-p.) Aufnahme indirekt durch die Inkongruenzen der Gelenkflächen im Bereich der Gelenkgabel (*Nr. 2*) zu erkennen. Die Versorgung einer derartigen Verletzung erfolgt üblicherweise minimalinvasiv durch das perkutane Einbringen einer oder mehrerer trikortikaler 3,5-mm-Kortikalisstellschrauben (Abb. 6.8, *Nr. 3*, sowie Abb. 6.6, *Nr. 3*), um den korrekten Abstand zwischen der distalen Fibula und Tibia nach vorheriger geschlossener Reposition konstant zu halten. Dies ermöglicht dann die spontane Ausheilung der rupturierten Syndesmose sowie des Kapselbandapparats innerhalb der kommenden 6–8 Wochen nach der Operation.

Nach Ablauf dieser Zeit sollte die Stellschraube ambulant entfernt werden, um die Beweglichkeit der Gelenkgabel wieder komplett freizugeben. Da intraoperativ mit einem herkömmlichen Bildverstärker die korrekte Stellung der geschlossen reponierten Gelenkgabel sowie die korrekte Schraubenlage nicht ausreichend sicher beurteilbar ist,

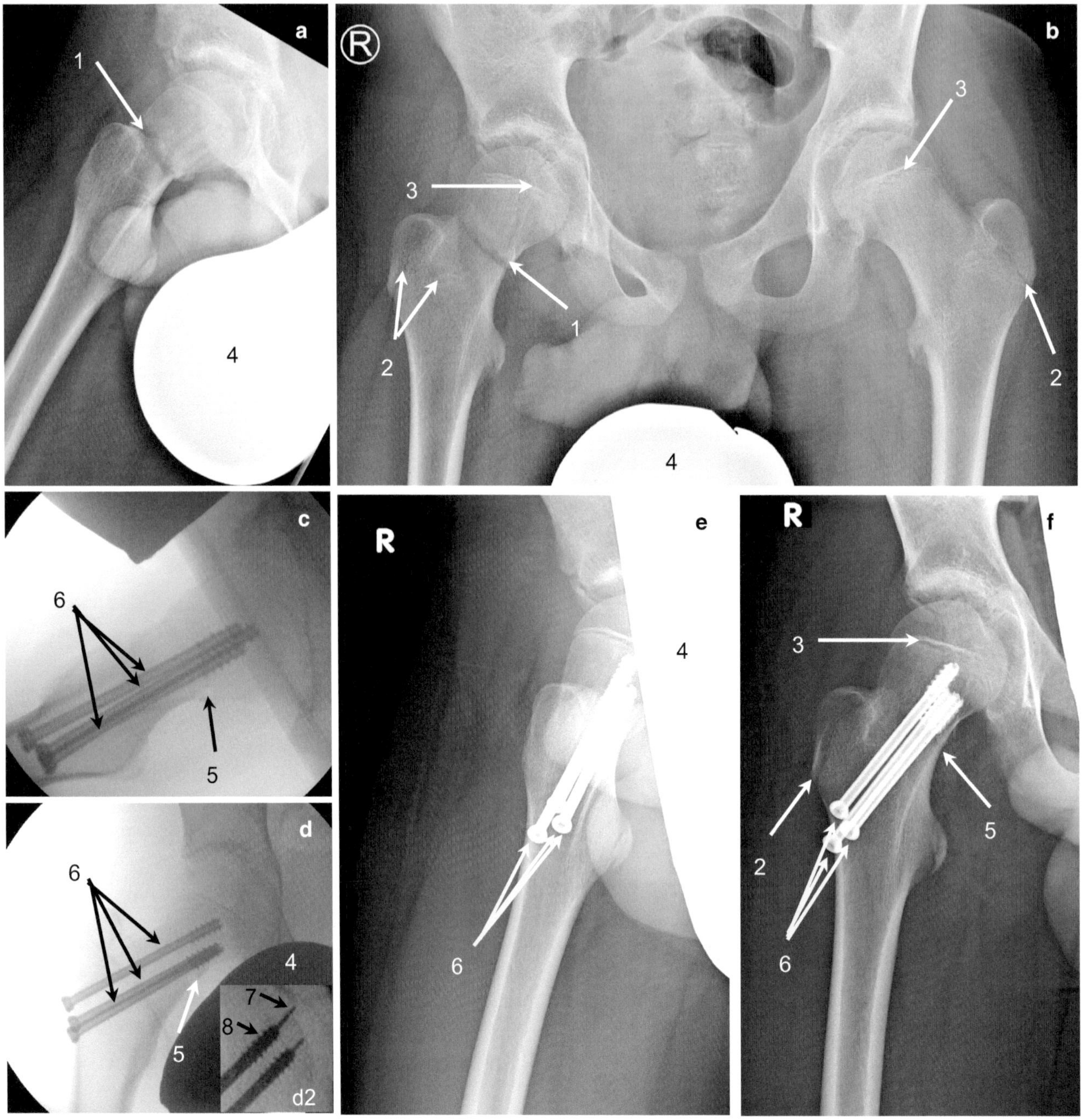

Abb. 6.7 Axiale (**a**) und Beckenübersichtsröntgenaufnahme (**b**) eines 14 Jahre alten Jungen mit wenig dislozierter Schenkelhalsfraktur rechts (*1*) und noch offenen Wachstumsfugen des Trochanter major (*2*) sowie des Hüftkopfes (*3*). *4* Gonadenschutz. **c**, **d** Intraoperative Bildverstärkerröntgenaufnahmen der rechten Hüfte in 2 Ebenen bei anatomisch korrekt reponierter Schenkelhalsfraktur (*5*) und 3 bereits perkutan eingebrachten kanülierten 7-mm-Spongiosazugschrauben mit kurzem Gewinde (*6*). **d2** Ausschnittvergrößerung aus dem Bildverstärkerröntgenbild einer anderen Operation an einer Hüfte mit noch einliegendem Bohrführungsdraht (*7*) und über diesen eingebrachte Spongiosazugschraube mit kurzem Gewinde (*8*). **e**, **f** Postoperative Röntgenaufnahmen der rechten Hüfte in 2 Ebenen zur Stellungskontrolle nach Aufbelastung mit 15 kg Teilbelastung rechtsseitig

empfiehlt sich während der operativen Versorgung derartiger Verletzungen die Verwendung eines 3D-Bildverstärkers. Sollte ein solcher nicht vorhanden sein, ist es ein üblicher Standard, postoperativ eine CT-Untersuchung des operierten Sprunggelenks durchzuführen.

Die Abb. 6.9a, b zeigen die intraoperativ durchgeführten Bildverstärkerabschlussbilder einer schraubenosteosynthetisch versorgten trimalleolaren Sprunggelenksfraktur rechts (Typ Weber C) eines 38 Jahre alten Patienten in 2 Ebenen. Die Syndesmosenruptur wurde dabei mit 2 trikortikalen

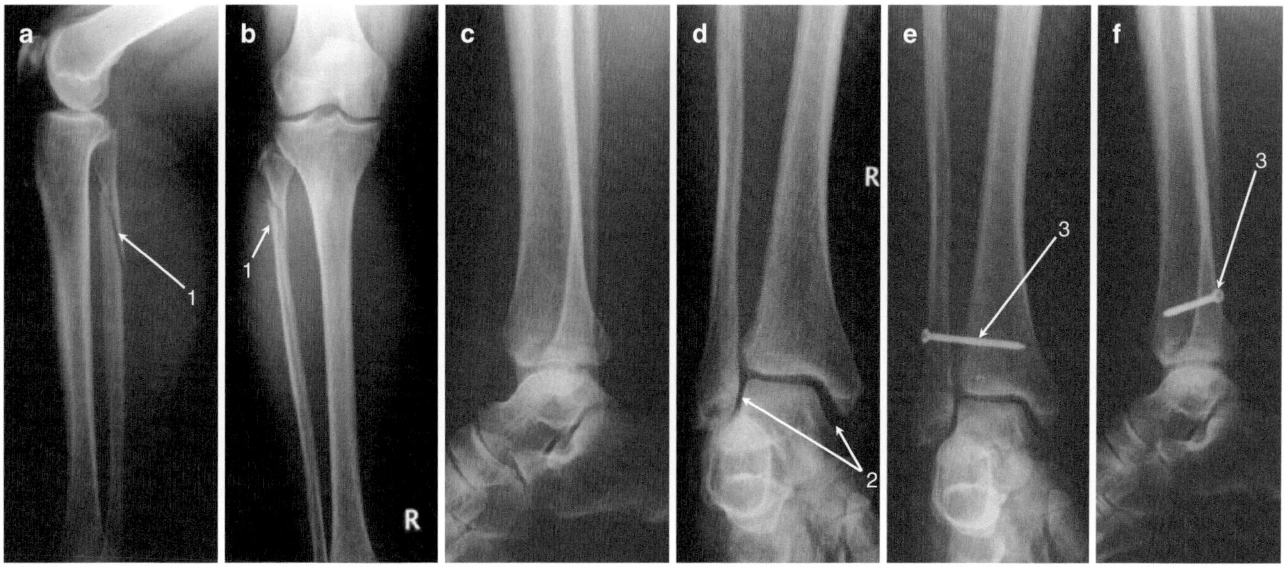

Abb. 6.8 Röntgenaufnahmen des rechten Kniegelenks (**a**, **b**) sowie des rechten Sprunggelenks (**c**, **d**) jeweils in 2 Ebenen und mit langer Platte eines 48 Jahre alten Patienten mit einer Maisonneuve-Verletzung des rechten Unterschenkels mit hoher Fibulafraktur (*1*) und Rupturen der Membrana interossea, der Syndesmose, der Gelenkkapsel und des inneren Bandapparats. *2* Inkongruenzen der Gelenkflächen im Bereich der Gelenkgabel. **e**, **f** Postoperative Röntgenaufnahme des rechten Sprunggelenks in 2 Ebenen mit trikortikal eingebrachter 3,5-mm-Kortikalisstellschraube (*3*)

Kortikalisstellschrauben (*Nr. 1*) gestellt, ohne die darüber liegende Fibulafraktur osteosynthetisch zu versorgen. Zur Osteosynthese des Innenknöchels (*Nr. 6*) wurden 2 retrograd eingebrachte Kortikaliszugschrauben (*Nr. 2*) verwendet. Für die Fixierung des sog. „Volkmann-Dreiecks" (*Nr. 7*) wurden 2 von ventral in die distale Tibia eingebrachte Spongiosazugschrauben mit kurzem Gewinde (*Nr. 3*) verwendet. Bei mäßig guter Qualität der Bildverstärkeraufnahmen wurden sowohl die anatomischen Stellungsverhältnisse als auch die Implantatlagen als korrekt eingeschätzt.

Abweichend von den intraoperativ als korrekt bewerteten Bildverstärkeraufnahmen zeigt sich in der 1 Tag postoperativ durchgeführten CT-Untersuchung beider Sprunggelenke im Seitenvergleich (Abb. 6.9c und d) ein revisionspflichtiger Befund: Das posteriore Kantenfragment, auch Volkmann-Fragment genannt (*Nr. 7*), hat einen Versatz um ca. 2 mm nach lateral, und der Spalt zwischen der distalen Tibia und distalen Fibula ist rechtsseitig (*Nr. 4*) im Vergleich zur unverletzten linken Seite (*Nr. 5*) insbesondere ventralseitig deutlich zu weit. Der Innenknöchel (*Nr. 6*) wurde in anatomisch korrekter Stellung fixiert.

Ein weiteres Beispiel für die Verwendung einer Stellschraube findet sich in Abb. 6.15e, f (Abschn. 6.5.3).

6.5.2.4 Verriegelungsschrauben

Verriegelungsschrauben (Abb. 6.10, *Nr. 4*) werden in der Regel über spezielle Zielvorrichtungen oder frei Hand unter Bildverstärkerkontrolle (meist) bikortikal in lange Röhrenknochen eingebracht und stellen eine Verbindung zwischen Knochen und Marknagel her. In der Regel werden sie „statisch" über runde im Marknagel vorbestehende Löcher (Abb. 6.10, *Nr. 7*) eingebracht. Dadurch kann sich die Position des Knochens gegenüber dem Marknagel auch unter Belastung nicht mehr verändern. Die Stellung ist „statisch" fixiert, um so Länge, Achse und Rotation während der Knochenheilung konstant zu halten.

In manchen Fällen, beispielsweise bei Querfrakturen im Schaftbereich eines langen Röhrenknochens, ist es gewünscht, während der Knochenheilung Kompression auf den Bruchspalt auszuüben, um durch die dadurch induzierte direkte Knochenheilung der Entstehung von verzögerter Knochenheilung oder gar Pseudarthrosen entgegenzuwirken. Hier bietet sich die sog. „dynamische Verriegelung" über längsovale Nagellöcher (Abb. 6.10d, *Nr. 5* und Abb. 6.11b, e, *Nr. 4*) an. Wird die Verriegelungsschraube möglichst nahe an die frakturferne Begrenzung des ovalen Lochs platziert, so sind die Rotation und die Achse durch die Verriegelungsschraube im Nagel gesichert, die Fraktur kann aber durch ein Gleiten des Knochens in axialer Richtung gegenüber dem Nagel weiter impaktieren und so eine direkte Knochenheilung unterstützen (vgl. Abschn. 6.5.5).

Im vorliegenden Bildbeispiel (Abb. 6.11) wurde der dynamische Verriegelungsbolzen (*Nr. 3*) absichtlich nur ca. 1 cm kranial der distalen Lochbegrenzung eingebracht, um den Spielraum für die Dynamisierung genau auf diese Länge zu begrenzen, bei bereits anatomisch sehr exakt reponierter Querfraktur (*Nr. 7*): In der prä- und intraoperativen Bildgebung war nicht sicher auszuschließen, ob das proxi-

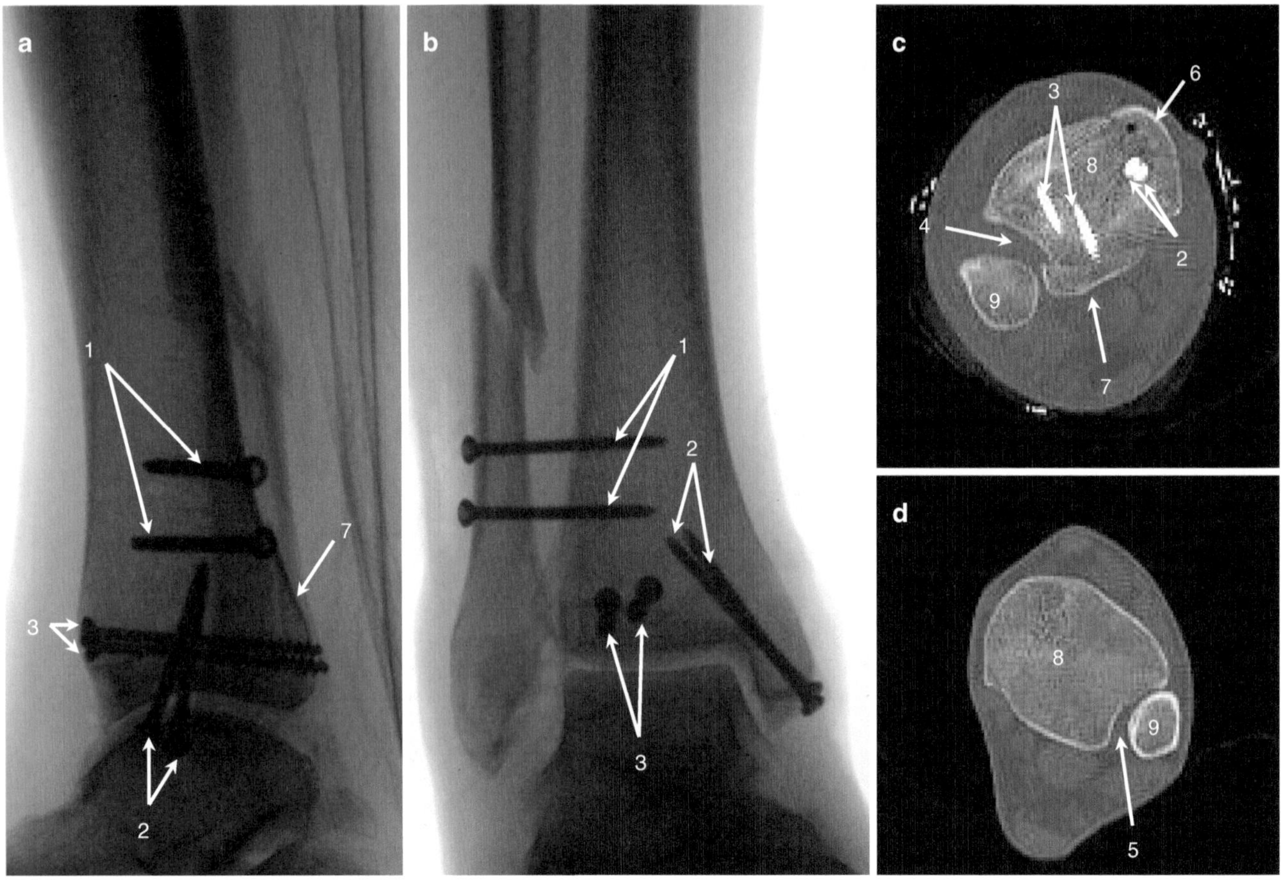

Abb. 6.9 Intraoperative Bildverstärkeraufnahmen einer schraubenosteosynthetisch versorgten trimalleolären Sprunggelenksfraktur rechts, Typ Weber C, eines 38 Jahre alten Patienten in 2 Ebenen (**a**, **b**) sowie die axiale Schichtung einer postoperativen CT-Untersuchung beider Sprunggelenke im Vergleich (**c**, **d**). *1* Trikortikal eingebrachte 3,5-mm-Kortikalisstellschrauben zur Sicherung der Syndesmosenstellung. *2* 3,5-mm-Kortikaliszugschrauben zur Sicherung der Innenknöchelfraktur. *3* 4-mm-Spongiosazugschrauben mit kurzem Gewinde zur Sicherung des Volkmann-Fragments. *4* Ventralseitig deutlich zu weit stehender Syndesmosenspalt im Vergleich zum anatomisch korrekt stehenden Syndesmosenspalt der gesunden linken Gegenseite (*5*). *6* Korrekt reponierter Innenknöchel. *7* Um ca. 2 mm zu weit lateralseitig fixiertes Volkmann-Fragment. *8* Distale Tibia. *9* Distale Fibula

male Hauptfragment weitere aktuell nicht dislozierte Frakturlinien aufweisen könnte, die sekundär dislozieren und so zu einem dann unerwünscht viel zu weiten Impaktieren (d. h. um mehr als ca. 1 cm) der Fraktur führen könnte.

6.5.3 Platten und deren Konstruktionsmerkmale

Je nach Anwendung und Indikationsstellung haben bei der Frakturversorgung angewandte Platten unterschiedliche Größen, Stärken, Designs und Funktionen. Klassischerweise werden Platten als Kompressionsplatten (Abschn. 6.3.4) eingesetzt, mit denen nach anatomisch korrekter Reposition der Fraktur eine absolute Stabilität erreicht wird [30]. Weitere Funktionen können Protektion, Abstützung oder Überbrückung sein. Je nach Bedarf können die meisten Platten durch spezielle Instrumente intraoperativ durch den Chirurgen beispielsweise dem Verlauf eines Knochens entsprechend anmodelliert werden.

6.5.3.1 Dynamische Kompressionsplatte mit limitiertem Kontakt

Abb. 6.1 zeigt ein Beispiel der 1990 von Perren et al. [37] entwickelten dynamischen Kompressionsplatten mit limitiertem Kontakt (LC-DCP) und Kombinationslöchern (*Nr. 3*). Letztere können gleichermaßen für konventionelle Schrauben (*Nr. 2*) und winkelstabile Verriegelungsschrauben (*Nr. 1*) verwendet werden, da sie einen Anteil mit und einen ohne Gewinde haben und somit mit den zugehörigen Schraubenköpfen eine winkelstabil-feste (*Nr. 4*) oder eine lose (*Nr. 5*) Verbindung eingehen. „Winkelstabil" bedeutet,

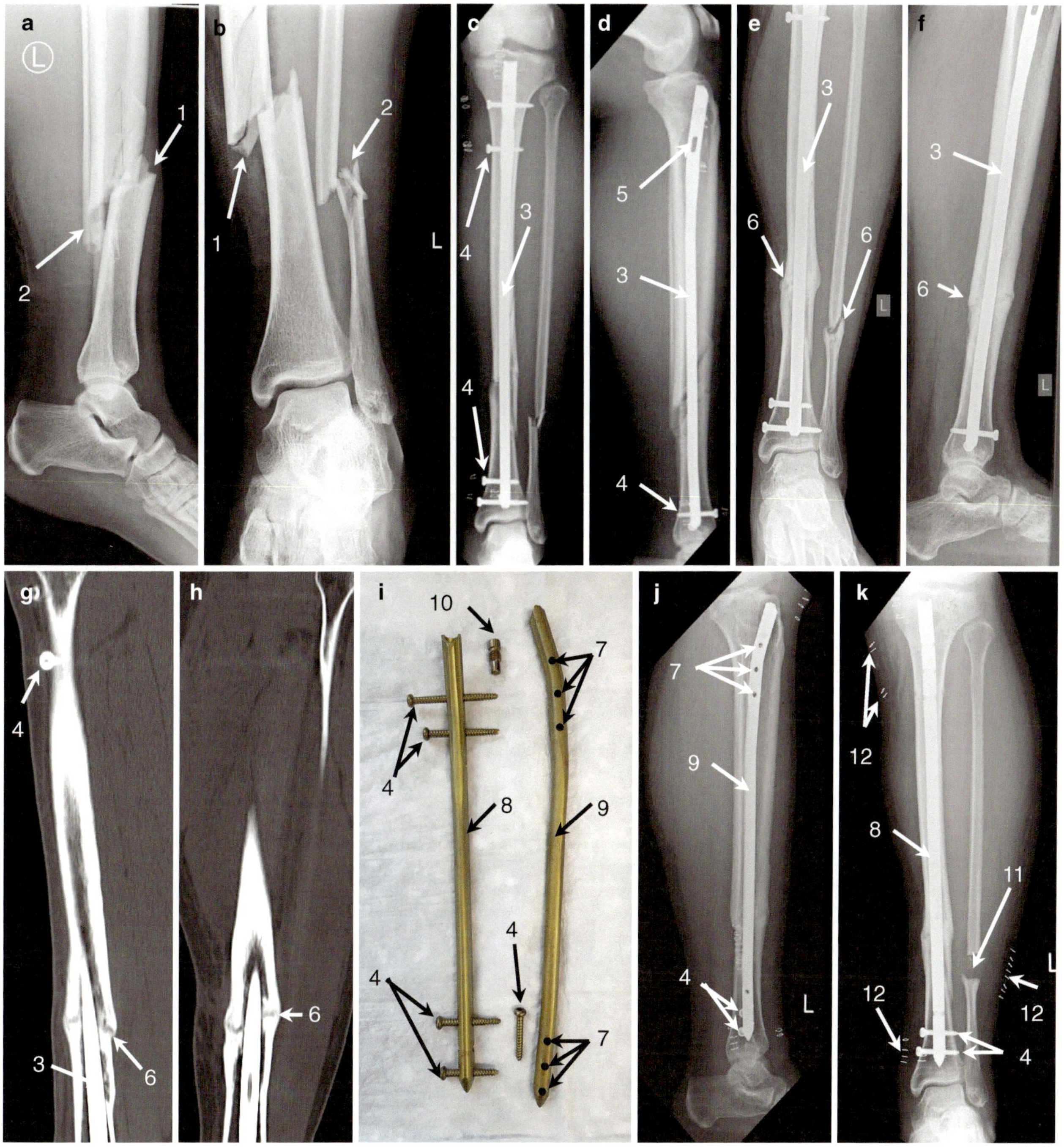

Abb. 6.10 Röntgenaufnahmen eines zum Unfallzeitpunkt 27 Jahre alten Patienten mit distaler Unterschenkelschaftfraktur links (*1*, *2*). **a**, **b** Unfallröntgenbilder in 2 Ebenen mit mehrfragmentärer Spiralfraktur des distalen Tibiaschafts links (*1*; AO/OTA-Klassifikation: 42B3c) sowie mehrfragmentärer Spiralfraktur der distalen Fibula links (*2*; AO/OTA-Klassifikation: 4F2Bc). **c**, **d** Röntgenbilder des linken Unterschenkels in 2 Ebenen 2 Tage nach operativer Marknagelosteosynthese der Tibia. *3* Tibiamarknagel. *4* Statische Verriegelungsschrauben. *5* Längsovales, für dynamische Verriegelungen geeignetes Nagelloch. **e**, **f** Röntgenbilder des linken Unterschenkels in 2 Ebenen 10 Monate nach dem Unfallereignis mit Pseudarthrose (*6*) sowohl des Tibia- als auch des Fibulaschafts. **g**, **h** Koronare (**g**) und sagittale (**h**) Schichtaufnahme des distalen Unterschenkels einer CT-Untersuchung ebenfalls 10 Monate nach dem Unfallereignis. **i** Fotografie eines Tibiamarknagels von vorne (*8*) und von der Seite (*9*). *7* Vorbestehende runde Löcher im Marknagel. *10* Verschlusskappe, die in das proximale Nagelende eingeschraubt wird, um hier ein Einwachsen von Gewebe in den Nagel zu verhindern. Anmerkung: Dies erleichtert eine zu einem späteren Zeitpunkt ggf. notwendig werdende Implantatentfernung. **j**, **k** Röntgenbilder des linken Unterschenkels in 2 Ebenen 2 Tage nach Entfernung des ursprünglich einliegenden Nagels (*3*) aus der Tibia, Markraumaufbohrung, Einbringen eines neuen Tibiamarknagels mit dickerem Durchmesser (*8*, *9*) ohne proximale Verriegelung sowie Resektion von insgesamt ca. 1,5–2 cm aus dem distalen Fibulaschaft (*11*) einschließlich der dort vorhandenen Pseudarthrose. *12* Metallisches Klammermaterial zum Hautverschluss

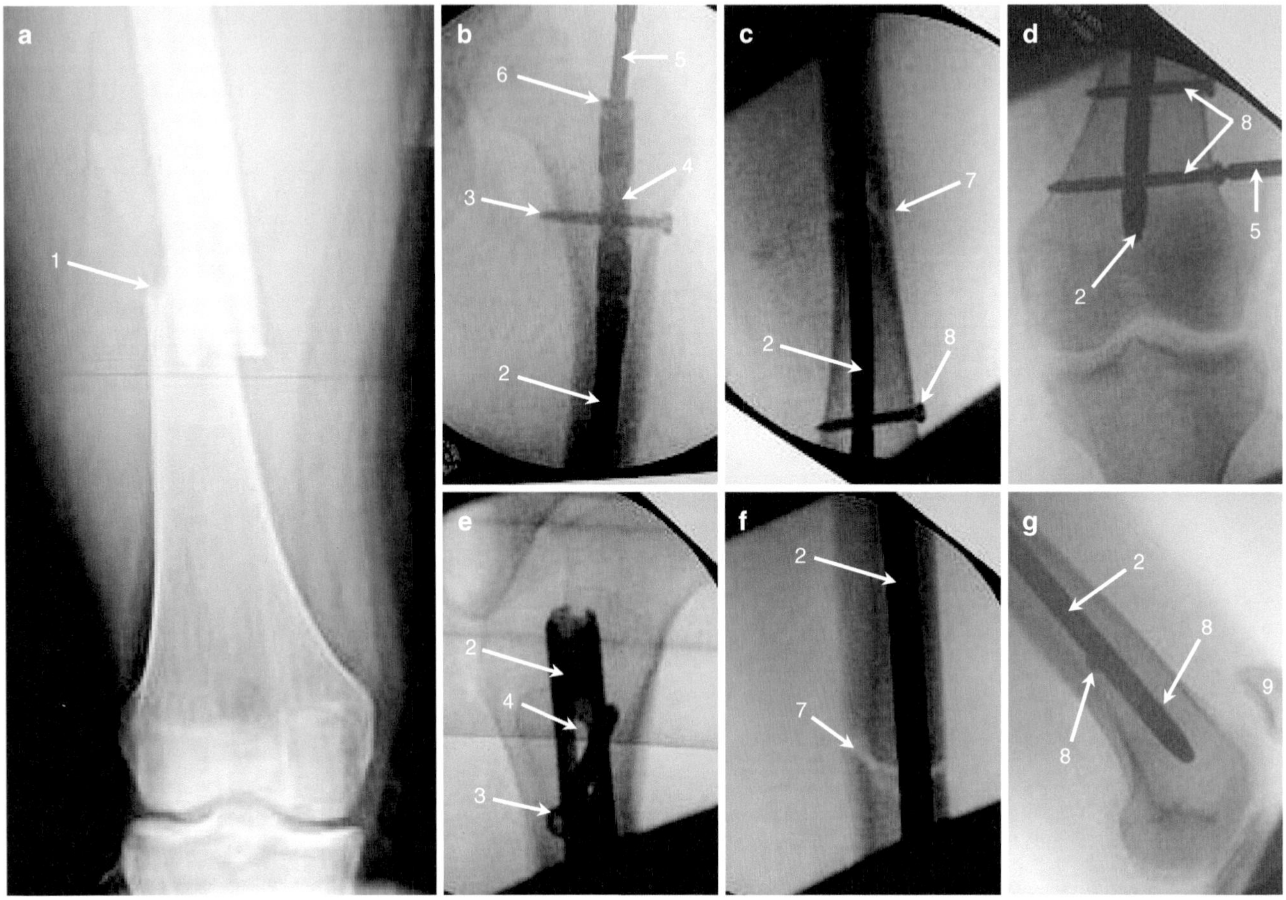

Abb. 6.11 **a** Unfallröntgenaufnahme der Femurschaftquerfraktur rechts (*1*; AO/OTA-Klassifikation: 32A3b) einer 22 Jahre alten Patientin, nachdem sie als Fußgängerin von einem LKW angefahren worden war. **b–g** Abschließende intraoperative Bildverstärkerröntgenaufnahmen vom Femur rechts nach geschlossener Reposition der Fraktur (*7*) auf dem Extensionstisch und Osteosynthese mittels aufgebohrtem Femurmarknagel (*2*) jeweils in 2 Ebenen proximal (**b**, **e**), im Schaftbereich auf Höhe der Fraktur (**c**, **f**) sowie distal (**d**, **g**). Proximal wurde der Nagel lediglich mit einer bikortikal eingebrachten Verriegelungsschraube (*3*) im längsovalen Nagelloch (*4*) dynamisch verriegelt, distal dagegen mit 2 bikortikal eingebrachten Verriegelungsschrauben (*8*) statisch. *5* Schraubendreher. *6* Verschlusskappe. *9* Anschnitt der Patella

dass sich der Winkel zwischen der Platten- und Schraubenausrichtung nach dem Festziehen der Verriegelungsschraube nicht mehr verändern kann. Beim Festdrehen der konventionellen Schrauben wird die Platte fest an den Knochen gepresst. Bei den Kopfverriegelungsschrauben, die üblicherweise mit einem Drehmomentschlüssel festgezogen werden, ändert sich beim Festziehen der jeweilige Abstand zwischen Platte und Schraubenkopf nicht mehr. Die *Nr. 6* zeigt Aussparungen (limitierter Kontakt) an der Plattenunterseite, d. h. der dem Knochen zugewandten Seite an. Diese reduzieren die Kontaktfläche zwischen Platte und Knochen und sollen so die für die Frakturheilung wichtige periostale bzw. kortikale Durchblutung weniger kompromittieren (Abschn. 6.3.3; [17, 26, 36]). Grundsätzlich kann die LC-DCP folgende Funktionen in sich vereinen: Kompression, Protektion, Abstützung, Zuggurtung und Überbrückung.

Abb. 6.12 zeigt den Röntgenverlauf einer durch direktes Anpralltrauma im Rahmen eines Verkehrsunfalls bedingten, kompletten, um jeweils Schaftbreite dislozierten proximalen Unterarmschaftfraktur bei einem 19-jährigen Mann. Es liegt eine einfache Schrägfraktur des proximalen Radius (AO/OTA-Klassifikation: 2R2A2a) sowie eine mehrfragmentäre proximale Ulnaschaftschrägfraktur mit in sich frakturiertem Biegungskeil (AO/OTA-Klassifikation: 2U2B3a) vor (Abb. 6.12a, b, e; *Nr. 1, 2*). Versorgt wurden die beiden Frakturen durch offene Reposition und Osteosynthese mit jeweils einer 3,5-mm-7-Loch- (Radius; *Nr. 3*) und -8-Loch-LC-DCP (Ulna; *Nr. 4*). Eine identische 3,5-mm-7-Loch-LC-DCP wird exemplarisch fotografisch in Abb. 6.1 dargestellt (Abschn. 6.3.3).

Die Abb. 6.12c, g zeigen die röntgenologische Situation 2 Tage postoperativ, die Abb. 6.12d, h 8 Wochen später mit ossär bereits komplett konsolidiertem Radius und beginnender ossärer Konsolidierung der Ulnafraktur (*Nr. 9*) bei anatomisch korrekten Stellungsverhältnissen und korrekt einliegenden Implantaten. In Abb. 6.12d ist gut zu erkennen, dass die konventionellen Kortikalisschrauben (Nr. 7) in die beiden frakturnächsten Plattenlöcher dezentrisch und nicht

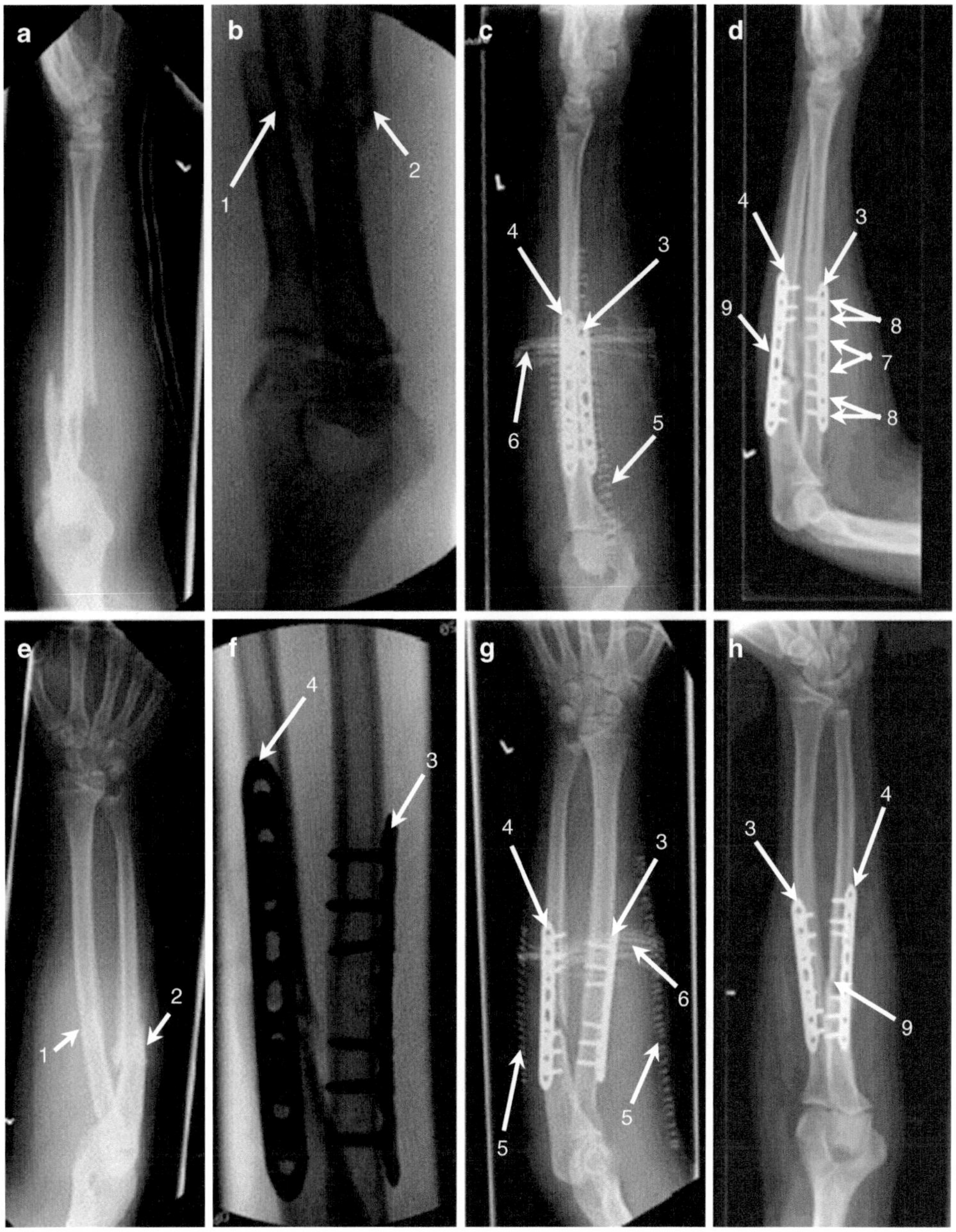

Abb. 6.12 Röntgenbilder eines 19 Jahre alten Patienten mit proximaler Unterarmschaftfraktur links bei einfacher Schrägfraktur des Radius (*1*; AO/OTA-Klassifikation: 2U2B3a) und mehrfragmentärer Schrägfraktur mit Biegungskeil der Ulna (*2*; AO/OTA-Klassifikation: 2U2B3a): **a**, **e** Unfallröntgenaufnahmen. **b** Intraoperatives Bildverstärkerröntgenbild vor Reposition. **f** Intraoperatives Bildverstärkerröntgenbild nach offener Reposition und Osteosynthese mittels 3,5-mm-7-Loch- (*3*) und 3,5-mm-8-Loch-LC-DCP (*4*). Röntgenverlaufskontrolle 2 Tage (**c**, **g**) sowie 8 Wochen postoperativ (**d**, **h**) bei anatomisch korrekten Stellungsverhältnissen und korrekt einliegenden Implantaten. *5* Metallisches Klammermaterial zum Hautverschluss. *6* Röntgendichte Streifen der der Operationswunde aufliegenden Kompressen. *7* nicht winkelstabile Schrauben. *8* winkelstabile Schrauben. *9* Ulna

winkelstabil eingebracht worden sind (*Nr. 7*). Durch diese Technik ließ sich intraoperativ eine Kompression auf die Frakturspalte aufbauen, da beim wechselseitigen Festziehen der beiden genannten Schrauben durch den zunehmenden Kontakt zwischen den Schraubenköpfen und den frakturfernen Begrenzungen der beiden Plattenlöcher, der beim Tiefertreten der Schrauben in den Knochen entsteht, die beiden durch die Schraubengewinde bikortikal gefassten Hauptfragmente im Bereich des Frakturspalts aufeinandergepresst werden. Durch die Kombination dieser Kompression zwischen den Fragmenten und die absolute Stabilität der Osteosynthese wird direkte Knochenbildung induziert. Zur Erhöhung der Stabilität des Gesamtkonstrukts wurden die verbleibenden, insgesamt 4 frakturfernen Plattenlöcher mit winkelstabilen bikortikalen Kopfverriegelungskortikalisschrauben besetzt (*Nr. 8*).

6.5.3.2 Rohrplatten

Üblicherweise handelt es sich bei Rohrplatten um Drittelrohrplatten mit unterschiedlichen Längen und Anzahlen der Plattenlöcher zur Verwendung von 3,5-mm-Schrauben, wie sie in Abb. 6.15d, *Nr. 19* und *20*, fotografisch dargestellt sind. Mit einer Dicke von ca. 1 mm und somit beschränkter Festigkeit, aber guter Modellierbarkeit wird sie insbesondere an Lokalisationen mit einem dünnen Weichteilmantel über dem Knochen, beispielsweise an Außenknöchel oder Olekranon, eingesetzt [26]. Ein klassisches Anwendungsbeispiel ist die Versorgung distaler Fibulafrakturen, Typ

Weber B, in Kombination mit einer separaten frakturüberbrückenden Zugschraube.

Abb. 6.13 zeigt die Röntgenbilder eines 41-jährigen Patienten mit einer trimalleolaren OSG-Luxationsfraktur rechts nach Sturzereignis auf Glatteis. Initial stand die Fraktur klinisch so offensichtlich luxiert, dass korrekterweise ohne vorherige Röntgenuntersuchung eine sofortige geschlossene Reposition mit anschließender Anlage eines gespaltenen Unterschenkelweißgipses erfolgte. Die unmittelbar danach angefertigten Röntgenaufnahmen des rechten Sprunggelenks in 2 Ebenen (Abb. 6.13a, b) zeigen noch immer eine Subluxationsstellung im OSG, die einen Rückgang der massiven Weichteilschwellung rund um das Sprunggelenk behindern und gleichzeitig einer Zunahme von Knorpelschäden im Gelenk selbst Vorschub leisten würde. Somit wurde notfallmäßig die Indikation zur sofortigen erneuten geschlossenen Reposition im Operationssaal in Narkose mit Anlage eines externen gelenkübergreifenden Fixateurs (sog. „tibiokalkaneometatarsale Gelenktransfixation") gestellt (Abb. 6.13c–i sowie Abb. 6.14; vgl. Abschn. 6.3.4).

4 Tage später, nach deutlichem Rückgang der Weichteilschwellung, konnte dann nach Entfernung des externen

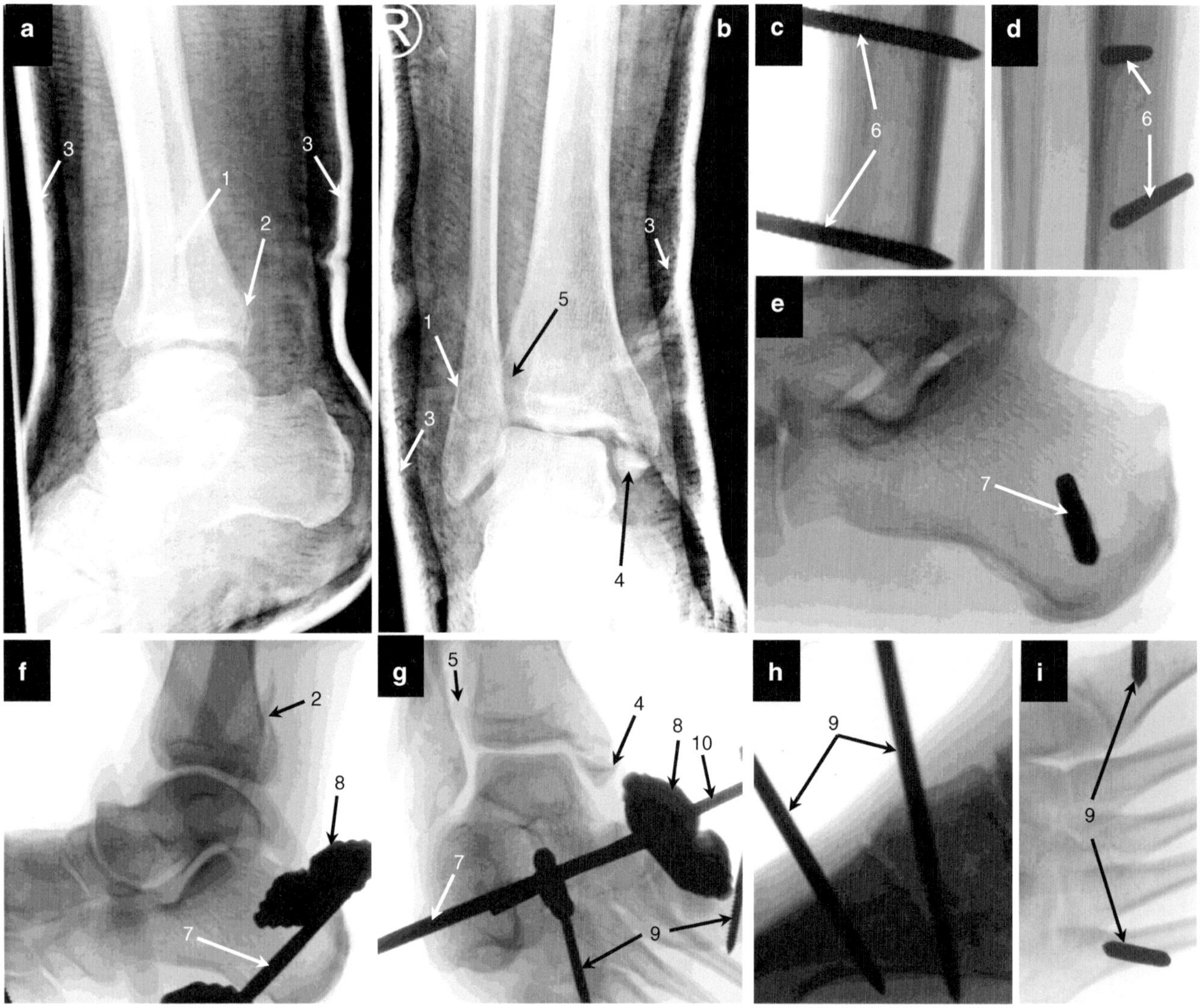

Abb. 6.13 Röntgenaufnahmen des auch in Abb. 6.14 und 6.15 gezeigten 41-jährigen Patienten mit einer trimalleolären OSG-Luxationsfraktur rechts (AO/OTA-Klassifikation: 44B3.2u) nach Sturzereignis auf Glatteis. **a**, **b** Unfallröntgenaufnahmen in 2 Ebenen im gespaltenen Unterschenkelweißgips nach geschlossener Reposition mit noch bestehender Subluxationsstellung im OSG. *1* Distale Fibulafraktur, Typ Weber B. *2* Fraktur des dorsalen Malleolus (Volkmann-Fragment). *3* Weißgips. *4* Fraktur des Innenknöchels. *5* Weit offenstehender Syndesmosenspalt. **c**–**i** Intraoperative Bildverstärkerröntgenaufnahmen zur Kontrolle der korrekten Pinlagen des externen Fixateurs im Knochen und der korrekten Stellungsverhältnisse nach geschlossener Reposition. *6* Die beiden Tibiapins im seitlichen (**c**) und p.-a. Strahlengang (**d**). *7* Kalkaneuspin im seitlichen (**e**, **f**) und p.-a. Strahlengang (**g**). *8* Verbindungsschelle zwischen Karbonstangen und Metallstangen bzw. -pins. *9* Metatarsalepins im seitlichen (**h**) und p.-a. Strahlengang (**g**, **i**). *10* Metallstange zwischen den beiden Metatarsalepins. Für eine Fotografie des hier radiologisch dargestellten Fixateur externe s. Abb. 6.14

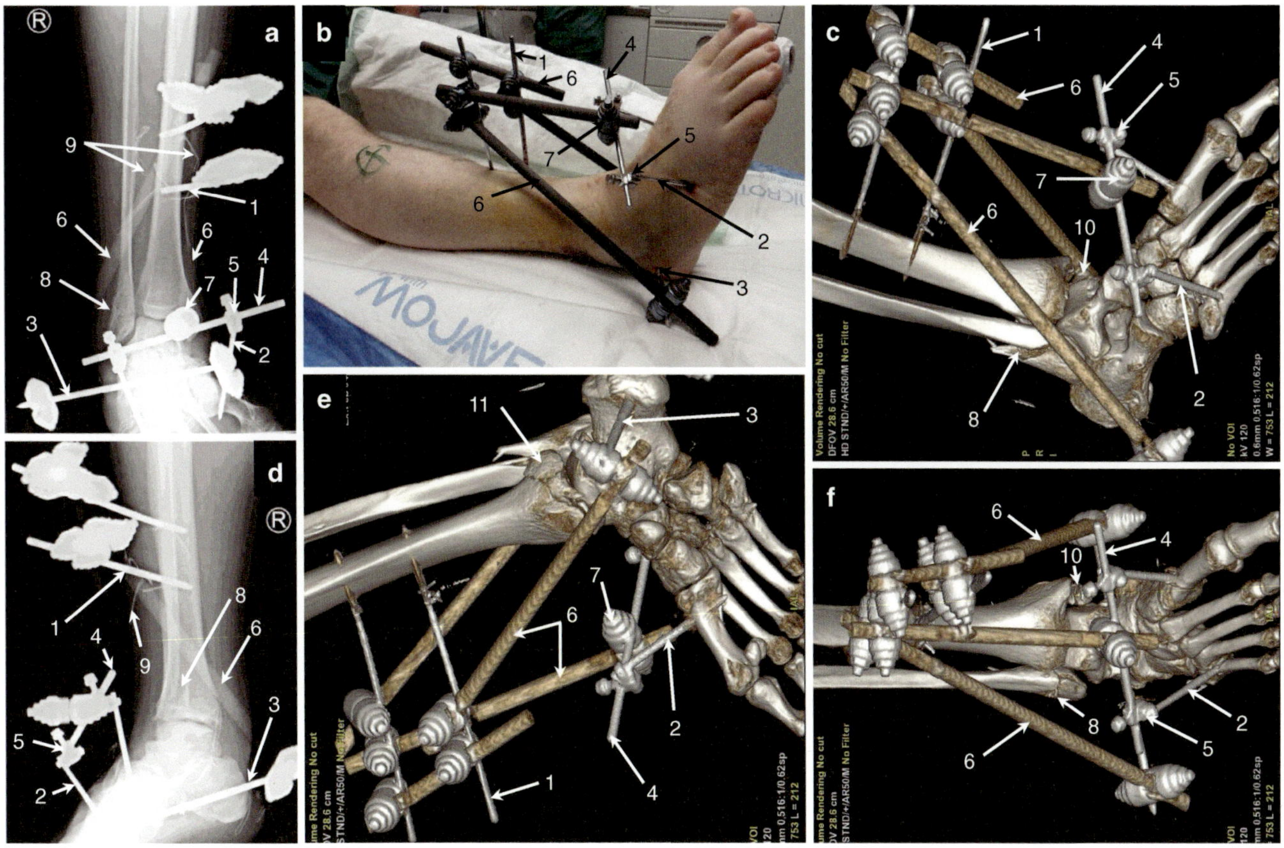

Abb. 6.14 Bildgebung des auch in Abb. 6.13 und 6.15 gezeigten 41-jährigen Patienten mit einer trimalleolaren OSG-Luxationsfraktur rechts (AO/OTA-Klassifikation: 44B3.2u) nach Notfallversorgung derselben mittels externen Fixateurs. Röntgenaufnahmen in 2 Ebenen zur Stellungskontrolle nach geschlossener Reposition und Fixateuranlage (**a**, **d**), Fotografie des Operationsgebiets nach Konditionierung/Abschwellung der Weichteile unmittelbar vor der definitiven operativen Versorgung, bereits im Vorbereitungsraum vor dem Operationssaal (**b**) sowie 3D-CT zu Demonstrationszwecken (**c**, **e**, **f**). *1* Fixateurpin im distalen Tibiaschaft. *2* Fixateurpin im Metatarsale I bzw. 5. *3* Fixateurpin durch den Kalkaneus. *4* Metallverbindungsstange zwischen den beiden in Metatarsale I und V einliegenden Fixateurpins. *5* Verbindungsschelle zwischen Fixateurpin und Metallverbindungsstange. *6* Nicht röntgendichte Karbonverbindungsstangen zwischen einzelnen Fixateurpins. *7* Verbindungsschelle zwischen Karbonverbindungsstangen und Metallverbindungsstangen bzw. Fixateur-Pins. *8* Distale Fibulafraktur. *9* Röntgendichte Streifen von Verbandkompressen. *10* Innenknöchelfraktur. *11* Volkmann-Fragment

Fixateurs und offener Reposition der Frakturen die definitive Osteosynthese mittels 3,5-mm-9-Loch-Drittelrohrplatte sowie insgesamt 6 zusätzlicher freier Schrauben erfolgen. Dabei wurde zunächst die distale Fibula unter Sicht mithilfe spitzer Repositionsklemmen reponiert und durch eine Kortikaliszugschraube frakturüberbrückend osteosynthetisiert (Abb. 6.15a, b). Nach Befestigen der 3,5-mm-9-Loch-Drittelrohrplatte mithilfe von 3 proximalen bikortikalen sowie 3 distalen (Anmerkung: Hier hätten auch monokortikale Spongiosaschrauben verwendet werden können) monokortikalen Kortikalisschrauben zur Protektion der Zugschraubenosteosynthese, die alleine für sich nicht stabil genug wäre, wurde eine klinische Testung der Syndesmosenstabilität vorgenommen (Abb. 6.15c): Hierzu wurde ein Kugelspießstößel ventral der Fibula gegen die distale Tibia gedrückt, während gleichzeitig mit einem Einzinkerhaken, der um den distalen Fibulaschaft gelegt wurde, kräftig Zug nach laterodorsal ausgeübt wurde. Im vorliegenden Fall war die Syndesmose bereits klinisch so eindrücklich rupturiert, dass eine Bildgebung mittels Bildverstärker während der Testung nicht vonnöten war. Somit wurde die Indikation zur Einbringung einer trikortikalen 3,5-mm-Kortikalisstellschraube über das mittlere Plattenloch gestellt (Abb. 6.15e, f, *Nr. 27*). Da oft aber weniger eindeutige Befunde vorliegen, empfiehlt es sich, die genannte Testung unter Bildverstärkerkontrolle durchzuführen, wie anhand eines anderen Falles in Abb. 6.15g dargestellt. Das hintere Kantenfragment wurde indirekt durch 2 von ventral über Stichinzisionen eingebrachte 3,5-mm-Kortikaliszugschrauben (Abb. 6.15e, f, *Nr. 28*) reponiert und fixiert. Die Innenknöchelfraktur wurde offen unter Sicht reponiert und mit 2 retrograd eingebrachten 3,5-mm-Kortikaliszugschrauben fixiert (Abb. 6.15e, f, *Nr. 29*).

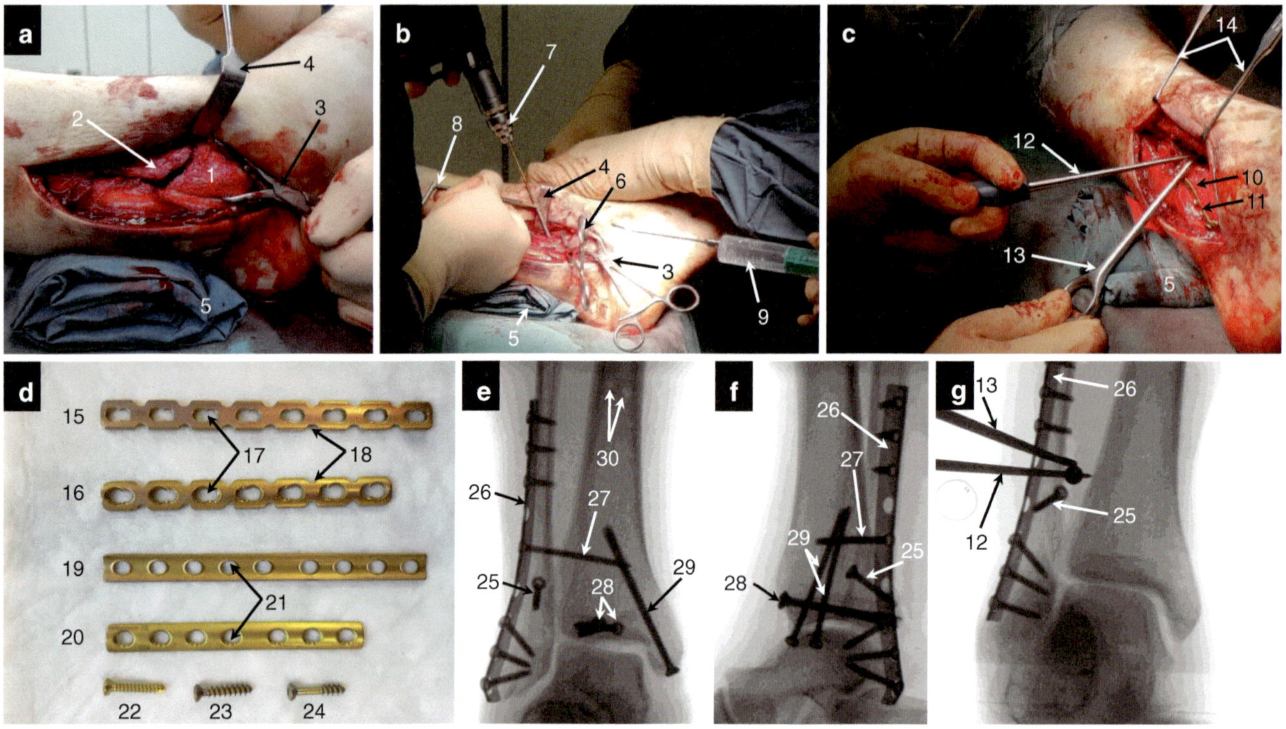

Abb. 6.15 **a–d** Fotografien während der definitiven operativen Versorgung des ebenfalls in Abb. 6.13 und 6.14 gezeigten 41-jährigen Patienten mit einer trimalleolären OSG-Luxationsfraktur rechts (AO/OTA-Klassifikation: 44B3.2u) (**a–c**) sowie von Rekonstruktions- und Drittelrohrplatten (**d**). **e–g** Intraoperative Bildverstärkerröntgenaufnahmen von der definitiven Versorgung (**e**, **f**) und der intraoperativ radiologischen Testung der Syndesmosenstabilität eines anderen Patienten (**g**). *1* Außenknöchel. *2* Proximales Hauptfragment der distalen Fibulafraktur. *3* Spitze Repositionsklemme, um das distale Hauptfragment im Rahmen der Reposition manipulieren zu können. *4* Langenbeck-Haken zum Weghalten der Weichteile. *5* Tuchrolle zum Unterlagern des distalen Unterschenkels, um einem Talusvorschub gegenüber der distalen Tibia vorzubeugen. *6* Spitze Repositionsklemme zur provisorischen Fixierung der anatomisch korrekt reponierten Fraktur während des Setzens einer frakturübergreifenden Kortikaliszugschraube. *7* Bohrmaschine zum Bohren des frakturübergreifenden Schraubenlochs unter einer Gewebeschutzhülse (*8*), um Schäden der Weichteile durch den rotierenden Bohrer zu vermeiden. *9* Spritze mit isotonischer Kochsalzlösung zur Kühlung des Knochens in Verbindung mit der beim Bohren entstehenden Reibungshitze. *10* Anatomisch korrekt reponierte distale Fibulafraktur mit inzwischen eingebrachter, vorher an den Verlauf des Knochens anmodellierter und durch insgesamt 6 Schrauben an den Knochen fixierter Drittelrohrplatte (*11*). *12* Kugelspitzstößel zur Druckausübung auf die lateralseitige distale Tibia während gleichzeitiger Ausübung eines Zuges nach lateral am Einzinkerhaken (*13*), der mit seiner gebogenen Spitze um den distalen Fibulaschaft eingehakt ist, zur dynamischen Testung der Syndesmosenstabilität. *14* Kleine Langenbeck-Haken zum Weghalten der Weichteile. *15* 3,5-mm-8-Loch-Rekonstruktionsplatte von unten, d. h. der knochenzugewandten Seite. *16* 3,5-mm-7-Loch-Rekonstruktionsplatte von oben, d. h. der knochenabgewandten Seite. *17* Kombinationsplattenlöcher mit gewindetragendem und nicht gewindetragendem Anteil für konventionelle sowie Kopfverriegelungsschrauben. *18* Einbuchtungen an den Seiten zwischen den Schraubenlöchern (*17*) zur Erhöhung der Anmodellierbarkeit an den Verlauf eines Knochens. *19* 3,5-mm-9-Loch-Drittelrohrplatte von unten, d. h. der knochenzugewandten Seite. *20* 3,5-mm-7-Loch-Drittelrohrplatte von oben, d. h. der knochenabgewandten Seite. *21* Leicht ovales Plattenloch für konventionelle 3,5-mm-Schrauben. *22* Konventionelle 3,5-mm-Kortikalisschraube. *23* Konventionelle 3,5-mm-Spongiosaschraube mit durchgehendem Gewinde. *24* 3,5-mm-Spongiosazugschraube mit kurzem Gewinde. *25* Frakturübergreifende 3,5-mm-Kortikaliszugschraube. *26* 3,5-mm-9-Loch-Drittelrohrplatte mit proximal 3 bikortikalen 3,5-mm-Kortikalisschrauben sowie distal 3 monokortikalen 3,5-mm-Kortikalisschrauben. *27* Trikortikale 3,5-mm-Kortikaliszugschraube. *28* 2 von ventral aus eingebrachte 3,5-mm-Kortikaliszugschrauben zur Fixierung des anatomisch korrekt reponierten Volkmann-Fragments. *29* 2 retrograd eingebrachte 3,5-mm-Kortikaliszugschrauben zur Fixierung des anatomisch korrekt reponierten Innenknöchelfragments. *30* Im distalen Tibiaschaft verbliebene Bohrlöcher nach Entfernung der dort einliegenden Fixateurpins

6.5.3.3 Rekonstruktionsplatten

Rekonstruktionsplatten werden üblicherweise in Dimensionen für 3,5-mm- und 4,5-mm-Schrauben hergestellt, mit unterschiedlichen Längen und Anzahlen der Plattenlöcher, wie sie in Abb. 6.15d (*Nr. 15* und *16*) fotografisch dargestellt sind. Die an den Seiten angebrachten typischen Einbuchtungen (*Nr. 18*) ermöglichen mithilfe spezieller Biege- und Schwenkinstrumente eine exakte Anmodellierung der Platte an den Knochen in allen Ebenen.

Anwendung finden Rekonstruktionsplatten vorwiegend an Knochen mit komplexer 3D-Geometrie, beispielsweise dem Becken, dem Azetabulum, dem distalen Humerus und der Klavikula [26]. Allerdings werden Rekonstruktionsplatten zunehmend von anatomisch vorgeformten Platten, die mittlerweile in verschiedensten Ausführungen für nahezu jede anatomische Lokalität zur Verfügung stehen, verdrängt.

6.5.3.4 Anatomisch vorgeformte, winkelstabile Platten

In der operativen Frakturversorgung werden heutzutage zunehmend Platten eingesetzt, die entsprechend der anatomischen Region, in der sie zum Einsatz kommen sollen, vorgeformt sind. Erhältlich sind dies Platten inzwischen für nahezu alle Lokalitäten. Dem in der Regel höheren Anschaffungspreis stehen möglicherweise Zeiteinsparungen während des Eingriffs sowie höhere Patientenzufriedenheit gegenüber. Diese Platten tragen zumeist weniger auf als herkömmliche Platten und müssen nicht wie Rekonstruktionsplatten (Abschn. 6.5.3) durch den Operateur der Morphologie des Knochens angepasst werden, was mitunter sehr aufwendig sein kann. Die kürzeren Operations- und damit auch Narkosezeiten mindern zusätzlich das Risiko für Infektionen, die statistisch mit zunehmender Eingriffszeit zunehmen. Ferner ermöglichen diese Platten in der Regel den Einsatz sowohl winkelstabiler Kopfverriegelungs- als auch konventioneller Schrauben. Dies kann man sich als Operateur vorteilhaft zunutze machen, wie in folgendem Beispiel veranschaulicht.

Abb. 6.16 zeigt Fotografien (Abb. 6.16a, b, c) einer anatomisch vorgeformten, winkelstabilen proximalen Humerusplatte sowie Röntgen- und CT-Aufnahmen vor (Abb. 6.16d, e, g, h, i) und nach (Abb. 6.16j, k) operativer Versorgung einer mehrfragmentären proximalen Humerusfraktur links (AO/OTA-Klassifikation: 11C3.1x) eines 44 Jahre alten Patienten nach Sturzereignis. Üblicherweise wird bei derartigen Frakturen die Fraktur zunächst grob unter Sicht und

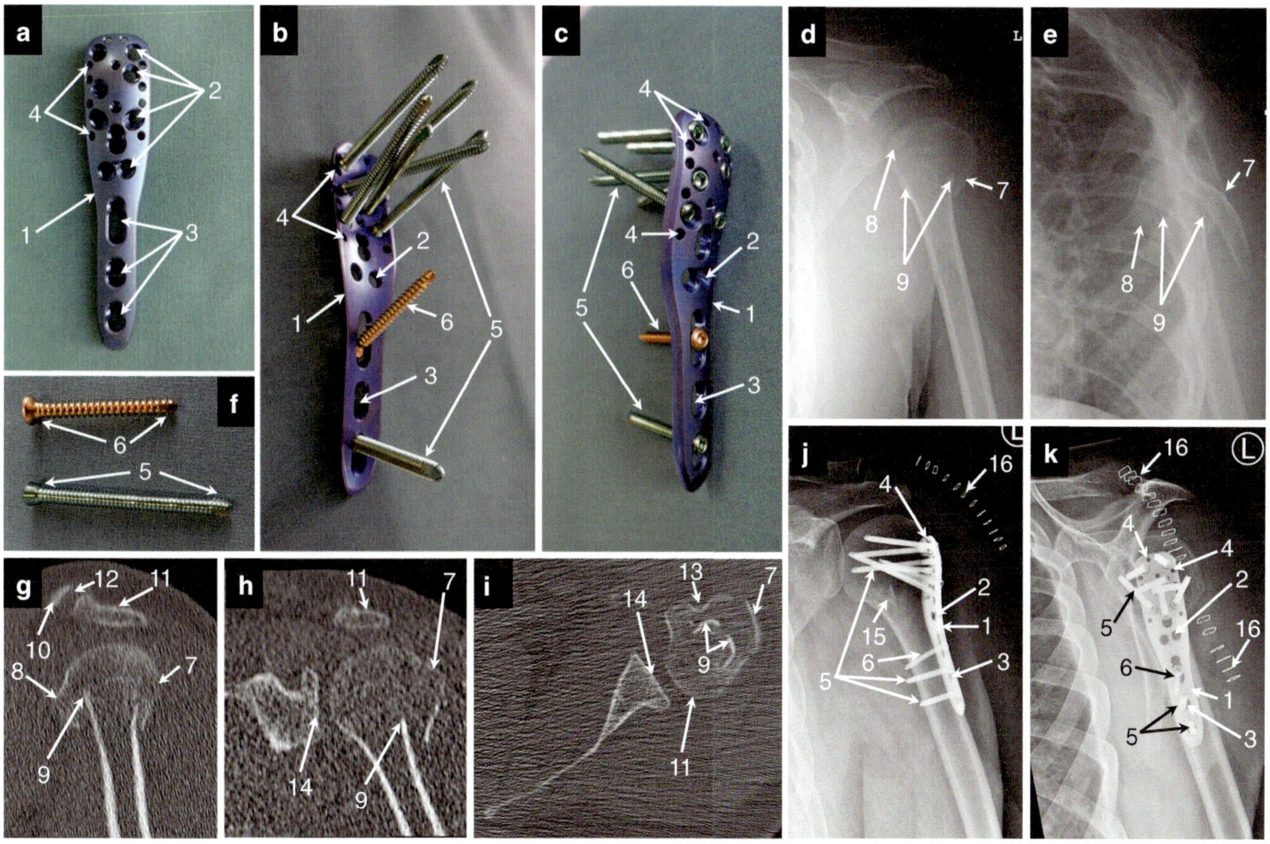

Abb. 6.16 Fotografien einer anatomisch vorgeformten, winkelstabilen proximalen Humerusplatte und die Bildgebung im Rahmen der operativen Versorgung der proximalen Humerusfraktur links (AO/OTA-Klassifikation: 11C3.1x) eines 44 Jahre alten Patienten nach Sturzereignis. **a**, **b**, **c** Fotografien der Platte (*1*) mit Löchern (*2*) für ausschließlich Kopfverriegelungsschrauben (*5*), Kombinationslöchern (*3*) für Kopfverriegelungs- (*5*) und konventionelle (*6*) Schrauben sowie Löcher (*4*) zum Einfädeln von Nahtmaterial durch die Platte. **b** Darstellung der dem Knochen zugewandten Unterseite der Platte und **c** der dem Knochen abgewandten Oberseite mit jeweils vormontierten Kopfverriegelungsschrauben (*5*) sowie einer konventionellen Schraube (*6*). **d**, **e** Unfallröntgenaufnahmen des proximalen Humerus in 2 Ebenen sowie sagittale (**g**), koronare (**h**) und axiale (**i**) Schichtungen der entsprechenden Computergrafie. *7* Tuberculum-majus-Fraktur. *8* Tuberculum-minus-Fraktur. *9* In den valgisch und leicht nach dorsal dislozierten Humeruskopf eingestauchte Humerusschaftanteile. *10* Angeschnittene laterale Klavikula. *11* Angeschnittenes Akromion. *12* Akromioklavikulargelenk. *13* Sulcus intertubercularis. *14* Glenoid. **j**, **k** Röntgenbilder des proximalen Humerus in 2 Ebenen mit korrekten Stellungsverhältnissen bei korrekt einliegenden Implantaten. *15* Kortikale Kleinstfragmente aus der metaphysären Trümmerzone. *16* Metallisches Hautklammermaterial

Bildwandlerkontrolle reponiert. Anschließend wird die anatomisch vorgeformte, winkelstabile proximale Humerusplatte (*Nr. 1*) direkt am Knochen entlang antegrad eingeschoben, um sie dann über eine nicht winkelstabile, konventionelle Kortikalisschraube (*Nr. 6*), die bikortikal in den proximalen Humerusschaftanteil des distalen Hauptfragments über das proximale der 3 Kombinationsplattenlöcher (*Nr. 3*) eingebracht wird, fest an den Knochen zu ziehen. Da die Platte initial proximal nur Knochenkontakt mit dem lateralen Tuberculum-majus-Fragment (*Nr. 7*) und distal mit ihrem Ende mit dem lateralen Schaftanteil des distalen Hauptfragments hat, wird über dieses Manöver der Humeruskopf aus seiner valgischen Fehlstellung in eine anatomisch korrekte Stellung reponiert. Bei nun korrekten Stellungsverhältnissen können die weiteren Schrauben als Kopfverriegelungsschrauben proximal monokortikal und distal bikortikal eingebracht werden, um die Stabilität der Osteosynthese bzw. die Ausreißfestigkeit zu erhöhen.

Selbst im osteoporotischen Knochen älterer Patienten ist so im weiteren Verlauf in der Regel eine funktionelle Nachbehandlung der Patienten möglich, ohne einen Implantatausriss aus dem Knochen befürchten zu müssen. Ein weiterer Vorteil des Einbringens von winkelstabilen Kopfverriegelungsschrauben ist, dass sich beim Festziehen derselben der Abstand zwischen Platte und Knochen nicht mehr verändert, d. h., die Platte beim Festziehen der Schraube nicht noch fester gegen den Knochen gepresst wird. Dieser Umstand trägt dazu bei, die periostale Durchblutung nicht mehr zu kompromittieren als unbedingt notwendig.

In der postoperativen radiologischen Bildgebung (Abb. 6.16j, k) ist nicht zu erkennen, dass Anteile der kranialen Rotatorenmanschette über kräftige Nähte über entsprechende Löcher (*Nr. 4*) an die Platte fixiert sind. Dies entlastet die frakturierten Tuberkel zusätzlich und beugt einer sekundären Dislokation derselben vor. Wichtig bei der Beurteilung der postoperativen Röntgenbilder ist neben den korrekten Stellungsverhältnissen, dass keine Spitze der proximalen Kopfverriegelungsschrauben in das Gelenk ragt und so bei Bewegungen im Schultergelenk den Gelenkknorpel schädigen könnte.

6.5.3.5 Hakenplatte

Bei Hakenplatten handelt es sich um Spezialimplantate, mit denen sehr lateral gelegene Klavikulafrakturen, deren laterales Hauptfragment zu klein ist, um durch eine ausreichend große Anzahl an Schrauben stabil gefasst werden zu können, oder dislozierte Sprengungen des Akromioklavikulargelenks behandelt werden können (Abb. 6.17). Das Behandlungsprinzip ist dabei, dass der s-förmig geschwungene Haken der Platte unter dem Akromion eingehakt wird, um so die anatomisch korrekt reponierte Fraktur oder bei dislozierten Sprengungen des Akromioklavikulargelenks die anatomisch korrekt reponierte Gelenkstellung lateralseitig zu sichern. Die Platte selbst wird medial der Fraktur oder der Sprengungen des Akromioklavikulargelenks über Schrauben durch die Plattenlöcher stabil an der Klavikula gesichert.

Es gibt Ausführungen unterschiedlicher Längen jeweils für die linke (Abb. 6.17, *Nr. 9*) und rechte (Abb. 6.17, *Nr. 10* und *11*) Körperseite. Die Abb. 6.17 zeigt die 10-kg-Belastungsröntgenaufnahme des linken Akromioklavikulargelenks mit deutlicher Fehlstellung nach kranial (Tossy III, Rockwood V; Abb. 6.17a: *roter Doppelpfeil*) im Vergleich zur unverletzten rechten Gegenseite, ebenfalls unter 10-kg-Belastung, bei anatomisch korrekter Gelenkstellung (Abb. 6.17c: *grüner Pfeil*). Abb. 6.17b zeigt das radiologische Versorgungsbild 2 Tage nach offener Reposition und Osteosynthese mittels Hakenplatte (*Nr. 7*). Um die hochstehende Klavikula reponieren zu können, wurde zunächst der Haken der Platte unter dem Akromion eingehakt. Danach wurde das laterale, hochstehende Ende der Klavikula über die Platte durch Absenken derselben wieder in die korrekte Position gehebelt. Um die Hebelwirkung zu erhöhen, wurde das am weitesten medial liegende Plattenloch mit einer konventionellen Kortikalisschraube (*Nr. 5*) besetzt, um so beim Festdrehen der Schraube die Platte fest an den Knochen zu drücken. Die 3 weiter lateral liegenden Plattenlöcher wurden abschließend zur Erhöhung der Stabilität mit winkelstabilen Kopfverriegelungskortikalisschrauben (*Nr. 6*) besetzt. Radiologisch ist das daran zu erahnen, dass der Schraubenkopf der konventionellen Schraube (*Nr. 5*) minimal über das Niveau der Platte übersteht, wohingegen die Köpfe der Verriegelungsschrauben komplett in der Platte versenkt sind (*Nr. 6*).

6.5.3.6 Proximale Femurplatte mit Teleskopschrauben

In Abschn. 6.5.2 wurde bereits die minimalinvasive Anwendung von kanülierten Zugschrauben bei der operativen gelenkerhaltenden Versorgung einer medialen Schenkelhalsfraktur demonstriert. Die Nachbehandlung einer derartigen Versorgung erfordern in der Regel postoperativ eine Teilbelastung von ca. 15–20 kg über mindestens 6 Wochen. Wenn es nicht möglich ist, eine Teilbelastung einzuhalten, aber dennoch eine gelenkerhaltende Operation stattfinden soll, bietet sich die Anwendung einer sog. „proximalen Femurplatte" in Kombination mit Teleskopschrauben an. Der operative Zugang ist dann zwar deutlich invasiver, die Versorgung erlaubt aber im direkten weiteren Verlauf in der Regel eine funktionelle Nachbehandlung mit Vollbelastung. Gerade bei älteren Patienten mit Vorerkrankungen und schlechter Knochenqualität sollte immer abgewogen werden, ob das Risiko einer Hüftkopfnekrose bei initial höherem Dislokationsgrad der Fraktur oder einer sekundären Dislokation bei zumeist osteoporotisch bedingt schlechter Knochenqualität riskiert oder ob direkt ein endoprothetischer Gelenkersatz vorgenommen werden soll, der üblicherweise keine weiteren Folgeoperationen mehr mit sich zieht.

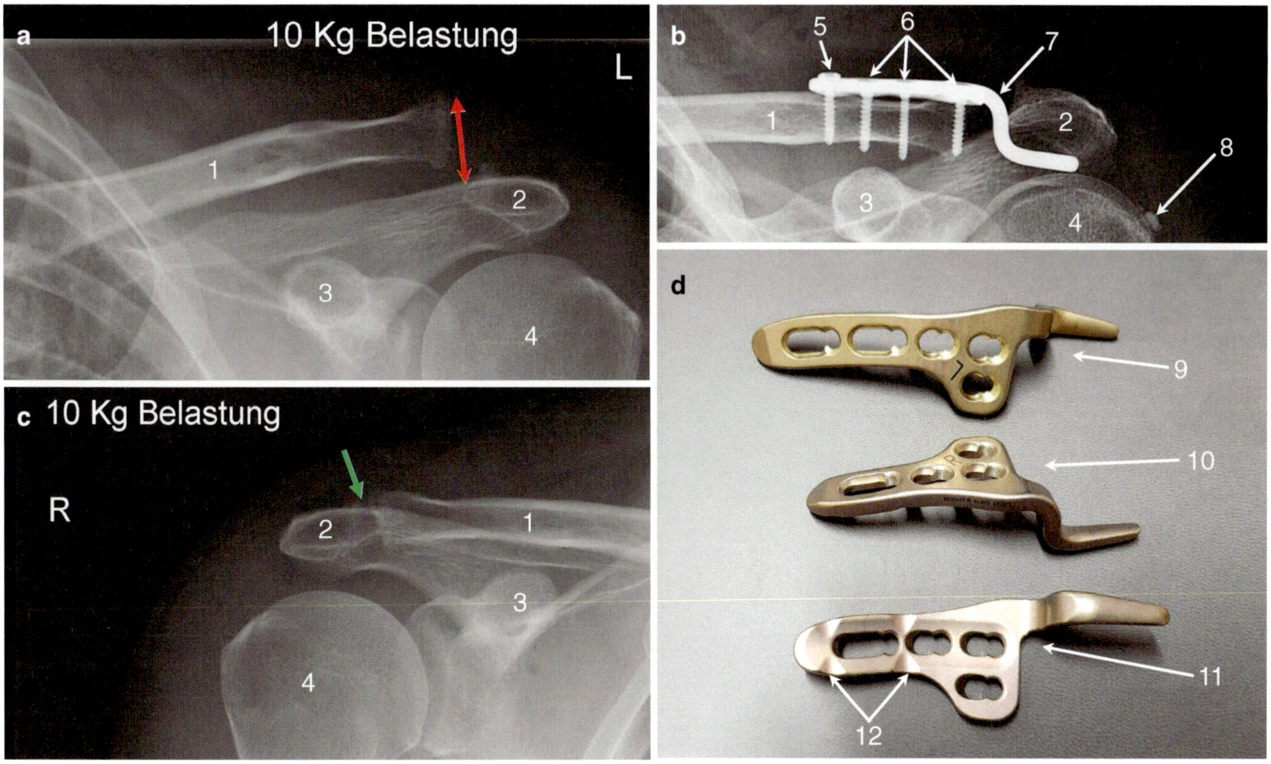

Abb. 6.17 10-kg-Belastungsröntgenaufnahmen des linken (**a**) und rechten (**c**) Akromioklavikulargelenks eines 59 Jahre alten Patienten mit linksseitiger hochgradiger Gelenksprengung nach kranial (**a**; Tossy III, Rockwood V; *roter Doppelpfeil*) bei rechtsseitig korrekter Gelenkstellung (**c**; *grüner Pfeil*). *1* Klavikula. *2* Akromion, orthograd getroffen. *3* Proc. coracoideus. *4* Humeruskopf. **b** Postoperative Röntgenaufnahme der mit Hakenplatte (*7*) offen osteosynthetisch versorgten Akromioklavikulargelenksprengung links. *5* Konventionelle Kortikalisschraube. *6* Kopfverriegelungskortikalisschrauben. *8* Nebenbefundlich unfallunabhängiges Kalkdepot einer Tendovaginitis calcarea der Supraspinatussehne links. Fotographie mehrerer Hakenplatten aus unterschiedlichen Blickrichtungen (**d**): *9* 5-Loch-Hakenplatte für die linke Seite von oben. *10* 4-Loch-Hakenplatte für die rechte Seite von hinten-oben. *11* 4-Loch-Hakenplatte für die rechte Seite von unten. *12* Aussparungen an der Plattenunterseite zur Reduktion der Kontaktfläche zwischen Platte und Knochen

Die Abb. 6.3a, b zeigen die Röntgenaufnahmen eines 69 Jahre alten Patienten mit einer nicht dislozierten medialen Schenkelhalsfraktur links (Pauwels I, Garden II). Diese wurde gelenkerhaltend mit einer proximalen Femurplatte mit Teleskopschrauben (TeleScrews) in anatomisch korrekter Stellung versorgt (Abb. 6.3c, d). 1 Jahr später, nachdem sich derselbe Patient nun eine komplett dislozierte mediale Schenkelhalsfraktur rechts (Pauwels III, Garden IV) zugezogen hatte (vgl. Abschn. 6.5.1), ist zu erkennen, dass die ehemalige mediale Schenkelhalsfraktur links in anatomisch korrekter Stellung ossär komplett konsolidiert ist. Es kam weder zu einer sekundären Dislokation der Fraktur noch zu einem messbaren Nachsintern der Teleskopschrauben (Abb. 6.3e, f). Üblicherweise erlauben diese Schrauben durch ihren Teleskopmechanismus ein kontrolliertes Nachsintern der Fraktur entlang der Schenkelhalsachse ohne Schraubenwanderung in das Weichteilgewebe lateral des Trochanter-major-Massivs und unterstützen so die direkte Knochenheilung.

Abb. 6.18 zeigt den Röntgenverlauf eines 57 Jahre alten Patienten, der sich eine wenig dislozierte, leicht varisch impaktierte mediale Schenkelhalsfraktur rechts (Pauwels II, Garden III; Abb. 6.18a, b) im Rahmen eines Sturzereignisses zugezogen hatte. Die Röntgenaufnahme 2 Tage nach operativer Versorgung mit einer proximalen Femurplatte mit Teleskopschrauben (Abb. 6.18e) zeigt Letztere im weitgehend ausgefahrenen Zustand bei weitgehend anatomisch korrekten Stellungsverhältnissen. Im weiteren Verlauf war es zu einer zunehmenden Impaktierung der medialen Schenkelhalsfraktur gekommen, sodass diese in den Röntgenaufnahmen der rechten Hüfte in 2 Ebenen 10 Monate nach dem Unfall bei zwar korrekten Achsverhältnissen, aber deutlich verkürztem Schenkelhals ossär konsolidiert war, auch zu erkennen an den im Vergleich zur Abb. 6.18e komplett eingefahrenen, verkürzten Teleskopschrauben (Abb. 6.18d, f, *Nr. 13*). Bei klinisch störenden Beschwerden über dem Traktus, hervorgerufen durch die proximale Femurplatte, wurde die Indikation zur Implantatentfernung gestellt (Abb. 6.18g).

Abb. 6.18c zeigt nochmals zu Demonstrationszwecken Fotografien der Originalimplantate des eben vorgestellten Patienten, die nach der Implantatentfernung zusammengesetzt wurden. Während des operativen Eingriffs werden

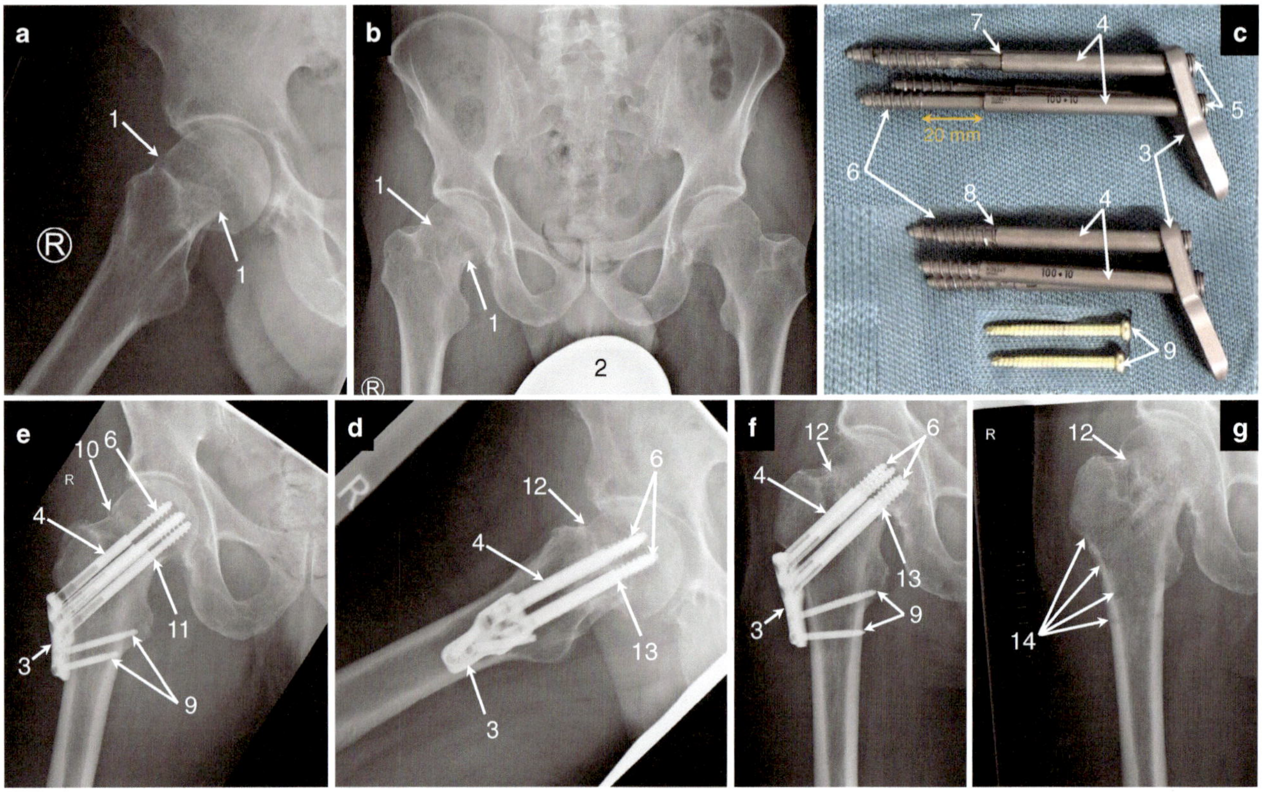

Abb. 6.18 Röntgenbildgebung im Rahmen der operativen Versorgung der medialen Schenkelhalsfraktur rechts (Pauwels II, Garden III) eines 57 Jahre alten Patienten nach Sturzereignis sowie Fotografie der nach Implantatentfernung wieder zusammengesetzten originalen proximalen Femurplatte mit winkelstabilen Teleskopschrauben. **a**, **b** Unfallröntgenaufnahmen der wenig dislozierten, leicht varisch impaktierten medialen Schenkelhalsfraktur rechts (*1*). *2* Gonadenschutz. **c** Fotografien der Originalimplantate nach Implantatentfernung ca. 10 Monate nach Unfall. *3* Proximale Femurplatte. *4* Teleskopschrauben mit ihrem Kopfverriegelungsgewinde (*5*) winkelstabil mit der Platte verschraubt. (*6*) Kurze Gewinde der Schraubenspitzen im komplett aus- (*7*) und maximal eingefahrenen (*8*) Zustand des Teleskopmechanismus. *9* Konventionelle Schrauben zur Befestigung der Platte am proximalen Femurschaft. **e** Röntgenaufnahme der rechten Hüfte (a.-p.) 2 Tage nach operativer Versorgung. *10* Leicht impaktierte, anatomisch korrekt reponierte Schenkelhalsfraktur. *11* Ausgefahrener Teleskopmechanismus. **d**, **f** Röntgenaufnahme der rechten Hüfte (a.-p. und axial) 10 Monate nach Unfall bei zwar korrekten Achsverhältnissen, aber deutlich verkürztem, ossär konsolidiertem Schenkelhals (*12*) bei komplett eingefahrenen (*13*) Teleskopschrauben (*4*). **g** Röntgenaufnahme der rechten Hüfte (a.-p.) 2 Tage nach kompletter Implantatentfernung. *14* Zurückgebliebene Bohrkanäle/Hohlräume im Knochen nach Implantatentfernung

die Teleskopschrauben (*Nr. 4*) nach vorangehender geschlossener Reposition der Fraktur über ein Zielinstrumentarium winkelstabil mit der proximalen Femurplatte verschraubt (*Nr. 5*). Die Schraubenspitzen (*Nr. 6*) werden mit ihrem kurzen Gewinde dabei so weit wie möglich in den Hüftkopf ausgefahren, um über den Teleskopmechanismus eine möglichst lange Hubstrecke zur sekundären Impaktierung der Fraktur zu erreichen. *Nr. 7* deutet auf den voll ausgefahrenen und *Nr. 8* auf den maximal impaktierten Zustand hin. Bei sinterungsbedingten Verkürzungen des Schenkelhalses von 1,5 cm und mehr ist mit Impingementphänomenen bei Abduktionsbewegungen zu rechnen, die eine Funktionsbeschränkung induzieren.

6.5.4 Fixateur externe

Eine besondere Bedeutung hat der Fixateur externe im Rahmen der lokalen Damage-Control-Chirurgie beispielsweise bei polytraumatisierten Patienten oder sonstigen frakturbegleitenden ausgedehnten Weichteilschäden, die eine primäre definitive Frakturversorgung nicht zulassen (Abschn. 6.3.4).

▶ **Merke** Durch Fixateure externe wird zunächst eine relative Stabilität erzeugt und die Länge, die Achse und die Rotation des betroffenen Skelettabschnittes wiederhergestellt. Dies trägt neben einer gewissen

Mobilisierbarkeit des Patienten zu einer Konditionierung der Weichteile bei, bis zu einem späteren Zeitpunkt die definitive Frakturversorgung mit anderen Implantaten erfolgen kann [21].

Allgemein kann die Anwendung einer – zumeist vorübergehenden – externen Fixation Vorteile bieten, beispielsweise ein geringes Verletzungsrisiko der versorgenden Blutgefäße des Knochens, ein minimales zusätzliches Weichteiltrauma, die zeitsparende Anwendung in der Notfallsituation auch durch Chirurgen mit geringerer osteosynthetischer Erfahrung sowie die Stabilisation von offenen und kontaminierten Frakturen als gute Alternative zu internen Osteosynthesemethoden bei hohem Infektionsrisiko [21].

Abb. 6.14b zeigt die Fotografie einer das Sprunggelenk überbrückenden Fixateur-externe-Anlage unmittelbar vor Entfernung derselben, um die definitive platten- und schraubenosteosynthetische Versorgung einer trimalleolaren OSG-Luxationsfraktur nach zwischenzeitlich erfolgter Konditionierung der Weichteile durchführen zu können (Abschn. 6.5.3).

Da viele Fixateur-externe-Systeme aufgrund ferromagnetischer Pins nicht MRT-tauglich bzw. nur bei bestimmten Feldstärken verwendbar sind, sollte bereits im Vorfeld einer Fixateuranlage zwischen Radiologen und Unfallchirurgen/Orthopäden geklärt werden, ob und – wenn ja – zu welchem Zeitpunkt zur weiteren Bilanzierung der Verletzung noch eine MRT-Untersuchung stattfinden soll. Dies wäre beispielsweise ebenfalls bei Luxationsverletzung des Kniegelenks zur Beurteilung der Kniebinnenstrukturen einschließlich Bändern in vielen Fällen sinnvoll.

Bei der röntgenologischen Beurteilung von externen Fixateuranlagen sollte besonders auf die Stellungsverhältnisse, d. h. Achsausrichtung, Rotation und Länge, der verletzten Lokalität geachtet werden, aber auch auf die korrekten Pinlagen im Knochen. Da Letzteres in den beiden Ebenen, die üblicherweise zur Verfügung stehen, oft nicht eindeutig möglich ist, empfiehlt es sich, auch intraoperativ angefertigte Bildverstärkeraufnahmen hinzuzuziehen, da diese in der Regel vom Operateur unter speziell dieser Fragestellung angefertigt und abgespeichert wurden (Abb. 6.13c–i). Um den Fixateurpins ausreichend Stabilität im Knochen zu bieten, sollten diese bikortikal eingebracht werden. Zusätzlich sollten die Pinspitzen wenige Millimeter über die Kortikalis überstehen, damit das eigentliche Gewinde sicher in den kortikalen Knochen greifen kann.

6.5.5 Marknagelung

Die Marknagelung stellt eine Möglichkeit dar, dafür geeignete Frakturformen in der Regel über minimalinvasive Zugänge ohne Kompromittierung der frakturumgebenden Weichteile einschließlich der ossären Durchblutung zu versorgen.

Je nach Frakturform und Indikationsstellung stehen verschiedenste Nagelmodelle ohne und mit Gelenkkomponente zur Verfügung. Dies reicht von sich im Knochen verklemmenden, d. h. nicht verriegelten Modellen bis zu Verriegelungsnägeln jeweils mit und ohne Aufbohren des Knochens. Marknägel sind in verschiedensten Ausführungen mit beispielsweise unterschiedlichen Verriegelungsmöglichkeiten, Längen und Durchmessern erhältlich.

Dies bietet eine Vielzahl an Einsatzmöglichkeiten bei verschiedensten Frakturformen [25]. Wichtige Aspekte im Rahmen der Verriegelungsmöglichkeiten von Marknägeln wurden bereits in Abschn. 6.5.2 diskutiert.

6.5.5.1 Marknägel ohne Gelenkkomponente

Eine Domäne der Marknagelung ist die Versorgung von Schaftfrakturen langer Röhrenknochen, insbesondere wenn diese geschlossen reponiert werden können und es in erster Linie darauf ankommt, die anatomisch korrekte Länge, Achse und Rotation des frakturierten Knochens wiederherzustellen. Durch die Möglichkeit der Markraumaufbohrung wird die Kontaktfläche zwischen Nagel und Knochen vergrößert (Abschn. 6.3.3). Dies führt zu verbesserten mechanischen Eigenschaften des Knochen-Implantat-Verbunds und erweitert das Einsatzspektrum (Abschn. 6.3.4). Je nach Stärke des Aufbohrvorgangs können bei beispielsweise moderatem Aufbohren biologische Vorteile im Sinne einer „inneren Spongiosaplastik" zur Anregung der Frakturheilung entstehen. Stärkeres Aufbohren führt demgegenüber zu einem deutlichen Druckanstieg im Markraum mit der Möglichkeit der Induktion von Fettembolien. Eine übermäßige reibungsbedingte Hitzeentwicklung beim Bohren kann zur Temperaturerhöhung des Knochens mit Schädigung von Kortikalislamellen oder sogar zu Knochennekrosen führen [25].

Eine typische Einsatzmöglichkeit für eine Marknagelung ist die Unterschenkelschaftfraktur. Die Abb. 6.10 zeigt den Röntgenverlauf eines zum Unfallzeitpunkt 27 Jahre alten Patienten mit distaler Unterschenkelschaftfraktur links. Die Unfallröntgenbilder in 2 Ebenen zeigen dabei eine mehrfragmentäre Spiralfraktur des distalen Tibiaschafts links (*Nr. 1*; AO/OTA-Klassifikation: 42B3c) sowie mehrfragmentärer Spiralfraktur der distalen Fibula links (*Nr. 2*; AO/OTA-Klassifikation: 4F2Bc). Nach geschlossener Reposition wurde die Fraktur durch einen antegrad eingebrachten, aufgebohrten Tibiamarknagel osteosynthetisch versorgt, wie den Röntgenbildern des linken Unterschenkels in 2 Ebenen 2 Tage postoperativ zu entnehmen ist (Abb. 6.10c, d). Der Nagel wurde sowohl distal als auch proximal ausschließlich statisch verriegelt. Somit war ein sekundäres Impaktieren der Fraktur nicht möglich. Hätte man proximal ein Nagelloch statisch und das ovaläre dynamisch verriegelt, so hätte ca. 6–8 Wochen bei ausbleibender Knochenheilung postoperativ eine Dynamisierung durch eine selektive Entfernung der proximalen statischen Verriegelungsschraube mit dem Ziel erfolgen können, die direkte Knochenheilung durch eine lokale Druckerhöhung zwischen den Hauptfragmenten weiter anregen zu können. Im vorgestellten Fall war aber 10 Monate postoperativ noch immer keine ausreichende Knochenheilung (Abb. 6.10e, f, g, h) eingetreten, sodass die Indikation zu einer operativen Revision gestellt wurde. Im Rahmen dieses Revisionseingriffs zur Pseudarthrosensanierung wurde zunächst eine komplette Implantatentfernung durchgeführt, um danach den Markraum um wenige Millimeter im Sinne einer „inneren Spongiosaplastik" aufbohren zu können (vgl. Abschn. 6.5.2). Anschließend wurde ein neuer Marknagel mit dickerem Durchmesser eingebracht und lediglich noch distal 2 Mal statisch verriegelt, sodass danach das proximale Hauptfragment im weiteren Verlauf, getrieben durch das Körpergewicht des Patienten während der Mobilisation, am Nagel entlanggleitend den Frakturspalt bzw. die Pseudarthrosenregion impaktieren konnte. Um diesen Vorgang mechanisch nicht zu blockieren, musste gleichzeitig eine Fibulaosteotomie mit Resektion eines knapp 2 cm langen Schaftanteils erfolgen (Abb. 6.10j, k). Durch den Revisionseingriff war es knapp 3 Monate später zu einer kompletten Ausheilung der Pseudarthrose bzw. zur kompletten ossären Konsolidierung gekommen. Die Fotografie in Abb. 6.10i veranschaulicht exemplarisch das Modell des Tibianagels mit in diesem Fall jeweils 3 statischen Verriegelungsmöglichkeiten proximal und distal links von vorne und rechts in der Seitansicht, wie er in den Abb. 6.10j, k implantiert worden war.

In Abb. 6.11 sind neben dem Unfallröntgenbild (a) die abschließenden intraoperativen Bildverstärkeraufnahmen (b–g) der Femurschaftquerfraktur rechts (AO/OTA-Klassifikation: 32A3b) einer 22 Jahre alten Patientin wiedergegeben, nachdem sie als Fußgängerin von einem LKW angefahren worden war (vgl. Abschn. 6.5.2). Aufgrund der günstigen Frakturform wurde hier bereits im Rahmen der notfallmäßigen operativen Primärversorgung mit einem aufgebohrten Femurmarknagel nach geschlossener Reposition der Fraktur auf dem Extensionstisch proximal lediglich eine einzige, ausschließlich dynamische Verriegelung über das längsovale Nagelloch gewählt (s. u.). Dadurch war die Fraktur gegen sekundäre Rotationsfehlstellungen geschützt. Gleichzeitig wurde die Induktion einer direkten Knochenheilung im Rahmen der postoperativen schmerzgesteuerten funktionellen Mobilisation bei erlaubter Vollbelastung der Patientin gewährleistet.

6.5.5.2 Marknägel mit Gelenkkomponente

Für die operative Therapie der im Alter sehr häufig auftretenden per- und subtrochantären Frakturen stehen Marknägel mit zusätzlichen Gelenkkomponenten durch den Schenkelhals in Richtung Hüftkopf zur Verfügung. Im Folgenden soll diese Methode anhand von 2 unterschiedlich konstruierten Nagelmodellen näher erläutert werden.

Die Abb. 6.19a, b zeigen die Unfallröntgenbilder einer 89 Jahre alten Frau, die sich im Rahmen eines Sturzereignisses auf die rechte Hüfte eine varisch deutlich dislozierte pertrochantäre Femurfraktur (AO/OTA-Klassifikation: 31A2.3) zugezogen hatte. Die postoperativen Röntgenbilder in 2 Ebenen zeigen korrekte Stellungsverhältnisse der Fraktur bei korrekt einliegenden Implantaten (Abb. 6.19d, e). Dabei ist es klinisch-funktionell nicht von Bedeutung, dass das große freie Trochanter-minor-Fragment nicht reponiert bzw. disloziert in situ belassen wurde. Allerdings ist zu erkennen, dass es im Verlauf des operativen Eingriffs wohl zu einer Fehlbohrung gekommen sein muss (Abb. 6.19d, e; *Nr. 9*). Vermutlich wurde durch die intraoperative Bildverstärkerkontrolle erkannt, dass im distalen Nagelbereich zunächst statt des runden, statischen Verriegelungslochs das ovaläre, dynamische Verriegelungsloch (Abb. 6.19d, e; *Nr. 10*) über den Zielbügel angegangen worden war.

Die Abb. 6.19f, g zeigen 2 Marknägel mit Gleitmechanismus der Schenkelhalsschrauben unterschiedlicher Hersteller, die im Grundsatz auf dem gleichen Wirkmechanismus beruhen, im Detail aber Unterschiede aufweisen, die bei der Befundung der Bildgebung ggf. beachtet werden müssen: Das jeweils rechte Nagelmodell wurde der in den Abb. 6.19a, b, d, e gezeigten Patientin implantiert.

Bei beiden Nagelmodellen wird die Fraktur üblicherweise nach Lagerung der Patienten auf einem Extensionstisch geschlossen reponiert und dann minimalinvasiv über 3 kleine Inzisionen mit dem jeweiligen Implantat osteosynthetisch versorgt (Abb. 6.19c). Dabei erfolgt zunächst das antegrade Einbringen des Marknagels über den Trochanter major bis in den Femurschaft. Danach wird über einen an den Nagel montierten Zielbügel unter Bildwandlerkontrolle die Gleitschraube durch den Nagel idealerweise parallel zum Verlauf des Schenkelhalses bis in den Kopfbereich des Femurs eingebracht. Die Gleitschrauben beider Modelle haben ein kurzes Spongiosagewinde, das jeweils nur im nagelfernen Kopffragment greift. Durch den Gleitmechanismus kann unter Belastung der Frakturbereich weiter impaktiert werden. Dies führt in der Regel zu einer direkten Knochenheilung ohne Ausbildung von gelenknahem Kallus.

Beim rechten Modell gleitet die Schenkelhalsschraube im Nagel selbst. Dies könnte im Fall einer massiven Impaktierung der Fraktur durch ein dann ausgeprägtes Überstehen des Schraubenendes nach lateral zu Traktusirritationen führen. Die *Nr. 20* (Abb. 6.19f, g) deutet auf eine „Madenschraube" hin, die in den hohlen Marknagel eingebracht werden muss, um bei entsprechender Einbringtiefe mit ihrer Spitze in eine rillenförmige Vertiefung der Schenkelhalsschraube ein sekundäres Drehen und damit Lockern der Schenkelhalsschraube im Kopffragment zu verhindern.

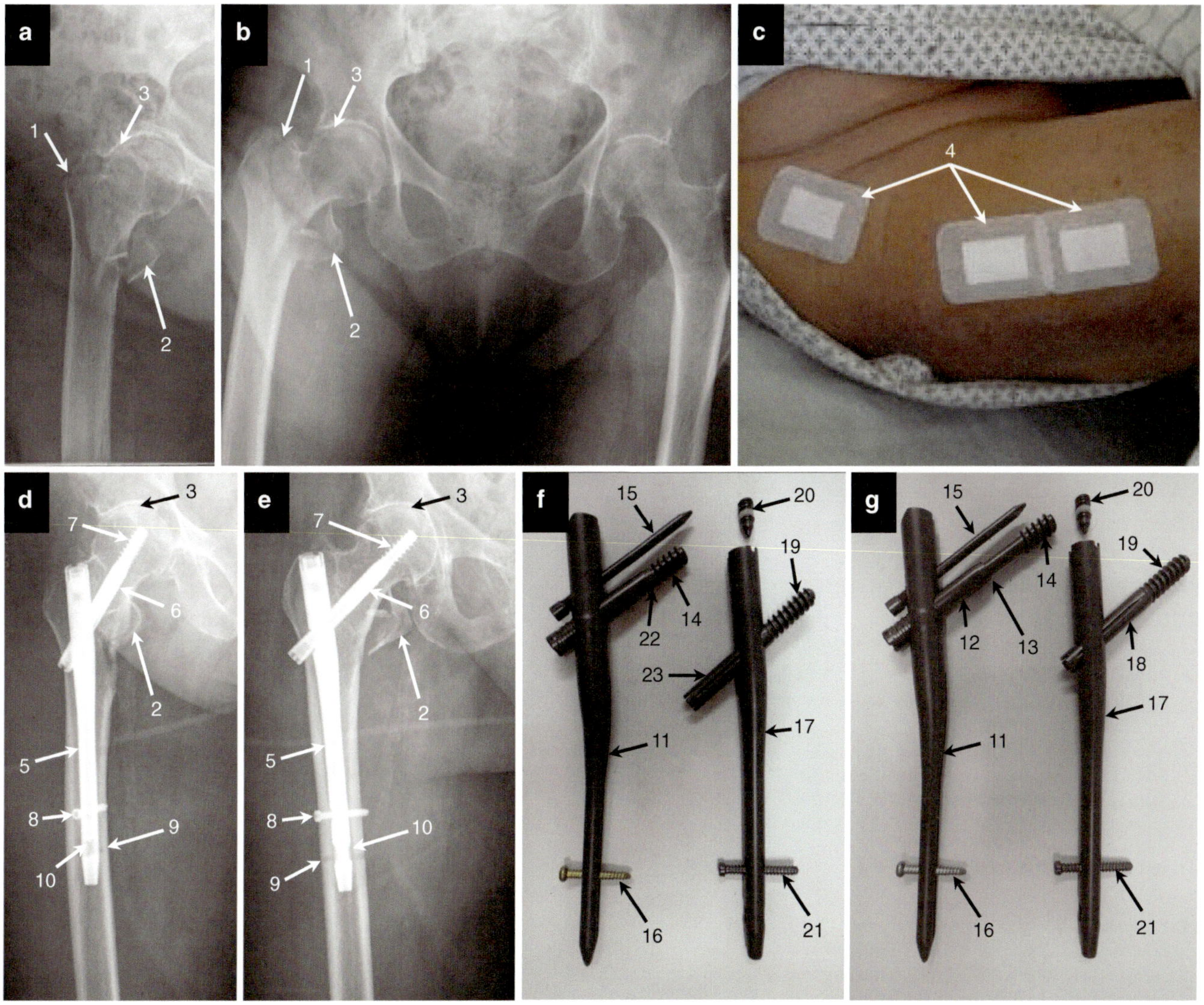

Abb. 6.19 Prinzip der Marknagelversorgung mit Schenkelhalsgleitschraube bei einer 89 Jahre alten Frau mit einer varisch deutlich dislozierten pertrochantären Femurfraktur rechts (AO/OTA-Klassifikation: 31A2.3) sowie Erläuterungen zu 2 unterschiedlichen Nagelmodellen. **a**, **b** Beckenübersichts- und axiale Röntgenaufnahme der rechten Hüfte vom Unfalltag. *1* Pertrochantäre Femurfraktur mit großem freiem Trochanter-minor-Fragment (*2*). *3* Unfallunabhängige Koxarthrose mit Gelenkspaltverschmälerung. **c** Rechte Hüfte mit proximalem Oberschenkel einer Patientin postoperativ mit 3 kleinen Pflastern (*4*) über den Inzisionen zur minimalinvasiven Einbringung des Marknagels mit Schenkelhalsgleitschraube. **d**, **e** Versorgungsröntgenbilder in 2 Ebenen bei korrekten Stellungsverhältnissen und einliegendem Marknagel (*5*) mit im Nagel gleitender Schenkelhalsschraube (*6*) mit kurzem, nur im Femurkopf greifendem Gewinde (*7*) und distaler statischer Verriegelung (*8*). *9* Fehlbohrung im Bereich des ovalären, dynamischen Verriegelungslochs (*10*) des Marknagels. **f**, **g** Fotografien von 2 verschiedenen Nagelmodellen: *11* Marknagelmodell mit fest verschraubter Schenkelhalsschraube (*12*) mit Teleskopmechanismus in maximal ausgezogener Stellung (*13*). *14* Kurzes Gewinde. *15* Antirotationspin. *16* Statische Verriegelungsschraube. *17* Marknagelmodell mit im Nagel gleitender Schenkelhalsschraube in maximal ausgefahrener Position (*18*). *19* Kurzes Gewinde. *20* Madenschraube. *21* Statische Verriegelungsschraube. *22* Teleskopmechanismus in maximal eingezogener Stellung. *23* Im Marknagel (*17*) gleitende Schenkelhalsschraube in maximal zurückgezogener Position

Die Schenkelhalsschraube des linken Modells wird lateral fest mit dem Nagel verschraubt. Durch ihren Teleskopmechanismus kann der im Femurkopf verschraubte Anteil der Schraube im nagelnahen Schraubenanteil gleiten. Zusätzlich kann beim linken Modell ein Antirotationspin in den Nagel eingebracht werden, um so ein Rotieren des proximalen Hauptfragments gegenüber dem distalen zu vermeiden.

Als letzter Schritt wird schließlich bei beiden Modellen jeweils über einen am Marknagel befestigten Zielbügel eine distale Verriegelungsschraube gegen Rotation und ein Tiefersinken des Nagels in das Femur eingebracht. Die Nachbehandlung derartiger Versorgungen ist üblicherweise funktionell unter erlaubter, schmerzgesteuerter Vollbelastung.

Die in den Abb. 6.19a, b, d, e vorbestehende, radiologisch offensichtliche Koxarthrose wurde selbstverständlich präoperativ erkannt. Es ist beim Vorliegen von pertrochantären Femurfrakturen aber grundsätzlich nicht sinnvoll, sowohl die Fraktur als auch eine eventuelle Arthrose gleichzeitig, beispielsweise durch einen endoprothetischen Gelenkersatz, anzugehen. Die Fraktursituation im Bereich beider Rollhügel erlaubt üblicherweise keine stabile Verankerung einer konventionellen Prothese (vgl. Abschn. 6.5.1). Außerdem wären bei der endoprothetischen Versorgung zumeist die klinisch-funktionellen Ergebnisse deutlich schlechter, sodass in derartigen Fällen dem Patienten ein 2-zeitiges Vorgehen geraten wird. Zunächst soll die Fraktur austherapiert werden, um danach bei ossär stabil konsolidierten Verhältnissen einen endoprothetischen Gelenkersatz durchführen zu können.

Literatur

Ausgewählte Übersichtsarbeiten und Monografien

1. Pauwels F (1980) Biomechanics of the locomotor apparatus: contributions on the functional anatomy of the locomotor apparatus. Springer, Berlin/Heidelberg
2. Rüedi TP, Buckley RE, Moran CG (2008) AO-Prinzipien des Frakturmanagements. Georg Thieme, Stuttgart/New York
3. Wirth CJ, Mutschler W, Kohn D, Pohlemann T (Hrsg) Praxis der Orthopädie und Unfallchirurgie. Georg Thieme, Stuttgart

Zitierte Originalarbeiten

4. Agten CA, Sutter R, Pfirrmann CWA (2014) CT und MRT der Hüftprothese. Radiologe 54:715–726
5. Brookes M, Revell WJ (1998) Blood supply of bone. Scientific aspects. Springer, London, S 70–74, 291–303
6. Bundesärztekammer (2018) Behandlungsfehler-Statistik der Gutachterkommissionen und Schlichtungsstellen 2018. https://www.bundesaerztekammer.de/patienten/gutachterkommissionen-schlichtungsstellen/behandlungsfehler-statistik/2018/. Zugegriffen am 19.03.2021
7. Bundesärztekammer (2021) Behandlungsfehler-Statistik der Gutachterkommissionen und Schlichtungsstellen. https://www.bundesaerztekammer.de/patienten/gutachterkommissionen-schlichtungsstellen/behandlungsfehler-statistik/. Zugegriffen am 19.03.2021
8. Claes L (2017) Mechanobiologie der Frakturheilung. Teil 1 Grundlagen. Unfallchirurg 120:14–22
9. Claes L (2017) Mechanobiologie der Frakturheilung. Teil 2 Bedeutung für die Osteosynthese. Unfallchirurg 120:23–31
10. Claes L, Heitemeyer U, Krischak G, Braun H, Hierholzer G (1999) Fixation technique influences osteogenesis of comminuted fractures. Clin Orthop Relat Res 365:221–229
11. Danckwardt-Lillieström G, Lorenzi GL, Olerud S (1970) Intramedullary nailing after reaming. An investigation on the healing process in osteotomized rabbit tibias. Acta Orthop Scand Suppl 134:1–78
12. Davis W, Moskowitz RW (1973) Degenerative joint changes following posterior cruciate ligament section in the rabbit. Clin Orthop Relat Res 93:307–312
13. De Boer P, Stoik W (2008) 2.2 Schaftfrakturen: Prinzipien. In: Rüedi TP, Buckley RE, Moran CG (Hrsg) AO-Prinzipien des Frakturmanagements. Georg Thieme, Stuttgart/New York, S 126–137
14. Dripps RD (1963) New classification of physical status. Anesthesiology 24:111
15. Dripps RD, Lamont A, Eckenhoff JE (1961) The role of anesthesia in surgical mortality. JAMA 178:261–266
16. Farouk O, Krettek C, Miclau T, Schandelmaier P, Guy P, Tscherne H (1999) Minimally invasive plate osteosynthesis: does percutaneous plating disrupt femoral blood supply less than the traditional technique? J Orthop Trauma 13(6):401–406
17. Gautier E, Cordey J, Mathys R, Rahn BA, Perren SM (1984) Porosity and remodeling of plated bone after internal fixation: result of stress shielding or vascular damage? Elsevier Science, Amsterdam
18. Grundnes O, Reikerås O (1992) Blood flow and mechanical properties of healing bone. Femoral osteotomies studied in rats. Acta Orthop Scand 63(5):487–491
19. Haffner-Luntzer M, Liedert A, Ignatius A (2015) Mechanobiologie und Knochenstoffwechsel. Klinische Bedeutung für die Frakturbehandlung. Unfallchirurg 118:1000–1006
20. Hierholzer C, Friedrichs J, Augat P, Woltmann A, Trapp O, Bühren V, von Rüden C (2018) Entwicklung und Prinzipien der Verriegelungsmarknagelung. Unfallchirurg 121:239–255
21. Höntzsch D, Bavonratanavech S (2008) 3.3.3 Fixateur externe. In: Rüedi TP, Buckley RE, Moran CG (Hrsg) AO-Prinzipien des Frakturmanagements. Georg Thieme, Stuttgart/New York, S 300–319
22. Ito K, Perren SM, Schlegel U (2008) 1.2 Biologie und Biomechanik der Frakturheilung. In: Rüedi TP, Buckley RE, Moran CG (Hrsg) AO-Prinzipien des Frakturmanagements. Georg Thieme, Stuttgart/New York, S 8–31
23. Kenwright J, Richardson K, Spriggins AJ (1986) Mechanical healing patterns of tibial fractures treated using different mechanical environments. EUR SOC Biomech 5:173–176
24. Klein MP, Rahn BA, Frigg R, Kessler S, Perren SM (1990) Reaming versus non-reaming in medullary nailing: interference with cortical circulation of the canine tibia. Arch Orthop Trauma Surg 109(6):314–316
25. Krettek C (2008) 3.3.1 Marknagelung. In: Rüedi TP, Buckley RE, Moran CG (Hrsg) AO-Prinzipien des Frakturmanagements. Georg Thieme, Stuttgart/New York, S 256–284
26. Lorich DG, Gardner MJ (2008) 3.2.2 Platten. In: Rüedi TP, Buckley RE, Moran CG (Hrsg) AO-Prinzipien des Frakturmanagements. Georg Thieme, Stuttgart/New York, S 226–247
27. McDevitt C, Gilbertson RW, Muir H (1977) An experimental model of osteoarthritis; early morphological and biochemical changes. J Bone Joint Surg (Br) 59(1):24–35
28. Meinberg E, Agel J, Roberts C et al (2018) Fracture and dislocation classification compendium – 2018. J Orthop Trauma 32(Suppl. 1):S1–S170
29. Messmer P, Perren SM, Suhm N (2008) 3.2.1 Schrauben. In: Rüedi TP, Buckley RE, Moran CG (Hrsg) AO-Prinzipien des Frakturmanagements. Georg Thieme, Stuttgart/New York, S 212–225
30. Miclau T, Martin RE (1997) The evolution of modern plate osteosynthesis. Injury 28(Suppl 1):A3–A6
31. Miller TT (2012) Imaging of hip arthroplasty. Eur J Radiol 81:3802–3812
32. Mutschler W (2014) 4.2 Operative Behandlung. In: Wirth CJ, Mutschler W, Kohn D, Pohlemann T (Hrsg) Praxis der Orthopädie und Unfallchirurgie. Georg Thieme, Stuttgart, S 69–73
33. Parker MJ, Gurusamy K (2006) Internal fixation versus arthroplasty for intracapsular proximal femoral fractures in adults. Cochrane Database Syst Rev 4:CD001708
34. Pauwels F (1960) Eine neue Theorie über den Einfluss mechanischer Reize auf die Differenzierung der Stützgewebe. Z Anat Entwicklungsgeschichte 212:478–515
35. Pauwels F (1980) Biomechanics of the locomotor apparatus: contributions on the functional anatomy of the locomotor apparatus. Springer, Berlin/Heidelberg

36. Perren SM (1991) The concept of biological plating using the limited contact-dynamic compression plate (LC-DCP). Scientific background, design, and application. Injury 22(Suppl 1):1–41
37. Perren SM, Klaue K, Pohler O, Predieri M, Steinemann S, Gautier E (1990) The limited contact dynamic compression plate (LC-DCP). Arch Orthop Trauma Surg 109(6):304–310
38. Pfister U (1983) Biomechanical and histological studies following intramedullary nailing of the tibia. Fortschr Med 101(37):1652–1659
39. Rhinelander FW (1974) Tibial blood supply in relation to fracture healing. Clin Orthop Relat Res 105:34–81
40. Rüedi TP, Buckley RE, Moran CG (2008) AO-Prinzipien des Frakturmanagements. Georg Thieme, Stuttgart/New York
41. Schatzker J (1996) Osteosynthesis in Trauma. Int Orthop 20: 244–252
42. Schnabel P, Borelli S (2011) Endoprothesenregister: Höchsten Anforderungen genügen. Dtsch Arztebl 108(48):A-2598/B-2170/C-2142
43. Sckell A, Mittlmeier T (2020) Grundkonzepte der operativen Frakturbehandlung. Welche Implantate sollte der Radiologie kennen? Radiologe 60:514–522
44. Smith SR, Bronk JT, Kelly PJ (1990) Effect of fracture fixation on cortical bone blood flow. J Orthop Res 8(4):471–478
45. Stover MD, Kellam JF, Wahler G (2008) 2.3 Gelenkfrakturen: Prinzipien. In: Rüedi TP, Buckley RE, Moran CG (Hrsg) AO-Prinzipien des Frakturmanagements. Georg Thieme, Stuttgart/New York, S 138–153
46. Weber MA, Egermann M, Thierjung H, Kloth JK (2015) Modern radiological postoperative diagnostics of the hip joint in children and adults. Fortschr Röntgenstr 187(7):525–542

Kopf und Halswirbelsäule

7

Sönke Langner, Nora M. Weiss, Christian Henker, Kolja M. Thierfelder und Marc-André Weber

Inhaltsverzeichnis

7.1 Vorbemerkung

M.-A. Weber und T. Mittlmeier

Frakturen des Kopfes und der Halswirbelsäule (HWS) sind häufige Traumafolgen, und in bis zu 50 % der Fälle sind beide Entitäten miteinander kombiniert. Sie können die Kalotte, die Schädelbasis und das Felsenbein betreffen und führen bei Verletzungen der Dura zu einem offenen Schädelhirntrauma (SHT) mit deutlich höherer Infektionsgefahr. Die rechtzeitige Diagnose (und die Erfassung begleitender intrakranieller Traumafolgen oder Myelonverletzungen) ist von entscheidender Bedeutung für eine adäquate Therapie und die Verhinderung neurologischer Komplikationen [33].

Bei Felsenbeinfrakturen ist immer auf die Mittel- und Innenohrstrukturen zu achten. Bei Frakturen der HWS ist es entscheidend, ob eine stabile oder eine instabile Fraktur und eine begleitende Verletzung des Myelons vorliegt [33]. Knifflig sind hier die unilateral verhakten oder reitenden Luxationsfrakturen, die in den Standardaufnahmen nicht leicht zu diagnostizieren sind. Rückenmarkverletzungen treten häufig im Rahmen von Polytraumen auf und sind sowohl in Kombination mit anderen Verletzungen als auch isoliert zumeist mit erheblicher Morbidität

S. Langner (✉)
Institut für Diagnostische und Interventionelle Radiologie, Kinder- und Neuroradiologie, Universitätsmedizin Rostock, Rostock, Deutschland
e-mail: soenke.langner@med.uni-rostock.de

N. M. Weiss
Klinik und Poliklinik für Hals-Nasen-Ohrenheilkunde, Kopf- und Halschirurgie „Otto Körner", Universitätsmedizin Rostock, Rostock, Deutschland
e-mail: NoraMagdalena.Weiss@med.uni-rostock.de

C. Henker
Klinik für Unfallchirurgie, Department Wirbelsäulenchirurgie, KMG Klinikum Güstrow, Güstrow, Deutschland
e-mail: i.silkinat@kmgkliniken.de

K. M. Thierfelder
Radiologie am St. Joseph-Stift, Bremen, Deutschland
e-mail: Kolja.Thierfelder@med.uni-rostock.de

M.-A. Weber
Institut für Diagnostische und Interventionelle Radiologie, Kinder- und Neuroradiologie, Universitätsmedizin Rostock, Rostock, Deutschland
e-mail: marc-andre.weber@med.uni-rostock.de

© Springer-Verlag GmbH Deutschland, ein Teil von Springer Nature 2023

M.-A. Weber, T. Mittlmeier (Hrsg.), *Kompendium bildgebende Frakturdiagnostik*,
https://doi.org/10.1007/978-3-662-63602-2_7

und Mortalität verbunden. Sie führen zudem oft zu lebenslanger Beeinträchtigung und Pflegebedürftigkeit [56].

Untersuchungsmodalität der Wahl bei Frakturen des Kopfes oder der HWS ist die Computertomografie (CT), die bei allen Patienten mit einem moderatem oder schweren SHT indiziert ist – bei einem leichten SHT können die „Canadian CT Head Rules" angewendet werden, um die Indikation zur CT zu stellen [3].

Zum Ausschluss einer Myelonschädigung und Beurteilung von diskoligamentären Verletzungen sollte, sofern keine Kontraindikationen vorliegen, immer eine Magnetresonanztomografie (MRT) und zum Ausschluss einer Gefäßverletzung eine CT- oder MR-Angiografie durchgeführt werden [33, 55]. Das heißt, auch bei unauffälligem CT-Befund, aber neurologischem Defizit oder bei neurologisch nicht beurteilbaren Patienten sollte daher nach Wirbelsäulenverletzung schnellstmöglich eine spinale MRT durchgeführt werden [56]. Andererseits ist bei einem wachen asymptomatischen Patienten ohne neurologisches Defizit oder Schmerzen in der HWS oder ohne stattgehabte Distraktionsverletzung eine Bildgebung nicht indiziert, bei allen anderen sollte eine Bildgebung erfolgen [33, 55]. Kriterien für die Indikation zur Bildgebung der HWS nach Trauma sind u. a. in den „Canadian Cervical Spine Rules" oder den „NEXUS Low Risk Criteria" zusammengefasst [23].

Rückenmarkverletzungen können sich dem Nachweis mittels CT entziehen [56]. Eine spinale Kontusion sowie eine Kompression des Myelons können zum Myelonödem führen. Der MRT-morphologische Befund des Myelons korreliert dabei nicht zwangsläufig mit der Schwere des neurologischen Defizits. Vorbestehende degenerativ induzierte spinale Engen begünstigen derartige Verletzungen. Auch Ödeme geringer Ausdehnung können mit ausgeprägter Symptomatik einhergehen, seltener auch umgekehrt. Eine traumatische Einblutung in das Myelon weist auf eine schwere Verletzung hin und ist als prognostisch ungünstig zu werten [56].

Auch in Bezug auf Kopf- und HWS-Frakturen zeigt sich also wieder, dass eine sehr enge Kommunikation zwischen klinischem Traumatologen und Radiologen entscheidend für die Auswahl der am besten geeigneten Bildgebung und die zeitnahe Identifizierung der therapierelevanten Befunde ist. Dies gilt auch für die Strategie zur Verlaufsbeurteilung.

7.2 Einleitung

Eine häufige Traumafolge sind neben Frakturen des Schädels auch knöcherne Verletzungen der HWS. Dabei können die Verletzungen sowohl isoliert als auch in Kombination oder im Rahmen anderer Traumafolgen, z. B. im Rahmen eines Polytraumas, auftreten. Da Komplikationen mit möglicherweise schwerwiegenden neurologischen Komplikationen einhergehen können, sind eine zeitnahe Diagnose und korrekte Erfassung von Art und Umfang der Verletzung von entscheidender Bedeutung. Ebenso wichtig ist es, mögliche Begleitverletzungen auszuschließen bzw. vollständig zu erfassen.

Im folgenden Kapitel werden typische knöcherne Verletzungen von Kopf und HWS im Erwachsenenalter mit ihren Klassifikationen beschrieben. Untersuchungsprotokolle und -strategien werden diskutiert und es wird aufgezeigt, welche radiologischen Aspekte für die zuweisenden klinischen Partner bei den jeweiligen Verletzungen von entscheidender Bedeutung sind [37].

7.3 Schädelfrakturen

Knöcherne Verletzungen des Schädels können unterteilt werden in Frakturen der Schädelkalotte, des Mittelgesichts und des Felsenbeines sowie der Schädelbasis.

Für alle Verletzungen im Bereich des knöchernen Schädels ist die native kraniale Computertomografie (cCT) die Untersuchungsmodalität der Wahl, insbesondere auch, da sich begleitende Verletzungen der Weichteile und des Gehirns miterfassen lassen. Dabei sollte darauf geachtet werden, dass der Untersuchungsbereich die Schädelbasis vollständig erfasst und nach kranial bis zum Vertex reicht. Die Bilder sollten immer im Knochen- und im Weichteilfenster betrachtet werden, um begleitende Verletzungen beurteilen zu können. Um das Verletzungsausmaß vollständig zu erfassen, sollten die Bilder sowohl sagittal als auch koronar multiplanar rekonstruiert werden. Auf weitere Empfehlungen zu Untersuchungsprotokollen wird bei den einzelnen Verletzungen eingegangen.

Konventionelle Röntgenaufnahmen zur Diagnostik bei Schädelfrakturen sind nicht mehr leitliniengerecht und damit obsolet [19, 49], da Art und Ausmaß einer Fraktur ebenso wie mögliche intrakranielle Begleitverletzungen nicht oder nicht vollständig erfasst werden können. Ebenso wenig spielt die MRT in der Akutdiagnostik bei Erwachsenen eine Rolle [19, 49].

▶ **Merke** Konventionelle Röntgenaufnahmen sind in der Frakturdiagnostik des Schädels obsolet. Untersuchungsmodalität der Wahl ist die native cCT mit multiplanaren Rekonstruktionen.

7.3.1 Kalottenfrakturen

Kalottenfrakturen können Folge eines stumpfen oder penetrierenden Traumas sein [49]. Dabei kann zwischen einer linearen oder einer mehrfragmentären Fraktur unterschieden werden. Während eine lineare Fraktur keine therapeutische Konsequenz hat, kann die mehrfragmentäre Fraktur mit einer

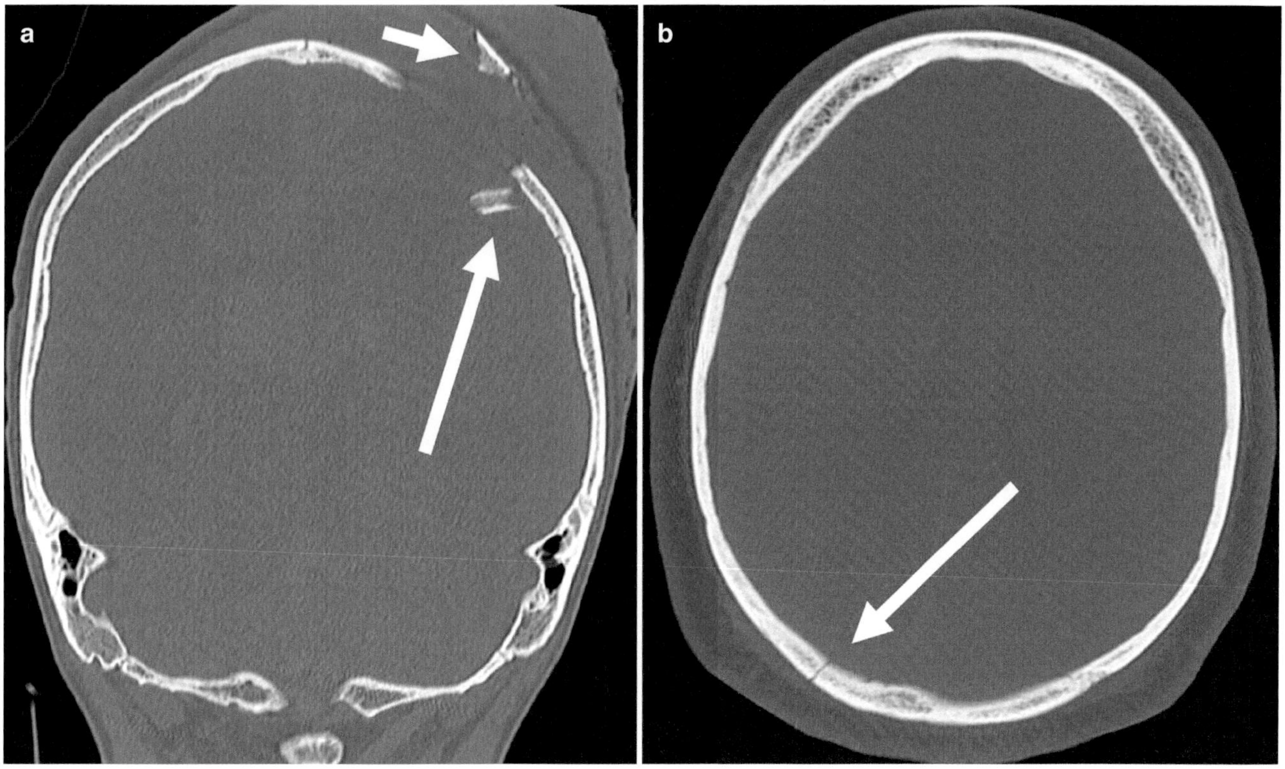

Abb. 7.1 Kalottenfrakturen. **a** Natives cCT im Knochenfenster, koronare Reformation eines 32-jährigen Patienten, der von einer Palette am Kopf getroffen wurde. Kalottenfraktur mit Impression (*langer Pfeil*) und Expression (*kurzer Pfeil*) der Knochenfragmente. Eine solche Fraktur stellt eine Operationsindikation dar. **b** Natives cCT im Knochenfenster des gleichen Patienten wie in **a** mit Nachweis der begleitenden Kalottenfraktur (*Pfeil*). Eine solche Fraktur bedarf keiner Therapie

Impression (Abb. 7.1) oder seltener auch einer Expression eines Fragments [21, 24] assoziiert sein. Eine Operationsindikation ergibt sich bei Impressionsfrakturen, wenn das Fragment um mehr als Kalottenbreite imprimiert wurde, bei begleitendem relevantem intrakraniellem Hämatom oder bei einer Durchspießung der Dura und somit dem Vorliegen eines offenen SHT. Eine Expressionsfraktur stellt immer eine Operationsindikation dar.

Durch die Kalottenfraktur kann es zu einer Zerreißung der darunter liegenden Dura kommen. Findet sich in der Bildgebung dann subdural bzw. intrakraniell Luft, so spricht man von einem offenen (Abb. 7.2), ansonsten von einem geschlossenen SHT. Der hohen Infektionsgefahr geschuldet führt Ersteres zu einer Änderung des Patientenmanagements.

Aufgrund einer möglichen begleitenden Gefäßverletzung kann es im Bereich der Fraktur zu der Ausbildung eines akuten Subduralhämatoms (aSDH) oder eines epiduralen Hämatoms (EDH) kommen. Bei Letzterem handelt es sich in der Regel um eine arterielle Blutung aufgrund einer Verletzung einer meningealen Arterie (Abb. 7.2), seltener um ein venöses EDH durch die Verletzung eines Sinus oder um ein Bruchspalthämatom durch die Eröffnung der Diploevenen der Spongiosa der Kalotte.

Wenn der Frakturspalt in den Sinus frontalis einstrahlt, kann es – insbesondere bei Beteiligung der Hinterwand – ebenfalls zu einer Verletzung der Dura kommen und es besteht ein erhöhtes Risiko einer posttraumatischen Mukozelenbildung.

Je nach Schwere des zugrunde liegenden Traumas können auch begleitende intrakranielle Verletzungen wie Kontusionen oder ein akutes Subduralhämatom vorliegen (Abb. 7.2). Das Vorhandensein einer Kalottenfraktur steigert die Wahrscheinlichkeit einer weiteren intrakraniellen Verletzung um ein Vielfaches.

▶ **Praxistipp** Checkliste zur Kalottenfraktur: Liegt ein offenes SHT vor? Art und Ausmaß der Fraktur? Impression eines Fragments und – wenn ja – in welchem Ausmaß? Ist es zu einer Mitbeteiligung des Sinus frontalis gekommen, insbesondere auch der Hinterwand? Sind venöse Sinus mitbetroffen? Art und Ausmaß intrakranieller Begleitverletzungen?

7.3.2 Mittelgesichtsfrakturen

Der Gesichtsschädel schließt sich nach rostral an das Neurokranium an und besteht aus der Orbita, der Nase mit den Nasennebenhöhlen, der Maxilla mit dem zygomatikomaxil-

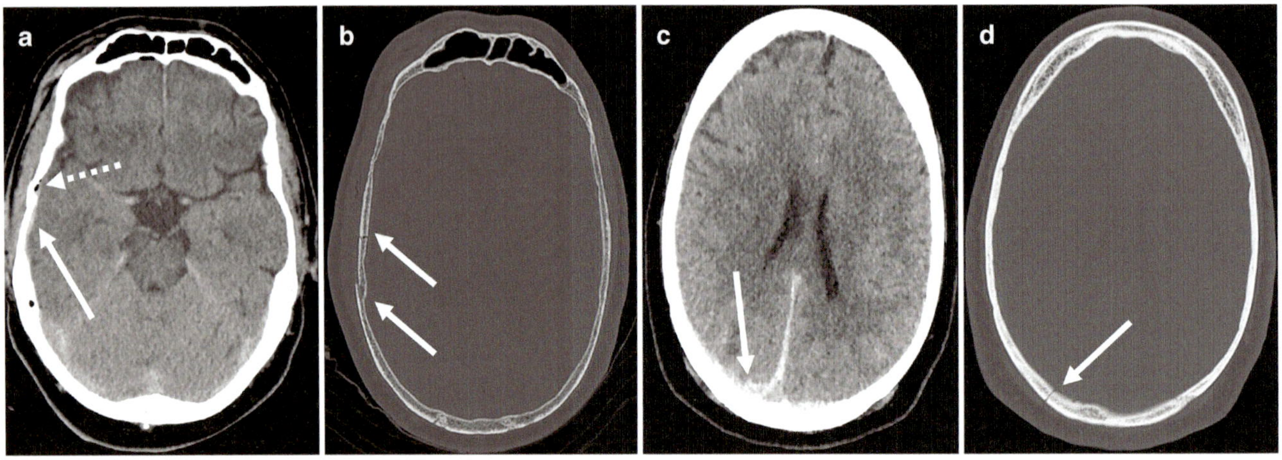

Abb. 7.2 Offenes und geschlossenes Schädelhirntrauma (SHT). **a** Natives cCT im Weichteilfenster einer 65-jährigen Patientin mit Zustand nach Fahrradsturz. Offenes SHT mit schmalem EDH (*Pfeil*) und intrakranieller Luft (*gestrichelter Pfeil*). **b** Natives cCT im Knochenfenster der gleichen Patientin wie in **a** mit Nachweis der mehrfragmentären Kalottenfraktur (*Pfeile*). **c** Natives cCT eines 27-jährigen Patienten mit Zustand nach Sturz auf den Hinterkopf beim Inlineskaten. Geschlossenes SHT mit schmalem akutem Subduralhämatom (*Pfeil*). **d** Natives cCT im Knochenfenster des gleichen Patienten wie in **c** mit Nachweis einer linearen Kalottenfraktur (*Pfeil*)

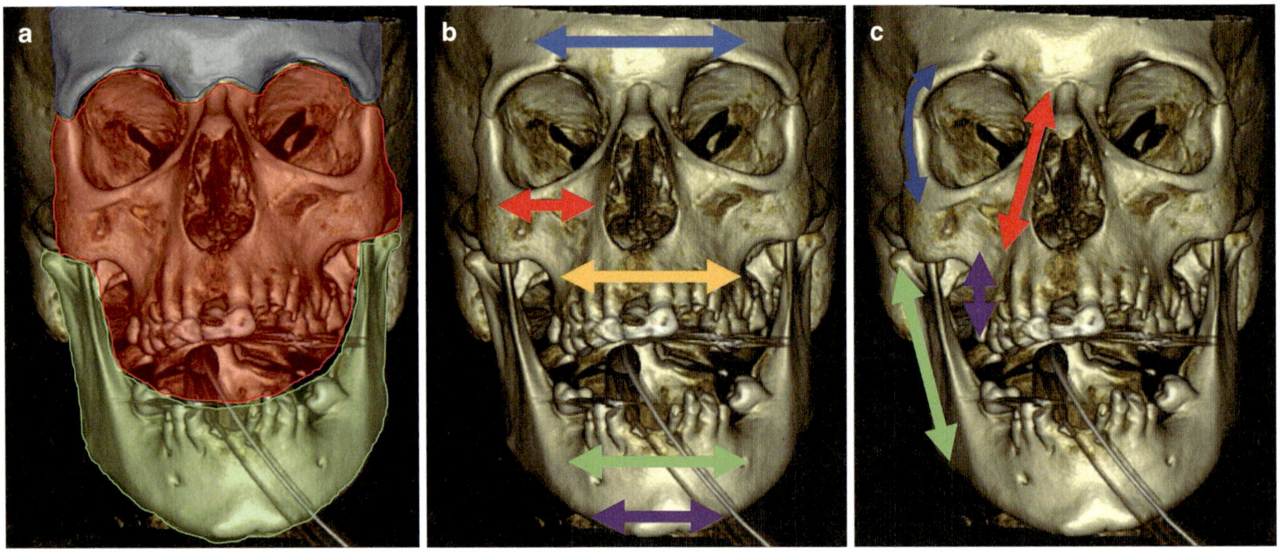

Abb. 7.3 Einteilung von Gesichtsfrakturen und Säulenmodell des Mittelgesichts. Natives cCT eines 43-jährigen Patienten nach Sturz; VRT-Rekonstruktion („volume rendering technique"). **a** Einteilung des Gesichts in die 3 Zonen: oberes Gesicht – blau; Mittelgesicht – orange; unteres Gesicht und Mandibula – grün. **b** Horizontale Pfeiler des Gesichts: blau – oberer Orbitarand, rot – unterer Orbitarand, gelb – Alveolarfortsatz der Maxilla, grün – Alveolarfortsatz der Mandibula, lila – Unterrand der Mandibula. **c** Vertikale Pfeiler des Gesichts: blau – zygomatikomaxillärer Pfeiler, rot – nasomaxillärer Pfeiler, grün – posteriorer mandibulärer Pfeiler; lila – posteriorer maxillärer Pfeiler

lären Komplex sowie der Mandibula. Mittelgesichtsfrakturen können in Kombination mit anderen Verletzungen des Kopfes und der HWS [36, 43] oder isoliert auftreten, wobei isolierte Frakturen häufig durch eine direkte Gewalteinwirkung bedingt sind [39].

Frakturen des Gesichtsschädels (Abb. 7.3) können unterteilt werden in Frakturen des oberen Gesichts mit Mitbeteiligung des Sinus frontalis und des Orbitadaches (Abb. 7.5), in die eigentlichen Mittelgesichtsfrakturen mit Mitbeteiligung der Nase, der Orbita (Abb. 7.3), der Maxilla und des Os zygomaticum (Abb. 7.6 und 7.7) sowie untere Gesichts- bzw. Mandibulafrakturen. Die häufigste Traumafolge des Mittelgesichts sind dabei geschlossene Nasenbeinfrakturen in bis zu 70 % der Fälle [25]. Die häufigste Traumafolgen, die einer operativen Therapie bedürfen, sind Frakturen der Mandibula, gefolgt von Frakturen der Maxilla und der Orbita [37]. Frakturen der Mandibula und des Zahnhalteapparats sind nicht Bestandteil dieses Kapitels, hierzu sei an dieser Stelle auf die entsprechenden Übersichtsarbeiten verwiesen [2].

Aus funktioneller Sicht lässt sich das Skelett des Gesichts in ein komplexes Säulensystem unterteilen. Im Bereich dieser Säulen ist der Knochen im Vergleich zum übrigen Gesicht stärker und kann die Kräfte, die im Rahmen eines Traumas auf das Gesicht einwirken, abfangen. Dabei kann zwischen vertikalen und horizontalen Pfeilern (Abb. 7.3) unterschieden werden. Diese Pfeiler sind entscheidend für die Therapie. Das Behandlungsziel bei Mittelgesichtsfrakturen ist es, die Form des Gesichts und die Funktion wiederherzustellen [34]. Hierfür ist eine exakte Erfassung der Frakturen und ihrer Ausdehnung sowie der Stellung der Fragmente zueinander notwendig. Dies ist durch die klinische Untersuchung alleine nicht möglich [37]. Deshalb kommt der Bildgebung eine zentrale Rolle zu.

Klassifikation

▶ **Praxistipp** Für Operateure und zur Kommunikation zwischen Radiologe und Operateur ist eine Klassifikation der Frakturen genauso wichtig wie eine exakte Beschreibung des Frakturverlaufs. Ein Aufzählen der betroffenen Knochen ist nicht sinnvoll.

Die immer noch am weitesten verbreitete Klassifikation der Mittelgesichtsfrakturen ist die Einteilung nach Le Fort (Abb. 7.4; [14]). Dabei ist zu beachten, dass für die beiden Seiten des Gesichts unterschiedliche Le-Fort-Kategorien vorliegen können und auch auf einer Seite Frakturen mehrere Le-Fort-Kategorien umfassen können.

Im klinischen Alltag eine zunehmende Verbreitung findet die erst kürzlich etablierte AO/OTA-Klassifikation der Arbeitsgemeinschaft für Osteosynthesefragen (AO) und Orthopaedic Trauma Association (OTA) [7, 10, 40].

Le-Fort-Kategorien
Jede Le-Fort-Kategorie hat eine eindeutige Landmarke, anhand derer sie identifiziert werden kann (Abb. 7.4; [44]):

- Le-Fort-I-Frakturen: Frakturverlauf durch die anterolaterale Begrenzung der Fossa nasalis
- Le-Fort-II-Frakturen: Frakturverlauf durch den inferioren Orbitarand
- Le-Fort-III-Frakturen: Frakturverlauf durch den Jochbogen

Eine weitere häufig verwendete Einteilung ist die in laterale, zentrale und zentrolaterale Frakturen. Mediale Frakturen betreffen dabei den nasoorbitoethmoidalen Komplex (NOE; Abb. 7.6) und laterale Frakturen den zygomatikomaxillären Komplex (ZMK; Abb. 7.7).

Bei beiden Klassifikationen erfolgt die Beurteilung ebenfalls wieder seitengetrennt für die beiden Gesichtshälften.

Bildgebende Diagnostik

Bildgebendes Verfahren der Wahl ist die CT. Dabei sollte der Untersuchungsbereich vom Oberrand des Sinus frontalis bis unter die Mandibula reichen. Geht es nur um die Beurteilung der knöchernen Strukturen, so kann die Untersuchung als Low-Dose-CT und nativ durchgeführt werden.

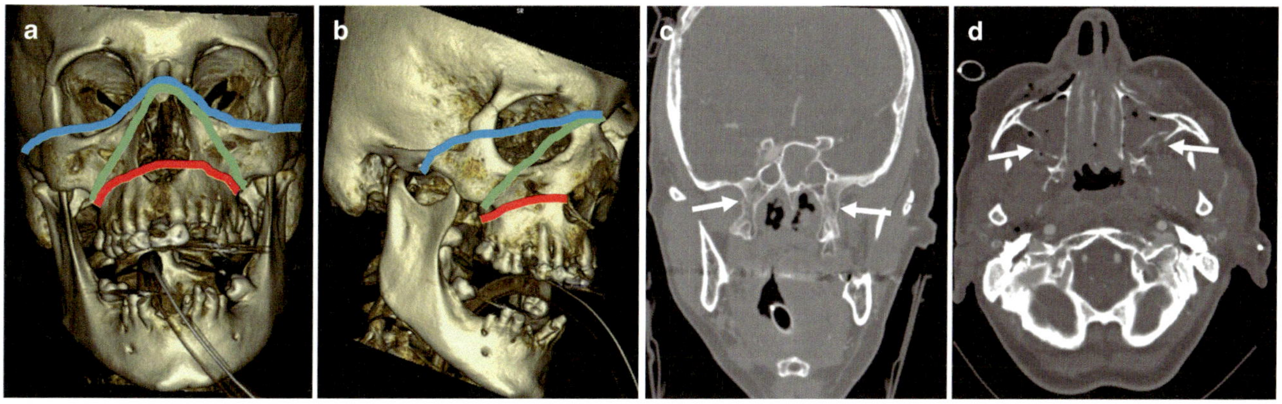

Abb. 7.4 Le-Fort-Klassifikation. **a** Natives cCT eines 43-jährigen Patienten nach Sturz; VRT-Rekonstruktion mit schematischem Verlauf des Frakturmusters der Le-Fort-Klassifikation; rote Linie – Le Fort Typ I; grüne Linie – Le Fort Typ II; blaue Linie – Le Fort Typ III mit Ablösung des Viszerokraniums vom Neurokranium. **b** Schräg-oblique VRT-Rekonstruktion des gleichen Patienten wie in **a** mit Darstellung des Frakturverlaufs. **c** CT-Angiografie im Rahmen der Polytraumadiagnostik einer 55-jährigen Patientin nach schwerem SHT; sekundär rekonstruiertes koronares Knochenfenster mit bilateraler Fraktur des Proc. pterygoideus (*Pfeile*) als typisches Merkmal der Le-Fort-Frakturen. **d** CT-Angiografie der gleichen Patientin wie in **c**; sekundär rekonstruiertes axiales Knochenfenster mit Nachweis des Frakturverlaufs durch den Orbitaboden, Frakturtyp Le Fort II (*Pfeile*)

Die Untersuchung sollte mit dünner Kollimation erfolgen und die axialen Schichten mit einer Schichtdicke von 1 mm und einem geringen Schichtabstand im Knochen- und Weichteilfenster konstruiert werden. Es sollte auf eine streng axiale Schichtführung geachtet werden, und ggf. müssen sekundäre Reformationen angefertigt werden. Obligat müssen streng koronare Reformationen im Knochenfenster mit einer Schichtdicke von 1 mm erzeugt werden. Sagittale Reformationen sind nur bei zentralen Mittelgesichtsfrakturen von entscheidender Bedeutung.

Mithilfe der sog. „Volume-Rendering-Technique" (VRT) erstellte 360°-Rekonstruktionen erleichtern dem Operateur die Beurteilung der Stellung der Fragmente zueinander und des kosmetischen Effekts der Fraktur, weshalb sie bei komplexen Frakturen routinemäßig mitangefertigt werden sollten.

Bei klinischem Verdacht auf begleitende Weichteil- oder Gefäßverletzungen sollte die Untersuchung als CT-Angiografie mit normaler Dosis durchgeführt werden [16, 17]. Die Untersuchung muss dabei bei begleitenden intrakraniellen Verletzungen ggf. um die Darstellung des Neurokraniums erweitert werden.

▶ **Merke** Bei der Befundung ist auf kritische Strukturen und Landmarken zu achten, die zu Komplikationen führen können (Tab. 7.1).

7.3.2.1 Orbitafrakturen

Frakturen der Orbita können entweder im Rahmen von komplexen Mittelgesichtsfrakturen auftreten (s. u.) oder als isolierte sog. „Blow-out-Frakturen". Diese sind durch eine direkte Gewalteinwirkung bedingt und betreffen am häufigsten den Orbitaboden, gefolgt von der medialen Orbitawand (Abb. 7.5).

▶ **Praxistipp** Bei Fraktur einer knöchernen Begrenzung ist explizit auch auf die anderen Orbitawände zu achten! Bei Orbitabodenfraktur im Befund sind die Größe der Fraktur sowie eine mögliche Herniation des M. rectus inferior und von Fettgewebe zu erwähnen; zudem ist auf den Verlauf des N. orbitalis inferior zu achten.

Tab. 7.1 Kritische Strukturen und Landmarken bei Mittelgesichtsfrakturen

Landmarke/Struktur	Komplikation
Lamina cribrosa/ Rhinobasis	Rhinoliquorrhö
Zentrale Schädelbasis	Mitbeteiligung des Karotiskanals, Dissektion
Orbita	Intraorbitales Hämatom, Exophthalmus, Doppelbilder
Orbitatrichter	Optikusverletzung, einseitige Blindheit
Fissura orbitalis superior	Parese des N. oculomotorius, N. trochlearis, N. ophthalmicus, N. abducens
Nasaler Lidwinkel	Telekanthus; Verlegung des Ductus nasolacrimalis, Dakrozystitis
Drainagewege der Nasennebenhöhlen	Mukozele
Zähne	Zahnfrakturen, Okklusionsstörungen, Aspiration
Kondylen der Mandibula	Stumpfes Trauma der A. carotis interna, Dissektion

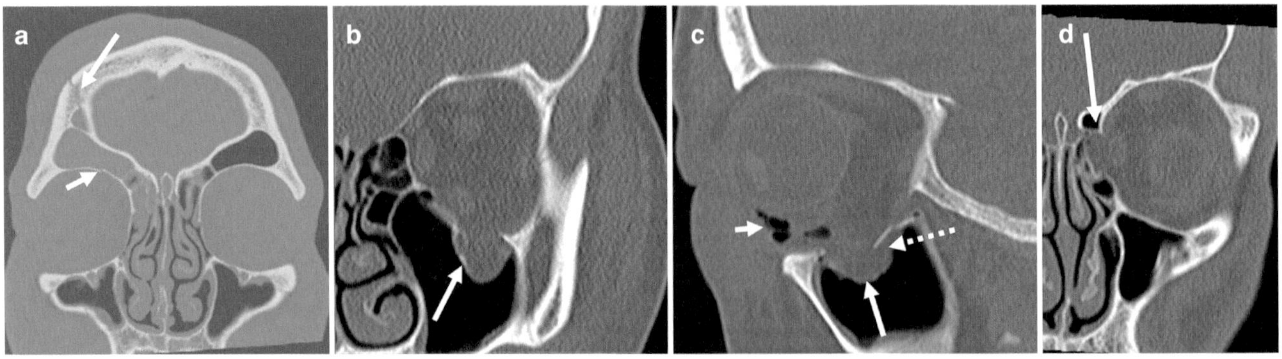

Abb. 7.5 Orbitafrakturen. **a** Natives cCT eines 21-jährigen Patienten mit Zustand nach Sturz auf das Gesicht. Koronare Rekonstruktion im Knochenfenster mit Nachweis einer Kalottenfraktur, die in den Sinus frontalis (*Pfeil*) und das Orbitadach (*kurzer Pfeil*) einstrahlt. Konsekutiver Hämatosinus frontalis. **b** Native CT-Aufnahme des Mittelgesichts einer 43-jährigen Patientin mit Zustand nach Schlag auf das linke Auge und anschließenden Doppelbildern. Koronare Rekonstruktion im Knochenfenster mit Nachweis einer Orbitabodenfraktur mit Herniation des intraorbitalen Fettgewebes in den Sinus maxillaris (*Pfeil*). **c** Native CT-Aufnahme des Mittelgesichts der gleichen Patientin wie in **b**, sagittale Rekonstruktion im Knochenfenster. Herniation des Fettgewebes (*Pfeil*) in den Sinus maxillaris sowie verkipptes Fragment (*gestrichelter Pfeil*); konsekutives Orbita-Emphysem (*kurzer Pfeil*). Für die exakte Vermessung und Lokalisation des Defektes ist eine Rekonstruktion in sagittaler und koronarer Ebene notwendig. **d** Native CT-Aufnahme des Mittelgesichts eines 19-jährigen Fußballspielers mit Zustand nach Schlag auf das linke Auge und anschließenden Doppelbildern. Nachweis einer Fraktur der Lamina papyracea (*Pfeil*) mit Herniation von intraorbitalen Fettgewebe in die Ethmoidalzellen

7.3.2.2 Frakturen des nasoorbitoethmoidalen Komplexes (NOE)

Diese sindbedingt durch eine direkte Gewalteinwirkung und bestehen aus einer Fraktur der Nasenpyramide, der medialen Orbitawand, der Maxilla und der Ethmoidalzellen.

Die Frakturen werden nach Markowitz und Manson eingeteilt [38]. Hierfür ist die Größe des Fragments der medialen Orbitawand entscheidend.

Einteilung der NOE-Frakturen nach Markowitz und Manson

- Typ I: Sehnenansatz im nasalen Augenwinkel intakt, ein großes Fragment
- Typ II: Trümmerfraktur des medialen Orbitafragments, Sehne an einem großen Fragment
- Typ III: Fraktur erstreckt sich in der medialen Orbitawand nach anterior bis auf Höhe der Fossa lacrimalis, Avulsionsverletzung der Sehne

Der Ansatz der ligamentären Strukturen kann in der CT-Aufnahme nicht ausreichend beurteilt werden. Das Ausmaß der Fraktur und der Versatz der Fragmente lässt sich gut anhand von VRT-Rekonstruktionen beurteilen (Abb. 7.6).

7.3.2.3 Frakturen des zygomatikomaxillären Komplexes (ZMK)

Das Jochbein (Os zygomaticum) spielt eine zentrale Rolle für die Höhe und die Breite des Mittelgesichts, weshalb dislozierte Frakturen signifikante kosmetische Effekte haben können. Das Jochbein ist über 4 Nähte in das Mittelgesicht integriert.

Frakturen des ZMK sind in der Regel durch eine direkte Gewalteinwirkung bedingt und können alle 4 Nähte betreffen (Abb. 7.7), weshalb sie früher auch als Tri- oder Tetrapodfrakturen – entsprechend der Anzahl der Pfeiler des Jochbeins, die betroffen sind – bezeichnet wurden.

▶ **Praxistipp** Im Befund sollte die Dislokation und das Ausmaß der Fragmentation des Jochbeins erfasst werden.

7.3.3 Felsenbeinfrakturen

Bei Felsenbeinfrakturen handelt es sich um Frakturen der lateralen Schädelbasis. Sie sind in der überwiegenden Anzahl der Fälle durch ein direktes stumpfes Trauma bedingt. In der Regel ist neben einer i. v. antibiotischen Abschirmung und einer sterilen Abdeckung des Ohres keine akute Therapie notwendig. Eine Indikation für eine zeitnahe Operation ergibt sich jedoch aus einer posttraumatischen Fazialisparese [6], einer persistierenden Otoliquorrhö oder einer Gefäßverletzung.

Wie bei den Frakturen des Gesichtsschädels ist das bildgebende Verfahren der Wahl die CT. Sollte in der cCT oder klinisch der Verdacht auf eine Felsenbeinfraktur bestehen, so sollte eine gezielte hochauflösende CT-Untersuchung des Felsenbeines durchgeführt werden [58].

Felsenbeinfrakturen werden klassischerweise in Längs- (70–90 % der Fälle) und Querfrakturen (10–30 % der Fälle) unterteilt (Abb. 7.8).

Bei Längsfrakturen verläuft der Frakturspalt dabei parallel zur Längsachse des Felsenbeines und erstreckt sich damit vom äußeren Gehörgang bis zum Foramen ovale. Durch den Frakturverlauf, der in der Regel ventral der Innenohrstrukturen liegt, kommt es häufig zu einer Ruptur des Trommelfells, zur Ausbildung eines Hämatotympanons und zu einer Verletzung der Gehörknöchelchenkette.

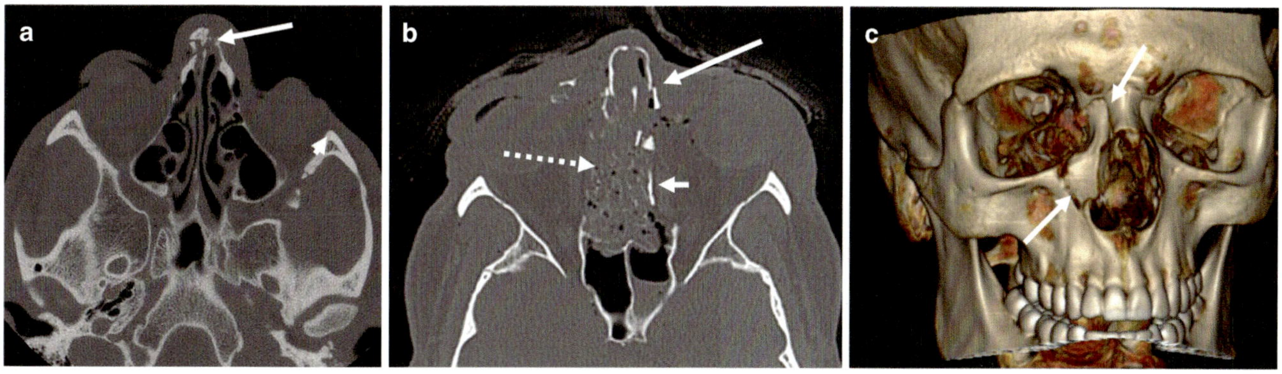

Abb. 7.6 Frakturen des nasoorbitoethmoidalen Komplexes (NOE). **a** Axiale CT-Aufnahme des Mittelgesichts im Knochenfenster eines 23-jährigen Fußballspielers nach direktem Schlag gegen das Gesicht. Mehrfragmentfraktur des Nasenbeins (*Pfeil*) mit geringer Dislokation der Fragmente, keine Mitbeteiligung der Orbita oder der Ethmoidalzellen. **b** Axiale CT-Aufnahme des Mittelgesichts im Knochenfenster eines 39-jährigen Patienten, der im Rahmen eines Verkehrsunfalls unangeschnallt mit dem Gesicht auf das Armaturenbrett aufgeschlagen ist. Ausgedehnte NOE-Fraktur mit Mitbeteiligung der Nasenpyramide (*Pfeil*), der medialen Wand der linken Orbita (*kurzer Pfeil*) und der Ethmoidalzellen (*gestrichelter Pfeil*). **c** VRT-Rekonstruktion eines Mittelgesichts-CT einer 45-jährigen Patienten mit Zustand nach Sturz auf das Gesicht. NOE-Fraktur Typ I mit einem großen Fragment (*Pfeile*)

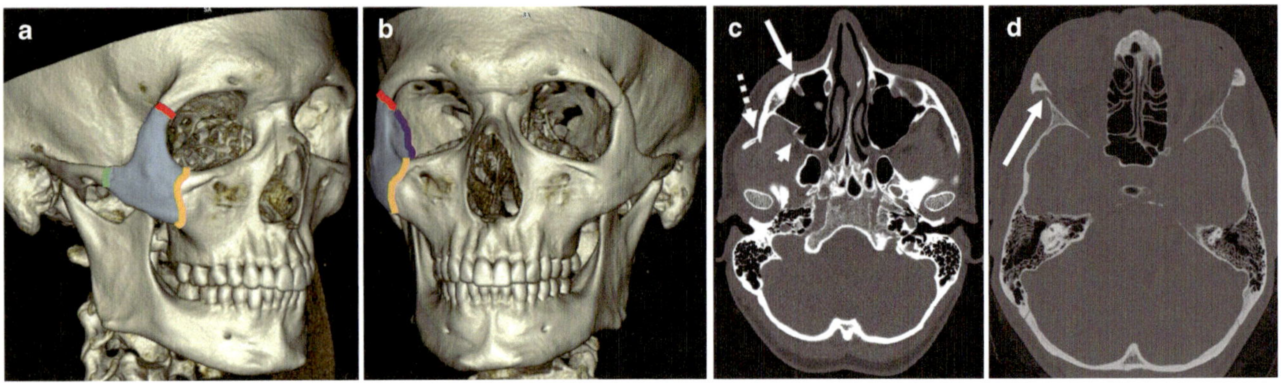

Abb. 7.7 Frakturen des zygomatikomaxillären Komplexes (ZMK). **a**, **b** VRT-Rekonstruktion eines Mittelgesichts-CT zeigt die Anatomie des zygomatikomaxillären Komplexes: Jochbein – blau, zygomatikotemporale Sutur – grün, zygomatikofrontale Sutur – rot, zygomatikomaxilläre Sutur – gelb, zygomatikosphenoidale Sutur – lila. **c** Axiale CT des Mittelgesichts im Knochenfenster einer 45-jährigen Patientin mit Zustand nach Fahrradsturz. Fraktur des ZMK mit Mitbeteiligung der zygomatikomaxillären Sutur (*Pfeil*), der Hinterwand des Sinus maxillaris (*Pfeilspitze*) und der zygomatikotemporalen Sutur (*gestrichelter Pfeil*) – früher als Tripodfraktur bezeichnet. **d** Axiale CT des Mittelgesichts im Knochenfenster der gleichen Patientin wie in **c** mit Nachweis einer grob dislozierten Fraktur im Bereich der zygomatikosphenoidalen Sutur (*Pfeil*)

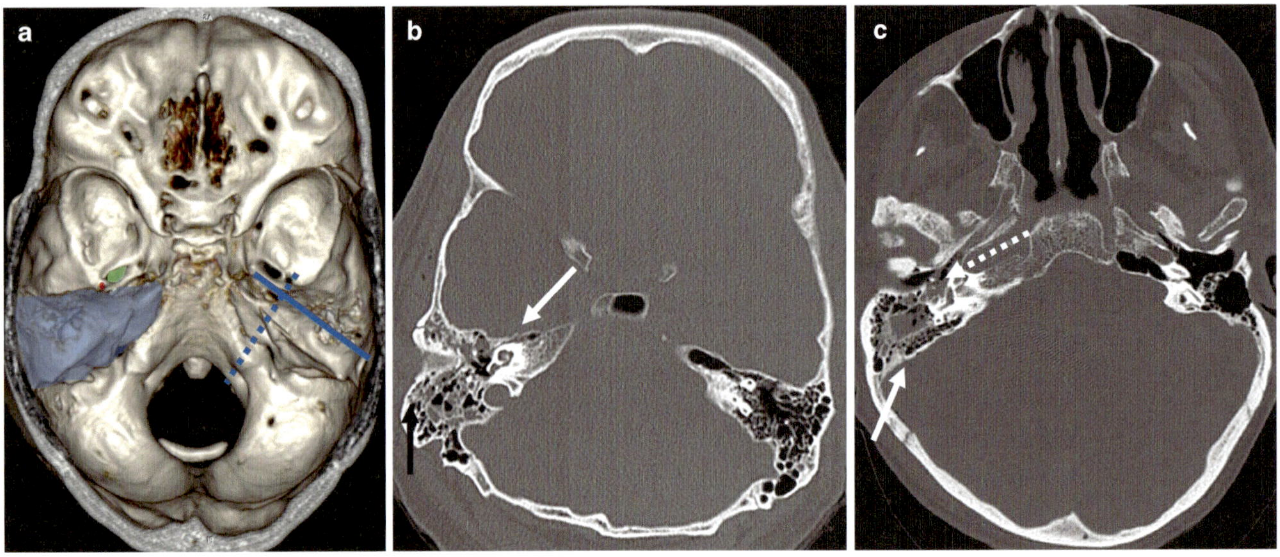

Abb. 7.8 Felsenbeinfrakturen. **a** VRT-Rekonstruktion der Schädelbasis mit Darstellung der Anatomie (links): Felsenbeinpyramide – blau; Foramen spinosum – rot; Foramen ovale – grün; typischer Frakturverlauf (rechts): Längsfraktur – blaue Linie; parallel zur Felsenbeinachse vom äußeren Gehörgang auf das Foramen ovale zu; Querfraktur – *gestrichelter Pfeil*; vom Foramen magnum auf das Foramen spinosum zu. **b** CT-Aufnahme des Felsenbeines im Knochenfenster eines 58-jährigen Patienten mit Zustand nach Fahrradsturz auf den Kopf, Blutung aus dem Gehörgang und peripherer Fazialisparese rechts; Felsenbeinlängsfraktur, wobei die posteriore Fraktur (*schwarzer Pfeil*) ventral der Innenohrstrukturen genau in den Verlauf des N. facialis zieht; 2. Frakturspalt ventral (*kurzer weißer Pfeil*). **c** CT-Aufnahme des Felsenbeines im Knochenfenster eines 65-jährigen Patienten mit Zustand nach Treppensturz und Blutung aus dem rechten Gehörgang; Felsenbeinquerfraktur (*Pfeil*) mit Einblutung in das Mastoid und das Mittelohr, die Gehörknöchelchenkette (*gestrichelter Pfeil*) ist intakt. Die Fraktur verläuft lateral der Innenohrstrukturen

Demgegenüber verlaufen Querfrakturen senkrecht zur Längsachse des Felsenbeins und ziehen vom Foramen magnum zum Foramen spinosum [58]. Querfrakturen betreffen damit häufiger die Innenohrstrukturen. Sie können daher mit einer Fazialisparese, einem sensorineuralen Hörverlust bzw. einer Surditas (Anakusis) assoziiert sein. Wenn der Frakturverlauf den Karotiskanal miteinbezieht, so sollte bereits in der Akutdiagnostik eine CT-Angiografie durchgeführt werden, um eine Gefäßverletzung auszuschließen. Die Frakturformen können natürlich auch als komplexe Kombinationsverletzungen auftreten.

In einer neueren Klassifikation [35, 58] werden die Frakturen in petröse und nicht petröse Frakturen unterteilt [30]. Dabei strahlen petröse Frakturen in die Felsenbeinspitze oder das knöcherne Labyrinth aus, wohingegen nicht petröse Frakturen diese Strukturen aussparen. Von höherer Relevanz im klinischen Alltag ist die Unterscheidung zwischen Frakturen, die die knöchernen Innenohrstrukturen („otic capsule sparing") aussparen, und denen, die diese Strukturen betreffen („otic capsule violating") [11]. Bei Letzteren zieht der Frakturspalt durch die Cochlea, das Vestibulum oder die Bogengänge, weshalb diese Frakturen häufiger mit einem sensorineuralen Hörverlust, Otoliquorrhö und Fazialisparese assoziiert sind. Demgegenüber sind Frakturformen, die die knöchernen Innenohrstrukturen aussparen, häufiger mit begleitenden intrakraniellen Verletzungen, z. B. einem akuten Subduralhämatom oder einer traumatischen Subarachnoidalblutung, assoziiert [9].

Praxistipp Checkliste zur Felsenbeinfraktur: Beschreibung des exakten Frakturverlaufs; Prüfung der Mitbeteiligung relevanter Strukturen (Abb. 7.9): knöcherne Innenohrstrukturen, Karotiskanal, Verlauf des N. facialis, Gehörknöchelchenkette, freie intrakranielle Luft als radiologisches Warnsignal, das eine Prüfung auf eine Otoliquorrhö indizieren sollte [13, 58].

Merke Bei Traumapatienten sollte bei einer Verlegung der Mastoidzellen, des äußeren Gehörgangs oder des Innenohres sowie bei Luft in der Fossa glenoidalis des Kiefergelenks oder Pneumenzephalus angrenzend an das Felsenbein von einer Felsenbeinfraktur ausgegangen werden, auch wenn diese in der CT nicht nachweisbar ist.

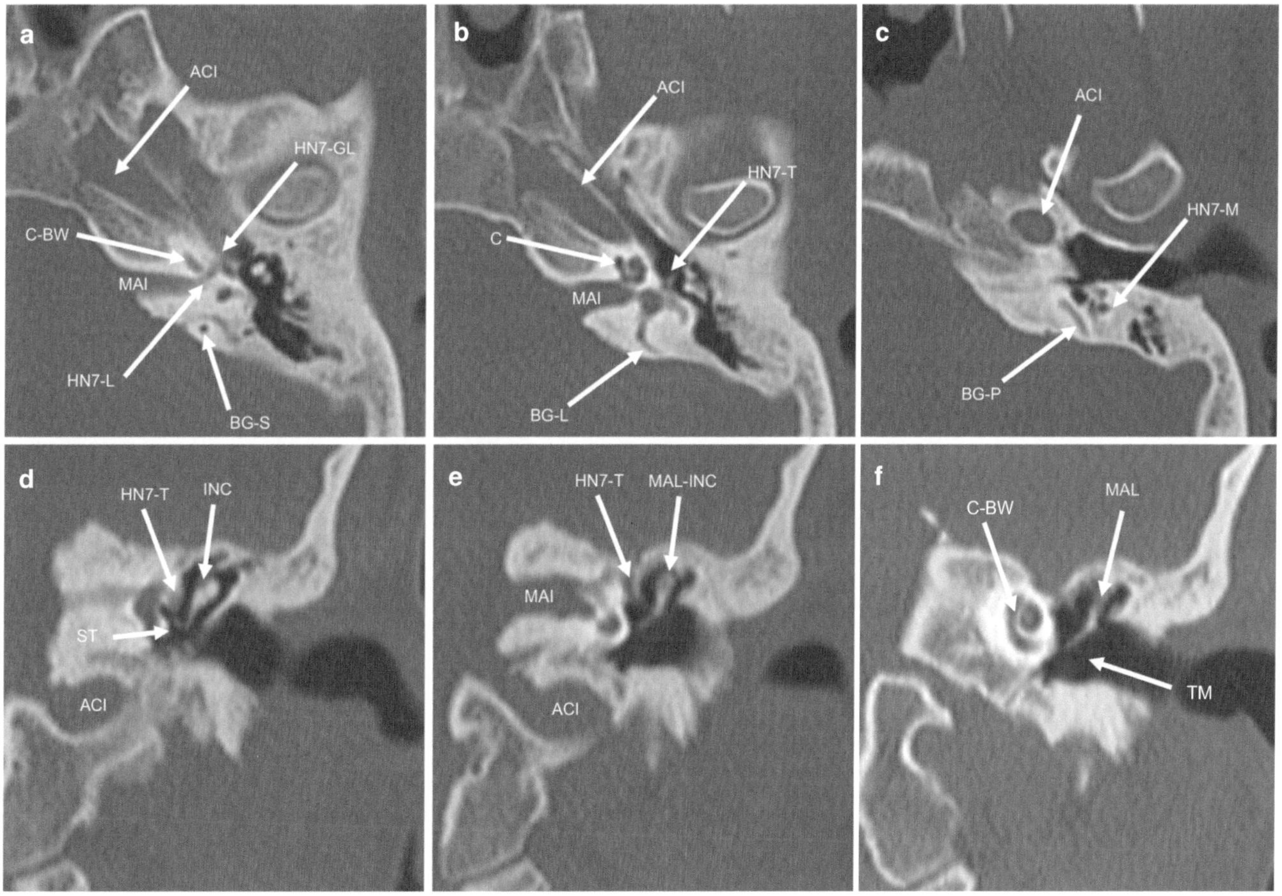

Abb. 7.9 Anatomie der relevanten Strukturen bei Felsenbeinfrakturen. **a–c** Vergrößerung eines axialen CT des Felsenbeines im Knochenfenster. **d–f** CT des Felsenbeines im Knochenfenster; koronare Rekonstruktion. *ACI* Karotiskanal; *BG-L* lateraler (horizontaler) Bogengang; *BG-P* posteriorer Bogengang; *BG-S* superiorer (anteriorer) Bogengang; *C* Cochlea; *C-BW* Cochlea, basale Windung; *HN7-L* N. facialis, labyrinthärer Anteil; *HN7-GL* N. facialis, Ganglion geniculatum; *HN7-T* N. facialis, tympanaler Anteil; *HN7-M* N. facialis, mastoidaler Anteil; *INC* Incus; *ST* Stapedius; *MAI* Meatus acusticus internus; *MAL* Malleolus; *TM* Trommelfell

7.3.4 Schädelbasisfrakturen

Schädelbasisfrakturen sind in der Mehrzahl der Fälle durch ein stumpfes Trauma bedingt. Dabei bedürfen in der Regel nicht die entstandene Fraktur, sondern die begleitenden intrakraniellen Verletzungen einer operativen Therapie.

Zentrale Schädelbasisfrakturen mit Mitbeteiligung des Klivus können sich in den Karotiskanal oder bis in das Foramen lacerum erstrecken und dadurch zu einer Verletzung der A. carotis interna führen. Solche Frakturen müssen immer mittels einer Gefäßdarstellung genauer untersucht werden, um eine Dissektion auszuschließen. Wenn sich der Frakturspalt bis in den Sinus cavernosus ausdehnt, dann besteht die Gefahr einer Karotis-Sinus-cavernosus-Fistel (Abb. 7.10).

Verletzungen der Rhinobasis treten insbesondere bei frontaler Gewalteinwirkung auf. Bei diesen Frakturen ist insbesondere auf eine Mitbeteiligung der Hinterwand des Sinus frontalis zu achten, da dann ein erhöhtes Risiko für eine Rhinoliquorrhö besteht (Abb. 7.10) und sich im weiteren Verlauf auch eine posttraumatische Mukozele ausbilden kann.

Eine detaillierte Beschreibung von Verletzungsfolgen an der Schädelbasis findet sich in [24].

▶ **Praxistipp** Checkliste zu Schädelbasisfrakturen: Beschreibung des exakten Frakturverlaufs; Verletzung der Rhinobasis? Mitbeteiligung des Karotiskanals? Karotisdissektion? Begleitende intrakranielle Verletzungen?

7.4 Frakturen der Halswirbelsäule

Im Vergleich zu den übrigen Abschnitten der Wirbelsäule weist die HWS bei relativ kleinen Wirbelkörpern eine große Mobilität auf. Daher ist sie besonders anfällig für Traumafolgen [26].

Aufgrund der unterschiedlichen Verletzungsmuster empfiehlt es sich, die HWS in Verletzungen des kraniozervikalen Übergangs – bestehend aus den okzipitalen Kondylen, Atlas und Axis – sowie Verletzungen der sog. „subaxialen HWS", die die Halswirbelkörper (HWK) 3–7 umfasst, zu unterteilen [17].

Klassifikation

Verletzungen der subaxialen HWS (Abschn. 7.4.2) lassen sich mithilfe einer Vielzahl von Klassifikationssystemen einteilen [31, 48]. Für den klinischen Alltag empfehlen die Autoren für die subaxiale HWS das 3-Säulen-Modell nach Denis [12] und die AO/OTA-Klassifikation, die zuletzt 2018 modifiziert wurde [40].

Im 3-Säulen-Modell wird die Wirbelsäule in 3 Säulen unterteilt: die vordere (anteriore 2/3 des Wirbelkörpers und der Bandscheibe sowie vorderes Längsband), mittlere (posteriores 1/3 des Wirbelköpers und der Bandscheibe sowie hinteres Längsband) und hintere Säule (Pedikel, Wirbelbogen, Gelenkfortsätze, Lig. flavum, posteriore Bänder). Dabei sind Verletzungen mit einer Mitbeteiligung der mittleren Säule als instabil anzusehen.

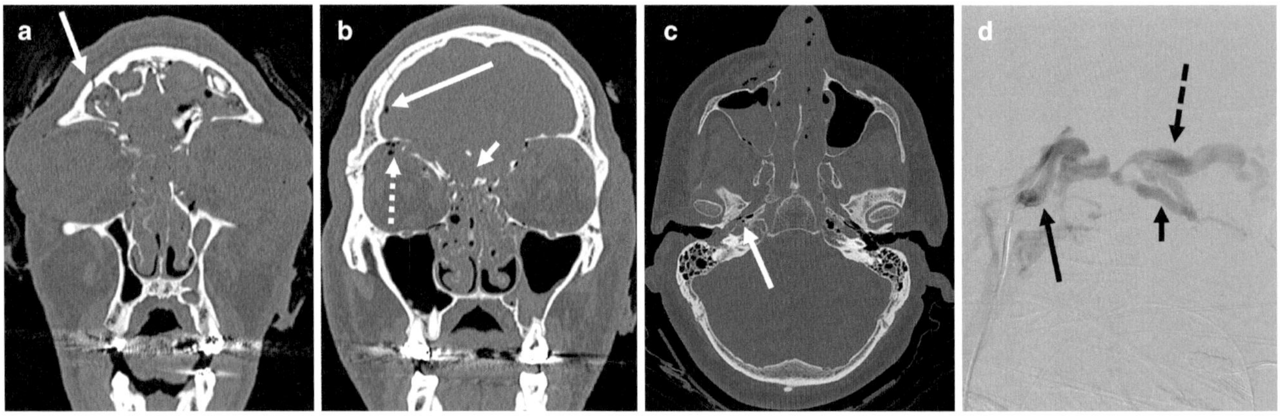

Abb. 7.10 Schädelbasisfrakturen. **a** Koronare CT-Aufnahme des Mittelgesichts im Knochenfenster eines 47-jährigen Patienten mit schwerem komplexem Mittelgesichtstrauma. Trümmerfraktur des Sinus frontalis mit Einstrahlen in die Kalotte (*Pfeil*). **b** Koronare CT-Aufnahme des Mittelgesichts des gleichen Patienten wie in **a**. Offenes SHT mit freier intrakranieller Luft (*Pfeil*) sowie Orbitaemphysem (*gestrichelter Pfeil*) durch die Eröffnung des Sinus frontalis. Trümmerfraktur im Bereich der Rhinobasis (*kurzer Pfeil*). **c** Axiale CT-Aufnahme des Mittelgesichts einer 24-jährigen Patientin mit Zustand nach Pferdetritt gegen das Gesicht. Komplexe Fraktur des Mittelgesichts mit Mitbeteiligung des NOE und ZMK. Luft im Karotiskanal (*Pfeil*) als Hinweis auf eine Mitbeteiligung. **d** Digitale Subtraktionsangiografie (DSA) bei der gleichen Patientin wie in **c** im seitlichen Strahlengang. Bei Kontrastierung der A. carotis interna (*langer Pfeil*) kommt es zur Darstellung einer direkten Karotis-Sinus-cavernosus-Fistel mit dilatierter V. ophthalmica superior (*gestrichelter Pfeil*) und V. ophthalmica inferior (*kurzer Pfeil*)

Die AO/OTA-Klassifikation berücksichtigt demgegenüber mehr die ursächlich wirkenden Kräfte und das daraus resultierende Frakturmuster. Dementsprechend detaillierter werden die Kombinationen der spinalen Verletzungen in der Klassifikation beschrieben. Im klinischen Alltag ist diese Klassifikation mittlerweile die führende.

Bildgebende Diagnostik

Nicht jedes Trauma geht mit einer relevanten Traumafolge einher und bedarf einer Bildgebung. Um eine Überdiagnostik zu vermeiden, gibt es in der veröffentlichten Literatur eine Vielzahl von Entscheidungsregeln [26, 28, 51]. So ist bei einem wachen, asymptomatischen Patienten ohne neurologisches Defizit oder Schmerzen in der HWS oder ohne stattgehabte Distraktionsverletzung eine Bildgebung nicht indiziert [26, 31, 50]. In allen anderen Fällen sollte eine Bildgebung durchgeführt werden, da eine ca. 5%ige Chance für eine Traumafolge an der HWS besteht [27, 45].

Üblicherweise werden bei der konventionellen Röntgendiagnostik eine Aufnahme im seitlichen und eine im anteriorposterioren (a.–p.) Strahlengang angefertigt sowie eine Zielaufnahme des Dens. Die konventionelle Röntgendiagnostik hat jedoch eine geringe Sensitivität, sodass bis zu 60 % der Frakturen übersehen werden (Abb. 7.11) oder in ihrer Komplexität nicht vollständig beurteilt werden können [29, 57].

Bei einem entsprechenden Unfallmechanismus ist daher die CT die Untersuchungsmodalität der Wahl [29]. Der Untersuchungsbereich sollte dabei von der Schädelbasis bis zur Mitte von Brustwirbelkörper (BWK) 1 reichen. Die Schichten sollten axial sowohl im Knochen- als auch im Weichteilfenster rekonstruiert werden. Zusätzlich sollten sagittale und koronare Schichten im Knochenfenster angefertigt werden. Dabei ist darauf zu achten, dass die Schichten jeweils mit einer Schichtdicke von 1,5 bis 2 mm rekonstruiert werden [17, 31, 42]. Um keine Fraktur zu übersehen, sollte ein dünner Schichtabstand von 1 mm gewählt werden [31]. In schwierigen Fällen können die koronaren Reformationen auch gekrümmt entlang des Verlaufs der Wirbelsäule angefertigt werden.

Bei polytraumatisierten Patienten wird – entsprechend den aktuellen Protokollempfehlungen – die HWS im Rahmen einer CT-Angiografie untersucht, um mögliche begleitende Gefäßverletzungen sicher erfassen zu können [20, 31]. Dieses Vorgehen wird für ein isoliertes Trauma der HWS jedoch noch kontrovers diskutiert.

Die MRT-Bildgebung dient dem Nachweis einer CT-morphologisch okkulten Fraktur bei persistierenden klinischen Beschwerden, der Beurteilung begleitender ligamentärer Verletzungen sowie dem Nachweis bzw. dem Ausschluss einer Myelonläsion. Besteht der klinische Ver-

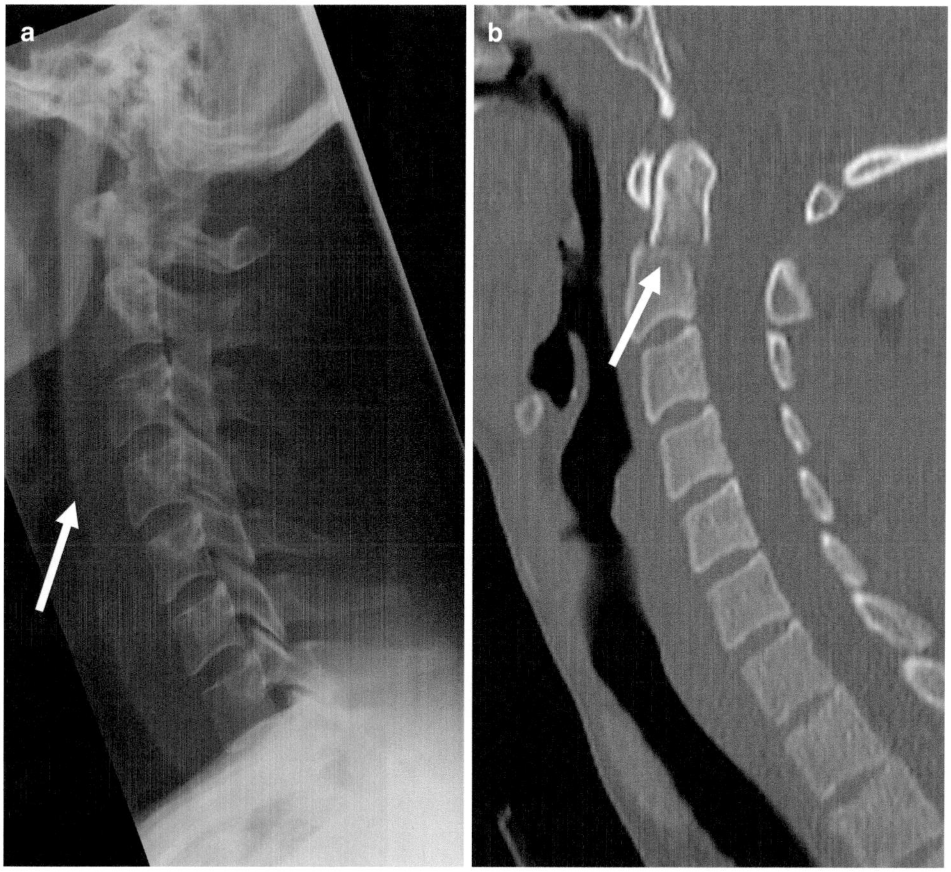

Abb. 7.11 Limitationen der konventionellen Röntgendiagnostik bei der Densfraktur. **a** Initial angefertigte konventionelle Röntgenaufnahme der HWS im lateralen Strahlengang einer 27-jährigen Patientin mit Zustand nach Verkehrsunfall mit Überschlagen des Autos; Steilstellung der HWS, aber kein Frakturnachweis, jedoch schmales prävertebrales Hämatom (*Pfeil*) als indirekter Hinweis auf eine Fraktur. **b** CT im Rahmen der 45 min später durchgeführten Polytraumadiagnostik der gleichen Patientin wie in **a**, Darstellung im Knochenfenster und in sagittaler Rekonstruktion. Nachweis einer gering dislozierten Densfraktur, Typ II nach Anderson-D'Alonzo (*Pfeil*)

dacht auf eine Myelonverletzung, so sollte die MRT-Aufnahme so zeitnah wie möglich angefertigt werden, um eine adäquate Therapie nicht zu verzögern. Ist ein Patient mit stattgehabtem Trauma der HWS klinisch nicht zu beurteilen, so sollte innerhalb von 48 Stunden nach dem Unfallereignis eine MRT der HWS durchgeführt werden.

▶ **Merke** Die CT ist Untersuchungsmodalität der Wahl bei Verdacht auf eine Wirbelsäulenverletzung, bei polytraumatisierten Patienten in der Regel als CT-Angiografie. Die MRT erfolgt bei okkulten Frakturen, zum Ausschluss diskoligamentärer Verletzungen und einer Myelonläsion. Das MRT-Protokoll sollte sagittale T2-gewichtete fettgesättigte, T2*-gewichtete und diffusionsgewichtete („diffusion-weighted imaging", DWI) Aufnahmen umfassen.

Das minimale Untersuchungsprotokoll zur Beurteilung möglicher Traumafolgen sollte dabei sagittale T1-gewichtete (T1w) und T2-gewichtete (T2w) STIR („short-tau inversion recovery") sowie axiale T1w- und T2w-Aufnahmen umfassen [26, 42, 53]. Die Autoren empfehlen, zusätzlich sagittale T2*w- und DWI-Aufnahmen zu akquirieren, um intramedulläre Blutungen oder ein Myelonödem nachzuweisen. Es gibt in der aktuellen Literatur Hinweise darauf, dass insbesondere das Ausmaß der Myelonläsion auf axialen T2w-Aufnahmen eine Prädiktion des klinischen Ergebnisses erlaubt [52].

Aufgabe der Bildgebung

Bei einem akuten HWS-Trauma sollen anhand der Bildgebung alle knöchernen und Weichteilverletzungen erfassen werden, sodass ggf. die Indikation für eine operative Therapie gestellt und diese geplant werden kann. Dabei müssen insbesondere folgende Fragen beantwortet werden:

1. Handelt es sich um eine stabile oder eine instabile Fraktur? Dabei wird die Stabilität durch intakte knöcherne und ligamentäre Strukturen gegeben.
2. Kommt es zu einer relevanten Einengung des Spinalkanals und/oder der Neuroforamina mit möglicher Kompression des Myelons oder der Nervenwurzeln?
3. Handelt es sich um eine frische oder eine alte Fraktur? Wenn das Unfallereignis nicht zu den nachgewiesenen Veränderungen passt, dann sollte auf indirekte Zeichen für eine akute Traumafolge, z. B. ein prävertebrales Hämatom, geachtet oder eine MRT mit ödemsensitiven Aufnahmen durchgeführt werden.
4. Eine weitere Frage, die insbesondere bei nicht adäquatem Trauma beantwortet werden muss, ist folgende: Handelt es sich um eine pathologische Fraktur?

7.4.1 Frakturen des kraniozervikalen Übergangs – Kondylenfrakturen

Frakturen der okzipitalen Kondylen (Abb. 7.12) sind eine seltene Traumafolge und in der Regel Folge eines Hochenergietraumas. Kondylenfrakturen werden nach Anderson und Montesano [5] eingeteilt, wobei der Typ III (Avulsionsfrakturen mit Abriss des Fragments und der Ligg. alaria) als instabil angesehen wird. Kondylenfrakturen können ein- oder beidseitig auftreten oder sich ringartig an der ventralen Zirkumferenz des Foramen magnum ausdehnen. Einseitige Kondylenfrakturen sind typischerweise durch eine forcierte Lateralflexion bedingt.

▶ **Praxistipp** Checkliste zur Kondylenfraktur: Beschreibung der exakten Frakturausdehnung, dabei auf mögliche intrakranielle Begleitverletzungen achten; Empfehlung zur Bildgebung der weiteren Wirbelsäule, um weitere Verletzungen auszuschließen.

7.4.1.1 Atlantookzipitale Dissoziation

Hierbei handelt es sich in der Regel nicht um eine knöcherne Läsion, sondern um eine rein ligamentäre Verletzung, die die Lamina tectoria und die Ligg. alaria betrifft. Eine atlantookziptale Dissoziation bei Erwachsenen ist mit einer signifikanten Mortalität und Morbidität assoziiert, oftmals versterben diese Patienten schon am Unfallort [17, 42, 48]. Sie lässt sich in den sagittalen Reformationen der CT-Untersuchung durch den erweiterten Abstand zwischen Densspitze und Basion (Normwert Basion-Dens-Intervall [BDI]: 8,5–9,5 mm) leicht diagnostizieren.

7.4.1.2 Atlasfrakturen

Atlasfrakturen (Abb. 7.13) machen ca. ¼ aller Verletzungen des kraniozervikalen Übergangs aus. In knapp 40 % der Fälle gehen sie mit einer begleitenden Faktur des HWK 2 einher.

Atlasfrakturen werden entsprechend ihrer Lokalisation durch die Jefferson-Klassifikation eingeteilt [46]. Entsprechend dieser Klassifikation handelt es sich bei der eigentlichen Jefferson-Fraktur um eine Typ-III-Fraktur, also eine instabile Berstungsfraktur mit bilateraler Fraktur des hinteren Bogens und uni- oder bilateraler Fraktur des vorderen Bogens. Eine Jefferson-Fraktur ist zumeist durch ein axiales Stauchungstrauma bedingt.

Während die Jefferson-Klassifikation v. a. im amerikanischen und im asiatischen Raum vermehrt Anwendung findet

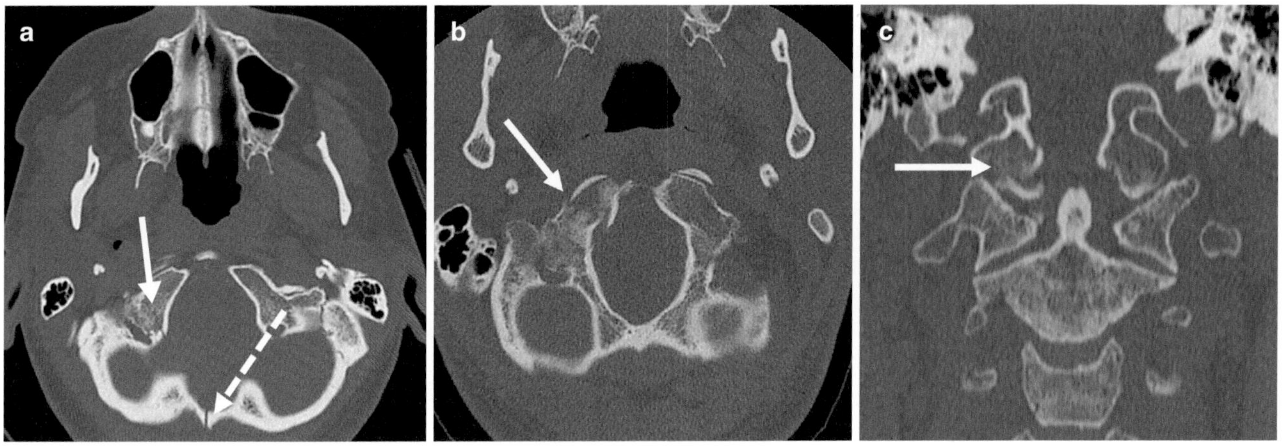

Abb. 7.12 Kondylenfrakturen. **a** Axiale CT-Aufnahme der Schädelbasis im Knochenfenster einer 59-jährigen Patientin nach Treppensturz. Okzipitale Kalottenfraktur (*gestrichelter Pfeil*) mit Einstrahlen in die rechtsseitige Kondyle (*Pfeil*), Typ II nach Anderson und Montesano. **b** Axiale CT-Aufnahme der HWS im Knochenfenster eines 39-jährigen Patienten mit axialem Stauchungstrauma. Dislozierte Fraktur der rechten Kondyle (*Pfeil*). **c** CT-Aufnahme der HWS im Knochenfenster des gleichen Patienten wie in **b**, koronare Rekonstruktion. Geringer Versatz des Fragments (*Pfeil*) nach medial und kranial

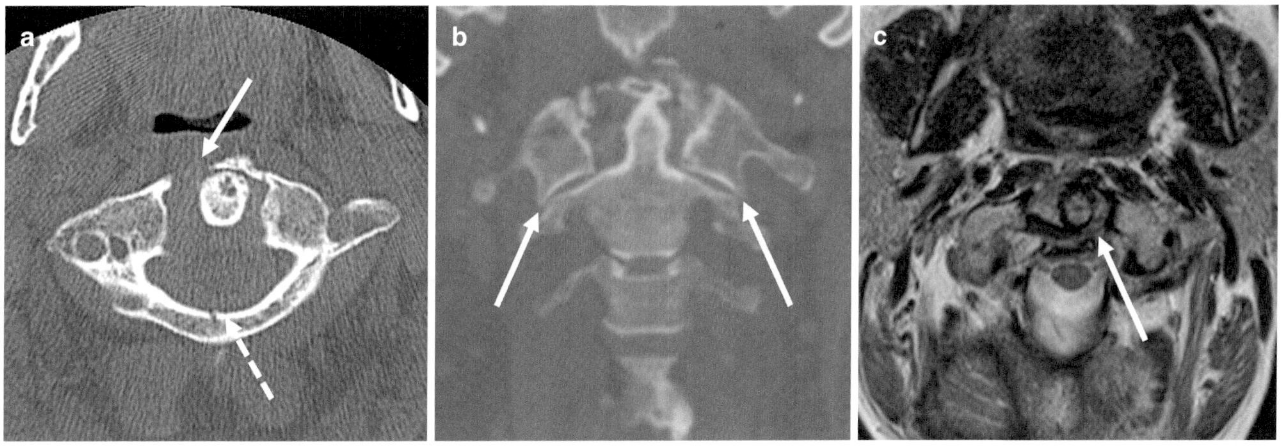

Abb. 7.13 Atlasfrakturen. **a** CT-Aufnahme der HWS im Knochenfenster, axiale Reformation, eines 77-jährigen Patienten nach Verkehrsunfall als nicht angeschnallter Beifahrer. Berstungsfraktur des Atlas mit instabiler Mehrfragmentfraktur des vorderen (*Pfeil*) und linearen Fraktur des hinteren (*gestrichelter Pfeil*) Atlasbogens mit grober Dehiszenz im Bereich der vorderen Atlasbogenfraktur. **b** CT-Aufnahme der HWS im Knochenfenster, koronare Reformation, des gleichen Patienten wie in **a**. Die Massa lateralis des Atlasbogens überragt das Niveau des Wirbelkörpers von HWK 2 beidseits nach lateral (*Pfeil*). **c** MRT-Aufnahme der HWS des gleichen Patienten wie in **a**. Axiale T2-gewichtete Aufnahme mit Nachweis einer Avulsionsverletzung (*Pfeil*) des Lig. transversum auf der linken Seite

[32], hat sich in Europa die Einteilung der Atlasfrakturen nach der Gehweiler-Klassifikation etabliert [1] und wird auch von der Wirbelsäulensektion der Deutschen Gesellschaft für Orthopädie und Unfallchirurgie (DGOU) favorisiert [32]. Die Gehweiler-Klassifikation unterteilt die Atlasfrakturen in 5 Subtypen (Tab. 7.2), die klassische Jefferson-Fraktur wird dabei als Typ-III-Fraktur klassifiziert (Abb. 7.14).

▶ **Merke** Bei Atlasfrakturen gilt, dass eine bilaterale Fraktur des vorderen oder hinteren Bogens, eine kombinierte Fraktur beider Bögen oder eine Trümmerfraktur der Massa lateralis als instabil angesehen werden [17, 46].

▶ **Praxistipp** Checkliste zu Atlasfrakturen: Beschreibung der exakten Frakturausdehnung; Einteilung nach Jefferson-Klassifikation und Bewertung der Fraktur als stabil oder instabil. Bei Frakturen des hinteren Bogens sollte immer eine Gefäßdiagnostik zum Ausschluss einer Verletzung der A. vertebralis empfohlen werden.

Tab. 7.2 Einteilung der Atlasfrakturen nach Gehweiler

Typ	Frakturlokalisation
I	Isolierte Fraktur des vorderen Atlasbogens (entspricht Jefferson Typ I)
II	Isolierte, in der Regel bilaterale Fraktur des hinteren Atlasbogens (entspricht Jefferson Typ II)
III	Kombinierte Fraktur des vorderen und hinteren Atlasbogens: – IIIa: Intaktes Lig. transversum atlantis – *stabile Fraktur* – IIIb: Läsion des Lig. transversum atlantis – *instabile Fraktur*
IV	Fraktur der Massa lateralis (entspricht Jefferson Typ IV)
V	Isolierte Fraktur des Proc. transversus von HWK 1

7.4.1.3 Densfrakturen und Axis-Frakturen

Eine Fraktur des HWK 2 tritt bei bis zu 20 % aller knöchernen HWS-Verletzungen auf. Dabei wird unterschieden zwischen Frakturen des Dens axis und des Wirbelkörpers selbst. Frakturen des Dens axis werden nach Anderson und D'Alonzo [4] eingeteilt (Abb. 7.15), Frakturen des eigentlichen Wirbelkörpers nach der modifizierten Effendi-Klassifikation [47].

Die häufigste Form der Densfraktur ist der Typ II, eine Fraktur am Übergang vom Proc. odontoideus zum Wirbelkörper.

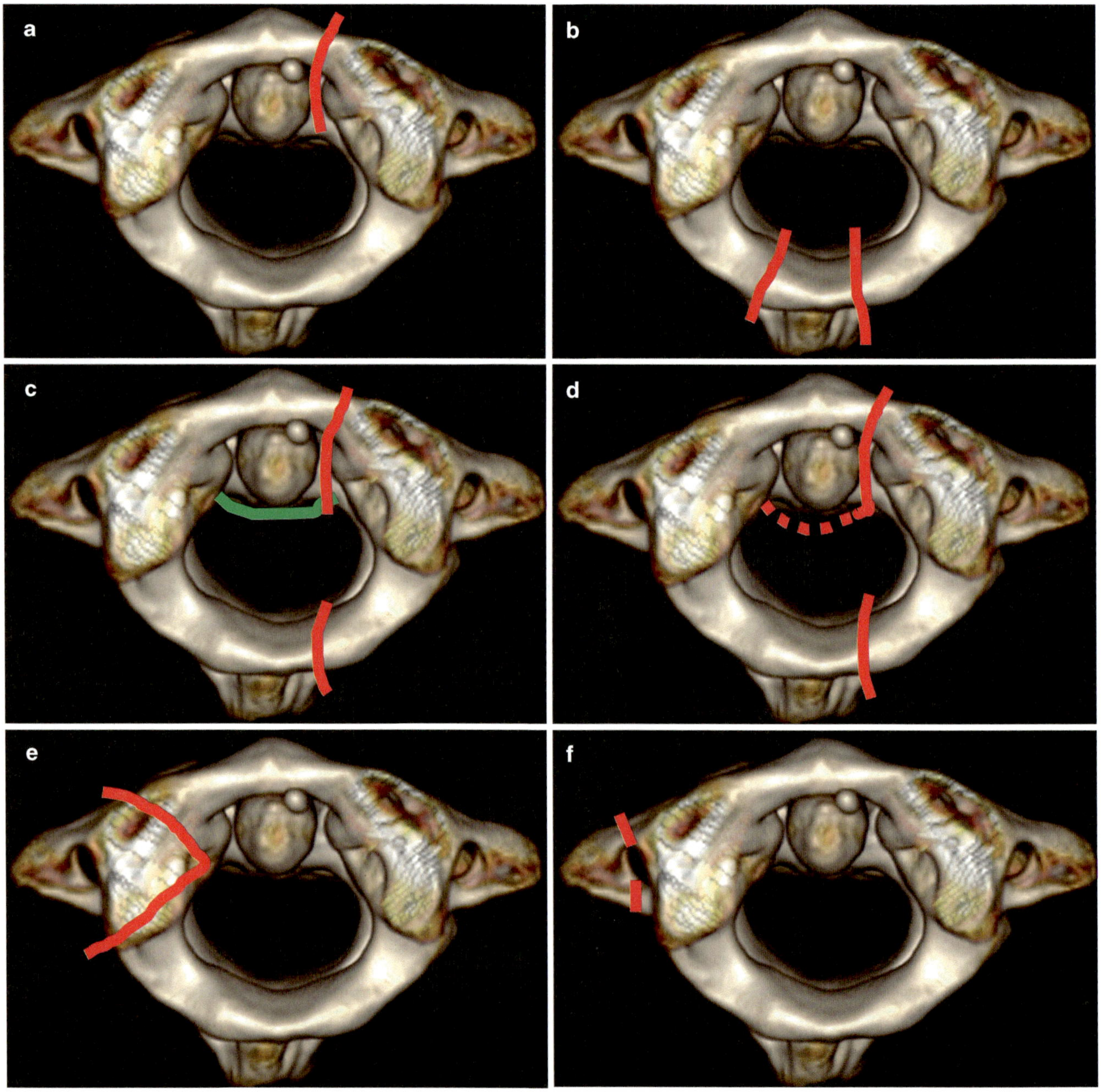

Abb. 7.14 Gehweiler-Klassifikation der Atlasfrakturen. **a** Typ I – isolierte vordere Atlasbogenfraktur; **b** Typ II – isolierte, in der Regel bilaterale Fraktur des hinteren Atlasbogens; **c** Typ IIIa – kombinierte Fraktur des vorderen und hinteren Atlasbogens mit intaktem Lig. transversum atlantis (grüne Linie); stabile Fraktur; **d** Typ IIIb – kombinierte Fraktur des vorderen und hinteren Atlasbogens mit Läsion des Lig. transversum atlantis (*gestrichelte rote Linie*), instabile Fraktur; **e** Typ IV – Fraktur der Massa lateralis; **f** Typ V – isolierte Fraktur des Proc. transversus von HWK 1

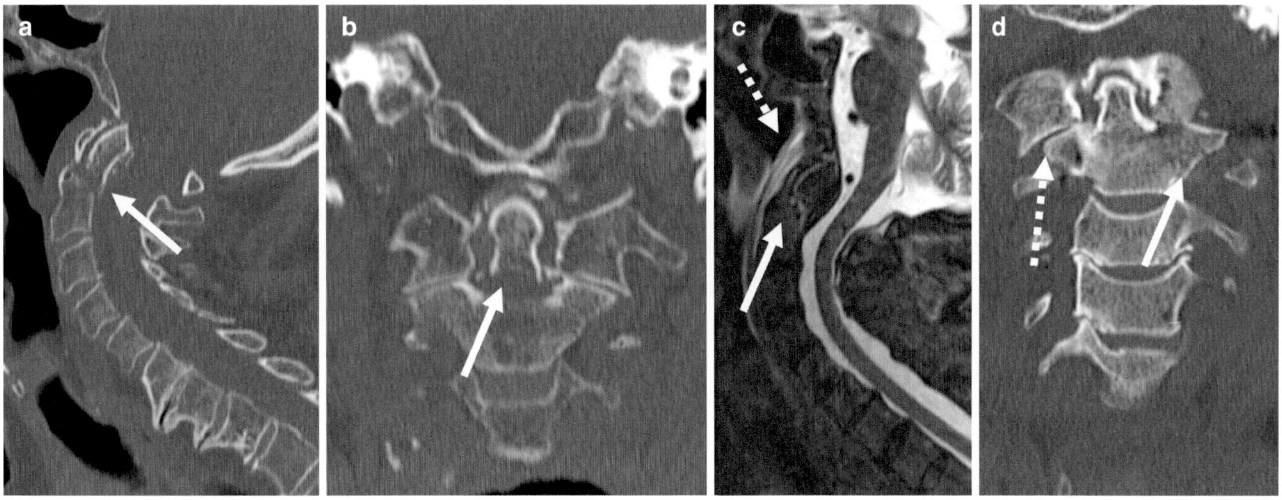

Abb. 7.15 Densfrakturen. **a** CT-Aufnahme der HWS im Knochenfenster, sagittale Reformation, einer 87-jährigen Patientin nach Verkehrsunfall. Densfraktur Typ II (*Pfeil*) mit geringem Abkippen des Fragments nach dorsal. **b** CT-Aufnahme der HWS, koronare Reformation der gleichen Patientin demonstriert den Schrägverlauf der Fraktur (*Pfeil*) sowie die Dehiszenz. **c** MRT-Aufnahme der HWS, sagittale T2-gewichtete Aufnahme mit Fettsättigung, der gleichen Patientin wie in **a**. Knochenödem (*Pfeil*) und prävertebrales Hämatom (*gestrichelter Pfeil*) als Zeichen der frischen Fraktur, kein Nachweis einer relevanten Einengung des Spinalkanals oder einer Myelonverletzung. **d** CT-Aufnahme der HWS, koronare Reformation, eines 56-jährigen Patienten mit Zustand nach Fahrradsturz. Densfraktur vom Typ III (*Pfeil*) durch den Wirbelkörper mit Rotationsfehlstellung und konsekutiver Verlagerung des Atlas (*gestrichelter Pfeil*)

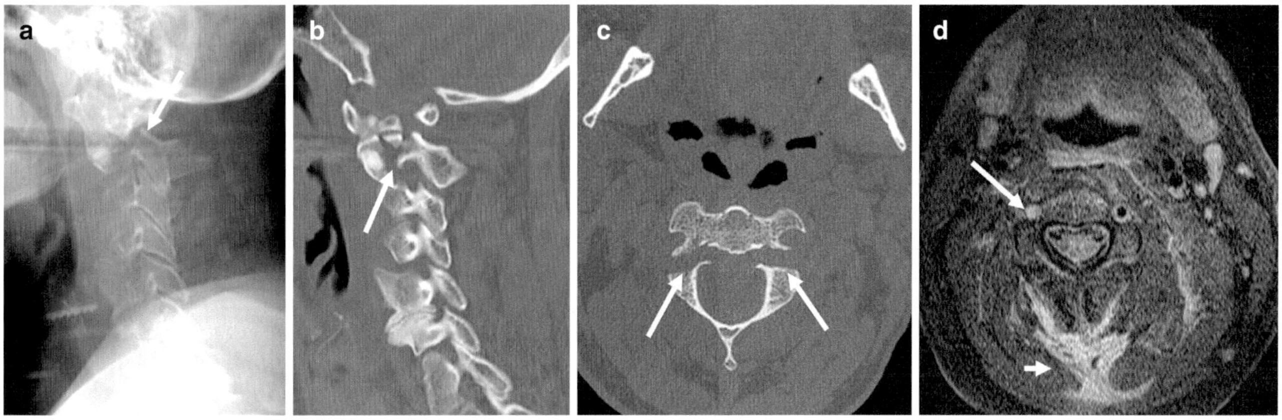

Abb. 7.16 Hangman-Frakturen. **a** Röntgenaufnahme der HWS einer 60-jährigen Patientin mit Zustand nach Treppensturz. Nachweis einer gering dislozierten Fraktur im Bereich der Pars interarticularis von HWK 2 (Pfeil). **b** CT-Aufnahme der HWS im Knochenfenster, sagittale Reformation, der gleichen Patientin wie in **a** mit Nachweis einer Mehrfragmentfraktur (*Pfeil*) mit Dehiszenz und Dislokation. **c** CT-Aufnahme der HWS im Knochenfenster, axiale Reformation, der gleichen Patientin wie in **a** mit Nachweis der bilateralen Dehiszenz (*Pfeil*). **d** MRT-Aufnahme der HWS, axiale protonendichtegewichtete (PD-)Sequenz mit Fettsättigung; Nachweis des dissektionsbedingten Verschlusses der rechten A. vertebralis (*Pfeil*) unmittelbar proximal der Fraktur; *kurzer Pfeil* – Einblutung und Ödem in den dorsalen Weichteilen

Gleichzeitig ist dies auch die Fraktur mit dem höchsten Risiko für die Ausbildung einer Pseudarthrose. Densfrakturen vom Typ I und III gelten als stabil. Eine diagnostische Schwierigkeit kann die Abgrenzung der Densfraktur Typ III von einer Wirbelkörperfraktur des HWK 2 darstellen. Die zweithäufigste Fraktur des HWK 2 ist die sog. „Hangman-Fraktur", eine bilaterale Fraktur der Pars interarticularis (Abb. 7.16).

▶ **Merke** Das Os odontoideum, ein akzessorischer Knochenkern an der Spitze des Dens, ist als Normvariante von der Densfraktur Typ I abzugrenzen. Das Os odontoideum ist dabei rund, glatt begrenzt und sklerosiert, indirekte Frakturzeichen fehlen.

▶ **Praxistipp** Checkliste zu Densfrakturen: Der radiologische Befund sollte die exakte Frakturausdehnung und Stellung der Fragmente zueinander beschreiben und die Fraktur als stabil oder instabil bewerten. Eventuell begleitende Weichteilverletzungen müssen ebenfalls mitbeschrieben werden.

7.4.2 Frakturen der subaxialen Halswirbelsäule

Verletzungen der subaxialen HWS machen ca. 65 % aller HWS-Verletzungen aus [17]. Im Vergleich zur thorakolumbalen Wirbelsäule ist die HWS insbesondere in den unteren beiden Bewegungssegmenten, in denen sich am häufigsten Traumafolgen nachweisen lassen, deutlich mobiler [8, 31].

Die subaxiale HWS weist als Besonderheit gegenüber der Brust- (BWS) und der Lendenwirbelsäule (LWS) die Unkovertebralgelenke und die Foramina transversaria auf: Die Unkovertebralgelenke schränken dabei die Lateralflexion ein, und durch die Foramina transversaria in den HWK 3–6 verläuft beidseits die A. vertebralis.

Entsprechend der während eines Traumas wirkenden Kräfte kommt es an der HWS zu reproduzierbaren Verletzungsmustern. In Abhängigkeit des vorherrschenden Kraftvektors kann zwischen Hyperflexions- und Hyperextensionstrauma mit oder ohne begleitende Rotation, Kompressionsverletzungen oder Verletzungen durch eine Lateralflexion unterschieden werden [17, 48].

Ein Hyperflexionstrauma führt infolge der zervikalen Lordose zu einer Kompressionsfraktur. Diese betrifft in der Regel die Deckplatte und geht mit einer Höhenminderung im Bereich der Vorderkanten und der ventralen Anteile des Wirbelkörpers einher. Wenn die Höhenminderung weniger als 25 % beträgt, dann sind diese Frakturen in der Regel als stabil zu bewerten. Wenn die Höhenminderung mehr als 25 % der Wirbelkörperhöhe ausmacht, kann es begleitend zu einer Verletzung der posterioren Bänder kommen. Dies imponiert in der Bildgebung als eine Erweiterung des interspinösen Abstands. Häufig ist dann auch die mittlere Säule betroffen, sodass die Frakturen als instabil zu bewerten sind. Ein besonderes Augenmerk sollte dabei auf eine mögliche Verlagerung von Hinterkantenfragmenten in den Spinalkanal gelegt werden, die mit einer möglichen Myelonkompression oder Einengung der Neuroforamina einhergehen kann. Eine solche Fraktur ist als instabil zu bewerten.

▶ **Praxistipp** Besonders ist auf die Facettengelenke zu achten, da diese frakturieren oder luxieren können.

Wenn es zu der Aussprengung eines triangulären Fragments aus der Vorderkante des Wirbelkörpers kommt (Abb. 7.17), dann spricht man von einer sog. „Teardrop-Fraktur". Diese ist bedingt durch ein starkes Hyperflexionstrauma mit zusätzlichen begleitenden Kompressionskräften [22]. Diese Art von Fraktur geht mit ausgedehnten ligamentären Verletzungen des vorderen Längsbands und der posterioren Bänder und dadurch resultierender Instabilität der Wirbelsäule einher.

In den sagittalen Schnittbildern kommt es zu einem Dorsalversatz der posterioren Anteile des betroffenen Wirbelkörpers gegenüber dem nicht betroffenen kaudalen Spinalkanal.

▶ **Praxistipp** Bei Teardrop-Frakturen sollte zum Ausschluss einer Myelonschädigung und Beurteilung von diskoligamentären Verletzungen immer eine MRT und zum Ausschluss einer Gefäßverletzung eine CT- oder MR-Angiografie durchgeführt werden.

Eine (Sub-)Luxation der Facettengelenke (Abb. 7.18) ist Folge einer starken Hyperflexionsverletzung. Eine solche Luxation kann ein- oder beidseitig auftreten. Die Facettengelenke können sich je nach Ausmaß der Verletzung spontan reponieren oder in luxierter Stellung fixiert sein, was dann eine Operationsindikation darstellt.

▶ **Praxistipp** Bei einer Facettengelenksluxation sollte immer eine CT-Angiografie durchgeführt werden, um eine Verletzung der A. vertebralis auszuschließen [41].

Begleitende axiale Stauchungskräfte können außerdem zu einer Berstungsfraktur eines Wirbelkörpers (Abb. 7.17) führen. Hierbei ist die mittlere Säule betroffen, daher gilt diese Verletzung als instabil.

Eine Avulsionsverletzung des anterioren inferioren Wirbelkörpers an der Ansatzstelle des vorderen Längsbands ist Folge eines Hyperextensionstraumas [18]. Hierdurch kann es – wie bei einem Hyperflexionstrauma – ebenfalls zum Ausbrechen eines Teardrop-Fragments kommen. Weitere typische bildmorphologische Stigmata einer solchen Verletzung sind die Erweiterung des Zwischenwirbelraums unterhalb des betroffenen Wirbelkörpers sowie begleitende Frakturen der Dornfortsätze (Abb. 7.19).

▶ **Praxistipp** Checkliste zu Frakturen der subaxialen HWS: Klassifikation als stabile oder instabile Fraktur; Hinweis auf begleitende ligamentäre Verletzungen; Prüfung auf Versatz von Wirbelkörpern, auf knöcherne Fragmente im Spinalkanal und Neuroforamen. Sind die Facettengelenke betroffen? Liegen Begleitverletzungen vor?

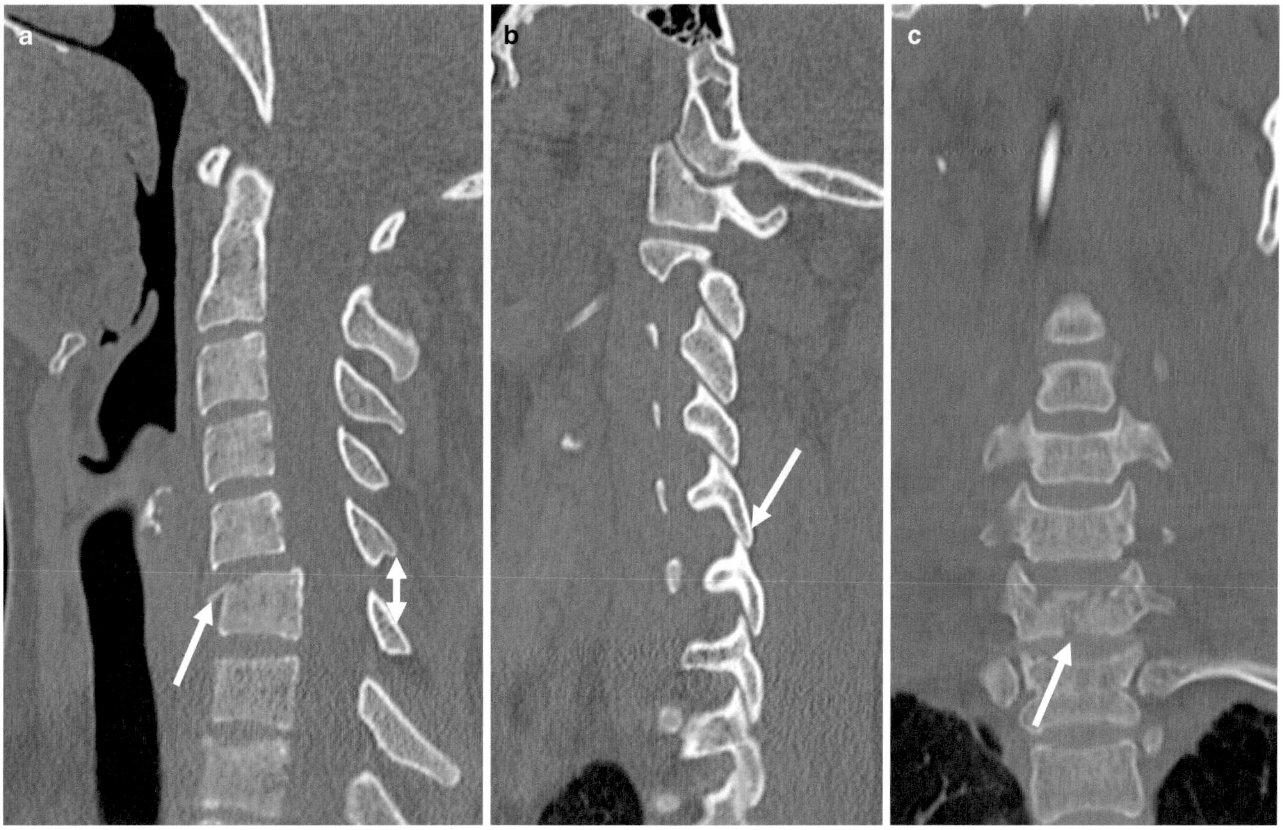

Abb. 7.17 Flexionsverletzungen der subaxialen Halswirbelsäule. **a** CT-Aufnahme der HWS, sagittale Reformation im Knochenfenster, eines 21-jährigen Patienten mit Zustand nach Sturz vornüber beim Kitesurfen. Kompressionsfraktur von HWK 6 mit Aussprengung eines kleinen ventralen dreieckigen Fragments („teardrop fragment", *Pfeil*), Subluxationsstellung von HWK 5 und vergrößerter interspinöser Abstand (*Doppelpfeil*) als Hinweis auf eine instabile Fraktur. **b** CT-Aufnahme der HWS im Knochenfenster, paramediane sagittale Reformation, des gleichen Patienten wie in **a** mit Nachweis einer Subluxationsstellung (*Pfeil*) im Facettengelenk von HWK 5/6 als Hinweis auf eine instabile Fraktur. **c** CT-Aufnahme der HWS im Knochenfenster, koronare Reformation, einer 43-jährigen Patientin mit Zustand nach Verkehrsunfall. Instabile Berstungsfraktur von HWK 7 (*Pfeil*) als Ausdruck eines Hyperflexionstraumas mit zusätzlichen Kompressionskräften

7.5 Zusammenfassung

Die CT ist die Untersuchungsmodalität der Wahl bei Verletzungen der Kalotte oder der HWS. Bei Kalottenfrakturen muss differenziert werden zwischen einem offenen und geschlossenen SHT. Neben der Fraktur müssen begleitende intrakranielle Traumafolgen erfasst werden. Bei Frakturen der Schädelbasis muss eine begleitende Gefäßverletzung ausgeschlossen werden. Bei Felsenbeinfrakturen ist immer auf die Mittel- und Innenohrstrukturen zu achten. Frakturen der HWS werden unterteilt in Frakturen des kraniozervikalen Übergangs und subaxiale Frakturen. Entscheidend ist, ob es sich um eine stabile oder eine instabile Fraktur handelt und ob es zu einer begleitenden Verletzung des Myelons gekommen ist.

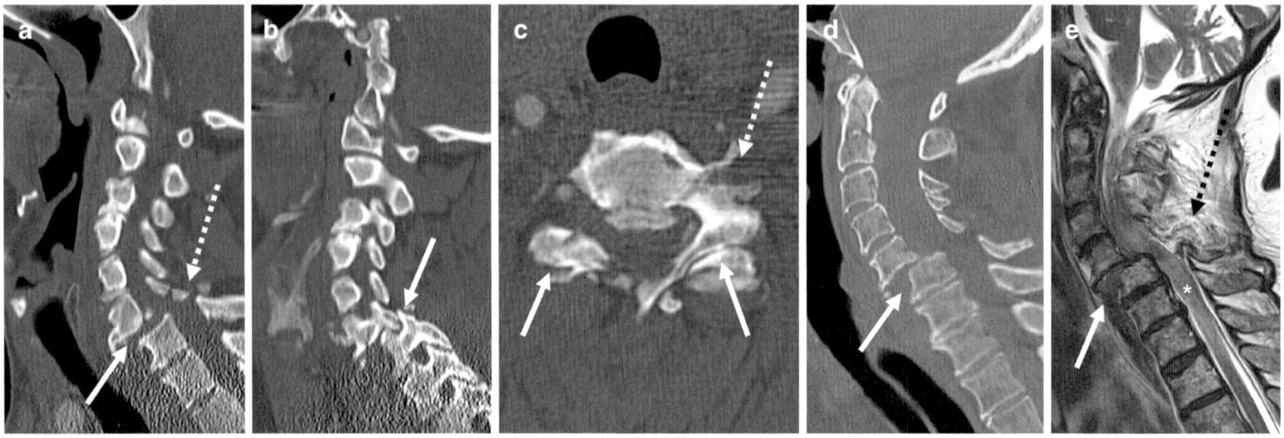

Abb. 7.18 Luxationsfrakturen des Facettengelenks. **a** CT-Aufnahme der HWS im Rahmen der Polytraumadiagnostik, sagittale Rekonstruktion im Knochenfenster, eines 58-jährigen Patienten mit Zustand nach Motorradunfall und akutem Querschnitt. Traumatische Spondylolisthese (*Pfeil*) bei Luxationsfraktur mit frakturiertem rechtsseitigem oberem Gelenkfortsatz (*gestrichelter Pfeil*). **b** Gleicher Patient wie **a**, sagittale Schicht paramedian links mit Nachweis der persistierenden Luxation des linken Facettengelenks (*Pfeil*), das nicht frakturiert ist. **c** CT-Aufnahme der HWS im Knochenfenster, axiale Reformation, des gleichen Patienten wie in **a** mit Nachweis der beidseitigen Facettengelenksluxation (*Pfeile*) und dissektionsbedingtem Verschluss der linken A. vertebralis (*gestrichelter Pfeil*). **d** CT-Aufnahme der HWS im Knochenfenster, sagittale Reformation in Medianebene, eines 74-jährigen Patienten mit Zustand nach Leitersturz und akutem Querschnitt. Spondylolisthese von HWK 5 um nahezu Wirbelkörperbreite gegenüber HWK 6. **e** Sagittale T2-gewichtete MRT-Aufnahme des gleichen Patienten wie in **d** direkt nach der CT-Untersuchung. Nachweis des ausgedehnten Myelonödems (*Stern*) und Zerreißung der posterioren Bänder (*gestrichelter Pfeil*). Das vordere Längsband (*Pfeil*) ist intakt, jedoch vom Wirbelkörper des HWK 6 abgelöst

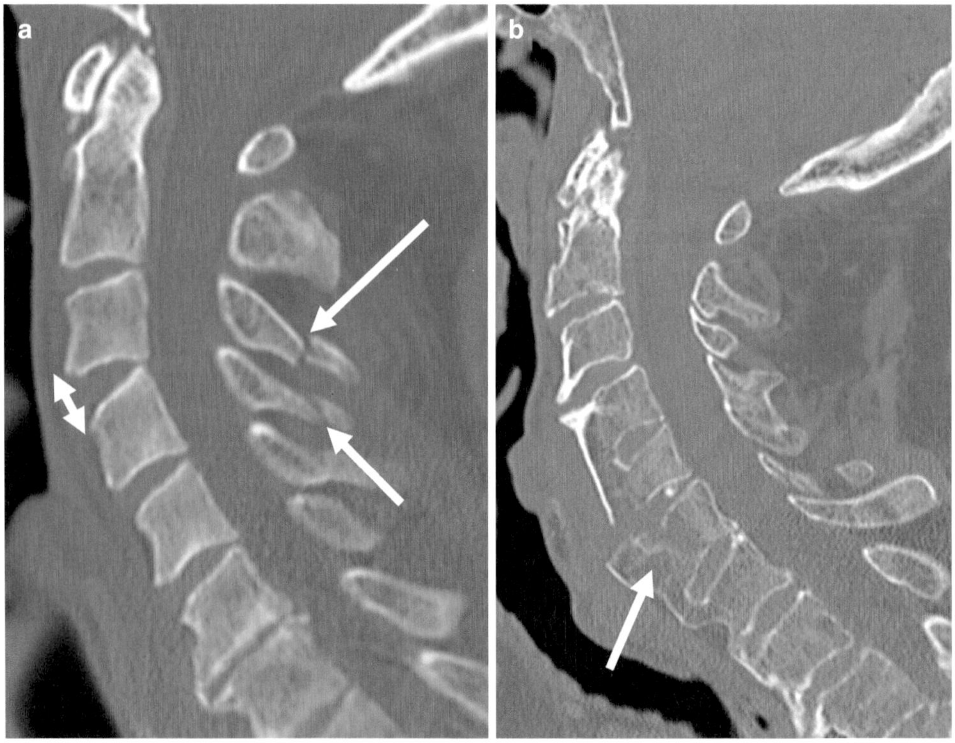

Abb. 7.19 Extensionsverletzungen der subaxialen Wirbelsäule. **a** CT-Aufnahme der HWS im Knochenfenster, sagittale Reformation, eines 57-jährigen Patienten mit Zustand nach Sturz auf das Gesicht. Erweiterter Zwischenwirbelraum HWK 3/4 (*Doppelpfeil*) und Fraktur der Dornfortsätze von HWK 3 und 4 (*Pfeile*) als Ausdruck einer instabilen Verletzung bei Hyperextensionstrauma. **b** CT-Aufnahme der HWS im Knochenfenster, sagittale Reformation, eines 73-jährigen Patienten mit Zustand nach Treppensturz. Instabile Schrägfraktur von HWK 6 (*Pfeil*) mit Fraktur des verknöcherten vorderen Längsbands bei DISH-Syndrom (diffuse idiopathische skelettale Hyperostose)

Literatur

Ausgewählte Übersichtsarbeiten und Monografien

1. Gehweiler J, Osborne R, Becker R (1980) The radiology of vertebral trauma. Saunders, St. Louis
2. Nardi C, Vignoli C, Pietragalla M, Tonelli P, Calistri L, Franchi L et al (2020) Imaging of mandibular fractures: a pictorial review. Insights Imaging 11(1):30

Zitierte Originalarbeiten

3. Alzuhairy AKA (2020) Accuracy of Canadian CT head rule and new orleans criteria for minor head trauma; a systematic review and meta-analysis. Arch Acad Emerg Med 8:e79
4. Anderson LD, D'Alonzo RT (1974) Fractures of the odontoid process of the axis. J Bone Joint Surg Am 56(8):1663–1674
5. Anderson PA, Montesano PX (1988) Morphology and treatment of occipital condyle fractures. Spine (Phila Pa 1976) 13(7):731–736
6. Andresen NS, Sun DQ, Hansen MR (2018) Facial nerve decompression. Curr Opin Otolaryngol Head Neck Surg 26(5):280–285
7. Audigé L, Cornelius CP, Di Ieva A, Prein J (2014) The first AO classification system for fractures of the craniomaxillofacial skeleton: rationale, methodological background, developmental process, and objectives. Craniomaxillofac Trauma Reconstr 7(Suppl 1):S006–S014
8. Bogduk N (2016) Functional anatomy of the spine. Handb Clin Neurol 136:675–688
9. Brodie HA, Thompson TC (1997) Management of complications from 820 temporal bone fractures. Am J Otolaryngol 18(2): 188–197
10. Cornelius CP, Kunz C, Neff A, Kellman RM, Prein J, Audigé L (2014) The comprehensive AOCMF classification system: fracture case collection, diagnostic imaging work up, AOCOIAC iconography and coding. Craniomaxillofac Trauma Reconstr 7(Suppl 1):S131–S135
11. Dahiya R, Keller JD, Litofsky NS, Bankey PE, Bonassar LJ, Megerian CA (1999) Temporal bone fractures: otic capsule sparing versus otic capsule violating clinical and radiographic considerations. J Trauma 47(6):1079–1083
12. Denis F (1984) Spinal instability as defined by the three-column spine concept in acute spinal trauma. Clin Orthop Relat Res 189:65–76
13. Diaz RC, Cervenka B, Brodie HA (2016) Treatment of temporal bone fractures. J Neurol Surg B Skull Base 77(5):419–429
14. Doerr TD (2015) Evidence-based facial fracture management. Facial Plast Surg Clin North Am 23(3):335–345
15. Dreizin D, Letzing M, Sliker CW, Chokshi FH, Bodanapally U, Mirvis SE et al (2014) Multidetector CT of blunt cervical spine trauma in adults. Radiographics 34(7):1842–1865
16. Dreizin D, Nam AJ, Tirada N, Levin MD, Stein DM, Bodanapally UK et al (2016) Multidetector CT of mandibular fractures, reductions, and complications: a clinically relevant primer for the radiologist. Radiographics 36(5):1539–1564
17. Dreizin D, Nam AJ, Diaconu SC, Bernstein MP, Bodanapally UK, Munera F (2018) Multidetector CT of midfacial fractures: classification systems, principles of reduction, and common complications. Radiographics 38(1):248–274
18. Edeiken-Monroe B, Wagner LK, Harris JH, Jr. (1986) Hyperextension dislocation of the cervical spine. AJR Am J Roentgenol 146(4):803–8.
19. Firsching R, Rickels E, Mauer UM, Sakowitz OW, Messing-Jünger M, Engelhard K et al (2015) Leitlinie Schädel-Hirn-Trauma im Erwachsenenalter: AWMF. https://www.awmf.org/uploads/tx_szleitlinien/008-001l_S2e_Schaedelhirntrauma_SHT_Erwachsene_2016-06.pdf. Zugegriffen am 30.08.2020
20. Fleck SK, Langner S, Baldauf J, Kirsch M, Rosenstengel C, Schroeder HW (2010) Blunt craniocervical artery injury in cervical spine lesions: the value of CT angiography. Acta Neurochir 152(10):1679–1686
21. Frey C, Hazenfield JM (2018) Essentials of head trauma imaging. Semin Ultrasound CT MR 39(5):469–480
22. Fuentes JM, Bloncourt J, Vlahovitch B, Castan P (1983) Tear drop fractures. Contribution to the study of the mechanism of osteo-disco-ligamentous lesions. Neurochirurgie 29(2):129–134
23. Ghelichkhani P, Shahsavarinia K, Gharekhani A, Taghizadieh A, Baratloo A, Fattah FHR, Abbasi N, Gubari MIM, Faridaalee G, Dinpanah H, Yekaninejad MS, Esmaeili A, Jones ME, Askarian-Amiri S, Yousefifard M, Hosseini M (2021) Value of Canadian C-spine rule versus the NEXUS criteria in ruling out clinically important cervical spine injuries: derivation of modified Canadian C-spine rule. Radiol Med 126(3):414–420. https://doi.org/10.1007/s11547-020-01288-7
24. Go JL, Acharya J, Branchcomb JC, Rajamohan AG (2019) Traumatic neck and skull base injuries. Radiographics 39(6):1796–1807
25. Gómez Roselló E, Quiles Granado AM, Artajona Garcia M, Juanpere Martí S, Laguillo Sala G, Beltrán Mármol B et al (2020) Facial fractures: classification and highlights for a useful report. Insights Imaging 11(1):49
26. Guarnieri G, Izzo R, Muto M (2016) The role of emergency radiology in spinal trauma. Br J Radiol 89(1061):20150833
27. Hanson JA, Blackmore CC, Mann FA, Wilson AJ (2000) Cervical spine injury: a clinical decision rule to identify high-risk patients for helical CT screening. AJR Am J Roentgenol 174(3):713–717
28. Hoffman JR, Mower WR, Wolfson AB, Todd KH, Zucker MI (2000) Validity of a set of clinical criteria to rule out injury to the cervical spine in patients with blunt trauma. National Emergency X-Radiography Utilization Study Group. N Engl J Med 343(2): 94–99
29. Holmes JF, Akkinepalli R (2005) Computed tomography versus plain radiography to screen for cervical spine injury: a meta-analysis. J Trauma 58(5):902–905
30. Ishman SL, Friedland DR (2004) Temporal bone fractures: traditional classification and clinical relevance. Laryngoscope 114(10):1734–1741
31. Jo AS, Wilseck Z, Manganaro MS, Ibrahim M (2018) Essentials of spine trauma imaging: radiographs, CT, and MRI. Semin Ultrasound CT MR 39(6):532–550
32. Kandziora F, Scholz M, Pingel A, Schleicher P, Yildiz U, Kluger P et al (2018) Treatment of atlas fractures: recommendations of the spine section of the German Society for Orthopaedics and Trauma (DGOU). Global Spine J 8(2 Suppl):5s–11s
33. Langner S, Roloff AM, Schraven SP, Weber MA, Henker C (2020) Frakturen von Kopf und Halswirbelsäule. Radiologe 60:601–609
34. Linnau KF, Stanley RB Jr, Hallam DK, Gross JA, Mann FA (2003) Imaging of high-energy midfacial trauma: what the surgeon needs to know. Eur J Radiol 48(1):17–32
35. Little SC, Kesser BW (2006) Radiographic classification of temporal bone fractures: clinical predictability using a new system. Arch Otolaryngol Head Neck Surg 132(12):1300–1304
36. Lo Casto A, Priolo GD, Garufi A, Purpura P, Salerno S, La Tona G et al (2012) Imaging evaluation of facial complex strut fractures. Semin Ultrasound CT MR 33(5):396–409
37. Ludi EK, Rohatgi S, Zygmont ME, Khosa F, Hanna TN (2016) Do radiologists and surgeons speak the same language? A retrospective review of facial trauma. AJR Am J Roentgenol 207(5): 1070–1076
38. Markowitz BL, Manson PN, Sargent L, Vander Kolk CA, Yaremchuk M, Glassman D et al (1991) Management of the medial cant-

hal tendon in nasoethmoid orbital fractures: the importance of the central fragment in classification and treatment. Plast Reconstr Surg 87(5):843–853
39. Mast G, Ehrenfeld M, Cornelius CP (2012) Maxillofacial fractures: midface and internal orbit. Part 2: therapeutic options. Unfallchirurg 115(2):145–163. quiz 64
40. Meinberg EG, Agel J, Roberts CS, Karam MD, Kellam JF (2018) Fracture and dislocation classification compendium-2018. J Orthop Trauma 32(Suppl 1):S1–s170
41. Palmieri F, Cassar-Pullicino VN, Dell'Atti C, Lalam RK, Tins BJ, Tyrrell PN, et al (2006) Uncovertebral joint injury in cervical facet dislocation: the headphones sign. Eur Radiol 16(6):1312–5
42. Parizel PM, van der Zijden T, Gaudino S, Spaepen M, Voormolen MH, Venstermans C et al (2010) Trauma of the spine and spinal cord: imaging strategies. Eur Spine J 19(Suppl 1):S8–S17
43. Pietzka S, Kämmerer PW, Pietzka S, Schramm A, Lampl L, Lefering R et al (2020) Maxillofacial injuries in severely injured patients after road traffic accidents-a retrospective evaluation of the TraumaRegister DGU® 1993-2014. Clin Oral Investig 24(1):503–513
44. Rhea JT, Novelline RA (2005) How to simplify the CT diagnosis of Le Fort fractures. AJR Am J Roentgenol 184(5):1700–1705
45. Saltzherr TP, Fung Kon Jin PH, Beenen LF, Vandertop WP, Goslings JC (2009) Diagnostic imaging of cervical spine injuries following blunt trauma: a review of the literature and practical guideline. Injury 40(8):795–800
46. Schleicher P, Scholz M, Kandziora F, Badke A, Dreimann M, Gebhard HW et al (2019) Recommendations for the diagnostic testing and therapy of atlas fractures. Z Orthop Unfall 157(5):566–573
47. Scholz M, Schleicher P, Kandziora F, Badke A, Dreimann M, Gebhard H et al (2018) Recommendations for diagnosis and treatment of fractures of the ring of axis. Z Orthop Unfall 156(6):662–671
48. Schueller G (2010) Who is who revisited: spinal trauma. Radiologe 50(12):1084–1095
49. Schweitzer AD, Niogi SN, Whitlow CT, Tsiouris AJ (2019) Traumatic brain injury: imaging patterns and complications. Radiographics 39(6):1571–1595
50. Shah LM, Ross JS (2016) Imaging of spine trauma. Neurosurgery 79(5):626–642
51. Stiell IG, Wells GA, Vandemheen KL, Clement CM, Lesiuk H, De Maio VJ et al (2001) The Canadian C-spine rule for radiography in alert and stable trauma patients. JAMA 286(15):1841–1848
52. Talbott JF, Huie JR, Ferguson AR, Bresnahan JC, Beattie MS, Dhall SS (2019) MR imaging for assessing injury severity and prognosis in acute traumatic spinal cord injury. Radiol Clin N Am 57(2):319–339
53. Van Goethem JW, Maes M, Ozsarlak O, van den Hauwe L, Parizel PM (2005) Imaging in spinal trauma. Eur Radiol 15(3):582–590
54. Wintermark M, Sanelli PC, Anzai Y, Tsiouris AJ, Whitlow CT (2015) Imaging evidence and recommendations for traumatic brain injury: advanced neuro- and neurovascular imaging techniques. AJNR Am J Neuroradiol 36(2):E1–e11
55. Wolf M, Weber MA (2016) Neuroimaging of the Traumatic Spine. Magn Reson Imaging Clin N Am 24:541–561
56. Wolf M, Fürstenberg CH, Hähnel S, Weber MA (2013) Rückenmarktrauma und Syringomyelie. Radiologe 53:353–366
57. Woodring JH, Lee C (1993) Limitations of cervical radiography in the evaluation of acute cervical trauma. J Trauma 34(1):32–39
58. Zayas JO, Feliciano YZ, Hadley CR, Gomez AA, Vidal JA (2011) Temporal bone trauma and the role of multidetector CT in the emergency department. Radiographics 31(6):1741–1755

Obere Extremität – Schulter und Schultergürtel

8

Christian von Falck und Nael Hawi

Inhaltsverzeichnis

8.1 Vorbemerkung

T. Mittlmeier und M.-A. Weber

Verletzungen des Schultergürtels sind zahlreich und vielgestaltig und umfassen mit der häufigsten Luxation eines großen Gelenks, des Glenohumeralgelenks, überwiegend kapsuloligamentäre Verletzungen (u. a. auch die akromioklavikulären und die deutlich selteneren sternoklavikulären Luxationen) wie knöcherne Verletzungen (Humeruskopf-, Klavikula-, Skapulafrakturen). Wurden vor Jahren alle diese Verletzungen in erster Linie konservativ therapiert, so haben neue Erkenntnisse und Fortschritte in der operativen Behandlung zu differenzierten Therapiealgorithmen geführt [32, 51]. Dem steht nicht entgegen, dass die Datenlage der evidenzbasierten Medizin zur korrekten Verfahrenswahl – wie so oft in der operativen Medizin – überaus begrenzt ist, was zumeist in der beschränkten Studienqualität begründet ist [28]. Aber auch prospektive kontrolliert-randomisierte Multicenter-Studien, etwa zur operativen vs. konservativen Therapie bei der Humeruskopffraktur, die zudem hochrangig publiziert sind [29, 55], können Schwächen bei den Einschlusskriterien aufweisen, die eine Generalisierung der Empfehlungen der Studie zur Therapiewahl nicht ratsam erscheinen lässt [30].

Gerade die Behandlung der traumatischen Schultererstluxation, aber selbst komplexer Ausgangssituationen wie begleitenden Glenoidfrakturen sowie die Therapie der Rotatorenmanschettenläsion wird heute zumeist nicht mehr in einem offenen Eingriff, sondern überwiegend arthroskopisch durchgeführt [8, 42, 51]. Analoges gilt für die höhergradigen

C. von Falck (✉)
Medizinische Hochschule Hannover, Institut für Diagnostische und Interventionelle Radiologie, Hannover, Deutschland
e-mail: falck.christian.von@mh-hannover.de

N. Hawi
Orthopädisch-Chirurgische Praxisklinik Braunschweig, Braunschweig, Deutschland

© Springer-Verlag GmbH Deutschland, ein Teil von Springer Nature 2023

M.-A. Weber, T. Mittlmeier (Hrsg.), *Kompendium bildgebende Frakturdiagnostik*,
https://doi.org/10.1007/978-3-662-63602-2_8

Instabilitäten des Akromioklavikulargelenks (ACG), wenngleich der Konsens zur Therapiewahl hier nicht allzu hoch ist [41]. Voraussetzung für ein differenziertes Vorgehen ist in jedem Fall eine valide Bildgebung, die durch einen differenzierten Einsatz in der posttraumatischen Phase neben einer validen Hilfe bei der Diagnosestellung wesentliche Zusatzinformationen (z. B. anatomische Varianten des Glenoids, Knochenverlust, Defektgrößen der Rotatorenmanschette) für eine erfolgreiche Therapiewahl bietet.

Für den Radiologen ist die korrekte Einordnung bildgebender Befunde am Schultergelenk nach operativen Eingriffen durch die Veränderung der normalen anatomischen Verhältnisse sowie durch mögliche Artefakte erschwert. Ebenso ist für den Radiologen zur Planung einer zielgerichteten postoperativen Bildgebung der Schulter neben der Wahl der am besten geeigneten Untersuchungsmodalität die Kenntnis des durchgeführten Operationsverfahrens und der nach diesem Eingriff typischerweise erkennbaren morphologischen Veränderungen essenziell [76, 77]. Auch hier ist der enge Austausch mit dem klinischen Partner entscheidend. Für die Beurteilung der instabilen Schulter und des superioren Labrum-Bizepssehnen-Komplexes sind die direkte magnetresonanz- (MR-) oder computertomografische (CT-)Arthrografie die Bildgebungsmethode der Wahl, auch nach refixierenden Maßnahmen [76, 77]. Für Verletzungen der Rotatorenmanschette, auch für die postoperative Evaluation, ist die konventionelle Diagnostik mittels Magnetresonanztomografie (MRT) hingegen in der Mehrzahl der Fälle ausreichend [77]. Bei Rotatorenmanschetten- und Bizepssehnenverletzungen kann mithilfe der MRT das Ausmaß der Verletzung sehr gut beurteilt und zwischen Impingementsyndrom mit zusätzlichem Trauma, isoliertem Trauma und Verletzung der Rotatorenmanschette im Rahmen einer Schulterluxation differenziert werden. Die Beurteilung des Ausmaßes der jeweiligen Verletzung ist dabei von zentraler klinischer Relevanz [4].

8.2 Einleitung

Der Schultergürtel ist paarig angelegt und wird aus 2 Knochen, der Klavikula und der Skapula, sowie den angrenzenden Gelenken, dem Sternoklavikulargelenk (SCG) und dem Akromioklavikulargelenk (ACG), gebildet. Er verbindet die obere Extremität mit dem Körperstamm. Lediglich die Klavikula ist direkt mit dem Rumpf gelenkig verbunden. Die Skapula hingegen ist muskulär aufgehängt. Ihre Translations- und Rotationsbewegungen auf der Thoraxwand werden über ein Nebengelenk, das skapulothorakale Gleitlager, vermittelt. Die Schulter als funktionelle Einheit umfasst neben dem Schultergürtel den proximalen Humerus, das Glenohumeralgelenk (Schultergelenk im engeren Sinne), das subakromiale Gleitlager als Nebengelenk sowie eine Vielzahl dazugehöriger Muskeln, Sehnen und Bänder. Die nur geringe knöcherne Führung der Schulter, insbesondere des eigentlichen Schultergelenks, ermöglicht ihren ausgewöhnlich großen Bewegungsspielraum.

▶ **Merke** Die mit dem großen Bewegungsspielraum der Schulter einhergehende inhärente Instabilität erklärt die erhöhte Verletzungsanfälligkeit dieser Körperregion, deren Bedeutung in Freizeit und Beruf uns häufig erst im Falle von Verletzungen schmerzlich bewusst wird.

8.3 Bildgebung

8.3.1 Projektionsradiografie

Nach der Anamneseerhebung und der klinischen Untersuchung sind konventionelle Röntgenaufnahmen weiterhin die Grundlage der traumatologischen Diagnostik der Schulter. Die korrekte Einstelltechnik ist, insbesondere beim traumatisierten Patienten, häufig anspruchsvoll, jedoch von hoher Bedeutung für die korrekte Beurteilung der Artikulation und der knöchernen Integrität der Schulter. Insbesondere auf die Anfertigung einer 2. Ebene zusätzlich zur anterior-posterioren (a.-p.) Projektion sollte nicht verzichtet werden. Hingegen ist die Wertigkeit von Belastungsaufnahmen durchaus umstritten.

8.3.2 Computertomografie

Die CT hat einen zunehmenden Stellenwert in der traumatologischen Diagnostik der Schulter. In der Akutsituation kommt sie zur primären Diagnostik in anatomisch anspruchsvollen Regionen wie dem SCG oder der Skapula sowie zur weiteren Abklärung bereits diagnostizierter Verletzungen zum Einsatz. Insbesondere unter Verwendung multiplanarer Reformationen und der 3D-Rekonstruktion lassen sich komplexe Verletzungen besser bewerten und die Indikationsstellung und Planung operativer Eingriffe wird erleichtert (Abb. 8.1).

In der chronischen Situation der Schulterinstabilität erlaubt die CT die präzise Darstellung und Vermessung der Glenoidmorphologie und des knöchernen Substanzverlusts. Die hochauflösende CT-Arthrografie dient als Alternative zur MR-Arthrografie bei Kontraindikationen, bei einliegendem metallischem Fremdmaterial unter Verwendung von Techniken zur Metallartefaktreduktion durchaus als Verfahren der ersten Wahl (Abb. 8.2).

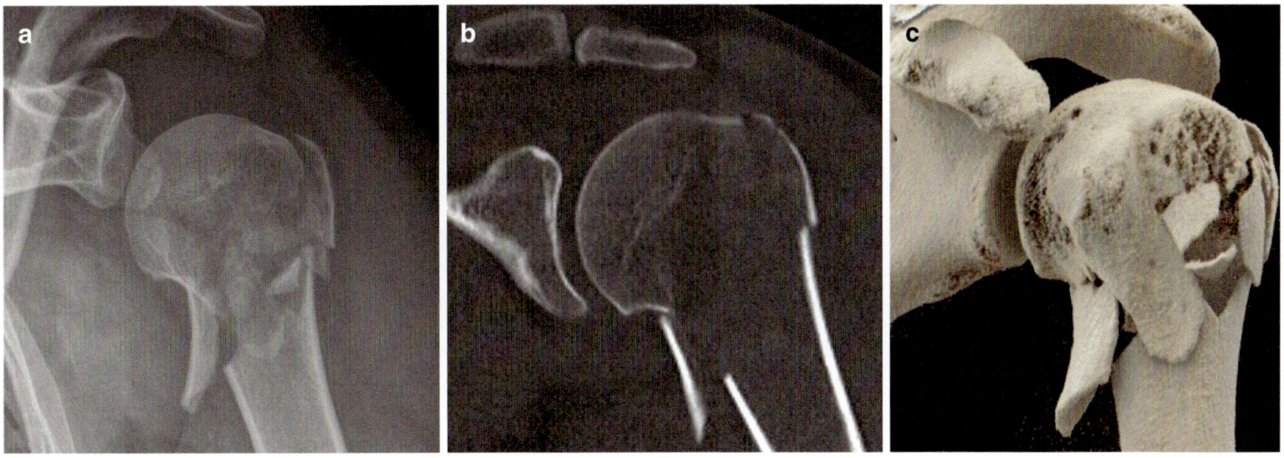

Abb. 8.1 Abbildung einer komplexen proximalen Humerusfraktur in der Projektionsradiografie (**a**), der CT-Reformation (**b**) sowie der VRT-Darstellung („volume rendering technique") des CT-Datensatzes (**c**)

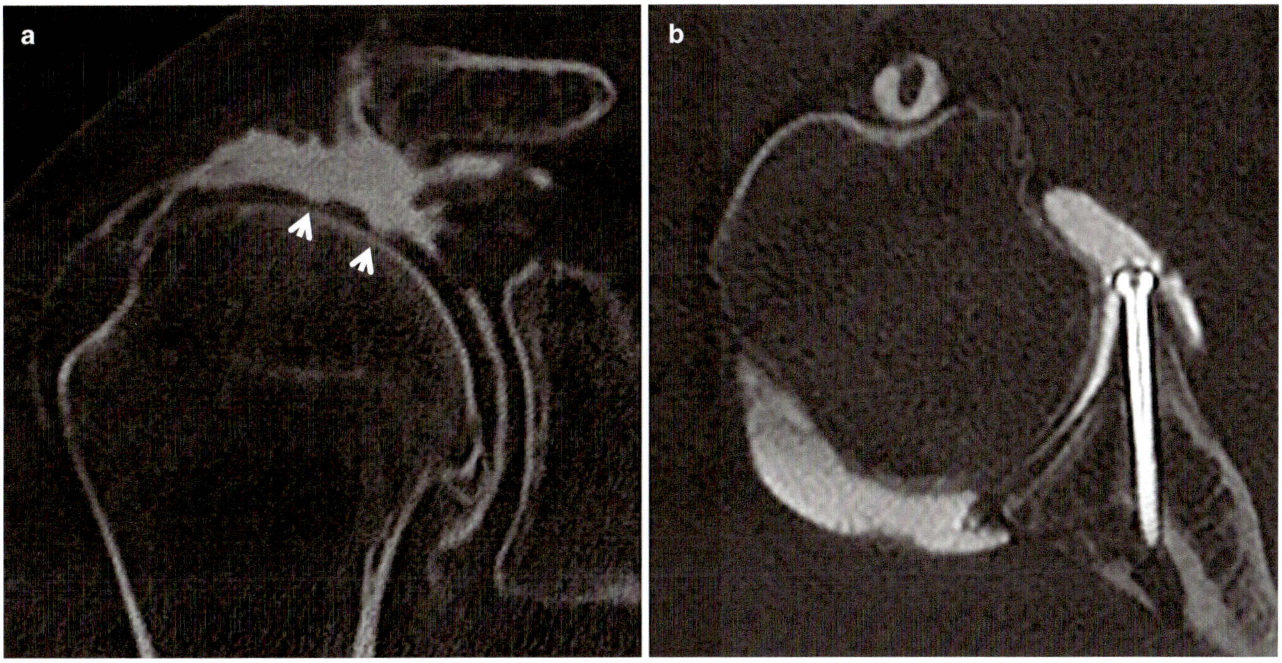

Abb. 8.2 CT-Arthrografie. **a** Darstellung einer vollschichtigen Ruptur der Rotatorenmanschette und Knorpelschäden (Pfeilspitzen) bei einem Patienten mit Herzschrittmacher. **b** Darstellung der Schraubenlage nach Latarjet-Transfer (Transfer des Proc. coracoideus an das Glenoid zur Stabilisierung). Aufgrund der Rekonstruktion mit einem Metallartefaktreduktionsalgorithmus gibt es nur sehr wenige Artefakte

Technik der CT-Arthrografie

Die Gelenkinjektion erfolgt unter sterilen Kautelen. Als Mindeststandard sind hierbei die Abdeckung mit einem sterilen Lochtuch, die Verwendung steriler Handschuhe und die Nutzung eines Hautdesinfektionsmittels mit remanenter Wirkung (z. B. Alkohol/Jod oder Alkohol/Octenidin) unter Einhaltung der vorgeschriebenen Einwirkzeit zu fordern. Die Lokalanästhesie der Haut und des Punktionswegs bis zur Kapsel ist bei großen Gelenken wie der Schulter sinnvoll.

Die Punktion erfolgt standardmäßig durchleuchtungsgesteuert von anterior über den Rotatorenintervallzugang (Abb. 8.3a) [16]. Zielstruktur ist nicht der Gelenkspalt, sondern der Humeruskopf als „Tiefenanschlag". Die intraartikuläre Lage lässt sich durch Injektion einer geringen Menge jodhaltigen Kontrastmittels sicher erkennen. Kennzeichnend sind hierbei die widerstandsfreie Injektion und das freie Abströmen des Kontrastmittels von der Nadelspitze in den Gelenkbinnenraum (Abb. 8.3b). Ein „Pooling" des Kontrastmittels an der Nadelspitze beweist die Fehllage.

Die Injektion kann alternativ auch CT- oder MRT-gesteuert erfolgen. Das Kontrastmittel sollte auf eine Jodkonzentration zwischen 200–300 mg/ml eingestellt werden,

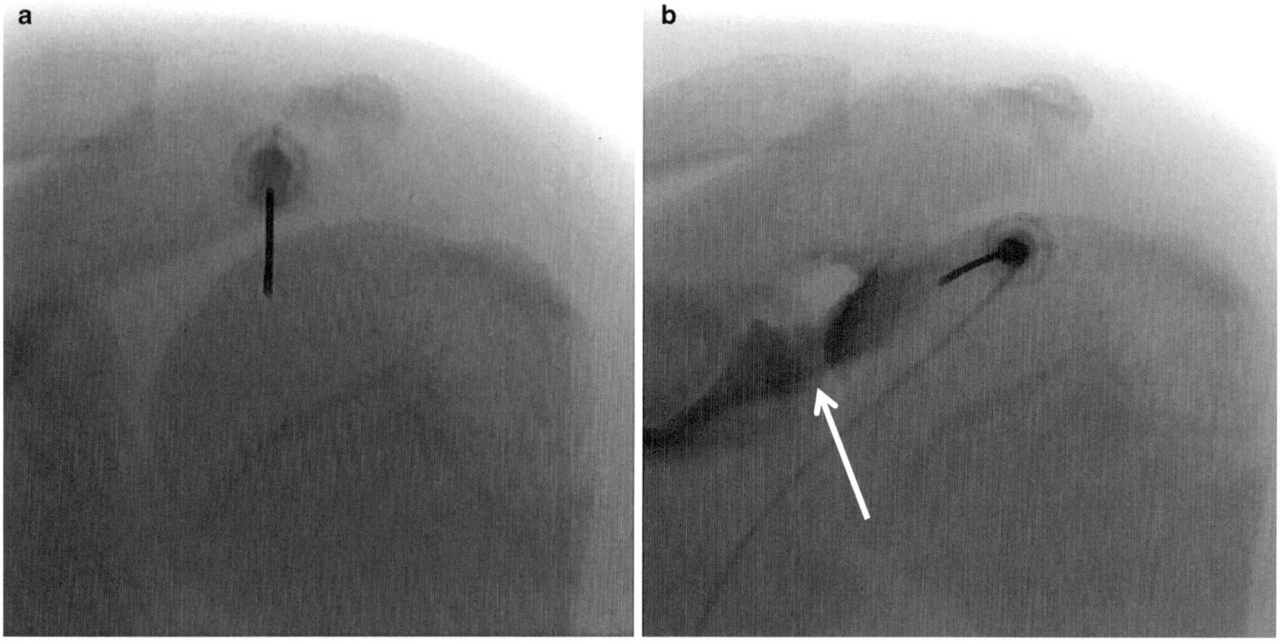

Abb. 8.3 **a** Fluoroskopisch gesteuerte Schultergelenksarthrografie über einen anterioren Zugang (Rotatorenintervall). Zielstruktur ist nicht der Gelenkspalt, sondern der Humeruskopf als knöcherner „Tiefenanschlag". **b** Die korrekte intraartikuläre Lage lässt sich durch eine widerstandsfreie Injektion sowie ein direktes Abströmen des Kontrastmittels von der Nadelspitze in das Gelenk beweisen (*Pfeil*). Ein „Pooling" des Kontrastmittels an der Nadelspitze ist hinweisend auf eine Fehllage

wobei moderne CT-Scanner nach eigener Erfahrung auch mit höheren Konzentrationen problemlos zurechtkommen. Die CT-Untersuchung sollte möglichst unmittelbar nach der Kontrastmittelinjektion erfolgen. Die Scanparameter sind im Hinblick auf eine möglichst hohe Ortsauflösung zu optimieren: Lage der Schulter nahe des Isozentrums, geringstmögliche Kollimation, überlappende Rekonstruktion (Rekonstruktionsinkrement, RI). Zur Rekonstruktion sollte ein leicht glättender Kernel Verwendung finden.

8.3.3 Magnetresonanztomografie

Die MRT hat ihre Bedeutung in der Schultertraumatologie nicht in der Akutsituation, sondern in den meisten Fällen sekundär im Rahmen der Diagnostik von Begleitverletzungen der Weichteile, v. a. des Kapsel-Labrum-Komplexes. Auch bei Verdacht auf okkulte Frakturen kommt die MRT zum Einsatz.

Die Standarduntersuchung sollte axiale, parakoronare und parasagittale intermediär- oder T2-gewichtete (Turbospinecho-)Sequenzen (TSE-Sequenzen) sowie eine parakoronare T1-gewichtete (Spinecho-/TSE-)Sequenz (SE-/TSE-Sequenz) beinhalten. In der subakuten bzw. chronischen Situation (>1–2 Wochen nach dem Trauma) erleichtert die intraartikuläre Kontrastmittelapplikation die Beurteilung etwaiger kapsulolabraler Verletzungen. Neben T1-gewichteten Sequenzen in allen 3 (anatomisch angepassten) Raumebenen sollte eine ergänzende intermediär- oder T2-gewichtete Sequenz akquiriert werden. In Abhängigkeit der Fragestellung können weitere Sequenzen erforderlich werden. Eine intravenöse Kontrastmittelgabe ist bei traumatologischen Fragestellungen in aller Regel nicht erforderlich.

8.4 Sternoklavikulargelenk

Anatomie

Das SCG bildet die einzige echte gelenkige Verbindung des Schultergürtels mit dem Körperstamm. Es wird medialseitig von der Incisura clavicularis des Manubrium sterni, lateralseitig von der Extremitas sternalis der Klavikula gebildet (Abb. 8.4). Anatomisch betrachtet ist das SCG ein Sattelgelenk, es wird von vielen Autoren jedoch funktionell als Kugelgelenk betrachtet. Die beiden knöchernen Gelenkflächen sind nicht völlig kongruent, zwischen ihnen befindet sich ein fibrokartilaginärer Gelenkdiskus. Die Stabilität des SCG wird v. a. ligamentär durch die Ligg. sternoclavicularia anterius und posterius, das Lig. interclaviculare sowie das Lig. costoclaviculare gewährleistet. Das Bewegungsausmaß umfasst ca. 30–35° in der horizontalen und vertikalen Ebene sowie eine Rotation um die Längsachse von ca. 30–45° [18, 19, 52, 72].

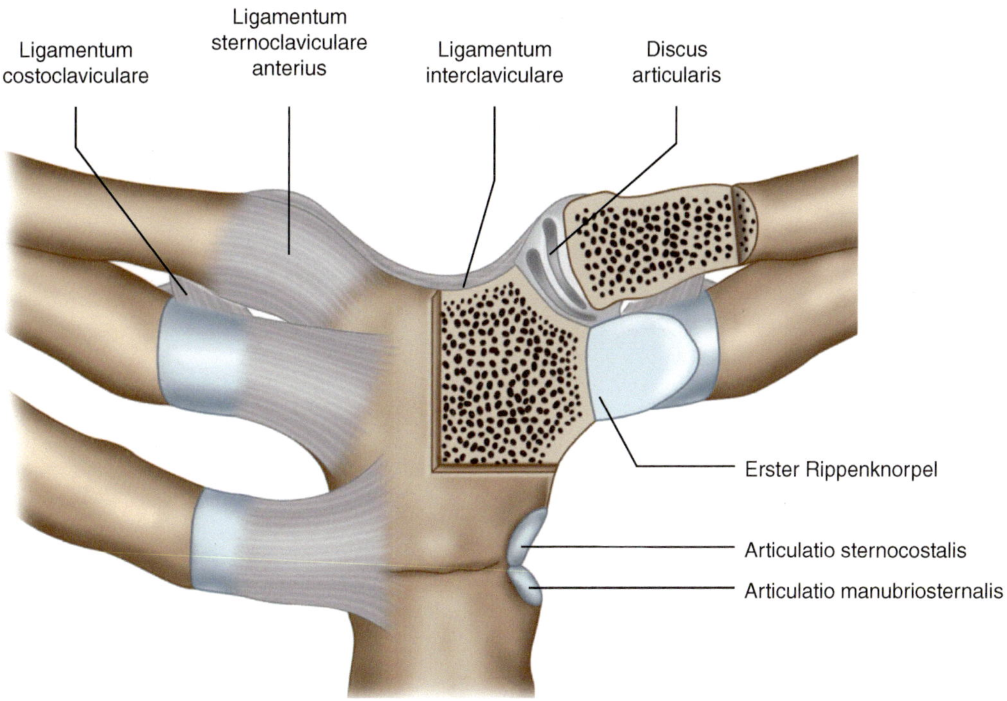

Abb. 8.4 Anatomie des Sternoklavikulargelenks (SCG)

Epidemiologie und Traumamechanismus

Verletzungen des SCG sind selten. In der Literatur finden sich v. a. Fallberichte und kleine Fallserien. Es wird davon ausgegangen, dass SCG-Verletzungen etwa 1 % aller Luxationen und 3 % aller Verletzungen des Schultergürtels ausmachen. In einer neueren Arbeit mit 92 Patienten wurde mit etwa 0,9 % eine etwas geringe Inzidenz von Verletzungen gefunden [3, 46].

Das indirekte Trauma überwiegt mit 75–90 % als Ursache, typischerweise im Rahmen von Verkehrsunfällen oder Sportverletzungen [43, 75]. Zumeist sind junge Erwachsene betroffen [19].

Bis zu einem Alter von ca. 25 Jahren tritt die Verletzung zumeist in Form einer Epiphysenlösung der medialen Klavikula auf [22, 25, 37]. Chronische und habituelle Luxationsformen sind als seltene Erkrankungen beschrieben. Diese werden zumeist als weitgehend beschwerdearm und selbstlimitierend beschrieben und sind in der Regel einer konservativen Therapie zugänglich [69, 72].

Klassifikation

Die anteriore Luxation des SCG tritt deutlich häufiger auf als die posteriore Luxation, etwa im Verhältnis 3 : 1 [69]. Während die anteriore Luxation in der Regel ohne Begleitverletzungen auftritt, kann die posteriore Luxation aufgrund der engen anatomischen Lagebeziehung mit Verletzungen der Trachea, des Ösophagus, des Plexus brachialis und der großen Gefäße assoziiert sein.

Die SCG-Luxation lassen sich weiter nach Allman graduieren, in der Praxis wird dies aber selten angewandt. Allman unterscheidet den Typ 1: Zerrung der Kapsel und der Ligg. sternoclavicularia (stabil), den Typ 2: Ruptur der Kapsel und der Ligg. sternoclavicularia mit konsekutiver Subluxation, und den Typ 3: Ruptur der Kapsel und aller Bänder mit konsekutiver Luxation [1, 18, 69, 72].

Bildgebende Diagnostik

Die Röntgendiagnostik von SCG-Verletzungen anhand von a.-p. Standardprojektionen der Klavikula oder anderweitigen Übersichtsaufnahmen (Röntgen-Thorax) ist aufgrund von Überlagerungen häufig unergiebig. Die Aufnahme mit 40° nach kranial gekippter Röhre (Rockwood-Aufnahme) kann die Diagnostik erleichtern. Das mediale Klavikulaende ist bei einer anterioren Luxation nach kranial, bei einer posterioren Luxation nach kaudal disloziert.

▶ **Praxistipp** Die Indikation zur CT ist bei klinischem Verdacht auf eine SCG-Verletzung großzügig zu stellen, da mit dieser sowohl die Verletzung des Gelenks als auch mögliche Begleitverletzungen verlässlich dargestellt werden können.

Besonderes Augenmerk ist hierbei auf die brachiozephalen und subklavikulären Gefäße, die A. und V. thoracia interna sowie die Trachea und den Ösophagus zu legen. Begleitverletzungen der Lungenspitze sind beschrieben.

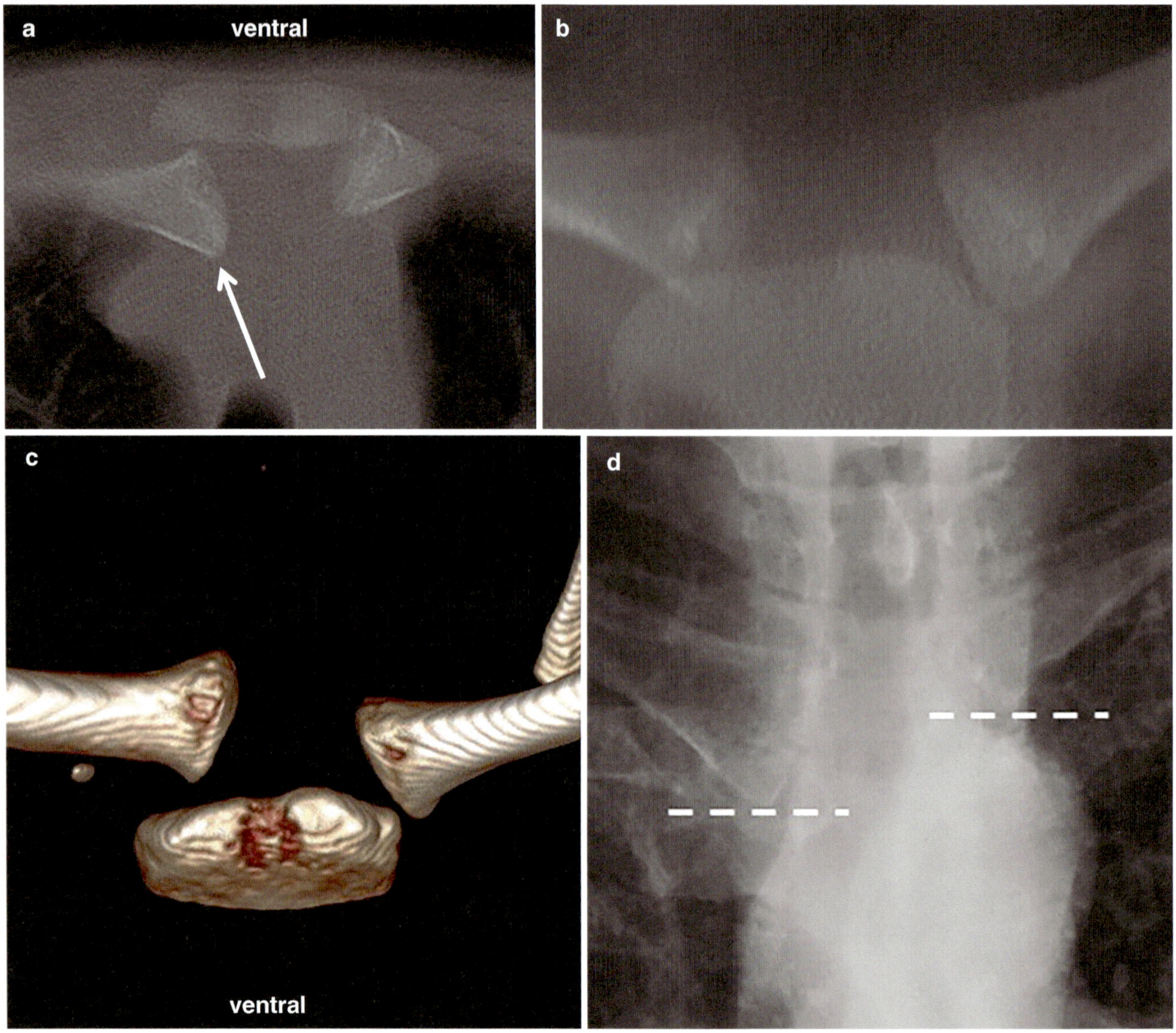

Abb. 8.5 **a–c** Posteriore Luxation (*Pfeil*) des rechten SCG in axialer (**a**) und koronarer (**b**) CT-Reformation (jeweils in einer Schichtdicke von 40 mm) sowie als 3D-VRT (**c**). **d** Typische Darstellung des Tiefstands des rechten SCG (Linien) bei posteriorer Luxation im Thoraxröntgenbild

Auch vor geplanter chirurgischer Versorgung erleichtert die CT die Operationsplanung (Abb. 8.5). Bei klinischem Verdacht auf eine habituelle Luxation ist (auch aus Gründen des Strahlenschutzes) die MRT-Untersuchung in Neutralstellung und unter Provokation vorzuziehen [3, 25, 37, 52].

8.5 Klavikula

Anatomie

Die Klavikula bildet die einzige knöcherne Verbindung zwischen oberer Extremität und Achsenskelett. Darüber hinaus wirkt sie als Schutz für das Gefäß-Nerven-Bündel zur oberen Extremität.

Die Klavikula ist der erste Knochen des menschlichen Körpers der verknöchert, beginnend etwa in der 6. Gestationswoche. Die Diaphyse entsteht dabei durch desmale Osteogenese. Die gelenknahen medialen und lateralen Abschnitte entstehen über chondrale Ossifikation. Der Schluss der Wachstumsfuge am medialen Ende tritt hingegen erst im jungen Erwachsenenalter auf.

Der Übergang vom mittleren zum lateralen Drittel der Klavikula ist anlagebedingt der schwächste Abschnitt. Medialseitig besteht eine feste ligamentäre Verbindung zum Sternum, lateralseitig eine Verbindung zum Akromion, die ebenfalls durch kräftige Bänder gesichert ist [79] (Abschn. 8.6).

Epidemiologie und Traumamechanismus
Frakturen der Klavikula gehören zu den häufigsten Verletzungen des Menschen. Nach Angaben in der Literatur stellen sie etwa 2,6–10 % aller Frakturen und ca. 45 % aller Schulterfrakturen dar [13, 54, 58, 64]. Männer sind mit ca. 70 % insgesamt häufiger betroffen als Frauen. In höherem Lebensalter (≥65 Jahre) erleiden jedoch mehr Frauen als Männer Klavikulafrakturen, vermutlich bedingt durch eine zunehmend häufiger anzutreffende Osteoporose. Etwa 80 % der Frakturen betreffen das mittlere Drittel, ca. 15 % das akromiale Ende und nur weniger als 5 % das sternale Ende der Klavikula (Abschn. 8.4).

Bezüglich des Traumamechanismus überwiegen indirekte Gewalteinwirkungen auf die Schulter und den ausgestreckten Arm, häufig im Rahmen von Sport- oder Zweiradunfällen. Bei Kindern und älteren Patienten dominieren hingegen Niedrigenergietraumata im Rahmen von ebenerdigen Sturzereignissen [34, 53, 54, 57, 58, 64].

Klassifikation
Zur Einteilung der Klavikulaschaftfraktur existieren verschiedene Klassifikationssysteme. Allman differenziert die Frakturen in einer sehr einfachen Einteilung nach ihrer Lokalisation im medialen, mittleren bzw. lateralen Drittel [1]. Im *mittleren Drittel* ist die Einteilung gemäß der AO/OTA-Klassifikation der Arbeitsgemeinschaft für Osteosynthesefragen (AO) und Orthopaedic Trauma Association (OTA) international anerkannt [44], eine weitere Klassifikation in vielen Kliniken aber in der täglichen Praxis unüblich [53].

Laterale Klavikulafrakturen Die lateralen Frakturen erfordern aufgrund ihrer Beteiligung des ACG-Komplexes jedoch auch in der Routine eine differenziertere Einteilung. Es existieren mehrere Klassifikationen, die sich grundsätzlich ähneln, in denen jedoch zum Teil die Stabilität von Frakturen unterschiedlich bewertet wird [48]. Während im angloamerikanischen Sprachraum häufig die Neer-Klassifikation genutzt wird, ist im deutschsprachigen Raum besonders die Klassifikation nach Jäger und Breitner verbreitet (Abb. 8.6).

Anhand der Klassifikation nach Jäger und Breitner werden folgende Frakturtypen unterschieden:

Klassifikation nach Jäger und Breitner
- Typ I: Frakturverlauf lateral des intakten Lig. coracoclaviculare (stabil)
- Typ II: Frakturverlauf interligamentär zwischen dem Lig. coracoclaviculare mit Verletzung des medialen Bandanteils (Pars conoidea, Typ IIa – instabil) bzw. des lateralen Bandanteils (Pars trapezoidea, Typ IIb – stabil)
- Typ III: Frakturverlauf medial des Lig. coracoclaviculare (instabil)
- Typ IV: kindliche Verletzung mit Luxation der Klavikula nach kranial aus dem rupturierten Periostschlauch (sehr selten)

Weitere gebräuchliche Klassifikationen sind die Einteilungen nach Robinson [57] und die AO/OTA-Klassifikation (Abb. 8.7) ([[44, 48, 63].

Mediale Klavikulafrakturen Mediale Klavikulafrakturen sind mit ca. 3 % aller Klavikulafrakturen sehr selten und treten häufig im Kontext eines hochenergetischen Traumas auf. Die Frakturen können zumeist konservativ zur Ausheilung gebracht werden (Abb. 8.8) [6, 61].

Bildgebende Diagnostik
Zur Röntgendiagnostik der Klavikula werden üblicherweise 2 Standardprojektionen akquiriert, eine a.-p. Projektion und eine tangentiale Aufnahme mit einer kaudokranialen Röhrenkippung um 30–45°. Die häufigen Frakturen im *mittleren Drittel* sind aufgrund der Dislokation des medialen Fragments infolge des Muskelzugs problemlos zu erkennen. Eine weitere bildgebende Diagnostik ist in der Regel nicht erforderlich (Abb. 8.9).

Bei primärem Verdacht auf eine *laterale Klavikulafraktur* sollte zusätzlich eine a.-p. Aufnahme des ACG angefertigt werden, ggf. ergänzt durch eine axiale Schulteraufnahme zur Beurteilung einer möglichen horizontalen Instabilität (Abb. 8.10) [65]. Diese Aufnahmen dienen zugleich dem Ausschluss von Begleitverletzungen. Eine Belastungsaufnahme zur Beurteilung der vertikalen Instabilität ist in der Regel nicht erforderlich [17, 48, 63, 65].

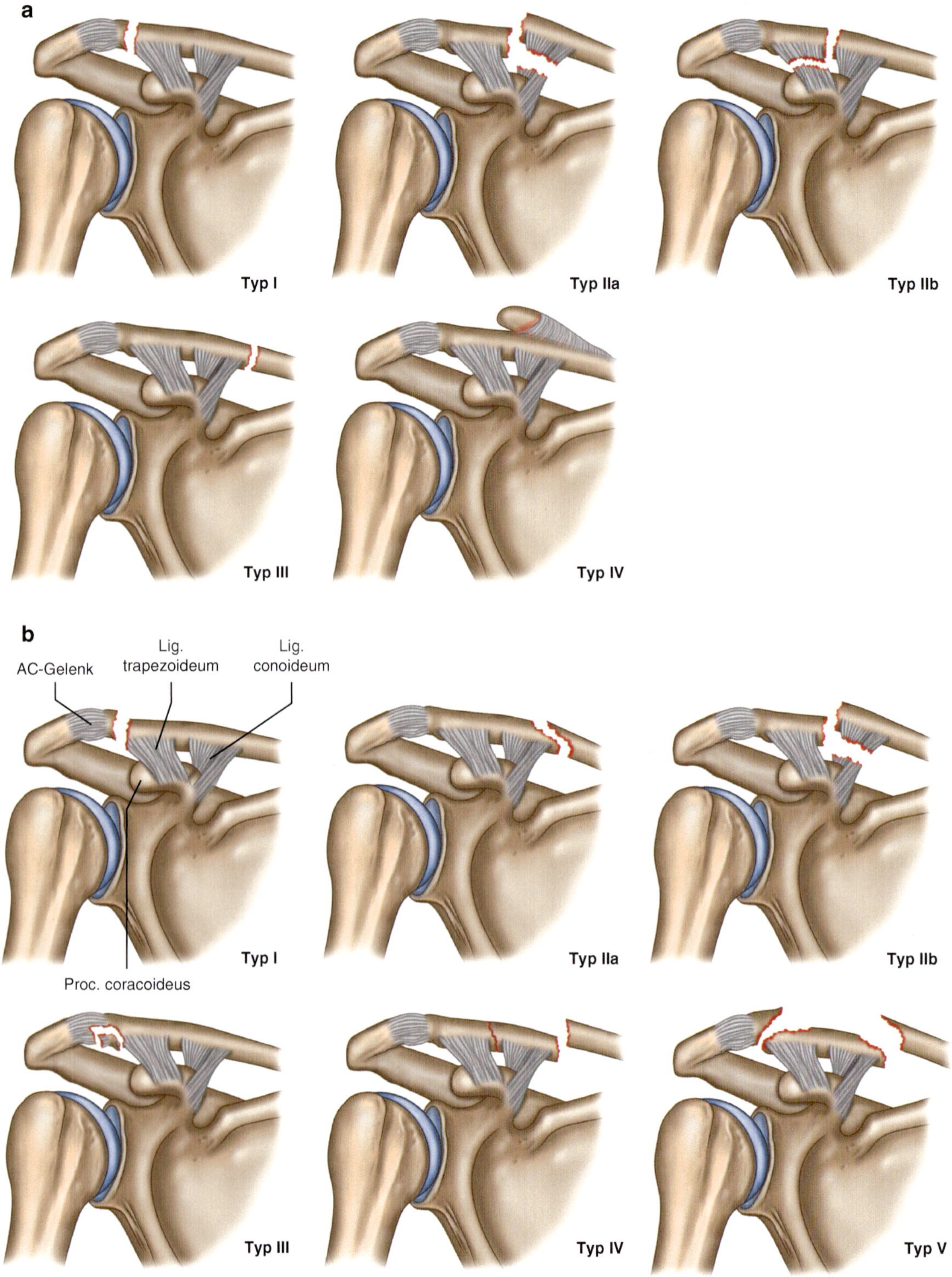

Abb. 8.6 **a** Die Klassifikation nach Jäger und Breitner unterscheidet 4 Typen. Typ I: Frakturverlauf lateral des intakten Lig. coracoclaviculare (stabil); Typ II: Frakturverlauf interligamentär zwischen dem Lig. coracoclaviculare mit Verletzung des medialen Bandanteils (Pars conoidea, Typ IIa – instabil) bzw. des lateralen Bandanteils (Pars trapezoidea, Typ IIb – stabil); Typ III: Frakturverlauf medial des Lig. coracoclaviculare (instabil); Typ IV: kindliche Verletzung mit Luxation der Klavikula nach kranial aus dem rupturierten Periostschlauch (sehr selten). **b** Die Klassifikation nach Neer unterscheidet 5 Typen. Typ I: Frakturverlauf lateral der korakoklavikulären Bänder; Typ IIa: Frakturverlauf medial der korakoklavikulären Bänder (instabil), Typ IIb: Frakturverlauf zwischen den Bändern mit Riss des medialen Bandanteils; Typ III: Fraktur lateral der korakoklavikulären Bänder mit Beteiligung des ACG; Typ IV: kindliche Fraktur mit Dissoziation zwischen Meta- und Diaphyse sowie Periostabhebung; Typ V: knöcherner Ausriss des Ansatzes der korakoklavikulären Bänder

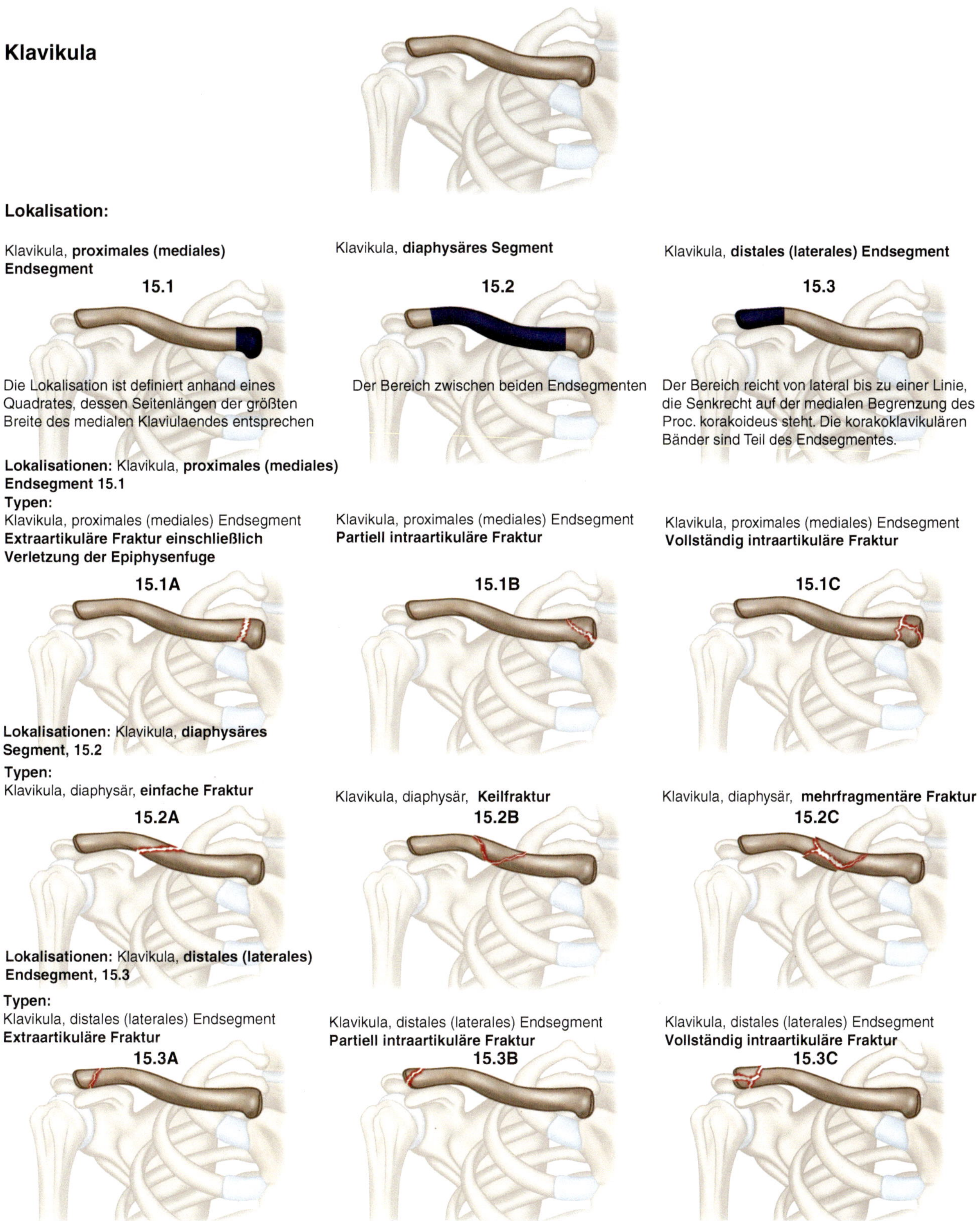

Abb. 8.7 AO/OTA-Klassifikation der Klavikulafraktur. Die Klavikula wird mit der Nr. 15 bezeichnet

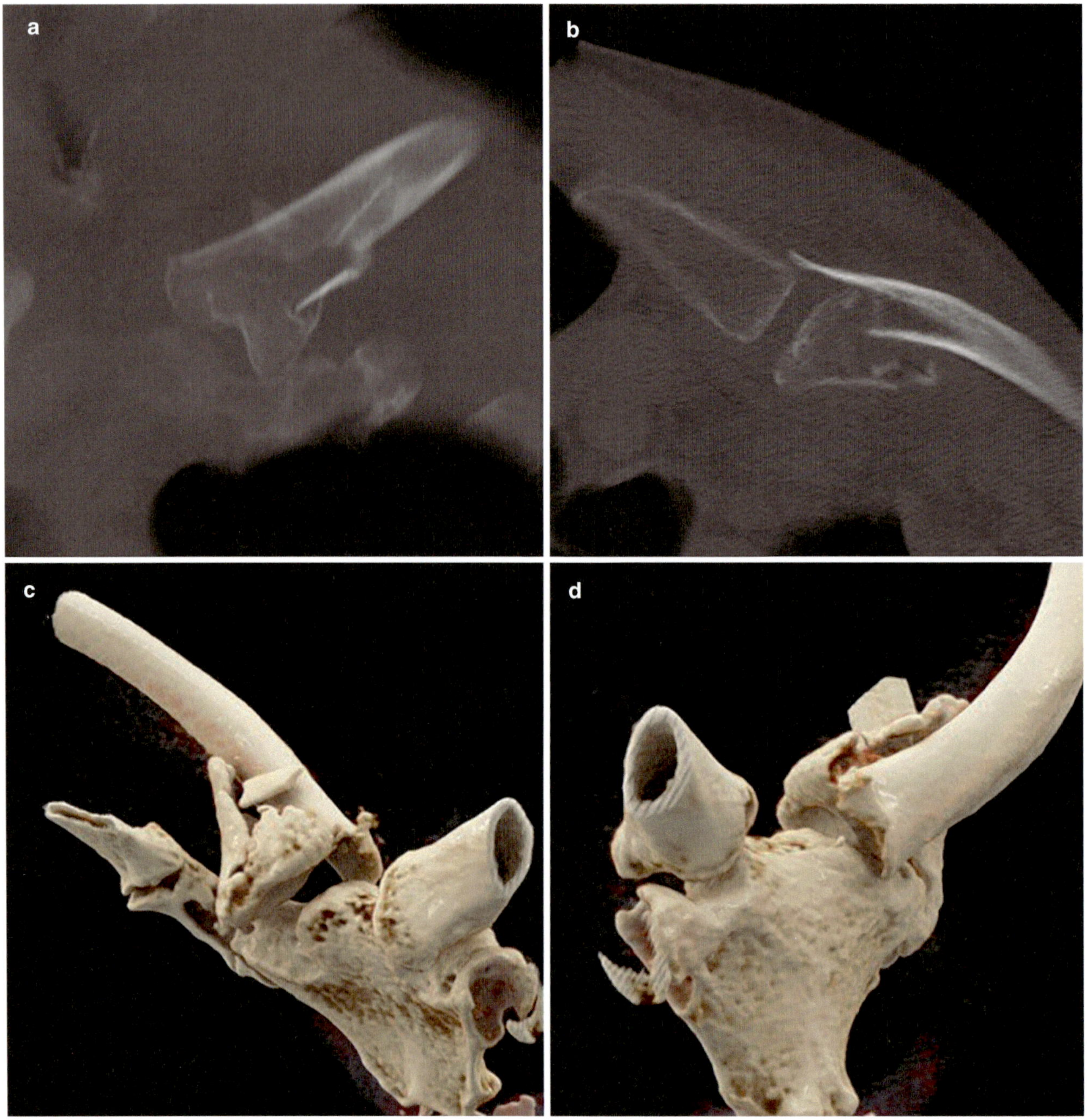

Abb. 8.8 Mediale Klavikulafraktur CT/3D-VRT. **a**, **b** CT-Darstellung einer medialen Klavikulafraktur als 2D-Dickschichtrekonstruktion (**a** oblique-koronar, **b** oblique-axial). **c**, **d** Die 3D-VRT-Darstellung illustriert deutlich die Fragmentation der Gelenkfläche

▶ **Merke** Die CT sollte aufgrund der Strahlenexposition komplexen Verletzungen oder speziellen Operationsplanungen vorbehalten bleiben.

8.6 Akromioklavikulargelenk

Anatomie

Das ACG verbindet die Klavikula mit dem Akromion der Skapula und bildet somit mit dem SCG die Gelenkkette zwischen der oberen Extremität und dem Körperstamm. Es ist funktionell als Kugelgelenk mit eingeschränkter Rotationsfähigkeit zu werten. Ein Gelenkdiskus ist variabel angelegt, degeneriert, wenn vorhanden, jedoch früh [60].

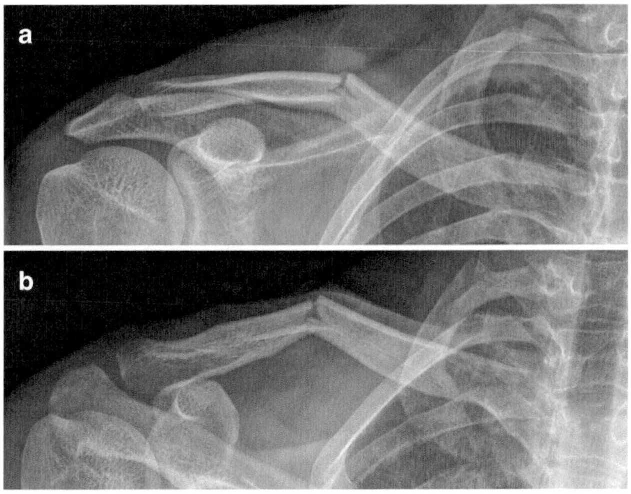

Abb. 8.9 Typische Klavikulafraktur im mittleren Drittel in 2 Ebenen **a**: a.-p.-Projektion, **b**: Schrägprojektion mit kaudokranialer Röhrenkippung

Die Stabilität des Gelenks wird überwiegend durch den Kapsel-Band-Apparat des Gelenks sowie durch kräftige Bänder gewährleistet. Das Lig. acromioclaviculare ist hierbei v. a. für die horizontale Stabilität verantwortlich. Das Lig. coracoclaviculare mit seinem medialen (Pars conoidea) und seinem lateralen Anteil (Pars trapezoidea) dient der vertikalen Stabilisierung (Abb. 8.11) [39].

Epidemiologie und Traumamechanismus

Verletzungen des ACG zählen mit einem Anteil von 4–12 % zu den häufigsten Traumafolgen am Schultergürtel.

Der Traumamechanismus ist häufig ein hochenergetisches, direktes Trauma, seltener auch eine indirekte Krafteinwirkung bei einem Sturz auf den ausgestreckten Arm. Betroffen sind v. a. junge, sportlich aktive Erwachsene, wobei Männer überwiegen. Als Risikosportarten sind hier z. B. Eishockey, Rugby, Handball, Fußball und alpines Skifahren zu nennen. Auch Verkehrsunfälle sind eine maßgebliche Traumaursache [1, 11, 47].

Klassifikation

Die Einteilung der ACG-Verletzungen erfolgt heute weitgehend einheitlich nach der 6-teiligen Klassifikation von Rockwood (Abb. 8.12) [10, 15, 20, 23, 39], der 1984 die vormals gebräuchliche Klassifikation von Cadenat und Tossy im Hinblick auf die höhergradigen Verletzungen erweitert hat [23, 68]:

- Die Rockwood-I-Verletzung entspricht einer Zerrung der akromioklavikulären Bänder mit regelrechter Stellung im Gelenk. Das Röntgenbild ist dementsprechend unauffällig.

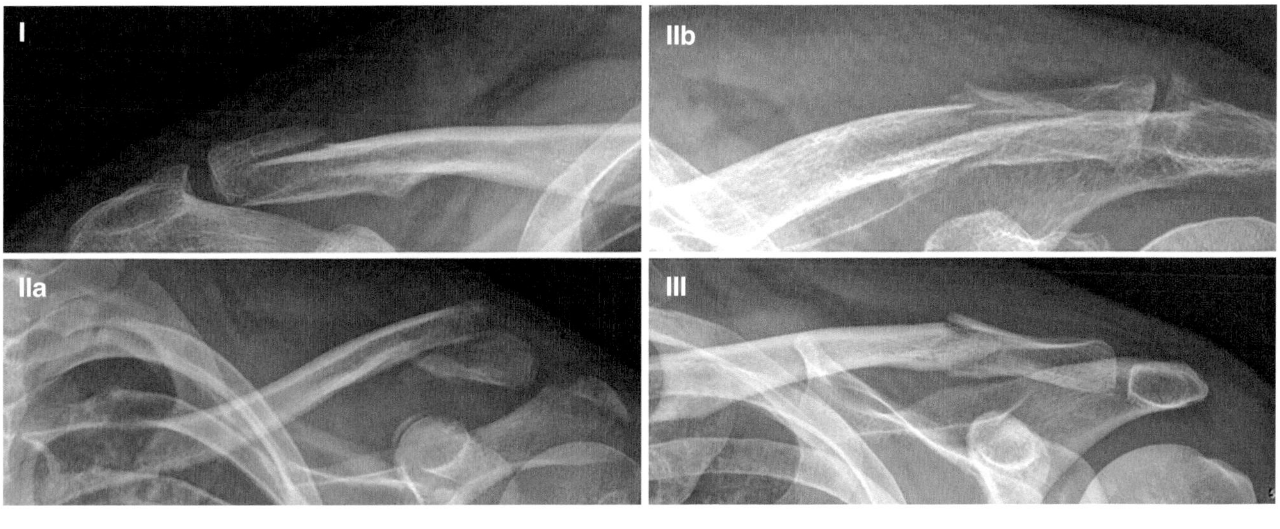

Abb. 8.10 Typische Bildbeispiele für laterale Klavikulafrakturen entsprechend der Klassifikation nach Jäger und Breitner. Es lassen sich stabile (Typ I, IIb) von instabilen Frakturen (Typ IIa, III) unterscheiden

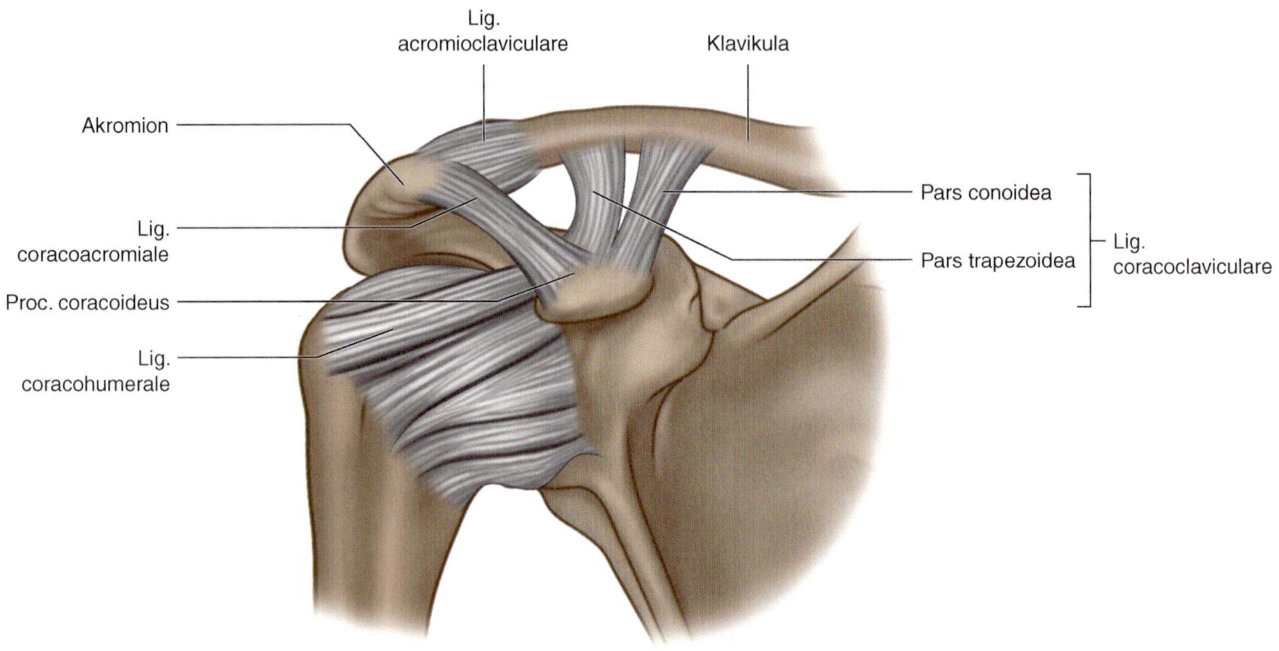

Abb. 8.11 Anatomie des Akromioklavikulargelenks (ACG)

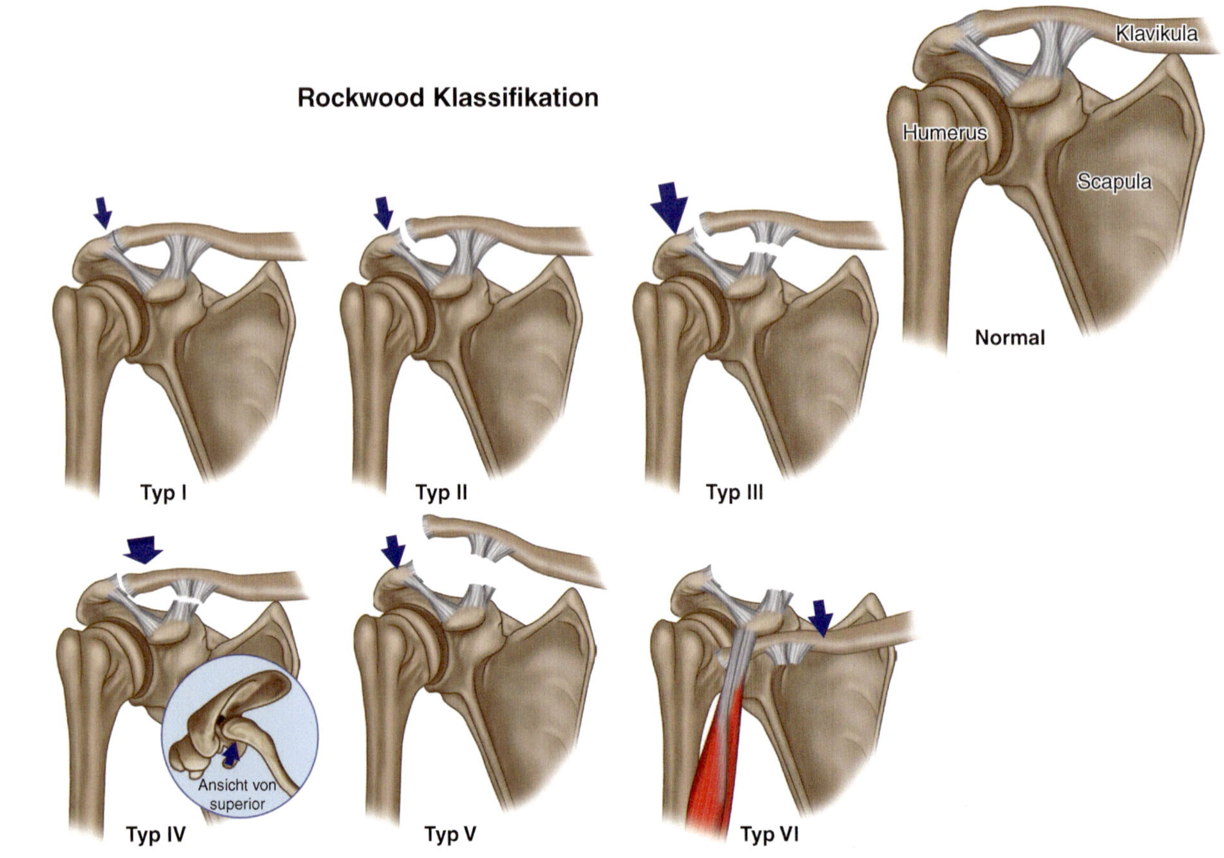

Abb. 8.12 Klassifikation der ACG-Verletzungen nach Rockwood

- Bei einer Rockwood-II-Verletzung kommt es zu einer vollständigen Ruptur des akromioklavikulären Bandkomplexes bei erhaltenen korakoklavikulären Bändern. Die konsekutive Subluxation im Gelenk ist radiologisch zu identifizieren. Im Röntgenbild findet sich hier im Seitenvergleich eine um bis 25 % vergrößerte korakoklavikuläre (CC-)Distanz.
- Die Rockwood-III-Verletzung ist durch eine *zusätzliche* Ruptur des korakoklavikulären Bandkomplexes mit vermehrtem Hochstand der Klavikula bis etwa Schaftbreite (25–100 % vergrößerte CC-Distanz) gekennzeichnet. Eine weitere Dislokation wird durch die noch intakte deltotrapezoidale Faszie verhindert.
- Die Rockwood-IV-Verletzung ist durch eine deutliche horizontale Instabilität gekennzeichnet. Die Klavikula ist nach dorsal disloziert. Die a.-p. Röntgenaufnahme kann daher unauffällig sein. Diese Verletzung geht mit einer deutlichen Weichteilschädigung einher. Rockwood beschreibt hier eine Verletzung der deltotrapezoidalen Faszie mit möglicher Dislokation der Klavikula in oder sogar durch den M. trapezius. Einige Autoren werten bereits Verletzungen mit klinisch relevanter horizontaler Instabilität als Rockwood-IV-Verletzungen.
- Rockwood-V-Verletzungen zeigen eine ausgeprägte Dislokation der lateralen Klavikula nach kranial (um mehr als Schaftbreite, >100 % vergrößerte CC-Distanz). Sie mit einer Ruptur aller Stabilisatoren, d. h. aller Bänder und der deltotrapezoidalen Faszie, assoziiert. Somit besteht gleichzeitig eine hochgradige horizontale Instabilität.
- Die Rockwood-VI-Verletzung beschreibt eine Luxation der Klavikula nach subkorakoidal und kommt nur äußerst selten vor; sie wird in der Literatur lediglich kasuistisch beschrieben. Als Traumamechanismus wird einer Hyperabduktion und Außenrotation angenommen, zumeist im Rahmen eines Hochrasanztraumas mit entsprechenden Begleitverletzungen.

Bildgebende Diagnostik

In der Literatur finden sich unterschiedliche Empfehlungen zur bildgebenden Diagnostik bei klinischem Verdacht auf eine ACG-Verletzung. Es sind eine Vielzahl von Spezialaufnahmen und auch ergänzende Modalitäten (Ultraschall, MRT) beschrieben. Die Standardröntgendiagnostik sollte auf jeden Fall Aufnahmen in 2 Projektionen umfassen, um die therapierelevante vertikale und horizontale Instabilität zu erfassen und knöcherne (Begleit-)Verletzungen auszuschließen. Ein weitverbreitetes Vorgehen ist die Anfertigung einer Panoramaaufnahme, d. h. einer a.-p. Projektion beider ACG auf einer Aufnahme, um die Beurteilung der vertikalen Gelenkkongruenz entsprechend der Rockwood-Klassifikation im Seitenvergleich vornehmen zu können. Einige Autoren empfehlen hier aus strahlenhygienischen Gründen die seitengetrennte Aufnahme der Gelenke (unter Ausschluss der Schilddrüse). Die a.-p. Projektionen können zur besseren Freistellung in Form einer Zanca-Projektion (kaudokraniale Kippung um 15°) angefertigt werden.

▶ **Praxistipp** Eine Gewichtsbelastung (5–10 kg) ist nach Daten in der Literatur nicht obligat zu fordern, wird aber im Allgemeinen zuerst versucht. Bei erheblichen Beschwerden des Patienten erscheint der Verzicht auf die Belastung gerechtfertigt.

Die 2. Ebene sollte standardmäßig in Form einer axialen Schulteraufnahme akquiriert werden, um die horizontale Instabilität zu erfassen. Alternativ kann bei erschwerten Lagerungsbedingungen eine Outlet-(Y-)Projektion angefertigt werden. Eine Modifikation der Y-Aufnahme ist die Alexander-Aufnahme (Abb. 8.13), bei der der Patient mit dem Arm der kranken Seite zum Oberarm der gesunden Seite greift. Durch diese Adduktionsbewegung verschiebt sich bei einer horizontalen Instabilität das laterale Klavikulaende gegenüber dem Akromion nach dorsal.

Weitere Stress- oder Funktionsaufnahmen sind in der Literatur beschrieben. Deren Wertigkeit ist allerdings umstritten, da die Ergebnisse der Röntgendiagnostik bezüglich einer horizontalen Instabilität deutlich weniger verlässlich sind als für die vertikale Instabilität. Die weiterführende Diagnostik mittels CT oder MRT bleibt Einzelfällen vorbehalten (Abb. 8.14) [15, 17, 23, 39].

8.7 Skapula

Anatomie

Die Skapula ist ein flacher Knochen mit dreieckiger Grundform und komplexer Anatomie. Über das Glenoid vermittelt die Skapula mit dem Glenohumeralgelenk den Kontakt zum Humerus, über das ACG die Verbindung zum Körperstamm. Das skapulothorakale Gleitlager erlaubt die reibungsarme Bewegung auf dem Thorax, stellt aber kein Gelenk im eigentlichen Sinne dar. Insgesamt inserieren 17 Muskeln an der Skapula und betten diese in einen schützenden Weichteilmantel. Die Gesamtheit der ringförmig ausgebildeten knöchernen und ligamentären Aufhängung der oberen Extremität am Rumpf wird als „superior suspensory shoulder complex“ (SSSC) bezeichnet.

▶ **Merke** Der SSSC wird aus folgenden Strukturen gebildet: laterale Klavikula, ACG (inklusive Bänder), Akromion, Glenoid, Proc. coracoideus, korakoklavikulärer Bandapparat [12, 40, 59] (Abb. 8.15).

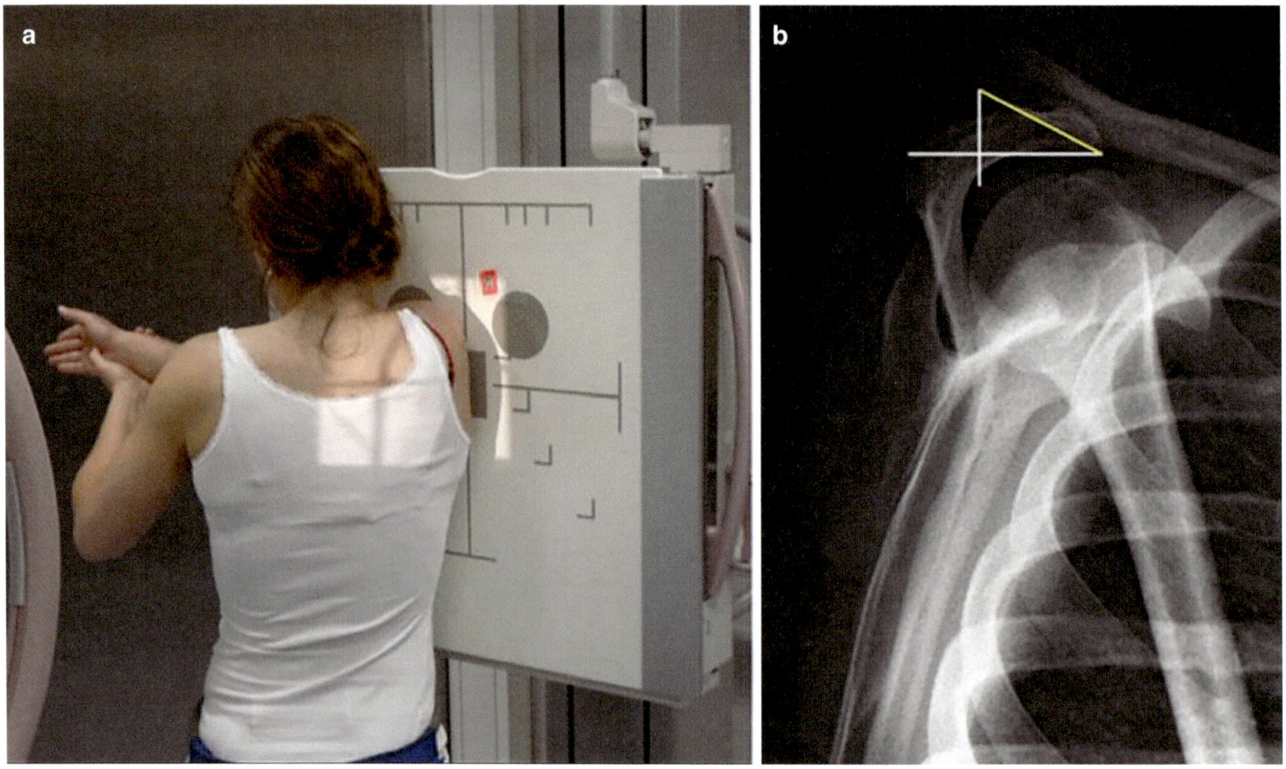

Abb. 8.13 Prinzip der Alexander-Aufnahme. **a** Einstelltechnik mit maximaler Horizontaladduktion des betroffenen Arms und Fixierung durch den gesunden Arm, **b** Röntgenbild. Es handelt sich um eine Modifikation der Y-Aufnahme zur Evaluation einer horizontalen Instabilität. Die gemessene posterosuperiore Translation ergibt sich als Hypotenuse (gelb) eines rechtwinkligen Dreiecks aus posteriorer und superiorer Translation. (Aus: [74]; mit freundlicher Genehmigung)

Epidemiologie und Traumamechanismus

Frakturen der Skapula sind insgesamt als seltene Frakturen in der Literatur beschrieben. Sie treten v. a. bei polytraumatisierten Patienten auf. In vielen Fällen wird die Skapulafraktur anhand der CT-Diagnostik im Rahmen einer initialen Polytraumaversorgung diagnostiziert. Hier sind Häufigkeiten zwischen 0,3 und 6,6 % beschrieben [5, 13, 24, 73]. Der zunehmende Einsatz der initialen CT-Diagnostik bei Polytraumatisierten führt entsprechend zu einer steigenden Detektionsrate dieser Verletzungen.

Aufgrund der guten muskulären Einbettung der relativ „geschützten" Skapula sind Skapulaverletzungen als ein Indiz für ein Hochrasanztrauma anzusehen. Sie sind dementsprechend häufig mit schweren Begleitverletzungen, v. a. des zentralen Nervensystems (ZNS), des Thorax und der Wirbelsäule assoziiert. Etwa 45 % der Frakturen betreffen das Skapulablatt, ca. 25 % den Skapulahals und ca. 10 % die Gelenkpfanne; ca. 15 % sind Fortsatzfrakturen [2, 12, 27, 70, 71].

Klassifikation

Eine im deutschsprachigen Raum gebräuchliche Einteilung stellt die Klassifikation nach Euler und Rüedi (Abb. 8.16) dar. Sie unterscheidet zwischen *extraartikulären* (A: Skapulablattfraktur, B: Fortsatzfraktur, C: Skapulahalsfraktur) und *intraartikulären* Frakturen (D: Gelenkfraktur). Kombinationsverletzungen mit Beteiligung des ipsilateralen proximalen Humerus werden als Typ-E-Frakturen klassifiziert. Frakturen mit Gelenkbeteiligung (Glenoid) können zudem anhand der Ideberg-Klassifikation noch differenzierter eingeteilt werden [27, 33, 35].

Die AO/OTA-Klassifikation ist ebenfalls sehr systematisch und detailliert (Abb. 8.17; [44]). Sie scheint der Ideberg und Euler-Rüedi-Klassifikation sogar im Hinblick auf die Inter- und Intraobserver-Reliabilität überlegen zu sein [21].

Der ungenau definierte Begriff „floating shoulder" bezeichnet eine instabile Situation der Skapula, bei der es aufgrund von ossären und ligamentären Verletzungen zu einem Verlust der osteoligamentären Verbindung der oberen Extremität mit dem Körperstamm und somit einer hochgradigen Schulterinstabilität kommt (Abb. 8.18a). Nach allgemeiner Auffassung kommt es zu dieser instabilen Situation, wenn der SSSC an mindestens 2 Stellen unterbrochen wird.

Hiervon grenzt sich begrifflich unscharf die sog. „skapulothorakale Dissoziation" ab, bei der nach allgemeinem Sprachgebrauch zusätzlich zu den komplexen muskuloskelettalen Traumafolgen noch schwere neurovaskuläre Verletzungen anzutreffen sind. Dieser Zustand wird auch als „innere Amputation" bezeichnet.

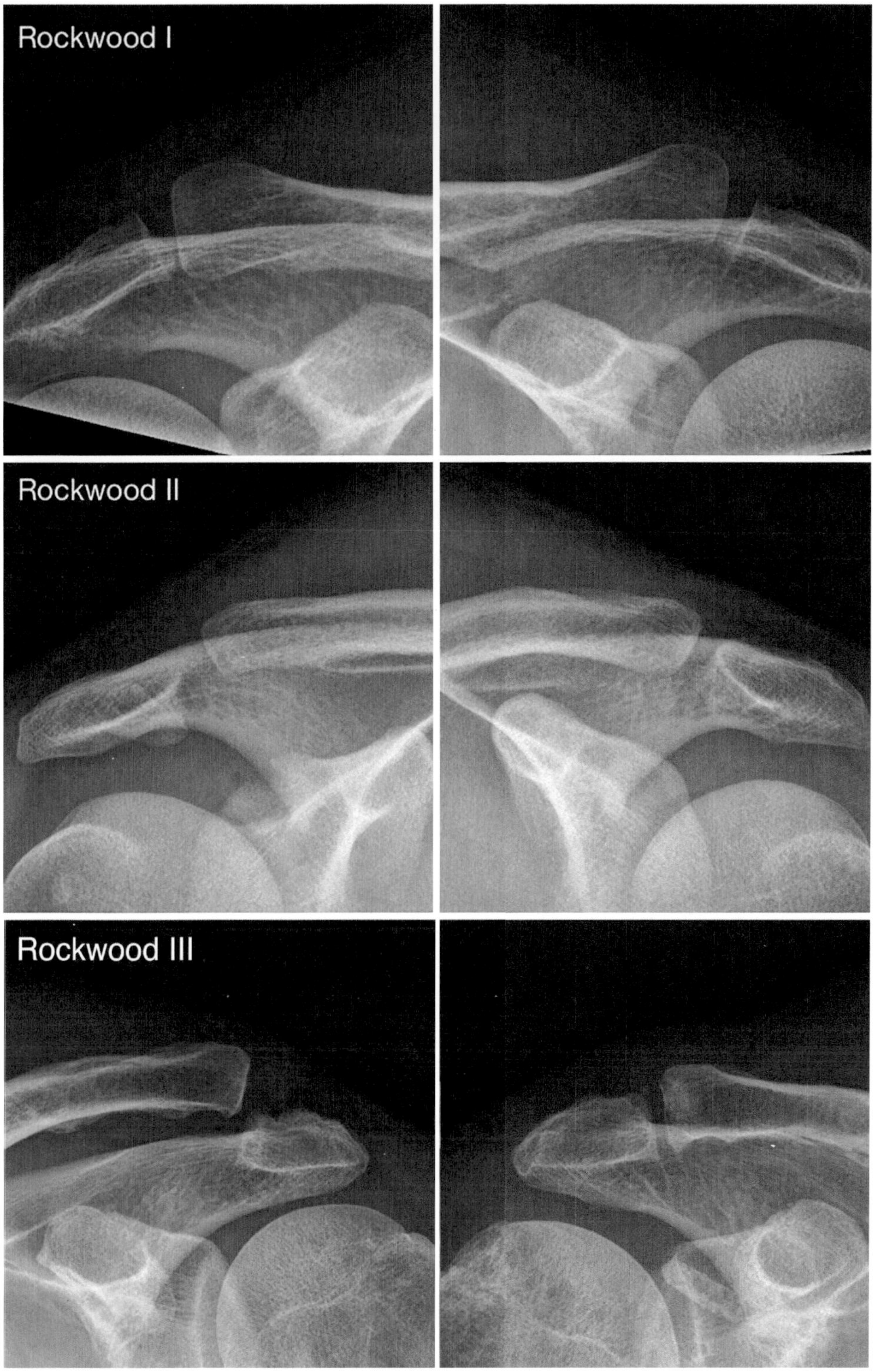

Abb. 8.14 Bildspiele für ACG-Verletzungen nach Rockwood. Die Veränderungen (linke Spalte) sind im Vergleich zur gesunden Gegenseite (rechte Spalte) dargestellt. Lediglich bei der Rockwood-IV-Verletzung ist zum Nachweis der horizontalen Instabilität die axiale Aufnahme mit dargestellt

Abb. 8.14 (Fortsetzung)

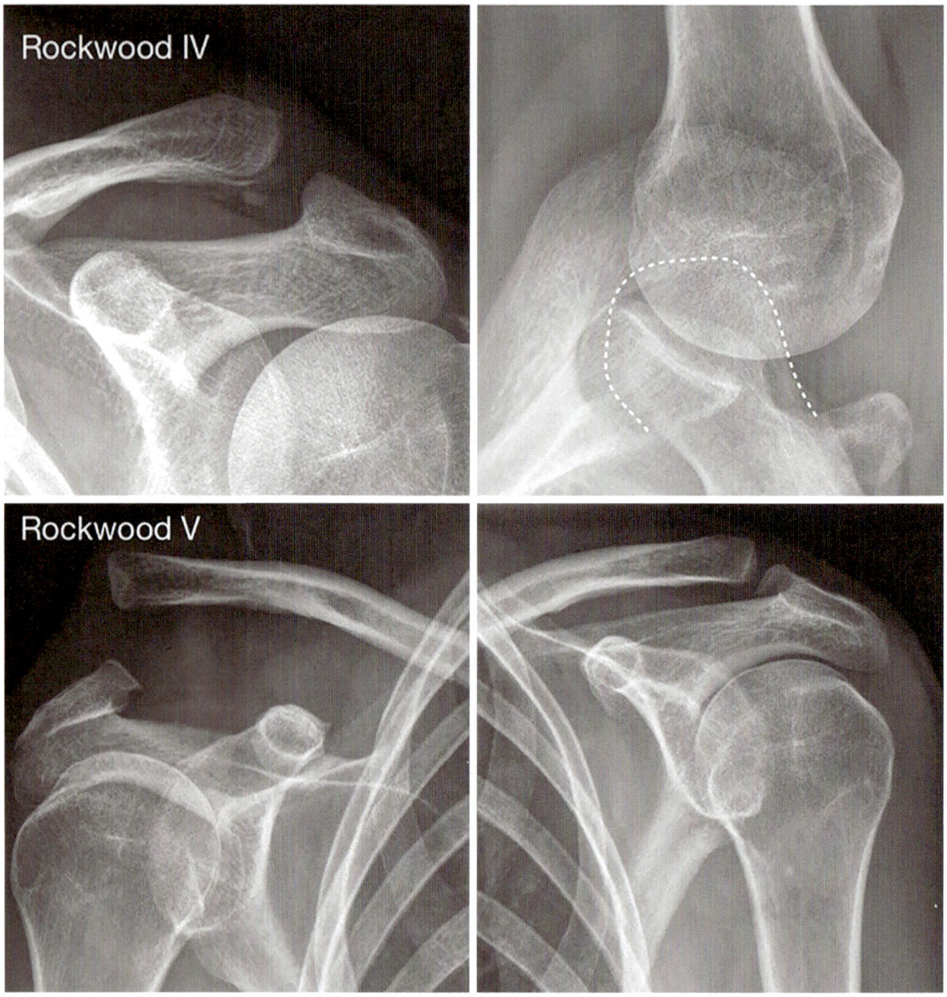

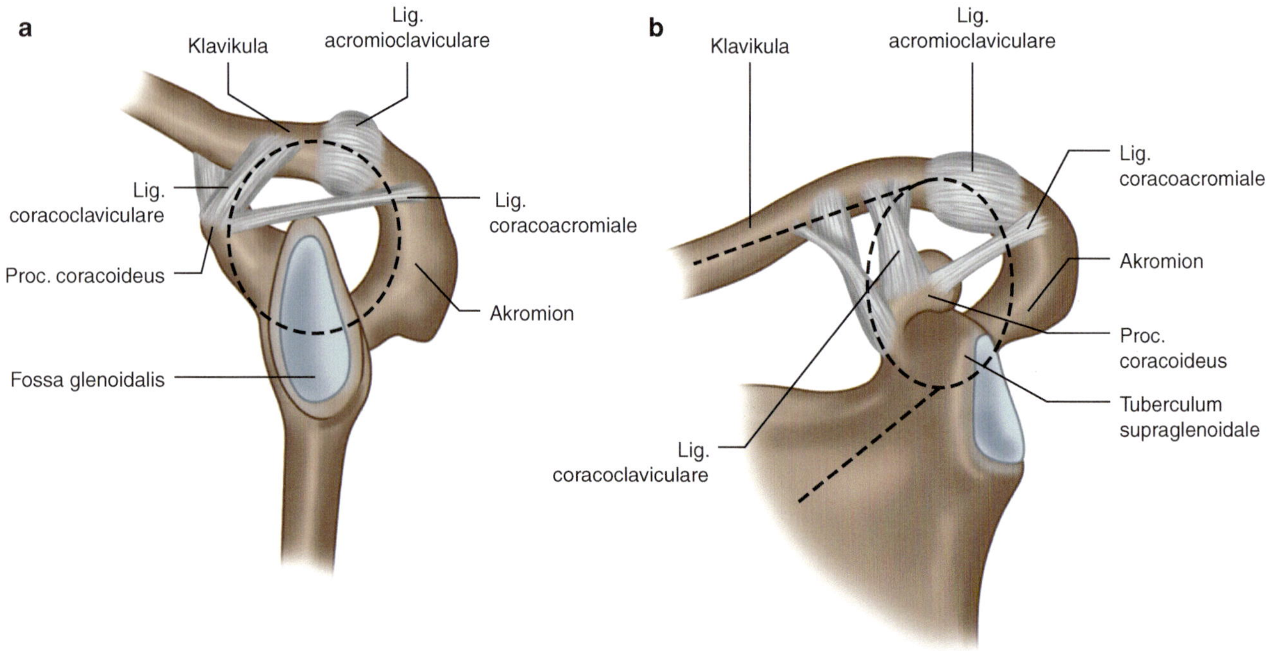

Abb. 8.15 Beispielgrafik für den „superior suspensory shoulder complex" (SSSC) in seitlicher (**a**) und a.-p. (**b**) Ansicht der ringförmig ausgebildeten knöchernen und ligamentären Aufhängung

Bildgebende Diagnostik

Die konventionelle Röntgendiagnostik der Skapula ist zum einen aufgrund der Anatomie (platter Knochen), zum anderen aufgrund der häufig eingeschränkten Untersuchungsbedingungen (Liegendaufnahme bei Schwerverletzten) vielfach deutlich eingeschränkt. Standardprojektionen sind die a.-p. Aufnahme und die tangentiale Projektion der Skapula zur Beurteilung des Skapulablatts und der Fortsätze (Abb. 8.19) sowie die a.-p. bzw. True-a.-p.-Aufnahme der Schulter, um eine Glenoidbeteiligung und die glenohumerale Artikulation zu beurteilen.

Falls eine CT-Aufnahme nicht bereits im Rahmen der initialen (Poly-)Traumadiagnostik angefertigt worden ist, sollte die Indikation bei Unsicherheiten in der Röntgendiagnostik, bei Verdacht auf eine Gelenkbeteiligung und zur Operationsplanung großzügig gestellt werden. Eine 3D-Rekonstruktion erleichtert das Verständnis der Fraktur deutlich, insbesondere wenn das Glenoid durch Entfernung des proximalen Humerus freigestellt wird (Abb. 8.18b). Eine MRT-Aufnahme sollte bei klinischem Verdacht auf eine begleitende Schädigung der Rotatorenmanschette oder bei gleichzeitigen glenohumeralen Luxationen ergänzend angefertigt werden [12, 17, 59].

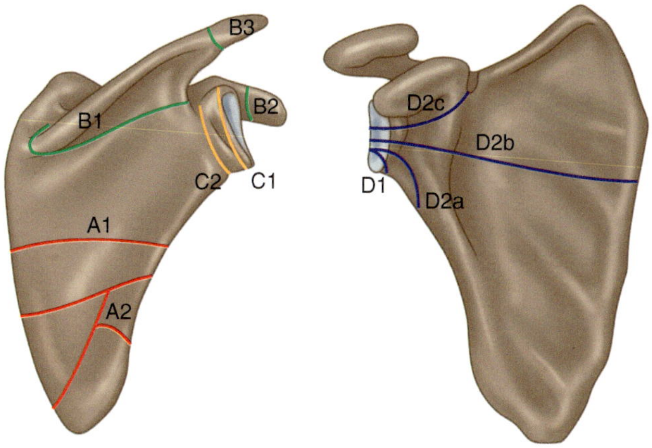

Abb. 8.16 Die Klassifikation nach Euler und Rüedi unterscheidet zwischen (links in der Abbildung) extraartikulären (A: Skapulablattfraktur – rot, B: Fortsatzfraktur – grün, C: Skapulahalsfraktur – orange) und (rechts in der Abbildung) intraartikulären Frakturen (D: Gelenkfraktur – blau). Kombinationsverletzungen mit Beteiligung des ipsilateralen proximalen Humerus werden als Typ-E-Frakturen klassifiziert

8.8 Proximaler Humerus

Anatomie

Der Oberarmkopf (Caput humeri) bildet mit der Cavitas glenoidalis (kurz: Glenoid) der Skapula das beweglichste Kugelgelenk des menschlichen Körpers, das Glenohumeralgelenk (Abschn. 8.9) (Abb. 8.20). Der große Bewegungsumfang kann v. a. dadurch erreicht werden, dass dieses Gelenk im Wesentlichen muskulär stabilisiert wird, woraus jedoch zugleich eine hohe Verletzungsanfälligkeit resultiert.

Der proximale Humerus kann funktionell in 4 Teile unterteilt werden: den anatomischen Humeruskopf, das Tuberculum majus und das Tuberculum minus sowie den chirurgischen Hals bzw. den proximalen Humerusschaft. Am Tuberculum

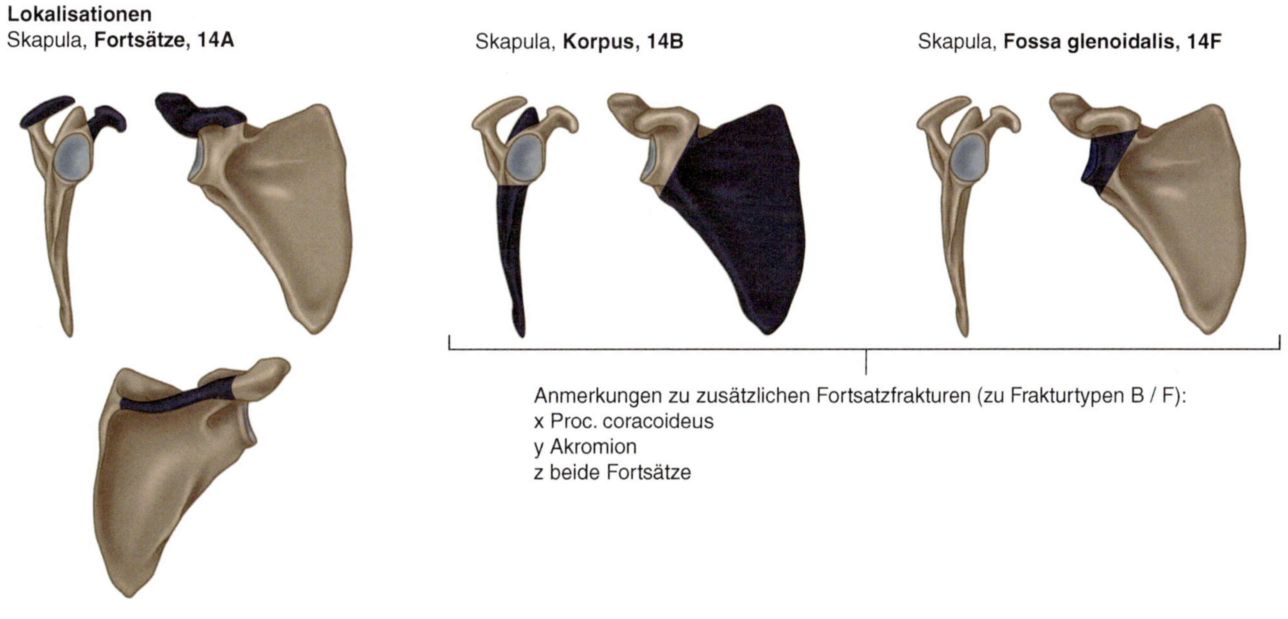

Abb. 8.17 Die aktuelle AO/OTA-Klassifikation unterscheidet bei Skapulafrakturen Fortsatzfrakturen (14A), Skapulakörperfrakturen (14B) und Frakturen mit Beteiligung der Fossa glenoidalis (14F). Die Frakturtypen lassen sich jeweils noch in weitere Unterformen unterteilen (nicht dargestellt)

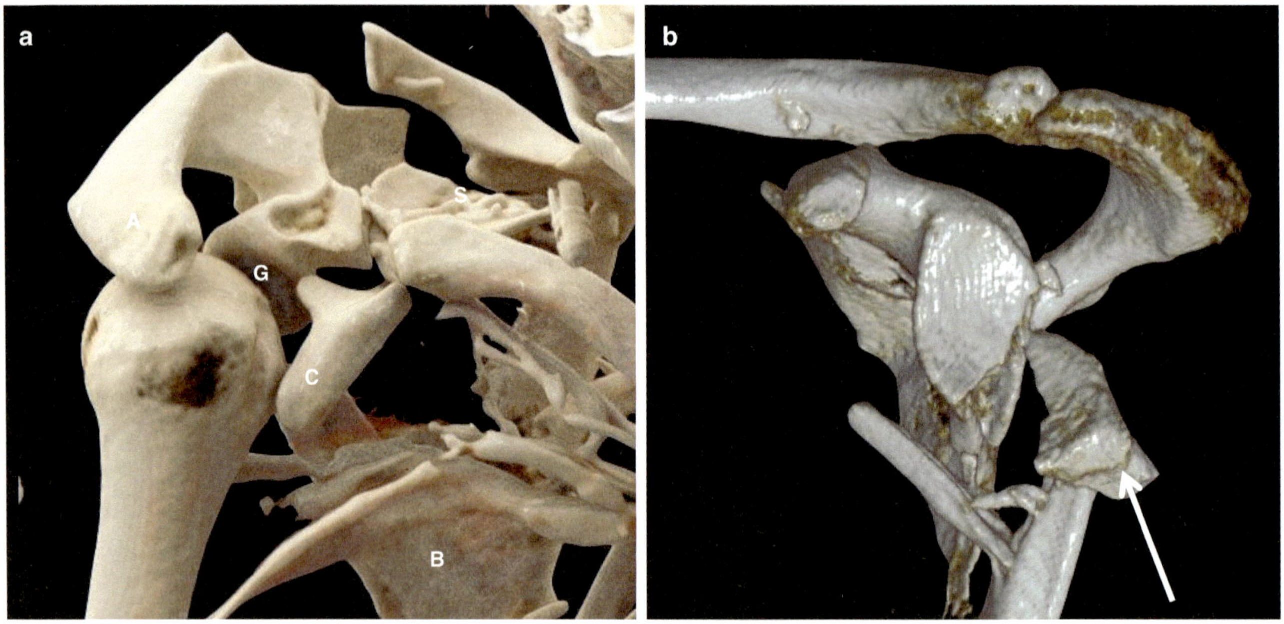

Abb. 8.18 „Floating shoulder"/Glenoidbeteiligung. **a** 3D-Cinematic-Rendering-Darstellung der „floating shoulder" aus einem CT-Datensatz. Es handelt sich um eine instabile Situation der Skapula, bei der es durch einen Verlust der osteoligamentären Verbindung der oberen Extremität mit dem Körperstamm zu einer hochgradigen Schulterinstabilität kommt. Bei den vorliegenden schweren Verletzungen lassen sich das Glenoid (*G*) mit Akromion (*A*), der Proc. coracoideus (*C*), das Skapulablatt (*B*) sowie die Spina scapulae (*S*) als einzelne Fragmente erkennen. **b** 3D-VRT-Darstellung einer komplexen Skapulafraktur. Die 3D-Darstellung erleichtert insbesondere das Verständnis für die Morphologie der Glenoidfraktur (*Pfeil*)

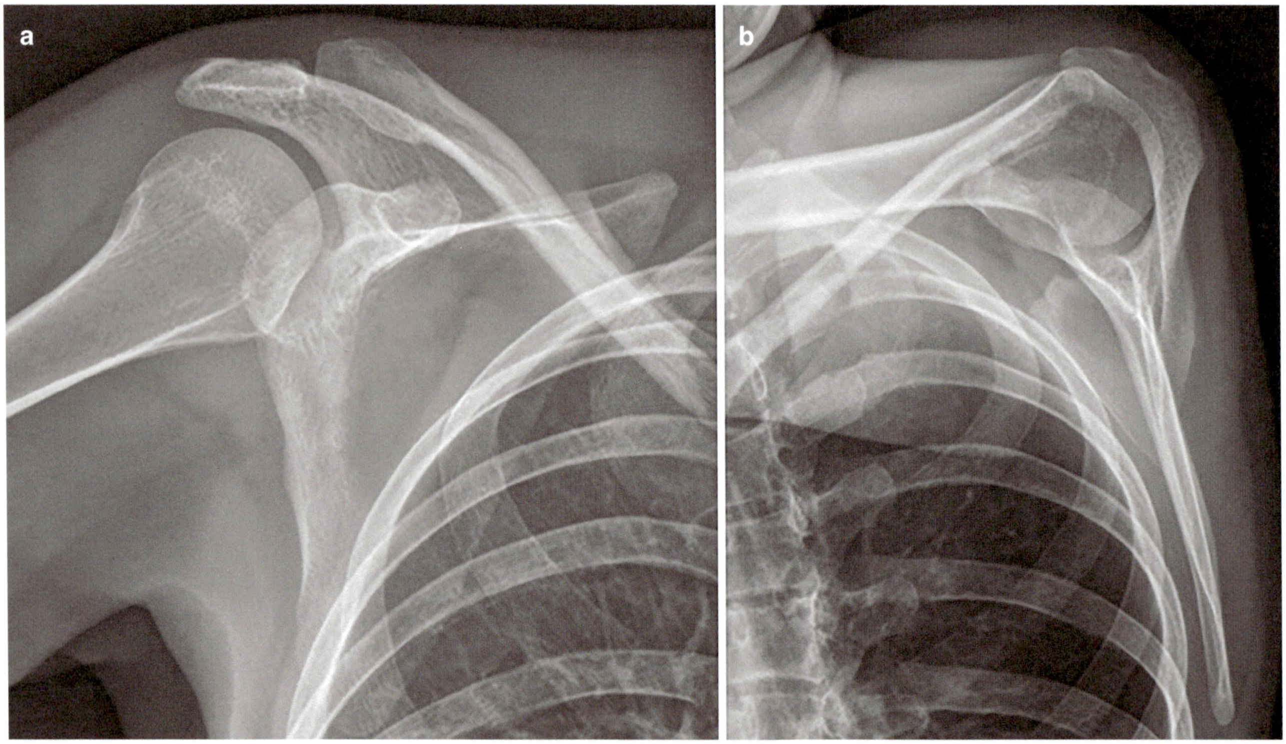

Abb. 8.19 Standardprojektionen der Skapula sind die a.-p. Projektion (**a**) und die tangentiale Aufnahme (**b**)

Abb. 8.20 Anatomie des Glenohumeralgelenks

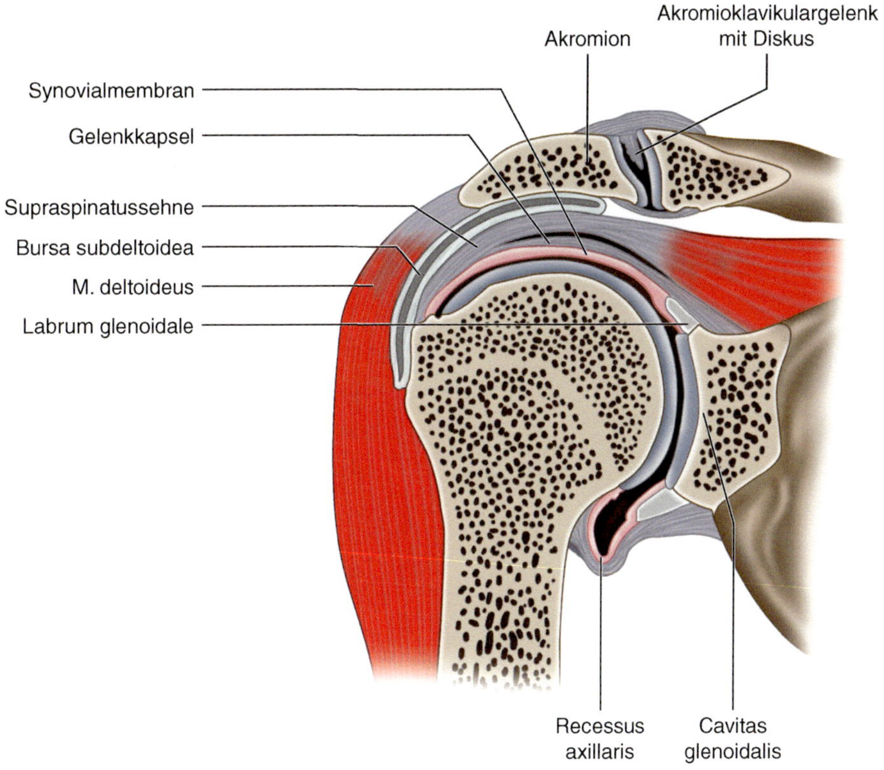

majus inserieren 3 Muskeln der Rotatorenmanschette: M. supraspinatus, M. infraspinatus und M. teres minor. Am Tuberculum minus setzt der M. subscapularis an. Beide Tuberkel werden durch den Sulcus intertubercularis separiert, in dem die lange Bizepssehne verläuft.

Epidemiologie und Traumamechanismus

Proximale Humerusfrakturen sind mit ca. 6 % aller Frakturen in der westlichen Welt häufig [13]. Sie sind insbesondere in einem älteren Patientenkollektiv (>50 Jahre) anzutreffen und stellen nach Frakturen des distalen Radius und der Wirbelsäule die dritthäufigste Manifestationen osteoporotischer Frakturen dar. Frauen sind 2–3 Mal häufiger betroffen als Männer [9].

Traumamechanismus ist in der Regel der ebenerdige Sturz aus dem Stand auf den ausgestreckten Arm. Bei jüngeren Patienten sind auch hochenergetische Mechanismen im Rahmen von Sport- oder Verkehrsunfällen zu beobachten [50]. Es ist aufgrund der demografischen Entwicklung davon auszugehen, dass die proximale Humerusfraktur eine weiter zunehmende Bedeutung in der medizinischen Versorgung einnehmen wird [7].

Klassifikation

Es existiert eine Vielzahl unterschiedlicher Klassifikationen für die Beschreibung proximaler Humerusfrakturen. Grundlage der meisten Klassifikationen sind die anatomischen „Grundbausteine" des proximalen Humerus: Humeruskopf/-kalotte, Humerusschaft, Tuberculum minus und Tuberculum majus.

Im klinischen Alltag ist die Einteilung nach Neer, wohl aufgrund ihrer Einfachheit, weiterhin am gebräuchlichsten (Abb. 8.21), wenngleich eine hohe intra- und intraindividuelle Varianz bei der Bewertung besteht [7].

In der Neer-Klassifikation werden die nicht dislozierten Frakturen als 1-Fragment-Frakturen zusammengefasst. Eine relevante Dislokation definiert Neer als Versatz eines Hauptfragments um >10 mm und/oder eine Rotation um ≥45°, sodass entsprechen 2-, 3- und 4-Fragment-Frakturen resultieren können. Head-Split- sowie Luxationsfrakturen werden von Neer hiervon getrennt kategorisiert [45]. Heute werden von vielen Autoren niedrigere Grenzwerte für die Dislokation als von Neer vorschlagen (Dislokation ≤ 5 mm, Abkippung: 20°), v. a. für das Tuberculum-majus-Fragment.

Daneben wird die AO/OTA-Klassifikation herangezogen, die aufgrund ihrer sehr systematischen Einteilung jedoch etwas komplexer in der Anwendung ist (Abb. 8.22; [44]).

Eine neuere Klassifikation unter Einschluss von CT-Bildern wurde von Resch et al. vorgeschlagen und betont eher die funktionellen Aspekte der proximalen Humerusfrakturen [38, 56]; sie ist derzeit aber in der klinischen Routine nicht weit verbreitet.

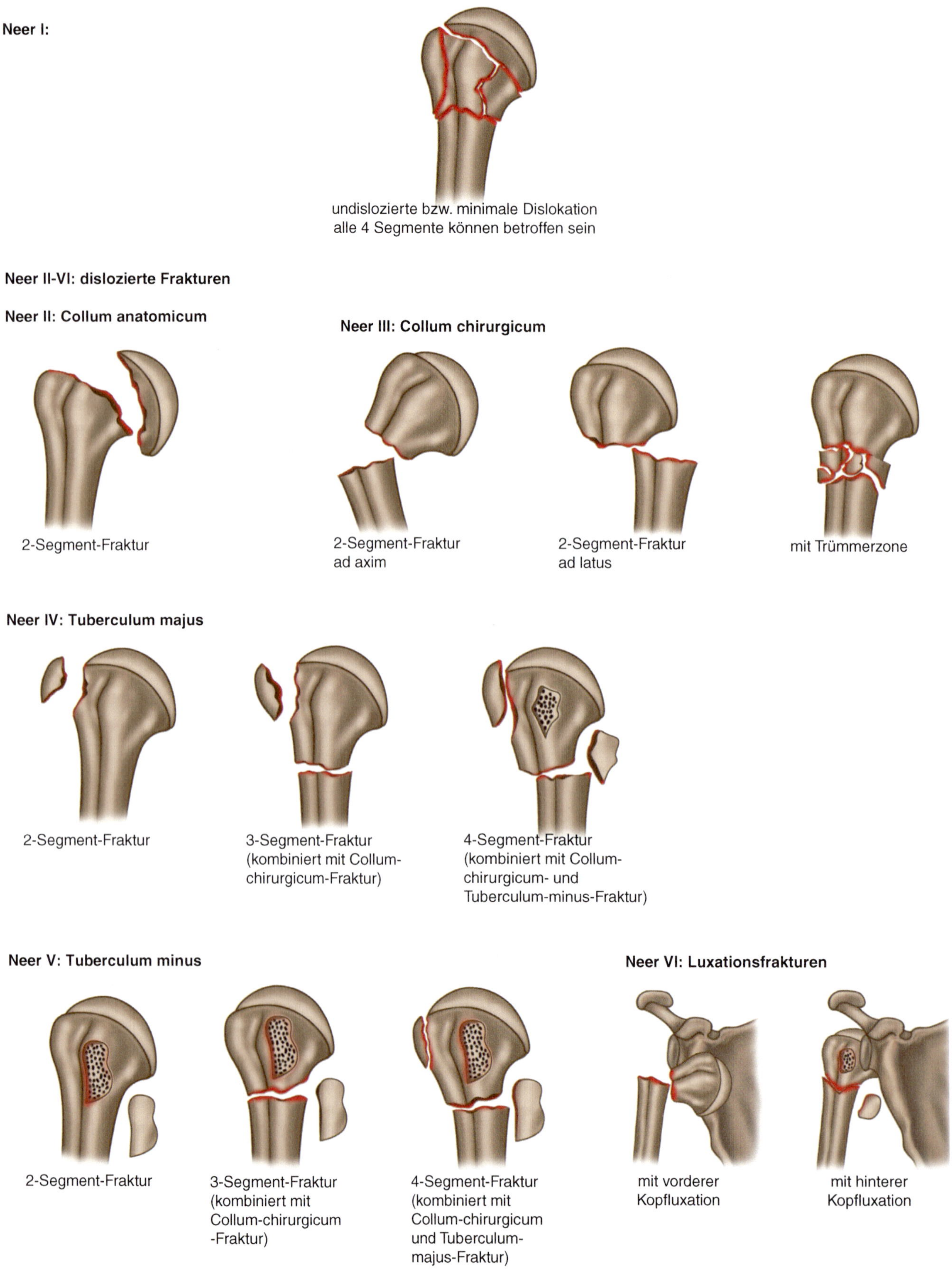

Abb. 8.21 Neer-Klassifikation der proximalen Humerusfrakturen

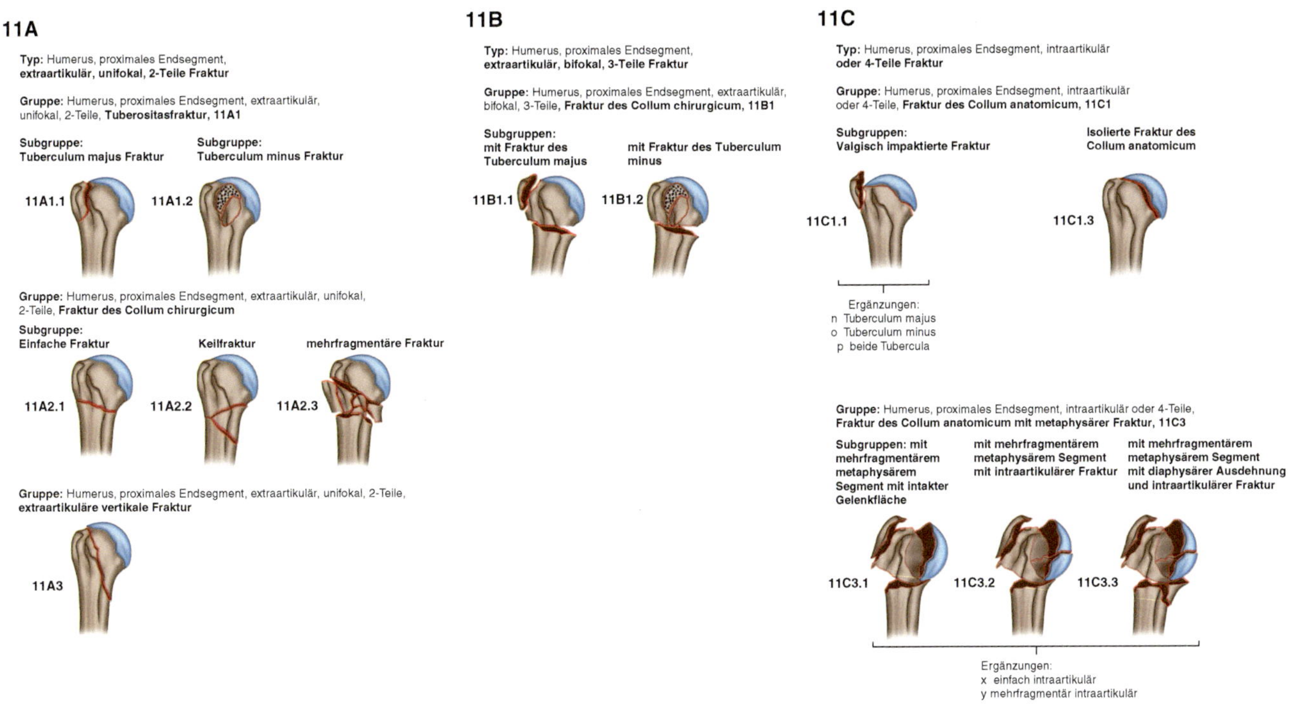

Abb. 8.22 Die AO/OTA-Klassifikation unterscheidet 3 grundlegende Frakturtypen, wobei extraartikuläre 2-Fragment-Frakturen als A klassifiziert werden, extraartikuläre 3-Fragment-Frakturen als Frakturtyp B und intraartikuläre oder 4-Fragment-Frakturen als Typ C

Bildgebende Diagnostik

Die konventionelle Röntgendiagnostik bei Verdacht auf eine proximale Humerusfraktur basiert mindestens auf einer True-a.-p.-Projektion und einer 2. Ebene, in der Regel einer axialen Aufnahme oder eine Y-Aufnahme. Häufig werden auch alle 3 Aufnahmen angefertigt. Die True-a.-p.-Projektion wird bevorzugt, da sie im Gegensatz zur einfachen a.-p. Aufnahme durch Anheben der gesunden Seite um 45° eine überlagerungsfreie Darstellung von Humeruskopf und Glenoid erlaubt (Abb. 8.23). Die hierdurch erleichterte Beurteilung der Artikulation im Glenohumeralgelenk ist entscheidend zum Ausschluss oder Nachweis einer Luxation. Wichtig ist ferner die Detektion von Frakturen des Kalottensegments im Sinne von Head-Split-Frakturen.

Bei höhergradigen Verletzungen und zur Operationsplanung kommt zunehmend die CT-Bildgebung zum Einsatz, da sie eine exakte Darstellung der Fragmentanzahl und eine präzise Quantifizierung des Ausmaßes der Fragmentdislokation ermöglicht (Abb. 8.24 und Abb. 8.25). Die MRT kann in klinisch begründeten Einzelfällen ergänzend zur Darstellung der Rotatorenmanschette herangezogen werden [17, 62].

8.9 Glenohumeralgelenk

Anatomie

Die Anatomie des Glenohumeralgelenks ist bereits in Abschn. 8.8 beschrieben.

Epidemiologie und Traumamechanismus

Die Schulterluxation ist die häufigste Luxation der großen Gelenke. Betroffen ist zumeist der dominante Arm. Die in der Literatur beschriebene Inzidenz schwankt zwischen 11 und 40 pro 100.000 Einwohner und Jahr [47, 67]. Besonders häufig betroffen sind männliche Patienten im Jugend- und jüngeren Erwachsenenalter, v. a. im Rahmen von Sportverletzungen. Im höheren Alter hingegen dominieren Frakturen des proximalen Humerus. Falls es in dieser Altersgruppe zu Luxationen kommt, dann zumeist im Rahmen einfacher Sturzereignisse aus dem Stand oder dem Gang [67].

Luxationsmechanismus ist in der Regel eine indirekte Krafteinwirkung. In der weit überwiegenden Zahl der Fälle handelt es sich um anteriore Luxationen (95 %). Posteriore Luxationen sind deutlich seltener (2–4 %) und treten häufiger infolge ungewöhnlicher Mechanismen auf

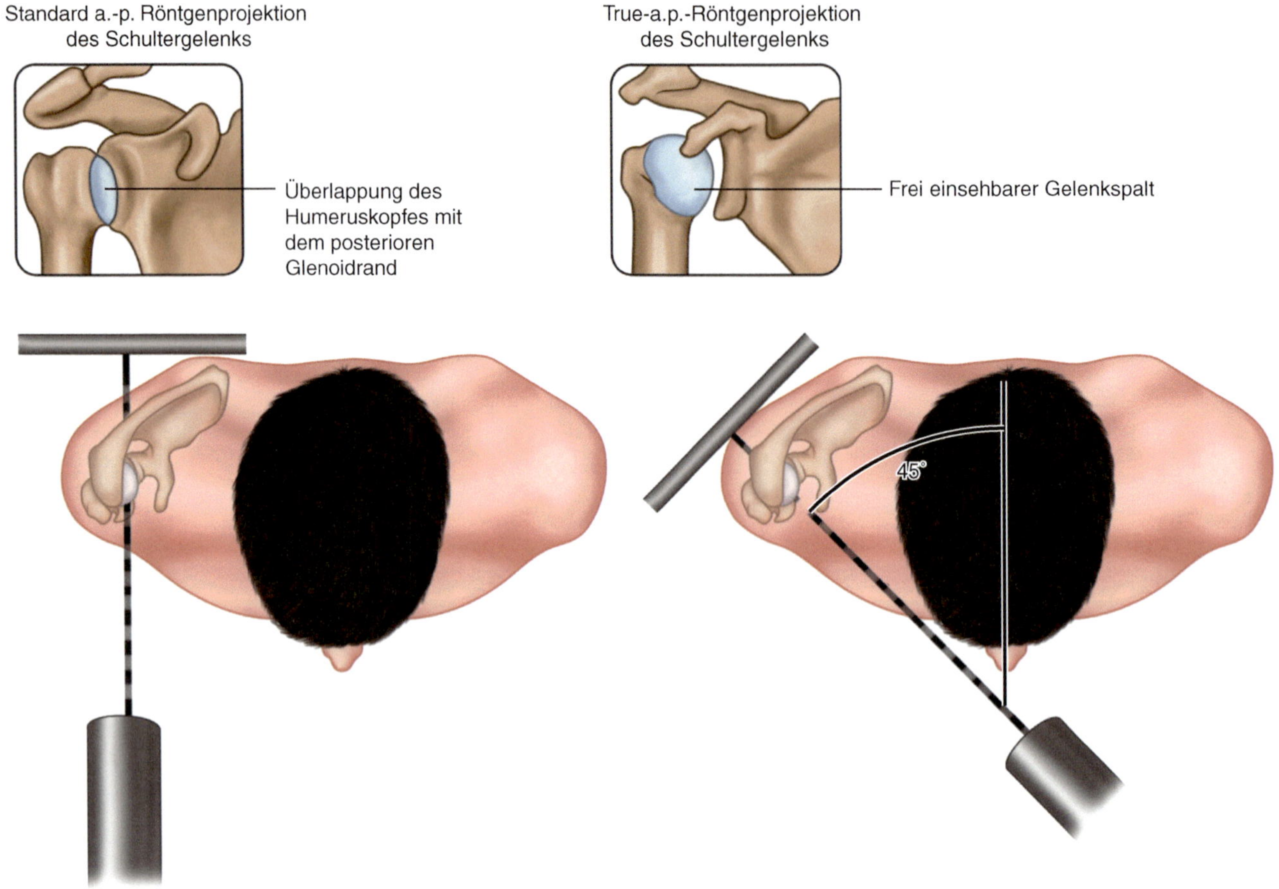

Abb. 8.23 Die True-a.-p.-Projektion ermöglicht durch die Angulation des Röntgenstrahls um ca. 45° zur orthograden Projektion (entsprechend der physiologischen Stellung der Gelenkfläche) eine überlagerungsfreie Darstellung des Glenoids und eine freie Projektion des Gelenkspalts

(z. B. Muskelkontraktion durch Stromschlag oder Krampfanfälle, Hochrasanztrauma). Superiore und inferiore Luxationen sind sehr selten (Letztere durch ein Hyperabduktionstrauma).

Wichtige abklärungspflichtige Begleitverletzungen sind die Bankart-Läsion (Verletzungen des anterior-inferioren Glenoid-Labrum-Komplexes), die Hill-Sachs-Läsion (posterolaterale Impressionsfraktur des Oberarmkopfes) sowie die Avulsion des Tuberculum majus. Von diesen Verletzungen ist die Bankart-Läsion bei Erstluxation der Schulter im jungen Patientenalter in über 90 % der Fälle anzutreffen. Mit zunehmendem Lebensalter steigt die Wahrscheinlichkeit für Begleitverletzungen der Rotatorenmanschette [14, 31, 67].

Klassifikation

Die Klassifikation der Schultergelenksluxation erfolgt primär nach der Luxationsrichtung. Zudem lassen sich akute traumatische Erstluxationen von rezidivierenden habituellen Luxationen unterscheiden.

Bildgebende Diagnostik

Die Röntgendiagnostik bei Verdacht auf Schulterluxation ist obligat vor jeglicher Manipulation anzufertigen, um die Luxationsrichtung zu evaluieren und mögliche (Begleit-)Frakturen zu erfassen. Die Standarddiagnostik beinhaltet die a.-p. Projektion, möglichst in Form einer glenoidtangentialen True-a.-p.-Aufnahme, sowie eine Aufnahme in einer 2. Ebene. Wenn die transaxilläre axiale Aufnahme in der Akutsituation nicht durchführbar ist, sollte alternativ die transskapuläre (Y-)Projektion angefertigt werden.

Die anteriore Luxation ist in der Regel problemlos zu diagnostizieren (Abb. 8.26). Besonderes Augenmerk ist jedoch auf die posteriore Luxation zu legen, da diese häufig initial übersehen wird. In der Literatur werden hier Größenordnungen von über 50 % beschrieben, die sowohl aus einer klinischen Fehleinschätzung als auch aus einer insuffizienten radiologischen Diagnostik resultieren. Die posteriore Luxation muss auf den Röntgenaufnahmen gezielt gesucht und aktiv ausgeschlossen werden. Die Abbildung der Schulter in

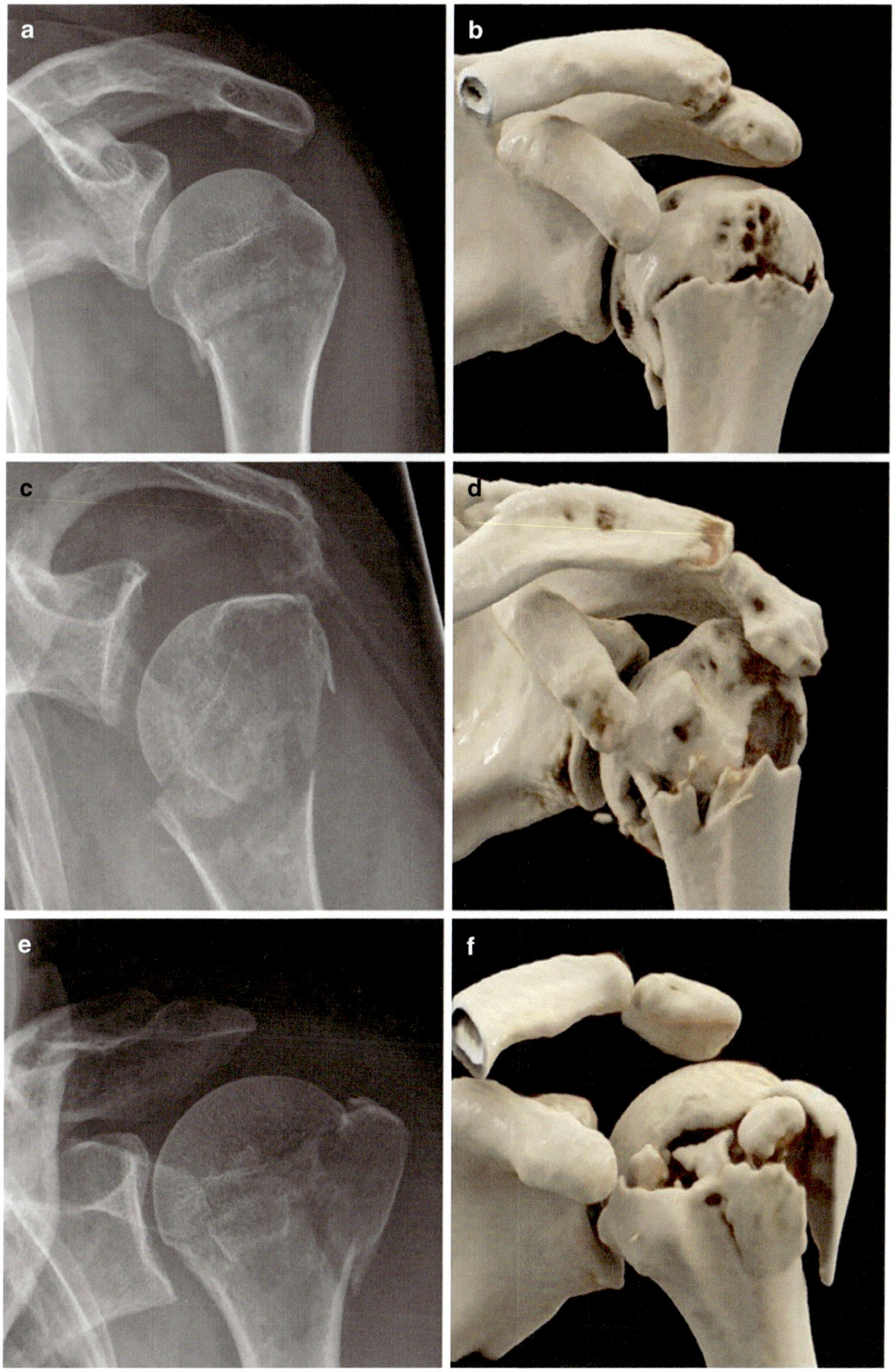

Abb. 8.24 Typische Bildbeispiele von proximalen Humerusfrakturen in der Projektionsradiografie und in den korrespondierenden CT-Untersuchungen als Cinematic-Rendering-Darstellungen. Es zeigen sich analog der Klassifikation nach Neer: eine gering dislozierte 1-Fragment-Fraktur (**a**, **b**), eine 2-Fragment-Fraktur (**c**, **d**), eine 3-Fragment-Fraktur (**e**, **f**) sowie eine 4-Fragment-Fraktur (**g**, **h**). Die Teilabbildungen **i** und **j** zeigen eine Luxationsfraktur mit traumatischer Dissektion der A. axillaris (*Pfeil*)

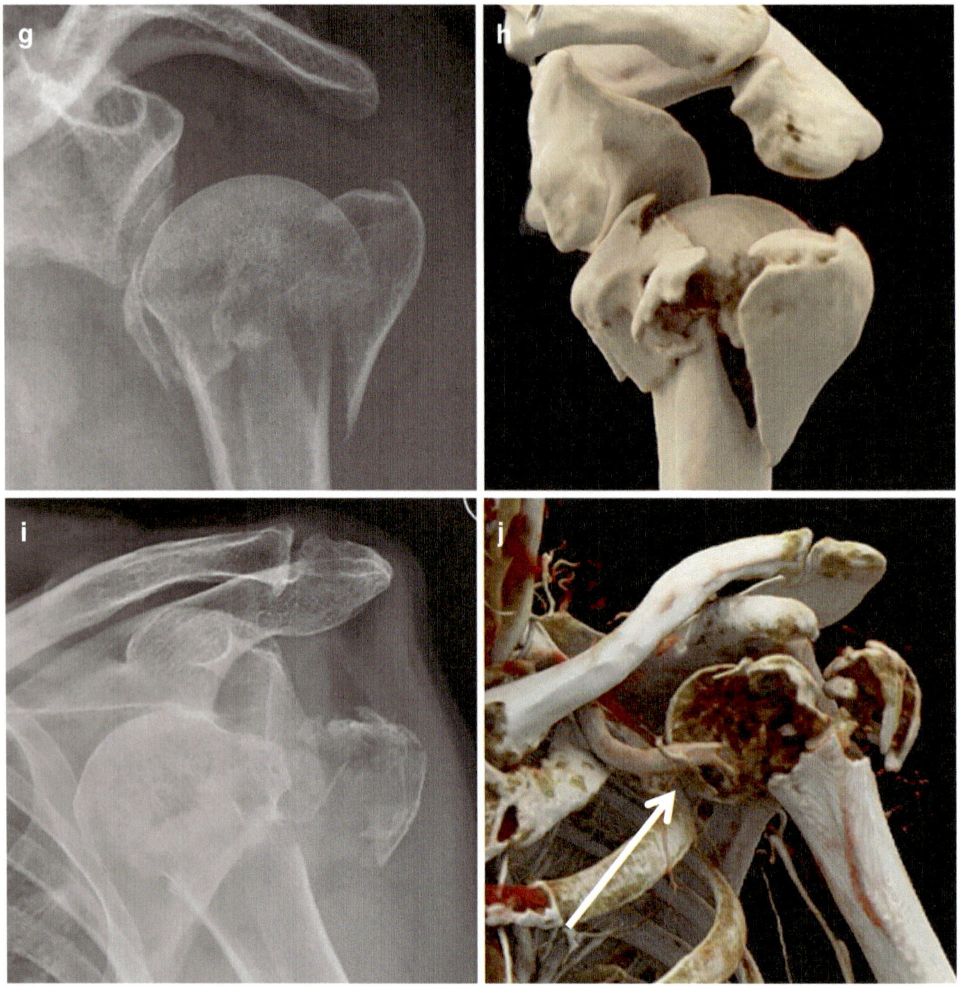

Abb. 8.24 (Fortsetzung)

einer 2. Ebene ist zum Ausschluss einer posterioren Luxation *zwingend* erforderlich. Bei der Mehrzahl der in der Literatur beschriebenen Fälle übersehener Luxationen lag lediglich eine a.-p. Projektion vor [78].

▶ **Merke** Die posteriore Luxation wird bei der Erstvorstellung häufig übersehen.

Als typische Kriterien der posterioren Luxation gelten die fehlende Abgrenzbarkeit des Gelenkspalts in der True-a.-p.-Aufnahme, der Hochstand des Humeruskopfes sowie die aufgrund einer fixierten Innenrotation atypische Projektion des proximalen Humeruskopfes (Birnenform; Abb. 8.26). Die a.-p. Projektion kann jedoch auch nicht konklusiv sein, insbesondere bei suboptimalen Projektionsbedingungen. Bei diagnostischen Unsicherheiten sollte die CT zum Einsatz kommen [7, 17, 62, 66].

Die Aufnahmen sind grundsätzlich nach erfolgter Reposition zu wiederholen, um das Repositionsergebnis zu dokumentieren und möglicherweise entstandene Frakturen zu detektieren.

Bei traumatischer Erstluxation sollte bei jungen und aktiven Patienten mit hohem Anspruch an die Schulterfunktion aufgrund der erhöhten Prädisposition für die Entwicklung einer chronischen Instabilität eine MRT-Untersuchung der Schulter ergänzt werden, um das Ausmaß der zu erwartenden (>95 %) Läsionen des Kapsel-Labrum-Komplexes und andere Begleitverletzungen zu diagnostizieren, die eine frühe Intervention erforderlich machen (Abb. 8.27) [26, 49, 62].

Der über ca. 3 Wochen vorhandene Erguss erleichtert hierbei die Diagnostik. Im subakuten und chronischen Stadium kann primär die Durchführung einer direkten MR-Arthrografie erwogen werden [17, 36]. Bei klinischem Verdacht auf eine Rotatorenmanschettenläsion sollte ebenfalls

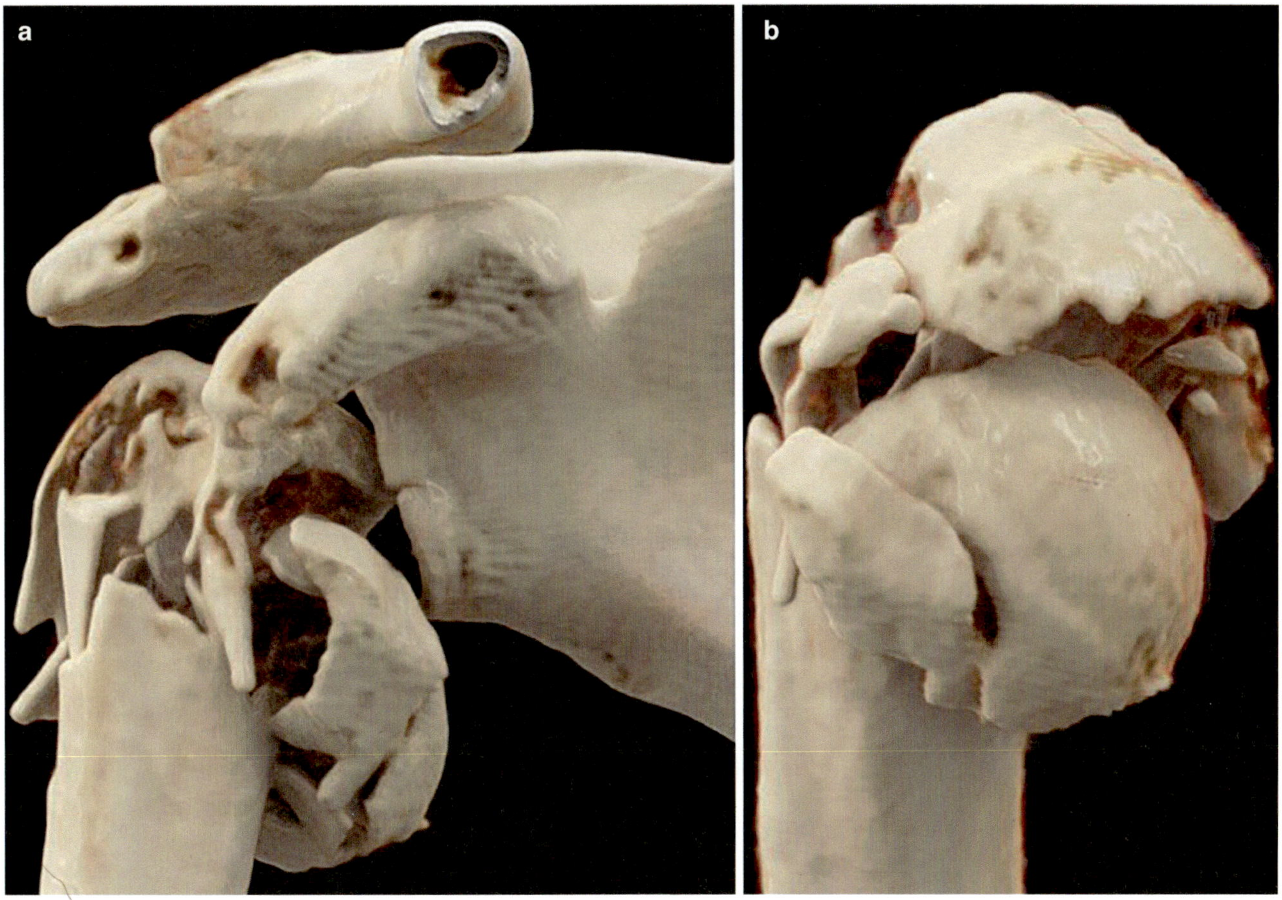

Abb. 8.25 Cinematic-Rendering-Darstellungen einer Head-Split-Fraktur auf Basis von CT-Datensätzen als Übersicht (**a** anterior, koronar) und nach Freistellen des proximalen Humerus (**b** posterior, oblique-koronar)

bereits initial eine MRT-Untersuchung ergänzt werden. Dies gilt nach Literaturdaten v. a. für Patienten, die zum Zeitpunkt der Erstluxation älter als 40 Jahre sind [49].

Die CT dient hingegen v. a. zur Beurteilung des knöchernen Glenoiddefekts („glenoid bone loss") und des Ausmaßes der Hill-Sachs-Delle, und zwar sowohl in der akuten Situation vor der eventuellen Operation einer Bankart-Läsion als auch (insbesondere) in der chronisch-rezidivierenden Situation [17, 62] (Abb. 8.28). Bei Kontraindikationen gegen die MR-Arthrografie oder auch bei einliegendem Osteosynthesematerial kann die CT-Untersuchung mit intraartikulärer Kontrastmittelgabe eine sinnvolle Alternative sein (Abb. 8.2).

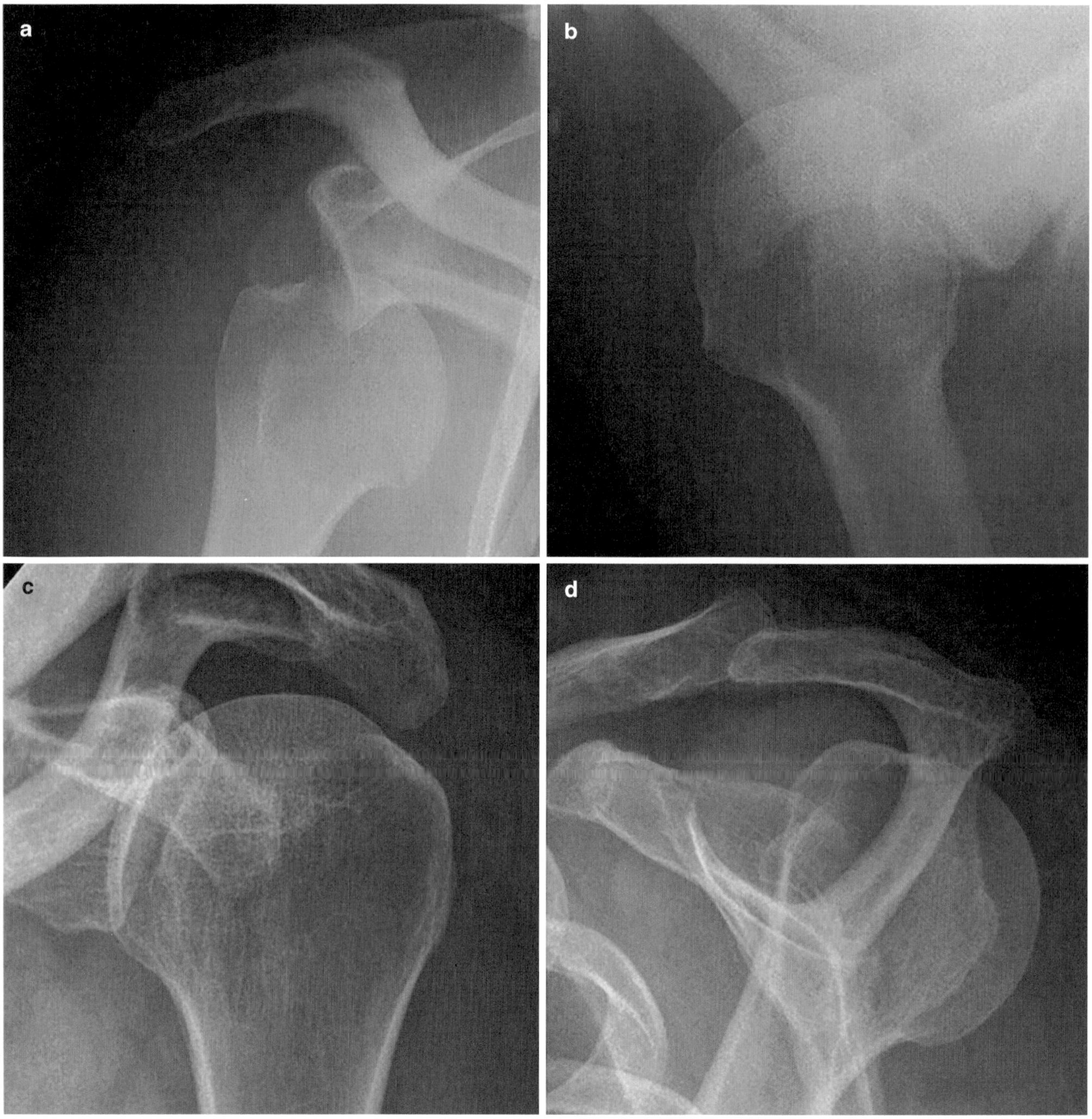

Abb. 8.26 a, b Die anteriore Luxation ist in der True-a.-p.-Aufnahme (**a**) und in der axialen Projektion (**b**) in der Regel problemlos zu diagnostizieren. **c** Demgegenüber ist der Befund einer posterioren Luxation in der True-a.-p.-Projektion deutlich subtiler. **d** Die 2. Ebene, hier in Form einer Y-Projektion, bestätigt den Dorsalversatz des Humeruskopfes in Relation zum Glenoid

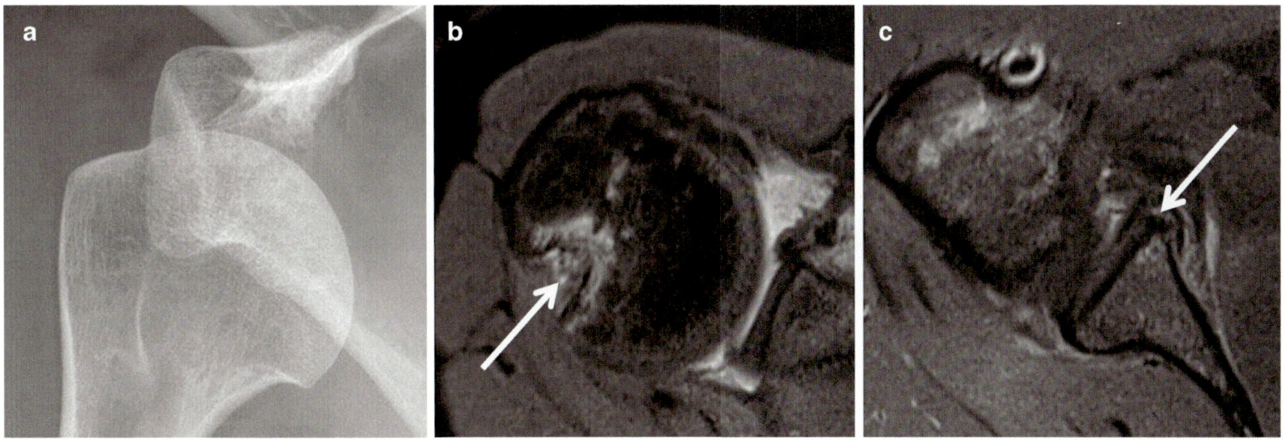

Abb. 8.27 **a** Typische Darstellung einer anterioren Schulterluxation im Röntgenbild. **b**, **c** Die korrespondierende fettunterdrückte (FS), protonendichtegewichtete (PD) TSE-MRT-Untersuchung (transversal) zeigt sowohl die Impressionsfraktur des Humeruskopfes (*Pfeil*) im Sinne einer Hill-Sachs-Läsion (**b**) als auch die Schädigung des anterior-inferioren Glenoid-Labrum-Komplexes (*Pfeil*) (**c**)

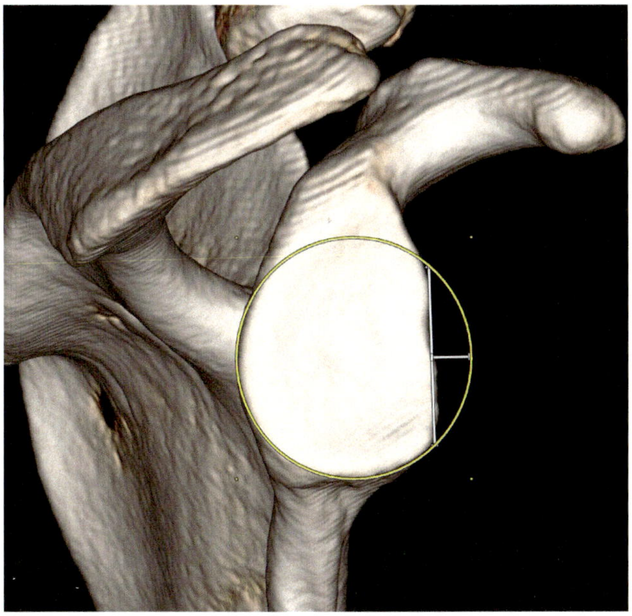

Abb. 8.28 Zur Quantifizierung des knöchernen Substanzverlusts wird in der Aufsicht auf das Glenoid in der 3D-Darstellung ein *Kreis* optimal an das Glenoid angepasst. Das Kreissegment ohne knöcherne Füllung entspricht dann dem Glenoiddefekt und lässt sich quantifizieren

Literatur

Zitierte Originalarbeiten

1. Allman FL (1967) Fractures and ligamentous injuries of the clavicle and its articulation. J Bone Joint Surg Am 49:774–784
2. Baldwin KD, Ohman-Strickland P, Mehta S, Hume E (2008) Scapula fractures: a marker for concomitant injury? a retrospective review of data in the national trauma database. J Trauma 65(2): 430–435. https://doi.org/10.1097/TA.0b013e31817fd928
3. Boesmueller S, Wech M, Tiefenboeck TM et al (2016) Incidence, characteristics, and long-term follow-up of sternoclavicular injuries: an epidemiologic analysis of 92 cases. J Trauma Acute Care Surg 80:289–295. https://doi.org/10.1097/TA.0000000000000888
4. Breitenseher MJ, Pones M, Breitenseher JB (2015) Systematik der Verletzungen von Rotatorenmanschette und Bizepssehne. Radiologe 55:221–230
5. Brown C, Elmobdy K, Raja AS, Rodriguez RM (2018) Scapular fractures in the pan-scan era. Acad Emerg Med 25:738–743. https://doi.org/10.1111/acem.13377
6. Asadollahi S, Bucknill A (2019) Acute medial clavicle fracture in adults: a systematic review of demographics, clinical features and treatment outcomes in 220 patients. J Orthop Traumatol 20(1):24. https://doi.org/10.1186/s10195-019-0533-3
7. Burkhart KJ, Dietz SO, Bastian L et al (2013) The treatment of proximal humeral fracture in adults. Dtsch Arztebl Int 110(35-36): 591–597. https://doi.org/10.3238/arztebl.2013.0591
8. Cain EL Jr, Ryan MK (2018) Traumatic instability: treatment options and considerations for recurrent posttraumatic instability. Sports Med Arthrosc Rev 26:102–112
9. Calvo E, Morcillo D, Foruria AM et al (2011) Nondisplaced proximal humeral fractures: high incidence among outpatient-treated osteoporotic fractures and severe impact on upper extremity function and patient subjective health perception. J Shoulder Elbow Surg 20:795–801. https://doi.org/10.1016/j.jse.2010.09.008
10. Canbora K (2011) Subcoracoid dislocation of the acromioclavicular joint. Acta Orthop Traumatol Turc 45:463–465. https://doi.org/10.3944/AOTT.2011.2392
11. Chillemi C, Franceschini V, Dei Giudici L et al (2013) Epidemiology of isolated acromioclavicular joint dislocation. Emerg Med Int 2013:1–5. https://doi.org/10.1155/2013/171609
12. Cole PA, Freeman G, Dubin JR (2013) Scapula fractures. Curr Rev Musculoskelet Med 6:79–87. https://doi.org/10.1007/s12178-012-9151-x
13. Court-Brown CM, Caesar B (2006) Epidemiology of adult fractures: a review. Injury 37:691–697. https://doi.org/10.1016/j.injury.2006.04.130
14. Cutts S, Prempeh M, Drew S (2009) Anterior shoulder dislocation. Ann R Coll Surg Engl 91:2–7. https://doi.org/10.1308/003588409X359123
15. Dehlinger F, Ambacher T (2014) Akromioklavikulargelenksprengung: operative oder konservative Behandlung? Trauma Berufskrankh 16:93–97. https://doi.org/10.1007/s10039-013-1970-5

16. Dépelteau H, Bureau NJ, Cardinal E et al (2004) Arthrography of the shoulder: a simple fluoroscopically guided approach for targeting the rotator cuff interval. AJR Am J Roentgenol 182:329–332. https://doi.org/10.2214/ajr.182.2.1820329
17. Deutsche Vereinigung für Schulter- und Ellenbogenchirurgie (DVSE) e. V (2017) Bildgebung in der Schulter- und Ellenbogenchirurgie. Obere Extrem 12:1–84. https://doi.org/10.1007/s11678-017-0401-9
18. Dhawan R, Singh RA, Tins B, Hay SM (2018) Sternoclavicular joint. Shoulder Elbow 10(4):296–305. https://doi.org/10.1177/1758573218756880
19. Edwin J, Ahmed S, Verma S et al (2018) Swellings of the sternoclavicular joint: review of traumatic and non-traumatic pathologies. EFORT Open Rev 3:471–484. https://doi.org/10.1302/2058-5241.3.170078
20. Gerber C, Rockwood CA (1987) Subcoracoid dislocation of the lateral end of the clavicle. A report of three cases. J Bone Joint Surg Am 69:924–927
21. Gilbert F, Eden L, Meffert R et al (2018) Intra- and interobserver reliability of glenoid fracture classifications by Ideberg, Euler and AO. BMC Musculoskelet Disord 19:89. https://doi.org/10.1186/s12891-018-2016-8
22. Gobet R, Meuli M, Altermatt S et al (2004) Medial clavicular epiphysiolysis in children: the so-called sterno-clavicular dislocation. Emerg Radiol 10:252–255. https://doi.org/10.1007/s10140-003-0285-4
23. Gorbaty JD, Hsu JE, Gee AO (2017) Classifications in brief: rockwood classification of acromioclavicular joint separations. Clin Orthop Relat Res 475:283–287. https://doi.org/10.1007/s11999-016-5079-6
24. Gottschalk HP, Browne RH, Starr AJ (2011) Shoulder girdle: patterns of trauma and associated injuries. J Orthop Trauma 25:266–271. https://doi.org/10.1097/BOT.0b013e3181e47975
25. Groh GI, Wirth MA (2011) Management of traumatic sternoclavicular joint injuries. J Am Acad Orthop Surg 19:1–7. https://doi.org/10.5435/00124635-201101000-00001
26. Habermeyer P (1998) Behandlungsstrategie bei der traumatischen vorderen Erstluxation der Schulter. Unfallchirurg 101:327–327. https://doi.org/10.1007/s001130050277
27. Hagebusch P, Wincheringer D, Schweigkofler U, Hoffmann R (2019) Skapulafrakturen. Orthop Unfallchirurgie Up2date 14:43–60. https://doi.org/10.1055/a-0623-5540
28. Handoll HH, Brorson S (2015) Interventions for treating proximal humeral fractures in adults. Cochrane Database Syst Rev:CD000434
29. Handoll HH, Keding A, Corbacho B, Brealey SD, Hewitt C, Rangan A (2017) Five-year follow-up results of the PROFHER trial comparing operative and non-operative treatment of adults with a displaced fracture of the proximal humerus. Bone Joint J 99:383–392
30. Hawi N, Liodakis E, Razealan S, Meller R, Krettek C (2018) Die proximale Humerusfraktur – wo stehen wir heute? Chirurg 89: 832–836
31. Hawi N, Ratuszny D, Liodakis E et al (2018) Schulterluxationen des älteren Patienten. Unfallchirurg 121:126–133. https://doi.org/10.1007/s00113-017-0421-3
32. Heitmann M, Frosch K-H, Wittner B. Posttraumatische Schulterinstabilität. AWMF-Leitlinie 012-013. DGU-Online.de (letzte Bearbeitung 08.03.2019).
33. Ideberg R, Grevsten S, Larsson S (1995) Epidemiology of scapular fractures. Incidence and classification of 338 fractures. Acta Orthop Scand 66:395–397. https://doi.org/10.3109/17453679508995571
34. Kihlström C, Möller M, Lönn K, Wolf O (2017) Clavicle fractures: epidemiology, classification and treatment of 2 422 fractures in the Swedish Fracture Register; an observational study. BMC Musculoskelet Disord 18:82. https://doi.org/10.1186/s12891-017-1444-1
35. Königshausen M, Gessmann J, Schildhauer TA, Seybold D (2014) Skapulafrakturen: Wie viel Frakturdislokation toleriert die Schulter? Trauma Berufskrankh 16:87–92. https://doi.org/10.1007/s10039-013-1992-z
36. Kreitner K-F, Mähringer-Kunz A (2015) Systematik der Schulterinstabilität Radiologe 55(3):195–202. https://doi.org/10.1007/s00117-014-2784-6
37. Laffosse J-M, Espié A, Bonnevialle N et al (2010) Posterior dislocation of the sternoclavicular joint and epiphyseal disruption of the medial clavicle with posterior displacement in sports participants. J Bone Joint Surg (Br) 92-B:103–109. https://doi.org/10.1302/0301-620X.92B1.22186
38. Lill H, Voigt C (2010) Proximal humeral fracture. Z Orthop Unfall 148:353–360; quiz 361–362
39. Loitz D, Klonz A, Reilmann H (2008) Verletzungen und Erkrankungen des Akromioklavikulargelenkes. Chirurg 79:1169–1178. https://doi.org/10.1007/s00104-008-1649-9
40. Lugo R, Kung P, Ma CB (2008) Shoulder biomechanics. Eur J Radiol 68:16–24. https://doi.org/10.1016/j.ejrad.2008.02.051
41. Martetschläger F, Kraus N, Scheibel M, Streich J, Venjakob A, Maier D (2019) The diagnosis and treatment of acute dislocation of the acromioclavicular joint. Dtsch Arztebl Int 116(6):89–95
42. Maziak N, Minkus M, Krüger D, Scheibel M (2019) Arthroscopic reconstruction of multifragmented anterior-inferior glenoid rim fractures. JBJS Essent Surg Tech 9:e 36.1–e 36.6
43. Mehta JC, Sachdev A, Collins JJ (1973) Retrosternal dislocation of the clavicle. Injury 5:79–83. https://doi.org/10.1016/S0020-1383(73)80016-6
44. Meinberg E et al (2018) Fracture and Dislocation Classification Compendium—2018. J Orthop Trauma 32(Suppl 1):S1–S170
45. Neer CS (2006) Displaced proximal humeral fractures: part I. Classification and evaluation. 1970. Clin Orthop Relat Res 442:77–82. https://doi.org/10.1097/01.blo.0000198718.91223.ca
46. Nettles JL, Linscheid RL (1968) Sternoclavicular dislocations. J Trauma 8:158–164. https://doi.org/10.1097/00005373-196803000-00004
47. Nordqvist A, Petersson CJ (1995) Incidence and causes of shoulder girdle injuries in an urban population. J Shoulder Elb Surg 4:107–112. https://doi.org/10.1016/s1058-2746(05)80063-1
48. Ockert B, Wiedemann E, Haasters F (2015) Laterale Klavikulafraktur: Klassifikationen und Therapieoptionen. Unfallchirurg 118:397–406. https://doi.org/10.1007/s00113-015-0003-1
49. Orvets ND, Parisien RL, Curry EJ et al (2017) Acute versus delayed magnetic resonance imaging and associated abnormalities in traumatic anterior shoulder dislocations. Orthop J Sports Med 5:2325967117772801. https://doi.org/10.1177/2325967117728019
50. Palvanen M, Kannus P, Niemi S, Parkkari J (2006) Update in the epidemiology of proximal humeral fractures. Clin Orthop Relat Res 442:87–92. https://doi.org/10.1097/01.blo.0000194672.79634.78
51. Pauly S, Scheibel M (2018) Arthroskopische Rotatorenmanschettenchirurgie. Orthopade 47:92–102
52. Petrovitch A, Mückley T, Böttcher J, Kaiser W (2006) Die habituelle vordere Luxation des Sternoklavikulargelenkes – bildgebende Funktionsdiagnostik und funktionelle Morphologie. Fortschr Röntgenstr 178:1032–1034. https://doi.org/10.1055/s-2006-926858
53. Pieske O, Dang M, Zaspel J et al (2008) Die Klavikulaschaftfraktur – Klassifikation und Therapie: Ergebnisse einer Umfrage an unfallchirurgischen/orthopädischen Kliniken in Deutschland. Unfallchirurg 111:387–394. https://doi.org/10.1007/s00113-008-1430-z
54. Postacchini F, Gumina S, De Santis P, Albo F (2002) Epidemiology of clavicle fractures. J Shoulder Elbow Surg 11:452–456. https://doi.org/10.1067/mse.2002.126613
55. Rangan A, Handoll HH, Brealey S, Jefferson L, Keding A, Martin BC et al (2015) Surgical vs. nonsurgical treatment of adults with

displaced fractures of the proximal humerus: the PROFHER randomized clinical trial. JAMA 313:1037–1047
56. Resch H, Tauber M, Neviaser RJ et al (2016) Classification of proximal humeral fractures based on a pathomorphologic analysis. J Shoulder Elb Surg 25:455–462. https://doi.org/10.1016/j.jse.2015.08.006
57. Robinson CM (1998) Fractures of the clavicle in the adult. Epidemiology and classification. J Bone Joint Surg (Br) 80:476–484. https://doi.org/10.1302/0301-620x.80b3.8079
58. Ropars M, Thomazeau H, Huten D (2017) Clavicle fractures. Orthop Traumatol Surg Res 103:S53–S59. https://doi.org/10.1016/j.otsr.2016.11.007
59. Ropp AM, Davis DL (2015) Scapular fractures: what radiologists need to know. Am J Roentgenol 205:491–501. https://doi.org/10.2214/AJR.15.14446
60. Saccomanno MF, De Ieso C, Milano G (2014) Acromioclavicular joint instability: anatomy, biomechanics and evaluation. Joints 2:87–92. https://doi.org/10.11138/jts/2014.2.2.087
61. Salipas A, Kimmel LA, Edwards ER et al (2016) Natural history of medial clavicle fractures. Injury 47:2235–2239. https://doi.org/10.1016/j.injury.2016.06.011
62. Sandstrom CK, Kennedy SA, Gross JA (2015) Acute shoulder trauma: what the surgeon wants to know. Radiographics 35: 475–492. https://doi.org/10.1148/rg.352140113
63. Sandstrom CK, Gross JA, Kennedy SA (2018) Distal clavicle fracture radiography and treatment: a pictorial essay. Emerg Radiol 25:311–319. https://doi.org/10.1007/s10140-018-1586-y
64. Schiffer G, Faymonville C, Skouras E et al (2010) Midclavicular fracture. Dtsch Arztebl Int 107(41):711–717. https://doi.org/10.3238/arztebl.2010.0711
65. Schliemann B, Breiter S, Theisen C et al (2014) Die laterale Klavikulafraktur – Grundlagen, OP-Indikationen, Versorgungstechniken. Obere Extrem 9:222–228. https://doi.org/10.1007/s11678-014-0244-6
66. Schumaier A, Grawe B (2018) Proximal humerus fractures: evaluation and management in the elderly patient. Geriatr Orthop Surg Rehabil 9:2151458517750 51. https://doi.org/10.1177/2151458517750516
67. Shah A, Judge A, Delmestri A et al (2017) Incidence of shoulder dislocations in the UK, 1995-2015: a population-based cohort study. BMJ Open 7:e016112. https://doi.org/10.1136/bmjopen-2017-016112
68. Tossy JD, Mead NC, Sigmond HM (1963) Acromioclavicular separations: useful and practical classification for treatment. Clin Orthop Relat Res 28:111–119
69. Van Tongel A, De Wilde L (2011) Sternoclavicular joint injuries: a literature review. Muscles Ligaments Tendons J 1:100–105
70. Veysi VT, Mittal R, Agarwal S et al (2003) Multiple trauma and scapula fractures: so what? J Trauma Inj Infect Crit Care 55:1145–1147. https://doi.org/10.1097/01.TA.0000044499.76736.9D
71. Voleti PB, Namdari S, Mehta S (2012) Fractures of the scapula. Adv Orthop 2012:903850. https://doi.org/10.1155/2012/903850
72. Weber D, Borisch N, Harstall R, Hechenbichler D (2010) Die sternoklavikuläre Luxation. Z Orthop Unfall 148(6):704–708. https://doi.org/10.1055/s-0030-1250470
73. Weening B, Walton C, Cole PA et al (2005) Lower mortality in patients with scapular fractures. J Trauma 59:1477–1481. https://doi.org/10.1097/01.ta.0000199191.14780.75
74. Wellmann M, Smith T (2012) Epidemiologie, Anatomie, Biomechanik und Bildgebung von Akromioklavikulargelenkverletzungen. Unfallchirurg 115:867–871
75. Wirth MA, Rockwood CA Jr (1996) Acute and chronic traumatic injuries of the sternoclavicular joint. J Am Acad Orthop Surg 4:268–278. https://doi.org/10.5435/00124635-199609000-00005
76. Wörtler K (2007) Multimodality imaging of the postoperative shoulder. Eur Radiol 17:3038–3055
77. Wörtler K, Rummeny EJ (2004) Postoperative Bildgebung der Schulter. Radiologe 44:604–612
78. Xu W, Huang L-X, Guo JJ et al (2015) Neglected posterior dislocation of the shoulder: a systematic literature review. J Orthop Transl 3:89–94. https://doi.org/10.1016/j.jot.2015.02.004
79. Zember J, Vega P, Rossi I, Rosenberg ZS (2019) Normal development imaging pitfalls and injuries in the pediatric shoulder. Pediatr Radiol 49:1617–1628. https://doi.org/10.1007/s00247-019-04512-3

Oberarm, Ellenbogen, proximaler Unterarm

9

Philip Gierer, Joanna Jeffries und Thomas Kittner

Inhaltsverzeichnis

9.1 Vorbemerkung

M.-A. Weber und T. Mittlmeier

Das Ellenbogengelenk ist eine komplexe Gelenkverbindung und eine Funktionseinheit. Es besteht als Articulatio composita aus den 3 kongruenten Gelenkpartnern Humerus, Ulna und Radius mit einer gemeinsamen Gelenkkapsel. Es bildet einerseits eine ausgesprochen stabile Gelenkverbindung und ermöglicht andererseits sowohl eine Scharnierbewegung zwischen Ober- und Unterarm (Beugung und Streckung) sowie die Umwendbewegung des Unterarmes (Pronation und Supination). Diese werden u. a. durch eine komplexe Drehbewegung des Radius ermöglicht. Zusammen mit dem großen Bewegungsumfang des Schultergelenks ermöglicht es das Ellenbogengelenk, dass wir unsere Hände über eine große Weite zu diversen Positionen bewegen können – ein großer evolutionsgeschichtlicher Fortschritt unserer Spezies [34].

Natürlich bedingt dieser komplexe Aufbau trotz hoher intrinsischer Stabilität in Verbindung mit dem großen Bewegungsumfang auch, dass das Ellenbogengelenk anfällig für Verletzungen ist. Insbesondere bei Wurfsportarten wie Speerwurf oder Sportarten mit Überkopfbewegungen wie Tennis oder Baseball kann es zu Verletzungen kommen. Die beteiligten Gelenkpartner und das Gelenk selbst können von unterschiedlichen knöchernen Verletzungen betroffen sein.

Radiuskopffrakturen stellen mit einer Häufigkeit von 26 % den größten Anteil der knöchernen Verletzungen am Ellenbogen dar, während die traumatische Luxation des Ellenbogengelenks mit einer Häufigkeit von 20 % aller Verrenkungen nach der Schulterluxation die zweithäufigste Verrenkung großer Gelenke darstellt [11]. Kombinationsverletzungen wie die Monteggia-Fraktur, die Monteggia-Äquivalent-Läsion oder die sog. „Terrible-Triad-Läsion", eine Kombination aus posteriorer oder posterolateraler Ellenbogenluxation, Radiuskopf-

P. Gierer (✉) · J. Jeffries (✉)
Klinik für Unfall-, Wiederherstellungs- und Handchirurgie, Städtisches Klinikum Dresden Friedrichstadt, Dresden, Deutschland
e-mail: philip.gierer@klinikum-dresden.de; joanna.jeffries@klinikum-dresden.de

T. Kittner (✉)
Institut für Diagnostische und Interventionelle Radiologie und Neuroradiologie, Städtisches Klinikum Dresden Friedrichstadt, Dresden, Deutschland
e-mail: thomas.kittner@klinikum-dresden.de

© Springer-Verlag GmbH Deutschland, ein Teil von Springer Nature 2023
M.-A. Weber, T. Mittlmeier (Hrsg.), *Kompendium bildgebende Frakturdiagnostik*,
https://doi.org/10.1007/978-3-662-63602-2_9

und Koronoidfraktur, sind schwerwiegende Traumata mit ernster Prognose [3]. Akute Verletzungen, aber auch Überbeanspruchungssyndrome können nicht nur zu Schmerzen oder Bewegungseinschränkungen führen, sie können auch zur Beendigung der sportlichen Karriere führen; die einschlägige Presse liefert hier etliche Beispiele.

Dazu kommt, dass die Bildgebungsbefunde bisweilen sehr subtil sein können. Für die Diagnostik und die Therapie von Ellenbogengelenkverletzungen werden daher hohe Ansprüche sowohl an die behandelnden als auch die diagnostizierenden Ärzte gestellt, andererseits liegt die Anzahl der dezidierten Ellenbogenuntersuchungen im Vergleich zur Anzahl der Untersuchungen anderer großer Gelenke selbst in muskuloskelettal-fokussierten Einrichtungen im Schnitt deutlich unter 10 % der Untersuchungen [34]. Aufgrund von Überlagerungen der einzelnen Gelenkpartner stellt die konventionelle Röntgendiagnostik hohe Ansprüche an den befundenden Arzt und erfordert häufig eine weitere Schnittbilddiagnostik – zur Beurteilung der knöchernen Situation v. a. die Computertomografie (CT) [12]. Dies ist von besonderer Tragweite für die Beurteilung der Verletzungsschwere am distalen Humerus, denn mittels CT kann beispielsweise bei den transkondylären gelenknahen Frakturen des älteren Patienten entschieden werden, ob und wie ein Gelenkerhalt möglich ist oder ob einer der Varianten des primären Gelenkersatzes der Vorzug gegeben werden sollte [13]. Ebenso sind Normvarianten am Ellenbogen häufig und diagnostisch von einer ähnlich anmutenden Pathologie abzugrenzen, man denke nur an die Abgrenzung einer Osborne-Cotterill-Läsion von einem Pseudodefekt des posterioren Capitulum humeri [25]. Eine Magnetresonanztomografie (MRT) sollte nach jeder Luxation des Ellenbogengelenks durchgeführt werden, um die Schwere der ligamentären und muskulären Verletzungen einschätzen zu können [12], denn die Stabilisierung des Ellenbogengelenks ist neben der knöchernen Sicherung abhängig von passiven ligamentären und aktiven muskulären Systemen [16].

Die Wichtigkeit einer klaren und guten Kommunikation zwischen behandelndem und diagnostischem Arzt, insbesondere bei komplexen Fragestellungen von Verletzungen des Oberarmes, Ellenbogens oder proximalem Unterarmes ist für die Auswahl der richtigen Therapiekonzepte und ein gutes Behandlungsergebnis daher fundamental [20], gerade wenn die MRT-Untersuchungen in diesem Skelettabschnitt durch Radiologen nicht so häufig erfolgen. Bei der Interpretation von Verletzungen, insbesondere von Band- und Sehnenverletzungen, sind gerade am Ellenbogengelenk die Kenntnisse von Varianten einzelner Bänder, z. B. das partiell streifige Erscheinungsbild des ulnaren Kollateralbands und des lateralen ulnaren Kollateralbands, zur Differenzierung von Zerrung und Partialrupturen sehr hilfreich [16].

Ein Paradebeispiel einer kombinierten osteoligamentären Verletzung ist die Essex-Lopresti-Läsion, die eine Beteiligung des proximalen und des distalen Radioulnargelenks und der Membrana interossea umfasst und zur Erfassung der knöchernen Verletzungskomponenten eine CT, zur Beurteilung von Membrana interossea und Instabilitäten des distalen Radioulnargelenks mit oder ohne Läsion des ulnokarpalen Komplexes („triangular fibrocartilage complex“, TFCC) die MRT erforderlich macht [28]. Da gerade in der posttraumatischen Akutphase die klinische Untersuchung von distalem Oberarm, Ellenbogen und proximalem Unterarm oft nur schwer durchführbar ist, ist der Ultraschall in der Akutdiagnostik eine im Vergleich zur MRT kostengünstige sowie schnell verfügbare Bildgebungsmodalität zur Beurteilung von muskulären und ligamentären Verletzungen [9]. Der Ultraschall ermöglicht (anders als die statische MRT) eine dynamische Untersuchung mit z. B. Varus- oder Valgusstress zur Identifizierung von Instabilitäten und bietet die Möglichkeit zur gleichzeitigen Beurteilung des kontralateralen Ellenbogens, der als Referenz genutzt werden kann [9].

9.2 Einleitung

In diesem Kapitel werden die Frakturen des Oberarmes, des Ellenbogens und des proximalen Unterarmes besprochen. Während die Humerusschaftfraktur mit einer Häufigkeit von 1 % aller Frakturen eine relativ seltene Verletzung darstellt, sind ellenbogengelenknahe Frakturen deutlich häufiger anzutreffen. Das Ellenbogengelenk besteht aus 3 kongruenten Gelenkpartnern (Humerus, Ulna, Radius) und bildet eine ausgesprochen stabile Gelenkverbindung. Typische Verletzungen dieses Gelenks beinhalten eine Vielzahl unterschiedlicher Pathologien. Dies sind zum einen Frakturen des distalen Humerus, der proximalen Ulna, des Radiuskopfes und Luxationsfrakturen sowie Kombinationen der genannten Verletzungen. Radiuskopffrakturen als isolierte Verletzung und im Rahmen von Komplexverletzungen stellen mit einer Häufigkeit von 26 % den größten Anteil der knöchernen Verletzungen am Ellenbogen dar [14]. Insbesondere ist bei knöchernen Verletzungen im Bereich des Ellenbogens unbedingt eine ligamentäre Begleitverletzung auszuschließen, da diese zu einer persistierenden Instabilität im Ellenbogengelenk führen können. Das folgende Buchkapitel vermittelt eine Übersicht über die häufigsten dieser Verletzungen und ihre Klassifikation, für spezielle Aspekte zu Frakturen im Kindesalter s. Kap. 2.

9.3 Humerusschaftfraktur

Die Schaftfraktur des Oberarmes tritt als Verletzung bei Erwachsenen relativ selten auf. Die Häufigkeit wird mit 1 % aller Frakturen angegeben. Die Nähe des N. radialis birgt jedoch die große Gefahr, dass dieser im Falle einer Fraktur geschädigt werden kann, da er dem Oberarm im mittleren Drittel unmittelbar aufliegt.

Bildgebende Diagnostik
Für die Therapieentscheidung ist ein Röntgenbild des Oberarmes anterior-posterior (a.-p.) und seitlich mit Abbildung der angrenzenden Gelenke zumeist ausreichend. Auf eine Darstellung der Gelenke sollte geachtet werden, da nicht selten Frakturausläufer nach proximal oder distal in das Gelenk hineinziehen und die Wahl des Therapieverfahrens maßgeblich beeinflussen können.

Bildgebende Diagnostik bei Humerusschaftfrakturen
- Röntgenbild des Oberarmes a.-p. und seitlich mit Abbildung der angrenzenden Gelenke
- CT nur im Ausnahmefall

Klassifikation
Die Fraktureinteilung erfolgt nach der AO/OTA-Klassifikation (Abb. 9.1) der Arbeitsgemeinschaft für Osteosynthesefragen (AO) und der Orthopaedic Trauma Association (OTA; [23]). Abgegrenzt werden insbesondere langstreckige Spiral- oder Schrägfrakturen von kurzstreckigen Querfrakturen und einfache Frakturkonstellationen von komplexen Stück- oder Mehrfragmentfrakturen. Für die Therapie hat diese Unterscheidung eine wesentliche Bedeutung, da Humerusschaftfrakturen bei langstreckigem Frakturverlauf gut konservativ mit Oberarm-Brace behandelt werden können.

Operative Versorgung
Die operative Versorgung erfolgt entweder über eine dorsale Plattenosteosynthese oder eine intramedulläre Nagelosteosynthese. Eine Erweiterung der Diagnostik durch eine Schnittbildgebung ist nur selten notwendig. Eine CT sollte aber unbedingt durchgeführt werden, falls angrenzende Gelenke von der Fraktur mitbetroffen sind oder der Verdacht besteht, dass dem so sein könnte (Abb. 9.2, 9.3 und 9.4).

9.4 Distale Humerusfraktur

Ein Drittel aller Humerusfrakturen findet sich im distalen Bereich. Betroffen sind v. a. junge Männer im Rahmen eines Hochrasanztraumas oder ältere Frauen mit begleitender osteoporotischer Kalksalzminderung des Knochens [6]. Am distalen Humerus werden unterschiedliche Frakturformen in variabler Komplexität unterschieden und stellen hohe Ansprüche an die Diagnostik und an den Unfallchirurgen, da eine Vielzahl unterschiedlicher Behandlungsmöglichkeiten zur Verfügung stehen. Insbesondere stellt die osteoporotische Kalksalzminderung des Knochens eine technisch große Herausforderung dar und macht eine Osteosynthese gelegentlich unmöglich.

Die betroffenen Patienten zeigen zumeist ein stark geschwollenes Ellenbogengelenk mit schmerzhaft eingeschränkter Beweglichkeit. Besondere Sorgfalt ist bei der Untersuchung auf die Dokumentation auffälliger neurologischer Befunde zu legen, weiterhin ist ein Pulsstatus zu erheben.

Bildgebende Diagnostik
Die bildgebende Diagnostik umfasst ein konventionelles Röntgenbild in 2 Ebenen. Für eine qualitativ hochwertige Therapieentscheidung ist jedoch eine Schnittbildgebung (CT) unerlässlich. Intraartikuäre Frakturausläufer sind in der konventionellen Bildgebung bisweilen gar nicht zu erkennen. Erst die CT ermöglicht eine exakte Klassifikation der Fraktur und nachfolgende Therapieentscheidung. Dabei ist bei der Rekonstruktion besonders auf eine exakte Ausrichtung der sagittalen und koronaren Ebene auf die Oberarmachse zu achten. In einigen Fällen kann die Subtraktion von Ulna und Radius die Beurteilbarkeit verbessern. Zur Verringerung der Strahlenexposition und Verbesserung der Bildqualität wird der betroffene Arm, wenn möglich, bei der Untersuchung über dem Kopf ausgelagert. Anliegende Schienen sollten immer bei der Untersuchung abgenommen werden.

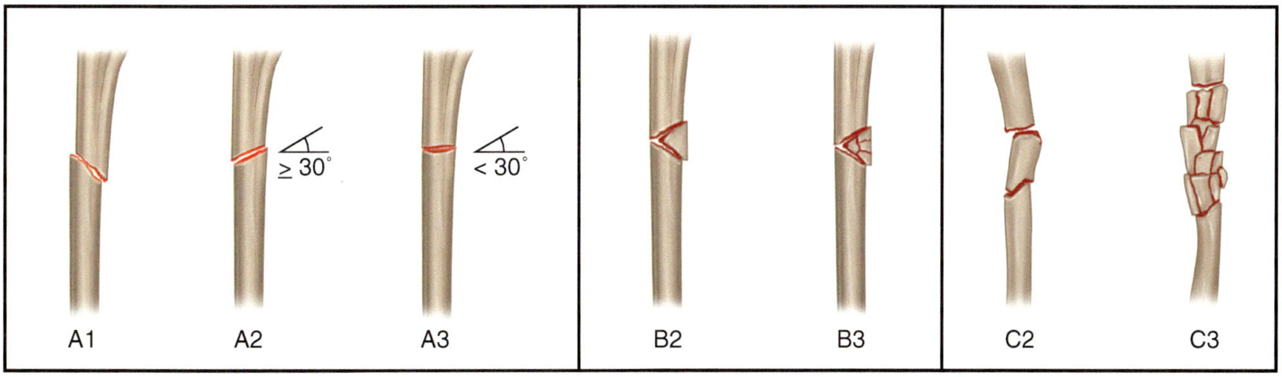

Abb. 9.1 AO/OTA-Klassifikation der Humerusschaftfraktur: A: einfache Fraktur (A1: Spiralfraktur, A2: Schrägfraktur >30°, A3: Schrägfraktur <30°), B: Fraktur mit Biegekeil (B2: einfacher Biegekeil, B3: mehrfragmentärer Biegekeil), C: Segmentfrakturen (C2: einfache Segmentfraktur, C3: komplexe Segmentfraktur)

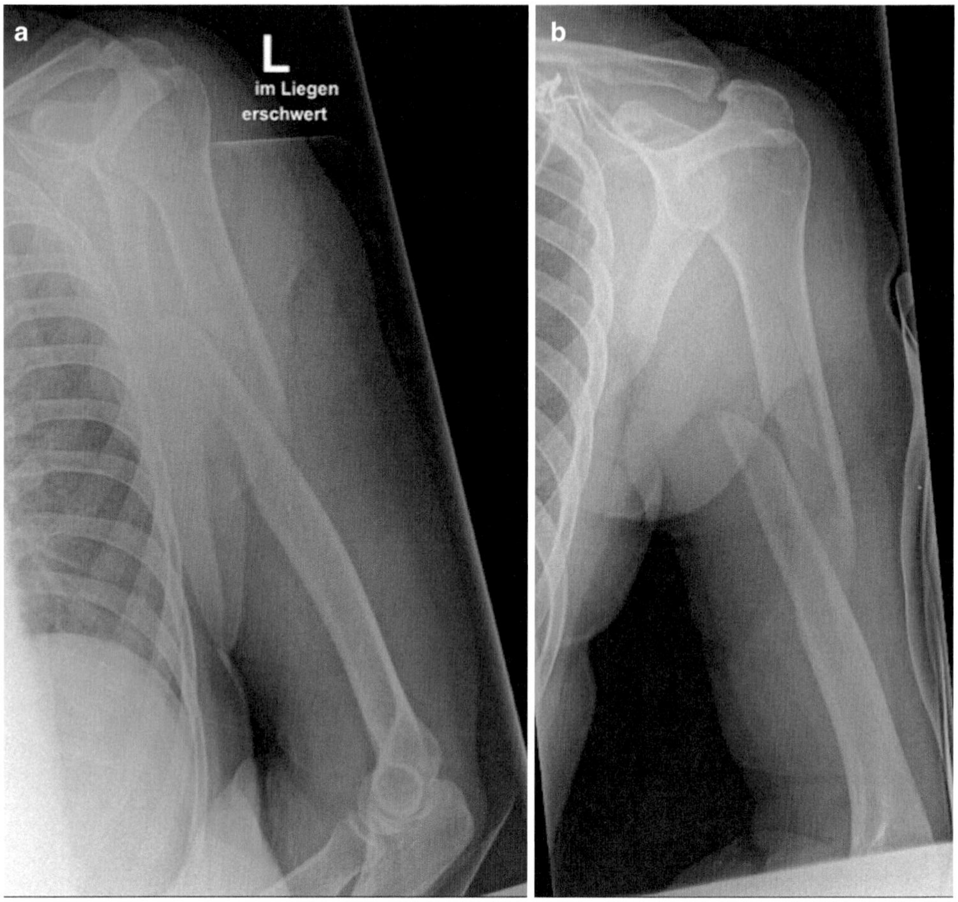

Abb. 9.2 a, b 59-jährige Patientin mit einer Oberarmschaftspiralfraktur (AO/OTA-Klassifikation: A1). Das Ellenbogengelenk ist in der seitlichen Ebene nur unzureichend abgebildet und hätte durch eine ergänzende Aufnahme des Ellenbogengelenks komplettiert werden müssen

Bei eindeutiger Klinik, ohne dass jedoch eine Fraktur anhand der konventionellen Röntgendiagnostik oder der CT nachgewiesen werden konnte, ist eine frühzeitige MRT zu empfehlen, um Mikrofrakturen („bone bruise") zu identifizieren bzw. auszuschließen (s. Protokollempfehlungen der Deutschen Röntgengesellschaft: https://www.ag-msk.drg.de/de-DE/5872/gelenk-mrt/).

Bildgebende Diagnostik bei distaler Humerusfraktur

- Röntgenbild des Ellenbogens a.-p. und seitlich
- Immer CT, auch bei vermeintlich einfachen Frakturen:
  - Lagerung: Rückenlage, Arm über Kopf
  - Schichtdicke: 0,6 mm
  - Multiplanare Rekonstruktionen:
    Axial (senkrecht zum Humerus)
    Koronar (parallel zur Epikondylenebene)
    Sagittal (senkrecht zur Epikondylenebene)
    3D-Rekonstruktion (ggf. Subtraktion von Ulna und Radius)
  - Gegebenenfalls MRT

Klassifikation

Die Einteilung erfolgt nach der AO/OTA-Klassifikation [23]. Zusammengefasst werden in der Region des distalen Humerus 3 Gruppen unterschieden: extraartikulär (A), partiell intraartikulär (B) und intraartikulär (C), die dann anhand weiterer Subgruppen spezifiziert werden (Abb. 9.5; [23]).

Operative Versorgung

Für ein gutes operatives Ergebnis ist die Wahl des Zugangs zum Ellenbogengelenk von entscheidender Bedeutung. Eine Änderung der operativen Strategie ist während der Operation nur schwer oder gar nicht möglich. Die Planung des Zugangswegs erfordert daher eine detaillierte Kenntnis der Frakturmorphologie.

Die einfachste Form der distalen Humerusfraktur stellen die epikondylären Abrissfrakturen dar. Dabei handelt es sich um Avulsionsverletzungen der Extensoren- bzw. Flexorenursprünge (A1). Metaphysäre, extraartikuläre Frakturen (A2–A3; Abb. 9.6) werden über einen dorsalen Zugang üblicherweise mit einer winkelstabilen Doppelplattenosteosynthese versorgt. Für intraartikuläre Frakturen (B1–C3; Abb. 9.7, 9.8 und 9.9) gilt als oberstes Ziel, die Gelenkfläche anatomisch

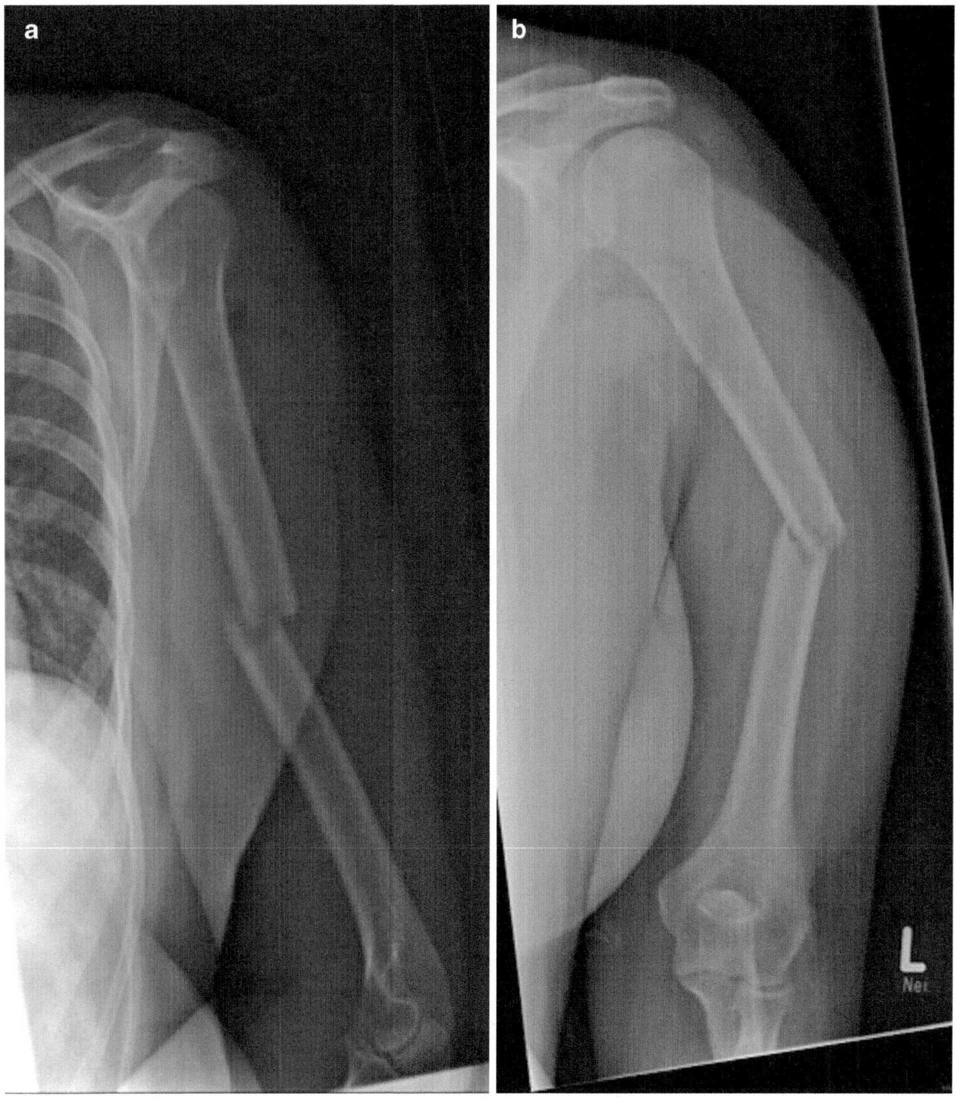

Abb. 9.3 a, b Querverlaufende Oberarmschaftfraktur (AO/OTA-Klassifikation: A3). Die angrenzenden Gelenke (Schulter- und Ellenbogengelenk) sind mit abgebildet

zu reponieren und durch eine Osteosynthese zu stabilisieren. Ist dies aufgrund des Verletzungsausmaßes oder der Knochenqualität nicht möglich, kann die Implantation einer primären Endoprothese am Ellenbogen indiziert sein. Eine Besonderheit stellen die intraartikulären, koronaren Abscherfrakturen dar (B3; Abb. 9.7). Oft sind diese Verletzungen auf dem Standardröntgenbild nur schwer zu erkennen, und erst eine CT-Aufnahme zeigt das gesamte Verletzungsausmaß. Üblicherweise sind diese intraartikulären Abscherfrakturen radialseitig lokalisiert und können über einen radialseitigen Zugang erreicht werden.

9.5 Olekranonfraktur

Olekranonfrakturen sind mit etwa 10 % aller Frakturen an der oberen Extremität eine häufige Verletzung [33]. Obwohl es sich bei der Olekranonfraktur nicht typischerweise um eine osteoporoseassoziierte Fraktur handelt, kann diese insbesondere beim alten Menschen eine große Herausforderung für den Chirurgen sein, da das proximale Fragment häufig sehr klein ist und die Knochensubstanz eine Belastungsprobe für die osteosynthetische Versorgung darstellt. Darüber hinaus kommt dem Weichteilmanagement eine besondere

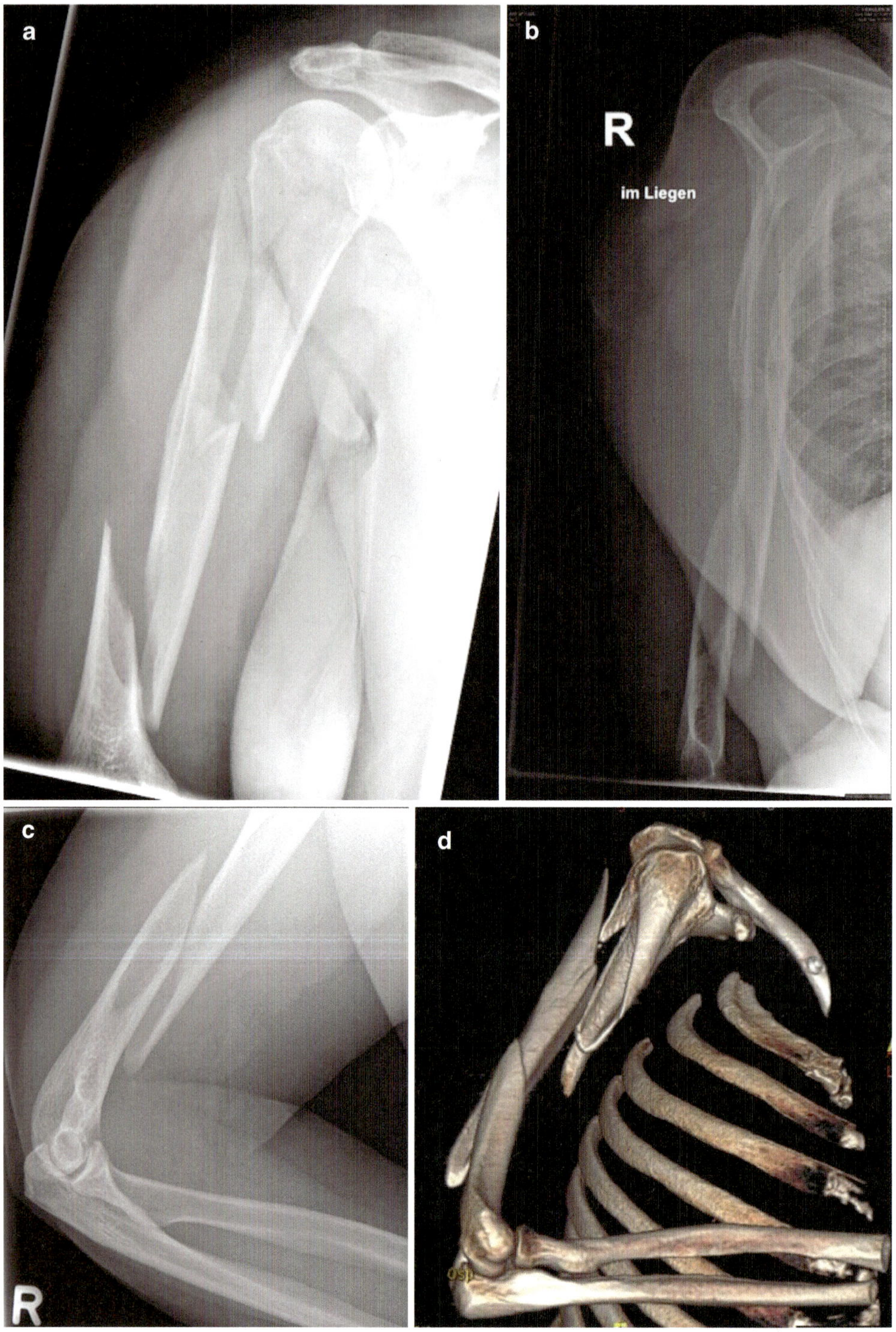

Abb. 9.4 a–d Komplexe Humerusschaftstückfraktur einer 83-jährigen Patientin. c Aufgrund der fehlenden Abbildung des Ellenbogengelenks wurde dieses zusätzlich in einer konventionellen Röntgenaufnahme untersucht. d Erst die CT-Aufnahme zeigt die komplexe Frakturmorphologie mit Auslaufen der Fraktur bis in den Humeruskopf. Die 3D-Rekonstruktion kann die Planung des operativen Eingriffs erleichtern

Bedeutung zu. Das durch den Unfall ohnehin schon kontusionierte Gewebe über der proximalen Ulna wird im Rahmen des operativen Zugangs nochmals geschädigt und bedarf besonderer Aufmerksamkeit.

Bildgebende Diagnostik
Die bildgebende Diagnostik erfordert üblicherweise eine Röntgenaufnahme des Ellenbogens in 2 Ebenen. Eine CT-Untersuchung des Ellenbogens ist nur in Ausnahmefällen notwendig, kann jedoch bei multifragmentären Frakturen wertvolle Zusatzinformationen liefern und ist in diesen Fällen auch zu empfehlen.

Wenn eine CT des Ellenbogens durchgeführt wird, sind multiplanare Rekonstruktionen in sagittaler, koronarer und transversaler Ebene unbedingt notwendig, da die Nativschichten alleine oft nur schwer interpretierbar sind. Zusätzlich kann eine 3D-Rekonstruktion unter Subtraktion des Humerus durchgeführt werden.

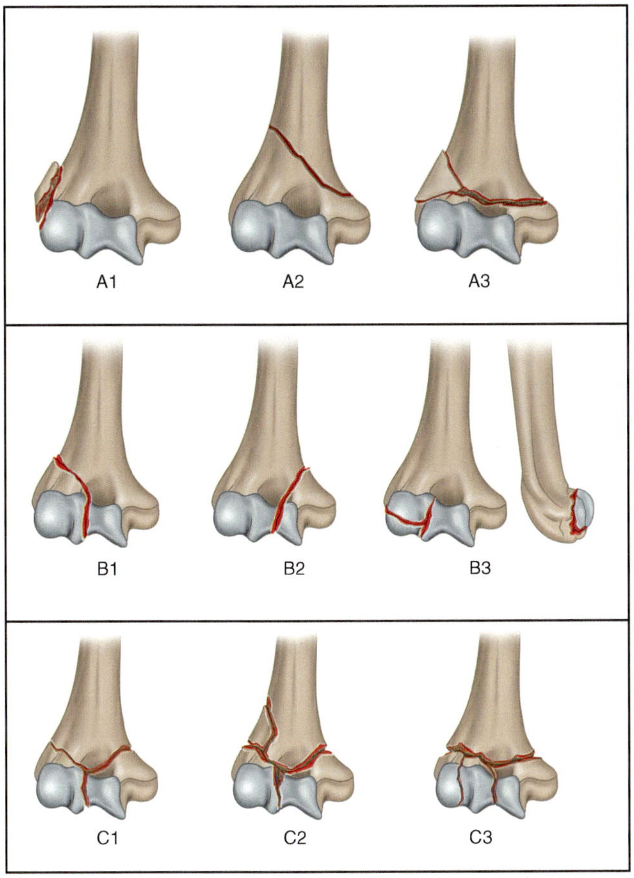

Abb. 9.5 AO/OTA-Klassifikation der distalen Humerusfraktur. A: extraartikuläre Fraktur (A1: Avulsionsfraktur, A2: einfache Fraktur, A3: Keil- oder Mehrfragmentfraktur), B: partiell intraartikuläre Fraktur (B1: laterale Fraktur, B2: mediale Fraktur, B3: frontale Abscherfraktur), C: intraartikuläre Fraktur (C1: einfach artikulär, einfach metaphysär, C2: einfach artikulär, komplex metaphysär, C3: komplex artikulär, komplex metaphysär)

Bildgebende Diagnostik bei Olekranonfrakturen
- Röntgenbild des Ellenbogens a.-p. und seitlich
- CT bei komplexer Frakturmorphologie:
  - Lagerung: Rückenlage, Arm über Kopf
  - Schichtdicke: 0,6 mm
  - Multiplanare Rekonstruktionen:
    Axial (senkrecht zum Humerus)
    Koronar (parallel zur Epikondylenebene)
    Sagittal (senkrecht zur Epikondylenebene)
    3D-Rekonstruktion (ggf. Subtraktion des Humerus)

Klassifikation
Für die Fraktureinteilung werden die Mayo-, AO/OTA- und Schatzker-Klassifikation (Abb. 9.10) herangezogen [23, 24, 31].

Die Schatzker-Klassifikation erlaubt eine direkte Empfehlung für die Art der operativen Therapie und wird von den Autoren empfohlen. Unterschieden werden 6 Subtypen, wobei die Typen A und B intraartikuläre Querfrakturen mit und ohne Trümmerzone, die Typen C und D intraartikuläre Schrägfrakturen mit und ohne Trümmerzone repräsentieren. Der Subtyp E bildet distale Schrägfrakturen ab, die distal der Incisura trochlearis beginnen und enden. In der Gruppe F werden Frakturen mit Luxationskomponente und begleitender Fraktur des Radiuskopfes zusammengefasst.

Operative Versorgung
Aufgrund der Zugbelastung durch die Trizepssehne stellt die Osteosynthese der Olekranonfraktur in der überwiegenden Zahl der Fälle die Therapie der Wahl dar. Ziel der Operation ist die Wiederherstellung eines stabilen Gelenks mit kongruenter Gelenkfläche und korrektem Drehzentrum sowie darüber hinaus die sofortige postoperative Übungsstabilität.

Hierfür stehen unterschiedliche Operationsverfahren zur Verfügung. Für eine Zuggurtungsosteosynthese bieten sich einfache Querfrakturen (Schatzker Typ A) und kurze Schrägfrakturen (Schatzker Typ C) an. Langstreckige Schrägfrakturen (Schatzker Typ E) und Frakturen mit Trümmerzone (Schatzker Typ B und Typ D; Abb. 9.11 und 9.12) werden sicherer mit einer winkelstabilen Plattenosteosynthese bzw. entsprechenden Alternativverfahren (z. B. Doppelplattenosteosynthese, Zuggurtungsplatte) versorgt.

9.6 Monteggia-Fraktur

Abzugrenzen von den isolierten Olekranonfrakturen sind die Luxationsfrakturen des Olekranons.

Klassifikation
Für diese Luxationsfrakturen stellt die Bado-Klassifikation (Abb. 9.13; [4]) mit der Subklassifikation des häufigsten Typ II nach Jupiter die übliche Einteilung dar (Abb. 9.14; [19]). Man unterscheidet die klassische Monteggia-Fraktur, mit Fraktur der proximalen Ulna und Luxation des Radiuskopfes radioulnar und humeroradial, von der Monteggia-Äquivalent-Verletzung („Monteggia-like lesion") mit zusätzlicher Fraktur des Radiuskopfes. Insbesondere im Kindesalter wird die Komplexität dieser Verletzung häufig unterschätzt, sodass bei inadäquater Behandlung bleibende Fehlstellungen mit entsprechendem Funktionsverlust resultieren können (Kap. 2).

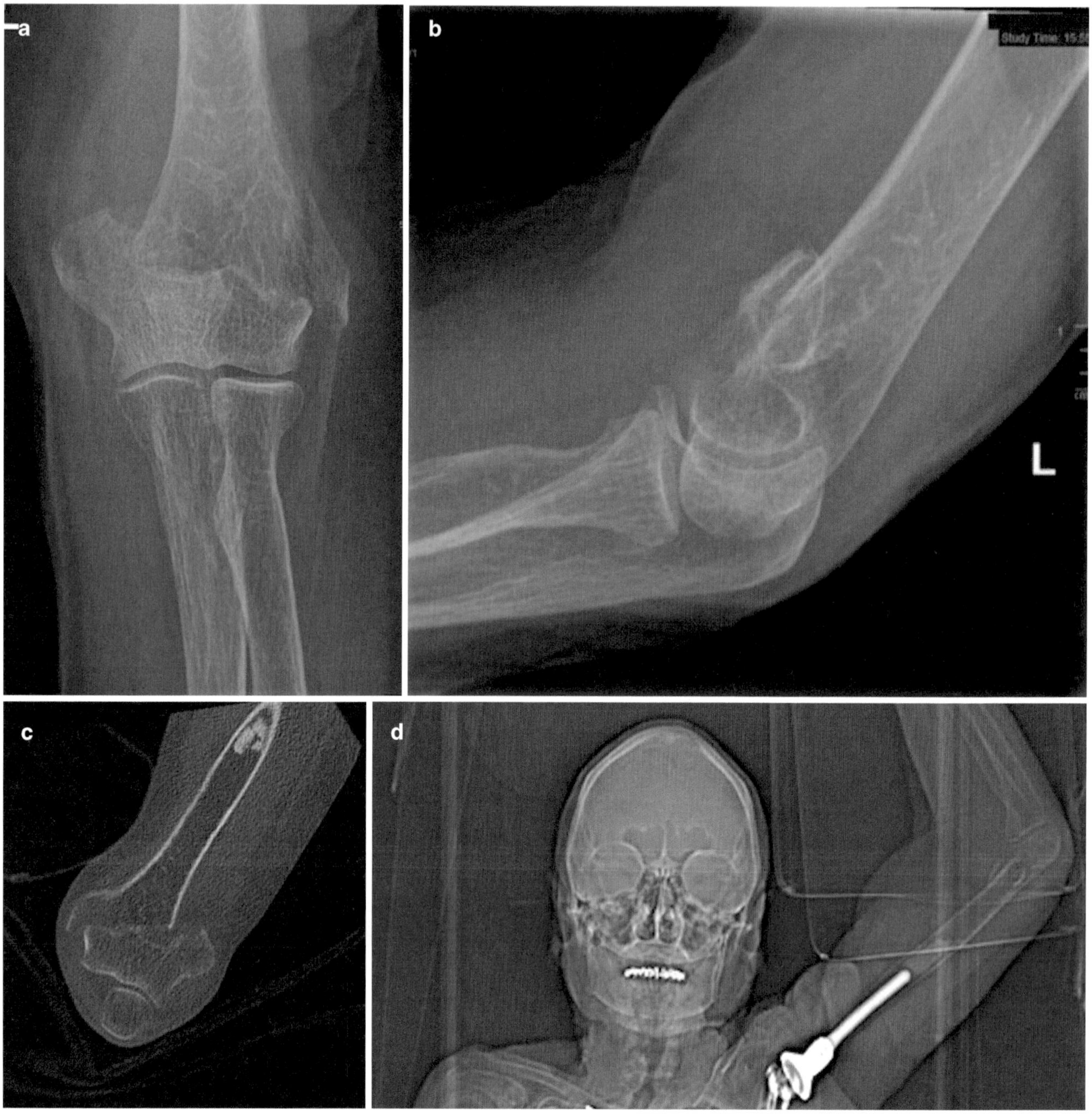

Abb. 9.6 **a**, **b** Einfache, extraartikuläre distale Humerusfraktur (AO/OTA-Klassifikation: A2) bei einer 82-jährigen Patientin. **c** Auch eine vermeintlich einfache distale Humerusfraktur sollte durch eine CT-Untersuchung ergänzt werden. Insbesondere bei Patienten im fortgeschrittenen Lebensalter muss immer an das Vorliegen eines endoprothetischen Gelenkersatzes gedacht und bei der Planung der operativen Versorgung berücksichtigt werden. In diesem Fall wäre die einliegende inverse Schulterprothese auf den konventionellen Röntgenaufnahmen nicht erkannt worden. **d** Überkopflagerung des Armes zur Abbildung des Ellenbogengelenks in der CT

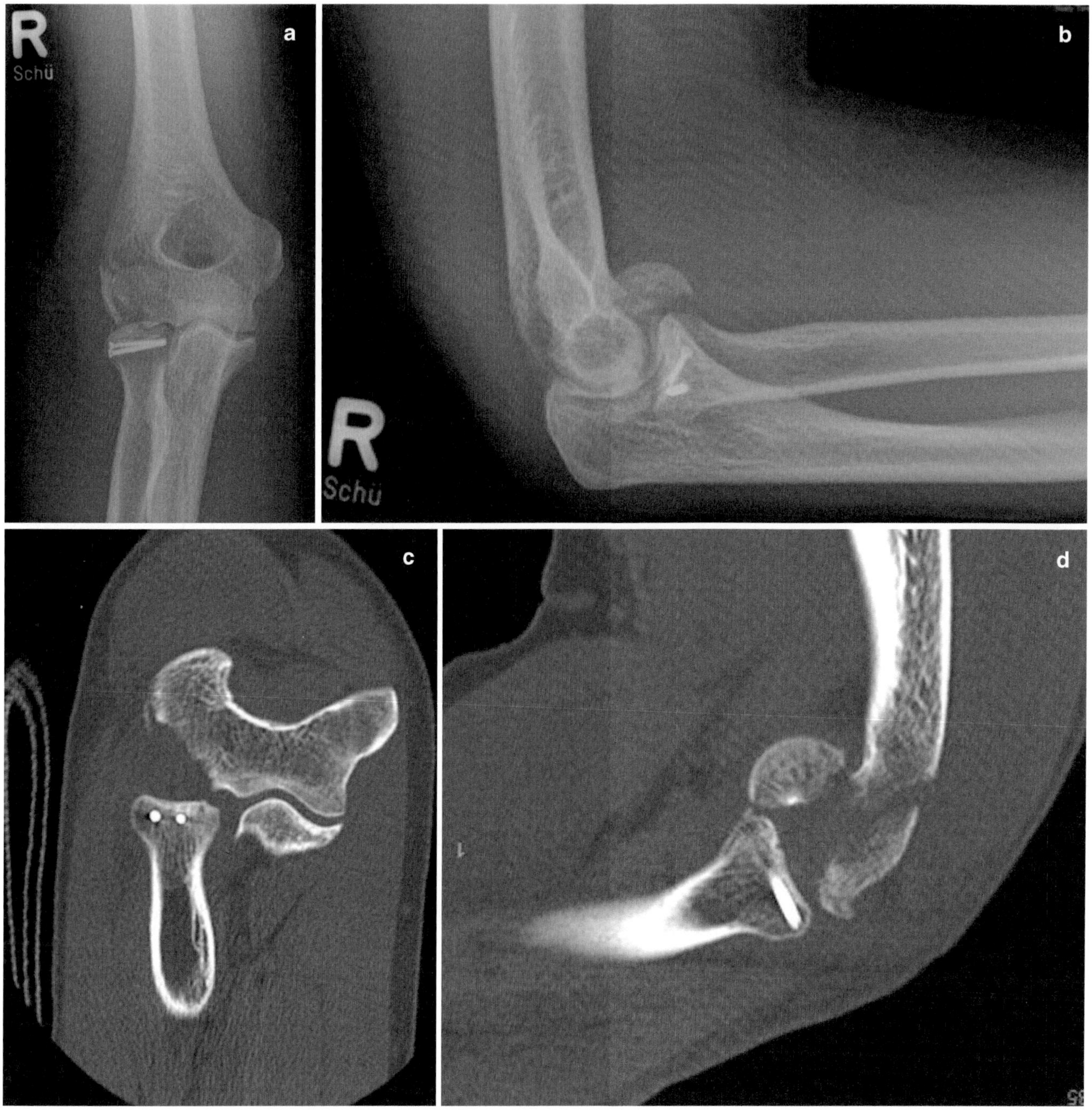

Abb. 9.7 a, b 56 Jahre alter Patient mit einer partiell intraartikulären distalen Humerusfraktur (AO/OTA-Klassifikation: B3). Auf den konventionellen Röntgenbildern kann die Fraktur nur unzureichend eingeschätzt werden. c, d Vorbestehend liegt bei diesem Patienten eine Schraubenosteosynthese mit Minifragmentschrauben nach Fraktur des Radiuskopfes vor. e Erst die CT-Aufnahme in multiplanarer Rekonstruktion erlaubt die korrekte Einschätzung der Frakturmorphologie

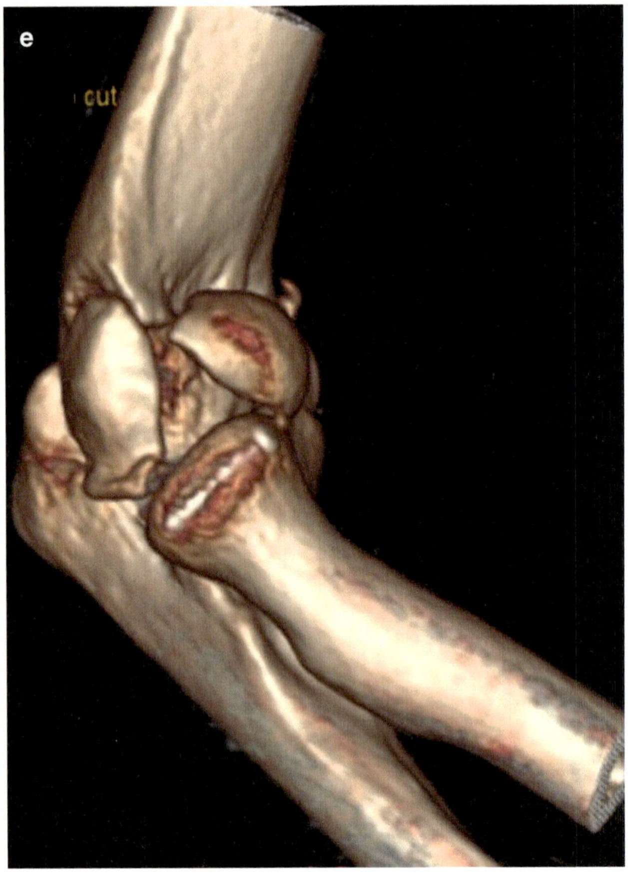

Abb. 9.7 (Fortsetzung)

Bildgebende Diagnostik
Die bildgebende Diagnostik erfolgt in Analogie zur Olekranonfraktur (Abb. 9.15; vgl. Abschn. 9.5). Neben einer konventionellen Röntgenaufnahme des Ellenbogens in a.-p. und seitlicher Ebene ist die CT des Ellenbogens immer zu empfehlen. Insbesondere Frakturen des Radiuskopfes sind auf den konventionellen Röntgenaufnahmen oft nicht zu erkennen und können erst in der CT-Rekonstruktion beurteilt werden. Die Rekonstruktionsebene sollte sich dabei an der Ulnaachse orientieren.

Bildgebende Diagnostik bei Luxationsfrakturen des Ellenbogens

- Röntgenbild des Ellenbogens a.-p. und seitlich
- Indikation für CT ist großzügig zu stellen:
  - Lagerung: Rückenlage, Arm über Kopf
  - Schichtdicke: 0,6 mm
  - Multiplanare Rekonstruktionen:
    Axial (senkrecht zum Humerus)
    Koronar (parallel zur Epikondylenebene)
    Sagittal (senkrecht zur Epikondylenebene)
    3D-Rekonstruktion (ggf. Subtraktion des Humerus)

Operative Versorgung
Die operative Versorgung erfolgt in Analogie zur isolierten Olekranonfraktur (vgl. Abschn. 9.5). Das Osteosyntheseverfahren der Wahl ist die winkelstabile Plattenosteosynthese der Ulna in korrekter Länge, Achse und Rotation. Voraussetzung für eine Wiederherstellung der Funktionsfähigkeit des Ellenbogens ist die akribische Reposition der beteiligten Gelenkpartner.

Liegt eine Monteggia-Äquivalent-Verletzung mit Fraktur des Radiuskopfes vor (Abb. 9.16 und 9.17), muss diese ebenfalls versorgt werden. Unverschobene, stabile Frakturen können, nach anatomischer Reposition, konservativ belassen werden. Dislozierte Frakturen oder Mehrfragmentfrakturen sollten operativ stabilisiert werden. Reicht eine alleinige Schrauben- oder Doppelgewindeschraubenosteosynthese nicht aus, ist die Plattenosteosynthese so durchzuführen, dass die Umwendbewegung des Unterarmes nicht kompromittiert wird.

Nicht rekonstruierbare Frakturen müssen reseziert und durch eine Radiuskopfprothese ersetzt werden. Eine alleinige Resektion ist in dieser Verletzungskonstellation aufgrund der begleitenden ligamentären Instabilität nicht zu empfehlen.

9.7 Radiuskopffraktur

Die Radiuskopffraktur stellt die häufigste Fraktur des Ellenbogengelenks dar. Der typische Unfallmechanismus ist der Sturz auf den gestreckten, pronierten Arm, wodurch zwei Drittel der axialen Stauchungskräfte auf den Radiuskopf übertragen werden. Die betroffenen Patienten beklagen häufig einen typischen Druckschmerz über dem Radiuskopf und zeigen klinisch eine schmerzhaft eingeschränkte Beweglichkeit des Ellenbogens.

Bildgebende Diagnostik
Die Standardbildgebung ist die Röntgenaufnahme des Ellenbogens in 2 Ebenen und eine zusätzliche Radiuskopfzielaufnahme nach Greenspan. Diese erfolgt in Supination bei 90° gebeugtem Ellenbogengelenk. Der Zentralstrahl zielt in einem Winkel von 45° von lateral auf den Radiuskopf.

Obwohl die einfache, isolierte Fraktur des Radiuskopfes üblicherweise keine weitere Schnittbilddiagnostik erfordert, darf diese Fraktur nicht unterschätzt werden. Der Dislokationsgrad der intraartikulären Frakturkomponente ist auf den konventionellen Röntgenaufnahmen oft nicht ausreichend zu beurteilen. Außerdem kann die Fraktur des Radiuskopfes auch der einzige röntgenmorphologische Hinweis auf eine stattgehabte Luxation des Ellenbogens sein.

Daher ist die Indikation zur CT im Falle einer komplexen Verletzung großzügig zu stellen, da dies auch Auswirkungen auf die notwendige Therapiestrategie haben kann. In der CT

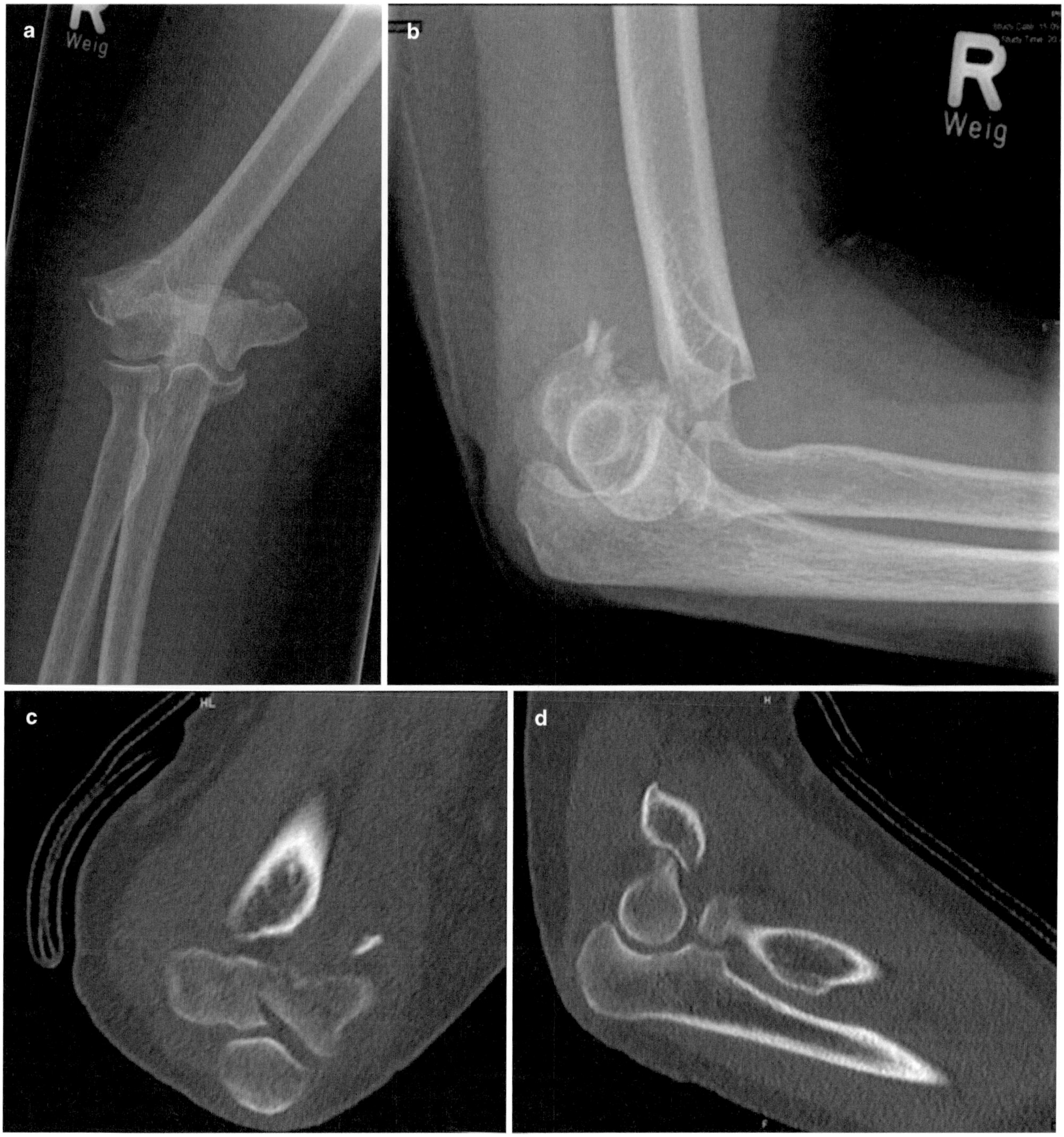

Abb. 9.8 **a**, **b** Intraartikuläre distale Humerusfraktur (AO/OTA-Klassifikation: C1) einer 68-jährigen Patientin. **c**, **d** Die CT-Aufnahme sollte obligat in der koronaren (parallel zur Epikondylenebene) und sagittalen (senkrecht zur Epikondylenebene) Ebene rekonstruiert werden. **e** Die 3D-Rekonstruktion hilft dabei, die Frakturmorphologie besser einschätzen zu können, darf aber nicht als Alternative zu den 2D-Rekonstruktionen gesehen werden, sondern stellt eine Ergänzung dar

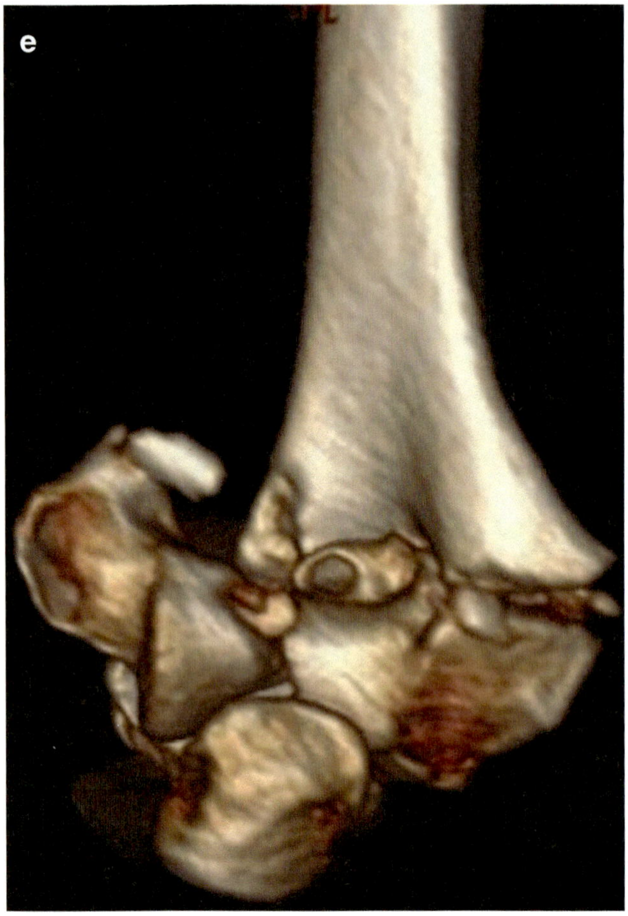

Abb. 9.8 (Fortsetzung)

muss hier auf das Vorliegen auf eine Osborne-Cotterill-Läsion (Abb. 9.18) geachtet werden, die hinweisend für eine Ellenbogenluxation sein kann [29]. Dabei handelt es sich um eine Impressionsfraktur des dorsalen Capitulum humeri, verursacht durch den Impact des Radiuskopfes während des Luxationsmechanismus.

▶ **Merke** Die Osborne-Cotterill-Läsion ist eine Impressionsfraktur des dorsalen Capitulum humeri.

Bei Vorliegen einer Ellenbogenluxation ist die Schnittbilddiagnostik auch um eine MRT des Ellenbogens zu erweitern (Abschn. 9.8). Sollte zusätzlich eine klinische Symptomatik im Bereich des Handgelenks vorliegen, kann diese auf eine komplexe Verletzung des Unterarmes mit Ruptur der Membrana interossea im Sinne einer Essex-Lopresti-Verletzung (Abb. 9.19) hinweisen [10]. Auch wenn diese nur selten auftritt, ist eine frühzeitige Diagnostik essenziell und sollte unmittelbar zu einer MRT-Untersuchung des gesamten Unterarmes inklusive Ellenbogengelenk und Handgelenk führen.

▶ **Merke** Die Essex-Lopresti-Verletzung ist eine seltene Kombinationsverletzung aus Radiuskopffraktur und kompletter Ruptur der Membrana interossea des Unterarmes. Konsekutiv kommt es zu einer Fehlstellung im distalen Radioulnargelenk.

Bildgebende Diagnostik bei Radiuskopffrakturen

- Röntgenbild des Ellenbogens a.-p. und seitlich
- Radiuskopfzielaufnahme nach Greenspan
- CT bei komplexen Frakturen:
  - Lagerung: Rückenlage, Arm über Kopf
  - Schichtdicke: 0,6 mm
  - Multiplanare Rekonstruktionen:
    Axial (senkrecht zum Humerus)
    Koronar (parallel zur Epikondylenebene)
    Sagittal (senkrecht zur Epikondylenebene)
    3D-Rekonstruktion (ggf. Subtraktion des Humerus)
- MRT zum Ausschluss ligamentärer Begleitverletzungen (mediale (MCL) und laterale (LUCL) ulnare Kollateralbänder)
- Optional dynamische Durchleuchtung

Klassifikation

Die Einteilung der Radiuskopffraktur erfolgt anhand der Klassifikation nach Mason ([22]; Tab. 9.1).

Konservative und operative Versorgung

Nicht dislozierte Frakturen (Mason Typ I; Abb. 9.20) können problemlos konservativ behandelt werden. Dabei steht die frühfunktionelle Therapie im Vordergrund. Eine Ruhigstellung des Ellenbogens in der Oberarmgipsschiene in 90°-Flexion ist möglichst kurz (<10 Tage) zu wählen. Um eine sekundäre Frakturdislokation nicht zu übersehen, sind engmaschige klinische und radiologische Verlaufsuntersuchungen an den Tagen 7 und 14 nach der Verletzung zu empfehlen [18]. Bei einer protrahierten Beschwerdesymptomatik muss immer eine Komplexverletzung

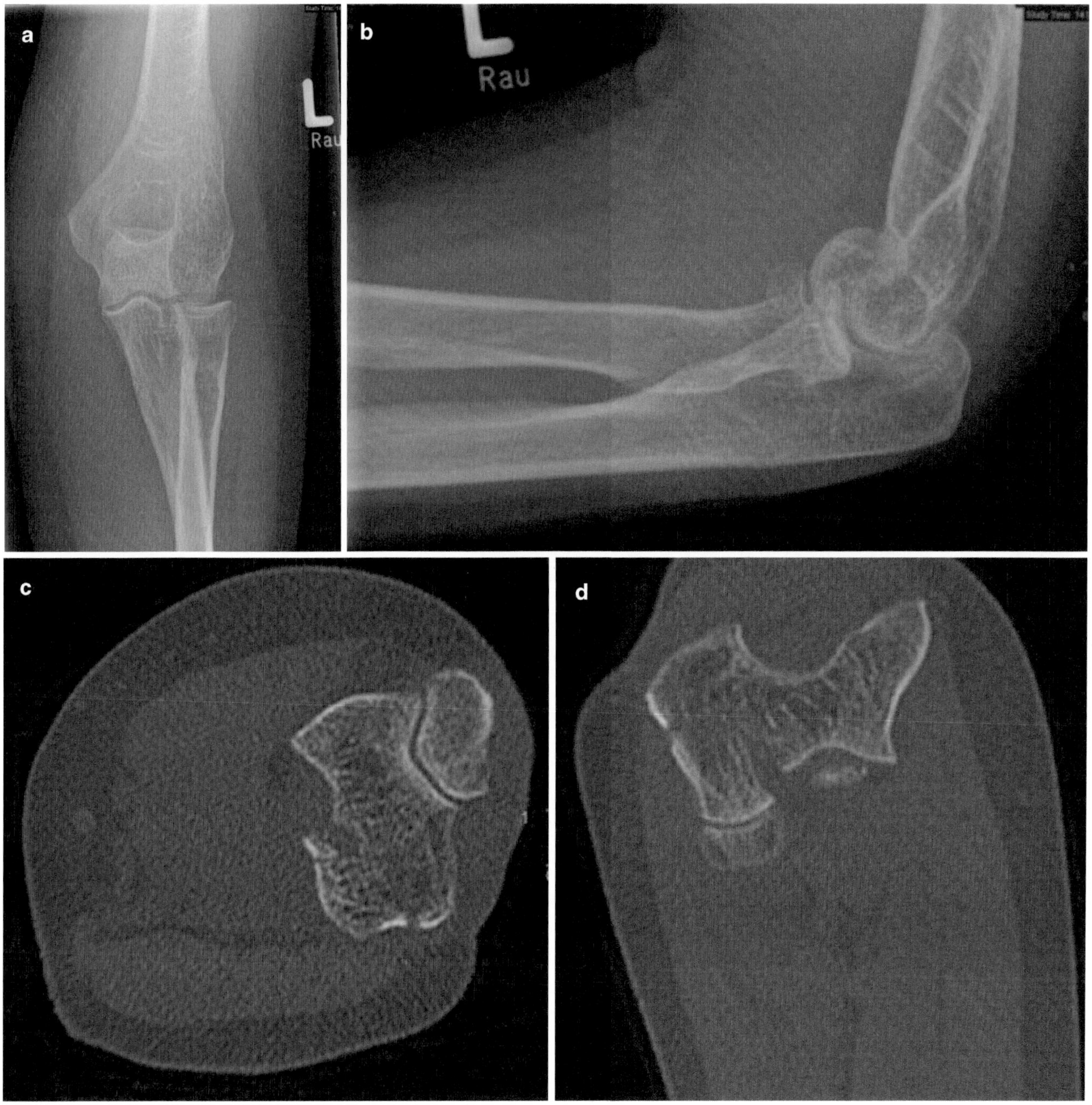

Abb. 9.9 **a–f** Nicht selten treten distale Humerusfrakturen auch als Kombinationsverletzung mit weiteren Frakturen des Ellenbogens auf, in diesem Fall eine partiell intraartikuläre distale Humerusfraktur (AO/OTA-Klassifikation: B3) in Kombination mit einer dislozierten Radiuskopffraktur (Mason Typ II) bei einer 56-jährigen Patientin nach einem Sturz mit dem Fahrrad auf den gestreckten Ellenbogen. In der a.-p. Ansicht der konventionellen Röntgenaufnahme könnte diese schwere Verletzung leicht übersehen werden

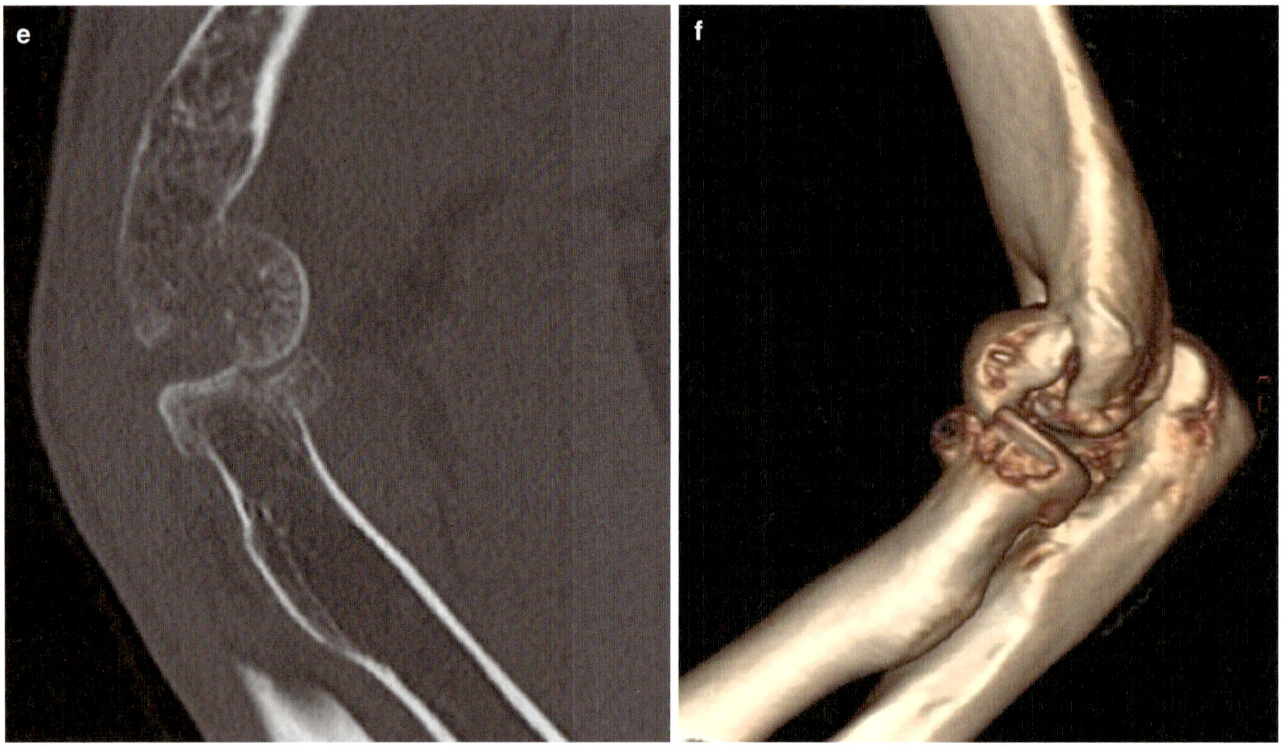

Abb. 9.9 (Fortsetzung)

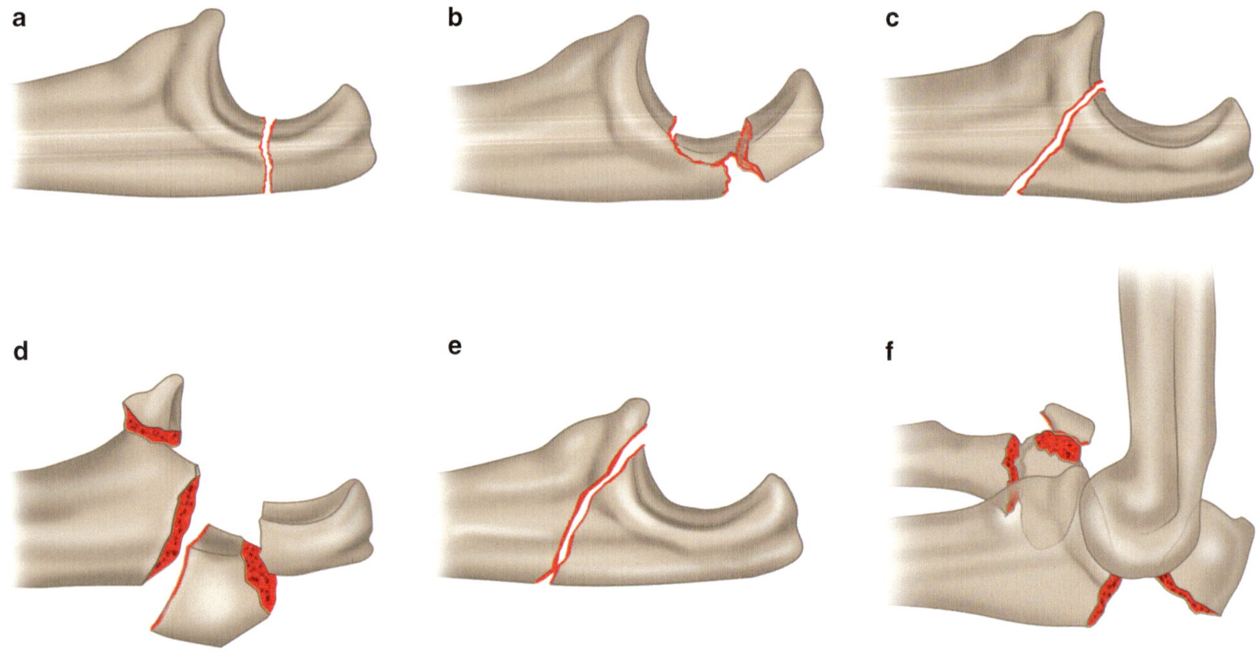

Abb. 9.10 Schatzker-Klassifikation der Olekranonfraktur. **a** Einfache Querfraktur („transverse"), **b** Querfraktur mit Gelenkfragment („transverse impacted"), **c** proximale Schrägfraktur („oblique"), **d** Schrägfraktur mit Einbruch der Gelenkfläche und Abriss des Proc. coronoideus („comminuted"), **e** distale Schrägfraktur („distal oblique"), **f** Olekranonfraktur mit Radiuskopffraktur und humeroulnarer Luxation („fracture dislocation")

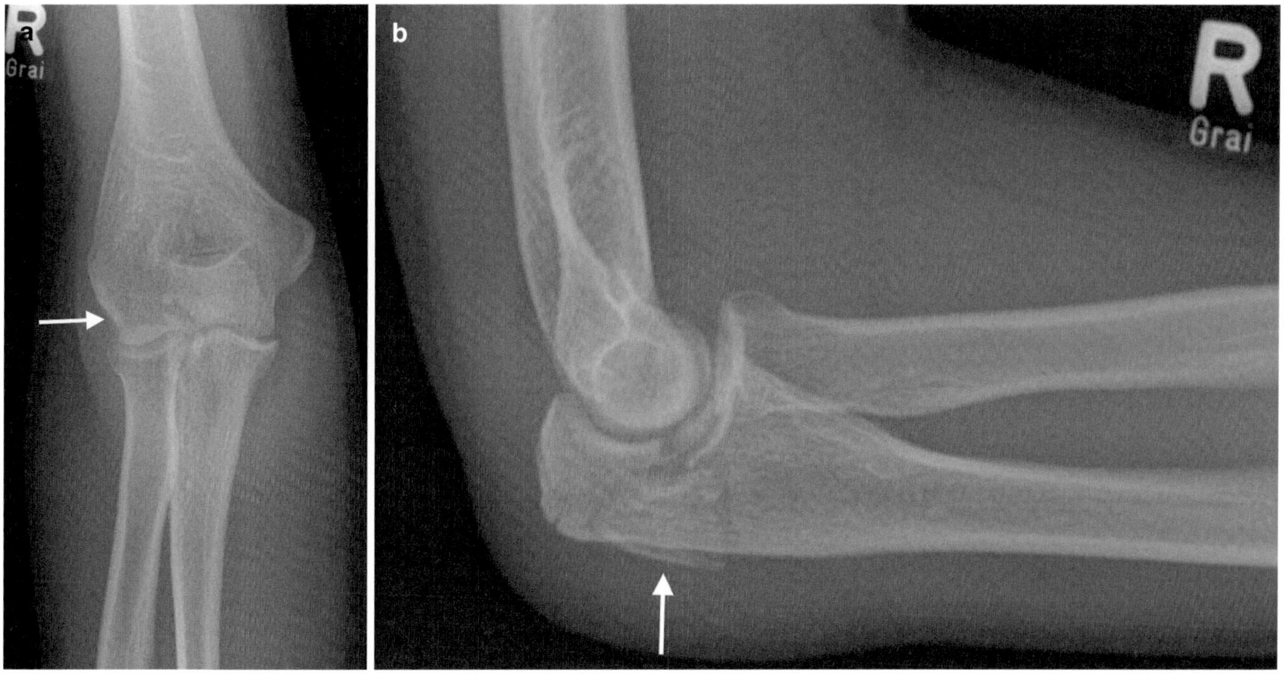

Abb. 9.11 a, b Olekranonfraktur eines jungen, 18 Jahre alten Patienten nach Sturz beim Basketballspielen (Schatzker Typ B). **b** Im seitlichen Röntgenbild zeigt sich die Impression (*Pfeil*) eines zentral gelegenen Anteils der Gelenkfläche. Der *Pfeil* zeigt auf die in der a.-p. Darstellung (**a**) leicht zu übersehende Fraktur. Die Versorgung erfolgte durch eine winkelstabile Doppelplattenosteosynthese

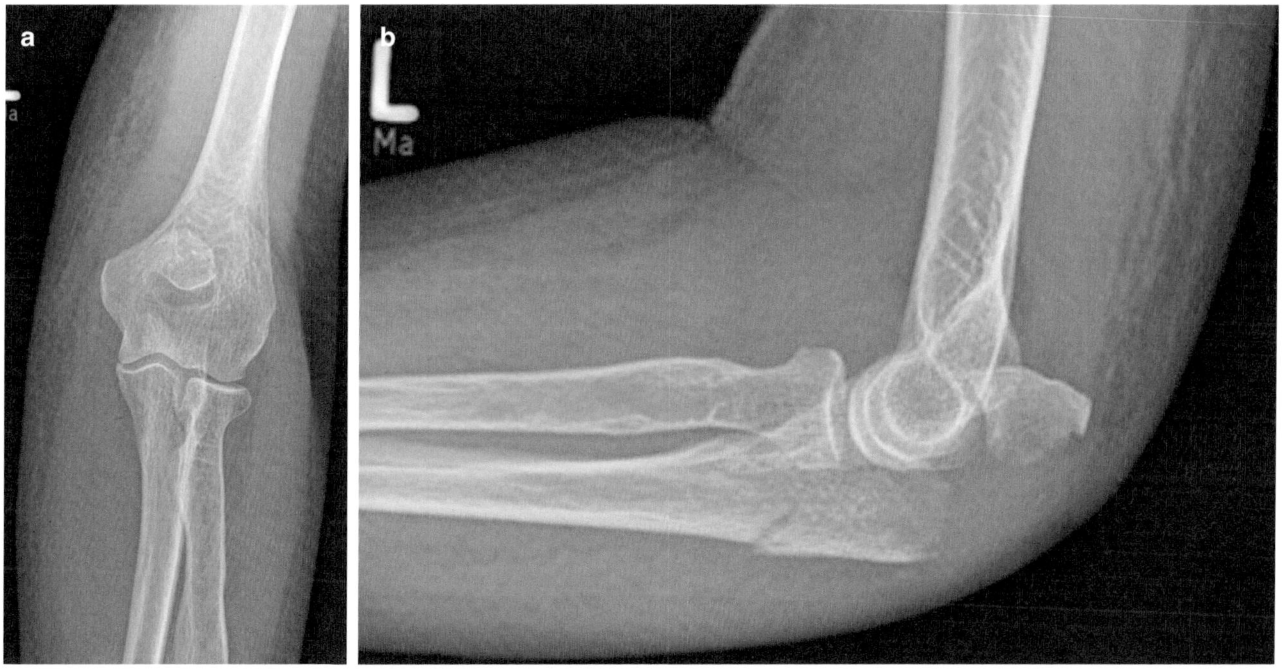

Abb. 9.12 a, b Olekranonfraktur bei einer 83-jährigen Patientin (Schatzker Typ D). Die Beurteilung der Fraktur erfolgt im Wesentlichen im streng seitlichen Strahlengang. Die operative Versorgung solch komplexer Frakturen erfolgt in der Regel durch eine winkelstabile Plattenosteosynthese. Eine weitere Schnittbildgebung ist für die Therapieentscheidung nicht notwendig

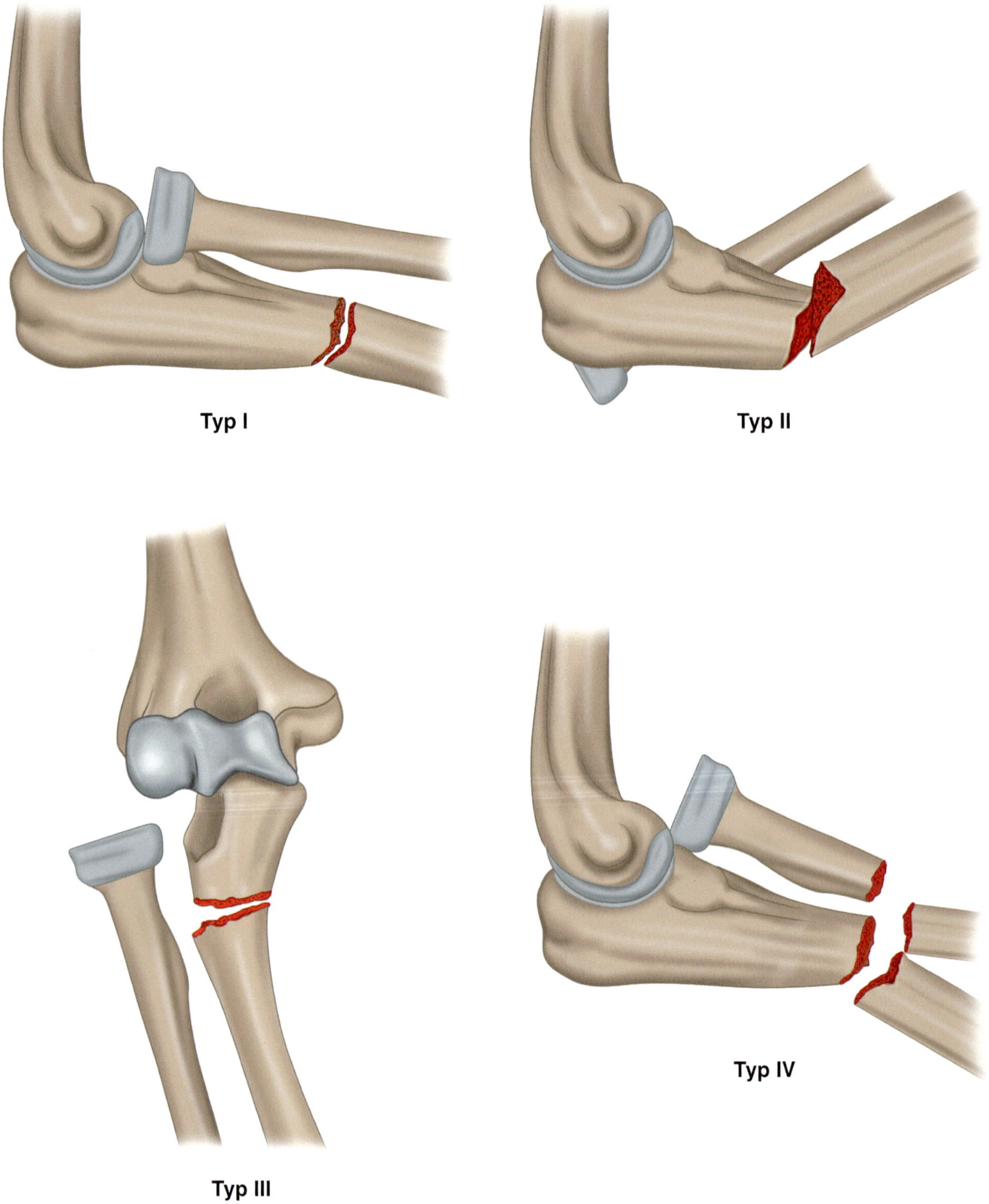

Abb. 9.13 Bado-Klassifikation der Monteggia-Fraktur. Typ I: Luxation des Radiuskopfs nach ventral, Typ II: Luxation des Radiuskopfs nach dorsal, Typ III: Luxation des Radiuskopfs nach lateral, Typ IV: proximale Unterarmschaftfraktur mit Luxation des Radiuskopfes

bzw. Ellenbogeninstabilität durch den Einsatz weiterführender Schnittbilddiagnostik ausgeschlossen werden (s. o.).

Frakturen höherer Dislokationsgrade (Mason Typ II–III; Abb. 9.21 und 9.22) werden üblicherweise operativ reponiert und stabilisiert. Zum Einsatz kommen Minifragmentschrauben oder Doppelgewindeschrauben. Komplexere Frakturtypen können auf eine ligamentäre Begleitverletzung hinweisen. Für die weiterführende Behandlung ist es von entscheidender Bedeutung, ob eine radiuskopferhaltende bzw. -ersetzende (Radiuskopfprothese) Therapie oder eine

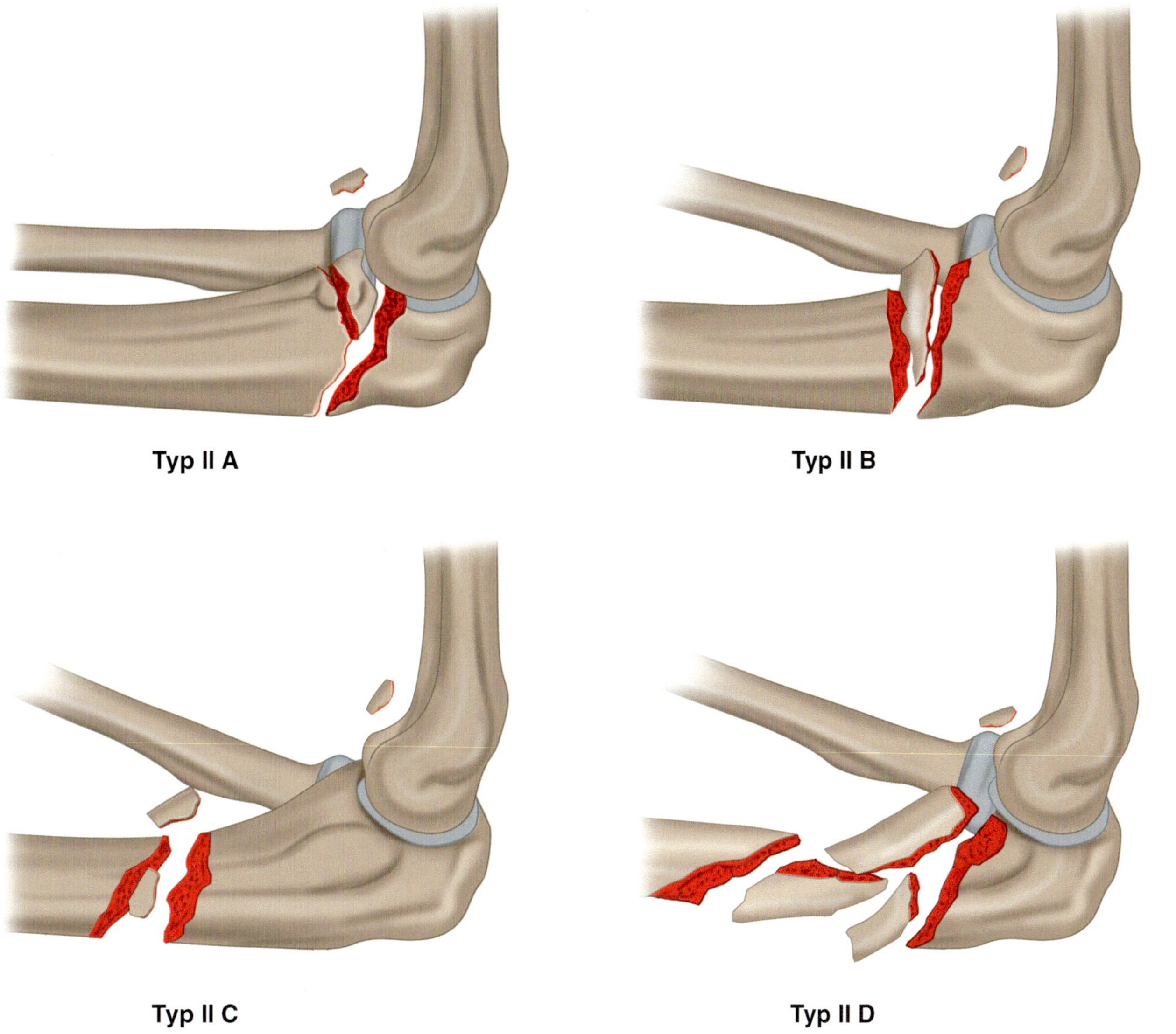

Abb. 9.14 Subklassifikation der Monteggia-Fraktur vom Bado-Typ II nach Jupiter. Typ IIA: intraartikuläre Olekranonfraktur mit Fraktur des Proc. coronoideus, Typ IIB: extraartikuläre Olekranonfraktur ohne Beteiligung des Proc. coronoideus, Typ IIC: einfache proximale Ulnaschaftfraktur, Typ IID: proximale Mehrfragmentfraktur des Ulnaschafts

Resektionsarthroplastik des Radiuskopfes durchgeführt werden muss. Wenn dies durch eine klinische Untersuchung nicht eindeutig geklärt werden kann, gibt die dynamische Durchleuchtung des Ellenbogengelenks mit Varus- und Valgusstress Aufschluss über die ligamentäre Stabilität. Alternativ kann auch hier eine MRT bzw. eine Sonografie hilfreich sein, um das mediale Kollateralband zu beurteilen.

9.8 Ellenbogenluxation

Fast die Hälfte aller Ellenbogenluxationen treten im Rahmen von Sportverletzungen auf [15]. Anatomische Normvarianten (Cubitus varus oder valgus) oder entsprechende Achsabweichungen aus vorangegangenen Unfällen stellen prädisponierende Faktoren für eine Ellenbogenluxation dar [21].

Als Unfallmechanismus wird der Sturz auf den gestreckten bzw. hyperextendierten Ellenbogen angenommen. Nicht selten geht eine Ellenlogenluxation mit der Verletzung knöcherner Strukturen (Proc. coronoideus, Radiuskopf, distaler Humerus) einher, da die Stabilität des Ellenbogengelenks sowohl über knöcherne wie auch ligamentäre Strukturen gewährleistet wird. Insbesondere dem Humeroulnargelenk kommt dabei eine wesentliche Bedeutung zu [5, 8]. Der Radiuskopf wird nach Schädigung des medialen Kollateralbandapparats zum sekundären Stabilisator des Ellenbogengelenks, da in diesem Fall ein Anteil von 75 % der Valgusstabilität über den Radiuskopf vermittelt wird.

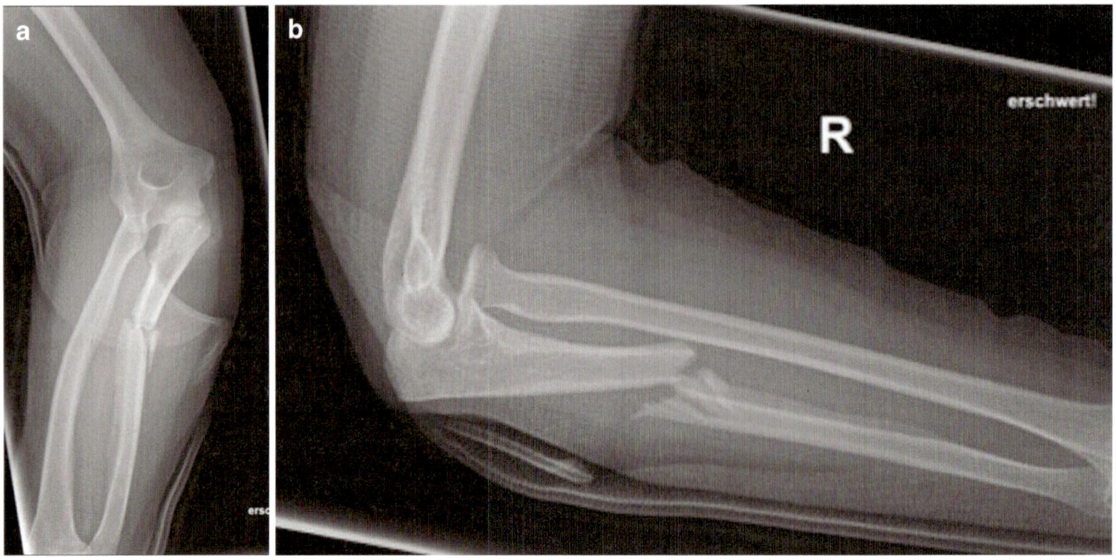

Abb. 9.15 **a**, **b** Klassische Monteggia-Fraktur einer 30-jährigen Patientin (Bado Typ I) mit Luxation des Radiuskopfes nach ventral. Ein Frakturausläufer reicht bis über die Schaftmitte der Ulna hinaus. Die Röntgendiagnostik mit anliegender Cast-Schiene verschlechtert die Abbildungsqualität und sollte vermieden werden

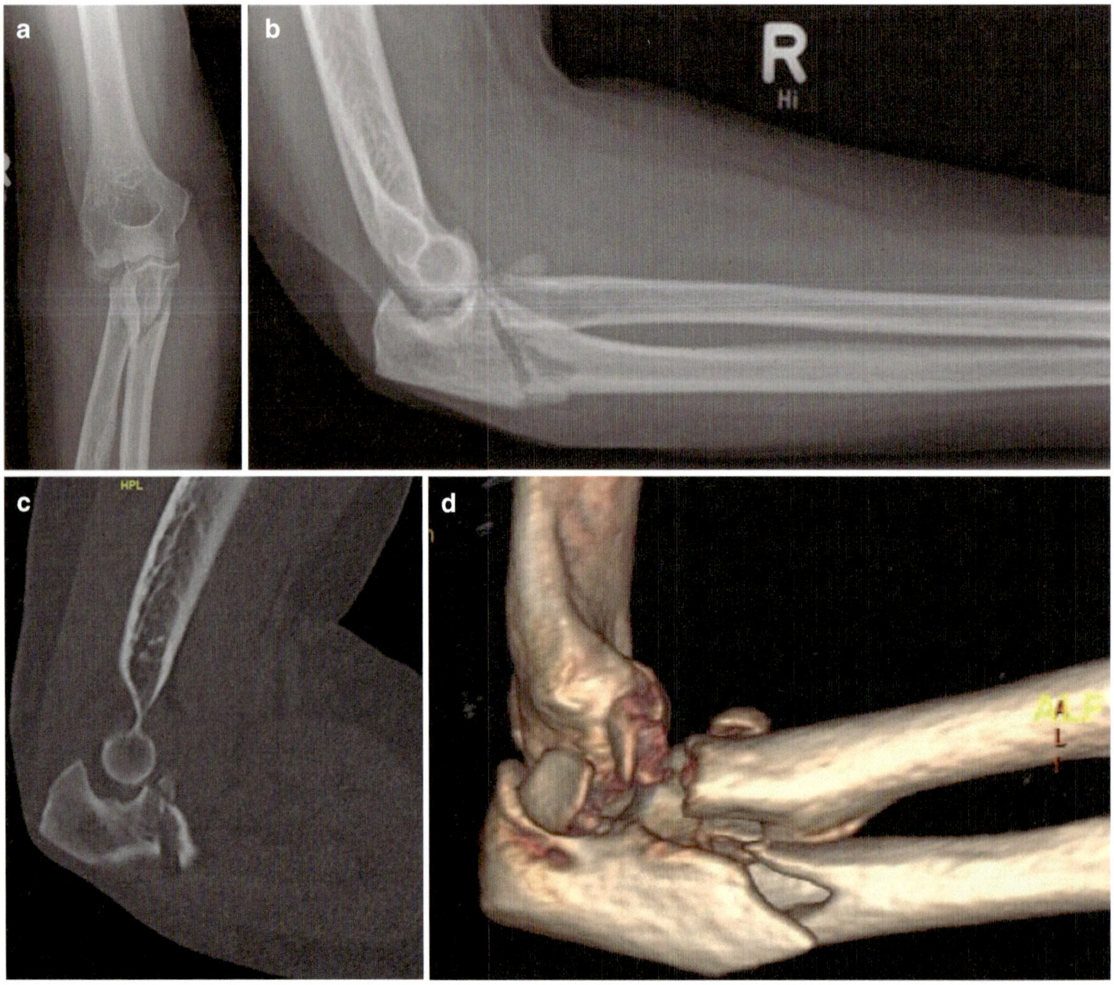

Abb. 9.16 **a–d** Monteggia-Äquivalent-Verletzung (Bado Typ II) nach Sturz bei einer 70-jährigen Patientin. **c** Erst die Schnittbildgebung in der sagittalen Rekonstruktion zeigt die Fraktur des Proc. coronoideus (Jupiter IIB). **d** Der Radiuskopf ist multipel frakturiert und für eine osteosynthetische Rekonstruktion nicht geeignet. Aufgrund des zugrunde liegenden Luxationsmechanismus ist der Radiuskopf durch eine Radiuskopfprothese zu ersetzen

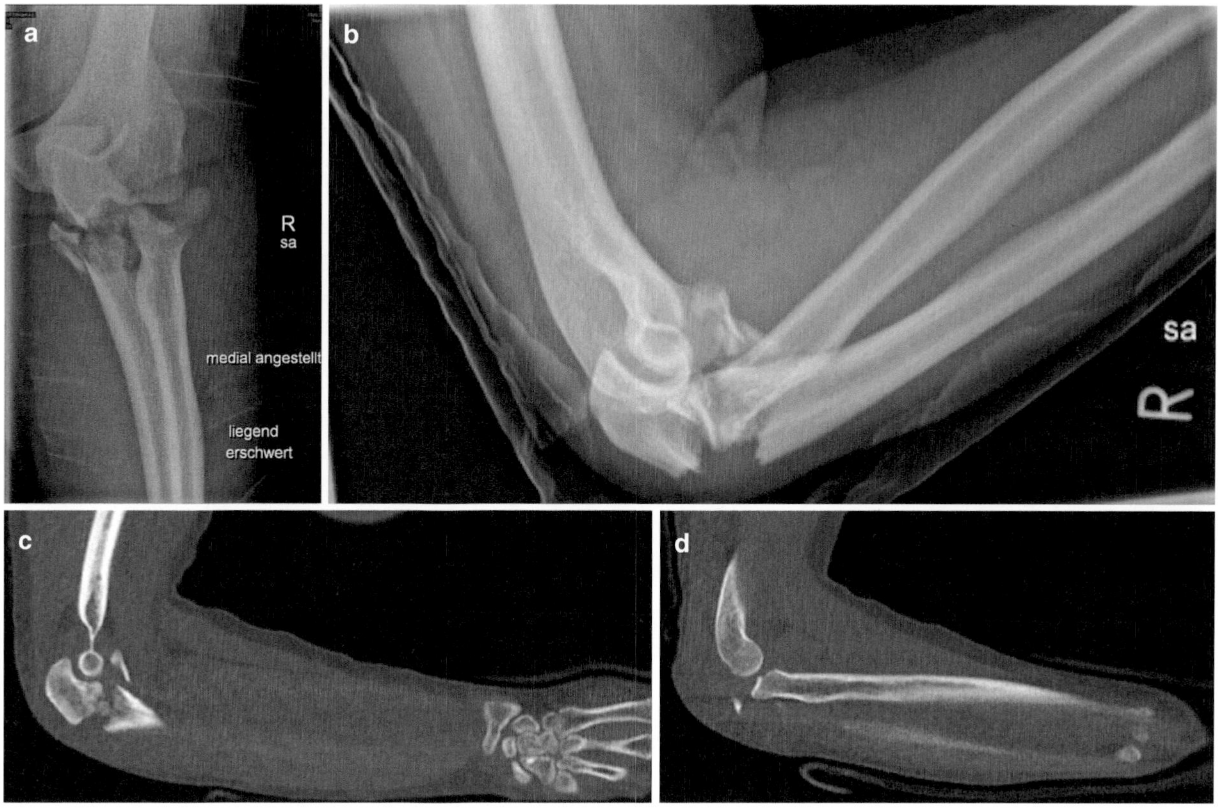

Abb. 9.17 **a–d** 19 Jahre alter Patient mit einer Monteggia-Äquivalent-Verletzung (Bado Typ II). **c** Der Proc. coronoideus ist frakturiert (Jupiter IIB). **d** Der Radiuskopf zeigt eine ventrale Abscherfraktur und sollte, auch unter Berücksichtigung des jungen Alters des Patienten, durch eine Minischraubenosteosynthese rekonstruiert werden

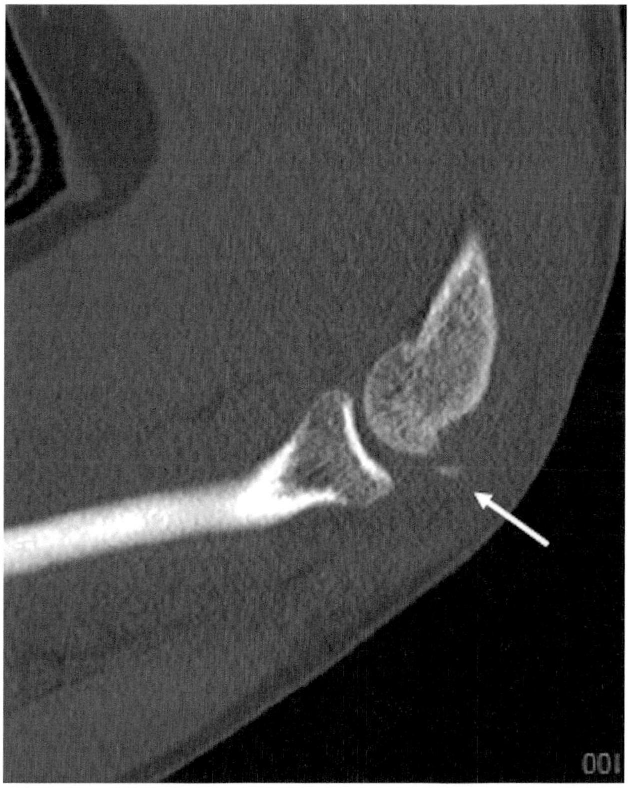

Abb. 9.18 Osborne-Cotterill-Läsion: Impressionsfraktur des dorsalen Capitulum humeri und knöcherne Abschlagfragmente (*Pfeil*)

Die häufigste Luxationsrichtung stellt die posteriore oder posterolaterale Luxation dar, seltener findet man auch isoliert radiale und ulnare sowie ventrale und divergierende Luxationen [32].

Klassifikation

Ausgehend von der Ringtheorie nach O'Driscoll, die sich auf biomechanische Untersuchungen stützt, beginnt der Luxationsmechanismus lateralseitig und breitet sich nach medial aus [26]. Auf diesem Weg können sowohl ligamentäre Stabilisatoren als auch knöcherne Stabilisatoren (Radiuskopf, Proc. coronoideus) geschädigt werden. Mit dem Fortschreiten des Schadens können 3 Luxationsstadien unterschieden werden:

- Im Stadium 1 kommt es zu einer posterolateralen Subluxation bzw. posterolateralen Rotationsinstabilität (PLRI), die auf eine Schädigung des lateralen ulnaren kollateralen Ligaments (LUCL) zurückzuführen ist (Abb. 9.23).
- Sind darüber hinaus ventrale und dorsale Kapselstrukturen durch den Luxationsmechanismus betroffen, kann auch das Humeroulnargelenk nach dorsal subluxieren. Dadurch kommt es zu einem Aufreiten des Proc. coronoideus auf der Trochlea humeri, was im Stadium 2 als sog. „perched dislocation" bezeichnet wird.

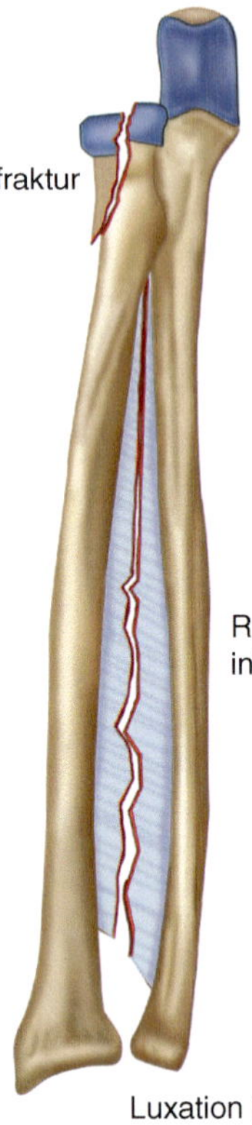

Abb. 9.19 Essex-Lopresti-Verletzung: Radiuskopffraktur und komplette Ruptur der Membrana interossea des Unterarmes. Konsekutiv kommt es zu einer Fehlstellung im distalen Radioulnargelenk

Tab. 9.1 Mason-Klassifikation der Radiuskopffrakturen [22]

Typ	Beschreibung
I	– Nicht oder minimal disloziert (<2 mm) – Monofragmentär – Intra- oder extraartikulär
II	– Disloziert (>2 mm oder abgekippt) – Monofragmentär – Intra- oder extraartikulär
III	– Mehrfragmentfrakturen
IV	– Radiuskopffraktur mit Ellenbogenluxation

- Liegt im Stadium 3 eine vollständige Luxation vor, müssen sowohl der laterale als auch der mediale Bandapparat geschädigt sein [26].

Neben den rein ligamentären Verletzungsmechanismen können insbesondere im Rahmen von höhergradigen Instabilitäten auch knöcherne Strukturen durch die Luxation betroffen sein. Verletzungen des Radiuskopfes werden wie isolierte Radiuskopffrakturen beurteilt, klassifiziert und einer entsprechenden stadiengerechten Therapie zugeführt.

Der Proc. coronoideus ist für die Stabilität des Ellenbogens ebenfalls von großer Bedeutung und wurde lange Zeit unterschätzt. Die Klassifikation von O'Driscoll (Abb. 9.24) wurde bereits 2003 publiziert und hat erst in den vergangenen Jahren an Bedeutung gewonnen [27]. Hierbei spielt die Unterteilung der Fraktur vom Typ 2 in weitere Untergruppen eine wesentliche Rolle. Der Bandansatz des medialen ulnaren Kollateralbands am Tuberculum subliminus ist beim Typ 2.3 knöchern abgerissen und führt damit zu einer erhöhten Instabilität des Ellenbogengelenks und sollte eher einer operativen Therapie zugeführt werden (Abb. 9.25).

Liegt im Rahmen einer Ellenbogenluxation sowohl eine begleitende Radiuskopffraktur als auch eine Fraktur des Proc. coronoideus vor, so wird die Verletzungskombination auch als „Terrible-Triad-Läsion" bezeichnet [17].

Klinische und bildgebende Diagnostik

Aufgrund der markanten Weichteildeformität kann die Ellenbogengelenksluxation häufig bereits klinisch diagnostiziert werden. Zum Ausschluss knöcherner Begleitverletzungen ist jedoch die Röntgendiagnostik in 2 Ebenen vor Reposition zu empfehlen. Im Anschluss ist das erfolgreiche Repositionsergebnis radiologisch zu dokumentieren. In der Nativröntgendiagnostik können neben knöchernen Verletzungen aber bereits Hinweise auf eine ligamentäre Instabilität erkannt werden. Eine Asymmetrie der Gelenklinie in der a.-p. Aufnahme („river delta sign") kann hinweisend für eine mediale oder eine laterale Instabilität sein (Abb. 9.26). In der seitlichen Röntgenaufnahme kann das „drop sign" (>3 mm verbreiterter humeroulnarer Gelenkspalt) oder eine nach dorsal verschobene Stoeren-Linie (Radius-Capitulum-Linie) hinweisend für eine verbliebene Instabilität sein.

Bei Vorliegen knöcherner Verletzungen oder dem Verdacht auf intraartikulär gelegene knöcherne Fragmente kann die CT-Schnittbilddiagnostik wertvolle Information liefern und dient zur Planung des weiteren therapeutischen Vorgehens. Dabei ist auf eine sog. „Osborne-Cotterill-Läsion" (dorsale knöcherne Impression des Capitulum humeri) zu achten (Abb. 9.27), die oftmals die einzige knöcherne Verletzung ist, die auf eine stattgehabte Luxation hinweist (Abb. 9.18; [29]).

Die MRT sollte nach jeder Ellenbogenluxation durchgeführt werden (Abb. 9.28). Zum einen kann die Untersuchung wertvolle Informationen über Verletzungen des Kapsel-Band-Apparats sowie von Extensoren- und Flexorenansätzen liefern, zum anderen intraartikuläre Begleitverletzungen aufdecken. Dabei ist die Untersuchung möglichst in strecknaher Stellung durchzuführen, da erst durch die geringere muskuläre Führung in Streckstellung Inkongruenzen der Gelenkpartner auftreten und erkannt werden können [7, 30].

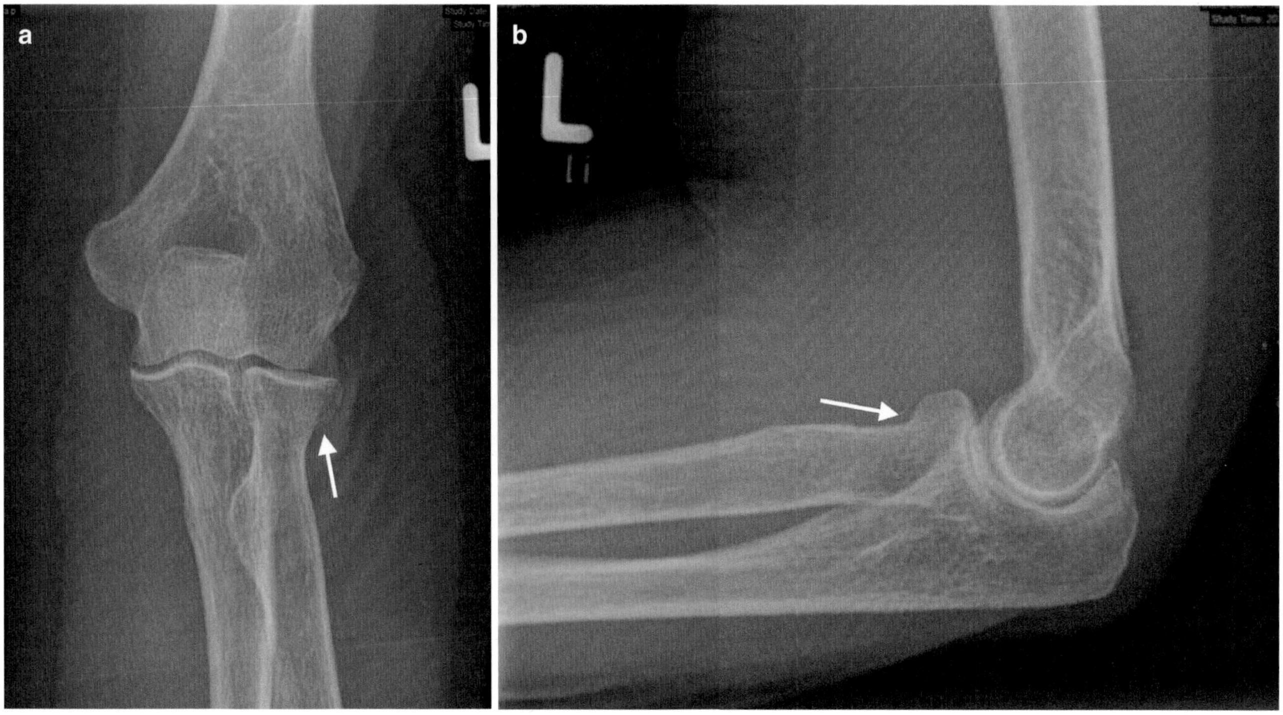

Abb. 9.20 a, b Nicht dislozierte Radiuskopffraktur bei einer 66 Jahre alten Frau (Mason Typ I) nach Sturz auf den gestreckten Arm. Die Fraktur (*Pfeil*) selbst ist leicht zu übersehen. Zielführend ist hier die Klinik mit Druckschmerz über dem Radiuskopf und ein Gelenkerguss, der sich als ventrales und dorsales „fat pad sign" bildmorphologisch widerspiegelt

Bildgebende Diagnostik bei Ellenbogenluxationen

- Röntgenbild des Ellenbogens a.-p. und seitlich:
  - „River delta sign"
  - „Drop sign"
  - Osborne-Cotterill-Läsion
- CT zur Beurteilung knöcherner Verletzungen:
  - Lagerung: Rückenlage, Arm über Kopf
  - Schichtdicke: 0,6 mm
  - Multiplanare Rekonstruktionen:
    Axial (senkrecht zum Humerus)
    Koronar (parallel zur Epikondylenebene)
    Sagittal (senkrecht zur Epikondylenebene)
    3D-Rekonstruktion
- MRT großzügig einsetzen:
  - Bauchlage, Arm in Streckstellung über Kopf (Superman-Position)
  - nativ; Schichtdicke: 3 mm:
    T1 koronar (parallel zur Epikondylenebene)
    PD FS oder T2 FS koronar (parallel zur Epikondylenebene)
    PD FS oder T2 FS sagittal (senkrecht zur Epikondylenebene)
    PD FS oder T2 FS axial (senkrecht zur Humerusachse)
    Gegebenenfalls STIR-Sequenz koronar (u. a. Nachweis „bone bruise")
  - Ligamentäre Verletzungen (mediale und laterale ulnare Kollateralbänder)
  - Intraartikuläre Pathologie
- Optional dynamische Durchleuchtung

(PD = Protonendichtewichtung, FS = spektrale Fettsuppression, STIR = Short-τ-Inversion-Recovery)

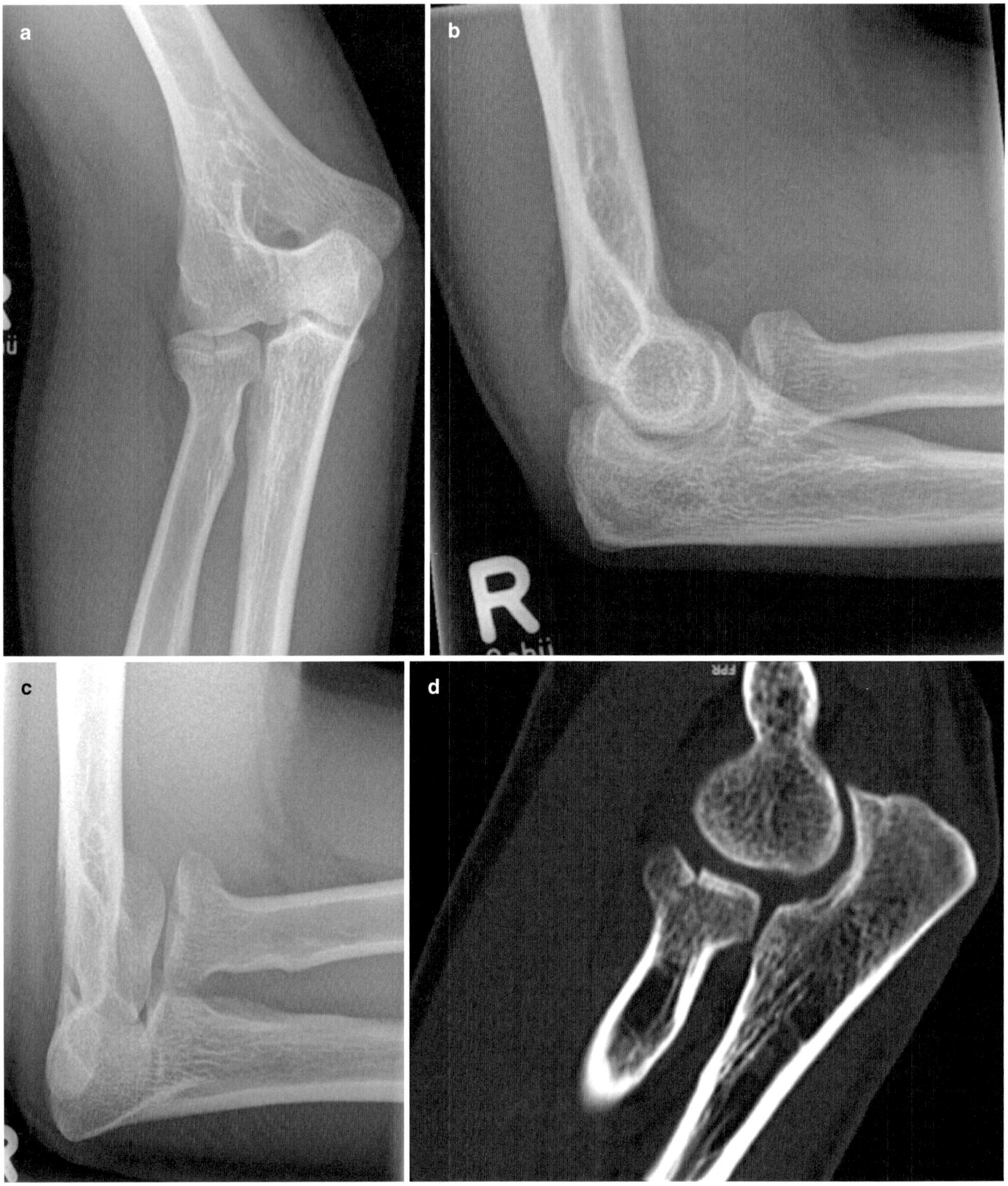

Abb. 9.21 Dislozierte intraartikuläre Radiuskopffraktur (Mason Typ II) nach Sturz auf den gestreckten Arm. Um bei diesem 33-jährigen Patienten die Indikation zu einer operativen Reposition und Stabilisation zu prüfen, wurde zusätzlich zu den Standardaufnahmen des Ellenbogens a.-p. (**a**) und seitlich (**b**) und der Radiuskopfzielaufnahme nach Greenspan (**c**) eine CT-Diagnostik des Ellenbogens durchgeführt (**d**), die das Ausmaß der intraartikulären Stufenbildung exakt darstellen kann

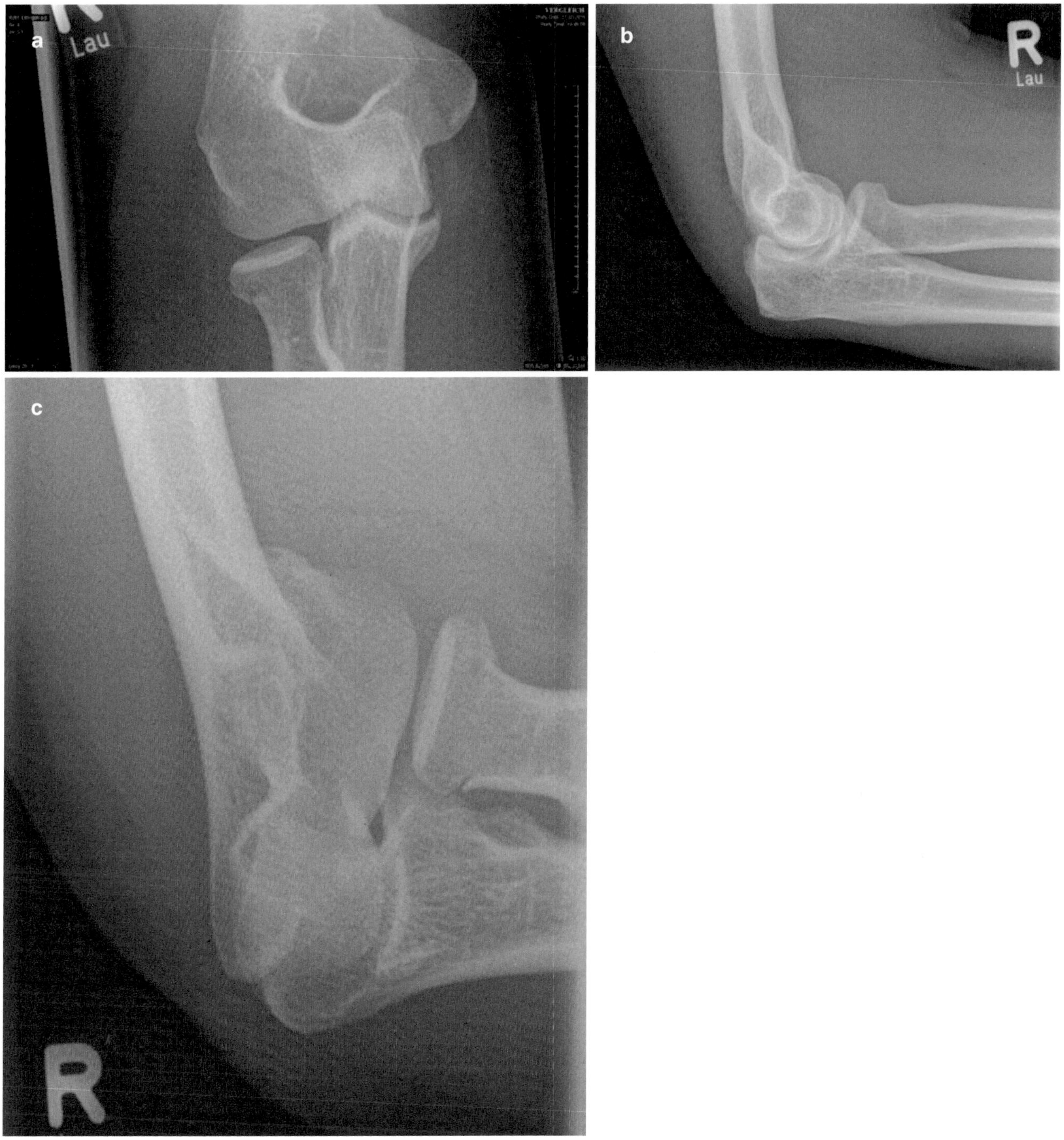

Abb. 9.22 a–c Extraartikuläre Radiuskopffraktur bei einem 37 Jahre alten Patienten (Mason Typ II). Die Fraktur ist auf allen 3 Standardröntgenaufnahmen gut zu beurteilen. Eine darüber hinausgehende Schnittbilddiagnostik lässt keinen zusätzlichen Erkenntnisgewinn erwarten, sofern keine zusätzliche ligamentäre Verletzung vorliegt

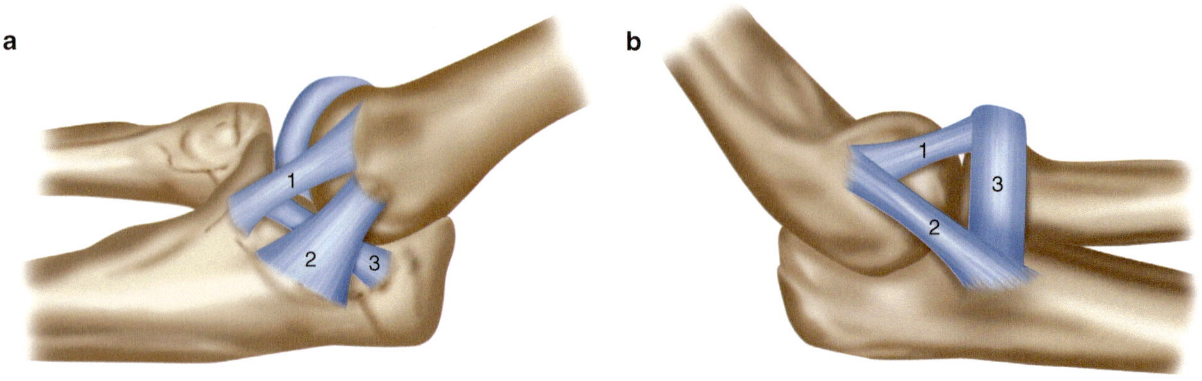

Abb. 9.23 **a** Anatomische Darstellung des medialen ulnaren Seitenbandkomplexes (MCL): *1* anteriores Bündel, *2* posteriores Bündel mit Ansatz am Tuberculum subliminus *3* transversales Bündel. **b** Anatomische Darstellung des radialen Seitenbandkomplexes (LCL): *1* laterales radiales Seitenband (RCL), *2* laterales ulnares Seitenband (LUCL), *3* Lig. anulare radii

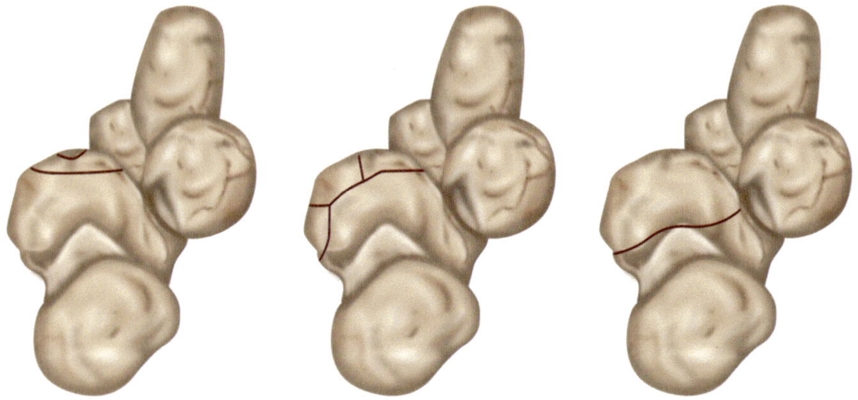

Abb. 9.24 Klassifikation der Fraktur des Proc. coronoideus nach O'Driscoll. Typ 1: Querfraktur der Spitze des Proc. coronoideus, Typ 2: Beteiligung der anteromedialen Facette des Proc. coronoideus (Subtyp 2.1: anteromedialer Rand des Proc. coronoideus, Subtyp 2.2: anteromedialer Rand und Spitze des Proc. coronoideus, Subtyp 2.3: anteromedialer Rand und Tuberculum subliminus), Typ 3: basisnahe Frakturen

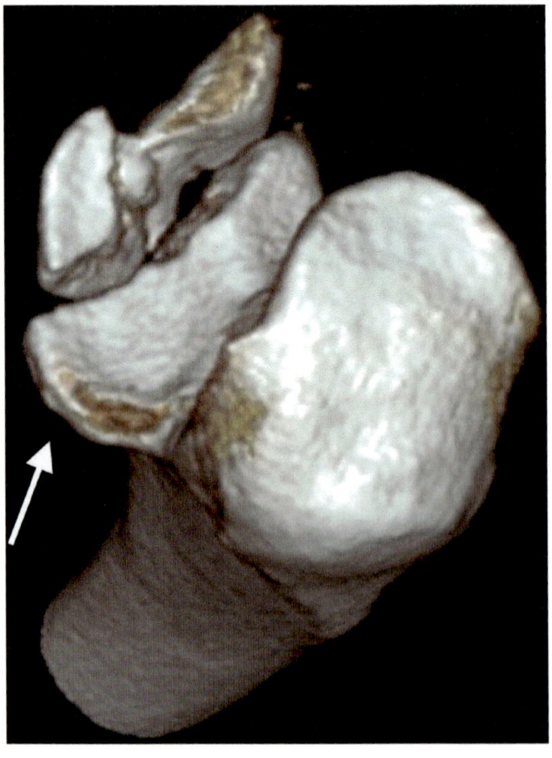

Abb. 9.25 Die Klassifikation der Frakturen des Proc. coronoideus nach O'Driscoll kann am einfachsten in der 3D-Rekonstruktion der Ulna unter Subtraktion des Humerus vorgenommen werden. Die Blickrichtung ist dabei von dorsal auf den Proc. coronoideus gerichtet. In diesem Fall handelt es sich um eine Fraktur vom Typ 2 in Form des Subtyps 2.2 mit erhaltenem knöchernem Bandansatz des medialen kollateralen Ligaments am Tuberculum subliminus (*Pfeil*)

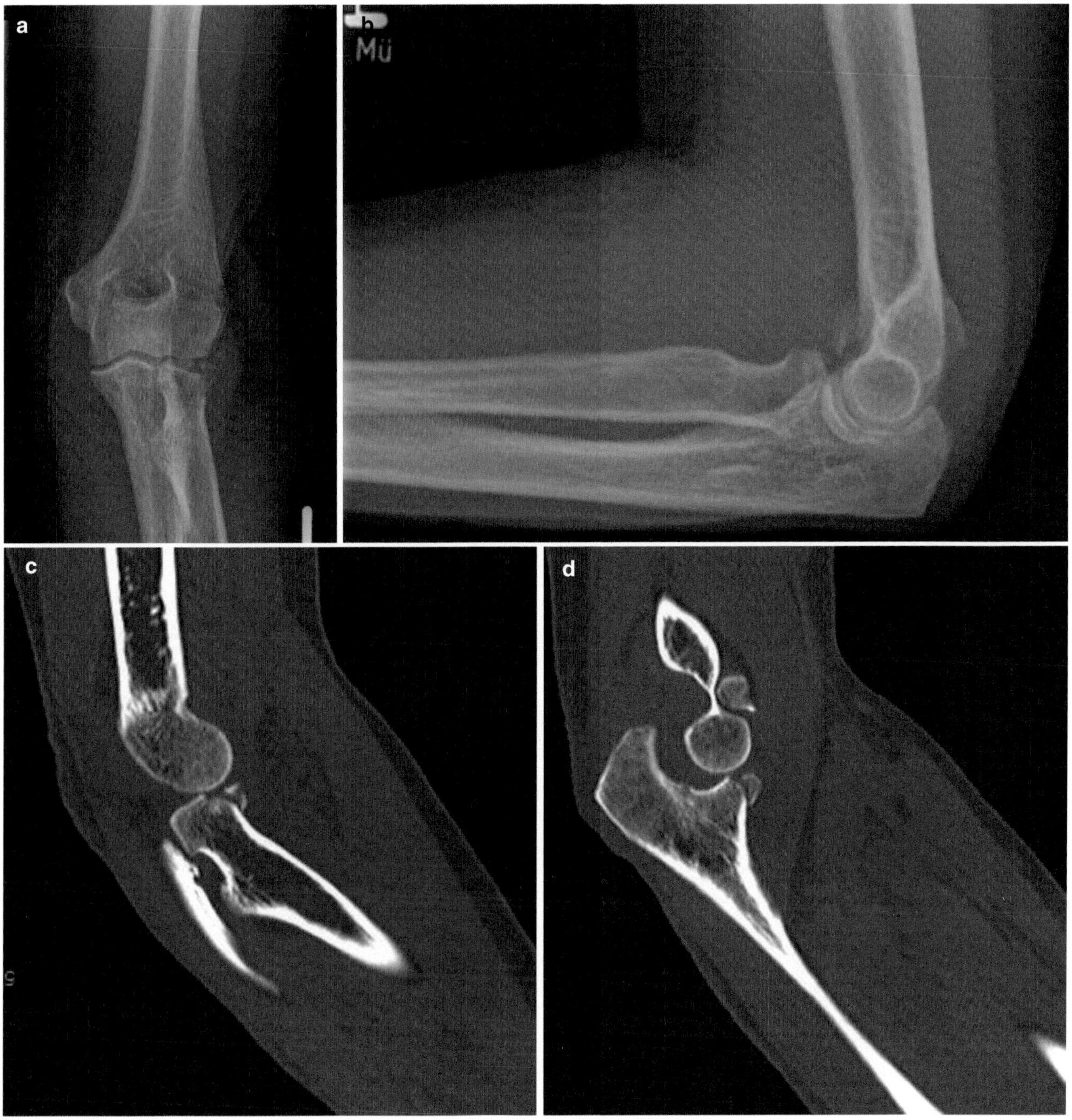

Abb. 9.26 a, b Bei alleiniger Betrachtung der konventionellen Röntgenbilder im a.-p. und seitlichen Strahlengang fällt auf den ersten Blick nur die mehrfragmentäre Radiuskopffraktur auf (Mason Typ III). Erst bei genauerer Betrachtung kann in der a.-p. Ebene ein angedeutetes „river-delta sign" mit inkongruentem humeroulnaren Gelenkspalt Hinweis auf eine begleitende ligamentäre Instabilität geben. **c**, **d** Ein „drop sign" fällt erst in der Schnittbilddiagnostik (CT) auf. Hier zeigt sich die Verletzung als Ellenbogenluxation im Stadium 2 nach O'Driscoll („perched dislocation") mit einem Aufreiten des Proc. coronoideus auf der Trochlea humeri (d. h. der pathologischen Position des Proc. coronoideus direkt auf der Trochlea). Der Proc. coronoideus selbst zeigt ebenfalls eine Querfraktur der Spitze (Typ 1 nach O'Driscoll). Das in der ventralen, kranialen Gelenkkapsel liegende Fragment gehört nicht zum Proc. coronoideus, sondern ist ein Fragment des Radiuskopfes. Die Radiuskopffraktur muss somit als Fraktur vom Typ IV nach Mason klassifiziert werden

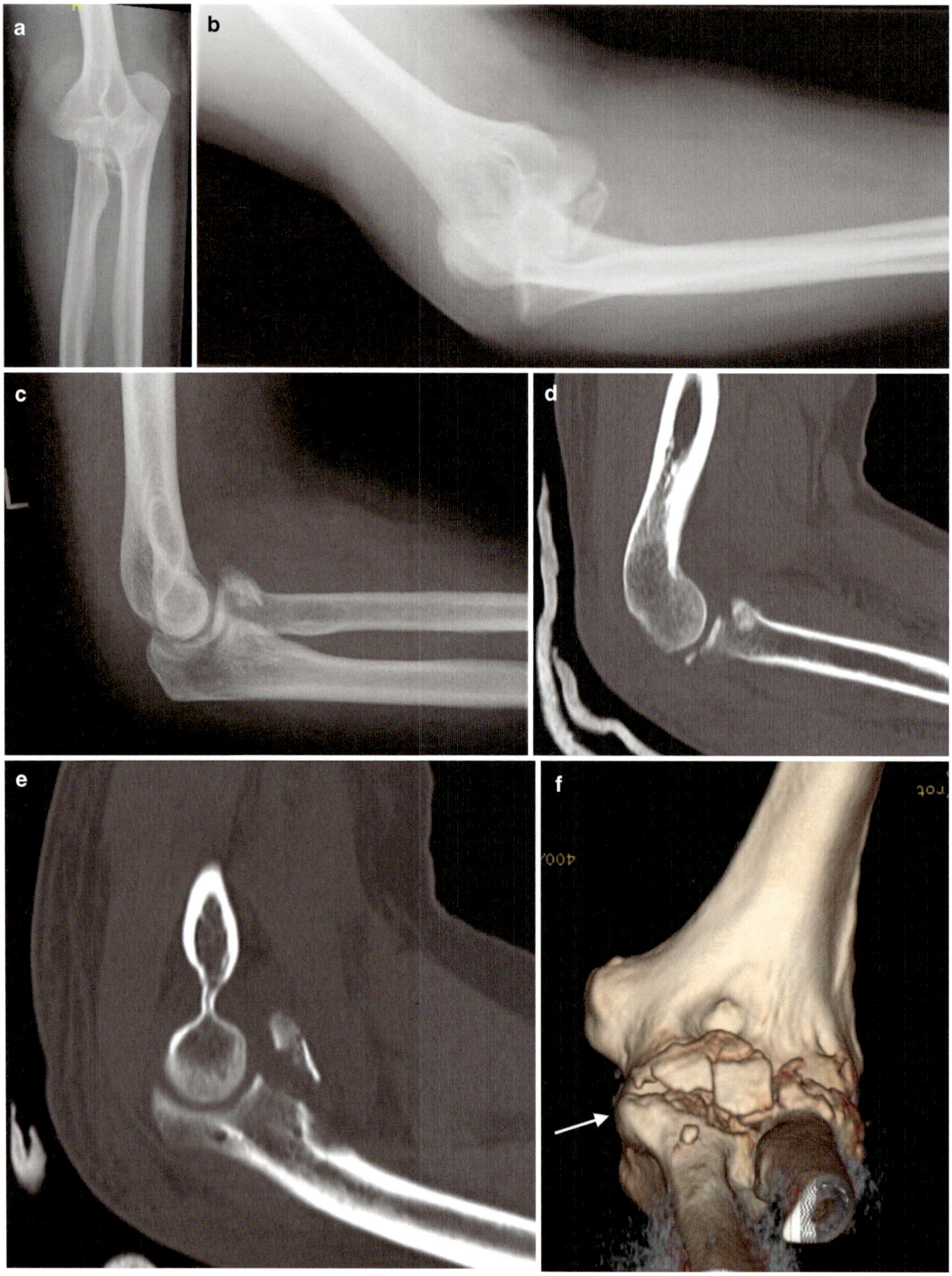

Abb. 9.27 **a–c** Ellenbogenluxation (Stadium 3 nach O'Driscoll) bei einem 61-jährigen Patienten. Die Aufnahmequalität der a.-p. und seitlichen Röntgenaufnahme (**a**, **b**) ist aufgrund der Luxationsstellung nur schlecht beurteilbar, daher ist in jedem Fall eine seitliche Röntgenaufnahme nach Reposition durchzuführen (**c**). Zum einen kann das Repositionsergebnis dokumentiert werden, zum anderen ist die Beurteilbarkeit deutlich besser. Eine a.-p. Aufnahme ist bei erheblicher Instabilität zumeist nicht möglich, da eine sofortige Reluxation in Streckstellung resultieren würde. **d** Die obligate Schnittbilddiagnostik zeigt die dislozierte Radiuskopffraktur (Mason Typ IV) und die korrespondierende Osborne-Cotterill-Läsion dorsal am Capitulum humeri in der sagittalen Schnittebene. **e** Der Proc. coronoideus ist komplex frakturiert. **f** Eine exakte Klassifikation erlaubt die 3D-Rekonstruktion. In diesem Fall handelt es sich um eine Fraktur vom Typ 2.2 nach O'Driscoll mit intaktem Bandansatz am Tuberculum subliminus (*Pfeil*)

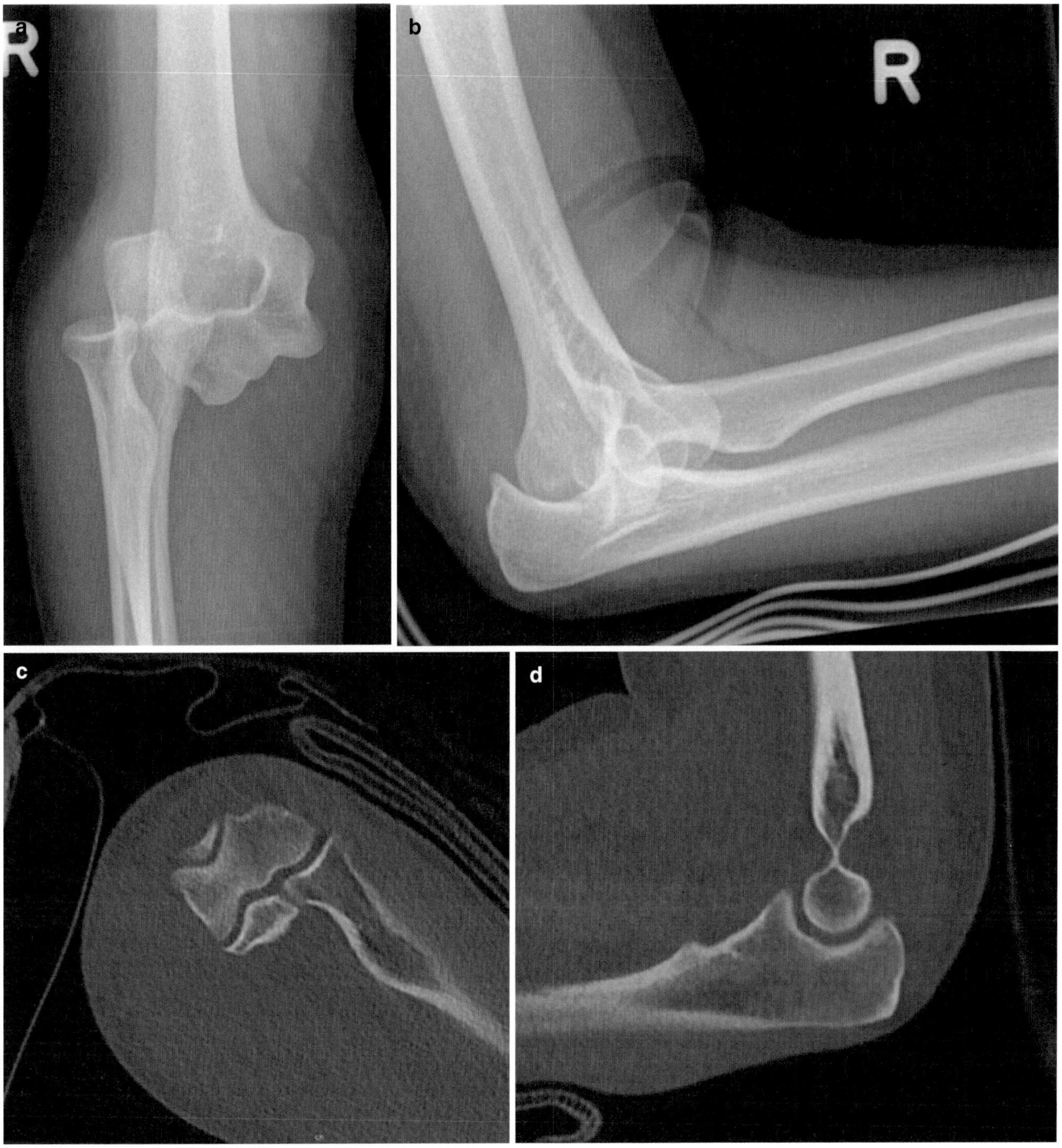

Abb. 9.28 Eine 38-jährige Patientin hatte sich bei einem Sturz vom Pferd diese Ellenbogenluxation (Stadium 3 nach O'Driscoll) zugezogen. **a**, **b** Die Röntgenaufnahmen zeigen das Gelenk in Luxationsstellung. **c**, **d** Nach Reposition erfolgte unmittelbar die weitere Diagnostik durch eine CT-Aufnahme, die ein reponiertes Gelenk ohne knöcherne Verletzungen zeigt. **e** Um die ligamentären Verletzungen bei klinisch erheblicher Instabilität weiter beurteilen zu können, wurde im Verlauf eine MRT veranlasst. Hier zeigt sich in der fettsupprimierten Protonendichtewichtung (PD FS) in der koronaren Ebene ein proximaler Abriss des medialen und des lateralen ulnaren Kollateralbands. **f** Der Proc. coronoideus (*Pfeil*) zeigt ebenfalls eine Impression, die in der CT-Aufnahme nicht zu sehen war

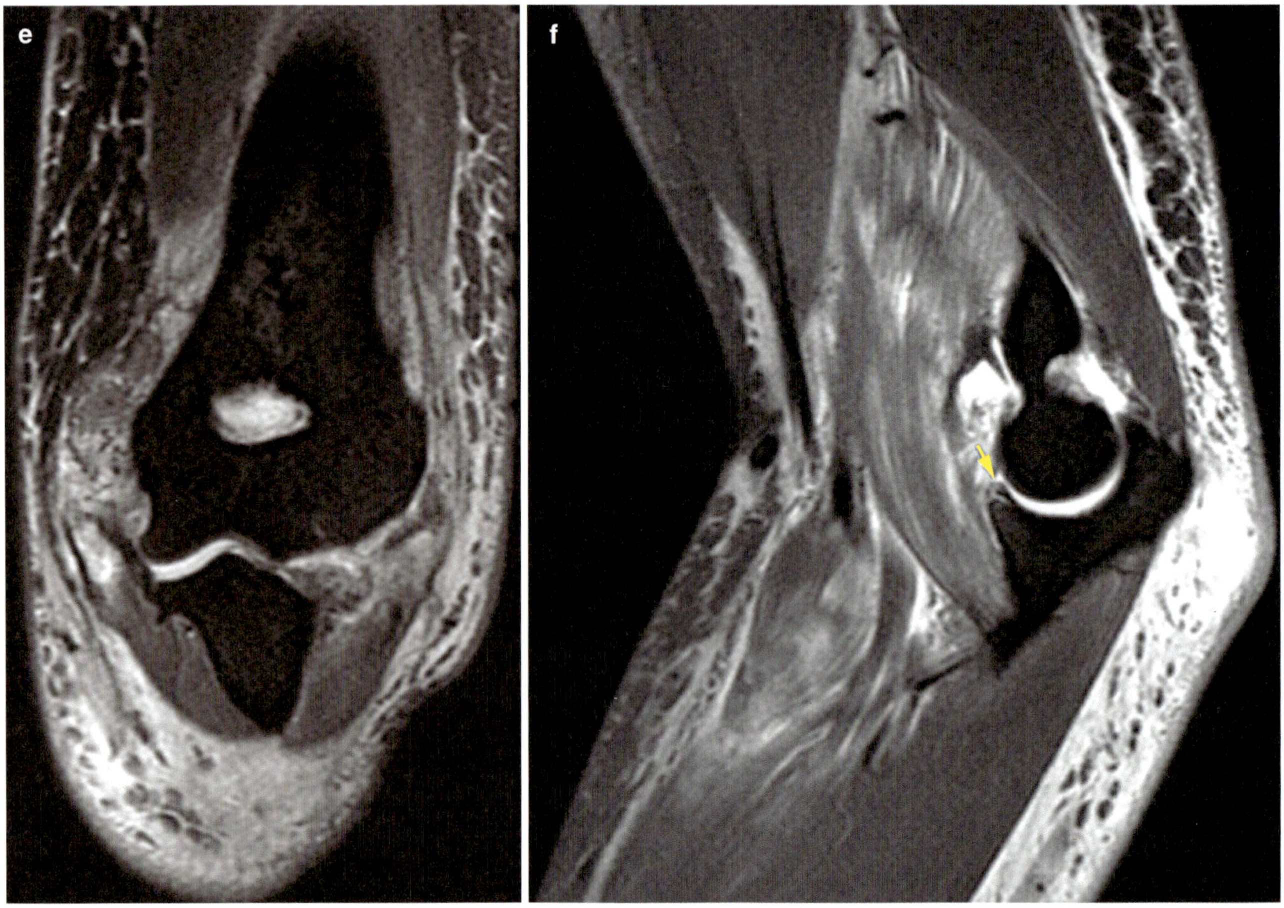

Abb. 9.28 (Fortsetzung)

Literatur

Ausgewählte Übersichtsarbeiten und Monografien

1. Schatzker J, Tile M (Hrsg) (1987) The rational basis of operative fracture care. Springer, New York
2. Schmit-Neuerburg KP, Towfigh H, Letsch R (Hrsg) (2001) Tscherne Unfallchirurgie. Ellenbogen, Unterarm, Hand, Bd 1. Springer, Berlin/Heidelberg/New York

Zitierte Originalarbeiten

3. Babst R, Schraner C, Beeres FJP (2017) Operative Therapie der Terrible-Triad-Verletzung des Ellenbogens. Oper Orthop Traumatol 29:125–137
4. Bado JL (1962) The Monteggia lesion. Clin Orthop 50:71–86
5. Ball CM, Galatz LM, Yamaguchi K (2002) Elbow instability: treatment strategies and emerging concepts. Instr Course Lect 51:53–61
6. Beazley JC, Baraza N, Jordan R, Modi CS (2017) Distal humeral fractures-current concepts. Open Orthop J 11:1353–1363
7. Burkhardt KJ, Hollinger B (2017) Bildgebung in der Ellenbogenchirurgie (DVSE): Instabilität des Ellenbogens. Obere Extremität Suppl 1:S37–S42
8. DiPaola M, Geissler WB, Osterman AL (2008) Complex elbow instability. Hand Clin 24:39–52
9. Doll J, Fischer C (2018) Ultraschalldiagnostik bei muskuloligamentären Verletzungen sowie Insertionstendinopathien am Ellenbogengelenk. Radiologe 58:991–995
10. Essex-Lopresti P (1951) Fractures of the radial head with distal radio-ulnar dislocation: report of two cases. J Bone Joint Surg (Br) 33:244–247
11. Gierer P, Rocher S, Wichelhaus A, Rotter R (2018) Typische Frakturen und Luxationen am Ellenbogengelenk und deren Behandlung. Radiologe 58:976–984
12. Gierer P, Jeffries J, Herlyn P, Kittner T (2020) Frakturdiagnostik an Oberarm, Ellenbogen und proximalem Unterarm. Radiologe 60:581–590
13. Hackl M, Müller LP, Leschinger T, Wegmann K (2017) Ellenbogentotalendoprothetik bei traumatischen und posttraumatischen Knochendefekten. Orthopade 46:990–1000
14. Herbertsson P, Josefsson PO, Hasserius R, Karlsson C, Besjakov J, Karlsson M (2004) Uncomplicated Mason type-II and III fractures of the radial head and neck in adults. A long-term follow-up study. J Bone Joint Surg Am 86-A:569–574
15. Hobgood ER, Khan SO, Field LD (2008) Acute dislocations of the adult elbow. Hand Clin 24:1–7
16. Janßen R, Falkowski AL, Hirschmann A (2018) Band- und Sehnenverletzungen des Ellenbogens in der Magnetresonanztomographie. Radiologe 58:996–1003

17. Jones ADR, Jordan RW (2017) Complex elbow dislocations and the „terrible triad“ injury. Open Orthopaedics J 11:1394–1404
18. Jordan RW, Jones ADR (2017) Radial head Fraktures. Open Orthopeadics J 11:1405–1416
19. Jupiter JB, Leibovic SJ, Ribbans W, Wilk R (1991) The posterior Monteggia lesion. J Orthop Trauma 5:395–402
20. Lenz R, Bonacker J, Mittelmeier W, Ellenrieder M, Tischer T (2018) Was erwarten Orthopäden und Unfallchirurgen vom Radiologen bei der Beurteilung der Bildgebung des Ellenbogens? Radiologe 58:968–975
21. Letsch R, Schmit-Neuerburg KP (2001) Bandverletzungen und Luxationen des Ellenbogengelenkes. In: Schmit-Neuerburg KP, Towfigh H, Letsch R (Hrsg) Tscherne Unfallchirurgie. Ellenbogen, Unterarm, Hand, Bd 1. Springer, Berlin/Heidelberg/New York, S 67–76
22. Mason MI (1954) Some observation on fractures of the head of the radius with a review of one hundred cases. Br J Surg 42:123–132
23. Meinberg E, Agel J, Roberts C et al (2018) Fracture and dislocation classification compendium – 2018. J Orthop Trauma 32(Suppl. 1):S1–S170
24. Morrey BF (1995) Current concepts in the treatment of fractures oft the radial head, the olecranon and the coronoid. Instr Course Lect 44:175–185
25. Müller D, Schäffeler C (2018) Normvarianten und Pitfalls rund um den Ellenbogen. Radiologe 58:1011–1020
26. O'Driscoll SW, Jupiter JB, King GJ et al (2001) The unstable elbow. Instr Course Lect 50:89–102
27. O'Driscoll SW, Jupiter JB, Cohen M, Ring D, Mckee MD (2003) Difficult elbow fractures: pearls and pitfalls. Instr Course Lect 52:113–134
28. Oppermann J, Burkhart KJ, Löw S, Müller LP (2018) Das proximale Radioulnargelenk unter Berücksichtigung des distalen Radioulnargelenks. Orthopade 47:663–669
29. Osborne G, Cotterill P (1966) Recurrent dislocation of the elbow. J Bone Joint Surg (Br) 48:340–346
30. Rehm J, Zeifang F, Weber MA (2014) Imaging of the elbow joint with focused MRI. Part 1: examination techniques and sequences for bone and ligaments. Radiologe 54:167–180
31. Schatzker J (1987) Olecranon Fractures. In: Schatzker J, Tile M (Hrsg) The rational basis of operative fracture care. Springer, New York
32. Siebenlist S, Lenich A, Imhoff AB (2016) Behandlungsalgorithmus Ellenbogenluxation. OUP 3:132–138
33. Tashjian RZ, Katarincic JA (2006) Complex elbow instability. J Am Acad Orthop Surg 14:278–286
34. Weber MA (2018) Bildgebende Diagnostik des Ellenbogens. Radiologe 58:965–967

Distaler Unterarm und Hand

10

Rainer Schmitt und Karl-Josef Prommersberger

Inhaltsverzeichnis

10.1 Vorbemerkung

M.-A. Weber und T. Mittlmeier

„Hände" von Karl Ernst Knodt (1856–1917), deutscher Dichter [24, 48]

Hände gibt's, die weinen, lachen, arge Hände, gütige Hände, die uns schlafen, die uns wachen, die uns werden Lebenswende;

die uns in den Himmel tragen, die uns in die Hölle führen; die im Wort, Ton, Stein uns sagen, was ein Herz von Stein muss rühren;

die uns Gott und Teufel malen. Alles, alles schaffen Hände: höchste Wonnen, tiefste Qualen .... Wer zu deuten sie verstände,

oh! Der wüsste manche Klarheit, welche ihm nie Lippen sagen, als geheimnisvolle Wahrheit sich zum Schutz nach Haus zu tragen.

R. Schmitt (✉)
Klinikum der Universität Würzburg, Institut für Diagnostische und Interventionelle Radiologie, Würzburg, Deutschland

K.-J. Prommersberger
Krankenhaus St. Josef, Abteilung für Elektive Handchirurgie, Schweinfurt, Deutschland

© Springer-Verlag GmbH Deutschland, ein Teil von Springer Nature 2023
M.-A. Weber, T. Mittlmeier (Hrsg.), *Kompendium bildgebende Frakturdiagnostik*,
https://doi.org/10.1007/978-3-662-63602-2_10

Am Ende des menschlichen Armes sitzt die Hand als perfektes und grenzenlos wandelbares Multifunktionswerkzeug. Dieser Körperteil begann, sich vor 380 Mio. Jahren aus Flossen herauszubilden. Von Tätigkeiten des Steinzeitmenschen, z. B. mit den Händen Feuer zu machen und Speere herzustellen, bis in die heutige Zeit, in der wir Autos lenken und Operationen durchführen – unser Gehirn mit seiner unendlichen Kreativität mag unsere Art einzigartig machen, aber ohne Hände würden alle Ideen zu nichts führen [47, 52].

Die menschliche Hand als dieses Vielzweckwerkzeug ist ein komplexes Gebilde und das Ergebnis eines komplizierten Zusammenspiels von Nerven und Muskeln, Knochen und Bändern: 8 Handwurzelknochen, 5 Mittelhandknochen und 14 Fingerknochen sind durch Gelenke mit ihren Kapseln und Bändern flexibel verbunden. 9 verschiedene Muskeln bewegen allein den Daumen. Einige dieser Muskeln enden an Knochen innerhalb der Hand, andere reichen bis in den Arm. Die Beweglichkeit des Handgelenks ist Traum und Albtraum jedes Ingenieurs, der menschenähnliche Roboter bauen will. Mit winzigstem Kraftaufwand setzt die Hand des Uhrmachers mikroskopisch kleine Federn an ihren Platz. Am Ende des Armes und bei richtigem Einsatz des Handgelenks kann die Hand aber auch einen Wurfball auf ein Tempo von rund 160 km pro Stunde beschleunigen [47, 52].

Der schottische Chirurg Sir Charles Bell widmete diesem Körperteil im Jahr 1833 ein ganzes Buch: *Die menschliche Hand und ihre Eigenschaften*. Zu jener Zeit begann die Idee der Evolution Kreise zu ziehen, aber Bell dachte, eine nähere Betrachtung der Hand werde das dumme Geschwätz wohl beenden. „Die menschliche Hand", schrieb er, „ist der letzte und beste Beweis für die göttliche Schöpfung" [47, 52].

Die Traumatologie der Hand und des distalen Unterarmes hat seit dem ersten Röntgenbild durch Wilhelm Conrad Röntgen von der Hand seiner Frau Bertha 1895 eine rasante Differenzierung in Bezug auf die Diagnostik und die Therapie erfahren, was sich u. a. durch die Schwerpunktbildung Handchirurgie und in den zahlreichen mikrochirurgischen Verfahren widerspiegelt [47]. Ursächlich sind u. a. relevante neue Erkenntnisse zur Biomechanik der Finger und des Handgelenks [20]. Überdies ist mit 25 % aller Frakturen im Kindes- und Jugendalter und 18 % im Erwachsenenalter die distale Radiusfraktur die häufigste Fraktur des Menschen [37]. Konventionelle Röntgenuntersuchungen in 2 Ebenen sind das radiologische Standarddiagnostikverfahren [37]. Bei intraartikulären distalen Radiusfrakturen ist die Basisbildgebung in Form der Röntgenuntersuchung durch eine Computertomografie (CT) zu ergänzen [37]. Schnittbildverfahren wie die CT sind bei einer Vielzahl von Fragestellungen inzwischen in den Leitlinien etabliert, man denke nur an die Kahnbeinfrakturen [41]. In der Projektionsradiografie werden bis zu 30 % der Skaphoidfrakturen übersehen. Deshalb sollten die Schnittbildverfahren der CT und der Magnetresonanztomografie (MRT) großzügig eingesetzt werden, wenn die Projektionsradiogramme (dorsopalmare, seitliche, Stecher-Aufnahmen) keinen oder einen unsicheren Frakturnachweis ergeben [41]. Des Weiteren hat sich die Ultraschalluntersuchung mit ihrer Möglichkeit zur dynamischen Darstellung der Bandfunktion in der Hand des Geübten als sehr verlässliche Methode zur Abklärung von Band- und Sehnenverletzungen sowie Nervenschäden in den letzten Jahren etabliert [30]. Bei persistierenden Schmerzen trotz negativer initialer Bildgebung ist eine MRT indiziert, die zur Detektion von beispielsweise Knochenmarködemen, Stressreaktionen, Nervenkompressionssyndromen, Band- und Sehnenverletzungen, (osteo-)chondralen Läsionen sowie Impingementsyndromen entscheidende Zusatzinformationen liefern kann [45]. Die direkte MR-Arthrografie ist der Goldstandard bei der Diagnostik von Läsionen des ulnokarpalen Komplexes („triangular fibrocartilage complex", TFCC) und von Verletzungen des Lig. scapholunatum (SL-Bands) und des Lig. lunotriquetrum (LT-Bands) [12], als Alternative kann auch die CT-Arthrografie angewendet werden [25].

Dem Radiologen kommt bei der Erfassung und der Beschreibung des Schadensausmaßes somit eine Schlüsselposition zu; dies bezieht sich auch auf Empfehlungen zur weiterführenden Schnittbildgebung, etwa nach den Röntgenstandardaufnahmen. Die korrekte Klassifikation des Schadensbilds, idealerweise durch den Radiologen mit zeitnaher Befundkommunikation an den Traumatologen, ist gerade für den weniger Erfahrenen eine Entscheidungshilfe („vier Augen sehen mehr als zwei") für das weitere therapeutische Vorgehen oder auch die Indikation zur Verlegung in ein handchirurgisches Zentrum.

10.2 Frakturen am distalen Unterarmabschnitt

10.2.1 Distale Radiusfraktur

Inzidenz

In Deutschland ist die distale Radiusfraktur mit ca. 200.000 Fällen pro Jahr die häufigste Fraktur. Es existieren 2 Altersgipfel, und zwar bei Jugendlichen sowie bei älteren Frauen mit Osteoporose.

Traumamechanismus

Mit ca. 90 % führend ist das Sturzereignis auf die ausgestreckte Hand („fall on an outstretched hand", „FOOSH injury"), das eine distale Radiusfraktur vom Extensionstyp hervorruft. Mit ca. 10 % deutlich seltener ist die distale Radiusfraktur vom Flexionstyp beim Sturz auf die gebeugte Hand. Des Weiteren kann eine axiale Krafteinwirkung zur Impaktion von Radiusfragmenten führen. Mehrdimensional einwirkende Kraftvektoren sind die Regel.

Segmente am distalen Radiusabschnitts

Struktur	Beschreibung
Proc. styloideus radii	Mächtiger Griffelfortsatz mit wichtiger Stabilitätsfunktion
Fossa scaphoidea radii	Dreieckförmige Gelenkfläche zur Artikulation mit dem Skaphoid
Fossa lunata radii	Quadratische Gelenkfläche zur Artikulation mit dem Lunatum
Crista radii	Interfacettenprominenz zwischen den beiden Fossae
Incisura ulnaris radii	Flach konkave Gelenkfläche zur Artikulation mit dem Ulnakopf
Palmare Radiuskante	Ursprung der Gelenkkapsel mit palmar-extrinsischen Bändern
Dorsale Radiuskante	Ursprung der Gelenkkapsel mit dorsal-extrinsischen Bändern
Watershed-Linie	Extraartikulärer Vorsprung, reicht am weitesten nach palmar
Tuberculum dorsale radii (Listeri)	Dorsale Knochenleiste, trennt 2. und 3. Strecksehnenfach

AO/OTA-Klassifikation

Die Klassifikation der Arbeitsgemeinschaft für Osteosynthesefragen (AO) und Orthopaedic Trauma Association (OTA) in der aktuellen Version von 2018 wird am häufigsten zur Beschreibung des Frakturtyps und der Frakturintensität bei distalen Radiusfrakturen verwendet [6]:

- Zunächst werden die Gruppen „extraartikulär“, „partiell intraartikulär“ und „komplett intraartikulär“ unterschieden.
- Dann werden jeweils 3 Untergruppen durch die Nennungen „einfache Fraktur“, „mehrfragmentäre Fraktur“ und „Dislokationsrichtung“ gebildet.
- Schließlich werden in den 9 Untergruppen nochmals 3 Subgruppen anhand der Nennung „Frakturverlauf“ unterteilt, sodass 27 Frakturmuster resultieren (Tab. 10.1 und Abb. 10.1).

Distale Radiusfrakturtypen nach AO/OTA-Klassifikation

- **Extraartikulär:** Frakturverlauf metaphysär oder epiphysär. Fraktur spart die Gelenkflächen aus, kann jedoch nach intrakapsulär ziehen.
- **Partiell intraartikulär:** Frakturverlauf nach intraartikulär mit Unterbrechung der Gelenkfläche. Ein Teil der Gelenkfläche steht unversehrt mit der Meta-/Diaphyse in Verbindung.
- **Komplett intraartikulär:** Frakturverlauf nach intraartikulär mit Unterbrechung und kompletter Abtrennung der Gelenkfläche von der Meta-/Diaphyse.

Tab. 10.1 AO/OTA-Klassifikation distaler Radiusfrakturen ([6]; * zur Originalpublikation ergänzt)

Klassifikation	Schwere/Intensität	Verlauf/Lokalisation	Code
A = extraartikulär	Avulsionsfraktur	Proc. styloideus ulnae	2R3A1
	Einfache Fraktur	Ohne Fehlstellung	2R3A2.1
		Dorsale Fehlstellung	2R3A2.2
		Palmare Fehlstellung	2R3A2.3
	Fraktur mit Keil	Intakter Keil	2R3A3.1
		Einfach fragmentierter Keil	2R3A3.2
		Mehrfach fragmentierter Keil	2R3A3.3
B = partiell-intraartikulär	Sagittale Fraktur	Durch Fossa scaphoidea	2R3B1.1
		Durch Fossa lunata	2R3B1.2
	Dorsale Randkantenfraktur	Einfach	2R3B2.1
		Mehrfragmentär	2R3B2.2
		Mit Dislokation	2R3B2.3
	Palmare Randkantenfraktur	Einfach	2R3B3.1
		Mehrfragmentär	2R3B3.2
		Mit Dislokation*	2R3B3.3
C = komplett-intraartikulär	Einfache Gelenk-Metaphysen-Fraktur	Dorsoulnar	2R3C1.1
		Sagittal	2R3C1.2
		Koronal	2R3C1.3
	Mehrfragmentäre Metaphysen-Fraktur	Einfach sagittaler Gelenkverlauf	2R3C2.1
		Einfach koronaler Gelenkverlauf	2R3C2.2
		Gelenk- und Diaphysenverlauf	2R3C2.3
	Mehrfragmentäre Gelenkfraktur	Einfacher Metapyhsenverlauf	2R3C3.1
		Mehrfragmentärer Metaphysenverlauf	2R3C3.2
		Mehrfragment. Meta-/Diaphysenverlauf	2R3C3.3

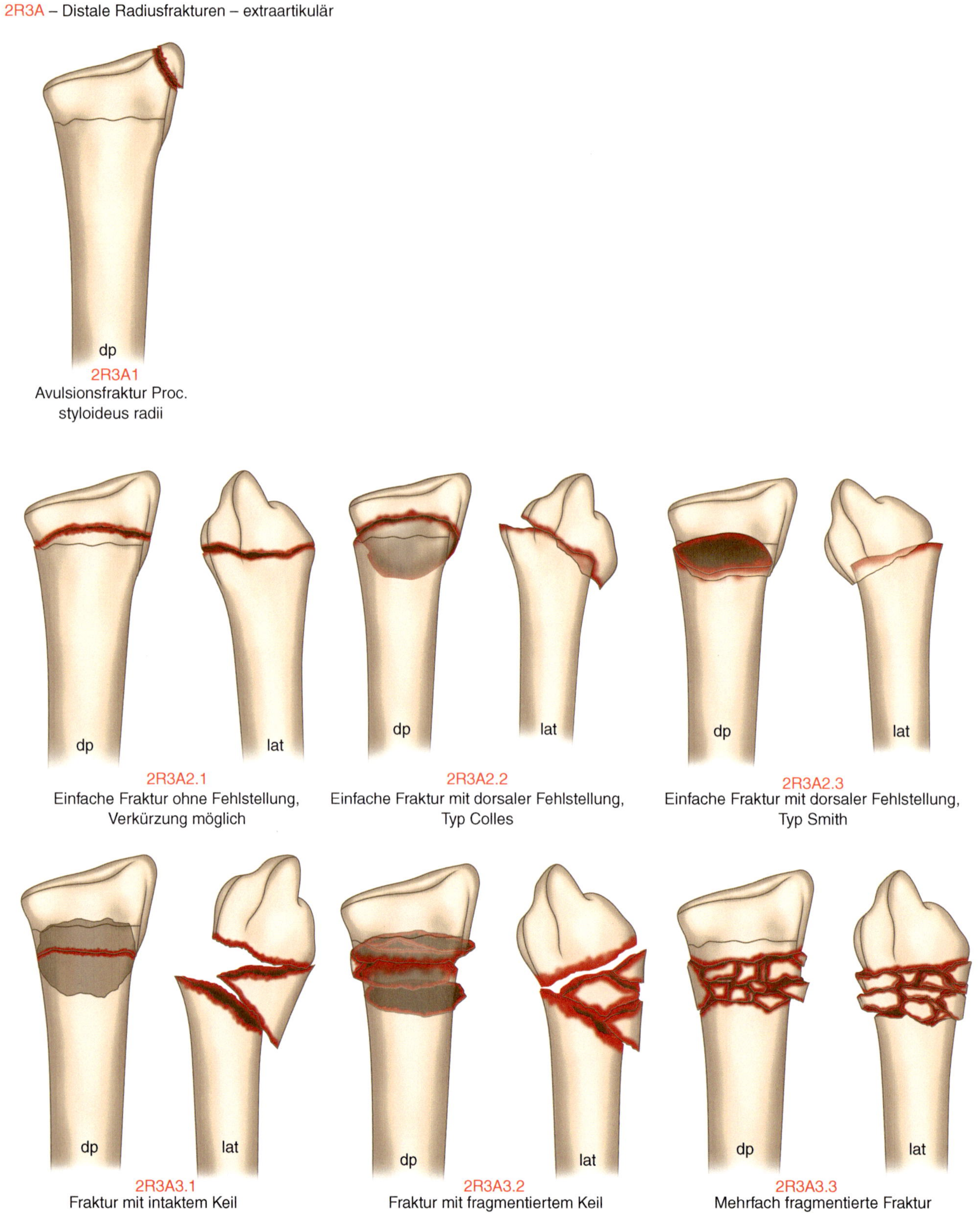

Abb. 10.1 AO/OTA-Klassifikation der distalen Radiusfrakturen. Unterteilung in extraartikuläre, partiell intraartikuläre und komplett intraartikuläre Frakturtypen. Im Schema ist neben der Beschreibung der Frakturformen auch deren AO/OTA-Codierung angegeben (Zeichnungen aus Meinberg E et al., J Orthop Trauma 2018) [6]

2R3B – Distale Radiusfrakturen – partiell intraartikulär

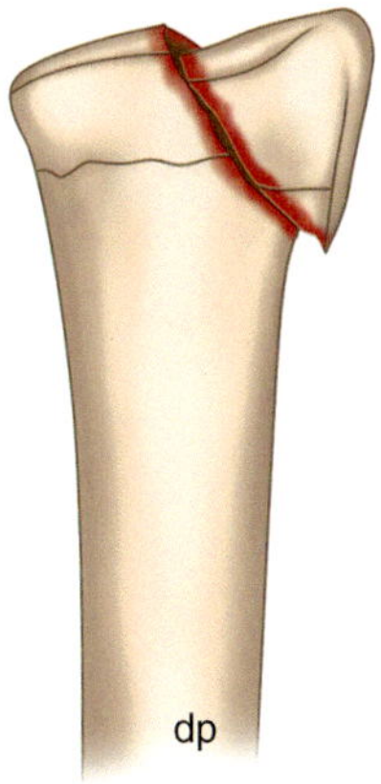

2R3B1.1
Sagittale Fraktur durch die Fossa scaphoidea, Typ Chauffeur

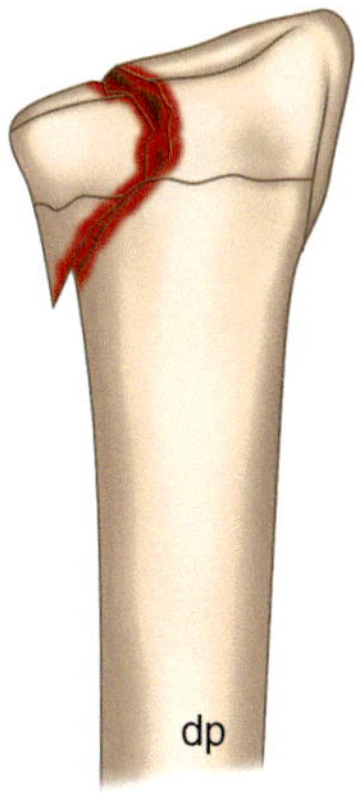

2R3B1.3
Sagittale Fraktur durch die lunata, Typ Die-punch

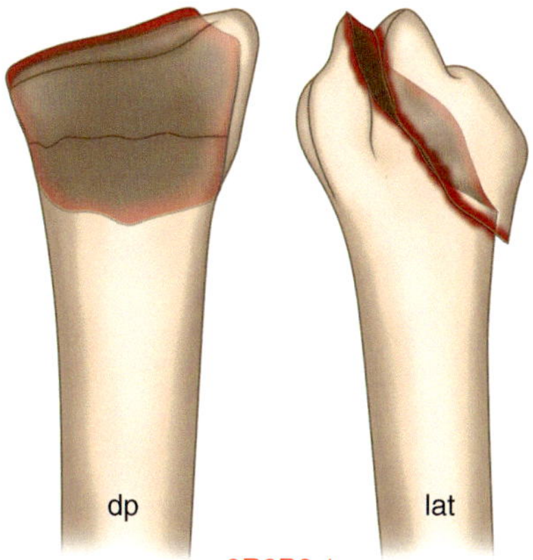

2R3B2.1
Dorsale Randkantenfraktur einfach, Typ Barton

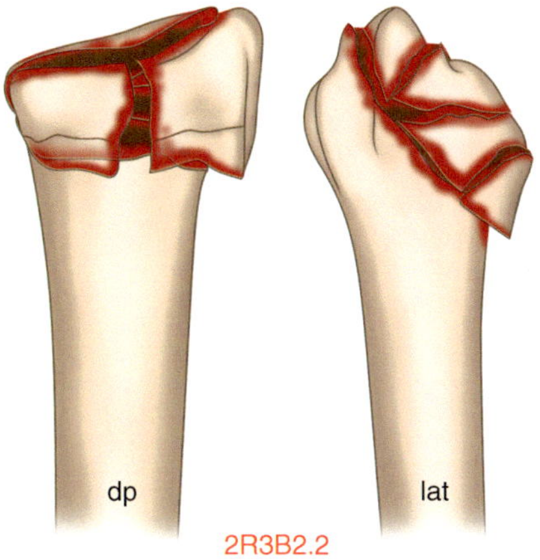

2R3B2.2
Dorsale Randkantenfraktur mehrfragmentär Typ Barton

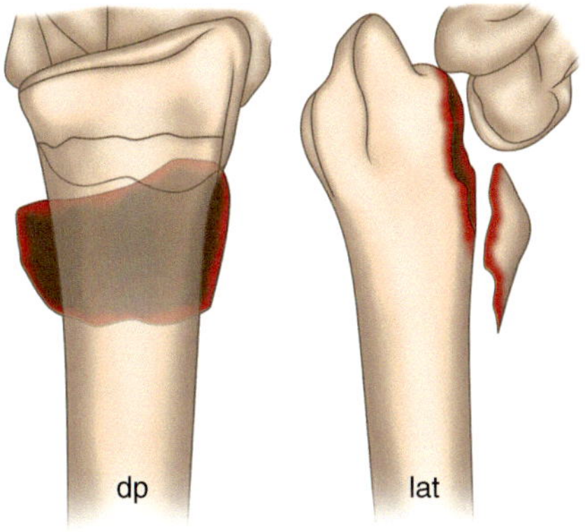

2R3B2.3
Dorsale Randkantenfraktur mit Dislokation, Typ Barton

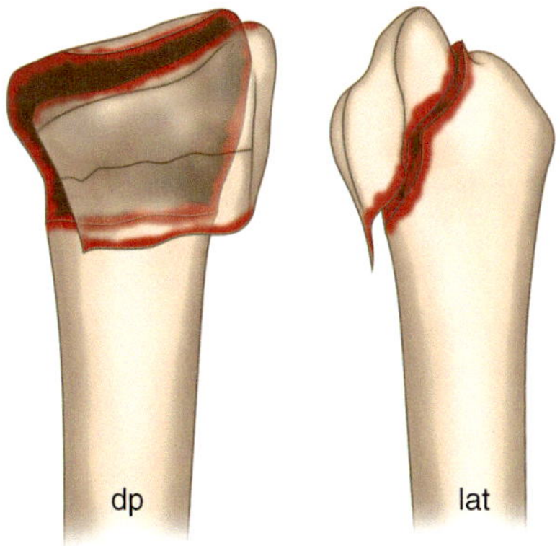

2R3B3.1
Palmare Randkantenfraktur einfach, Typ reverse Barton

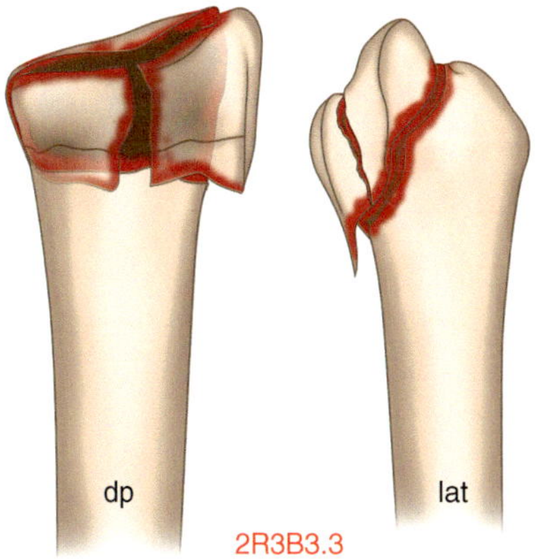

2R3B3.3
Palmare Randkantenfraktur, mehrfragmentär Typ reverse Barton

Abb. 10.1 (Fortsetzung)

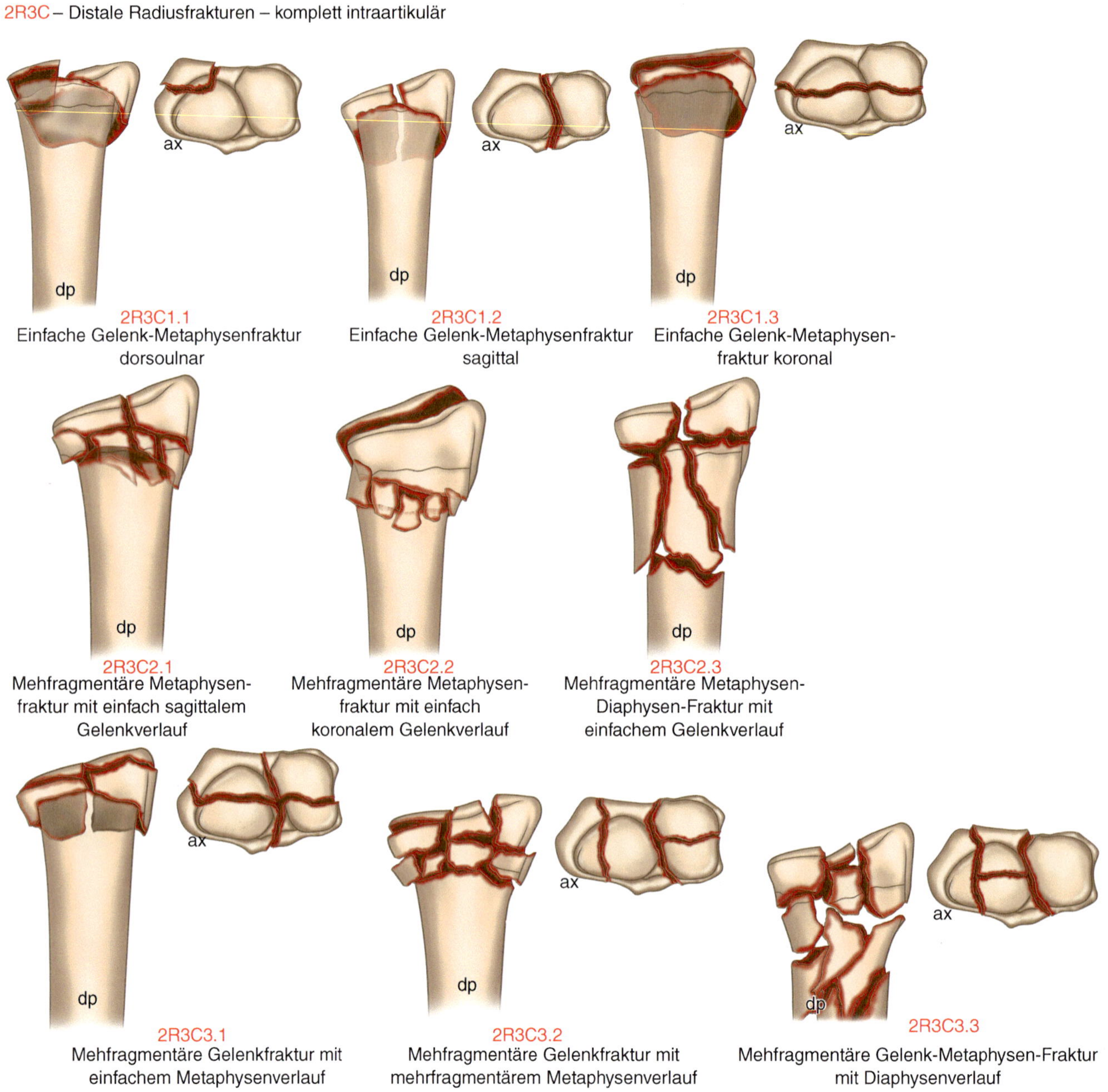

Abb. 10.1 (Fortsetzung)

Nachteil der AO/OTA-Klassifikation ist die fehlende Bewertung des Dislokationsgrades.

Fernandez-Klassifikation

Die Einteilung ist therapeutisch orientiert, da sie auch den Dislokationsgrad der Fragmente und die Beteiligung des distalen Radioulnargelenks berücksichtigt. Die Fernandez-Klassifikation besteht aus 2 Teilen, dem Typ der Radiusfaktur (Teil 1) und der Stabilität bei Fraktur des distalen Radioulnargelenks (Teil 2; Tab. 10.2):

Bildgebende Diagnostik

Basisdiagnostik bei Frakturen des distalen Unterarmabschnitts ist die Projektionsradiografie in 2 Ebenen mit großzügiger Erfassung des Untersuchungsvolumens. Wichtige Voraussetzung zur exakten morphometrischen Analyse ist die Bildanfertigung in Neutralstellung mit Zentrierung auf das Handgelenk [50], ggf. mithilfe eines seitlich angestellten Detektors [18].

Tab. 10.2 Klassifikation der distalen Radiusfrakturen nach Fernandez [3]

Teil 1: Typ der Radiusfraktur		Teil 2: Stabilität bei distaler Radioulnargelenksfraktur	
I	metaphysärer Biegungsbruch mit dorsaler oder palmarer Dislokation	I = stabil	Ia = Spitzenabriss des Proc. styloideus ulnae
	Abscherfraktur der dorsalen oder palmaren Radiuslippe		Ib = subkapitale Ulnafraktur
III	Kompressionsfraktur der radiokarpalen Gelenkfläche	II = instabil	IIa = radialer oder ulnarer TFCC-Abriss
IV	Avulsionsfraktur, inkl. radiokarpaler Luxationsfraktur		IIb = Basisfraktur des Proc. styloideus ulnae mit TFCC-Abriss
V	Kombination der Frakturtypen I–IV	III = fraglich stabil	IIIa = Fraktur der Incisura ulnaris radii
			IIIb = Fraktur des Ulnakopfes mit Gelenkfläche

TFCC „triangular fibrocartilage complex" (ulnokarpaler Komplex)

Bei intraartikulärem Frakturverlauf sollte eine ergänzende CT-Diagnostik durchgeführt werden, weil die CT sowohl bei der Frakturdetektion als auch bei der Bestimmung der Fragmentdislokation der konventionellen Röntgendiagnostik überlegen ist [13, 38].

Verläuft eine Frakturlinie in Richtung des skapholunären Kompartiments mit potenzieller Bandverletzung oder soll der TFCC hinsichtlich einer Mitverletzung evaluiert werden, hat sich die CT-Arthrografie als sensitiv erwiesen [25], insbesondere wenn ein palmarer Operationszugang geplant ist. Bei dorsalem Zugang lässt sich das SL-Band intraoperativ überprüfen.

Die radiologische Kontrolle des Repositionsergebnisses und der Implantatlage muss postoperativ immer erfolgen. Regelhaft sollte die dorsopalmare Röntgenprojektion auf einem 15°-Keil erfolgen (Abb. 10.2), der die physiologische Gelenkflächeninklination des Radius nach palmar ausgleicht und deshalb intraartikuläre Schraubenfehllagen durch die orthogonale Einsicht in den radiokarpalen Gelenkspalt leichter erkennen lässt [29]. Mit gleichem Prinzip kann fakultativ die Seitprojektion ebenfalls mit dem Keil erfolgen (Abb. 10.2).

Bei aufwendiger Rekonstruktion von Mehrfragmentfrakturen wird die zeitnahe Kontroll-CT-Untersuchung empfohlen. Mit Rekonstruktionsalgorithmen zur Artefaktunter-

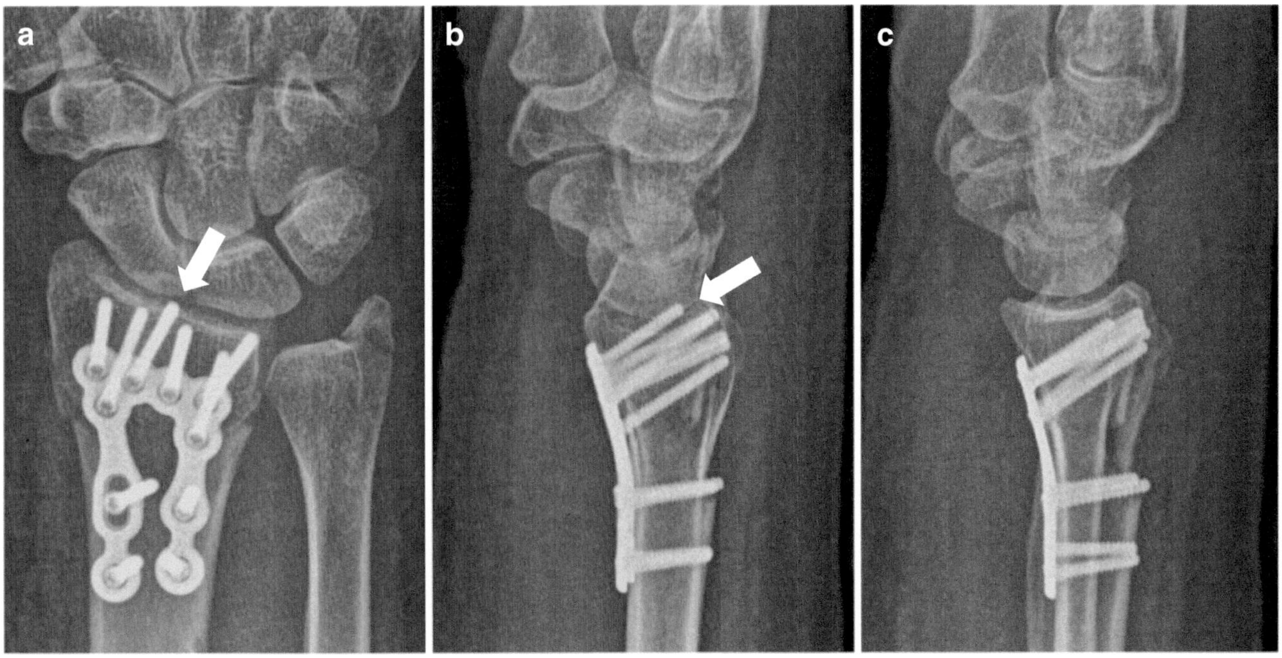

Abb. 10.2 Postoperative Röntgenkontrolle nach „open reduction and internal fixation" (ORIF) einer extraartikulären Radiusfraktur mit Basisfraktur des Proc. styloideus ulnae. **a**, **b** Standardprojektionen in Neutralstellung. Fraglich ist die intraartikuläre Lage einer Schraube (*Pfeil*). **c** Die Seitaufnahme mit einem 15°-Keil belegt bei freier Einsicht in den radiokarpalen Gelenkspalt die korrekte Schraubenposition

drückung können die Fragment- und Implantatlagen sicher und überlegen zur Röntgendiagnostik dargestellt werden.

Morphometrie

Mit Distanz-, Winkel- und Flächenmessungen wird an Befundstationen die Schwere einer Radiusfraktur quantifiziert (Abb. 10.3; [21]):

- **Radiuslänge (Ulnavarianz):** Beschreibt das Längenverhältnis von Radius und Ulna als Distanz zwischen den Begrenzungen des Ulnakopfes und der Mitte der Incisura ulnaris radii (jeweils Senkrechte zu den Radius- und Ulnalängsachsen) (Abb. 10.3a).
- **Frontaler Inklinationswinkel (Ulnarinklination):** Die Radiusgelenkfläche ist regulär um 22° (15–35°) nach ulnar geneigt. Der Winkel wird in Höhe der distalen Begrenzung der Incisura ulnaris radii zwischen der Senkrechte zur Radiuslängsachse und einer Linie durch die Spitze des Proc. styloideus radii gemessen (Abb. 10.3a).
- **Sagittaler Inklinationswinkel (Palmarinklination):** Die normale Radiusgelenkfläche ist um 10° (0–20°) nach palmar geneigt. Der Winkel wird zwischen der Senkrechten zur Radiuslängsachse und einer Verbindungslinie zwischen dorsaler und palmarer Radiuskante gemessen (Abb. 10.3b).
- **Dorsopalmare Projektion der Radiushinterkante:** Aufgrund der Palmarinklination projiziert sich am intakten Radius dessen Hinterkante 3–5 mm distal der Vorderkante. Bei Extensionsfrakturen ist die Distanz vermindert, bei Flexionsfrakturen vergrößert.
- **Versatz der Radiuskonsole:** Die dorsale, palmare oder radiale Dislokation der Radiuskonsole als Ganzes oder von Fragmenten gegenüber dem Radiusschaft wird als Strecke zwischen den Longitudinalen entlang der Fragmentränder und des Schafts bestimmt (Abb. 10.3a und b).
- **Teardrop-Winkel:** Er beschreibt die Position der Radiusvorderkante an der Fossa lunata in Relation zur Längs-

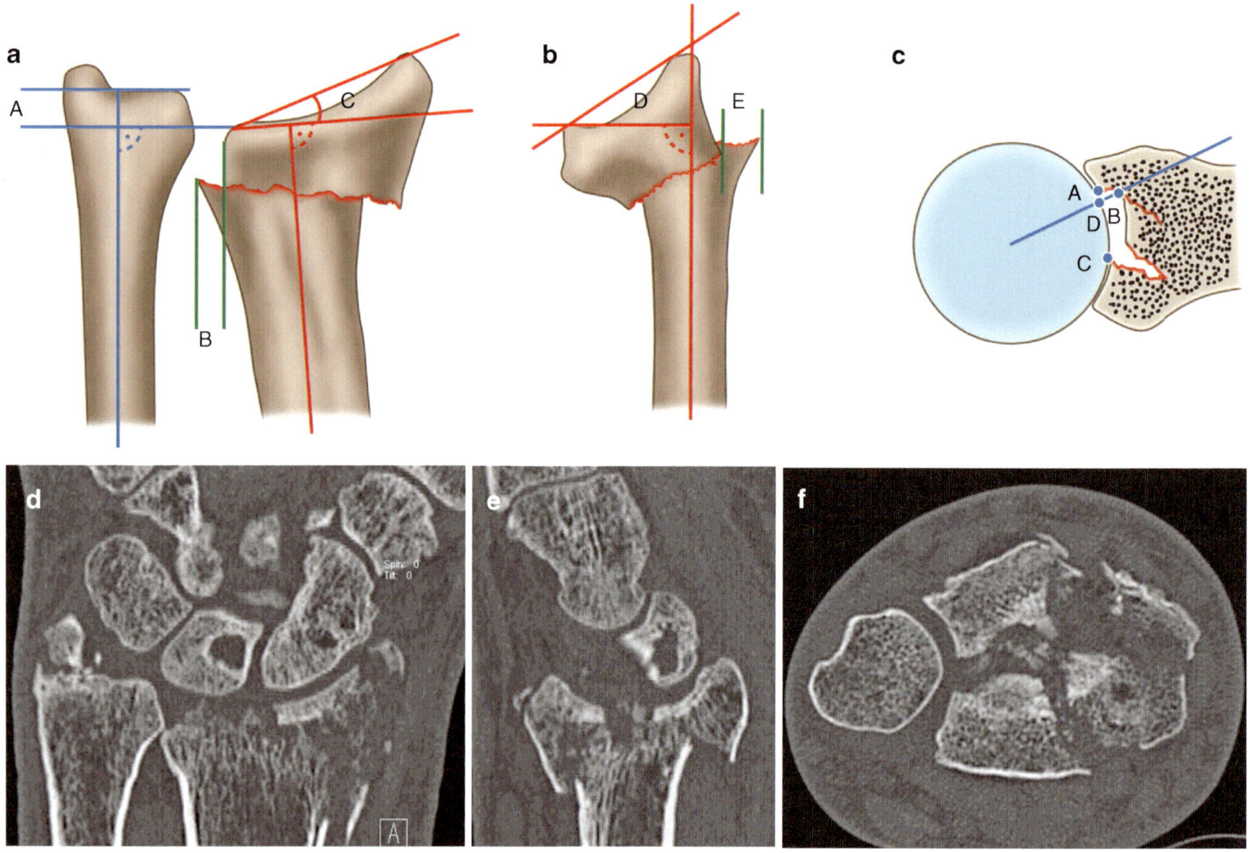

Abb. 10.3 Synopsis der morphometrischen Analyse bei distalen Radiusfrakturen mit einem Bildbeispiel. **a** Morphometrie im dorsopalmaren (koronalen) Bild: *A* Ulnavarianz (hier Ulna-Minusvarianz), *B* Fragmentdislokation nach radial, *C* frontaler Inklinationswinkel. **b** Morphometrie im seitlichen (sagittalen) Bild: *D* sagittaler Inklinationswinkel (hier auf 35° vergrößert), *E* Fragmentdislokation nach dorsal. **c** Morphometrie im axialen Bild: *AC* Breite des Frakturspalts, *BD* Tiefe der Fragmentimpaktion. **d–f** CT-Aufnahmen einer intraartikulären Radiusfraktur mit mehrfragmentärer Gelenkfraktur und einfachem Metaphysenverlauf, Frakturverlauf in die Incisura ulnaris radii sowie Basisfraktur des Proc. styloideus ulnae (AO/OTA-Klassifikation: 2R3C3.1). Die morphometrischen Messungen der Teilbilder **a–c** können an den CT-Bildern angewendet werden

achse des Radiusschafts [33]. Sein Normalwert beträgt ca. 70°. Das ulnopalmare Radiusfragment ist deshalb entscheidend, da bei übersehener Fraktur oder unzureichender Fixation eine schwer zu beherrschende Subluxation des Radius nach palmar resultiert.

- **Impressionstiefe (Gelenkflächenstufe):** Die Impressionstiefe eines Gelenkfragments kann exakt nur an CT-Bildern vermessen werden. Hierzu findet die Kreismethode [13] Anwendung, bei der jeweils ein Kreis an der Gelenkfläche und am Fragment gezeichnet wird. Die zum Gelenkzentrum gerichtete Distanz zwischen den Kreislinien entspricht der Impressionstiefe (Abb. 10.3**c**).

4-Säulen- und 5-Säulen-Konzept

Beide Modelle wurden entwickelt zur Frakturcharakterisierung und zur Therapieplanung [11, 34]. Die Säulen sind im Frakturbeispiel der Abb. 10.3 gut erkennbar. Das 5-Säulen-Modell ist um eine zusätzliche Säule im Zentrum der Radiusgelenkfläche ergänzt.

Anatomie des distalen Radiusabschnitts

Segment	Anatomische Struktur	4-Säulen-Konzept	5-Säulen-Konzept
Radial	Proc. styloideus radii + Fossa scaphoidea radii	Ja	Ja
Dorsal	Dorsaler Abschnitt der Fossa lunata radii	Ja	Ja
Palmar	Palmarer Abschnitt der Fossa lunata radii	Ja	Ja
Ulnar	Distaler Ulnaabschnitt mit Ulnakopf	Ja	Ja
Zentral	Zentraler Abschnitt der Radiusgelenkfläche	Nein	Ja

Begleitverletzungen

Vielfältige Mitverletzungen der Weichteile und der Handwurzel sind möglich und sollten ausgeschlossen werden:

- **Ruptur des TFCC:** Begleitende TFCC-Verletzungen werden in ca. 40 % aller distalen Radiusfrakturen angetroffen. Die Klassifikation traumatischer Läsionen erfolgt am genauesten in der Klassifikation nach Atzei (Tab. 10.3). Spitzenfrakturen des Proc. styloideus ulnae führen nie zur Instabilität im distalen Radioulnargelenk, während Basisfrakturen des Proc. styloideus ulnae bei Ruptur des tiefen TFCC-Blatts eine Instabilität hervorrufen (Abb. 10.4).
- **Frakturen der Handwurzel**, insbesondere des Skaphoids: Eine Skaphoidfraktur wird in 6 % aller distalen Radiusfrakturen angetroffen (Abschn. 10.3).
- **Skapholunäre Dissoziation:** Sie entsteht durch die Zerreißung des Lig. scapholunatum und der sekundären Stabilisatoren. Stabile Verletzungen des SL-Bands sind in 25 %, instabile Verletzungen in 9 % aller distalen Radiusfrakturen zu erwarten [25]:
  - Bei der statischen skapholunären Dissoziation ist der skapholunäre Winkel größer als 60°, fakultativ kann die skapholunäre Distanz auf mehr als 3 mm aufgeweitet sein (Terry-Thomas-Zeichen). In der CT typisch ist die dorsale Subluxation des Skaphoids mit Dezentrierung gegenüber der Fossa scaphoidea radii.
  - Die dynamische skapholunäre Dissoziation kann bildgebend nur mit Stressaufnahmen, Kinematografie oder durch die Visualisierung des rupturierten Bands in der MRT nachgewiesen werden.
- **Karpaltunnelsyndrom:** Die Kompression des N. medianus wird nicht selten durch verlagerte Fragmente oder ein Hämatom verursacht.
- **Fraktur des Radiuskopfes:** Klinisch und im Verdachtsfall radiologisch muss der Ellenbogen bei jeder distalen Radiusfraktur mituntersucht werden.
- **Zerreißung der Membrana interossea antebrachii:** Sie findet sich im Rahmen einer Essex-Lopresti-Verletzung (s. u.).

Therapie

Ziel ist die Wiederherstellung der Anatomie des distalen Radiusabschnitts mit seinen Gelenken für den funktionellen Einsatz der Hand im Alltag. Hierbei werden 2 Therapieprinzipien verfolgt:

- Distale Radiusfrakturen im Kindesalter und nicht dislozierte distale Radiusfrakturen im Erwachsenenalter werden konservativ durch mehrwöchige Immobilisation im Gipsverband behandelt.
- Dislozierte distale Radiusfrakturen im Erwachsenenalter werden überwiegend operativ behandelt, wobei nach Fragmentreposition zumeist eine winkelstabile Plattenosteosynthese von palmar vorgenommen wird. Diese sollte die Watershed-Linie nicht nach distal überschreiten [42]. Bei Mehrfragmentfrakturen des distalen Radius werden zunehmend auch anmodellierte Kleinfragmentplatten von dorsal und radial eingebracht. Bei ausgedehnter Fraktur der Radiusgelenkfläche können passager eine Silikonfolie und/oder „verlorene" Drähte eingebracht werden.

Auf die intra- und postoperativen Röntgenprojektionen mit Verwendung eines 15°-Keils sowie die postoperative CT-Kontrolle wurde bereits zuvor hingewiesen (Abb. 10.2).

Tab. 10.3 Klassifikation der TFCC-Läsionen nach Atzei [10]

Klasse	TFCC-Läsion	DRUG-Stabilität
0	Spitzenfraktur des Proc. styloideus ulnae, dl-TFCC intakt	Stabil
1	Isolierter Abriss des sl-TFCC	Stabil
2	Abrisse des sl-TFCC und dl-TFCC	Instabil
3	Isolierter Abriss des dl-TFCC	Instabil
3a	Basisfraktur des Proc. styloideus ulnae, dl-TFCC abgerissen	Instabil
4	Zentrale Läsion des Diskuskörpers, degenerativ oder traumatisch	Instabil
5	Arthrose im distalen Radioulnargelenk	Stabil oder instabil

DRUG distales Radioulnargelenk, *dl-TFCC* „deep triangular fibrocartilage complex layer“, *sl-TFCC* „superficial triangular fibrocartilage complex layer“

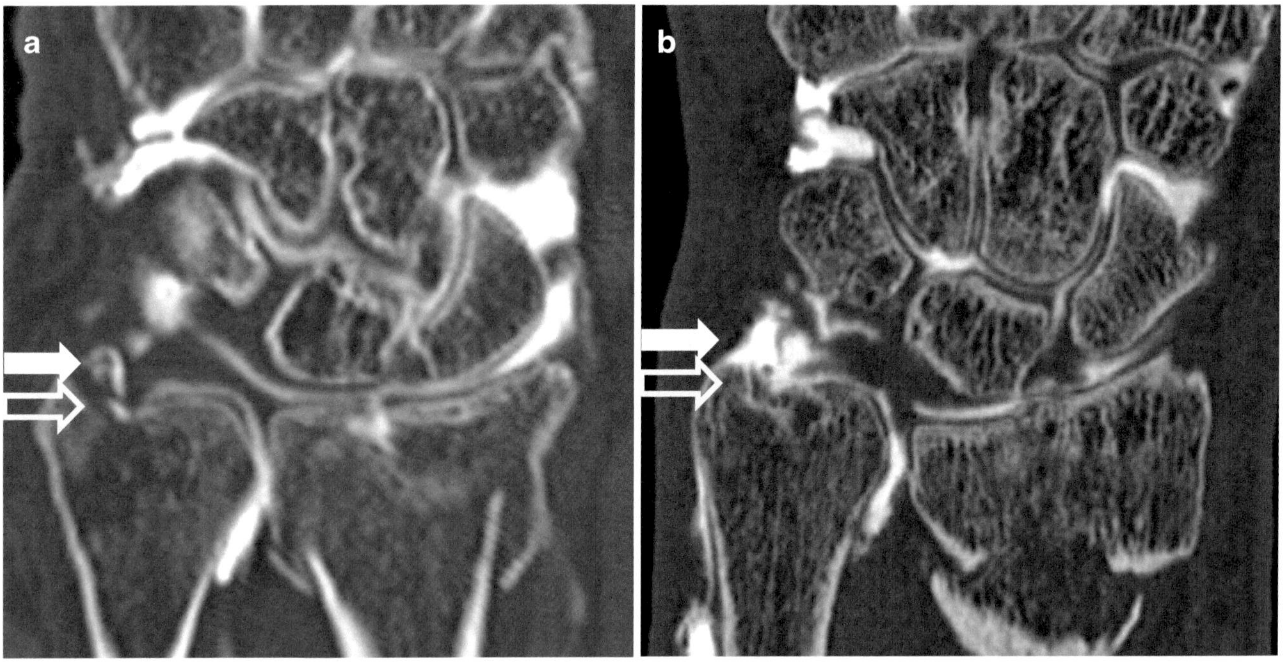

Abb. 10.4 Verletzungen des ulnokarpalen Komplexes (TFCC) bei distalen Radiusfrakturen. **a** TFCC-Läsion vom Typ Atzei 0 bei Spitzenfraktur des Proc. styloideus ulnae. In der CT-Arthrografie ist das sl-TFCC (*Pfeil*) am gering nach radial dislozierten Fragment des Proc. styloideus ulnae fixiert, das dl-TFCC (*offener Pfeil*) zieht regulär zur Fovea capitis ulnae. **b** TFCC-Läsion vom Typ Atzei 2 bei Spitzenavulsion des Proc. styloideus ulnae. In der CT-Arthrografie sind das sl-TFCC (*Pfeil*) und dl-TFCC (*offener Pfeil*) vom Proc. styloideus ulnae bzw. von der Fovea abgelöst

Besondere Frakturen am distalen Radiusabschnitt
Distale Radiusfrakturen im Kindesalter.

Bei Kindern und Jugendlichen finden sich gehäuft Grünholzfrakturen, Wulstfrakturen und Frakturen mit Verletzungen der Epiphysenfuge (Abb. 10.5). Ihre Einteilung erfolgt nach Aitken oder Salter-Harris (Tab. 10.4):

Radiokarpale Subluxation. Ihr liegt die Dezentrierung der proximalen Handwurzelreihe gegenüber der Gelenkfläche des Radius zugrunde. Die folgenden beiden Faktoren können die traumatische Subluxation verursachen [3]:

- Dorsale oder palmare Randkantenfrakturen der Radiusgelenkfläche mit Fragmentdislokation heben die Führung der Gelenkpartner bei verkleinerter Artikulationsfläche auf, wodurch eine radiokarpale Instabilität resultiert. Hierzu zählen in der AO/OTA-Klassifikation die partiell intraartikulären Frakturtypen 2R3B2.3 (Barton-Fraktur) und 2R3B3.3 (Reversed-Barton-Fraktur) sowie die komplett intraartikulären Frakturtypen 2R3C2.2 und 2R3C2.3 (koronale Mehrfragmentverletzungen). Nach zumeist offener Reposition ist eine osteosynthetische Stabilisation notwendig.
- Ebenso können isolierte Zerreißungen der extrinsischen V-Ligamente, die an den dorsalen und palmaren Radiuskanten inserieren, zur radiokarpalen Instabilität führen. Zu diesen sog. „Schleuderbändern“ zählen das Lig. radiolunotriquetrum dorsale, das Lig. radiolunotriquetrum palmare und das Lig. radioscaphocapitatum. Aufgrund der Inklinationen der Radiusgelenkfläche resultieren palmare oder ulnare Instabilitäten, letztere als sog. „ulnare Translokation“.

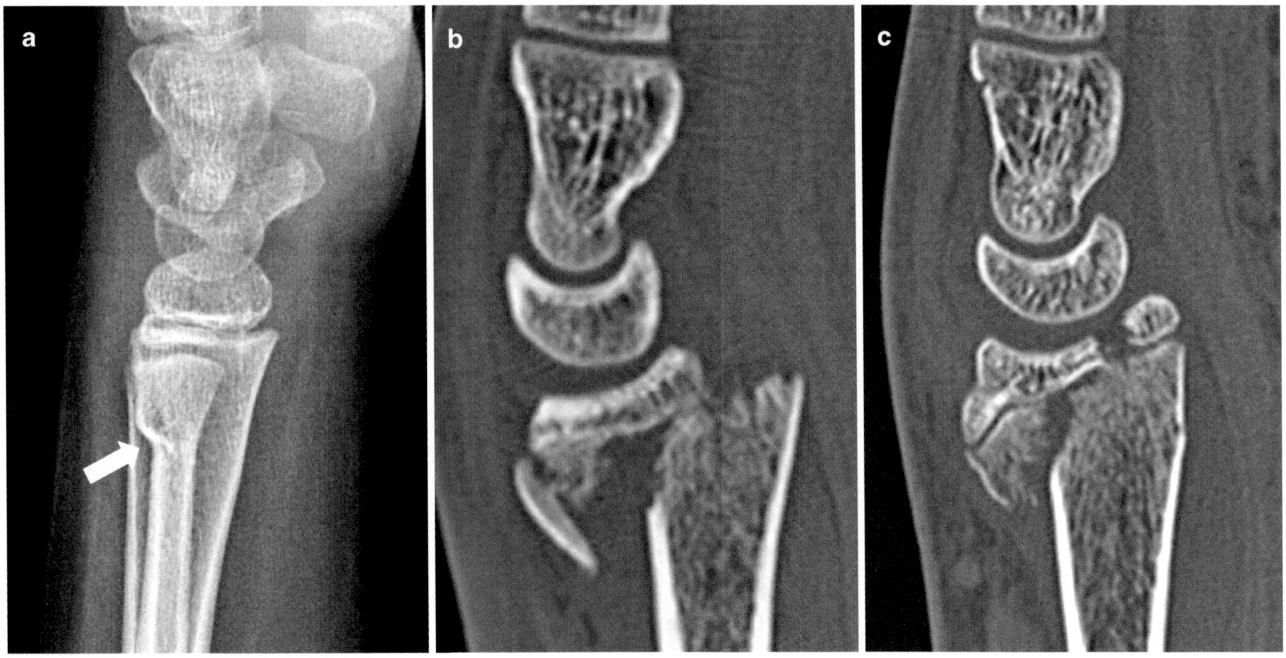

Abb. 10.5 Radiusfrakturen im Kindesalter. **a** Dorsale Grünholzfraktur an der Radiusmetaphyse mit Wulstbildung im Frakturgebiet (*Pfeil*). Seitliches Radiogramm. **b** Nach dorsal dislozierte Metaphysenfraktur mit Epiphysenlösung (Typ Aitken I bzw. Salter-Harris II). Sagittale CT-Rekonstruktion. **c** Nach dorsal dislozierte Metaphysen- und Epiphysenfraktur mit partieller Epiphysenlösung (Typ Aitken III bzw. Salter-Harris IV). Sagittale CT-Rekonstruktion

Tab. 10.4 Klassifikation der Epiphysen-/Metaphysenfrakturen des Radius [9, 39]

Verletzungsart	nach Aitken	nach Salter-Harris
Reine Epiphysenlösung		I
Epiphysenlösung und Metaphysenfraktur	I	II
Epiphysenfraktur	II	III
Kombinierte Epiphysen-/Metaphysenfraktur	III	IV
Epi-/metaphysäre Trümmerfraktur		V

Galeazzi-Verletzung. Sie beschreibt die Traumakombination aus einer Fraktur im distalen Radiusschaftdrittel (proximal des M. pronator quadratus) und der Luxation im distalen Radioulnargelenk. Sie entsteht durch eine rotierende Krafteinwirkung zwischen Unterarm und Handgelenk, entweder bei fixierter Hand oder bei fixiertem Unterarm. Zur Diagnoseerbringung ist die Projektionsradiografie in Neutralstellung mit Einschluss des Unterarmes und Handgelenks ausreichend.

Essex-Lopresti-Verletzung. Kombiniert finden sich proximal eine Fraktur des Radiuskopfes, distal eine Luxation im distalen Radioulnargelenk sowie dazwischen gelegen eine Ruptur der Membrana interossea. Das Verletzungsmuster wird durch einen Sturz auf die Hand mit longitudinaler Kraftübertragung über den Unterarm hin zum Ellenbogen hervorgerufen. Mithilfe der Projektionsradiografie des gesamten Unterarmes mit dem Ellenbogen- und Handgelenk kann die Essex-Lopresti-Verletzung übersichtlich dargestellt werden.

10.2.2 Distale Ulnafraktur

Inzidenz

Frakturen des Ulnakopfes und/oder des Proc. styloideus ulnae finden sich zumeist in Kombination mit Frakturen des distalen Radiusabschnitts. Sie können sich auch isoliert manifestieren, insbesondere die Frakturen des Proc. styloideus ulnae.

Traumamechanismus

Dieser entspricht zumeist dem Unterfallhergang einer distalen Radiusfraktur („FOOSH injury"; Abschn. 10.2.1), seltener handelt es sich dabei um ein ulnares Anpralltrauma vom Pariertyp.

AO/OTA-Klassifikation

In der Version von 2018 werden ausschließlich extraartikuläre Frakturen berücksichtigt, die in Frakturen des Proc. styloideus ulnae, einfache und mehrfragmentäre Frakturen unterteilt werden (Abb. 10.6; [6]). Die Gelenkfläche des Ulnakopfes ist nicht vom Frakturverlauf betroffen.

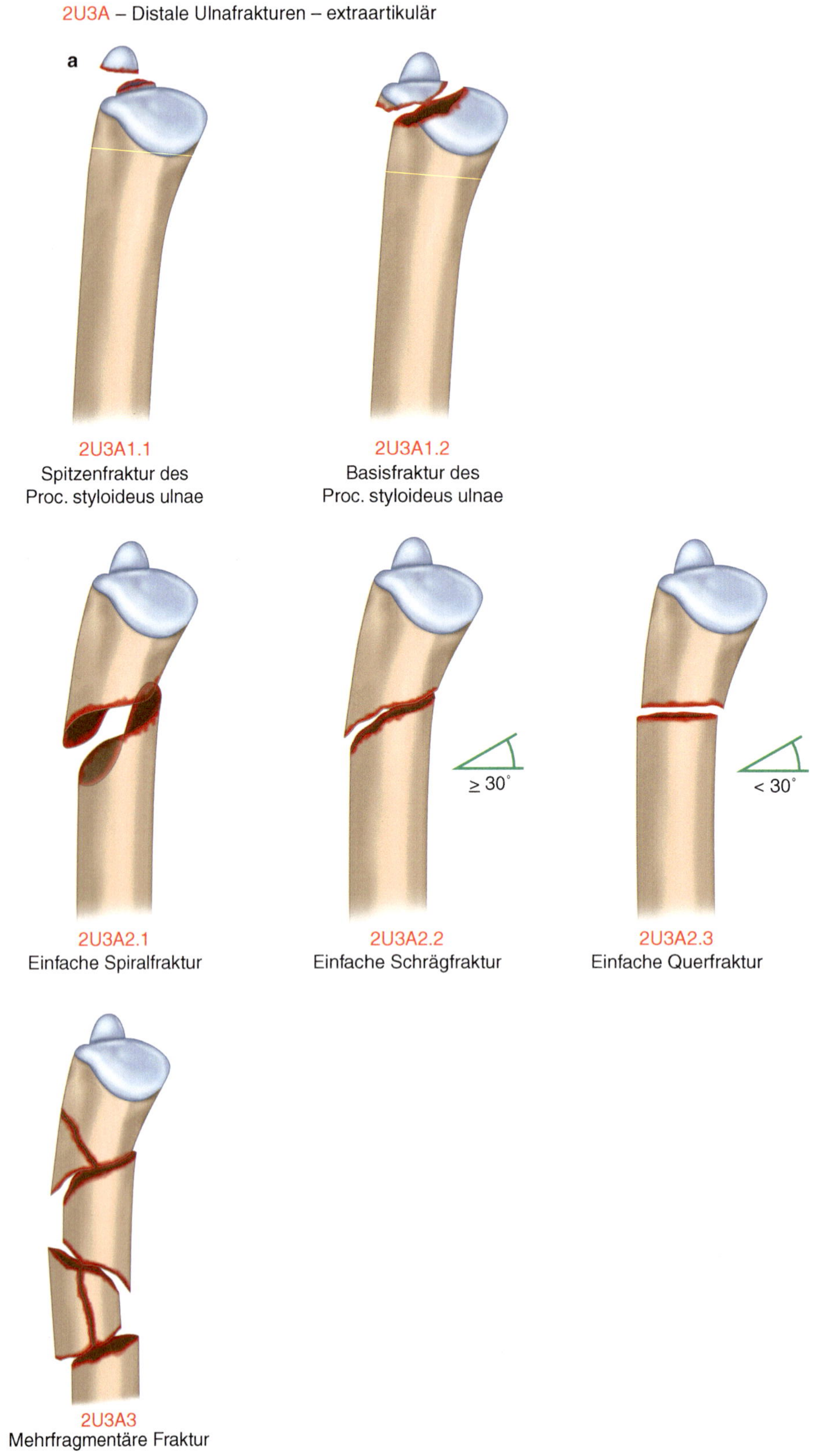

Abb. 10.6 Frakturen des distalen Ulnaendes. **a** AO/OTA-Klassifikation der distalen, extraartikulären Ulnafrakturen. Im Schema ist neben der Beschreibung der Frakturformen auch deren AO/OTA-Codierung angegeben. **b** Distale Unterarmfraktur mit einer Kombination aus Radiusfraktur vom Extensionstyp (einfache Gelenk-Metaphysen-Fraktur sagittal; AO/OTA-Klassifikation: 2R3C1.2) und Ulnafraktur (einfache Schrägfraktur; AO/OTA-Klassifikation: 2U3A2.2), markiert mit *Pfeilen (Zeichnungen aus Meinberg E et al., J Orthop Trauma 2018)* [6]

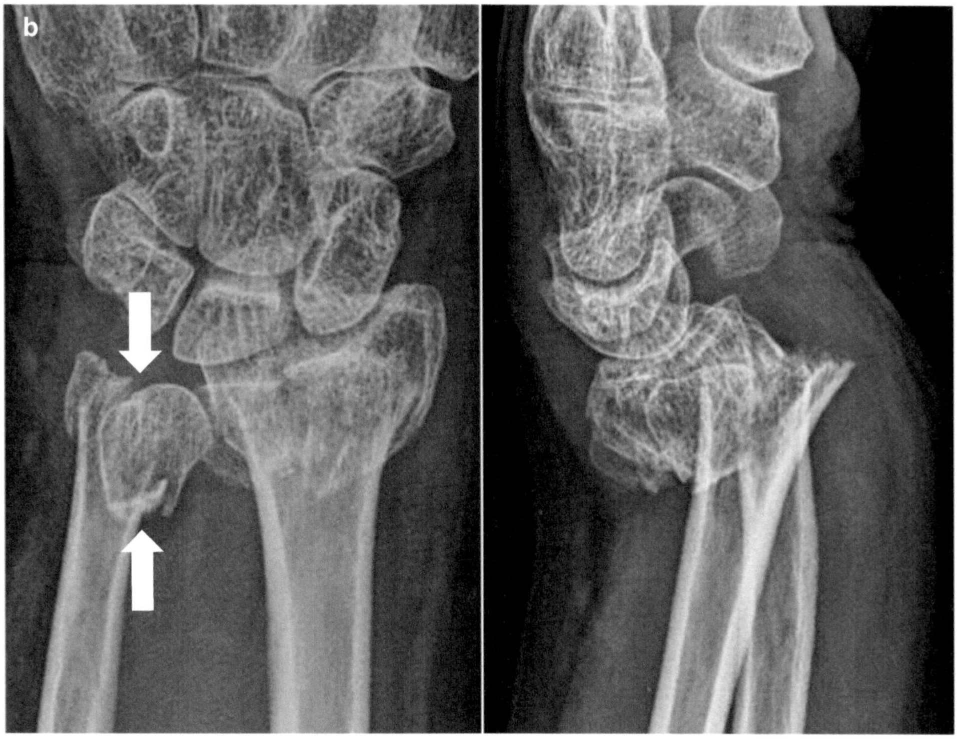

Abb. 10.6 (Fortsetzung)

Anatomie des distalen Ulnaabschnitts

Struktur	Beschreibung und Nachbarstrukturen
Ulnakopf	Gelenkknorpel radial (für das distale Radioulnargelenk) und distal (zum TFCC)
Gelenkfläche	Konvex oder zylindrisch an der radialen Seite konfiguriert
Proc. styloideus ulnae	Insertionsort für den oberflächlichen TFCC-Zügel (sl-TFCC)
Fovea capitis ulnae	Insertionsort für den tiefen TFCC-Zügel (dl-TFCC)
Dorsale Vertiefung	Verlauf der Sehne des M. extensor carpi ulnaris

Fernandez-Klassifikation

Im Teil 2 dieser Einteilung wird im Gegensatz zur AO/OTA-Klassifikation die intraartikuläre Fraktur des Ulnakopfes als Klasse IIIb berücksichtigt und als „fraglich stabil" für das distale Radioulnargelenk bewertet (Tab. 10.2; [3]).

Bildgebende Diagnostik

Sie entspricht der des distalen Radiusabschnitts (Abschn. 10.2.1).

Morphometrie

Anhand von Aufnahmen in Neutralstellung [50] müssen am distalen Ulnaabschnitt die folgenden beiden Aspekte geklärt werden:

- Bestimmung der relativen Ulnalänge („Ulnavarianz"). Siehe hierzu Abschn. 10.2.1.
- Ulnarer Frakturverlauf in anatomischer Beziehung zur Fovea capitis. Die Spitzenfraktur des Proc. styloideus ulnae mit anheftendem sl-TFCC ist stabil, während die Basisfraktur des Proc. styloideus ulnae durch die Fovea oder radial von ihr mit potenzieller Verletzung des dl-TFCC als instabil anzusehen ist.

Traumatische Instabilitäten in distalen Radioulnargelenken werden am sichersten in der CT-Diagnostik erkannt und quantifiziert.

Begleitverletzungen

Frakturen des Ulnakopfes und/oder des Proc. styloideus ulnae gehen in der Regel mit Verletzungen des TFCC einher. Dabei führen traumatische Abrisse des dl-TFCC zur Instabilität im distalen Radioulnargelenk. Zum bildgebenden Nachweis einer TFCC-Läsion kann bei operationstechnischer Relevanz eine CT-Arthrografie mit Kontrastfüllung des distalen Radioulnargelenks und des ulnokarpalen Kompartiments durchgeführt werden (Abb. 10.4).

Therapie

Eine Basisfraktur des Proc. styloideus ulnae wird osteosynthetisch mittels Hakenplatte oder Zuggurtung refixiert. Eine instabile TFCC-Läsion wird zumeist elektiv mit kapsulärer oder transossärer Refixation versorgt.

10.3 Frakturen der Handwurzel

10.3.1 Skaphoidfraktur

Inzidenz
Kahnbeinfrakturen machen knapp 80 % aller Handwurzelfrakturen aus. Frakturen im mittleren Skaphoiddrittel sind mit ca. 60 % am häufigsten, mit deutlichem Abstand mit jeweils ca. 15 % gefolgt von Frakturen im proximalen oder distalen Skaphoiddrittel. Frakturen des Tuberculum ossis scaphoidei finden sich mit ca. 10 % bevorzugt bei Jugendlichen [4, 28].

Traumamechanismen
Häufigstes Unfallereignis ist der Sturz auf die ausgestreckte Hand („FOOSH injury"). Die Frakturlokalisation am Skaphoid ist dabei in hohem Maß vom Abduktionsgrad der Handwurzel abhängig: Die Extension-Radialduktion führt zur Fraktur im distalen Drittel, während eine Flexion-Ulnarduktion mit einer proximalen Fraktur einhergeht. Seltener ist das direkte Anpralltrauma an statischen oder beweglichen Gegenständen.

Anatomie des Os scaphoideum

Segment	Anatomische Struktur	Benachbarte Struktur
Proximal	Proximales Skaphoiddrittel	Fossa scaphoidea radii
Mitte	Mittleres Skaphoiddrittel (Taille)	Kapitatumkopf, Lig. radioscaphocapitatum
Distal	Distales Skaphoiddrittel, Tuberculum ossis scaphoidei	Trapezium, Trapezoideum

Wichtig für die radiologische Diagnostik ist die doppel-oblique, jeweils ca. 45° betragende Ausrichtung des Skaphoids zu den Standardraumebenen.

AO/OTA-Klassifikation
Unterschieden werden Avulsionsverletzungen (72A), einfache Frakturen (72B) und mehrfragmentäre Frakturen (72C). Bezüglich ihrer Stabilität werden Avulsionsfrakturen als stabil, einfache Frakturen in Abhängigkeit von ihrer Lokalisation als potenziell instabil und Mehrfragmentfrakturen als instabil bewertet. Die AO/OTA-Klassifikation ist damit bei Stabilitätsbeurteilung der häufigen Typ-B-Frakturen wenig hilfreich.

Klassifikation nach Herbert und Krimmer
Sie kategorisiert stringent in stabile Typ-A-Frakturen und instabile Typ-B-Frakturen (Tab. 10.5 und Abb. 10.7). Dabei gilt zu berücksichtigen, dass jede proximale Skaphoidfraktur (Typ B3) als instabil angesehen wird.

Bildgebende Diagnostik
Sie muss nicht nur eine Skaphoidfraktur nachweisen oder ausschließen, sondern auch die Frage der Fragmentstabilität beantworten [1].

Basis ist die konventionelle Radiografie mit 3 Projektionen: dorsopalmar, seitlich und Stecher-Aufnahme (durch Faustschluss und Ulnarduktion wird das Skaphoid parallel zur Detektorebene ausgerichtet). Die Sensitivität der Röntgendiagnostik ist mit unter 70 % deutlich limitiert, weshalb der Schnittbilddiagnostik eine überragende Bedeutung zukommt.

Die Schnittbilddiagnostik kann in 2 unterschiedlichen Ansätzen erfolgen (Abb. 10.8):

- Im deutschsprachigen Raum wird zunächst die hochauflösende CT empfohlen (Dünnschichten von 0,5 bis 0,75 mm, Field-of-View [FoV]: um 60 mm, ultrahoher Knochenkernel, schräg-sagittale und schräg-koronale Bildrekonstruktionen parallel zur Skaphoidlängsachse). Vorteil der CT ist die überlegene, therapierelevante Darstellung der knöchernen Feinstrukturen einschließlich der exakten Fragmentdislokation (Spezifität 100 %). Die Sensitivität der CT für einen Frakturnachweis beträgt nur ca. 95 %, d. h., eine nicht dislozierte Fraktur kann dem Nachweis entgehen. Bei klinischem Frakturverdacht und negativem Röntgen- und CT-Ergebnis muss deshalb zusätzlich eine MRT-Diagnostik erfolgen.
- Im angloamerikanischen Raum wird die MRT regelhaft gleich nach dem Röntgenverfahren eingesetzt (Dünn-

Tab. 10.5 Klassifikation der Skaphoidfrakturen ([4] und [27])

Frakturtyp		Frakturlokalisation und -morphologie	Therapie
A = stabil	A1	Am Tuberculum ossis scaphoidei	Konservativ
	A2	Nicht-disloziert im mittleren und distalen Drittel	Konservativ oder operativ[a]
B = instabil	B1	Lange Schrägfraktur	Operativ
	B2	Dislozierte oder klaffende Querfraktur	
	B3	Im proximalen Drittel	
	B4	Transskaphoidale perilunäre Luxationsfraktur	

[a]A2-Frakturen können zur Verkürzung der Ruhigstellungszeit auch operativ versorgt werden

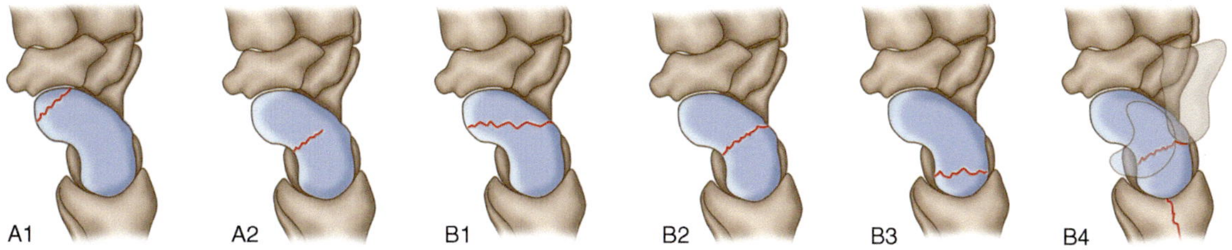

Abb. 10.7 Sagittale Schemazeichnungen zu den Skaphoidfrakturen in der Klassifikation nach Herbert [4] bzw. Krimmer et al. [27]. Mit zunehmender Traumaschwere werden stabile Skaphoidfrakturen A1 und A2 von instabilen Skaphoidfrakturen B1 bis B4 unterschieden. Details zu den Frakturverläufen finden sich in der Tab. 10.5

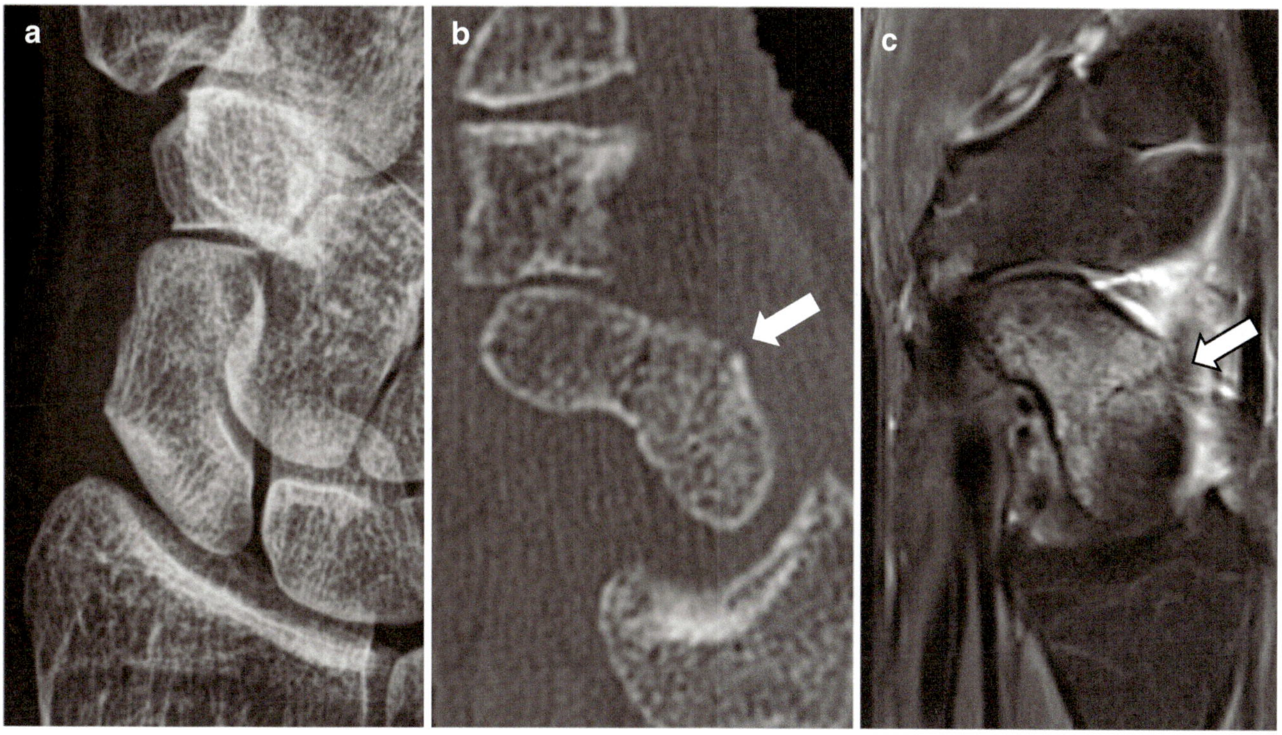

Abb. 10.8 Querfraktur im mittleren Skaphoiddrittel (Typ B2). **a** In der Stecher-Projektion fragliche Frakturlinie in der Kahnbeinmitte. **b** In der schräg-sagittalen CT-Rekonstruktion feine Frakturlinie dorsal (*Pfeil*). **c** In der sagittalen MRT (fettsaturiert protonendichtegewichtete Fast-Spin-Echo-Sequenz [PD-FSE-Sequenz]) eindeutige Frakturlinie (*Pfeil*) mit umgebendem Knochenmarködem, Erguss und Synovialose

schichten von 1,5 oder 2,0 mm, FoV von 80 mm, mindestens 1 Schichtebene parallel zum Skaphoid, Kontrastmittelgabe vorteilhaft). Von Vorteil ist die MRT deshalb, weil mit ihr alle Skaphoidfrakturen anhand des traumainduzierten Knochenmarködems detektiert werden (Sensitivität 100 %). Nachteilig an der MRT ist die oft schwierige Abgrenzung einer Knochenkontusion („bone bruise") gegenüber einer Fraktur (Spezifität um 85 %), weshalb dann die CT-Diagnostik ergänzt werden muss.

Durch den frühzeitigen Einsatz einer qualitativ hochwertigen CT und/oder MRT wird die verzögerte Diagnoseerbringung einer Skaphoidfraktur vermieden.

Morphometrie

Nach der Frakturdetektion wird die Stabilität einer Skaphoidfraktur anhand folgender Parameter beurteilt:

- **Frakturtyp:** Zuordnung zum Typ A (stabil) oder zum Typ B (instabil) entsprechend der Frakturlokalisation und des Frakturspaltverlaufs (Tab. 10.5). Frakturen im proximalen Skaphoiddrittel gelten immer als instabil (Abb. 10.9c, d)
- **Anzahl der Fragmente:** Bei mehr als 2 Fragmenten gilt eine Skaphoidfraktur als instabil.
- **Weite des Frakturspalts:** Eine Weite von mehr als 1 mm gilt als instabil.

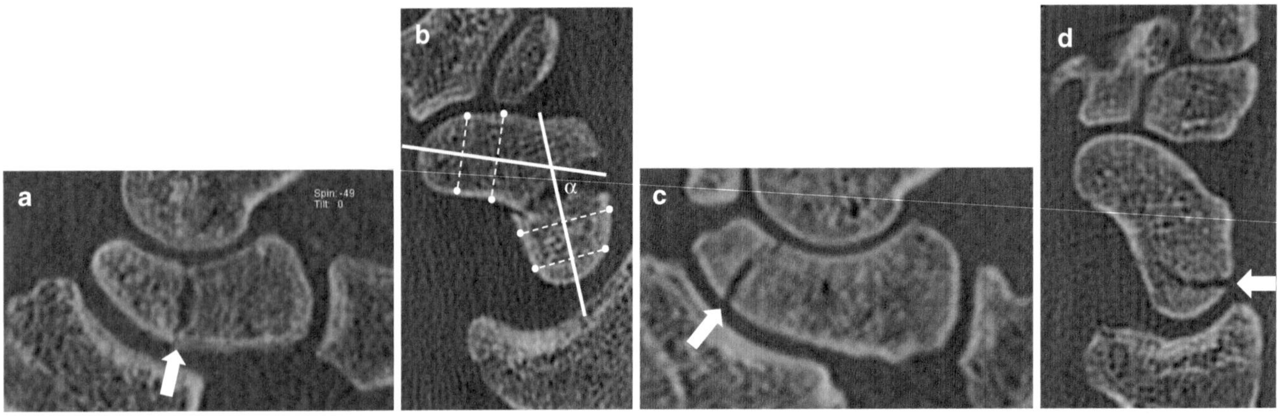

Abb. 10.9 Zwei Beispiele für instabile Skaphoidfrakturen in der CT-Diagnostik (Rekonstruktionen schräg-koronal in **a** und **c**, schräg sagittal in **b** und **d**). **a**, **b** Querfraktur (*Pfeil*) im mittleren Skaphoiddrittel (Typ B2) mit Humpback-Rotationsfehlstellung der Fragmente. Eingezeichnet ist der Humpback-Winkel α. **c**, **d** Querfraktur (*Pfeile*) im proximalen Skaphoiddrittel (Typ B3) ohne Dislokation. Aufgrund der Lokalisation wird die Fraktur als instabil gewertet

- **Ad-latus-Dislokation:** Ein Seitversatz des peripheren Fragments von mehr als 1 mm weist eine Instabilität aus.
- **Achsenfehlstellung:** Eine sog. „Humpback-Deformität" von mehr als 40° charakterisiert eine instabile Fraktur mit proximalem Fragment in Extension und distalem Fragment in Flexion (Abb. 10.9a, b).
- **Karpale Instabilität:** Ist im Zusammenhang mit einer Skaphoidfraktur die karpale Höhe vermindert (Nattrass-Index <1,57 ± 0,05) oder steht das Lunatum in Extension (radiolunärer [RL-]Winkel >15°), liegen die Kriterien einer instabilen Fraktur vor. Der Nattrass-Index wird in der dorsopalmaren Aufnahme als Längenquotient des Karpus (Lunatum und Kapitatum) und des Kapitatums bestimmt [35].

Begleitverletzungen

Prinzipiell kann eine Skaphoidfraktur sowohl mit einer Radiusfraktur als auch mit weiteren Frakturen der Handwurzel entlang der Greater-Arc-Linie vergesellschaftet sein. Mit dieser Kenntnis sollte die Befundung systematisch auch auf die Nachbarschaft gerichtet und im Verdachtsfall um zusätzliche Diagnostik erweitert werden. Eine gleichzeitige Zerreißung des Lig. scapholunatum ist ebenfalls möglich. Deren Nachweis kann durch die karpale Winkelanalyse und die Kontrastmittelapplikation im Falle eines MRT-Einsatzes gelingen.

Therapie

Die Behandlung einer Skaphoidfraktur richtet sich nach deren Lokalisation und Stabilität:

- Stabile Frakturen vom Typ A1 und A2 werden konservativ durch Immobilisation behandelt. Die Ruhigstellungszeit einer A2-Fraktur im mittleren Skaphoiddrittel kann mit einer perkutanen Verschraubung verkürzt werden.
- Instabile Frakturen vom Typ B1–B4 werden operativ entweder perkutan oder im offenen Verfahren versorgt. Primär angestrebt wird das perkutane Vorgehen mit durchleuchtungsgesteuertem Platzieren einer kanülierten Doppelgewindeschraube (Typ HBS) oder kopflosen Kompressionsschraube (Typ Accutrac) über einen Führungsdraht. Bei deutlich dislozierter Fraktur erfolgt die offene Versorgung über einen dorsalen oder erweiterten palmaren Zugang. Korrekt intraossär einliegende Skaphoidschrauben ohne umgebende Resorptionssäume müssen nicht entfernt werden.

10.3.2 Isolierte Frakturen der übrigen Handwurzelknochen

Inzidenzen

Bei deutlicher Dominanz der Skaphoidfrakturen betreffen nur ca. 20 % die Frakturen der übrigen Handwurzelknochen, dabei überwiegend als isolierte Verletzungen [28]. Das Triquetrum ist mit ca. 12 % der häufigste Vertreter, bedingt durch die hohe Zahl dorsaler Avulsionsverletzungen. Am zweithäufigsten ist die Trapeziumfraktur mit ca. 2,5 % aufgrund der speziellen Kraftübertragung am Daumen, gefolgt von den Hamatumfrakturen unter Einschluss des Hamulus ossis hamati mit ca. 1,5 % und die Lunatumfraktur mit ca. 1 %. Das Trapezoideum ist mit ca. 0,2 % aufgrund seiner geschützten Lage am seltensten frakturiert. Karpale Kombinationsfrakturen jenseits perilunären Luxationsverletzungen sind möglich.

Traumamechanismen

Die Frakturursachen sind vielfältig. Das Traumamuster hängt von der Richtung und Intensität des einwirkenden Kraftvektors sowie von der Handstellung zum Unfallzeitpunkt ab. Am häufigsten ist der Sturz auf die extendierte Hand. Auch direkte Anpralltraumen im Rahmen eines Schlages auf die Hand können zur isolierten Fraktur an der Handwurzel führen. Einer kortikalen Randkantenfraktur liegt häufig ein osteoligamentärer Ausriss im Rahmen einer Bandüberdehnung zugrunde, wie er an der Dorsalseite des Triquetrums gesehen wird. Klinisch ist bei jeder „Handgelenksverstauchung" bis zum Beweis des Gegenteils von einer Fraktur oder karpalen Bandverletzung auszugehen.

Bildgebende Diagnostik
Beim akuten Trauma sind Projektionsradiogramme (Handgelenk in 2 Ebenen, Stecher-Aufnahme, Stressaufnahme im Ballgriff) die diagnostische Basis, optional ergänzt durch eine hemipronierte Schrägaufnahme in Zitherspieler-Projektion (vgl. Abb. 10.16a). Es wird empfohlen, beim Frakturverdacht auf weiterführende Spezialprojektionen zu verzichten und frühzeitig eine hochauflösende CT-Diagnostik durchzuführen. Die karpale CT stellt in überlegener Weise Frakturen an der Handwurzel dar, wobei die Zahl der zusätzlich detektierten Frakturen – insbesondere von Avulsionsfragmenten – nicht überraschen darf [49]. Bei persistierender Schmerzsymptomatik nach einem Unfall ist die MRT-Diagnostik eher dem Nachweis von Knochenkontusionen und Bandrupturen an der traumatisierten Handwurzel vorbehalten.

Therapie
Die Versorgung einer Skaphoidfraktur hat Priorität. Assoziierte Frakturen an der Handwurzel werden unterschiedlich behandelt: Stabile Frakturen werden konservativ durch Immobilisation versorgt, ebenfalls Avulsionen mit kleinen kortikalen Fragmenten (z. B. am Triquetrum oder an den Lunatumhörnern). Dislozierte oder instabile Handwurzelfrakturen (z. B. Hamulusfraktur) werden mittels geschlossener oder offener Reposition und Osteosynthese mit Kleinfragmentimplantaten behandelt. Knochendefekte bei Trümmerfrakturen (z. B. am Trapezium) müssen ggf. mittels Spongiosaplastik aufgefüllt werden.

10.3.2.1 Lunatumfraktur

Anatomie des Os lunatum

Segment	Anatomische Struktur
Zentral	Lunatumkörper
Dorsal	Lunatumhinterhorn
Palmar	Lunatumvorderhorn
Proximal	Große, konvexe Gelenkfläche
Distal	Kleine, konkave Gelenkfläche

AO/OTA-Klassifikation
Unterschieden werden Avulsionsverletzungen (71A), einfache Frakturen (71B) und mehrfragmentäre Frakturen (71C).

Klassifikation nach Teisen und Hjarbaek
Die Klassifikation der Lunatumfrakturen zeigt Tab. 10.6.

Eine pathologische Fraktur des Lunatums im Rahmen einer Lunatumnekrose muss differenzialdiagnostisch in Erwägung gezogen und bildgebend ausgeschlossen werden.

Morphometrie
Die systematische Bildanalyse schließt Folgendes ein:

- Vorder- und Hinterhörner des Lunatums in lateraler Projektion/sagittalen Schichtbildern
- Proximale (konvexe) und distale (konkave) Zirkumferenzen des Lunatums in dorsopalmarer Projektion/koronalen Schichtbildern
- Karpale Bögen I und II nach Gilula [19]
- Bestimmung der karpalen Höhe mithilfe des Youm-Index (Normalwert 0,54±0,03) oder des Nattrass-Index (Normalwert 1,57±0,05; [35, 51]) bei impaktierten Lunatumfrakturen

▶ **Praxistipp** Beide Indizes werden auf der dorsopalmaren Aufnahme bestimmt: Der Nattrass-Index ist der Längenquotient aus dem Karpus (Lunatum und Kapitatum) und Kapitatum [35], der Youm-Index der Längenquotient aus Karpus (Lunatum und Kapitatum) und Metakarpale III [51].

Begleitverletzungen
Weitere Frakturen am distalen Radiusabschnitt, der übrigen Handwurzel und an der Mittelhand sind häufig, nämlich bei den Typen 1–3 der Lunatumfraktur im Rahmen von perilunären Luxationsverletzungen und bei den Typen 4–6 bei

Tab. 10.6 Klassifikation der Lunatumfrakturen [44]

Frakturtyp		Pathoanatomie
1	Fraktur des Vorderhorns	Kompromittiert palmare Nutritialgefäße
2	Osteochondrale Fraktur proximal	Nutritialgefäße nicht betroffen
3	Fraktur des Hinterhorns	Kompromittiert dorsale Nutritialgefäße
4	Sagittale Fraktur des Korpus	Palmare und dorsale Hauptfragmente
5	Transversale Fraktur des Korpus	Proximale und distale Hauptfragmente
6	Trümmerfraktur	Mehrfragmentär, impaktiert

Rasanztraumata der Hand. Die Begleitfrakturen werden in der CT sensitiv nachgewiesen.

10.3.2.2 Triquetrumfraktur

Anatomie des Os triquetrum

Segment	Anatomische Struktur
Proximal	TFCC und Meniscus ulnocarpalis benachbart
Distal	Spiralförmige Gelenkfläche zum Hamatum
Palmar	Ovale Gelenkfläche zum Pisiforme
Dorsal	Insertionen der dorsalen V-Ligamente
Radial	Insertion des Lig. lunotriquetrum

AO/OTA-Klassifikation

Unterschieden werden Avulsionsverletzungen (76.2A), einfache Frakturen (76.2B) und mehrfragmentäre Frakturen (76.2C).

Klassifikation nach Garcia-Elias

Die Klassifikation der Triquetrumfrakturen zeigt Tab. 10.7.

Bildbeispiele zeigen die Abb. 10.10a und b.

Morphometrie

Die Befundanalyse muss Folgendes umfassen:

- Den proximalen Pol, die ulnare Tuberositas und die karpalen Bögen I und II nach Gilula [19] in der dorsopalmaren Röntgenprojektion
- Die dorsale, kortikale Begrenzung in der seitlichen Röntgenprojektion

Begleitverletzungen

Perilunäre Luxationsverletzungen sowie eine Radiusfraktur (dorsales Anschlagen des Radius bei der Triquetrumfraktur vom Typ 1) müssen ausgeschlossen werden.

Tab. 10.7 Klassifikation der Triquetrumfrakturen [17]

Frakturtyp		Fraktursubtypen, Insertionen
1	Dorsale Kantenfraktur	Insertion des Lig. radiolunotriquetrum dorsale (dRLTL) und Lig. intercarpale dorsale (ICDL)
2	Triquetrumkörperfraktur	2a = Sagittalfraktur der ulnaren Kante 2b = Sagittalfraktur des Korpus 2c = Querfraktur des proximalen Pols 2d = Querfraktur des Korpus 2e = Trümmerfraktur
3	Palmare Kantenfraktur	Insertion des Lig. lunotriquetrum (LTL) und Lig. ulnotriquetrum (UTL)

10.3.2.3 Pisiformefraktur

Anatomie

Das Pisiforme ist ein in der Sehne des M. flexor carpi ulnaris gelegenes Sesambein.

Anatomie des Os pisiforme

Segment	Anatomische Struktur
Proximal	Insertion der Sehne des M. flexor carpi ulnaris
Distal	Insertion des Lig. pisohamatum und Lig. pisometacarpeum
Palmar	Insertion der Sehnen des M. flexor carpi ulnaris und des M. extensor digiti minimi
Dorsal	Flachkonvexe Gelenkfläche zum Triquetrum

AO/OTA-Klassifikation

Unterschieden werden Avulsionsverletzungen (76.1A), einfache Frakturen (76.1B) und mehrfragmentäre Frakturen (71.2C).

Klassifikation nach Lee

Die Klassifikation der Pisiformefrakturen nach Lee zeigt Tab. 10.8.

Morphometrie

Das Pisiforme führt die Sehne des M. flexor carpi ulnaris und artikuliert mit der flachkonkaven Gelenkfläche des Triquetrums. Deshalb deutet im axialen CT- oder MRT-Bild ein seitlicher Versatz des Pisiforme gegenüber dem Triquetrum auf eine pisotriquetrale Instabilität hin.

In der sagittalen Schichtebene weisen die Gelenkpartner einen Kontakt von mehr als 2/3 ihrer Gelenkflächen auf.

Begleitverletzung

Eine traumatische Neuropathie des N. ulnaris sollte klinisch ausgeschlossen werden.

10.3.2.4 Trapeziumfraktur

Anatomie des Os trapezoideum

Segment	Beschreibung
Dorsalseite	Doppelt so groß wie Palmarseite
Palmarseite	Vergleichsweise klein
Axialer Querschnitt	Keilform

AO/OTA-Klassifikation

Unterschieden werden Avulsionsverletzungen (75A), einfache Frakturen (75B) und mehrfragmentäre Frakturen (75C).

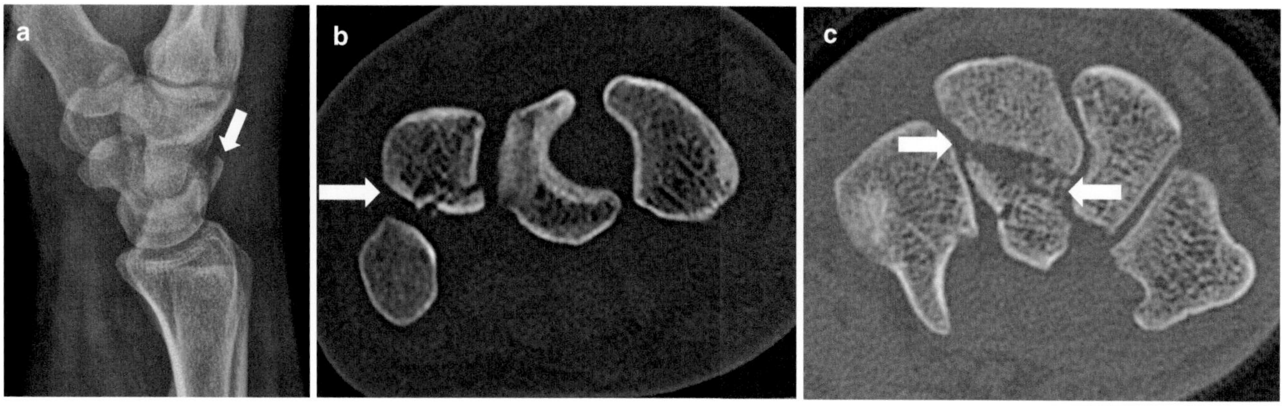

Abb. 10.10 Drei Beispiele für isolierte Handwurzelfrakturen. **a** Im seitlichen Projektionsradiogramm lässt sich ein kortikales Avulsionsfragment (*Pfeil*) an der Dorsalseite des Triquetrums abgrenzen. **b** In der axialen CT-Aufnahme zeigt sich eine koronale Fraktur (*Pfeil*) im palmaren Abschnitt des Triquetrumkörpers. Am Fragment inseriert das palmare Segment des Lig. lunotriquetrum. **c** In der axialen CT-Aufnahme findet sich eine mehrfragmentäre Koronalfraktur (*Pfeile*) durch den Körper des Kapitatums

Tab. 10.8 Klassifikation der Pisiformefrakturen [28]

Frakturtyp	
1	Querfraktur
2	Parasagittale Fraktur
3	Trümmerfraktur
4	Pisotriquetrale Impaktion

Tab. 10.9 Klassifikation der Trapeziumfrakturen (modifiziert nach [46] und [36])

Frakturtyp	Frakturverlauf/-lokalisation	Pathoanatomie
1	Vertikalfraktur	Durch axiale Kompression, häufig
2	Horizontalfraktur	Durch seitliche Scherkraft, selten
3	Dorsoradiale Kantenfraktur	Durch kortikale Avulsion
4	Tuberkulumfraktur	Durch Zug des Retinaculum flexorum: – 4a: Tuberkulum-Spitzenfraktur – 4b: Tuberkulum-Basisfraktur
5	Trümmerfraktur	Durch axiales Rasanztrauma

Klassifikation modifiziert nach Walker und Palmer

Die Klassifikation der Trapeziumfrakturen zeigt Tab. 10.9.

Morphometrie

Die genaue Frakturanalyse, insbesondere am Tuberculum ossis trapezii, gelingt letztlich nur mit der CT.

Gelenkflächenstufen von mehr als 1 mm prädisponieren zur Arthrose des Skapho-Trapezium-Trapezoid-Gelenks (STT-Gelenks) bzw. zur Rhizarthrose.

Begleitverletzungen

Die Trapeziumfraktur kann Teil einer perilunären Verletzung entlang des „greater arc" sein. Weiterhin kann benachbart eine Bennett-Fraktur an der Metakarpale-I-Basis vorliegen.

Tab. 10.10 Klassifikation der Trapezoideumfrakturen [28]

Frakturtyp	
1	Dorsale Kantenfraktur
2	Fraktur des Korpus

10.3.2.5 Trapezoideumfraktur

Anatomie des Os trapezium

Segment	Anatomische Struktur
Proximal	Flache Gelenkfläche für das Skaphoid
Distal	Sattelförmige Gelenkfläche für das Metakarpale I
Palmar	Tuberculum und Sulcus ossis trapezii
Ulnar	Gelenkflächen für Trapezoideum und Metakarpale II

AO/OTA-Klassifikation

Unterschieden werden Avulsionsverletzungen (76.3A), einfache Frakturen (76.3B) und mehrfragmentäre Frakturen (76.3C).

Klassifikation nach Lee

Die Klassifikation der Trapezoideumfrakturen zeigt Tab. 10.10.

Morphometrie

Das keilförmige Trapezoideum ist exakt wie ein Pflasterstein zwischen Trapezium, Kapitatum, Skaphoid und dem Metakarpale II eingefügt.

Jeder artikuläre Versatz ist verdächtig auf eine Fraktur oder Instabilität.

Begleitverletzungen

Aufgrund seiner geschützten Lage wird die seltene Trapezoideumfraktur nur durch Rasanztraumata hervorgerufen. Deshalb sind weitere Verletzungen in der Nachbarschaft häufig, in erster Linie eine Luxationsfraktur an der Basis des Metakarpale II mit dorsaler Dislokation.

10.3.2.6 Kapitatumfraktur

Anatomie des Os capitatum

Segment	Anatomische Struktur
Zentral	Korpus
Proximal	Kaput mit Gelenkfläche zum Lunatum
Mitte	Kollum (Taille)
Distal	Gelenkfläche zum Metakarpale III

AO/OTA-Klassifikation

Unterschieden werden Avulsionsverletzungen (73A), einfache Frakturen (73B) und mehrfragmentäre Frakturen (73C).

Klassifikation nach Adler und Shaftan

Die Klassifikation der Kapitatumfrakturen zeigt Tab. 10.11.

Abb. 10.10c zeigt eine Querfraktur des Kapitatumkörpers. Eine Sonderform ist das später beschriebene Skaphoid-Kapitatum-Fraktur-Syndrom nach Fenton [15].

Morphometrie

Das Kapitatum fügt sich in der mittleren Karpalsäule exakt zwischen dem Lunatum und dem Metakarpale III ein.

Eine Impaktion im Rahmen einer Fraktur führt zur Längenverkürzung des Kapitatums mit Höhenminderung der Handwurzel und pathologischem Youm- oder Nattrass-Index.

Begleitverletzungen

Die Kapitatumfraktur ist zumeist Teil einer Greater-Arc-Verletzung vom transskaphoidal-transkapitalen Typ. Deshalb muss die Handwurzel nach weiteren Frakturen abgesucht werden.

10.3.2.7 Hamatumfraktur

Anatomie des Os hamatum

Segment	Anatomische Struktur
Palmar	Hamulus (Basis, Taille, Spitze)
Zentral	Korpus
Ulnar	Gelenkfläche zum Triquetrum, Tuberositas
Proximal	Spitze
Distal	Gelenkflächen zu den Metakarpalia IV und V

AO/OTA-Klassifikation

Unterschieden werden Avulsionsverletzungen (74A), einfache Frakturen (74B) und mehrfragmentäre Frakturen (74C).

Tab. 10.11 Klassifikation der Kapitatumfrakturen [8]

Frakturtyp		Pathoanatomie
1	Querfraktur des Korpus	Teil einer perilunären Verletzung, häufig
2	Querfraktur des Kaputs	Perilunäre Verletzung oder isoliert
3	Schräg-koronale Fraktur des Korpus	Durch axiale Krafteinwirkung
4	Parasagittale Fraktur des Korpus	Durch axiale Krafteinwirkung

Tab. 10.12 Klassifikation der Hamatumfrakturen [28]

Frakturtyp		Fraktursubtyp
1	Fraktur des Hamulus	1a = Spitzenfraktur des Hamulus 1b = Taillenfraktur des Hamulus 1c = Basisfraktur des Hamulus
2	Fraktur des Korpus	2a = Fraktur der Hamatumspitze 2b = Sagittalfraktur der ulnaren Tuberositas 2c = Schräg-sagittale Fraktur des Korpus 2d = Dorsale Koronalfraktur des Korpus

Klassifikation nach Lee

Die Klassifikation der Hamatumfrakturen zeigt Tab. 10.12.

Morphometrie

Der Hamulus ossis hamati projiziert sich im dorsopalmaren Radiogramm in die Mitte des distalen Hamatumkörpers; nach ulnar grenzt die Tuberositas an. Als einziges Element der distalen Handwurzelreihe artikuliert das Hamatum mit 2 Metakarpalia über 2 leicht zueinander angulierte Gelenke, die im Normalfall frei einsehbar sind.

Im Seitenbild bestehen nach dorsal harmonische Übergänge an den Karpometakarpalgelenken (CMC-Gelenken) IV und V.

Begleitverletzungen

Bei Hamulusfrakturen kann es zur Schädigung der A. ulnaris und des N. ulnaris kommen. Eine impaktierte Koronalfraktur im distalen Korpusabschnitt ist häufig Ausdruck einer ulnaren CMC-Verletzung mit Basisfrakturen der Metakarpalia IV und V einschließlich dorsaler Luxationstendenz.

10.3.3 Karpale Luxationsverletzungen

Inzidenz

Obwohl keine exakten epidemiologischen Daten vorliegen, sind isolierte oder assoziierte Luxationen an der Handwurzel gegenüber den Frakturen selten. Betroffen sind einerseits zumeist junge Menschen, andererseits in der Regel mehrere Karpalia, wobei dorsale Dislokationsformen überwiegen. Häufigste Form ist die perilunäre, transskaphoidale Luxationsfraktur de Quervain [32].

Traumamechanismus
Mehrfachverletzungen der Handwurzel werden durch Hochrasanztraumata mit zumeist extendierter, ulnarduzierter und supinierter Hand zum Unfallzeitpunkt hervorgerufen. Stürze aus großer Höhe sowie Anpralltraumen dominieren. Neben Frakturen resultieren Zerreißungen der intrinsischen und extrinsischen Bänder mit karpalen Gefügestörungen bis hin zur Lunatumluxation.

Karpaler Zusammenhalt
Neben den Gelenkflächen gewährleisten Ligamente die karpale Funktion:

- Intrinsische Bänder (Lig. scapholunatum und Lig. lunotriquetrum) verbinden die Karpalia der proximalen Handwurzelreihe.
- Extrinsische Bänder (palmare und dorsale V-Ligamente) gewährleisten die Stabilität zwischen Unterarm und Karpus sowie zwischen den beiden Handwurzelreihen. Das ebenfalls extrinsische Lig. radioscaphocapitatum hält als „palmares Trageband" das nach palmar gerichtete Skaphoid in Position.
- Die vulnerable Zone der Handwurzel ist das bandfreie Kompartiment zwischen Lunatum und Kapitatumkopf (Poirier-Raum). Diese „Schwachstelle" ist Ausgangsort für die verschiedenen Grade der perilunären Instabilität.

Bildgebende Diagnostik
Basisdiagnostik sind Projektionsradiogramme in 2 Ebenen. Trotz der Traumaschwere sollten diese in Neutralstellung angefertigt werden, um eine exakte Bildanalyse zu möglichen. Beim Nachweis einer karpalen Luxationsverletzung oder beim Verdacht auf eine solche wird eine hochauflösende CT empfohlen, die regelhaft das Ausmaß des Traumas durch die Detektion von zusätzlichen Frakturen und/oder Subluxationen erweitert [49]. Die MRT bleibt der Visualisierung von rupturierten Ligamenten und dem Nachweis von sekundären Osteonekrosen vorbehalten.

Morphometrie
Neben der Knochenanalyse zum Frakturnachweis lassen sich statische Formen einer karpalen Instabilität anhand folgender Diagnosekriterien erkennen [19]:

- Die karpalen Bögen I–III verlaufen in der dorsopalmaren Projektion harmonisch, ohne Konturstufen und ohne Überlappungen.
- Das Lunatum hat im dorsopalmaren Bild eine Trapezform und weist zum Radius eine Kontaktstrecke von mehr als 50 % auf.
- Im Seitenbild ist die mittlere karpale Säule (Radius, Lunatum, Kapitatum, Metakarpale III) kolinear, d. h. entlang einer Geraden ausgerichtet. Vorder- und Hinterhörner des Lunatums stehen etwa in gleicher Höhe.
- Auf dem Seitenbild wird der skapholunäre Winkel im Bereich zwischen 30 und 60° vermessen. Der proximale Skaphoidpol ist in der Fossa scaphoidea radii zentriert.

AO/OTA-Klassifikation
Sie hält keine Einteilung für die perilunären Verletzungen vor, sodass nur die einzelnen Handwurzelfrakturen (und ggf. Radius- und Ulnafrakturen) codiert werden können (Abschn. 10.3).

10.3.3.1 Perilunäre Luxationen
Ausschließlich ligamentäre Rupturen ohne zusätzliche Frakturen der Karpalia sind möglich. Sie führen zum überwiegend palmaren Versatz des Lunatums gegenüber der übrigen Handwurzel, die gegenüber dem Unterarm ebenfalls eine veränderte Position einnehmen kann. Gestaffelt nach dem Einwirken von Kraftvektoren in zunehmender Größe auf die Region der „vulnerablen Zone" haben Mayfield et al. [31] ein mehrstufiges Modell entwickelt, das die stadienhafte Schädigung der Ligamente entlang des sog. „lesser arc" – einem (perilunären) Bogen um das Lunatum – beschreibt (Abb. 10.11).

Mayfield-Klassifikation
Sie gibt die Schweregrade der perilunären Instabilität in Abhängigkeit von den verletzten Ligamenten des „lesser arc" wieder (Tab. 10.13).

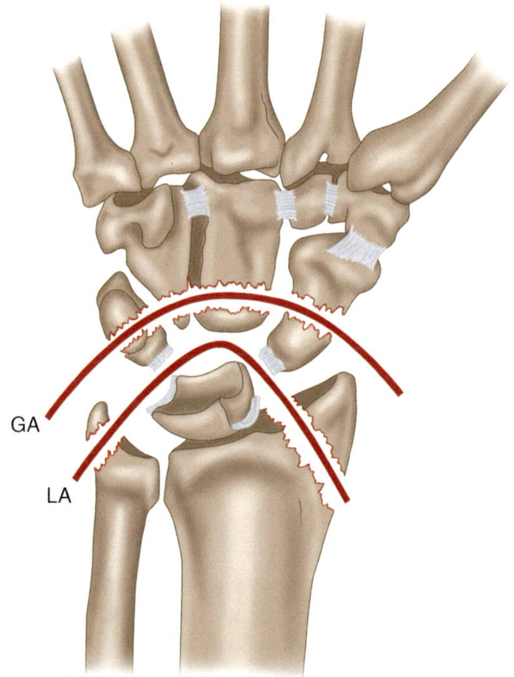

Abb. 10.11 Schema zu den kombinierten Verletzungsformen an der Handwurzel. Dargestellt sind 2 Muster mit Verrenkungslinien und Frakturverläufen entlang des „lesser arc" (*LA*) und des „greater arc" (*GA*)

Bei den Lesser-Arc-Verletzungen können neben der rein ligamentären Schädigung auch direkt benachbarte Frakturen involviert sein, beispielsweise eine Fraktur des Proc. styloideus radii im Stadium 1 oder eine Triquetrumfraktur im Stadium 3.

Tab. 10.13 Klassifikation der perilunären Instabilität [31]

Stadium	Karpale Gefügestörung	Bandläsion
1	Rotationssubluxation des Skaphoids	– Lig. scapholunatum (SLL) – Lig. radioscaphocapitatum (RSCL)
2	Stadium 1 und lunokapitale Instabilität	– SLL – RSCL – Lig. collaterale radiale (RCL)
3	Stadium 2 und ulnare Instabilität	– SLL – RSCL – RCL – Lig. lunotriquetrum (LTL) – Lig. radiolunotriquetrum palmare (pRLTL)
4	Stadium 3 und palmare Lunatumluxation	– SLL – RSCL – RCL – LTL – pRLTL – Lig. radiolunotriquetrum dorsale (dRLTL)

Tab. 10.14 Verrenkungslinien des „lesser arc" und „greater arc" [19]

Bogen	Verletzte Strukturen
Lesser arc	Proc. styloideus radii – Lig. scapholunatum – Poirier-Raum – Lig. lunotriquetrum (Triquetrum) – Proc. styloideus ulnae
Greater arc	Skaphoid – Kapitatum – Hamatum – Triquetrum

10.3.3.2 Perilunäre Luxationsfrakturen

Wirken die Kraftvektoren weiter peripher auf die Handwurzel ein, kann eine Verletzungslinie entlang des sog. „greater arc" entstehen. Neben dem Skaphoid ist schwerpunktmäßig die distale Handwurzelreihe geschädigt. In der Nomenklatur sind die Greater-Arc-Verletzungen am Präfix „trans-" erkennbar. Abb. 10.11 und Tab. 10.14 fassen die beiden Verrenkungslinien zusammen.

Von den vielfältigen Verlaufskombinationen der Greater-Arc-Verletzungen werden hier nur die häufig auftretenden Formen genannt [22]:

Transradiale perilunäre Luxationsfraktur

Durch forcierte Ulnarabduktion entsteht das Trauma an der Radialseite mit Zerreißung des Lig. scapholunatum, entsprechend einem Mayfield-Stadium 1 oder 2.

Transskaphoidale perilunäre Luxationsfraktur de Quervain

Die De-Quervain-Verletzung (Abb. 10.12) ist die mit Abstand häufigste perilunäre Luxationsfraktur. Die Fraktur verläuft durch das mittlere Skaphoiddrittel. Charakteristischerweise verbleibt das proximale Skaphoidfragment bei intaktem Lig. scapholunatum vor Ort in der Fossa scaphoidea, während das distale Skaphoidfragment zusammen mit dem Kapitatum nach dorsal disloziert. Als Konsequenz sollte bei dislozierten B2-Frak-

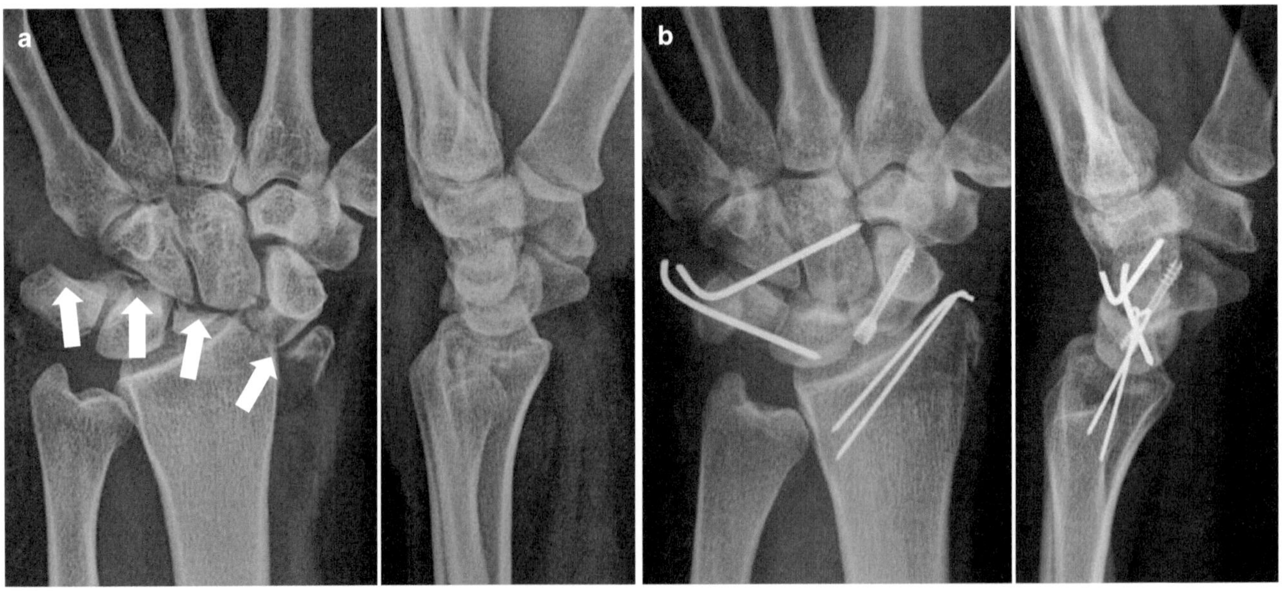

Abb. 10.12 Transradiale, transskaphoidale perilunäre Luxationsfraktur (De-Quervain-Verletzung). **a** Unfallaufnahme mit dislozierten Frakturen des Proc. styloideus radii und des Skaphoids sowie mediokarpale Subluxation des distalen Karpusabschnitts nach radial. Die *Pfeile* markieren die Fraktur- und Luxationslinien. **b** Postoperative Kontrollaufnahme nach offener Reposition der Radius- und Skaphoidfragmente sowie des Karpus und Osteosynthese mit HBS-Schraube und Kirschner-Drähten. Intraoperativ war auch das Lig. lunotriquetrum gerissen

turen des Skaphoids immer nach weiteren Schädigungen gesucht werden.

Transkapitale perilunäre Luxationsfraktur
Bei maximaler Hyperextension schlägt das dislozierte Kapitatum entweder am Lunatumhinterhorn oder an der dorsalen Radiuskante an. Es resultiert eine Querfraktur durch den Kapitatumkörper (meist in Höhe der Taille). Eine Sonderform ist das Skaphoid-Kapitatum-Fraktur-Syndrom nach Fenton [15]. Zugrunde liegen Frakturen durch das Skaphoid und Kapitatum, wobei das Fragment des Kapitatumkopfes um 180° um die Querachse rotiert ist und mit seiner Gelenkfläche nach distal zeigt, weil es sich während des Unfallhergangs nicht spontan reponiert hat.

Transtriquetrale perilunäre Luxationsfraktur
Im Mayfield-Stadium 3 ist entweder das Lig. lunotriquetrum oder das Triquetrum verletzt. Häufiger findet sich eine Fraktur des Triquetrumkörpers, seltener eine palmare Avulsionsfraktur an den Insertionen des Lig. radiolunotriquetrum palmare oder des Lig. ulnotriquetrum.

Transulnare perilunäre Luxationsfraktur
Frakturen des Proc. styloideus ulnae können bei allen perilunären Luxationsfrakturen des „lesser arc" und „greater arc" vorliegen.

10.3.3.3 Mediokarpale Instabilität

Die mediokarpale oder zentrale Instabilität entspricht einem Mayfield-Übergangsstadium 3/4: Das Lunatum befindet sich in einer palmaren Position und Flexion von weniger als 90°, während der übrige Karpus gegenüber dem Unterarm nach dorsal versetzt ist, auf einem seitlichen Röntgenbild erkennbar an der fehlenden Kolinearität von Radius und Kapitatum [31].

10.3.3.4 Lunatumluxation

Im Mayfield-Stadium 4 ist das Lunatum komplett nach palmar aus der proximalen Handwurzelreihe herausgelöst und um mehr als 90° flektiert, also komplett luxiert. Die Lunatumluxation ist nur möglich, wenn zusätzlich zu den SL- und LT-Bändern auch das Lig. radiolunotriquetrum dorsale abgelöst ist. Die Ausrichtung des übrigen Karpus gegenüber dem Unterarm ist durch Rückstellkräfte wiederhergestellt.

In Tab. 10.15 sind die verschiedenen Formen der traumatischen Instabilitäten einander gegenübergestellt.

Begleitverletzungen
Durch dislozierte Fragmente oder ein luxiertes Lunatum kommt es in gut 1/3 der Fälle zur Schädigung des N. medianus, seltener zu der des N. ulnaris. Eine sekundäre Lunatumnekrose kann durch die Schädigung der Vasa nutricia entstehen.

Tab. 10.15 Gefügeanordnung bei traumatischen Instabilitäten der Handwurzel [32]

	Lunatum-/Kapitatumstand in Relation zum Radius	
Gefügestatus	Lunatum	Kapitatum
Normalbefund	Kolinear	Kolinear
Perilunäre Luxation	Kolinear	Dorsal
Mediokarpale Instabilität	Palmar	Dorsal
Lunatumluxation	Palmar	Kolinear

Therapie
Perilunäre und lunäre Verletzungen sind Notfälle, die eine schnellstmögliche Reposition erfordern. Wenn die geschlossene Reposition durch dorsalen Druck und Extension nicht gelingt, muss auf ein offenes Verfahren umgestiegen werden, bei dem auch Bandnähte eingesetzt werden können. Das Repositionsergebnis wird mit Kirschner-Drähten fixiert und Frakturen z. B. mit HBS-Schrauben versorgt, gefolgt von einer Immobilisation über mindestens 8 Wochen.

10.4 Karpometakarpale Luxationsfrakturen/Luxationen der Karpometakarpalgelenke II–V

Inzidenz
Verletzungsmuster mit dorsaler Dislokation bzw. Subluxation überwiegen deutlich [16]. Die karpometakarpalen Luxationen oder Luxationsfrakturen betreffen vorwiegend die ligamentär mobilen CMC-Gelenke IV und V, während die straffen CMC-Gelenke II und III selten verletzt werden.

Traumamechanismus
Verletzungen am Handwurzel-Mittelhand-Übergang entstehen durch große Krafteinwirkungen, entweder durch eine axiale Stauchung beim Sturz auf die gestreckte Hand oder durch einen sagittalen Kraftvektor, wenn sich die Handwurzel oder Mittelhand in fixierter Position befindet.

Anatomie der Karpometakarpalgelenke

Gelenk	Gelenkpartner
CMC I	Trapezium und Metakarpale I
CMC II	Trapezoideum und Metakarpale II
CMC III	Kapitatum und Metakarpale III
CMC IV	Hamatum und Metakarpale IV
CMC V	Hamatum und Metakarpale V

Als Besonderheit steht das Hamatum über 2 Gelenkfacetten mit den Basen der Metakarpalia IV und V in Verbindung, wobei die 5. Gelenkfacette steil nach ulnar gerichtet ist.

AO/OTA-Klassifikation

Es existiert keine Bewertung für die CMC-Luxation, nur die intraartikulären Frakturen (Typen B und C) an der distalen Handwurzelreihe und den Metakarpalebasen werden codiert (Abschn. 10.3 und 10.5).

Klassifikation

Die Einteilung der Autoren des Buchkapitels umfasst Einzel- und Kombinationsverletzungen in den CMC-Kompartimenten (distale Handwurzelreihe, CMC-Gelenke, Metakarpalebasen; Tab. 10.16).

In Abb. 10.13 sind die einfachen („unilateralen“) CMC-Verletzungen dargestellt.

Bildgebende Diagnostik

In den dorsopalmaren und seitlichen Röntgenprojektionen sowie in den semipronierten bzw. semisupinierten Auf-

Tab. 10.16 Klassifikation der karpometakarpalen Verletzungen

CMC-Verletzungstyp		Verletzungsort
Unilateral	1	Distale Handwurzelreihe
	2	CMC-Luxation
	3	Metakarpalebasis
Bilateral	4	Distale Handwurzelreihe und CMC-Luxation
	5	CMC-Luxation und Basis der Metakarpalia
Trilateral	6	Distale Handwurzelreihe, CMC-Luxation und Metakarpalebasis

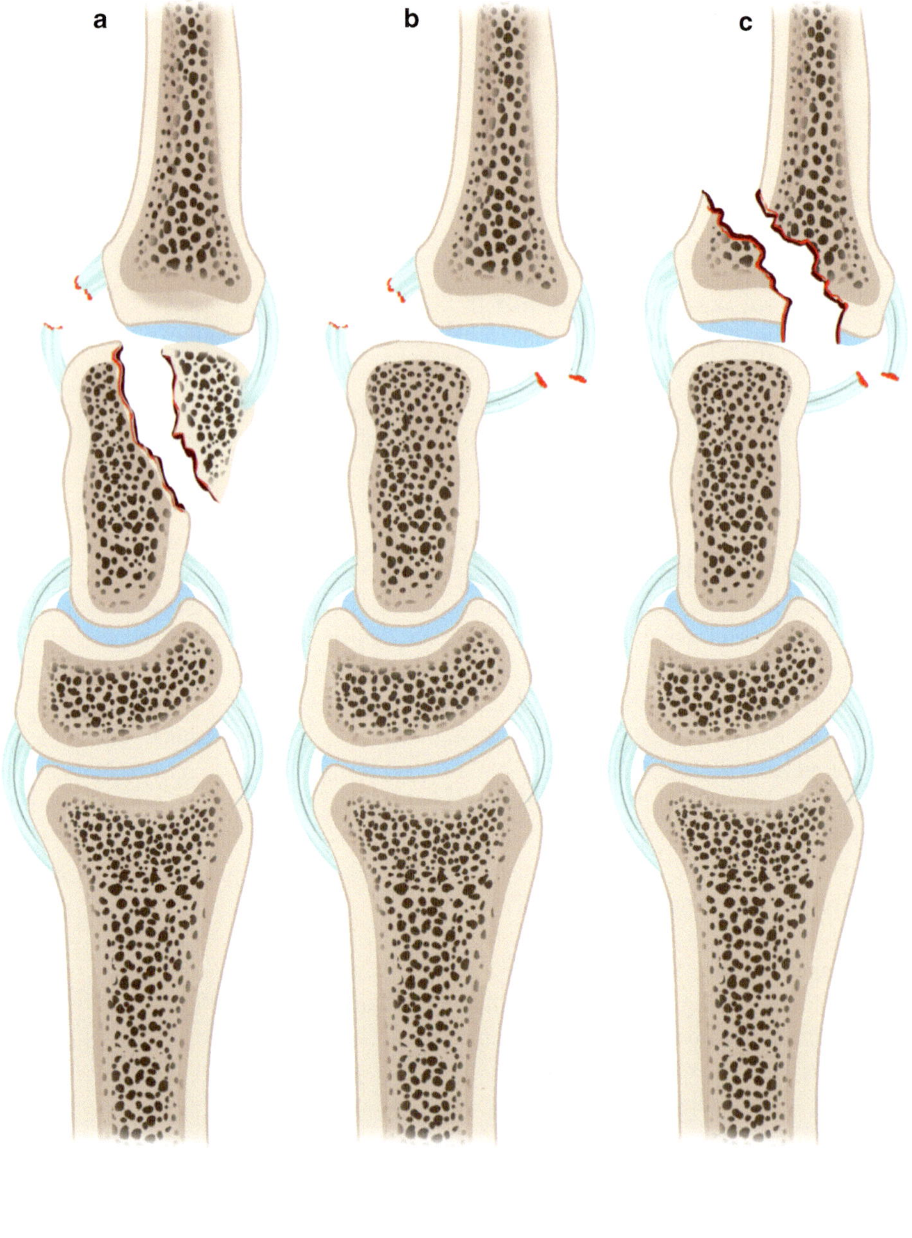

Abb. 10.13 Schemazeichnungen zu den karpometakarpalen Luxationsfrakturen. **a** Fraktur an der distalen Handwurzelreihe, Bandrupturen und dorsale Dislokation. **b** Reine Subluxation der Mittelhand nach dorsal bei Bandrupturen. **c** Fraktur an der Metakarpalebasis, Bandrupturen und dorsale Dislokation

nahmen (Zitherspieler- bzw. Noorgaard-Stellung) wird das wahre Ausmaß einer karpometakarpalen Verletzung zumeist deutlich unterschätzt. Deshalb muss beim Verdacht oder bei nachgewiesener CMC-Verletzung immer eine CT mit Bildrekonstruktion in den orthogonalen Ebenen durchgeführt werden (am Daumensattelgelenk auch mit obliquen Schrägungen). Das wahre Fraktur- und Dislokations- bzw. Subluxationsausmaß wird in den sagittalen Bildrekonstruktionen sichtbar (Abb. 10.14). Der MRT kommt bei der Untersuchung der CMC-Gelenke wegen der fehlenden Konsequenz einer chirurgischen Bandrekonstruktion keine Bedeutung zu.

Morphometrie

In den sagittalen CT-Reformationen müssen folgende Aspekte bewertet werden:

- Kongruenz der karpometakarpalen Gelenkpartner. Diskrete Subluxationen sind anhand einer exzentrischen Erweiterung des Gelenkraums, dem sog. „V-Zeichen", erkennbar.
- Kolinearität der distalen Handwurzelreihe zu den Basen der Metakarpalia.

Begleitverletzungen

Bei Verletzungen in den CMC-Gelenken IV und V kann es zur Schädigung des N. ulnaris kommen.

Therapie

Operativ stehen die geschlossene Fragmentreposition und Fixation mit Kirschner-Drähten im Vordergrund. Wenn eine geschlossene Reposition nicht möglich ist, muss auf ein ORIF-Verfahren übergegangen werden, ggf. mit Verwendung von Schrauben und Kleinfragmentplatten.

10.5 Mittelhandfrakturen

Inzidenz

Mittelhand- und Fingerfrakturen sind nach den Radiusfrakturen die zweithäufigste Verletzung an der oberen Extremität [2]. Auffällig häufig sind Männer (ca. 75 %) und das mittlere Lebensalter (ca. 70 %) betroffen. Ungefähr 20 % aller Handfrakturen sind am Metakarpale V lokalisiert.

Traumamechanismen

Bei den Mittelhandfrakturen dominieren tätliche Auseinandersetzungen mit ca. 50 % der Fälle, dann folgen Stürze, Arbeits- und Sportunfälle. Frakturen am Daumenstrahl werden zumeist durch eine axiale Krafteinwirkung verursacht.

Begleitverletzungen

Haut- und Weichteilverletzungen sind bei direkter Krafteinwirkung häufig.

Anatomie der Ossa metacarpalia

Segment	Anatomische Struktur
Proximal	Basis
Mitte	Schaft: – Proximales Schaftdrittel – Mittleres Schaftdrittel – Distales (subkapitales) Schaftdrittel
Distal	Kopf (unikondylär)

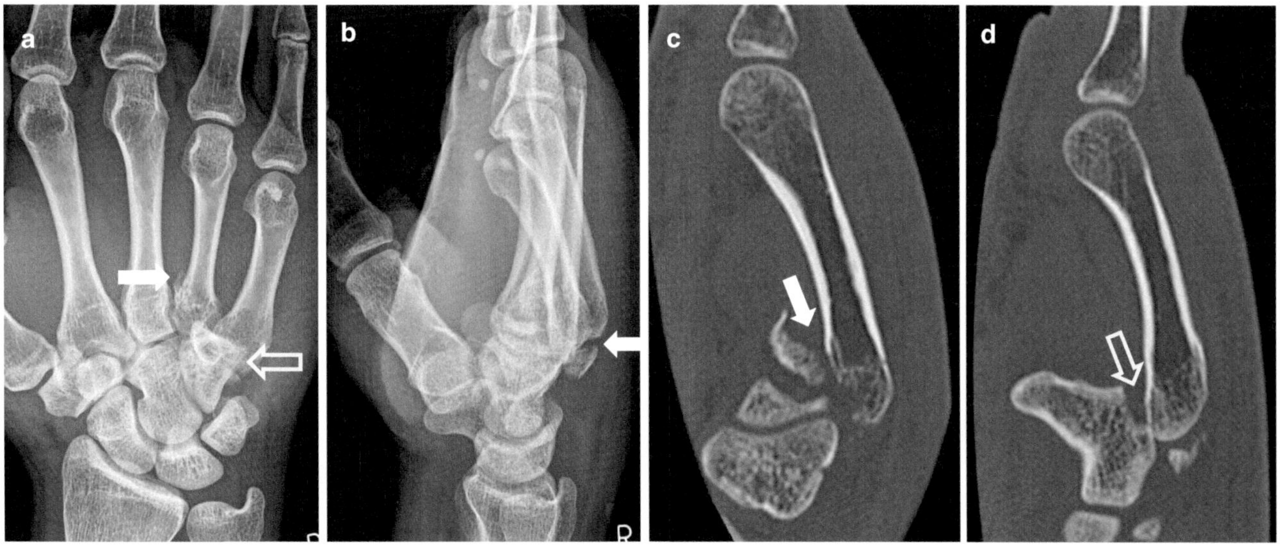

Abb. 10.14 Luxationsfrakturen an den CMC-Gelenken IV und V. **a, b** In der dorsopalmaren Aufnahme Frakturlinie am Metakarpale IV (*Pfeil*) und Doppelprojektion am CMC-Gelenk V (*offener Pfeil*), in der Seitaufnahme proximale Fraktur (*Pfeil*) und palmare Fehlausrichtung der Metakarpalia IV und V. **c, d** In den sagittalen CT-Rekonstruktionen Basisfraktur des Metakarpale IV (*Pfeil*) und dorsale Fraktur am Hamatum (*offener Pfeil*). An beiden Metakarpalia liegen Einstauchungen, dorsale Dislokationen und palmare Achsenfehlstellungen vor

Tab. 10.17 AO/OTA-Klassifikation der Mittelhandfrakturen [6]

Region	Strahl	Höhe	Frakturtyp
77	1 = Daumen 2 = Zeigefinger 3 = Mittelfinger 4 = Ringfinger 5 = Kleinfinger	1 = Basis	A = extraartikulär B = partiell intraartikulär C = komplett intraartikulär
		2 = Schaft	A = einfach B = mit Biegung/ Kompression C = mehrfragmentär
		3 = Kaput	A = extraartikulär B = partiell intraartikulär C = komplett intraartikulär

AO/OTA-Klassifikation

Die Einteilung für Mittelhandfrakturen ist in Tab. 10.17 mit 4 Kennungen zusammengefasst, wobei die Luxationen in der Klassifikation nicht vorgehalten werden [6].

Klinische Klassifikation

In der Alltagsversorgung werden Basis-, Schaft-, Hals- (subkapitale Frakturen) und Kopffrakturen unterschieden.

Bildgebende Diagnostik

Grundlage ist die Projektionsradiografie in 2 Ebenen [26]. Darüber hinaus kann folgende Bildgebung erforderlich sein:

- Wegen seiner anatomischen Sonderstellung wird das Metakarpale I jenseits der übrigen Mittelhand zusätzlich in den 2 Standardprojektionen untersucht (palmodorsal in Supination und lateral).
- Bei Verletzungen mehrerer der Mittelhandknochen II–V werden dorsopalmare und (als Zitherspieler-Projektion) oblique Übersichtsaufnahmen angefertigt. Diese werden beim Frakturnachweis durch eine streng laterale Aufnahme der Mittelhand ergänzt, um das Ausmaß einer palmaren Achsenfehlstellung des peripheren Fragments zu bestimmen.
- Stellungskontrollen von Mittelhandfrakturen II–V werden anhand einer dorsopalmaren und streng lateralen Projektion vorgenommen, optional ergänzt von einer obliquen Projektion (semiproniert an den Metakarpalia II und III, semisupiniert an den Metakarpalia IV und V).

Metakarpaleschaftfrakturen bedürfen in der Regel keiner weiterführenden Diagnostik.

Bei Mittelhandfrakturen sollte die Indikation zur hochauflösenden CT-Diagnostik (axiale Akquisition, koronale und sagittale multiplanare Rekonstruktion [MPR] mit jeweils Submillimeterschichten) in 2 Situationen gestellt werden:

- Bei Basisfrakturen der Metakarpalia, die häufig auch in die CMC-Gelenke einstrahlen. Das Fraktur- und Dislokationsausmaß kann nur in der CT korrekt bestimmt werden.
- Bei intraartikulären Mehrfragmentfrakturen eines Metakarpalekopfes zur Fragmentzuordnung.

Funktionell und lokalisatorisch müssen Einzel- von Serienfrakturen der Metakarpalia sowie Frakturen des Metakarpale I (opponierende Funktion des Daumens) von Frakturen der Metakarpalia II–V unterschieden werden.

10.5.1 Frakturen des Metakarpale I

10.5.1.1 Proximale (basisnahe) Frakturen des Metakarpale I

Klassifikation nach Eponymen

Die Klassifikation der Frakturen an der Metakarpale-I-Basis zeigt Tab. 10.18.

Bildgebende Diagnostik

Bei intraartikulären Frakturen der Metakarpale-I-Basis (Typ Bennett und Rolando) sollte immer eine Dünnschicht-CT (0,5–1,0 mm) zur Gelenkflächenbeurteilung durchgeführt werden, während bei der extraartikulären Winterstein-Fraktur Projektionsradiogramme ausreichend sind.

Morphometrie

Durch den Sehnenzug des M. abductor pollicis longus

- kommt es bei der meist instabilen Bennett-Fraktur zur Proximalisierung und dorsoradialen Dislokation des Schaftfragments, während ein kleines ulnopalmares Fragment in ligamentärer Fixation vor Ort verbleibt (Abb. 10.15a, b),
- ist bei der Rolando-Fraktur das Schaftfragment in die Basisfragmente impaktiert (Abb. 10.15c, d),
- kippt bei der Winterstein-Fraktur das proximale Fragment nach dorsal, das distale Fragment dagegen durch die einwirkenden Thenarmuskeln nach palmar.

Eine Stufe von mehr als 1,0 mm an der Metakarpale-I-Basis wird als Operationsindikation gewertet.

Therapie

Basisnahe Frakturen des Metakarpale I sind zumeist disloziert und gelten wegen der inserierenden Muskeln als in-

Tab. 10.18 Klassifikation der Frakturen an der Metakarpale-I-Basis

Eponym	Frakturtyp	Dislokation des distalen Fragments
Bennett-Fraktur	Intraartikuläre 2-Fragmentfraktur	– Proximal – Dorsoradial
Rolando-Fraktur	Intraartikuläre Mehrfragmentfraktur	– Impaktiert – Dorsoradial
Winterstein-Fraktur	Extraartikuläre, proximale Schaftfraktur	– Palmar

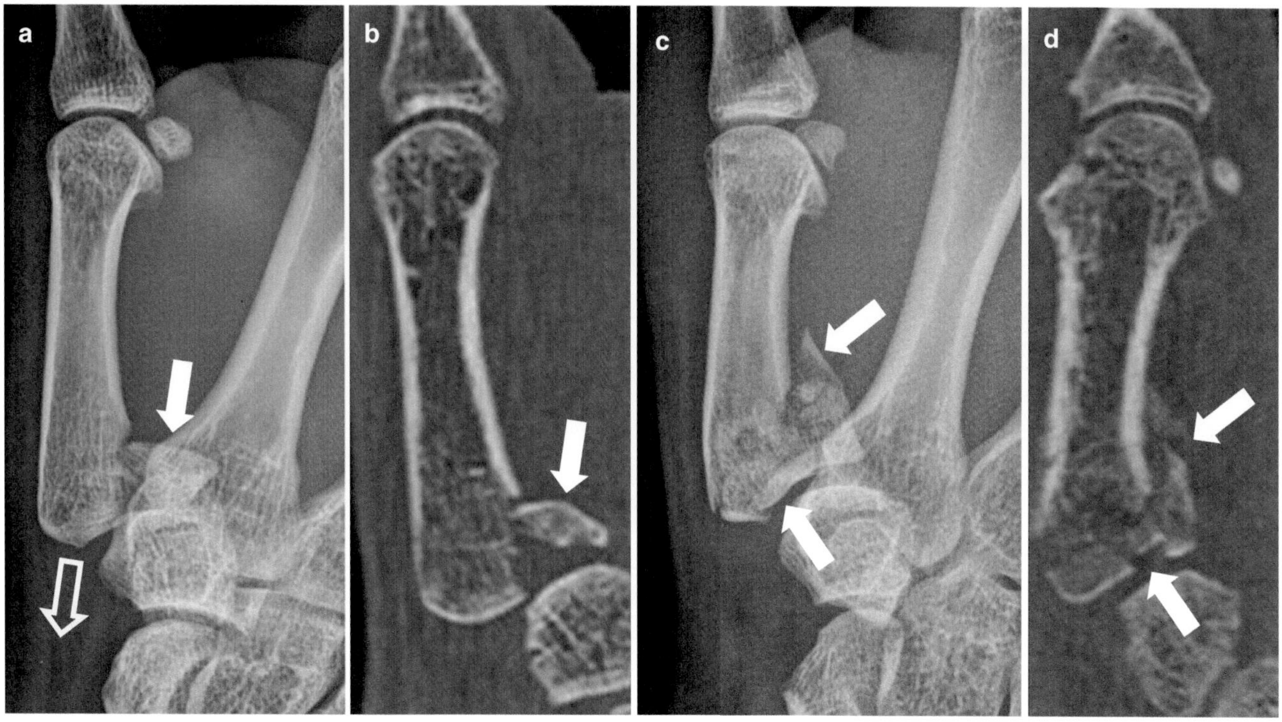

Abb. 10.15 Intraartikuläre Basisfrakturen am Metakarpale I. **a**, **b** Bennett-Fraktur im seitlichen Radiogramm und in sagittaler CT-Rekonstruktion. Kleines ulnopalmares Basisfragment ohne Dislokation (*Pfeil*), während das übrige Metakarpale I durch den Zug des M. abductor pollicis brevis (*offener Pfeil*) nach proximal versetzt ist. **c**, **d** Rolando-Fraktur im seitlichen Radiogramm und in sagittaler CT-Rekonstruktion. Impaktierte Mehrfragmentfraktur (*Pfeile*) der Basis des Metakarpale I

stabil, weshalb sie meist offen reponiert und osteosynthetisch versorgt werden (ORIF bei Bennett- und Rolando-Frakturen mit Kleinfragmentschrauben oder Kirschner-Drähten). Über 30° dislozierte Winterstein-Frakturen werden geschlossen mit Kirschner-Drähten oder als ORIF mit Kleinfragmentplatten versorgt.

10.5.1.2 Schaft- und Kopffrakturen des Metakarpale I

Klinische Klassifikation

Neben den Basisfrakturen werden Schaft-, Hals- (subkapitale Frakturen) und Kopffrakturen unterschieden.

Morphometrie

Radiologisch wichtig ist die Bestimmung der Achsenknickung auf dem Seitenbild. Klinisch wird eine mögliche Rotationsfehlstellung bestimmt.

Therapie

Sie erfolgt wie bei den Frakturen der Metakarpalia II–V.

10.5.2 Frakturen der Metakarpalia II–V

Klinische Klassifikation

In der Alltagsversorgung werden Basis-, Schaft-, Hals- (subkapitale Frakturen) und Kopffrakturen unterschieden.

Morphometrie

Folgende Zeichen müssen überprüft werden [26]:

- Achsenfehlstellungen nach radial oder ulnar werden im dorsopalmaren Projektionsradiogramm dargestellt. Bei Mittelhandfrakturen überwiegen jedoch Fehlstellungen nach palmar, die fast ausschließlich im subkapitalen Abschnitt lokalisiert sind. Die Quantifizierung einer palmaren Achsenfehlstellung kann nur anhand von streng seitlichen Röntgenbildern oder sagittalen Schnittbildern vorgenommen werden (Abb. 10.16). Eine Alternative ist die sonografische Achsfehlerbestimmung.
- Mithilfe des sog. „Metakarpalzeichens" kann die Verkürzung einer impaktierten Fraktur an den Metakarpalia III–V erkannt und bestimmt werden. Im Normalfall

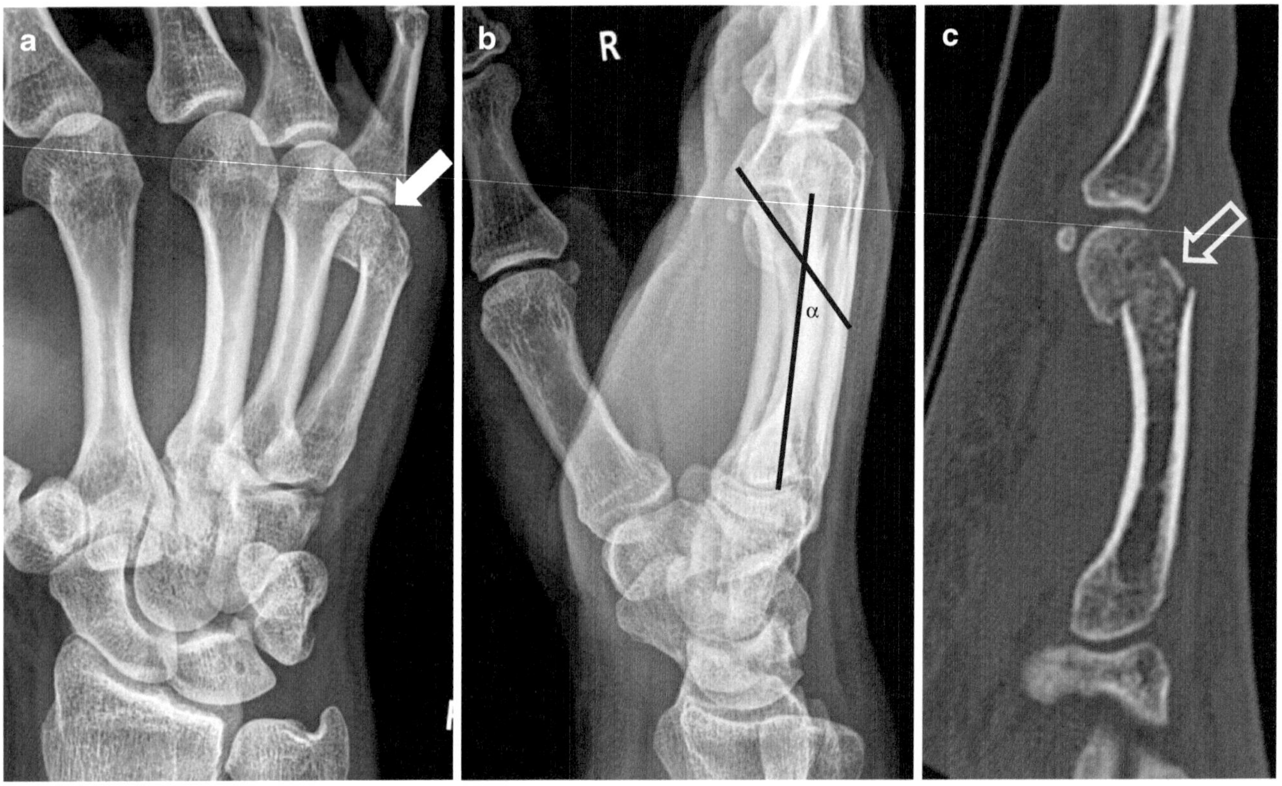

Abb. 10.16 Subkapitale Fraktur am Metakarpale V. **a** In der Schrägaufnahme (Zitherspieler-Projektion) Dislokation des Metakarpale-V-Kopfes nach radial und palmar (*Pfeil*). **b** In der Seitaufnahme der Mittelhand wird die palmare Achsenfehlstellung mit 48° bestimmt. **c** Sagittale CT-Rekonstruktion mit übersichtlicher Darstellung und dorsalem Kortikalisfragment (*offener Pfeil*)

befinden sich die distalen Begrenzungen der Metakarpaleköpfe auf einer Verbindungslinie.

- Im Gegensatz zur klinischen Untersuchung (Faustschlussprobe) werden Rotationsfehler von Mittelhandfragmenten in den Röntgenprojektionen zumeist nur sehr unzuverlässig erkannt.
- Bei der Kopffraktur eines Metakarpale stellt eine Gelenkflächenstufe von mehr als 2 mm in der Regel eine Operationsindikation dar.

Begleitverletzungen

Selten kommt es bei Frakturen der Metakarpalia IV und V zur traumatischen Läsion des N. ulnaris.

Therapie

Dislozierte Frakturen oder Luxationsfrakturen der Mittelhandbasis werden operativ behandelt (Abschn. 10.4). Achsenabweichungen von 10 bis 40° aufsteigend an den Schäften II–V sowie über 70° bei einer subkapitalen Metakarpale-V-Fraktur, Verkürzungen von mehr als 5 mm oder Rotationsfehler sind Indikationen zur Operation (geschlossen mittels intramedullären Drahtschienen, sog. „Förstner-Pins", oder als ORIF mit Kleinfragmentschrauben oder -platten). Bei geringer Achsenfehlstellung erfolgt nach Reposition die Ruhigstellung in Intrinsic-Plus-Stellung.

Dislozierte Frakturen eines Metakarpalekopfes erfordern ein ORIF-Verfahren mit Fragmentreposition, Rezentrierung im Metakarpophalangealgelenk (MCP-Gelenk) und Stabilisation mit Kleinfragmentschrauben, Kirschner-Drähten oder Drahtcerclage.

10.6 Frakturen und Luxationen des Daumens und der Finger

Inzidenz

Fingerfrakturen machen zusammen mit den Mittelhandfrakturen ca. 10 % aller Verletzungen an der oberen Extremität aus und sind nach den Radiusfrakturen die zweithäufigste Verletzung. Mit ca. 75 % sind junge und mittelalte Männer häufig betroffen.

Anatomie der Phalangen I–V

Phalanx	Segment	Insertionen
Metakarpophalangealgelenk (MCP)		Palmare Platte, Kollateralbandkomplex
Grundphalanx (P1)	Basis Schaft Kaput (bikondylär)	
Proximales Interphalangealgelenk (PIP)		Palmare Platte, Kollateralbandkomplex
Mittelphalanx (P2)	Basis Schaft Kaput (bikondylär)	Mittelzügel des M. extensor digitorum (ED) dorsal, Sehne des M. flexor digitorum superficialis (FDS) palmar
Distales Interphalangealgelenk (DIP)		Palmare Platte, Kollateralbandkomplex
Endphalanx (P3)	Basis Schaft Proc. unguicularis	Sehne des M. flexor digitorum profundus (FDP-Sehne) palmar, Seitenzügel des M. extensor digitorum (ED) dorsal

AO/OTA-Klassifikation

Luxationen sieht die Einteilung nicht vor. Die Fraktureinteilung für die Finger und den Daumen ist mit 5 Kennungen in Tab. 10.19 zusammengefasst.

Eine Übersicht zur Lokalisation von Fingerfrakturen und -luxationen gibt Tab. 10.20. Spezielle Klassifikationen finden sich in den Fingerregionen.

Bildgebende Diagnostik

Grundlage ist die Projektionsradiografie in 2 Ebenen, abhängig von der Art der Verletzung kann eine weitere bildgebende Diagnostik erforderlich sein:

- Bei Verletzungen mehrerer Finger werden zur Übersicht dorsopalmare und (als Zitherspieler-Projektion) oblique Aufnahmen angefertigt. Diese werden beim Frakturnachweis durch streng laterale Aufnahmen der einzelnen Fingerstrahlen ergänzt.
- Bei Verletzung eines isolierten Fingers werden dorsopalmare und streng laterale Projektionen mit Zentrierung auf die Verletzungsstelle durchgeführt. Bei intraartikulären Frakturen mit unübersichtlicher Situation können oblique Projektionen in der Fragmentzuordnung weiterhelfen (semiproniert am Zeige- und Mittelfinger, semisupiniert am Ring- und Kleinfinger).
- Zur Feinanalyse von komplexen intraartikulären Fingerfrakturen ist die hochauflösende CT hilfreich (axiale Akquisition, koronale und sagittale MPR mit jeweils Submillimeterschichten).

Morphometrie

Bei der Analyse von Fingerfrakturen/-luxationen müssen folgende Zeichen überprüft werden:

- Beurteilung des kortikalen und spongiösen Knochens bezüglich Form und Architektur. Am Phalanxschaft muss ein Gefäßkanal anhand seines Verlaufs gegenüber einer Fraktur abgegrenzt werden.
- Überprüfung auf Zentrierung der Gelenkpartner in den 3 Fingergelenken. Voraussetzung hierfür ist die streng seitliche Projektion. Bei diskreter Subluxation beschreibt das sog. „V-Zeichen" die Inkongruenz der Gelenkflächen. Des Weiteren können Gelenkflächenüberlagerungen in der dorsopalmaren Projektion Hinweise für eine Subluxation sein.
- An den Insertionsstellen Absuchen der periartikulären Weichteile auf kleine Avulsionsfragmente, wozu die Bildvergrößerung und Weichteilfensterung hilfreich sind (Abb. 10.17b).
- Überprüfung der Achsenausrichtung der Finger auf dorsopalmaren Aufnahmen.
- Schwäche der Bildgebung, insbesondere der Projektionsradiografie, ist die fehlende Möglichkeit, Rotationsfehlstellungen nachzuweisen. Der klinischen Untersuchung mit Prüfung der Fingerstellung während des Faustschlusses kommt für diese Fragestellung eine Schlüsselrolle zu.
- Die radiologischen Kriterien der knöchernen Konsolidierung weisen gegenüber der klinischen Stabilitätsprüfung eine Verzögerung von mehreren Wochen auf.

Tab. 10.19 AO/OTA-Klassifikation der Fingerfrakturen

Region	Strahl	Phalanx	Höhe	Frakturtyp
78 = Einzelfinger	1 = Daumen 2 = Zeigefinger 3 = Mittelfinger 4 = Ringfinger 5 = Kleinfinger	1 = Grundphalanx	1 = Basis	A = extraartikulär B = partiell intraartikulär C = komplett intraartikulär
		2 = Mittelphalanx	2 = Schaft	A = einfach B = mit Achsenfehlstellung C = mehrfragmentär
		3 = Endphalanx	3 = Kaput	A = extraartikulär B = partiell intraartikulär C = komplett intraartikulär
79 = mehrere Finger				

Tab. 10.20 Zusammenstellung der Fingerfrakturen/-luxationen

Verletzungsart	Fraktur/Luxation
Intraartikuläre Traumen der Metakarpophalangealgelenke (MCP-Gelenke)	
Fraktur des Metakarpalekopfes	– Ein-/mehrfragmentär, nicht disloziert/disloziert
Luxationsfraktur des Metakarpalekopfes	– Ein-/mehrfragmentär, nicht disloziert/disloziert – Nicht luxiert/luxiert
Luxation des MCP-Gelenks	– Ein-/mehrdirektional
Fraktur der P1-Basis	– Ein-/mehrfragmentär, nicht disloziert/disloziert
Luxationsfraktur der P1-Basis	– Ein-/mehrfragmentär, nicht disloziert/disloziert – Nicht luxiert/luxiert
Avulsionsfraktur der P1-Basis	– Nicht disloziert/disloziert
Extraartikuläre Traumen der Grundphalangen (P1)	
Fraktur des P1-Schafts/-Halses	– Quer/schräg/längs/spiralförmig, nicht disloziert/disloziert
Intraartikuläre Traumen der proximalen Interphalangealgelenke (PIP-Gelenke)	
Fraktur des P1-Kopfes	– Ein-/mehrfragmentär, nicht disloziert/disloziert
Luxationsfraktur des P1-Kopfes	– Ein-/mehrfragmentär, nicht disloziert/disloziert – Nicht luxiert/luxiert
Luxation des PIP-Gelenks	– Ein-/mehrdirektional
Fraktur der P2-Basis	– Ein-/mehrfragmentär, nicht disloziert/disloziert
Luxationsfraktur der P2-Basis	– Ein-/mehrfragmentär, nicht disloziert/disloziert – Nicht luxiert/luxiert
Avulsionsfraktur der P2-Basis	– Nicht disloziert/disloziert
Extraartikuläre Traumen der Mittelphalangen (P2)	
Fraktur des P2-Schafts/-Halses	– Quer/schräg/längs/spiralförmig, nicht disloziert/disloziert
Intraartikuläre Traumen der distalen Interphalangealgelenke (DIP-Gelenke)	
Fraktur des P2-Kopfes	– Ein-/mehrfragmentär, nicht disloziert/disloziert
Luxationsfraktur des P2-Kopfes	– Ein-/mehrfragmentär, nicht disloziert/disloziert – Nicht luxiert/luxiert
Luxation des DIP-Gelenks	– Ein-/mehrdirektional
Fraktur der P3-Basis	– Ein-/mehrfragmentär, nicht disloziert/disloziert
Luxationsfraktur der P3-Basis	– Ein-/mehrfragmentär, nicht disloziert/disloziert – Nicht luxiert/luxiert
Avulsionsfraktur der P3-Basis	– Nicht disloziert/disloziert
Extraartikuläre Traumen der Endphalangen (P3)	
Fraktur des P3-Schafts/-Nagelkranzes	– Quer/schräg/längs/spiralförmig, nicht disloziert/disloziert

Begleitverletzungen

Weichteilschäden sind bei Fingerfrakturen häufig, zumal der phalangeale Weichteilmantel sehr dünn ist. Dessen Beurteilung ist Domäne der klinischen Untersuchung. Für spezielle Fragen kann die Indikation zur Sonografie oder MRT bestehen, z. B. bei Verletzungen der palmaren Platte oder Kollateralbänder sowie zur Lokalisationsdiagnostik von Sehnenrupturen.

10.6.1 Luxationen der Daumen- und Fingergelenke

Inzidenz

Luxationen betreffen am häufigsten die PIP-Gelenke, gefolgt von den MCP-Gelenken und nur selten die DIP-Gelenke oder 2 Gelenke eines Strahls.

Traumamechanismus

Typischer Unfallhergang ist das Hyperextensionstrauma, das zur dorsalen Fingergelenksluxation führt. Auch eine axiale Krafteinwirkung kann zur Luxation führen. Ballspiele führen die Unfallstatistiken an.

Klassifikation

Allgemein wird wie an anderen Gelenken zwischen einer Subluxation (residualer Gelenkflächenkontakt) und Luxation (kein Gelenkflächenkontakt) unterschieden.

Luxation im Metakarpophalangealgelenk (MCP-Gelenk)

Wegen der kräftigen Band- und Sehnenführung sind komplette Luxationen in den Grundgelenken selten (Abb. 10.17a), osteoligamentäre Avulsionen dagegen häufig [26].

Luxation im proximalen Interphalangealgelenk (PIP-Gelenk)

In der Frequenz überwiegen deutlich die Mittelgelenkluxationen, hierbei das dorsale Luxationsmuster in Kombination mit rotatorischen und axialen Anteilen [5]. Begleitrupturen der palmaren Platte sind die Regel (Abb. 10.17b), eventuell kommt es zum Abriss der Kollateralbänder und/oder des Extensoren-Mittelzügels.

Luxation im distalen Interphalangealgelenk (DIP-Gelenk)

Die reine Luxation im Endgelenk ist im Gegensatz zur Subluxation beim Mallet-Finger sehr selten (Abb. 10.17c), gelegentlich ist sie mit einer PIP-Gelenkluxation vergesellschaftet [26].

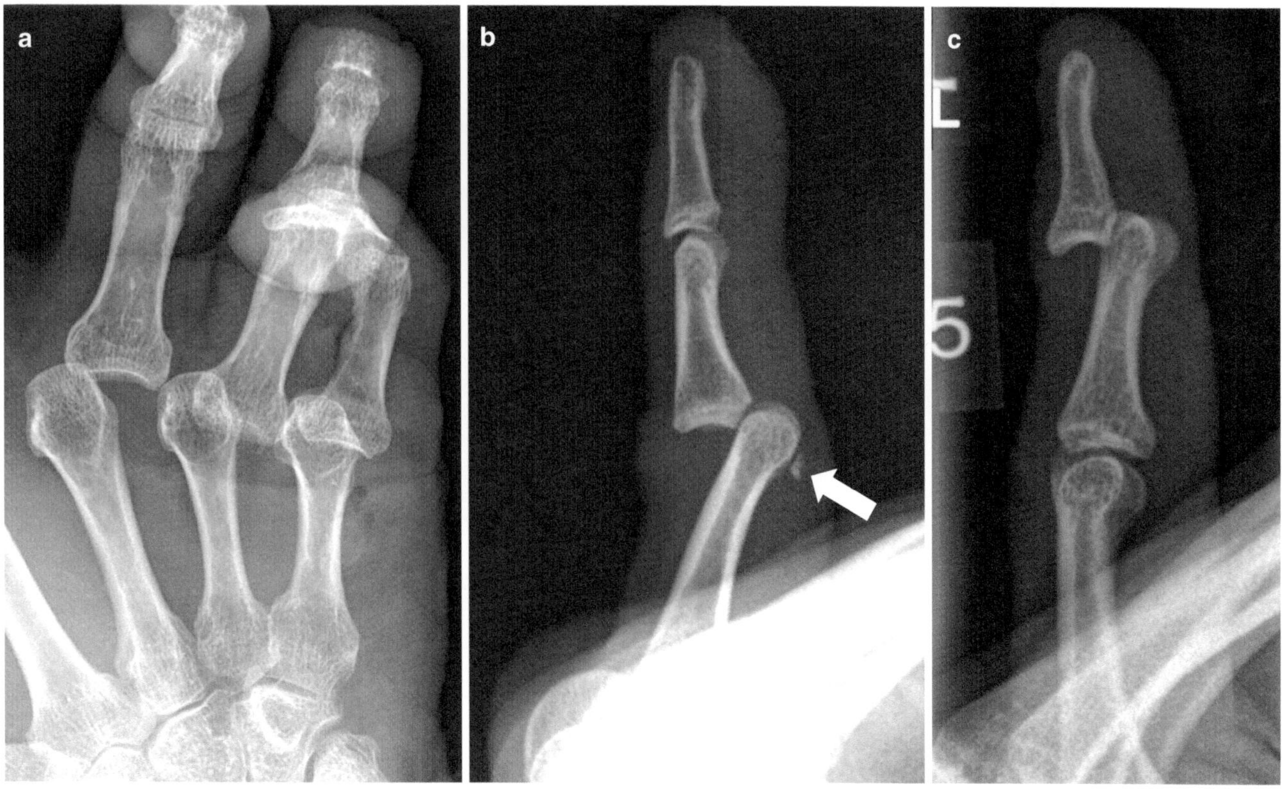

Abb. 10.17 Luxationen in den Fingergelenken. **a** Luxationen in den Grundgelenken (MCP-Gelenken) III bis V. Jeweils Luxationen unterschiedlichen Grades nach ulnar und proximal. **b** Dorsale Luxation im Mittelgelenk (PIP-Glenk) IV einschließlich palmarer Avulsionsfraktur an der Mittelphalanxbasis mit disloziertem Fragment (*Pfeil*). **c** Dorsale Luxation im Endgelenk (DIP-Gelenk) V ohne Hinweis auf Avulsion

Postoperative Bildgebung

Nach Reposition eines luxierten Fingergelenks wird anhand einer seitlichen Röntgenaufnahme einerseits die Rezentrierung der Gelenkpartner überprüft und andererseits die Phalanxbasis nach einer potenziellen Avulsionsfraktur abgesucht (Insertionsort der palmaren Platte).

Therapie

Fingerluxationen werden geschlossen oder – wenn nicht möglich – offen reponiert und mit einem Kirschner-Draht kurzzeitig immobilisiert. Ein größeres Avulsionsfragment der palmaren Platte kann mit einer Minischraube refixiert werden. An eine Ruhigstellung über 10–14 Tage schließt sich eine Physiotherapie an.

10.6.2 Avulsionsverletzungen des Daumens und der Finger

Inzidenz

Phalangeale Avulsionen können sich an Band- und Sehneninsertionen manifestieren. Strecksehnenverletzungen sind mit einer Inzidenz von ca. 30 pro 100.000 Einwohner und Jahr häufig, während Beugesehnenverletzungen deutlich seltener sind (ca. 5 pro 100.000 Einwohner und Jahr). Dazwischen liegt die Häufigkeit von Rupturen der palmaren Platte.

Avulsionen am Metakarpophalangealgelenk (MCP-Gelenk)

Ein Hyperextensionstrauma kann an der Grundgliedbasis eine knöcherne Avulsion der palmaren Platte verursachen. Wenn sich im seitlichen Röntgen- oder CT-Bild ein Sesambein in den palmaren Gelenkspaltanteil projiziert, liegt eine Interposition der abgelösten palmaren Platte vor.

Osteoligamentäre Avulsionen der kräftigen Kollateralbänder finden sich typischerweise an der Ulnarseite der Fingergrundgelenke II und III sowie an der Radialseite der Fingergrundgelenke IV und V.

Eine Sonderstellung nimmt der Skidaumen („gamer's thumb") ein, bei dem durch die forcierte Abduktion des Daumens ein ulnares Avulsionsfragment aus der Grundphalanxbasis ausgerissen wird (Abb. 10.18a).

Avulsionen am proximalen Interphalangealgelenk (PIP-Gelenk)

Eine forcierte Streckung des in fixierter Beugung befindlichen Mittelglieds kann zum Abriss des Extensorenmittelzügels führen – meistens ligamentär, weniger häufig mit einem Avulsionsfragment. Umgekehrt kommt es selten

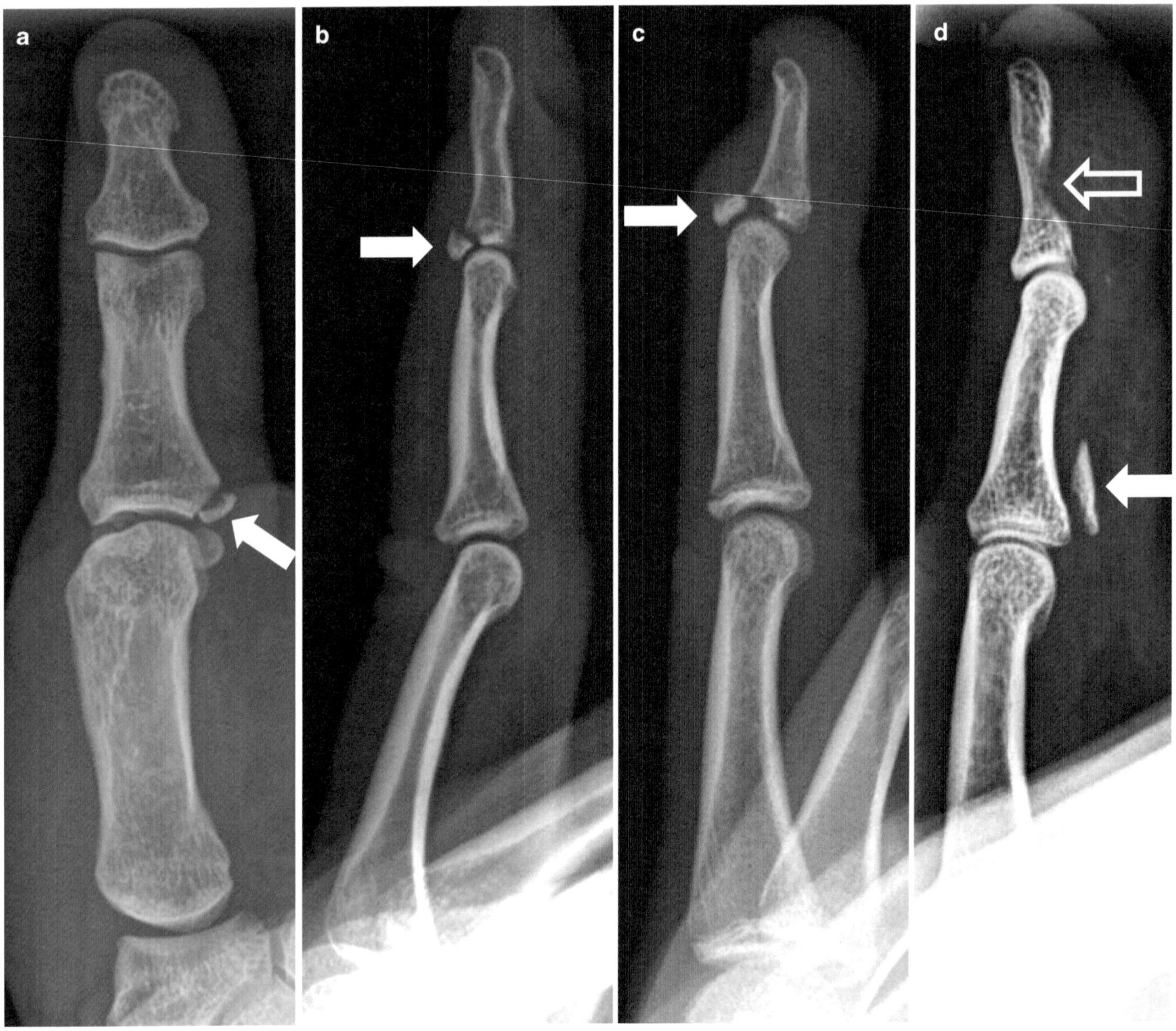

Abb. 10.18 Avulsionsfrakturen an Daumen und Fingern. **a** Skidaumen mit schalenförmigem Ausriss eines kortikalen Fragments (*Pfeil*) aus der ulnaren Seite der Grundphalanxbasis. Keine Subluxation im Grundgelenk. **b** Mallet-Finger mit kleinem (35 %) Avulsionsfragment (*Pfeil*) dorsal am Ansatz der Extensorensehne. Keine Subluxation im DIP-Gelenk. **c** Mallet-Finger mit großem (55 %) Avulsionsfragment dorsal und initialer Subluxation und Flexion im DIP-Gelenk. **d** Rugby-Jersey-Finger mit Ausriss eines großen Fragments (*Pfeil*) an der Insertionen der FDP-Sehne an der Endphalanx palmar (*offener Pfeil*) und Retraktion des Fragments nach proximal

bei der forcierten Beugung des in fixierter Streckung befindlichen Mittelglieds zum knöchernen Ausriss der FDS-Sehne etwas distal vom PIP-Gelenk.

Ein Hyperextensionstrauma führt häufig zur Avulsion der palmaren Platte ohne oder mit einem Fragment unterschiedlicher Größe an der Palmarseite der Mittelgliedbasis (Tab. 10.21 und Abb. 10.17b).

Kollateralbandrupturen an den PIP-Gelenken gehen ohne knöcherne Avulsion einher.

Tab. 10.21 Klassifikation der Verletzungen der palmaren Platte (nach Eaton)

Grad	Ruptur der palmaren Platte		Stabilität
1	Ohne Basisfraktur	Ohne Luxation	Ja
2		Mit Luxation (variabel)	Nein
3	Mit Basisfraktur	Mit Luxation <40 % der PIP-Breite	Nein
4		Mit Luxation >40 % der PIP-Breite	Nein

Avulsionen am distalen Interphalangealgelenk (DIP-Gelenk)

Ein häufiges Traumaereignis ist der knöcherne Abriss der Extensorensehnen (wiedervereinigte Extensorenseitenzügel) an der Dorsalseite der Endphalanxbasis, der sog. „Mallet-Finger" (Abb. 10.18b, c). Der Sehnenabriss kann auch rein ligamentär erfolgen.

Bei abrupter Beugung kann aus dem in Streckung fixierten Endglied ein palmares Fragment durch die FDP-Sehne ausgerissen und nach proximal gezogen werden (Abb. 10.18d). Hierbei handelt es sich um den sog. „Rugby-Jersey-Finger".

Am Endgelenk kommen knöcherne Avulsionen der palmaren Platte und der Kollateralbänder praktisch nicht vor.

Spezielle Bildgebung

Beim Skidaumen sollte auf eine gehaltene Aufnahme verzichtet werden, da die Ruptur des ulnaren Kollateralbands und eine mögliche Stener-Verletzung zuverlässig mit der Sonografie und MRT nachweisbar sind. Bei der Stener-Läsion ist die Aponeurose des M. adductor pollicis zwischen die Stümpfe des Lig. collaterale ulnare interponiert und verhindert dadurch die Bandheilung. Die gleiche Aussage gilt für Verletzungen der Kollateralbänder und palmaren Platten an den übrigen Fingern.

Sehnenverletzungen werden klinisch diagnostiziert. Projektionsradiogramme dienen dem Ausschluss einer knöchernen Avulsion. Mit der Sonografie und MRT soll nicht primär eine Sehnenruptur diagnostiziert, sondern deren Rupturort und Retraktionsstrecke bestimmt werden.

Therapie

Beim Skidaumen kann ein größeres Avulsionsfragment mit einer Minischraube an der Grundphalanxbasis des Daumens refixiert werden. Strecksehnenabrisse ohne oder mit einem kleinen Basisfragment und ohne Subluxation des DIP-Gelenks werden auf einer Stack-Schiene in leichter Hyperextension ruhiggestellt. Bei großem Fragment und/oder Subluxation des DIP-Gelenks erfolgt nach geschlossener Reposition temporär eine Stabilisierung mit Kirschner-Drähten. Verletzungen der palmaren Platte werden zumeist mit kurzzeitiger Immobilisation und nachfolgender Bewegungstherapie versorgt.

10.6.3 Frakturen der Grundphalanx (P1)

P1-Basisfraktur

Eine direkte oder axiale Krafteinwirkung ist ursächlich, z. B. bei Sturz oder Ballspiel. Die impaktierte Basisfraktur kann zur Subluxation im Grundgelenk führen. Bei Osteoporose besteht die Tendenz zur dorsalen Achsenfehlstellung.

P1-Schaft-/Halsfraktur

Bei älteren Patienten mit Osteoporose überwiegt am P1-Schaft die dorsale Achsenfehlstellung. Kinder haben gehäuft subkapitale Frakturen, die anders als bei den Metakarpalia zur dorsalen Angulation neigen.

P1-Kopffraktur

Im Mittelgelenk tritt sie seltener auf als die P2-Basisfraktur, kann allerdings mit dieser kombiniert sein. Die Klassifikation richtet sich nach der Zahl der beteiligten Kondylen und deren Dislokation (Tab. 10.22 und Abb. 10.19a). Bei bikondylären Frakturen weist der Frakturverlauf eine T- oder Y-Form auf.

Tab. 10.22 Klassifikation der P1-Kondylenfrakturen [43]

Frakturtyp	Frakturierte Kondylen	Dislokation
1	Unikondylär	Nicht disloziert
2	Unikondylär	Disloziert/impaktiert
3	Bikondylär	Disloziert/impaktiert

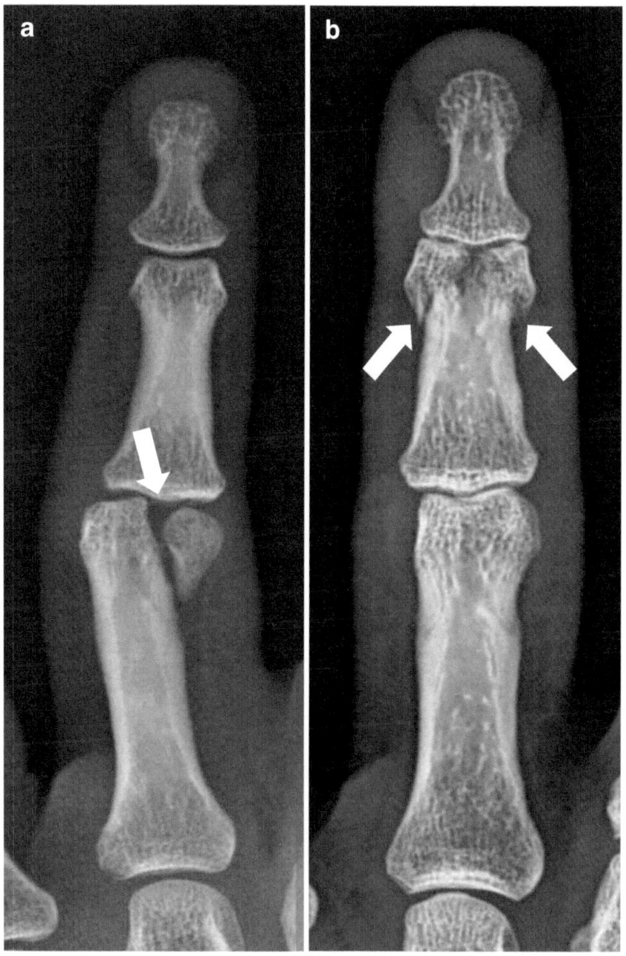

Abb. 10.19 Kondylenfrakturen an den PIP- und DIP-Gelenken. **a** Unikondyläre, impaktierte Fraktur (*Pfeil*) am Grundphalanxkopf radial (Typ 2 nach Steele). Subluxation und Achsenabweichung nach radial. **b** Bikondyläre, gering impaktierte Fraktur (*Pfeile*) am Mittelphalanxkopf (Typ 3 nach Steele). Zentral zwischen den Kondylen ist ein kleines Impressionsareal zu erkennen

10.6.4 Frakturen der Mittelphalanx (P2)

P2-Basisfraktur

Sie entsteht überwiegend durch ein axiales Stauchungstrauma. Traumaschwere und Prognose werden anhand der Fragmentgröße und der Impressionszone sowie der Gelenkfehlstellung bestimmt (Tab. 10.23). Funktionell entspricht die dorsale Basisfraktur einer Avulsion des Extensorenmittelzügels.

Die Systematik der P2-Basisfrakturen illustriert die Abb. 10.20.

P2-Schaft-/Halsfraktur

Aufgrund der geringen Weichteilmantels sind P2-Schaftfrakturen häufig offene Verletzungen und können durch ein Direkttrauma, z. B. beim Sport, hervorgerufen werden. Aus dem Verhaken eines Fingers kann zudem eine Rotationsfehlstellung resultieren. Querfrakturen sind zumeist unmittelbar distal der FDS-Sehneninsertion lokalisiert.

P2-Kopffraktur

Für die intraartikuläre Fraktur gelten die Kriterien und die Klassifikation wie bei der Grundphalanx (Tab. 10.22 und Abb. 10.19b).

10.6.5 Frakturen der Endphalanx (P3)

Aufgrund seiner exponierten Lage ist das Fingerende vielfältigen Verletzungen ausgesetzt. Es dominieren Quetschungen unterschiedlicher Intensität, z. B. am Arbeitsplatz oder im Türrahmen. Eine typische Endgliedverletzung ist die Amputation. Das axiale Trauma sowie die Avulsion mit Sehnenausriss komplettieren das Verletzungsspektrum.

P3-Basisfraktur

Die dorsale Endgliedbasisfraktur („Mallet-Finger") wurde bereits bei den knöchernen Avulsionen der Extensoren er-

Tab. 10.23 Klassifikation der Basisfrakturen an den Mittelphalangen (modifiziert nach [23])

Frakturtyp	Frakturort	Fragmentgröße	Luxationstendenz	Basisimpression
1a	Palmar	<30 %	Nein	Nein
1b		>30 %	Nach dorsal	Ja
2a	Dorsal	<30 %	Nein	Nein
2b		>30 %	Nach palmar	Ja
3	Palmar und dorsal	Variabel	Variabel	Ja

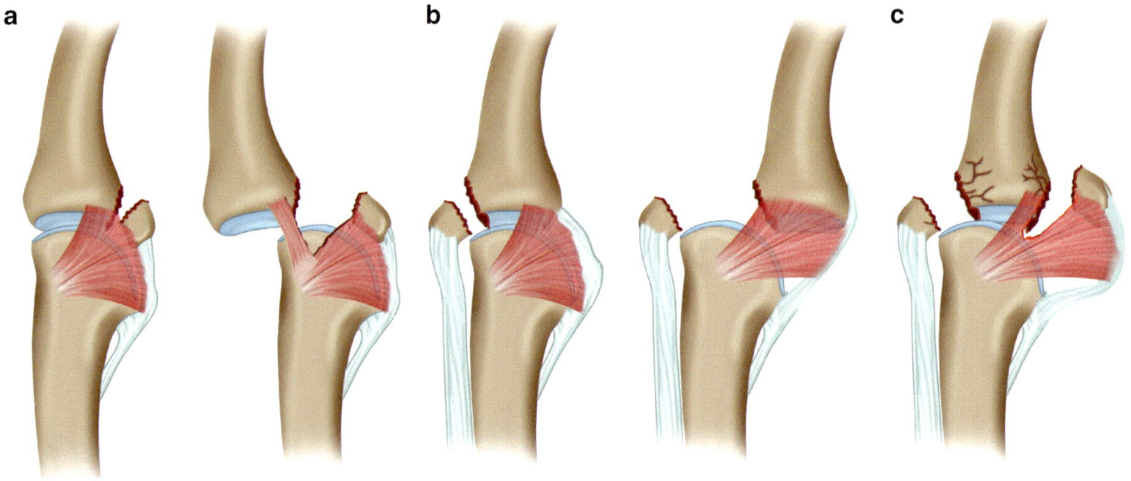

Abb. 10.20 Basisfrakturen an PIP-Gelenken. **a–c** Schemazeichnungen zu den Frakturen der Mittelphalanxbasen, modifiziert nach Hintringer und Enders. **a** Palmare Basisfraktur ohne und mit Mittelgliedluxation nach dorsal. **b** Dorsale Basisfraktur ohne und mit Mittelgliedluxation nach palmar. **c** Palmare und dorsale Basisfrakturen mit Impaktion und palmarer Fragmentdislokation. **d** Sagittale CT-Rekonstruktion einer palmaren Basisfraktur (*Pfeil*) mit geringer, dorsaler Subluxation des Mittelglieds (Typ 1b). **e** Seitliches Radiogramm mit dorsaler Basisfraktur (*Pfeil*) und deutlicher palmarer Luxation des Mittelglieds (Typ 2b). **f** Palmare und dorsale Basisfrakturen (*Pfeile*) mit zentraler Impaktation und dorsaler Fragmentdislokation (Typ 3)

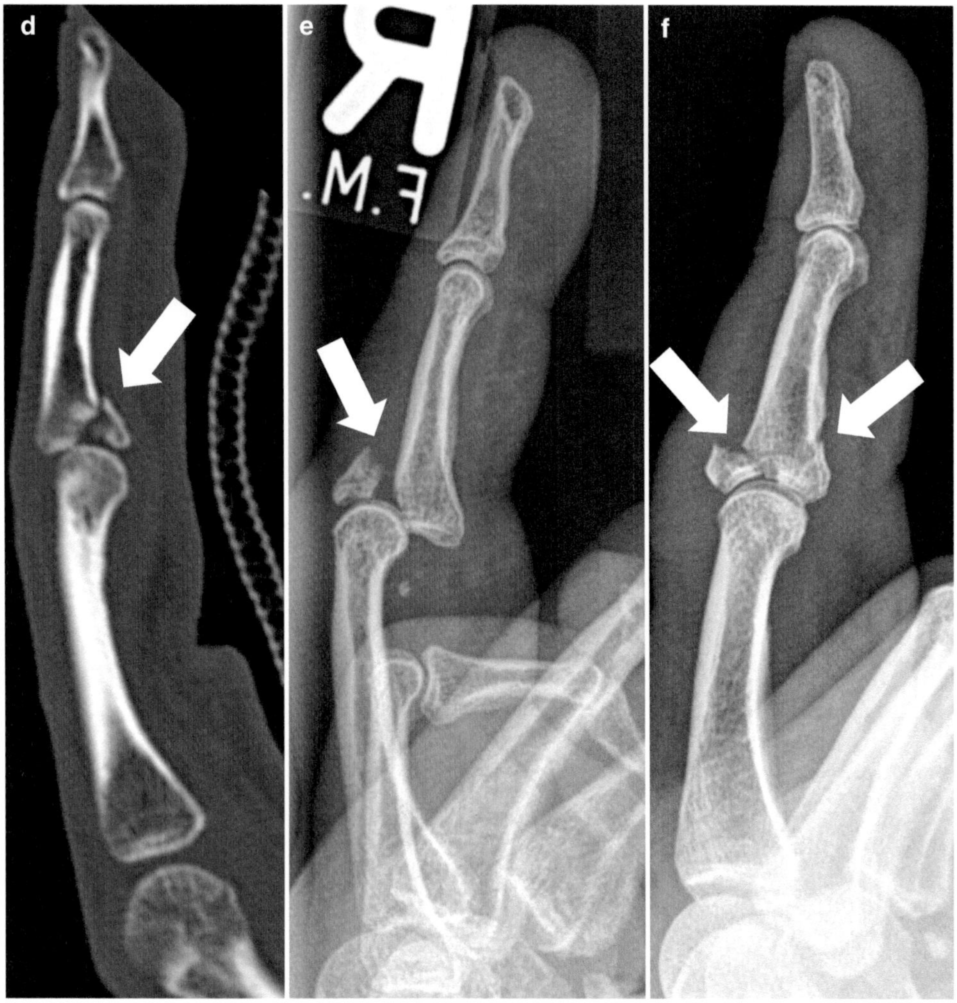

Abb. 10.20 (continued)

Tab. 10.24 Klassifikation der dorsalen Basisfrakturen an der Endphalanx [40]

Frakturtyp	Fragmentgröße (lateral)	Luxationstendenz	Stadium nach Doyle
1	Sehr klein	Nein	1
2	<50 % der Gelenklinie	Gering	4b
3	>50 % der Gelenklinie	Hoch	4c

wähnt (Abb. 10.18b, c; Abschn. 10.6.2). Zusätzlich zur Flexionsstellung kann die Endphalanx in Abhängigkeit von der Fragmentgröße nach palmar subluxieren (in Tab. 10.24 dargestellt nach radiologischen Kriterien im Vergleich zu den klinischen Stadien nach [14]).

Die FDP-Sehne kann beim „Rugby-Jersey-Finger" unmittelbar distal der Endphalanxbasis mit einem knöchernen Avulsionsfragment ausreißen und nach proximal dislozieren (Abb. 10.18d; Abschn. 10.6.2).

Schaftfraktur

Die extraartikuläre Querfraktur kann zur Achsenknickung nach palmar oder dorsal führen, die Längsfraktur in das DIP-Gelenk einstrahlen und auch deutlich klaffen.

Nagelkranzfraktur

Sie entsteht bei stumpfen und offenen Verletzungen, z. B. im Rahmen einer Amputation, mit zumeist moderater Dislokation.

Therapie

Nicht dislozierte oder stabil reponierbare Fingergliedfrakturen werden konservativ mit Fingerschienen (Stack- oder Intrinsic-Plus-Schiene, Orthese) behandelt, im Kindesalter außerdem Frakturen ohne koronale Dislokation und Rotationsfehler.

Instabile und nicht reponierbare Fingerfrakturen müssen operativ behandelt werden, entweder geschlossen durch Fixation mit Kirschner-Drähten oder in einem der ORIF-Verfahren (Schrauben- und/oder Plattenosteosynthese, Fixateur externe). Offene und infizierte Fingerfrakturen erfordern neben dem Antibiotikumeinsatz zumeist mehrzeitige Operationseingriffe.

Literatur

Ausgewählte Übersichtsarbeiten und Monografien

1. AWMF-Leitlinie Skaphoidfraktur (2015) https://www.awmf.org/uploads/tx_szleitlinien/012-016l_S3_Skaphoidfraktur_2015-10.pdf. Zugegriffen am 27.03.2019
2. Day CS (2017) Fractures of the metacarpals and phalanges. In: Wolfe SW, Hotchkiss RN, Peterson WC et al (Hrsg) Green's operative hand surgery, 7. Aufl. Elsevier, Philadelphia, S 231–277
3. Fernandez DL, Jupiter JB (2002) Fractures of the distal radius: a practical approach to management, 2. Aufl. Springer, New York
4. Herbert TJ (1990) The fractured scaphoid. Quality Medical Publishing, St- Louis
5. Kraemer BA, Gilula LA (1992) Phalangeal fractures and dislocations. In: Gilula LA (Hrsg) The traumatized hand and wrist. Radiographic and anatomic correlation. W.B. Saunders, St. Louis, S 105–170
6. Meinberg E, Agel J, Roberts C et al (2018) Fracture and dislocation classification compendium 2018. International comprehensive classification of fractures and dislocations committee. J Orthop Trauma 32 (Suppl 1):S1–S170
7. Schmitt R, Lanz U (2015) Bildgebende Diagnostik der Hand. Thieme, Stuttgart/New York

Zitierte Originalarbeiten

8. Adler JB, Shaftan GW (1962) Fractures of the capitate. J Bone Joint Surg 44:1537–1547
9. Aitken GT (1969) Proximal femoral focal deficiency: definition, classification, and management. Symposium on proximal femoral focal deficiency. National Academy of Sciences, Washington DC
10. Atzei A, Luchetti R (2011) Foveal TFCC tear classification and treatment. Hand Clin 27:263–272
11. Brink PRG, Rikli DA (2016) Four-corner concept: CT-based assessment of fracture patterns in distal radius. J Wrist Surg 5:147–151
12. Cerezal L, Abascal F, García-Valtuille R, Del Piñal F (2005) Wrist MR arthrography: how, why, when. Radiol Clin N Am 43:709–731
13. Cole JR, Bindra RR, Evanoff BA et al (1997) Radiographic evaluation of osseous displacements following intraarticular fracture of the distal radius: reliability of plain radiographs versus computed tomography. J Hand Surg [Am] 22:792–800
14. Doyle JR (1999) Extensor tendons – acute injuries. In: Green DP, Hotchkiss RN, Pederson WC (Hrsg) Green's operative hand surgery, 4. Aufl. Churchill Livingstone, Philadelphia, S 1962–1971
15. Fenton RL (1956) The naviculo-capitate fracture syndrome. J Bone Joint Surg 38:681–684
16. Fisher MR, Rogers LF, Hendrix RW et al (1984) Carpometacarpal dislocations. Crit Rev Diagn Imaging 22:95–126
17. Garcia-Elias M (1986) Dorsal fractures of the triquetrum: avulsion or compression. J Hand Surg [Am] 12:266–268
18. Gelberman RH, Salamon PB, Jurist JM, Posch JL (1975) Ulnar variance in Kienböck´s disease. J Bone Joint Surg 57:674–676
19. Gilula LA (1979) Carpal injuries: analytic approach and case exercises. Am J Roentgenol 133:503–517
20. Giunta RE, Möllhoff N, Gohritz A, Langer M, Lanz U (2021) Eine kurzgefasste Geschichte der Handchirurgie mit Videolink. Handchir Mikrochir Plast Chir 53(2):194–200
21. Grunz JP, Gietzen CH, Schmitt R, Prommersberger KJ (2018) Distale Radiusfrakturen – Update zur Bildgebung. Radiologe 58: 159–174
22. Herzberg G, Comtet JJ, Linscheid RL et al (1993) Perilunate dislocations and fracture-dislocations: a multcenter study. J Hand Surg [Am] 18:768–779
23. Hintringer W, Ender HG (1986) Perkutane Versorgung von intraartikulären Frakturen der Fingermittelglieder. Handchir Mikrochir Plast Chir 18:356–362
24. Karl Ernst Knodt. https://www.aphorismen.de/suche?f_rubrik=Gedichte&f_thema=H%C3%A4nde. Zugegriffen am 30.12.2020.
25. Klempka A, Wagner M, Fodor S, Prommersberger KJ, Uder M, Schmitt R (2016) Injuries of the scapholunate and lunotriquetral ligaments as well as the TFCC in intra-articular distal radius fractures. Prevalence assessed with MDCT arthrography. Eur Radiol 26:722–732
26. Kraemer BA, Gilula LA (1992) Metacarpal fractures and dislocations. In: Gilula LA (Hrsg) The traumatized hand and wrist. Radiographic and anatomic correlation. W.B. Saunders, St. Louis, S 171–219
27. Krimmer H, Schmitt R, Herbert TJ (2000) Kahnbeinfrakturen – Diagnostik, Klassifikation und Therapie. Unfallchirurgie 102: 812–819
28. Lee SK (2017) Fractures of the Carpal Bones. In: Wolfe SW, Hotchkiss RN, Peterson WC et al (Hrsg) Green's operative hand surgery, 7. Aufl. Elsevier, Philadelphia, S 588–652
29. Lundy DW, Quisling SG, Lourie GM et al (1999) Tilted lateral radiographs in the evaluation of intra-articular distal radius fractures. J Hand Surg [Am] 24:249–256
30. Martinoli C, Perez MM, Bignotti B, Airaldi S, Molfetta L, Klauser A, Demondion X, Cotten A, Tagliafico A (2013) Imaging finger joint instability with ultrasound. Semin Musculoskelet Radiol 17:466–476
31. Mayfield JK, Johnson RP, Kilcoyne RK (1980) Carpal dislocations: pathomechanics and progressive perilunar instability. J Hand Surg 5:226–241
32. Mayfield JK, Gilula LA, Totty WG (1992) Carpal fracture-dislocations. In: Gilula LA (Hrsg) The traumatized hand and wrist. Radiographic and anatomic correlation. W.B Saunders, St. Louis, S 287–326
33. Medoff RJ (2005) Essential radiographic evaluation for distal radius fractures. Hand Clin 21:279–288
34. Medoff RJ, Kopylov P (1998) Immediate internal fixation and motion of comminuted distal radius fractures using a new fragment specific system. Orthop Trans 22:165

35. Nattrass GR, King GJ, McMurtry RY, at al. (1994) An alternative method for determination of the carpal height ratio. J Bone Joint Surg Am 76:88–94
36. Palmer AK (1981) Trapezial ridge fractures. J Hand Surg [Am] 5:561–564
37. Prommersberger KJ, Schmitt R (2020) Spezielle Aspekte der Frakturen am distalen Unterarm. Radiologe 60:591–600
38. Rozental TD, Bozentka DJ, Katz MA et al (2001) Evaluation of the sigmoid notch with computed tomography following intra-articular distal radius fracture. J Hand Surg [Am] 26:244–251
39. Salter R, Harris W (1963) Injuries involving the epiphyseal plate. J Bone Joint Surg (Br) 83:587–622
40. Sauerbier M, Krimmer H, Hahn P et al (1999) Dorsale intraartikuläre Endphalanxfrakturen. Handchir Mikrochir Plast Chir 31:82–87
41. Schmitt R, Rosenthal H (2016) Bildgebende Diagnostik der Skaphoidfrakturen nach den aktuellen S3-Leitlinien. Fortschr Röntgenstr 188:459–469
42. Soong M, Earp BE, Bishop G et al (2011) Volar locking plate implant prominence and flexor tendon rupture. J Bone Joint Surg Am 93:328–335
43. Steele WM (1988) Articular fractures. In: Barton NJ (Hrsg) Fractures of the hand and wrist. Churchill Livingstone, Edinburgh, S 55
44. Teisen H, Hjarbaek J (1988) Classification of fresh fractures of the lunate. J Hand Surg (Br) 13:458–462
45. Vassa R, Garg A, Omar IM (2020) Magnetic resonance imaging of the wrist and hand. Pol J Radiol 85:e461–e488
46. Walker JL, Greene TL, Lumseth PA (1988) Fracture of the body of the trapezium. J Orthop Trauma 21:22–28
47. Weber MA (2021) Bildgebende Diagnostik der Hand – Teil 1. Radiologe 61:333–334
48. Weber-MA (2021) Bildgebende Diagnostik der Hand – Teil 2. Radiologe 61:423–425
49. Welling RD, Jacobson JA, Jamadar DA et al (2008) MDCT and radiography of wrist fractures: radiographic sensitivity and fracture patterns. Am J Roentgenol 190:10–16
50. Yang Z, Mann FA, Gilula LA et al (1997) Scaphopisocapitate alignment: criterion to establish a neutral lateral view of the wrist. Radiology 205:865–869
51. Youm Y, McMurty RY, Flatt YE et al (1978) An experimental study of radial-ulnar deviation and flexion-extension. J Bone Joint Surg Am 60:423–431
52. Zimmer C (2012) Wie die Evolution die menschliche Hand schuf. Veröffentlicht am 27.04.2012. https://www.welt.de/wissenschaft/article106233333/Wie-die-Evolution-die-menschliche-Hand-schuf.html. Zugegriffen am 30.12.2020

Brustwirbelsäule und knöcherner Thorax

11

Christian R. Krestan und Manfred Greitbauer

Inhaltsverzeichnis

11.1 Vorbemerkung

M.-A. Weber und T. Mittlmeier

Verletzungen des Brustkorbs sind häufig und oft klinisch relevant. Die Inzidenz für ein Thoraxtrauma liegt bei ca. 25 pro 100.000 Einwohner und Jahr in Deutschland [55], und die Mortalität nach Thoraxtrauma wird abhängig von den Begleitverletzungen im Mittel mit 15 % angegeben [52]. Bei mehr als der Hälfte der Patienten mit einem Thoraxtrauma finden sich Rippenfrakturen [52]. Zwar können schwere Thoraxtraumen auch ohne Verletzungen des knöchernen Thorax oder der Brustwirbelsäule (BWS) auftreten [71], jedoch sollte insbesondere bei Nachweis von oberflächlichen kutanen/subkutanen Verletzungen wie Hämatomen der Thoraxwand eine Diagnostik mittels Multidetektorcomputertomografie (MDCT) erfolgen, denn gerade am Thorax sind im Schockraumsetting in dieser Konstellation häufig innere Verletzungen nachweisbar [51].

Die digitale Projektionsradiografie ist die Basis der radiologisch-diagnostischen Modalitäten beim Erwachsenen, allerdings werden Rippenfrakturen in der Projektionsradiografie häufiger übersehen und Sensitivitäten der Rippenzielaufnahmen von weniger als 50 % im Vergleich zur MDCT wurden berichtet [52]. Bei positiver Klinik und negativer Projektionsradiografie ist daher beim Thoraxtrauma unbedingt die MDCT zur Abklärung relevanter Verletzungen einzusetzen. Bei Patienten mit Hochenergietraumen ist der primäre Einsatz der MDCT obligat. Hierbei sind die Empfehlungen zur strukturierten Befundung u. a. der European Society of Emergency Radiology (ESER) zu beachten, „diagnose first what kills first" [39, 77]. Bei Patienten nach

C. R. Krestan (✉)
Wiener Gesundheitsverbund, Klinik Favoriten, Zentralröntgeninstitut und Schnittbildzentrum, Wien, Österreich
e-mail: christian.krestan@gesundheitsverbund.at; christian.krestan@meduniwien.ac.at

M. Greitbauer
Medizinische Universität Wien, Universitätsklinik für Orthopädie und Unfallchirurgie, Wien, Österreich
e-mail: manfred.greitbauer@meduniwien.ac.at

© Springer-Verlag GmbH Deutschland, ein Teil von Springer Nature 2023
M.-A. Weber, T. Mittlmeier (Hrsg.), *Kompendium bildgebende Frakturdiagnostik*,
https://doi.org/10.1007/978-3-662-63602-2_11

Polytrauma finden sich in 10–20 % der Fälle Wirbelsäulenläsionen [52]. Die Versorgung polytraumatisierter Patienten sollte immer interdisziplinär erfolgen und stellt höchste Anforderungen an alle Beteiligten. Der „Advanced Trauma Life Support" (ATLS) stellt hierfür einen weltweiten Standard dar [39].

Abseits der Schockraumdiagnostik und von polytraumatisierten Patienten ist der Stellenwert der Ultraschalldiagnostik nach einem Thoraxtrauma nicht zu unterschätzen, da bei Rippenfrakturen mithilfe des Ultraschalls bei mehr als 80 % der Patienten mit anhaltenden Thoraxwandschmerzen nach negativer Projektionsradiografie eine nicht dislozierte, kortikale Rippenfraktur nachgewiesen werden kann [73]. Zur initialen bzw. primären Frakturdiagnostik wird der Ultraschall aber selten eingesetzt, wahrscheinlich aufgrund der mangelnden Ressourcen und aufwendigeren Untersuchungstechnik im Bereitschaftsdienst sowie vermutlich auch bedingt durch den individuellen Kenntnisstand in Bezug auf diese Technik. Gerade bei einer Rippenprellung mit Verdacht auf Rippenfraktur ist eine ausschließliche Frakturdiagnostik mittels Sonografie in der Hand des Geübten möglich, und mithilfe des Ultraschalls können eventuelle Begleitverletzungen wie Pleuraerguss und Pneumothorax miterfasst werden, er ist allerdings der MDCT in Bezug auf die Gesamtanzahl sicher bestimmter Rippenfrakturen unterlegen [31].

Die MDCT gehört heute aufgrund der höheren Sensitivität bei der Frakturerkennung im Vergleich zu Röntgenaufnahmen in 2 Ebenen zum Goldstandard für die Abklärung von Wirbelsäulenverletzungen [52]. Bezüglich der BWS-Frakturdiagnostik erwartet der Unfallchirurg vom Radiologen eine Aussage darüber, ob eine Fraktur stabil oder instabil ist, da eine instabile Wirbelkörperfraktur in der Regel eine operative Stabilisierung durch Fusion oder Spondylodese nach sich zieht. Hierbei hilft als grober Anhalt die Anwendung des 3-Säulen-Modells von Denis, dessen Kernaussage darin besteht, dass die isolierte Verletzung einer Säule noch nicht zwingend eine biomechanische Instabilität nach sich ziehen muss, während die signifikante Schädigung von 2 (nicht unbedingt benachbarten) Säulen ein Stabilitätsversagen begründen. Es existieren mehrere Klassifikationen für Frakturen der BWS, die letzte Revision der Arbeitsgemeinschaft für Osteosynthesefragen (AO) und der Orthopaedic Trauma Association (OTA) erfolgte 2018 [58]. Entsprechend der aktuellen Fassung der S3-Leitlinie Polytrauma/Schwerverletztenbehandlung sollten mit einem Empfehlungsgrad B instabile Wirbelsäulenverletzungen mit gesicherten oder anzunehmenden neurologischen Ausfällen, mit Fehlstellungen, bei denen durch Reposition, Dekompression und Stabilisierung neurologische Ausfälle vermutlich verhindert oder gebessert werden können, möglichst frühzeitig operativ versorgt werden [66].

11.2 Einleitung

Bis zu 2/3 der Polytraumapatienten erleiden ein Thoraxtrauma, mehr als 30 % eine Verletzung der Brust- (BWS) oder Lendenwirbelsäule (LWS) [37, 49, 70, 74]. Ein instabiler Thorax („flail chest") wird mit einem Abbreviated Injury Scale (AIS) von 4 bewertet und entspricht quadriert einem Injury Severity Score (ISS) von 16 und somit dem Mindestscore für einen polytraumatisierten Patienten. Die jährliche Inzidenz für ein Thoraxtrauma beträgt in Deutschland ca. 25 pro 100.000 Einwohner. Die Mortalität wird abhängig von den Begleitverletzungen im Mittel mit 15 % angegeben.

Schwere Thoraxtraumen können auch isoliert und ohne Verletzungen des knöchernen Thorax oder der BWS auftreten [71]. Beim stumpfen Thoraxtrauma finden sich häufig Lungenkontusionen, Hämatome, Lazerationen oder Verletzungen der pulmonalen Gefäße [60].

Die respiratorische Insuffizienz bei Traumapatienten ist häufig auf die Entwicklung eines Adult Respiratory Distress Syndrome (ARDS) zurückzuführen. Neben anderen Faktoren ist ein schweres Thoraxtrauma häufig mit der Entwicklung zu einem ARDS assoziiert [35].

Unterschieden werden stumpfe und penetrierende Traumata, wobei Letztere in Europa weniger häufig anzutreffen sind. Die MDCT erweist sich in den meisten Fällen als vorteilhaft bei der Diagnose von Organverletzungen nach Stichtrauma im Bereich des Thorax [54]. Auch beim penetrierenden Trauma sind Verletzungen der Wirbelsäule nachweisbar. Lediglich zur Erkennung von Verletzungen des Zwerchfells erweist sich die MDCT als nicht ausreichend aussagekräftig [23].

Zu den Ursachen für ein stumpfes Thoraxtrauma gehören häufig direkte Schläge auf die Thoraxwand, Einklemmungstraumata bei Arbeitsunfällen sowie Verkehrsunfälle. Beim stumpfen Thoraxtrauma finden sich häufig Frakturen der Rippen, der Klavikula, der Skapula, des Sternums oder der BWS.

▶ **Merke** Bei Polytraumapatienten finden sich in 10–20 % der Fälle Wirbelsäulenläsionen.

Traumata der BWS sind in den meisten Fällen durch Stürze aus großer Höhe und Verkehrsunfälle verursacht [59]. Nach Hochenergietraumen ist eine rasche Abklärung der Wirbelsäule üblicherweise mit einem Ganzkörper-MDCT (GK-MDCT) durchzuführen [61].

Bei Wirbelsäulenverletzungen stehen die lokale Schmerzsymptomatik, Fehlstellungen sowie neurologische Ausfälle wie Paraplegien und Paraparesen im Vordergrund. Anhand fehlender klinischer Symptome kann jedoch eine Verletzung der Brustwirbelkörper nicht ausgeschlossen werden [42].

In dem vorliegenden Buchkapitel stehen die Verletzungen des knöchernen Thorax und der BWS im Mittelpunkt, Verletzungen der Halswirbelsäule (HWS) und der LWS werden in separaten Buchkapiteln besprochen (Kap. 7 und 12).

11.3 Verletzungen des knöchernen Thorax

11.3.1 Klavikulafrakturen

Die Häufigkeit von Klavikulafrakturen beim Thoraxtrauma wird mit knapp 7 % angegeben [20], bei über 1/3 der Patienten finden sich dabei auch andere Thoraxverletzungen wie Rippenfrakturen, Lugenkontusionen, Pneumothorax, Hämatothorax, Verletzungen der thorakalen Aorta sowie der BWS [24, 53].

Klavikulafrakturen werden anhand der Klassifikation nach Robinson eingeteilt. Man unterscheidet mediale, laterale und Frakturen in der Schaftmitte [50]. Klavikulafrakturen treten am häufigsten bei jüngeren Männern, aber durchaus auch bei Kindern ab dem 6. Lebensjahr auf.

Praxistipp Die am häufigsten diagnostizierte Fraktur ist die Fraktur in der Schaftmitte, die auch bei deutlicher Dislokation üblicherweise mit konservativen Maßnahmen (Ruhigstellung im Schulter-Arm-Verband) zur Ausheilung gebracht werden kann.

Abhängig von der Frakturform, aber auch von dem Anforderungsprofil des Patienten können Klavikulafrakturen in der Schaftmitte auch operativ stabilisiert werden (Abb. 11.1) [53].

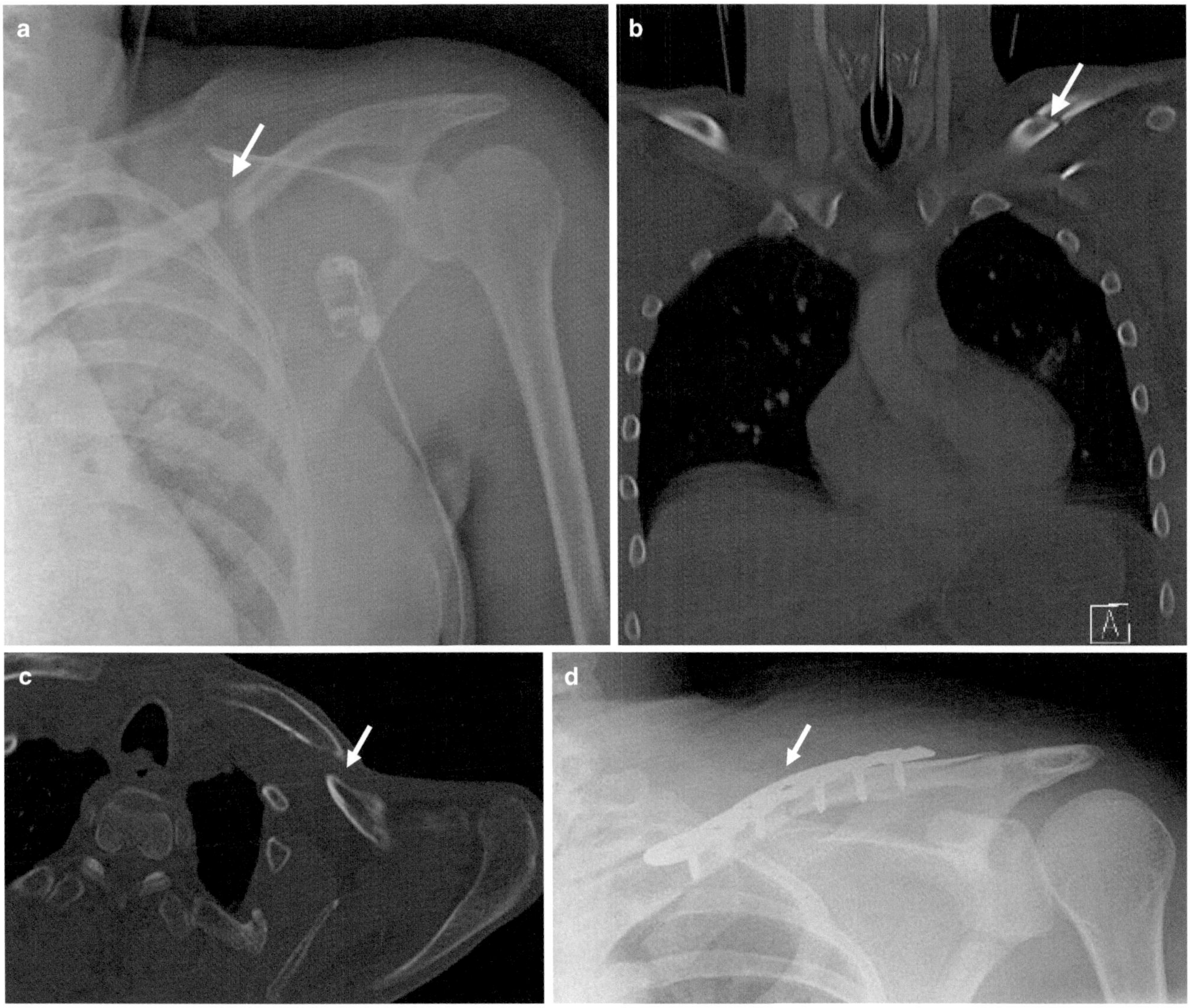

Abb. 11.1 25-jähriger Patient nach Sturz; Fraktur der linken Klavikula in der Schaftmitte (*Pfeile*) und Skapulahalsfraktur. **a** Anterior-posteriore (a.–p.) Projektionsaufnahme. **b** MDCT mit multiplanaren Reformationen (MPR). **c** MDCT mit axialen MPR. Zu erkennen ist die deutlich dislozierte Fraktur der linken Klavikula in der Schaftmittle (AO/OTA-Klassifikation: 15.2A). **d** Projektionsaufnahme (a.–p.). Die Fraktur der linken Klavikula in der Schaftmitte wurde regulär mit Plattenosteosynthese versorgt (*Pfeil*)

Abb. 11.2 illustriert die wichtigsten Bänder des Akromioklavikulargelenks. Dargestellt sind die Ligg. acromioclaviculare, coracoacromiale und coracoclaviculare. Der laterale Abschnitt des Lig. claviculare heißt Lig. trapezoideum, während der mediale Abschnitt als Lig. conoideum bezeichnet wird.

Laterale Klavikulafrakturen stellen aufgrund der Verletzung der korakoklavikulären Bänder eine Operationsindikation dar, wenn sie instabil sind (in der Regel bei Frakturen mit rupturiertem Lig. conoideum und intaktem Lig. trapezoideum), während mediale Frakturen nur im absoluten Ausnahmefall operativ behandelt werden. Bei stabilen Frakturen können jedoch auch laterale Klavikulafrakturen konservativ behandelt werden (Abb. 11.3).

Eine Instabilität kann mithilfe einer Belastungsaufnahme mit einem Gewicht von 5 kg am hängenden Unterarm detektiert werden [68].

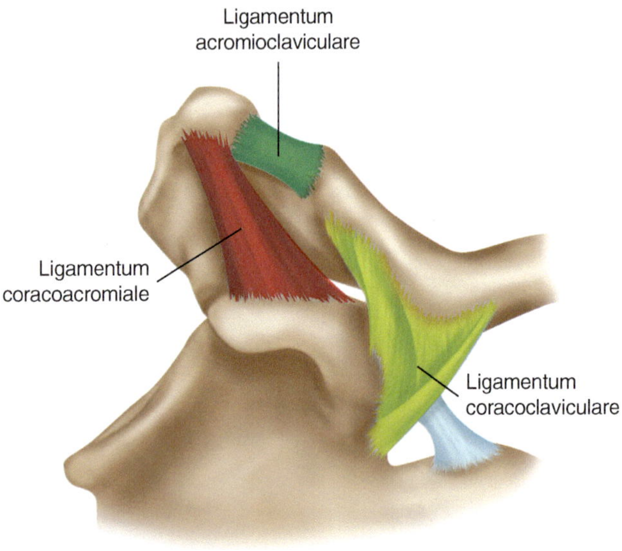

Abb. 11.2 Schema des Bandapparats des Akromioklavikulargelenks

11.3.2 Skapulafrakturen

Skapulafrakturen sind selten, da üblicherweise ein direktes Hochenergietrauma notwendig ist, um eine Fraktur des Schulterblatts zu verursachen [44]. Sie machen etwa 3 % aller Frakturen des Schultergürtels aus. Skapulafrakturen sind häufig mit schweren anderen Verletzungen wie Thoraxverletzungen, Extremitätenfrakturen oder Frakturen des Beckengürtels assoziiert [25] (Abb. 11.4).

▶ **Merke** Skapulahalsfrakturen sind ein Hinweis auf mögliche Zusatzverletzungen des Schultergürtels nach Hochrasanztrauma.

Im Zusammenhang mit Klavikulafrakturen oder Verletzungen des Akromioklavikulargelenks („floating shoulder"; Abb. 11.5) treten oft Verletzungen des Plexus brachialis sowie der A. oder der V. subclavia auf. Zusätzlich kann häufig auch ein Pneumothorax bei diesen Patienten diagnostiziert werden.

Mithilfe von 3D-Volume-Rendering-Technique-Bildern (3D-VRT-Bildern) kann das Ausmaß von Verletzungen des Corpus scapulae verlässlich diagnostiziert werden (Abb. 11.5c und Abb. 11.6) [22].

11.3.3 Rippenfrakturen

Bei mehr als der Hälfte der Patienten mit einem Thoraxtrauma finden sich Rippenfrakturen. Selbst eine einzelne nicht dislozierte Rippenfraktur kann zu länger oder dauerhaft anhaltenden Schmerzen führen [38]. Ab 3 gebrochenen Rippen spricht man von einer Rippenserienfraktur (Abb. 11.7).

Insbesondere deutlich dislozierte Rippenfrakturen können zu Begleitverletzungen führen. Am häufigsten ist hier der Pneumothorax, oft in Kombination mit einem Hämato-

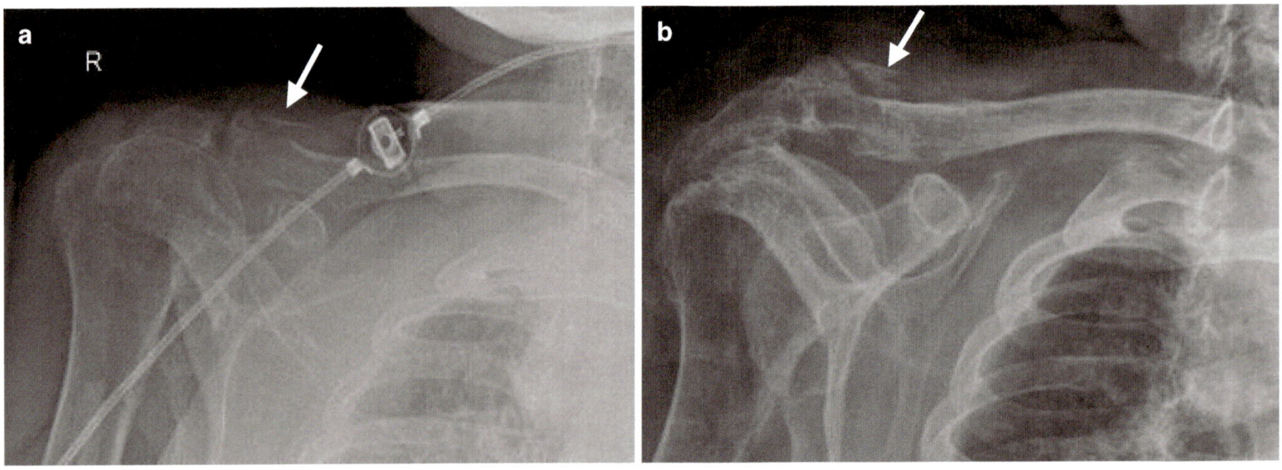

Abb. 11.3 78-jähriger Patientin nach Sturz; laterale Fraktur (*Pfeile*) der rechten Klavikula (AO/OTA-Klassifikation: 15A3). **a** Initiale Projektionsaufnahme (a.–p.). **b** Projektionsaufnahme (a.–p.), deutliche Kallusbildung 5 Wochen nach initialer Bildgebung

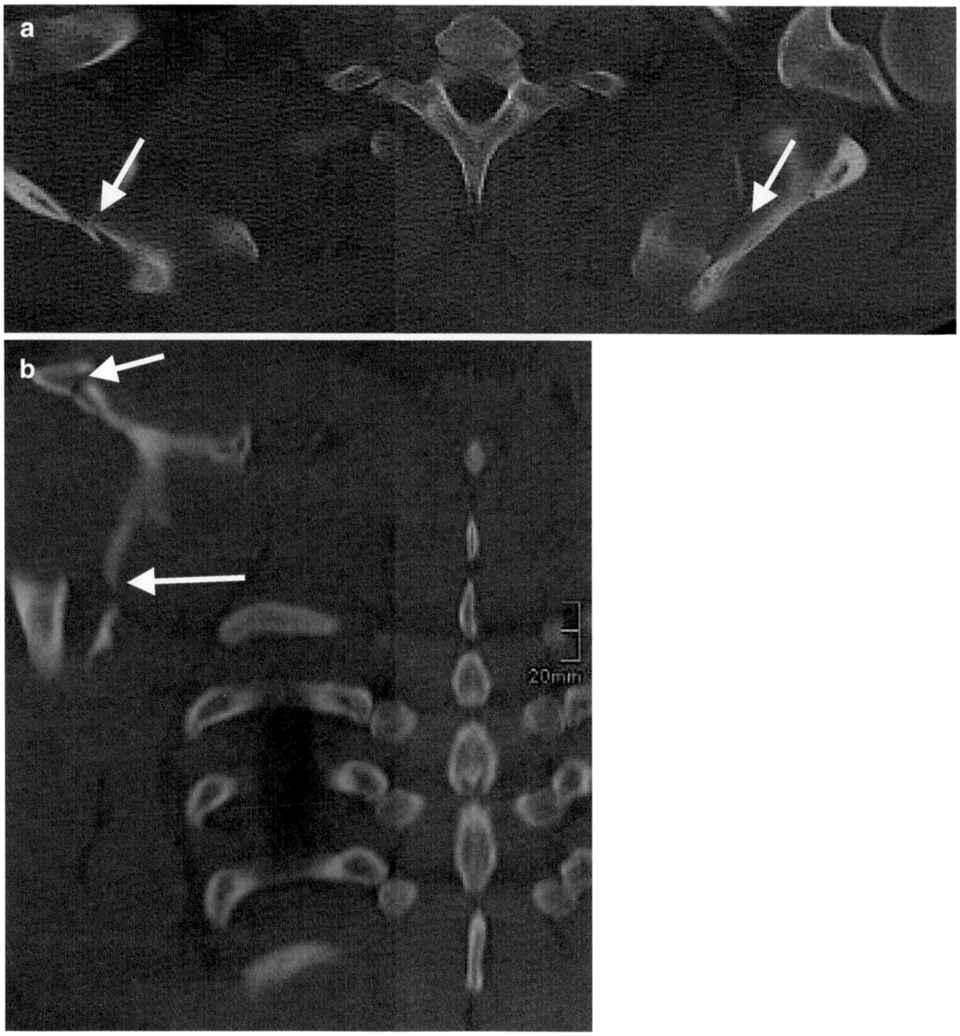

Abb. 11.4 37-jähriger Patient, MDCT. **a** Axiale Reformationen, bilaterale, moderat dislozierte Frakturen (*Pfeile*) des Corpus scapulae (AO/OTA-Klassifikation: 14B1). **b** Koronale Reformationen, gering dislozierte Fraktur des Akromions der rechten Skapula (AO/OTA-Klassifikation: 14A2) bei bekannter Fraktur des Corpus scapulae (**a**)

thorax, zu nennen. Außerdem können Milz- und Leberlazerationen (Abb. 11.8) verursacht werden [62].

▶ **Merke** Selbst singuläre und v. a. dislozierte Rippenfrakturen können mit schweren Leberlazerationen assoziiert sein.

Rippenfrakturen werden in der Projektionsradiografie häufig übersehen. So berichten Studien von einer Sensitivität von Rippenzielaufnahmen von <50 % im Vergleich zur MDCT [43] [48]. Im zeitlichen Verlauf lässt sich bei negativer initialer Röntgenuntersuchung erst Wochen später eine Kallusbildung nachweisen. Bei einem leichten Thoraxtrauma ist es vertretbar, auf eine MDCT zur weiteren Abklärung zu verzichten. Allerdings können bei bis zu 20 % der Fälle bei negativem Thoraxröntgenbefund ein Pneumothorax oder Lungenkontusionen vorliegen [48]. In Abhängigkeit von der klinischen Symptomatik ist somit umgehend eine MDCT nach i. v. Applikation von jodhaltigem Kontrastmittel anzuschließen. Falls die Beurteilung der ossären Strukturen des knöchernen Thorax im Vordergrund steht, ist eine native Computertomografie (CT) ausreichend.

Bei mehr als 80 % der Patienten mit anhaltenden Thoraxwandschmerzen nach negativer Projektionsradiografie kann mithilfe der Sonografie mittels linearem Schallkopf eine nicht dislozierte, kortikale Rippenfraktur nachgewiesen werden [73] (Abb. 11.9). Aufgrund der hohen Sensitivität und aus Strahlenschutzgründen hat die Sonografie einen etablierten Stellenwert in der pädiatrischen Sonografie bei Verdacht auf Rippenfraktur [49] (Kap. 2). Als bekannter Nachteil der Sonografie gilt jedoch die Untersucherabhängigkeit.

Von einem instabilen Thorax („flail chest") spricht man in der Regel beim Auftreten von paradoxen Atembewegungen bei Rippenserienfrakturen sowie Rippenstückbrüchen (Abb. 11.10a). Letztere bedürfen bisweilen einer operativen Stabilisierung (Abb. 11.10b).

Komplikationen der Rippenfrakturen sind der Pneumothorax bis hin zum Spannungspneumothorax sowie der Hämatothorax. In diesen Fällen ist häufig die Einlage einer Thoraxdrainage erforderlich [28].

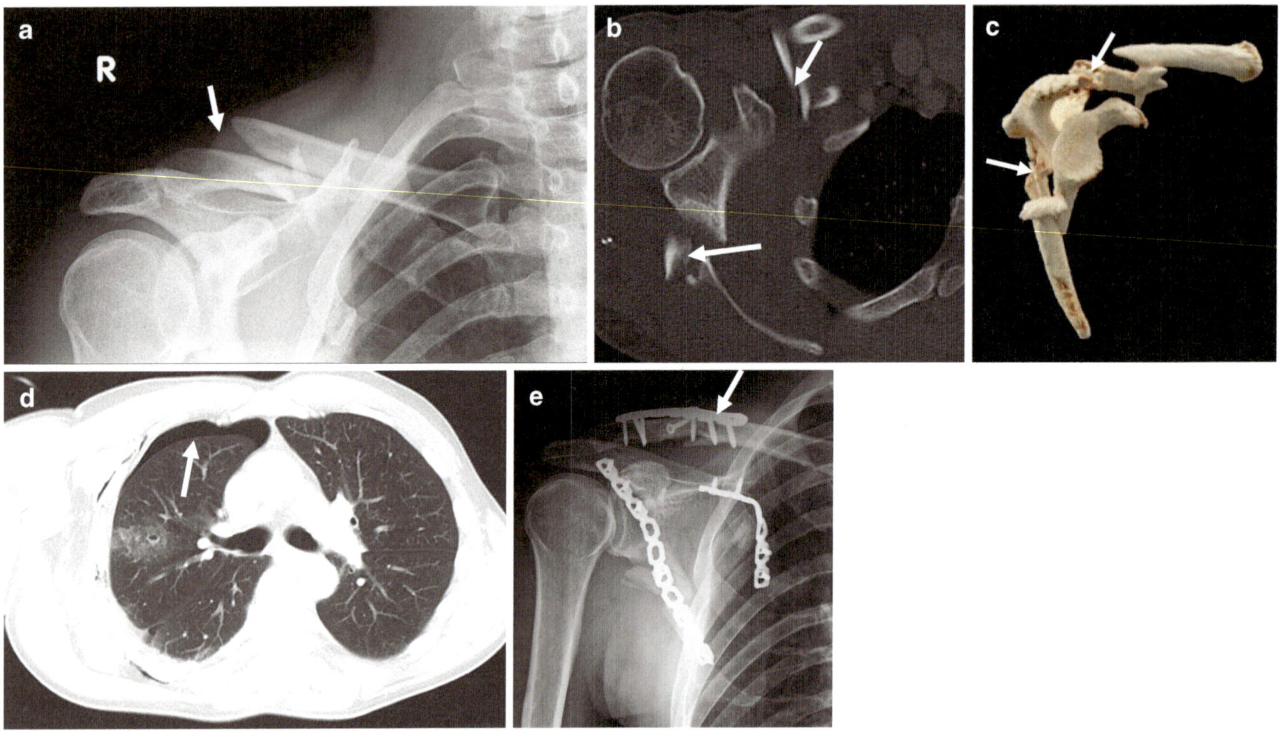

Abb. 11.5 56-jähriger Patient, Zustand nach Autounfall; Stückfraktur der rechten Klavikula in der Schaftmitte (*Pfeile*). **a** a.–p. Aufnahme der rechten Schulter. **b** MDCT der rechten Schulterregion, axiale MPR. **c** MDCT der rechten Schulterregion, VRT. Gut zu erkennen sind die Floating-Shoulder-Stückfraktur der rechten Klavikula in der Schaftmitte sowie eine Trümmerfraktur des Corpus scapulae. **d** MDCT rechte Schulterregion, axiale MPR, „floating shoulder" mit Pneumothorax rechts (*Pfeil*). **e** a.–p. Aufnahme der rechten Schulter, „floating shoulder" postoperativ mit 3 Osteosyntheseplatten versorgt

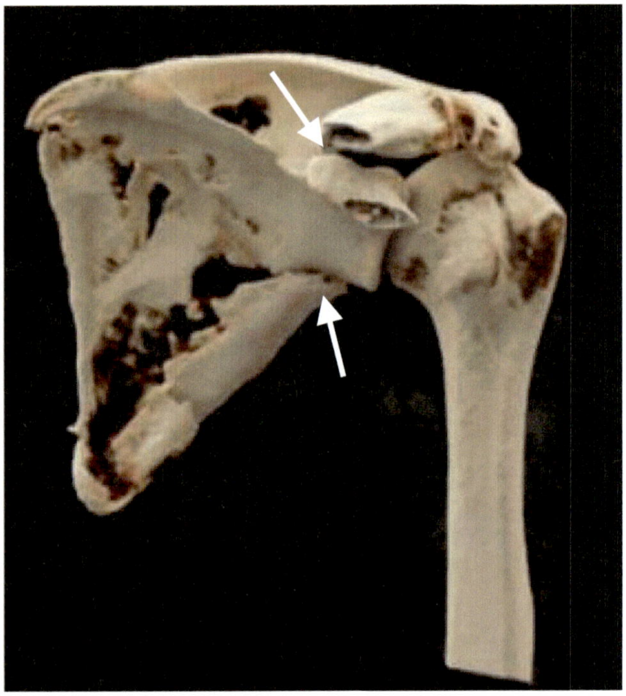

Abb. 11.6 73-jähriger Patient, MDCT, VRT einer Trümmerfraktur des Corpus scapulae links (*Pfeile*)

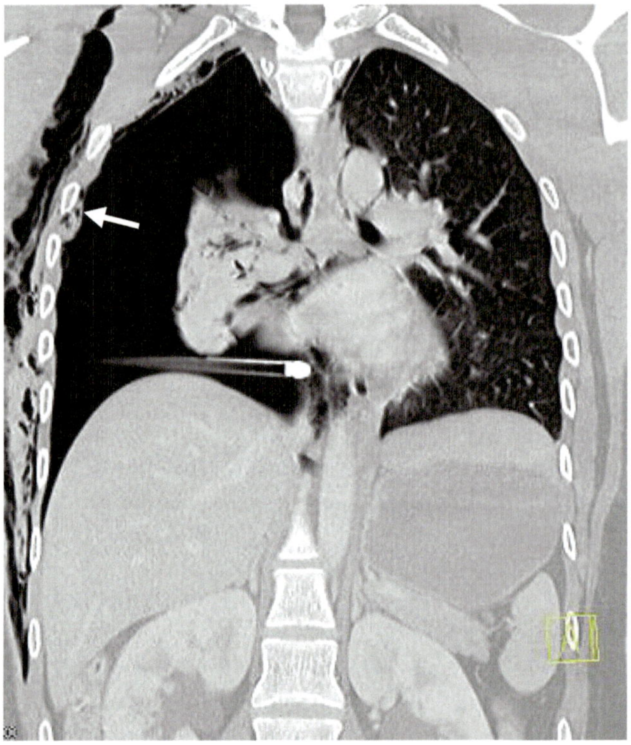

Abb. 11.7 27-jährige Patientin, Reitunfall; Spannungspneumothorax bei liegender Bülau-Drainage, Rippenserienfraktur rechts (nur partiell abgebildet, *Pfeil* weist auf die Rippenfraktur kranial hin), MDCT, koronale Reformationen

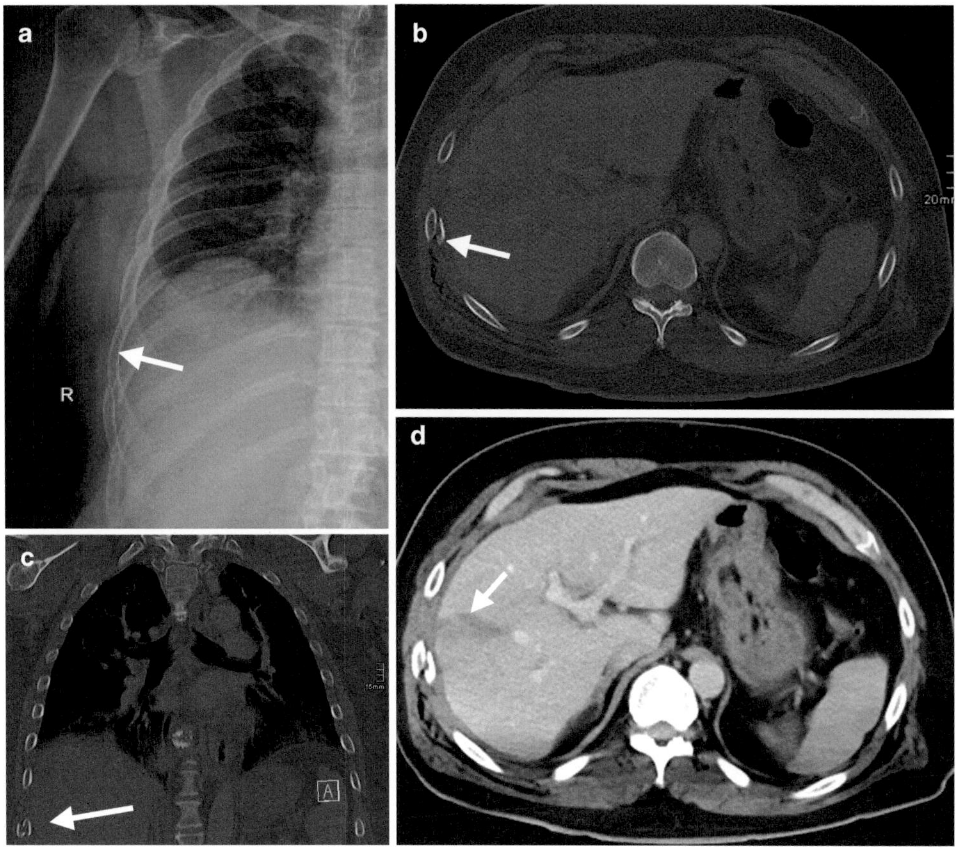

Abb. 11.8 27-jähriger Patient, Zustand nach Motorradunfall; dislozierte Rippenfraktur IX rechts (*Pfeile*). **a** Röntgenaufnahme des rechten Hemithorax (a.–p.). **b** MDCT, axiale MPR. **c** MDCT, koronale MPR. **d** MDCT, axiale MPR, Weichteilfenster. Zu erkennen ist eine ausgeprägte Leberlazeration (>7 cm), *Pfeil*

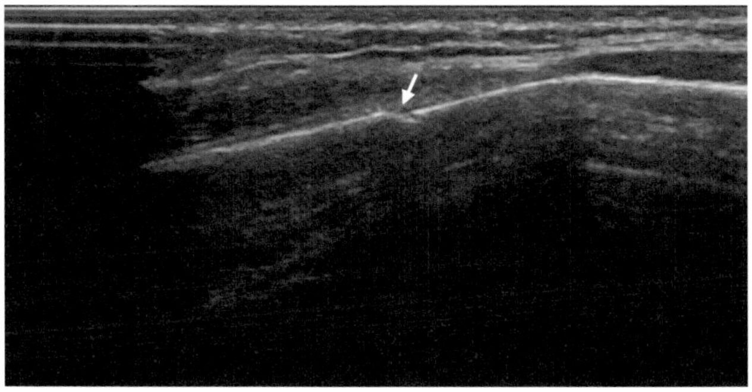

Abb. 11.9 24-jährige Patientin, an Tischkante verletzt, in der hochauflösenden Sonografie mit Linearschallkopf. Es liegt eine kortikale Dislokation einer Rippe (*Pfeil*) im schallkopfnahen Abschnitt vor, die in der initialen Projektionsradiografie negativ befundet wurde

Frakturen der kaudalen Rippen weisen ein höheres Risiko für Milz- und Leberlazerationen auf [65].

11.3.4 Sternumfrakturen

Sternumfrakturen treten häufig nach direkter Krafteinwirkung auf das Brustbein bei Kraftfahrzeugunfällen auf. Bei etwas weniger als 50 % der Patienten kommt es zu einer isolierten Sternumfraktur. Die häufigsten assoziierten Verletzungen sind Rippen- und Extremitätenfrakturen [32]. Im Zusammenhang mit Frakturen im Bereich der BWS treten Sternumfrakturen häufig auch nach Stürzen aus großer Höhe auf.

Die Altersverteilung bei sternalen Frakturen weist Spitzen mit ca. 20 Jahren sowie über 65 Jahren auf. Im Lebensalter zwischen 16 und 20 Jahren wird der Anstieg durch eine Zunahme von Unfällen erklärt, wohingegen die Zunahme von Sternumfrakturen zwischen 65 und 75 Jahren durch eine abnehmende Knochenmineraldichte, also durch Osteoporose, bedingt ist. In der Kindheit sind Sternumfrakturen extrem selten zu beobachten [69].

Die MDCT ist der Projektionsradiografie beim Nachweis sternaler Frakturen überlegen.

▶ **Praxistipp** Sagittale MPR-Rekonstruktionen weisen die höchste Interobserver-Übereinstimmung bei der Beurteilung sternaler Verletzungen auf [72].

Bei ausgeprägten Dislokationen sind häufig Veränderungen der Weichteile, z. B. ein Weichteilemphysem oder -hämatom, nachzuweisen (Abb. 11.11).

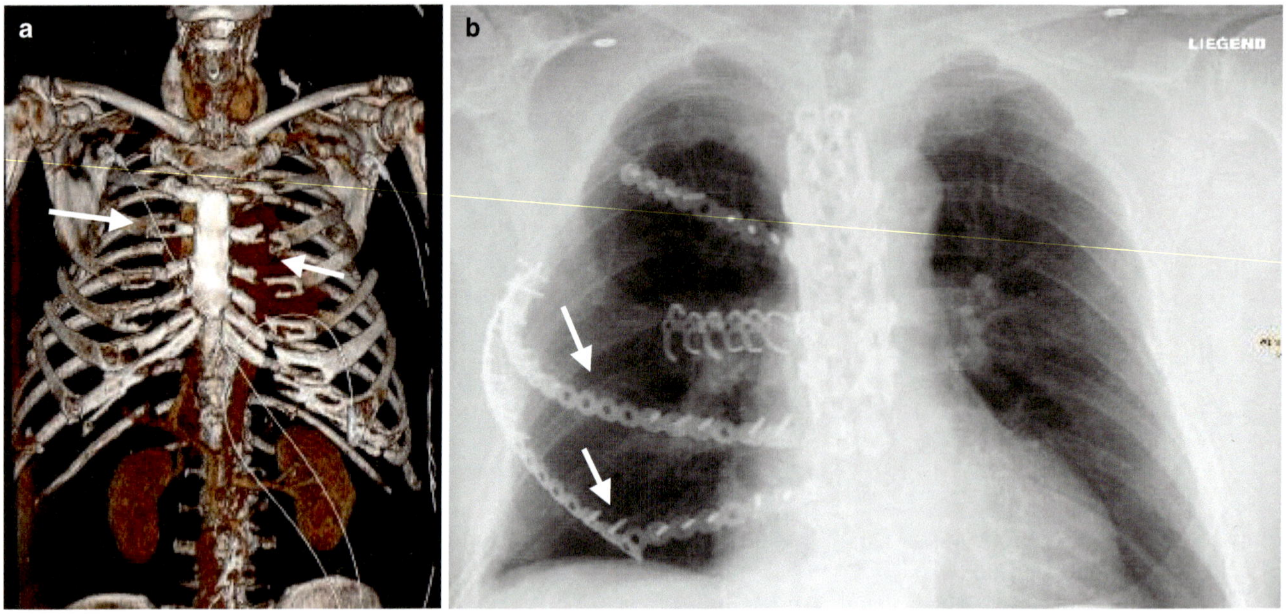

Abb. 11.10 66-jähriger Patient nach Verkehrsunfall; instabiler Thorax („flail chest"). **a** MDCT mit VRT des Thorax, „flail chest", bilaterale Rippenserienfraktur. **b** Projektionsaufnahme (a.–p.), Zustand nach operativer Verplattung (*Pfeile*) mehrerer Rippenfrakturen beidseits

11.4 Verletzungen der Brustwirbelsäule

11.4.1 Verletzungsmechanismen

Folgende Krafteinwirkungen werden auf Wirbelkörperunterschieden [29]:

- Kompression
- Flexion
- Extension
- Rotation
- Translation

Flexionsfrakturen
Bei den Flexionsfrakturen werden folgende Subtypen unterschieden:

1. Teardrop-Frakturen: Die Krafteinwirkung führt zur Avulsion eines „tränenförmigen" Wirbelkörperfragments an der anteroinferioren Grundplatte. Konsekutiv kommt es zur traumatischen Retrolisthese des Wirbelkörpers in den Spinalkanal. Neurologische Ausfälle inklusive Paraplegien sind bei dieser Frakturart häufig.
2. Kompressionsfrakturen: Hierbei kommt es durch eine ventrale Wirbelkörperhöhenminderung zur Ausbildung eines Keilwirbels.
3. Berstungsfrakturen: Diese werden oft durch eine Kombination von Kompression und Flexionskraft verursacht und finden sich am häufigsten am thorakolumbalen Übergang [76]. Wenn die anteriore und mittlere Säule betroffen sind, spricht man von einer instabilen Fraktur. Zusätzlich betroffen ist die dorsale Wirbelkörperkante, wodurch in der Folge Myelonverletzungen durch Frakturfragmente ausgelöst werden können (Abb. 11.12, 11.13).
4. Chance-Frakturen: Diese treten bei Flexionsmechanismen auf. Es zeigen sich horizontale Frakturen durch alle anatomischen Strukturen der Wirbelkörper (Wirbelkörper, Pedikel, Wirbelbogen, Proc. spinosus) [33]. Bei Chance-Frakturen der BWS bzw. des thorakolumbalen Übergangs treten häufig intraabdominelle Verletzungen auf.
5. Posttraumatische Anterolisthese.
6. Luxationsfrakturen (uni- oder bilaterale Facettengelenksluxation): Sie treten häufiger an der HWS auf, sind jedoch auch an der BWS beschrieben [75].

Extensionsfrakturen
Bei den Extensionsfrakturen gibt es folgende Unterteilung:

- Posttraumatische Retrolisthese
- Anteriore Avulsionsfraktur (vorwiegend an der HWS), auch „Extensions-Teardrop-Fraktur" genannt
- Hangman-Fraktur an der HWS (Kap. 7)

Rotationsfrakturen
Diese kommen bei Verletzungen mit rotatorischer Komponente vor. Als häufige Ursache sind hier Verkehrs- und Fahrradunfälle zu nennen [34]. Typischerweise kommt es zu einer unilateralen Luxation zwischen Proc. articularis superius et inferius [56]. In seltenen Fällen kann es auch zu einer

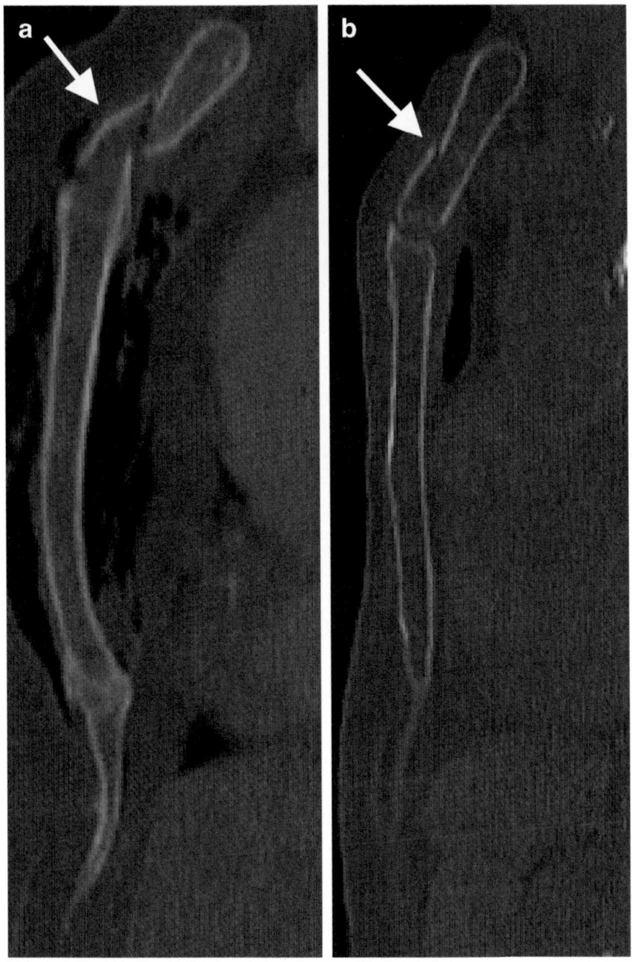

Abb. 11.11 **a** 49-jähriger Patient, Überrolltrauma, MDCT, sagittale MPR; dislozierte Fraktur des Manubrium sterni (*Pfeil*) mit Weichteilemphysem (AO/OTA-Klassifikation: 16.3.1A). **b** 37-jähriger Patient, Sturz, MDCT, sagittale MPR; minimal dislozierte Fraktur (*Pfeil*) des Manubrium sterni (AO/OTA-Klassifikation: 16.3.1A)

bilateralen Facettengelenksluxation mit posttraumatischer Listhese kommen. Häufig sind bei diesen Frakturen auch die Proc. transversi und/oder dorsale Rippenanteile bedingt.

11.4.2 Klassifikation

AO/OTA-Klassifikation

Die AO und OTA lehnen sich an die Klassifikation der thorakalen und lumbalen Frakturen nach Magerl an [57]. Die aktuelle, erheblich revidierte Version wurde 2018 publiziert.

Anhand der ersten 3 Buchstaben im Alphabet wird die Einteilung einer Wirbelsäulenverletzung wie folgt vorgenommen (Abb. 11.14):

- A = Fraktur des Wirbelkörpers
- A0 = Querfortsatzfraktur (nicht signifikante Verletzung)
- A1 = Kompressions-/Keilfraktur mit Beteiligung der Grund- oder der Deckplatte, Hinterkante intakt
- A2 = Spaltfraktur mit Beteiligung der Grund- und der Deckplatte, Hinterkante intakt
- A3 = Inkomplette Berstungsfraktur mit Beteiligung der Grund- oder der Deckplatte sowie der Wirbelkörperhinterwand
- A4 = Komplette Berstungsfraktur mit Beteiligung der Grund- und der Deckplatte sowie der Wirbelkörperhinterwand
- B = Verletzungen des Lig. longitudinale
- B1 = Lig. longitudinale posterius, rein transossäre Fraktur
- B2 = Lig. longitudinale posterius, osteoligamentäre Verletzung
- B3 = Hyperextensionstrauma, Verletzung der anterioren Bänder

Abb. 11.12 78-jähriger Patient; Berstungsfraktur des 6. Brustwirbelkörpers (BWK 6) mit Beteiligung der Vorderkante und des Wirbelkörpers (*Pfeile*; AO/OTA-Klassifikation: 52.6A1). **a** MDCT, sagittale MPR, nur 1 Säule betroffen, keine Wirbelkörperhöhenreduktion. **b** MDCT, axiale MPR, keine Spinalkanalstenose, intakte Wirbelbögen

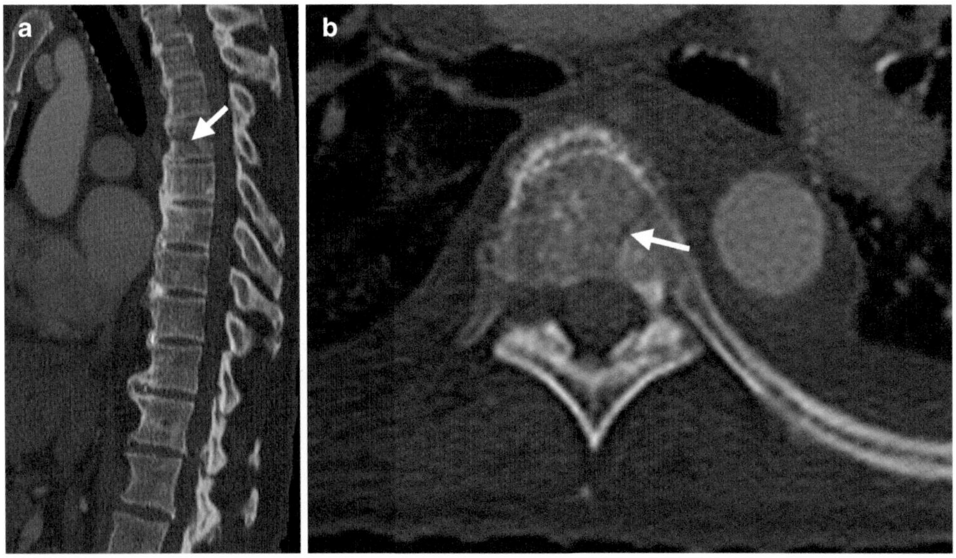

Abb. 11.13 36-jähriger Patientin, Skiunfall; instabiler Spaltberstungsbruch (*Pfeile*) auf Höhe der mittleren BWS (AO/OTA-Klassifikation: 52A4). **a** Intraoperative laterale Projektionsaufnahme. **b** MDCT: sagittale MPR, Zustand nach Spondylodese mit regulärem postoperativem Befund

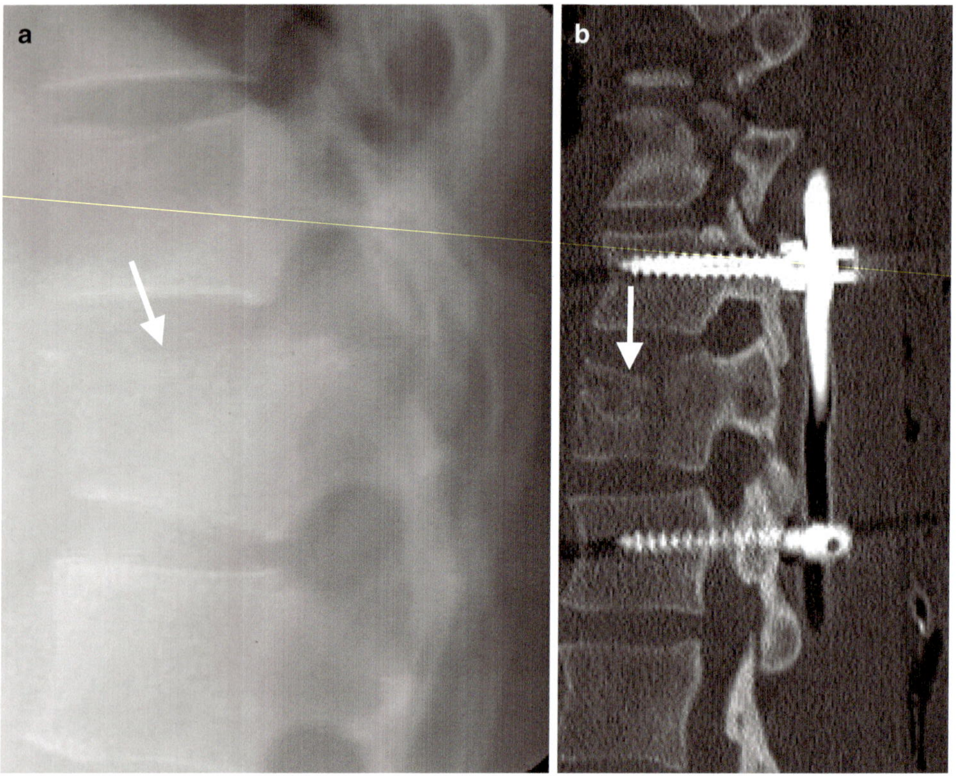

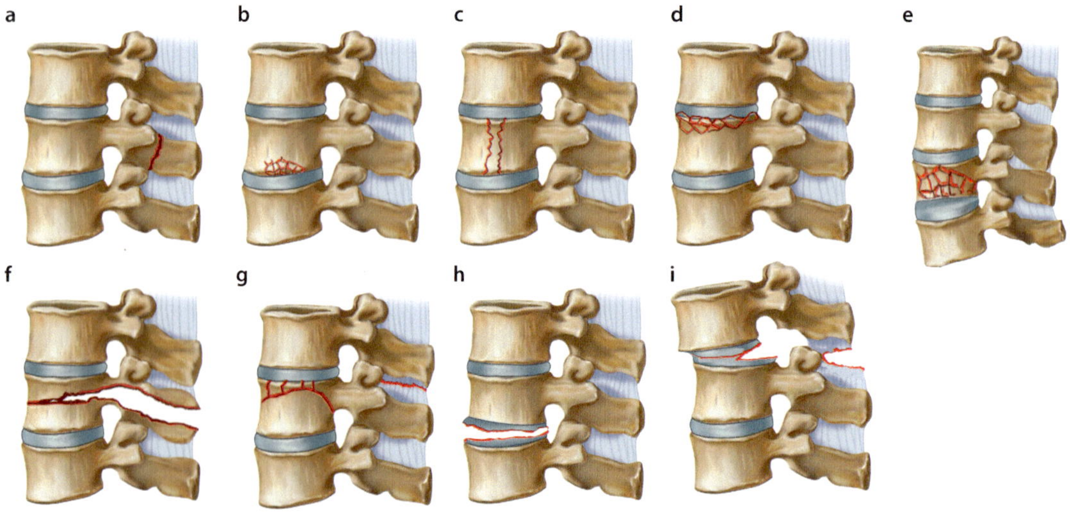

Abb. 11.14 Schema der AO/OTA-Klassifikation von Wirbelkörperfrakturen (52 oder 53). **a** *A0* Kompressionsfraktur, nicht strukturelle Frakturen, z. B. Fraktur des Proc. spinosus. **b** *A1* Kompressions-/Keilfraktur mit Beteiligung der Grund- oder der Deckplatte, Hinterkante intakt. **c** *A2* Spaltfraktur mit Beteiligung der Grund- und der Deckplatte, Hinterkante intakt. **d** *A3* Inkomplette Berstungsfraktur mit Beteiligung der Grund- oder Deckplatte sowie der Wirbelkörperhinterwand. **e** *A4* Komplette Berstungsfraktur mit Beteiligung der Grund- und der Deckplatte sowie der Wirbelkörperhinterwand. **f** *B1* Monosegmentale Ruptur des Lig. longitudinale posterius, Beteiligung des Wirbelkörpers und des Proc. spinosus („Chance-Fraktur"). **g** *B2* Ruptur des Lig. longitudinale posterius, Fraktur im Bereich der Deckplatte und der Hinterkante, Ruptur des Lig. interspinale. **h** *B3* Ruptur des Lig. longitudinale anterius, Beteiligung des Discus intervertebralis. **i** *C* Translation mit Wirbelkörperdislokation: komplexe Fraktur mit Beteiligung aller 3 Säulen und des gesamten Bandkomplexes der beteiligten Wirbelsäulensegmente

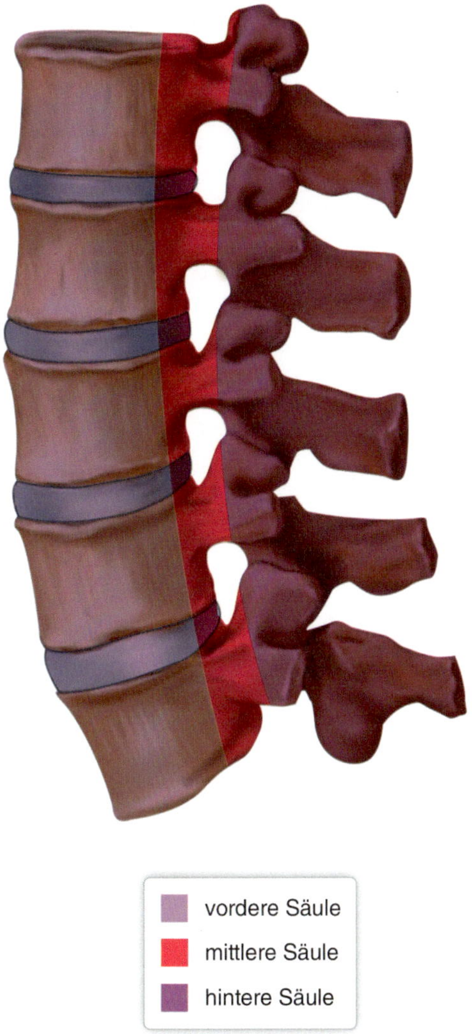

Abb. 11.15 Schema des 3-Säulen-Modells nach Denis

- C = Translation mit Wirbelkörperdislokation: komplexe Fraktur mit Beteiligung aller 3 Säulen und des gesamten Bandkomplexes der beteiligten Wirbelsäulensegmente (eine operative Stabilisierung ist immer indiziert)

Stabile/instabile Wirbelkörperfrakturen – Klassifikation nach Denis

Thorakolumbale Frakturen wurden von Denis mithilfe eines 3-Säulen-Modells klassifiziert [36] (Abb. 11.15). Die Wirbelsäule wird in 3 Abschnitte/Säulen unterteilt:

1. 2/3 der anterioren Wirbelkörper und vorderes Längsband
2. Hinteres 1/3 der Wirbelkörper, hinteres Längsband
3. Wirbelbögen, Ligg. interspinalia, Intervertebralgelenke

▶ **Merke** Nach der Einteilung von Denis liegt eine stabile Wirbelkörperfraktur vor, wenn nur 1 Säule verletzt ist. Falls 2 oder sogar 3 Säulen betroffen sind, liegt eine Instabilität vor.

Eine instabile Wirbelkörperfraktur zieht in der Regel eine operative Stabilisierung durch intraoperative Aufrichtung, limitierte Fusion bzw. Spondylodese nach sich.

11.4.3 Diagnostik von Wirbelkörperfrakturen

11.4.3.1 Digitale Radiografie

Bei der Analyse von Röntgenaufnahmen können bis zu 1/3 der vorhandenen Frakturen an der BWS/LWS nicht diagnostiziert werden [27]. Abhängig vom Verletzungsmechanismus und dem neurologischen Status kann selten mit Röntgenaufnahmen allein ausgekommen werden. Röntgenaufnahmen haben im Vergleich zur CT (v. a. der MDCT) eine relativ geringe Sensitivität bei jedoch hoher Spezifität [45]. Die Beurteilung des Schweregrads einer Wirbelkörperhöhenreduktion gelingt mittels Röntgenaufnahmen zufriedenstellend [40].

Die Stabilität eines Wirbelsäulensegments kann mittels Aufnahmen unter Stehbelastung (osteoporotische Kompressionsfrakturen) und in Anteflexion und Retroflexion ggf. unter Durchleuchtungsbedingungen in lateraler Strahlenprojektion erfolgen [46]. Basierend auf diesen dynamischen Informationen lässt sich dann eine Entscheidung zur operativen Stabilisierung untermauern. Dies hat jedoch in der Wirbelsäulenchirurgie nur mehr historische Bedeutung. Die Entscheidung zur operativen Stabilisierung wird heute anhand der revidierten AO/OTA-Klassifikation gemeinsam mit klinisch-neurologischen Befunden getroffen. Potenziell instabile Frakturen, ggf. mit neurologischem Defizit, und klar instabile Frakturen mit und ohne neurologisches Defizit werden einer operativen Stabilisierung unterzogen.

11.4.3.2 Multidetektorcomputertomografie

▶ **Praxistipp** Die MDCTgehört heute wegen der höheren Sensitivität in der Frakturerkennung im Vergleich zu Röntgenaufnahmen in 2 Ebenen zum Goldstandard bei der Abklärung von Wirbelsäulenverletzungen [47].

Die MDCT scheint insbesondere beim Nachweis von instabilen Wirbelsäulenverletzungen der digitalen Radiografie überlegen zu sein [21]. Auch bei Chance-Frakturen ist die hohe Sensitivität der MDCT relevant [26].

Abhängig vom Verletzungsmechanismus wird eine GK-MDCT oder eine selektive Darstellung betroffener Körperabschnitte bzw. Teile der Wirbelsäule erfasst. Bei Vorliegen eines Polytraumas sowie bei unbekanntem Verletzungsmechanismus muss jedoch immer die gesamte Wirbelsäule dargestellt werden.

Entscheidend für die optimale Erkennbarkeit von Frakturen im Bereich des knöchernen Thorax sind isotrope Voxel und hochauflösende Dünnschicht-MPR in allen 3 Ebenen.

Wirbelkörperfrakturen an der BWS können mit schweren Begleitverletzungen der großen Gefäße assoziiert sein. Typischerweise findet sich bei schweren Dezelerationstraumata eine Transsektion der Aorta thoracalis im Isthmus aortae (Abb. 11.16). Die Akutversorgung mittels thorakalem Stentgraft hat sich mittlerweile als Standardverfahren etabliert [30, 64].

11.4.3.3 Magnetresonanztomografie

▶ **Praxistipp** Die Diagnostik eines neurologischen Defizits ist die Domäne der MRT [41].

Aufgrund des Verhältnisses des Mylondurchmessers zur Spinalkanaldimensionierung ist die Rate von Verletzungen der BWS mit Neurologie höher als an HWS und LWS.

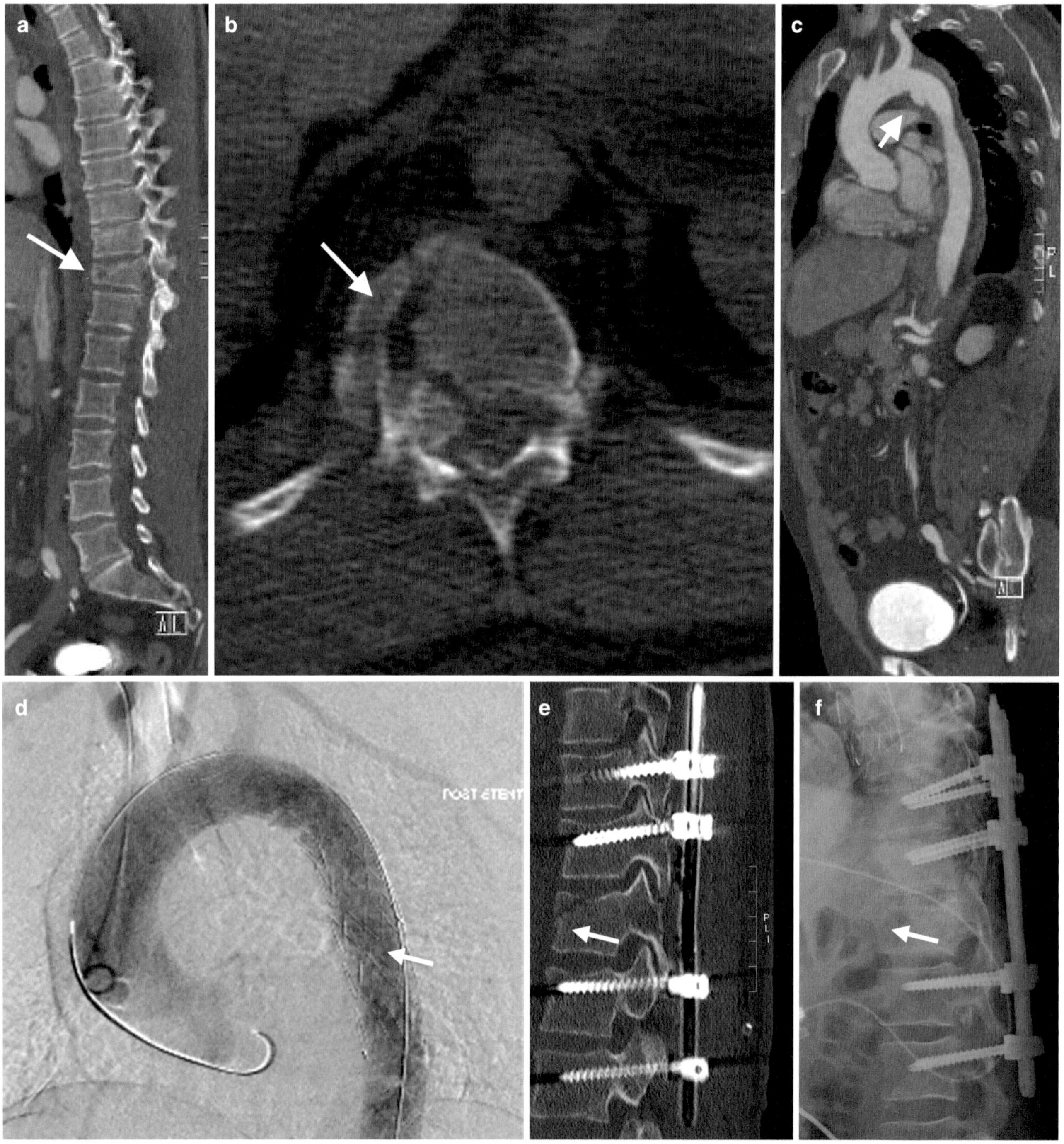

Abb. 11.16 67-jährige Patientin, Autounfall; instabiler Spaltberstungsbruch des BWK 11 (*Pfeile*; AO/OTA-Klassifikation: 52A3). **a** MDCT, sagittale MPR. **b** MDCT, axiale MPR. **c** MDCT, sagittale MPR; Kontrastmittelserie arteriell, Transsektion der Aorta thoracalis in Höhe des Aortenisthmus (*Pfeil*). **d** Digitale Subtraktionsangiografie (DSA), aortaler Stentgraft (*Pfeil*) zur Versorgung der Transsektion der Aorta thoracalis. **e**, **f** Zustand nach dorsaler Spondylodese, MDCT, sagittale MPR (**e**), laterale Röntgenaufnahme (**f**)

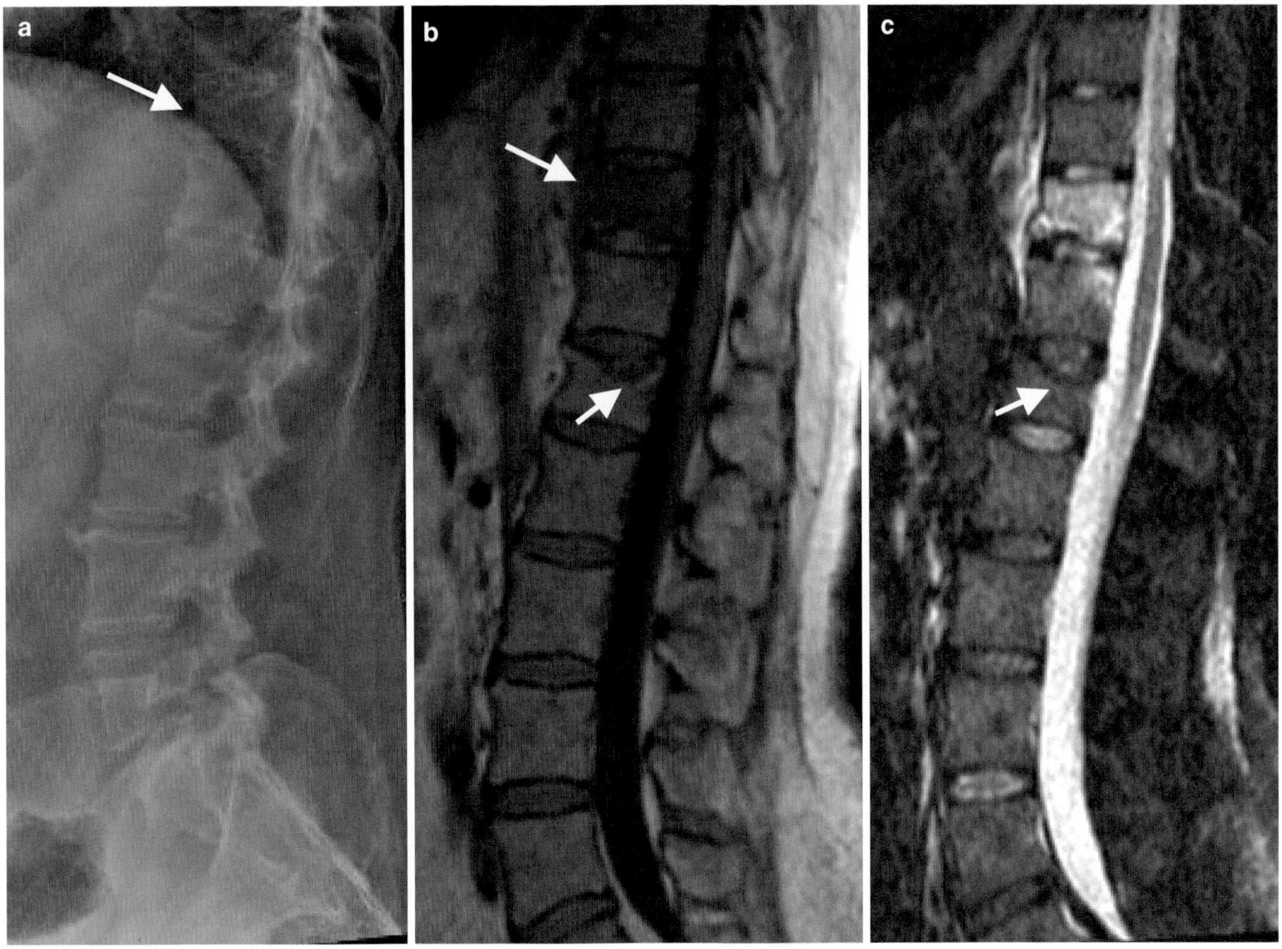

Abb. 11.17 82-jährige Patientin, Autounfall; Kompressions-/Keilfraktur des BWK 11 mit Beteiligung der Grund- oder der Deckplatte, Hinterkante intakt (*Pfeile*; AO/OTA-Klassifikation: 52A1). **a** Laterale Röntgenaufnahme. **b** MRT, T1-gewichtete Sequenzen, Signalabsenkung in BWK 11 und Höhenminderung des BWK 11. **c** MRT, STIR-Sequenzen (sagittale short τ inversion recovery), Ödem am BWK 11 und Höhenminderung von BWK 11, alte Deckplattenfraktur LWK 1 (*kurze Pfeile*)

Oftmals können schwere neurologische Schädigungen mit minimalem oder fehlendem Nachweis ossärer Verletzungen einhergehen. Die MRT bietet Vorteile bei der Differenzierung zwischen rezenten und nicht rezenten Frakturen (Abb. 11.17). Allerdings weist die MRT-Untersuchung Nachteile hinsichtlich der Beurteilung der Hinterkantenbeteiligung im Vergleich zur MDCT auf.

Zur Klassifizierung von Wirbelsäulenverletzungen gibt es Hinweise, dass die MRT bei B2-Frakturen (osteoligamentäre Verletzung mit Beteiligung des Lig. longitudinale posterius) Vorteile gegenüber der MDCT bietet. Allerdings gibt es keine Empfehlungen für eine routinemäßigen Einsatz der MRT bei Wirbelsäulenverletzungen in Bezug auf die Frakturklassifikation, die Beurteilung der Stabilität oder die Notwendigkeit eines chirurgischen Eingriffs [63].

Für die Beurteilung diskoligamentärer Verletzungen gelten ähnliche Kriterien wie bei der MRT von Gelenken. Verdünnung oder auch Auftreibung von Bandstrukturen mit Signalerhöhung auf T2-gewichteten Aufnahmen können Hinweise für eine Bandverletzung sein. Beweisend sind die partielle oder komplette Diskontinuität ligamentärer Strukturen.

Traumatische Diskusläsionen weisen typische Befunde in der MRT-Aufnahme auf. In der Klassifikation nach Sander et al. [67] werden 4 Stadien der Diskusverletzungen unterschieden:

- Stadium 0: intakt
- Stadium 1: Ödem mit T2-gewichtetem Signalintensitätsanstieg (SI-Anstieg)
- Stadium 2: Diskusruptur; T2-gewichteter SI-Abfall mit peripherem Ödem
- Stadium 3: Ruptur mit intraspongiöser Diskusherniation; T2-gewichteter SI-Abfall mit peripherem Ödem

Diskusrupturen treten bevorzugt nach Flexionsverletzungen auf. Zusätzlich können Diskusherniationen in den Epiduralraum sowie Einrisse des Anulus fibrosus auftreten.

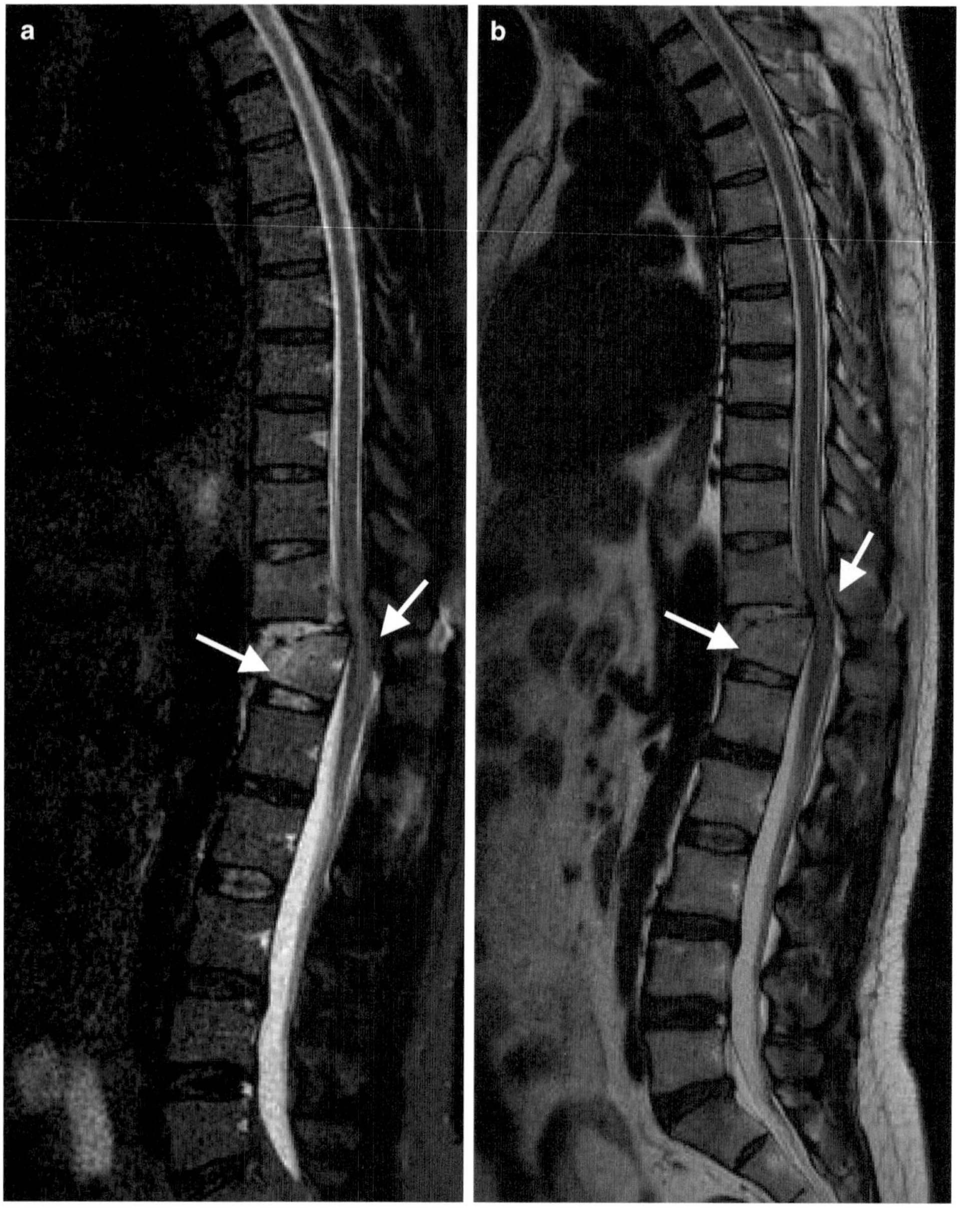

Abb. 11.18 43-jähriger Patient, Mountainbikeunfall, MRT, 3,0 Tesla, **a** sagittale STIR-Sequenz, **b** sagittale T2-w Turbospinechosequenz (TSE). Inkomplette Berstungsfraktur mit Ödem und Translation BWK 12 (*Pfeile*; AO 52.12.C) mit Höhenreduktion um 50 % und ossärer Spinalkanalstenose durch Listhese, Zeichen der Myelopathie mit SI-Steigerung des Myelons, freie Flüssigkeit im Interdiskalraum bei Stadium 2 der Diskusruptur

Bei den eigentlichen Myelonverletzungen unterscheidet man Transsektionen, Ödeme und intramedulläre Blutungen (Abb. 11.18). Diese können longitudinal oder oval konfiguriert sein.

Typisch ist im mehrwöchigen Verlauf eine progrediente zystoide Degeneration mit Hämosiderinanteilen. Zentrale liquorisointense längliche Läsionen außerhalb des Zentralkanals im Myelon werden als posttraumatische Syrinx bezeichnet (Abb. 11.19).

11.5 Zusammenfassung

Die radiologische Abklärung von Thoraxtraumen ist bei isolierten Verletzungen und bei Polytraumapatienten relevant für deren weitere Therapie und Prognose. Die Klassifikation dieser Verletzungen hat einen großen Stellenwert für die anschließende Planung der Behandlung.

Die digitale Projektionsradiografie stellt die Basis des Diagnosebaums dar. Bei positiver Klinik und negativer

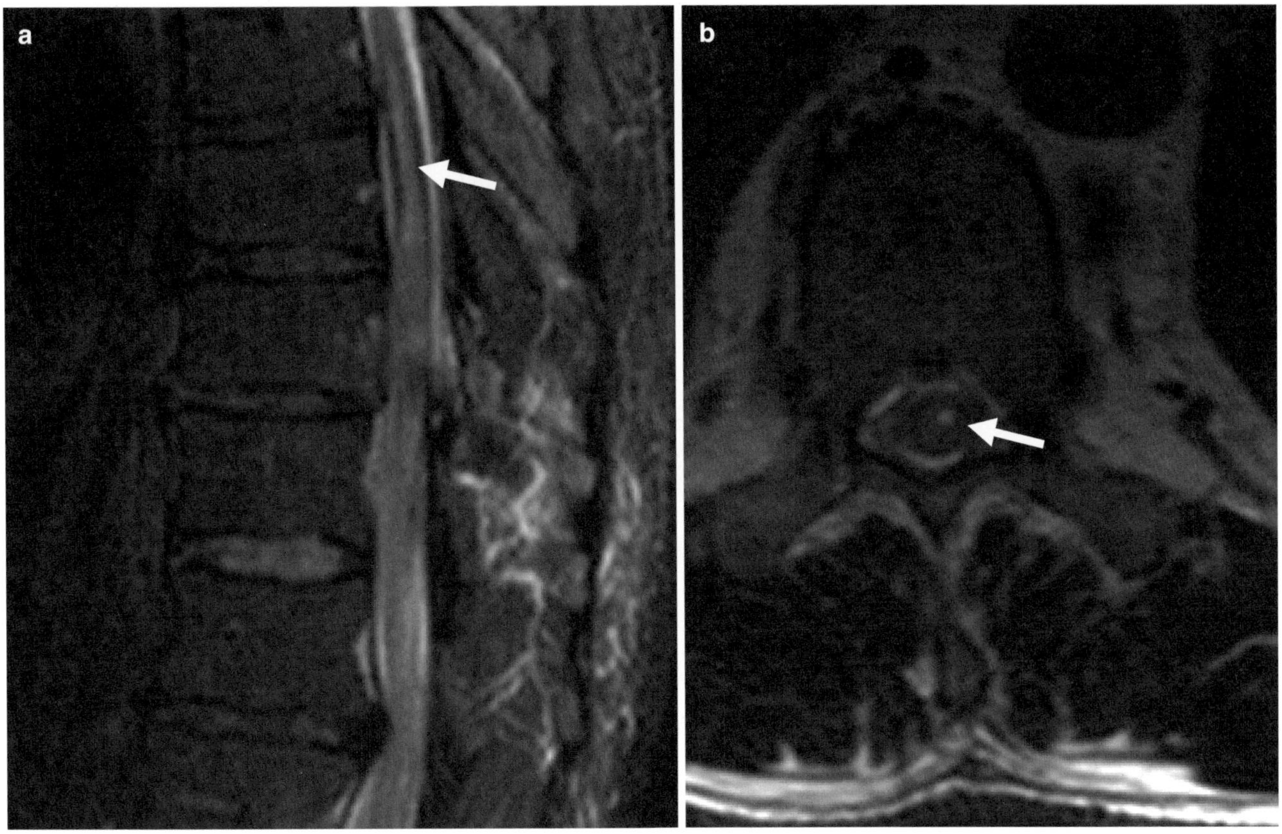

Abb. 11.19 86-jähriger Patient, Sturz; MRT, **a** sagittale STIR-Sequenz, 1,5 Tesla, Diskusprotrusion der kaudalen BWS, Ödem im Bereich der Proc. spinosus, Zeichen der Myelopathie mit SI-Steigerung im Bereich des Myelons (Pfeil), **b** axiale T2-gewichtete TSE, 1,5 Tesla, zentrale T2-gewichtete liquorisointense Transformation des Myelons im Sinne einer posttraumatischen Syrinx (*Pfeil*)

Projektionsradiografie ist unbedingt die MDCT zur Abklärung relevanter Verletzungen einzusetzen. Bei Patienten mit Hochenergietraumen ist der primäre Einsatz der MDCT obligat. Die MRT wird in der Regel als weiterführende Modalität zur Abklärung neurologischer und ligamentärer Komplikationen eingesetzt.

Literatur

Ausgewählte Übersichtsarbeiten und Monografien

1. Audige L et al (2014) The AO Foundation and Orthopaedic Trauma Association (AO/OTA) scapula fracture classification system: focus on body involvement. J Shoulder Elb Surg 23(2):189–196
2. Bailey J et al (2012) Thoracic hyperextension injury with complete „bony disruption" of the thoracic cage: case report of a potentially life-threatening injury. World J Emerg Surg 7(1):14
3. Bertoglio P et al (2019) Chest drain and thoracotomy for chest trauma. J Thorac Dis 11(Suppl 2):S186–S191
4. Bohndorf K, Imhof H, Wörtler K (2017) Radiologische Diagnostik der Knochen und Gelenke, 4. unveränderte Aufl, Thieme
5. Daffner RH (2005) Chance fracture of the upper thoracic spine. AJR Am J Roentgenol 185(2):555
6. Denis F (1983) The three column spine and its significance in the classification of acute thoracolumbar spinal injuries. Spine (Phila Pa 1976) 8(8):817–831
7. DGU (2019) Traumaregister, Jahresbericht, S 45, Tabelle 18
8. Gill DS et al (2013) Can initial clinical assessment exclude thoracolumbar vertebral injury? Emerg Med J 30(8):679–682
9. Joaquim AF et al (2019) A simplified treatment algorithm for treating thoracic and lumbar spine trauma. J Spinal Cord Med 42(4):416–422
10. LeBlang SD, Dolich MO (2000) Imaging of penetrating thoracic trauma. J Thorac Imaging 15(2):128–135
11. Liu DD et al (2020) Traumatic unilateral jumped facet joint in the upper thoracic spine: Case presentation and literature review. Surg Neurol Int 11:77
12. Magerl F et al (1994) A comprehensive classification of thoracic and lumbar injuries. Eur Spine J 3(4):184–201
13. Meinberg EG et al (2018) Fracture and dislocation classification compendium-2018. J Orthop Trauma 32(Suppl 1):S1–S170

14. Meyer S (1992) Thoracic spine trauma. Semin Roentgenol 27(4):254–261
15. Miller DL, Mansour KA (2007) Blunt traumatic lung injuries. Thorac Surg Clin 17(1):57–61
16. Munera F et al (2012) Imaging evaluation of adult spinal injuries: emphasis on multidetector CT in cervical spine trauma. Radiology 263(3):645–660
17. Schliemann B et al (2014) Die laterale Klavikulafraktur – Grundlagen, OP-Indikationen, Versorgungstechniken. Obere Extremität
18. Vécsei V et al (2005) Chest Injuries in Polytrauma. Eur J Trauma 31(3):239–243
19. Weber P et al (2004) Bronchial rupture combined with luxation fracture of the thoracic spine following direct trauma. Unfallchirurg 107(11):1093–1098

Zitierte Originalarbeiten

20. Akgul Ozmen C, Onat S, Aycicek D (2017) Radiologic findings of thoracic trauma. Ther Clin Risk Manag 13:1085–1089
21. Albrecht T et al (2004) The role of whole body spiral CT in the primary work-up of polytrauma patients--comparison with conventional radiography and abdominal sonography. Fortschr Röntgenstr 176(8):1142–1150
22. Audige L et al (2014) The AO Foundation and Orthopaedic Trauma Association (AO/OTA) scapula fracture classification system: focus on body involvement. J Shoulder Elb Surg 23(2):189–196
23. Augustin P et al (2019) Usefulness of CT-scan in the management of chest stab trauma: a prospective observational study. Eur J Trauma Emerg Surg 46(6):1385–1391
24. Bailey J et al (2012) Thoracic hyperextension injury with complete „bony disruption" of the thoracic cage: Case report of a potentially life-threatening injury. World J Emerg Surg 7(1):14
25. Baldwin KD et al (2008) Scapula fractures: a marker for concomitant injury? A retrospective review of data in the National Trauma Database. J Trauma 65(2):430–435
26. Bernstein MP, Mirvis SE, Shanmuganathan K (2006) Chance-type fractures of the thoracolumbar spine: imaging analysis in 53 patients. AJR Am J Roentgenol 187(4):859–868
27. Berry GE et al (2005) Are plain radiographs of the spine necessary during evaluation after blunt trauma? Accuracy of screening torso computed tomography in thoracic/lumbar spine fracture diagnosis. J Trauma 59(6):1410–1413. discussion 1413
28. Bertoglio P et al (2019) Chest drain and thoracotomy for chest trauma. J Thorac Dis 11(Suppl 2):S186–S191
29. Bohndorf K, Imhof H, Wörtler K (2017) Radiologische Diagnostik der Knochen und Gelenke, 4. unveränderte Aufl.
30. Buczkowski P et al (2017) Post-traumatic acute thoracic aortic injury (TAI)-a single center experience. J Thorac Dis 9(11):4477–4485
31. Çelik A, Akoglu H, Omercikoglu S, Bugdayci O, Karacabey S, Kabaroglu KA, Onur O, Denizbasi A (2021) The Diagnostic Accuracy of Ultrasonography for the Diagnosis of Rib Fractures in Patients Presenting to Emergency Department With Blunt Chest Trauma. J Emerg Med 60(1):90–97
32. Celik B et al (2009) Sternum fractures and effects of associated injuries. Thorac Cardiovasc Surg 57(8):468–471
33. Daffner RH (2005) Chance fracture of the upper thoracic spine. AJR Am J Roentgenol 185(2):555
34. Daffner RH, Deeb ZL, Rothfus WE (1986) „Fingerprints" of vertebral trauma--a unifying concept based on mechanisms. Skelet Radiol 15(7):518–525
35. Daher P et al (2018) Mild to Moderate to Severe: What Drives the Severity of ARDS in Trauma Patients? Am Surg 84(6):808–812
36. Denis F (1983) The three column spine and its significance in the classification of acute thoracolumbar spinal injuries. Spine (Phila Pa 1976) 8(8):817–831
37. DGU (2019) Traumaregister, Jahresbericht. S 45, Tabelle 18
38. Fabricant L et al (2013) Prolonged pain and disability are common after rib fractures. Am J Surg 205(5):511–515. discusssion 515-6
39. Gäble A, Hebebrand J, Armbruster M, Mück F, Berndt M, Kumle B, Fink U, Wirth S (2020) Update Polytrauma und Computertomographie unter Reanimationsbedingungen. ABCDE und „diagnose first what kills first". Radiologe 60:247–257
40. Genant HK et al (1996) Comparison of semiquantitative visual and quantitative morphometric assessment of prevalent and incident vertebral fractures in osteoporosis The Study of Osteoporotic Fractures Research Group. J Bone Miner Res 11(7):984–996
41. Ghasemi A, Haddadi K, Shad AA (2015) Comparison of Diagnostic Accuracy of MRI with and Without Contrast in Diagnosis of Traumatic Spinal Cord Injuries. Medicine (Baltimore) 94(43):e1942
42. Gill DS et al (2013) Can initial clinical assessment exclude thoracolumbar vertebral injury? Emerg Med J 30(8):679–682
43. Hoffstetter P et al (2014) Diagnostic significance of rib series in minor thorax trauma compared to plain chest film and computed tomography. J Trauma Manag Outcomes 8:10
44. Ideberg R, Grevsten S, Larsson S (1995) Epidemiology of scapular fractures. Incidence and classification of 338 fractures. Acta Orthop Scand 66(5):395–397
45. Inaoka T et al (2012) Clinical role of radiography for thoracic spine fractures in daily practice in the MDCT era: a retrospective review of 255 trauma patients. Jpn J Radiol 30(8):617–623
46. Joaquim AF et al (2019) A simplified treatment algorithm for treating thoracic and lumbar spine trauma. J Spinal Cord Med 42(4):416–422
47. Karul M et al (2013) Fractures of the thoracic spine in patients with minor trauma: comparison of diagnostic accuracy and dose of biplane radiography and MDCT. Eur J Radiol 82(8):1273–1277
48. Kea B et al (2013) What is the clinical significance of chest CT when the chest x-ray result is normal in patients with blunt trauma? Am J Emerg Med 31(8):1268–1273
49. Kelloff J, Hulett R, Spivey M (2009) Acute rib fracture diagnosis in an infant by US: a matter of child protection. Pediatr Radiol 39(1):70–72
50. Kihlstrom C et al (2017) Clavicle fractures: epidemiology, classification and treatment of 2 422 fractures in the Swedish Fracture Register; an observational study. BMC Musculoskelet Disord 18(1):82
51. Klempka A, Fischer C, Kauczor HU, Weber MA (2021) Correlation Between Traumatic Skin and Subcutaneous Injuries and the Severity of Polytrauma Injury. Fortschr Röntgenstr 193(2):177–185
52. Krestan C, Greitbauer M (2020) Trauma an Brustwirbelsäule und knöchernem Thorax. Radiologe 60:610–623
53. van Laarhoven J et al (2019) Associated thoracic injury in patients with a clavicle fracture: a retrospective analysis of 1461 polytrauma patients. Eur J Trauma Emerg Surg 45(1):59–63
54. LeBlang SD, Dolich MO (2000) Imaging of penetrating thoracic trauma. J Thorac Imaging 15(2):128–135
55. Liener UC, Rapp U, Lampl L, Helm M, Richter G, Gaus M, Wildner M, Kinzl L, Gebhard F (2004) Inzidenz schwerer Verletzungen. Ergebnisse einer populationsbezogenen Untersuchung. Unfallchirurg 107:483–490
56. Liu DD et al (2020) Traumatic unilateral jumped facet joint in the upper thoracic spine: Case presentation and literature review. Surg Neurol Int 11:77
57. Magerl F et al (1994) A comprehensive classification of thoracic and lumbar injuries. Eur Spine J 3(4):184–201
58. Meinberg EG, Agel J, Roberts CS, Karam MD, Kellam JF (2018) Fracture and dislocation classification compendium – 2018. J Orthop Trauma 32(Suppl 1):S1–S170
59. Meyer S (1992) Thoracic spine trauma. Semin Roentgenol 27(4):254–261
60. Miller DL, Mansour KA (2007) Blunt traumatic lung injuries. Thorac Surg Clin 17(1):57–61. vi

61. Munera F et al (2012) Imaging evaluation of adult spinal injuries: emphasis on multidetector CT in cervical spine trauma. Radiology 263(3):645–660
62. Park S (2012) Clinical Analysis for the Correlation of Intra-abdominal Organ Injury in the Patients with Rib Fracture. Korean J Thorac Cardiovasc Surg 45(4):246–250
63. Rajasekaran S et al (2017) The value of CT and MRI in the classification and surgical decision-making among spine surgeons in thoracolumbar spinal injuries. Eur Spine J 26(5):1463–1469
64. Raupach J et al (2005) The endovascular treatment of the aortic trauma. Rozhl Chir 84(6):270–276
65. Rostas JW et al (2017) Rib fractures and their association With solid organ injury: higher rib fractures have greater significance for solid organ injury screening. Am J Surg 213(4):791–797
66. S3-Leitlinie Polytrauma /Schwerverletzten-Behandlung. AWMF-Register-Nr. 012/019. Stand 07/2016; https://www.awmf.org/uploads/tx_szleitlinien/012-019l_S3_Polytrauma_Schwerverletzten-Behandlung_2017-08.pdf
67. Sander AL et al (2013) A clinically useful classification of traumatic intervertebral disk lesions. AJR Am J Roentgenol 200(3):618–623
68. Schliemann B, Breiter S, Theisen C et al (2014) Die laterale Klavikulafraktur – Grundlagen, OP-Indikationen, Versorgungstechniken. Obere Extremität 9:222–228. https://doi.org/10.1007/s11678-014-0244-6
69. Schmitt S et al (2018) Analysis on the Age Distribution of Sternum Fractures. Thorac Cardiovasc Surg 66(8):670–677
70. Schulz-Drost S et al (2016) Bony injuries of the thoracic cage in multiple trauma: incidence, concomitant injuries, course and outcome. Unfallchirurg 119(12):1023–1030
71. Shorr RM, Crittenden M, Indeck M, Hartunian SL, Rodriguez A (1987) Blunt thoracic trauma. Analysis of 515 patients. Ann Surg 206:200–205
72. Terry NL et al (2016) Improved identification of sternal injuries with multidetector computed tomography (MDCT): sagittal reconstructions. Clin Imaging 40(4):739–744.
73. Turk F, Kurt AB, Saglam S (2010) Evaluation by ultrasound of traumatic rib fractures missed by radiography. Emerg Radiol 17(6):473–477
74. Vécsei V et al (2005) Chest Injuries in Polytrauma. Eur J Trauma 31(3):239–243
75. Weber P et al (2004) Bronchial rupture combined with luxation fracture of the thoracic spine following direct trauma. Unfallchirurg 107(11):1093–1098
76. Willen J et al (1990) The natural history of burst fractures at the thoracolumbar junction. J Spinal Disord 3(1):39–46
77. Wirth S, Hebebrand J, Basilico R, Berger FH, Blanco A, Calli C, Dumba M, Linsenmaier U, Mück F, Nieboer KH, Scaglione M, Weber MA, Dick E (2020) European society of emergency radiology: guideline on radiological polytrauma imaging and service (short version). Insights Imaging 11:135

Lendenwirbelsäule

12

Thomas Grieser

Inhaltsverzeichnis

12.1 Vorbemerkung

T. Mittlmeier und M.-A. Weber

Verletzungen des thorakolumbalen Überganges, 11. Brust- (BWK 11) bis 2. Lendenwirbelkörper (LWK 2), zählen zu den häufigsten Wirbelsäulenverletzungen, was im Wesentlichen den funktionell-anatomischen Besonderheiten der Region, dem Übergang der Brustwirbelkyphose in die Lendenlordose und dem Zusammentreffen der relativ fixierten Brustwirbelsäule (BWS) mit der in der Sagittalen hochmobilen Lendenwirbelsäule (LWS), geschuldet ist [16, 24]. LWS-Verletzungen können isoliert auftreten, jedoch gehen ca. $\frac{1}{3}$ der Wirbelfrakturen mit Begleitverletzungen einher [20]. Bei Polytraumatisierten ist bei $\frac{1}{5}-\frac{1}{3}$ aller Betroffenen mit einer Wirbelsäulenverletzung zu rechnen, wobei ca. $\frac{4}{5}$ auf die BWS und die LWS entfallen [20]. Eine rasche und vollständige Diagnostik ist insbesondere beim Schwerverletzten von hoher Relevanz für die frühzeitige Therapiewahl. Der leitliniengerechten Kooperation und Interaktion zwischen dem Radiologen und dem Schock-

T. Grieser (✉)
Klinik für Diagnostische und Interventionelle Radiologie und Neuroradiologie, Universitätsklinikum Augsburg, Augsburg, Deutschland
e-mail: thomas.grieser@uk-augsburg.de

© Springer-Verlag GmbH Deutschland, ein Teil von Springer Nature 2023

M.-A. Weber, T. Mittlmeier (Hrsg.), *Kompendium bildgebende Frakturdiagnostik*, https://doi.org/10.1007/978-3-662-63602-2_12

raumleiter bzw. dem Unfallchirurgen kommt somit bei der Diagnostik einer Wirbelsäulenverletzung der LWS im Rahmen der Schockraumdiagnostik eine besondere Bedeutung zu. Spielt die Projektionsradiografie der LWS beim niedrigenergetischen Trauma des Erwachsenen nach wie vor eine Rolle als erste Instanz der an der Klinik orientierten Bildgebung, so ist bei Hochenergiemechanismen die Bildgebung mittels Multidetektorcomputertomografie (MDCT), insbesondere beim Schockraumpatienten, an vorderste Position gerückt [24, 59]. Für schwerstverletzte Patienten mit einem „Injury Severity Score" größer 15 ist gesichert, dass durch Untersuchung mithilfe der Ganzkörper-MDCT im Vergleich zur selektiven Computertomografie (CT) die Mortalität um $\frac{1}{4}$ gesenkt wird [59].

Voraussetzung für eine valide Deskription der unterschiedlichen Frakturmuster, die auch therapeutische Implikationen hat, ist eine gemeinsame Frakturklassifikation, die in Form der neuesten Version der AO/OTA-Klassifikation der Wirbelfrakturen von der Arbeitsgemeinschaft für Osteosynthesefragen (AO) und Orthopaedic Trauma Association (OTA) weniger sperrig als die Vorläuferversionen ist [24, 42]. Neben rein morphologischen Kriterien der Frakturtypisierung spielen hier erstmalig auch der aktuelle neurologische Status und typische klinische Konstellationen, sog. „klinische Modifikatoren", eine Rolle bei denen relevante Einflüsse auf das spezifische Frakturmuster zu erwarten sind, z. B. bei diffuser idiopathischer Skeletthyperostose (DISH), axialer bzw. ankylosierender Spondylitis und rheumatoider Arthritis [16, 24]. Eine häufiger klinischer Modifikator, die Osteoporose, hat zu einer kürzlich publizierten eigenständigen Klassifikation osteoporotischer Wirbelfrakturen (OF) geführt [62]. Der Charme dieser recht einfachen und von einer klinischen Fachgruppe von Wirbelfrakturexperten entwickelten Frakturklassifikation liegt u. a. im OF-Score, der anhand bildmorphologischer Kriterien die Herleitung der Differenzialtherapie erleichtert und dessen Validität sich in der Prüfung befindet [62, 65].

Erwartungsgemäß kann die MDCT nicht die alleinige Basis für die komplette Bildgebung bieten, denn für die Beurteilung der diskoligamentären Verletzungskomponenten, etwa bei den B1- und B2-Frakturen, aber auch für die direkte Darstellung von Konus-Kauda-Läsionen, epiduralen Hämatomen, Wurzelausrissen und Spinalnervenaffektionen der LWS und des lumbosakralen Plexus, aber auch von vorbestehenden degenerativen Veränderungen der Bandscheibe ist die Magnetresonanztomografie (MRT) ebenso unverzichtbar und zeitnah zum Trauma wünschenswert wie bei der Diagnostik kindlicher Wirbelsäulenverletzungen [24]. Dementsprechend resultieren Indikationen für einen konsekutiven und komplementären Einsatz von CT und MRT [24]. Inwieweit bei der Differenzierung alter und frischer osteoporotischer Frakturen oder Frakturkomponenten perspektivisch die Dual-Energy-CT-Untersuchung die MRT, hier v. a. die flüssigkeitssensitiven fettsupprimierten Short-τ-Inversion-Recovery-Sequenzen (STIR-Sequenzen), vollwertig ersetzen kann, bildet derzeit den Gegenstand laufender Untersuchungen [24, 48].

In jedem Fall ist auch für die Erfolgs- und die Qualitätskontrolle nach heute typischer minimalinvasiver Versorgung der Wirbelfrakturen der LWS, bei denen standardmäßig intraoperative Durchleuchtungskontrollen und postoperative Röntgenaufnahmen angefertigt werden, die CT-Bildgebung von großem Wert, etwa zur exakten Beurteilung einer adäquaten Dekompression des Spinalkanals, der korrekten räumlichen Frakturaufrichtung und der korrekten Implantatlage, z. B. der Beurteilung der korrekten Pedikelschraubenlage [16, 65]. Auch zur Beurteilung der Indikation für eine dorsoventrale Stabilisation an der LWS wird in unserem Zentrum nach dem primären dorsalen Vorgehen eine CT-Diagnostik durchgeführt, um Aufrichtung und Ausmaß der Destruktion des anterioren Wirbelkörpers zu evaluieren, also um festzustellen, wie wahrscheinlich ein Nachsintern beim alleinigen dorsalen Aufrichten und Stabilisieren ist.

12.2 Einleitung

Traumatische Frakturen der LWS sind häufig, insbesondere im thorakolumbalen Übergang. Verletzungsart und -schwere werden anhand der aktuellen AOSpine-Klassifikation unterteilt. Die CT stellt dabei die entscheidende diagnostische Modalität dar, während die MRT Aufschluss über diskoligamentäre und intraspinale Verletzungen gibt. Besondere Frakturpathomorphologien stellen osteoporotische Frakturen sowie Frakturen der ankylosierten LWS dar. Einige angeborene oder erworbene lumbale Normalvarianten bzw. Anomalien können Frakturen vortäuschen.

12.3 Anatomie der Lendenwirbelsäule

Die im Normalfall 5-gliedrige, d. h. aus 5 freien LWK bestehende LWS weist – im Vergleich zur BWS – umgekehrt keilförmig konfigurierte LWK auf, die ventral etwa 2–3 mm höher sind als dorsal (lediglich der 5. LWK kann deutlicher trapezoid sein), was im Wesentlichen die Lumballordose bedingt und ausformt (Abb. 12.1) [70]. Die typischen, tonnenförmig hoch aufbauenden LWK sind von – altersabhängig höhendifferenten – Bandscheiben getrennt, wobei diese mit ihren jeweilig angrenzenden supra- und infradiskalen Wirbelkörpersegmenten das sog. „Bewegungssegment" bilden [34].

Die posterioren knöchernen Elemente der LWK, die den lumbalen Wirbelkanal bilden, sind normalerweise rippenlos: Die lumbalen Querfortsätze heißen korrekt Procc. costarii, da sie die fixen Rudimente ehemaliger Lendenrippen dar-

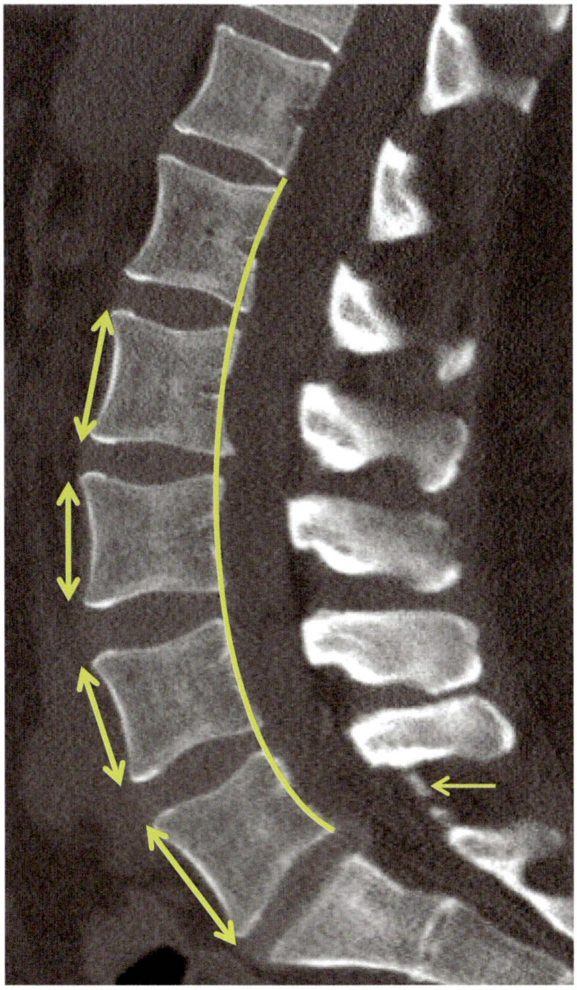

Abb. 12.1 Normale LWS. Nahezu perfekter anatomischer Aufbau einer 5-gliedrigen LWS bei einer 41-jährigen Frau mit trapezförmigen LWK, d. h. höheren Vorderwänden (*Doppelpfeile*), die eine harmonische LWS-Lordose (*gebogene Linie*) formen. Randständige Ligg.-flava-Verkalkungen (*Pfeil*)

stellen. Die eigentlichen Querfortsätze an der LWS stellen lediglich kleine Knochenwülste, die Procc. accessorii, zwischen dem oberen Gelenkfortsatz und dem Proc. costarius eines jeden LWK dar [77]. Diese anatomische Gegebenheit wird im klinischen Alltag allerdings stillschweigend, jedoch folgenlos ignoriert.

Sowohl die in sagittaler Ebene flachen und horizontal gestellten Dornfortsätze als auch die gleichfalls sagittal gestellten lumbalen Gelenkfortsätze erlauben eine großzügige Flexions- und Hyperextensionsbeweglichkeit bei gleichzeitig nur geringer Seitbewegungsmöglichkeit und nahezu aufgehobener Rotation. Dabei beträgt das aufsummierte lumbale Flexionsausmaß 50–70°, das der Extension (Hyperlordosierung) 30°; die seitlichen Bewegungsausschläge hingegen betragen nur 20° nach jeder Seite, während die Gesamtrotation auf unter 10° für beide Richtungen limitiert ist [70].

Die ligamentäre Anatomie der LWS verdient besondere Beachtung: Ventral bilden die beiden Längsbänder (vorderes und hinteres Längsband) eine funktionelle und auch morphologische Einheit mit den Bewegungssegmenten. Während das – im lumbalen Abschnitt relativ breite und kräftige – vordere Längsband fest mit den knöchernen Vorderseiten der LWK verankert ist, steht das – lumbal nur schmal ausgebildete – hintere Längsband in enger Verflechtung mit den jeweiligen Anuli fibrosi, wodurch die diskoligamentäre Funktionseinheit entsteht.

Dorsal hingegen überwiegt bei Weitem die ligamentäre Fesselung der LWS über einen Zuggurtungsmechanismus („posterior ligament complex", PLC) [57]. Die wichtigsten uni- und polysegmentalen ligamentären Elemente stellen die Ligg. interarcualia (Ligg. flava, wegen ihres hohen Elastingehalts gelblich), die Ligg. interspinalia et intertransversaria sowie das Lig. supraspinale dar. Während die langen Bänder im Zusammenspiel mit der autochthonen Rückenmuskulatur (v. a. M. erector trunci), aber auch mit den paralumbalen Mm. psoae, die morphologische Ausformung der LWS und deren Tonus beeinflussen, limitieren die kurzen Bandsysteme abnorme Bewegungen und schützen das Achsenskelett vor abrupten Extrembewegungen (Dämpfung) [70]. Eine keineswegs zu vernachlässigende Stabilität verleihen aber auch die lumbalen Intervertebralgelenke (Facettgelenke) mit ihren straffen fibrösen Gelenkkapseln. Ebenso wirken die lumbalen Bandscheiben als schockabsorbierende Puffer, doch eigentlich bewirken sie über die „Wasserkissenfunktion" ihrer Nuclei pulposi eine gleichmäßige Druckverteilung auf die angrenzenden Terminalplatten. Dank der festen Verankerung der Anuli fibrosi über Sharpey-Fasern mit ihren zugehörigen Terminalplatten erreicht das ventrale Bewegungssegment dadurch eine außerordentliche Stabilität und Festigkeit [69].

▶ **Merke** Die anatomischen Gegebenheiten an der LWS, insbesondere ihre hohe sagittale Beweglichkeit, machen diese besonders anfällig gegenüber Flexions- und Hyperextensionstraumen.

12.4 Biomechanische Betrachtungen unter Traumaaspekten

In biomechanischer Hinsicht besteht die LWS aus 2 tragenden und stabilisierenden Längselementen, der vorderen Säule, bestehend aus den LWK und den zugehörigen Bandscheiben sowie den Längsbändern, und der hinteren Säule, knöchern zusammengesetzt aus Wirbelbögen, Gelenk-, Quer- und Dornfortsätzen und ligamentär verspannt durch den PLC. Hieraus ergibt sich ein stabiles lumbales Stützsystem, das vorn durch das sehr kräftige vordere Längsband und hinten durch den dorsalen Zuggurtungsbandapparat

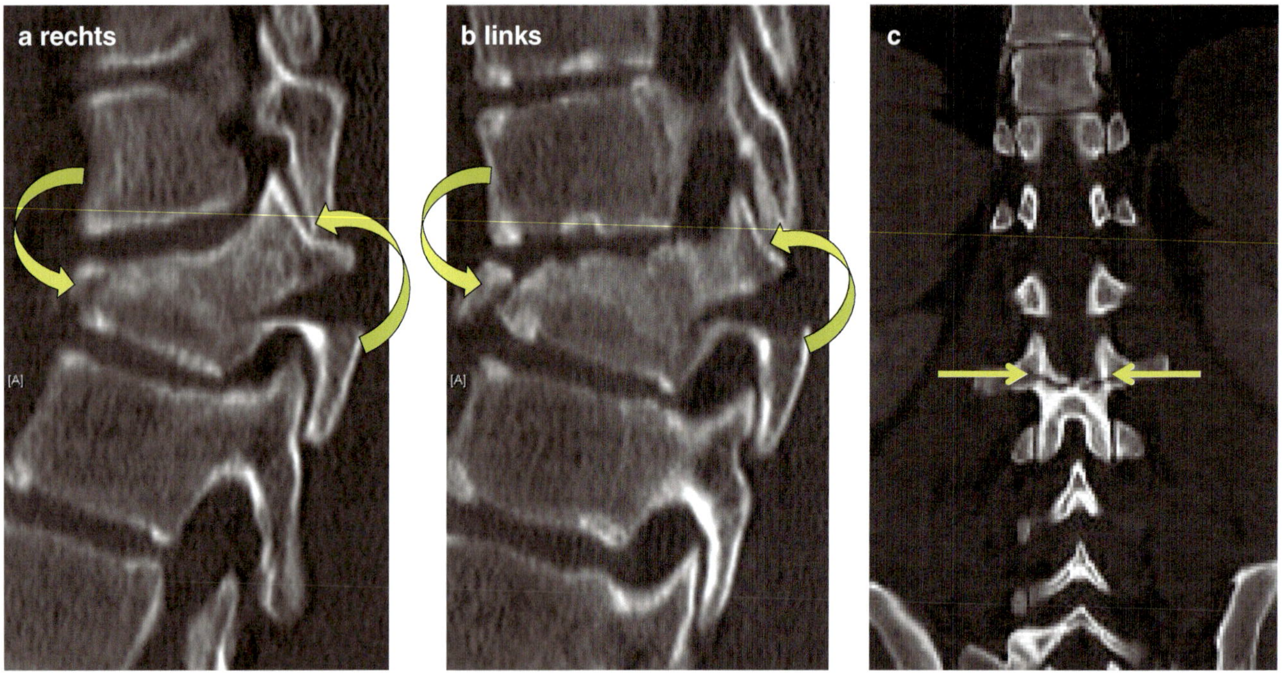

Abb. 12.2 Klassische Chance-Fraktur (Flexions-Distraktions-Frakturen B1). **a**, **b** Klassischer Hypomochlioneffekt um die mittlere Säule mit distrahierender Zerreißung beider Pedikel und ventraler LWK-1-Kompressions-/Keilfraktur (*jeweils gebogene Pfeile*). **c** Anderer Patient mit Horizontalfraktur des Wirbelbogens (*Pfeile*). (Aus: [9])

wirkungsvoll und straff verzurrt wird, wodurch es axial stauchenden, flektierenden und extendierenden sowie rotierenden und scherenden Kräften in unterschiedlichem Ausmaß widersteht [30]. Die eben beschriebenen beiden biomechanischen Säulen sind nicht zu verwechseln mit dem 3-Säulen-Modell nach Denis als traumatologische Klassifikation (s. u.).

Die morphologische Besonderheit der Transition von der thorakalen Kyphose in die lumbale Lordose einerseits und das Aufeinandertreffen der durch den Rippenthorax relativ fixen BWS auf die in sagittaler Richtung hochmobile LWS andererseits, macht den thorakolumbalen Übergang (BWK 11–LWK 2) überproportional läsionsanfällig: Mehr als $\frac{2}{3}$ der thorakolumbalen Frakturen ereignen sich in genau diesem Bereich [33, 84]. Die Lendenlordose bedingt zudem eine Schwerpunktverlagerung nach dorsal, was zum einen bei den häufigen Hyperflexionstraumen zu einer starken axialen Stauchungsbelastung der LWS führt (gehäuftes Auftreten von Kompressions- und Berstungsfrakturen), zum anderen aber auch die häufigen Zerreißungen der posterioren ligamentären Zuggurtung (PLC) bedingt [33].

Der Drehpunkt für lumbale Hyperflexionsverletzungen liegt beim Erwachsenen etwa im mittleren Drittel der jeweiligen Deckplatte [35], was die typischen lumbalen Kompressions- und Berstungsfrakturen bedingt, während es ab der mittleren Säule dorsalwärts zur Distraktion der knöchernen und/oder ligamentären Strukturen kommt. Hieraus resultiert das typische schnabelartige Auseinanderreißen der Pedikel und Dornfortsätze (Chance-Fraktur), selten auch der Wirbelbögen selbst oder die horizontale Ruptur der dorsalen Zuggurtung (Abb. 12.2). Das klassische biomechanische Modell dieses Verletzungstyps stellt die „seat belt injury" dar, also die dorsale Hyperdistraktion um den Beckengurt als fixen Drehpunkt. Die mittlere Säule ist dabei inkonstant entweder mehr einer Kompression oder einer Distraktion unterworfen, kann aber auch radiologisch unversehrt bleiben (Hypomochlioneffekt).

▶ **Merke** Der thorakolumbale Übergang ist aufgrund der kypholordotischen Transition von der relativ unflexiblen BWS in die mobilere LWS besonders vulnerabel.

Diese Betrachtungen führen zwangsläufig zur Beachtung des sog. „3-Säulen-Modells" von Denis (Abb. 12.3) [14]. Kernaussage dieses Modells ist, dass die isolierte Verletzung einer einzelnen Säule noch nicht zwingend eine biomechanische Instabilität nach sich zieht, wohingegen die signifikante Schädigung von 2 (nicht unbedingt benachbarter) Säulen ein Stabilitätsversagen begründet. Zumindest für die LWS wurde ein besonderes Augenmerk auf die Integrität der mittleren Säule gelegt: Da es isolierte traumatische Verletzungen der mittleren Säule offensichtlich nicht gibt, bildet ihre Mitverletzung stets das Kriterium einer instabilen lumbalen Wirbelsäulenverletzung [49].

Obgleich das Denis-Modell lange Zeit zur Stabilitätsbeurteilung von Wirbelsäulenfrakturen herangezogen wurde,

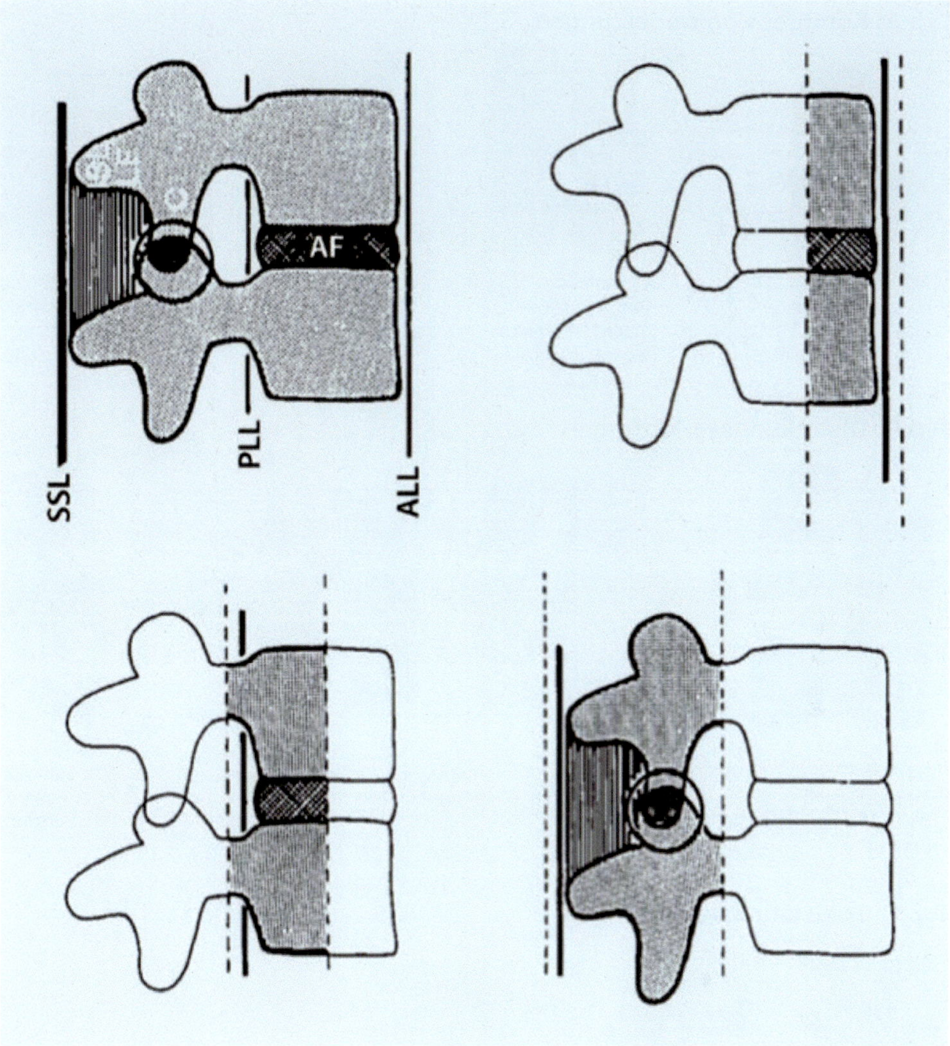

Abb. 12.3 Grafische Darstellung des 3-Säulen-Modells von Denis. Die zu den jeweiligen Säulen (vordere, mittlere und hintere Säule) gehörigen anatomischen Strukturen sind grau unterlegt bzw. schraffiert. *ALL* anteriores Längsband, *AF* Anulus fibrosus, *PLL* posteriores Längsband, *SSL* Lig. supraspinale. (Aus:[3]; mit freundlicher Genehmigung)

wurde es von Beginn an aufgrund der schlechten Reproduzierbarkeit und geringen Vorhersagekraft kritisiert; außerdem stützte es sich im Wesentlichen nur auf axiale CT-Bilder, die in früherer Zeit üblich waren [18]. Auf die aktuellen und umfassenden Frakturklassifikationen wird in folgendem Abschnitt eingegangen.

▶ **Merke** Das 3-Säulen-Modell nach Denis besagt, dass die Verletzung von 2 Säulen eine Stabilitätskompromittierung begründet, v. a. bei Beteiligung der mittleren Säule.

12.5 Aktuelle Frakturklassifikationen der Lendenwirbelsäule

In der Vergangenheit wurde eine Vielzahl von Frakturklassifikationen der (thorako-)lumbalen Wirbelsäule mehr oder weniger erfolgreich bzw. für eine kürzere oder längere Anwendungsdauer eingeführt. Böhler identifizierte bereits 1929 5 vertebrale Verletzungstypen [8]. Watson-Jones führte in den 1940er-Jahren das Konzept der Instabilität ein, indem er als Erster die Bedeutung der spinalen Bandverletzungen erkannte [80], was von Nicoll Ende der 1940er-Jahre bestätigt wurde [46]. Holdsworth schließlich führte Anfang der 1960er-Jahre sein 2-Säulen-Modell ein [27], das sich – trotz aller Kritik – bis in die 1970er-Jahre hinein bewährt hat (u. a. mit Einführung des PLC, der Berstungsfraktur und eines neuen Stabilitätsverständnisses), ehe es durch das 3-Säulen-Modell von Denis 1983 abgelöst wurde, das sich erstmalig und maßgeblich auf die CT-Morphologie stützen konnte und bis weit in die 1990er-Jahre die dominierende Klassifikation blieb (mit einigen Modifikationen) [14].

Zumindest für den deutschsprachigen Raum begann sich ab Mitte der 1990er-Jahre die Magerl-Klassifikation zu etablieren [41], die im Weiteren als „Comprehensive AO Classification" durch die AO übernommen und erweitert wurde. Sie statuierte mechanistisch 3 Hauptverletzungstypen (A – Kompression; B – Distraktion; C – Translation), pathomorphologisch basierend auf dem mechanischen Kranmo-

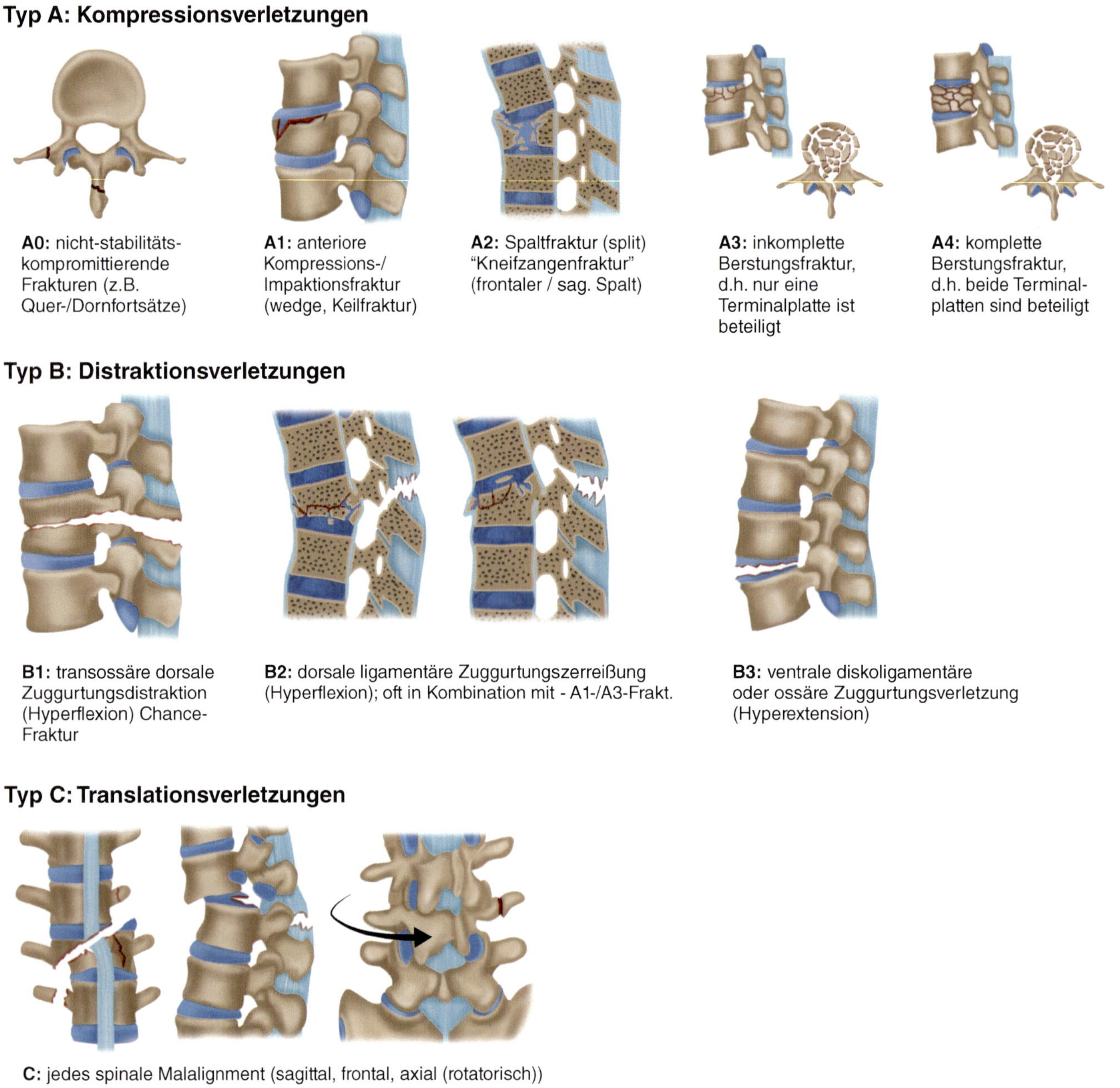

Abb. 12.4 Kompilierende Darstellung der AOSpine Thoracolumbar Injury Classification. Diese stark schematisierte Übersicht gibt einen visuell schnell erfassbaren Überblick über die Einteilungsprinzipien dieser Klassifikation. Zu beachten ist, dass es nur noch eine C-Kategorie gibt. (Modifiziert nach [2])

dell. Dieses neue taxonomische System bestach und besticht durch seine Komplexität, die praktisch alle spinalen Verletzungsformen abbilden kann; allerdings ist sie dadurch für die klinische Alltagsroutine nicht optimal geeignet [47].

So wurde in den 2000er-Jahren das vereinfachte TLICS-System („Thoracolumbar Injury Classification and Severity Score“) geschaffen, mit dem anhand eines Punktesystems die Verletzungsschwere bestimmt wird, um eine Entscheidungshilfe „operativ“ vs. „nicht operativ“ zu etablieren [57]. Da auch dieses Scoring-System Schwächen aufwies (zu komplex für den klinischen Alltag, zu starke Vereinfachung des Einflusses der Frakturmorphologie auf den Instabilitätsgrad [28]), wurde 2013 erstmals ein hybrides Klassifikationssystem getestet, das die Stärken des TLICS mit denen der Magerl-Klassifikation vereint – es entstand das sog. „AOSpine Thoracolumbar Injury Classification System“ [72], woraus 2016 ein scorebasierter chirurgischer Algorithmus abgeleitet wurde (TL-AOSIS [74]).

Auf die aktuelle **AOSpine-Klassifikation** [6] wird im Folgenden näher eingegangen (Abb. 12.4).

Übernahme frakturmorphologischer Komponenten der AO/OTA- bzw. Magerl-Klassifikation
Zunächst übernimmt die neue Klassifikation die wesentlichen frakturmorphologischen Komponenten der AO/OTA- bzw. Magerl-Klassifikation (Typen A–C), modifiziert aber ihre Subtypen:

- Neu sind der A0-Subtyp („minor injuries"), der Frakturen der Quer- und Dornfortsätze ohne Wirbelkörperbeteiligung meint, und die Unterteilung in inkomplette und komplette Berstungsfrakturen (A3 bzw. A4). Berstungsfrakturen stellen bekanntermaßen hinsichtlich ihrer Stabilität ein Problem dar und sind oft mit dorsalen Distraktionsverletzungen vergesellschaftet.
- Die Typ-B-Verletzungen stellen Läsionen der anterioren oder posterioren Zuggurtung („tension-band injuries") dar und führen zwangsläufig zu einer Instabilitätssituation. Der Subtyp B1 repräsentiert die klassische Chance-Fraktur; eine Bandscheibenbeteiligung gehört nicht zu diesem Subtyp. Bei einer B2-Läsion zerreißt die posteriore ligamentäre Zuggurtung und kann über den Flexionsmechanismus auch zur Wirbelkörperkompression führen (+ Typ A). Der B3-Subtyp schließlich verursacht über einen primär hyperextendierenden Mechanismus eine Zerreißung der anterioren vertebrodiskoligamentären Stabilisation ohne Dislokation.
- Neu ist ebenfalls die Eliminierung aller bisherigen Subtypen bei den Typ-C-Verletzungen: Hierunter werden mittlerweile alle Verletzungsmuster subsumiert, die zu einer Dislokation geführt haben. Dabei ist es gleichgültig, in welche Richtung und in welchem Ausmaß diese erfolgt (Rotation, Translation, Distraktion); selbst eine fehlende Dislokation bei gleichzeitiger vollständiger Weichteildurchtrennung wird unter dem Typ C subsumiert.

Neurologischer Status (N0–N4, NX)
Erstmalig Eingang in eine Klassifikation über Wirbelsäulenfrakturen gefunden hat eine Einteilung des neurologischen Status (N0–N4, NX). Damit verlässt eine Frakturklassifikation erstmals den Boden bloßer pathomorphologischer, d. h. radiologischer Frakturbeschreibungen und führt klinische Variablen ein, was ihre Handhabung durch den Radiologen allerdings erschwert.

Klinische Modifikatoren
Im Unterschied dazu stellt die 3. Kategorie, die mit der neuen Nomenklatur Einzug gehalten hat, die sog. „klinischen Modifikatoren" („clinical modifiers", M1 und M2), eine wertvolle Bereicherung in all jenen Fällen dar, bei denen sonst nicht klassifizierbare, aber durchaus relevante Komorbiditäten bestehen, die zu einer tatsächlichen Beeinflussung des Frakturverlaufs führen oder führen können. Dies betrifft zum einen – etwas unscharf formuliert – „unklare" Läsionsverhältnisse der posterioren ligamentären Stabilisatoren (M1), zum anderen – weitaus wichtiger – Komorbiditäten wie ankylosierende Wirbelsäulenerkrankungen, Osteoporose und die Rheumatoide Arthritis (M2). Aufgrund der potenziell wesentlich komplikationsträchtigeren Frakturen bei ankylosierten Wirbelsäulen (DISH, Morbus Bechterew[1]) und einer geänderten Behandlungsstrategie (z. B. längerstreckige Spondylodesen, zementaugmentierte Schraubensetzungen) ergibt eine solche Modifizierung durchaus Sinn [73].

Diese noch neue AOSpine-Klassifikation beherbergt aber auch Probleme und Schwierigkeiten: So ist sie hinsichtlich der Genauigkeit und der Reliabilität noch wenig validiert und ihre klinische Praktikabilität wird noch nicht allgemein akzeptiert [6]. Hinzu kommt, dass bezüglich der genannten gängigen Klassifikationen noch kein (universeller) Konsens besteht, was auch Auswirkungen auf ein einheitliches wirbelsäulenchirurgisches Management hat [3].

▶ **Merke** Derzeit stellt die auf der Magerl-Klassifikation basierende thorakolumbale Fraktureinteilung des AO-Spine Trauma Knowledge Forum einen gangbaren Weg dar, klassifikatorische Klarheit in die thorakolumbale Frakturmorphologie zu bringen, sinnvolle Erweiterungen einfließen zu lassen und Behandlungsoptionen abzuleiten.

12.6 Radiologische Diagnostik

Im Unterschied zur Abklärung von Verletzungen der HWS (NEXUS Low Risk Criteria, Canadian Cervical Spine Rules; vgl. Kap. 7) gibt es für die bildgebende, d. h. radiologische Abklärung der thorakolumbalen Wirbelsäule keine etablierten und allgemein akzeptierten Regeln oder Leitlinien. Vor diesem Hintergrund sollte man auch bedenken, dass – im Unterschied zu den genannten zervikalen Regeln, bei denen der klinischen Präsentation ein großer Stellenwert beigemessen wird – an der BWS/LWS einer Studie zufolge nur $\frac{1}{3}$ aller thorakolumbalen Frakturen bereits klinisch zu vermuten gewesen waren [75].

Zur radiologischen Abklärung lumbaler Wirbelkörperfrakturen stehen zwar prinzipiell alle bildgebenden Modalitäten zur Verfügung, jedoch stellen die Projektionsradiografie, die MDCT und – hinsichtlich der Akuität nachgeordnet – auch die MRT die diagnostisch wichtigsten Prozeduren dar, während die szintigrafischen Methoden eine

[1] Das Eponym Morbus Bechterew steht im Folgenden kurzgefasst für die ausführlichere Krankheitsbezeichnung Spondyloarthropathia ankylopoetica oder Spondylitis ankylosans (engl. „ankylosing spondylitis") und wird aktuell unter dem Terminus „axiale Spondyloarthritis" neugefasst.

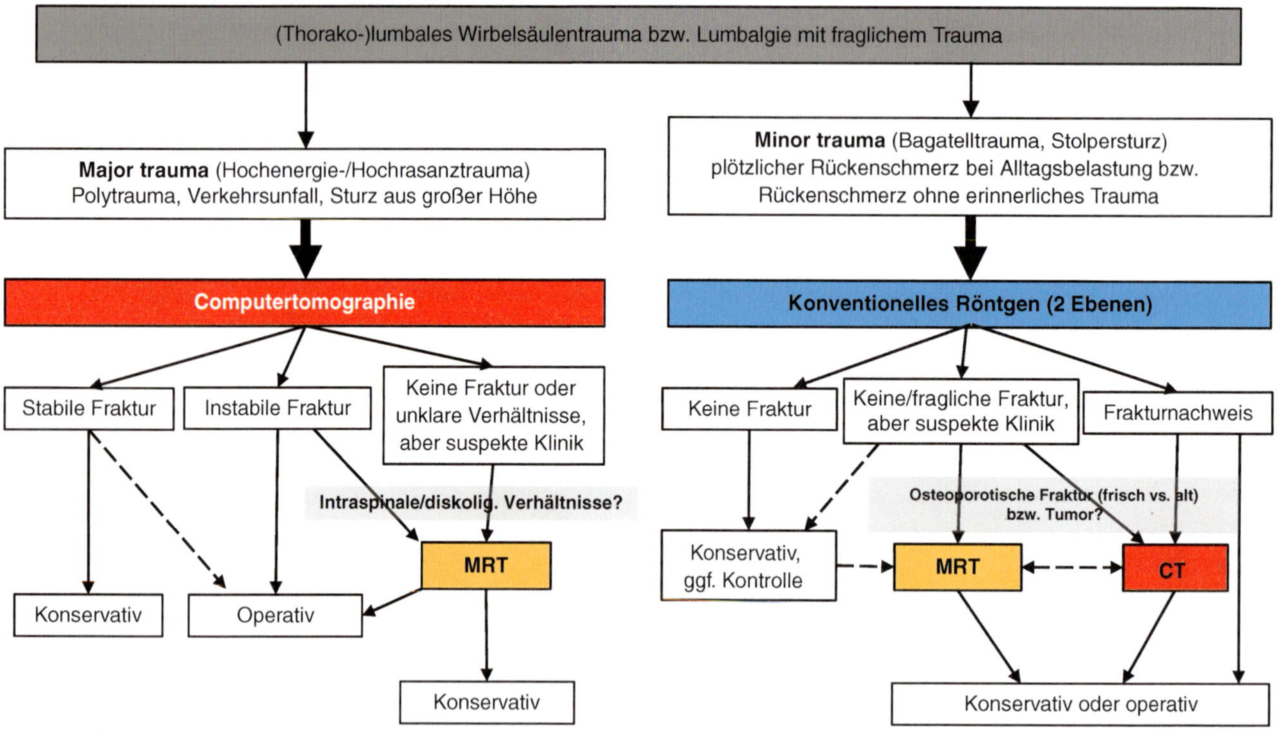

Abb. 12.5 Radiologisch-diagnostischer Abklärungsalgorithmus in 2 unterschiedlichen Ausgangsszenarien. Dieser Algorithmus setzt stets eine sorgsame klinische Einschätzung des Patienten und die vergleichende Beurteilung und Wertung sowohl der vorliegenden Bildgebung als auch der klinischen Präsentation des Patienten voraus

deutlich untergeordnete und die Sonografie praktisch keine Rolle spielen (Abb. 12.5).

12.6.1 Projektionsradiografie

Die konventionelle Röntgendarstellung in 2 Ebenen, beim traumatisierten Patienten üblicherweise im Liegen, ist eine wenig aufwendige, rasch verfügbare und kostengünstige Methode, die bereits einen guten Überblick über die knöcherne Integrität der LWK und das Alignement der gesamten LWS gewährt. Die Sensitivität ist mit 33,3 % bekannterweise schlecht, und subtile knöcherne Verletzungen (z. B. knöcherne Avulsionen) können der Röntgendarstellung entgehen [75]. Weitaus wichtiger ist aber die Detektion indirekter Frakturzeichen wie lumbale Alignementstörungen (traumatische Spondylolisthesen) oder auffällige, segmental vergrößerte Dornfortsatzabstände (Hyperflexions-Distraktions-Verletzungen). Noch wichtiger, aber ungleich schwerer zu beurteilen, sind lumbale Fehlstellungen in der Frontalebene, asymmetrische Facettengelenksstellungen oder einseitige untere Rippen- bzw. Querfortsatzfrakturen, da diese Fraktur- und Malalignementmuster auf eine Rotationsverletzung und damit auf eine inhärent instabile Verletzung hinweisen können (Abb. 12.6).

Positive Röntgenbefunde ziehen zunächst eine weitere Abklärung mittels MDCT nach sich; negative Röntgenbefunde sollten hingegen nur durch kritische Würdigung des Unfallmechanismus und in Korrelation mit dem klinischen Befund interpretiert werden, da insbesondere diskoligamentäre Verletzungen röntgenologisch inapparent bleiben. Zu ihrer weiteren Abklärung wäre dann die MRT diagnostisch sinnvoll.

Prinzipiell gilt aber der Grundsatz, dass niederenergetische Unfälle ohne neurologische Auffälligkeiten zunächst röntgenologisch evaluiert werden sollten, während Hochenergie- bzw. Hochrasanztraumen (d. h. typischerweise Polytraumapatienten) grundsätzlich der sofortigen MDCT-Abklärung ohne vorherige Röntgendiagnostik zugeführt werden müssen [58]. Zunehmend wird die CT aber auch zur exakten Festlegung der Frakturmorphologie herangezogen, um hieraus prozedurale Schlussfolgerungen für die chirurgische Versorgung ziehen zu können.

Sowohl die Standardprojektionen als auch die um 45° gedrehten, lateralen Projektionen zur Darstellung der Neuroforamina bzw. der Pedikel und der Gelenkfortsätze spielen zumindest in der akuten Traumadiagnostik keine Rolle, ebenso wenig wie seitliche Funktionsaufnahmen in Inklination und Reklination. Diese dezidierte Röntgendiagnostik ist elektiven Abklärungen, z. B. bei Schmerzpatienten, vermuteter

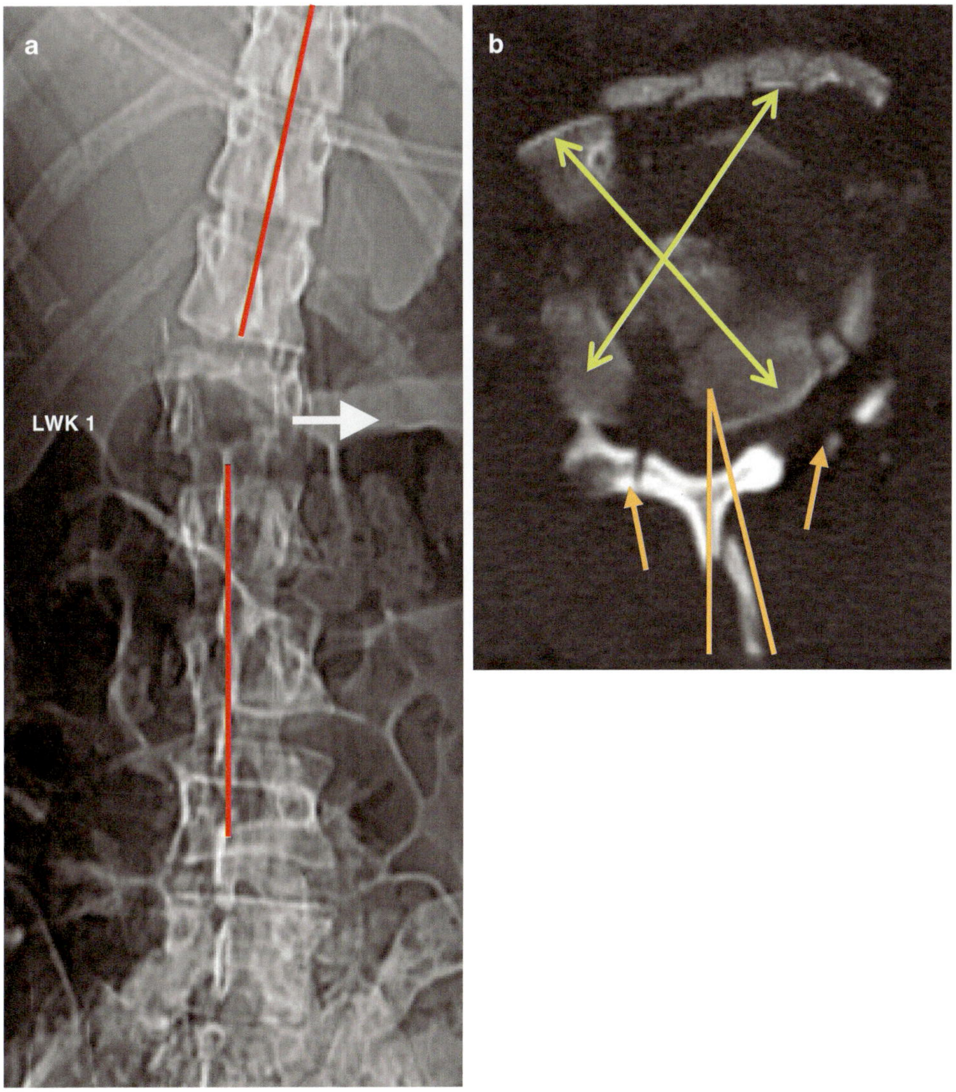

Abb. 12.6 Instabile Typ-C-Verletzung. **a** Bereits radiologisch erkennbares frontales Malalignement (*rote Linien*); **b** zusätzlich Rotationsfehlstellung (*orange Linien*), asymmetrische Bogenfrakturen (*orange Pfeile*) und vollständige LWK-1-Berstung (*gelbe Doppelpfeile*)

segmentaler Hypermobilität bzw. Olisthesen, angeborenen oder erworbenen Defekten bzw. Fehlstellungen (Spondylolysespalt, Lumbalskoliose), posttraumatischen Verlaufs- und postoperativen Stellungskontrollen sowie gutachterlichen Aspekten, vorbehalten.

► **Merke** Die radiografische Evaluation bleibt – trotz aller genannten Schwächen – „first line" in der Mehrzahl der lumbalen Traumafälle, wobei Polytraumapatienten primär der CT-Diagnostik zugeführt werden sollten. Entscheidend bleiben Sorgfalt und Erfahrung bei der Analyse der Röntgenaufnahmen.

12.6.2 Computertomografie

Die moderne MDCT hat sich als bildgebende Modalität der ersten Wahl sowohl beim Polytrauma als auch bei jedem anderen Trauma mit hohem vertebralem Gefährdungspotenzial eindeutig durchgesetzt: Sie erreicht Sensitivitäten hinsichtlich der Frakturdetektion von fast 100 % (97,2 % [82]) und gestattet dank isotroper Voxelgeometrie und Dünnschichtrekonstruktion sowie der heute verfügbaren hohen Rechenleistung moderner Speicher- und Nachbearbeitungssoftware eine nahezu verzögerungsfreie Darstellung in sagittaler und koronarer Reformation sowie interaktiv frei wählbarer 3D-Darstellungen mittels „Volume Rendering Technique" (VRT; Abb. 12.7) [22].

Als technische Mindestanforderung sollte ein 16-zeiliger Detektor vorhanden sein, wobei heute 64-Zeiler (und höher), zumindest in den regionalen und überregionalen Traumazentren, bereits weitverbreiteter Standard sind. Typische CT-Akquisitionsprotokolle für die thorakolumbale Wirbelsäule beinhalten eine enge Kollimation von 0,6 mm mit einem Pitch-Faktor von 1 bis 2 und einer rekonstruierten Schichtdicke von 1 bis 3 mm. Der kantenanhebende Rekonstruktions-

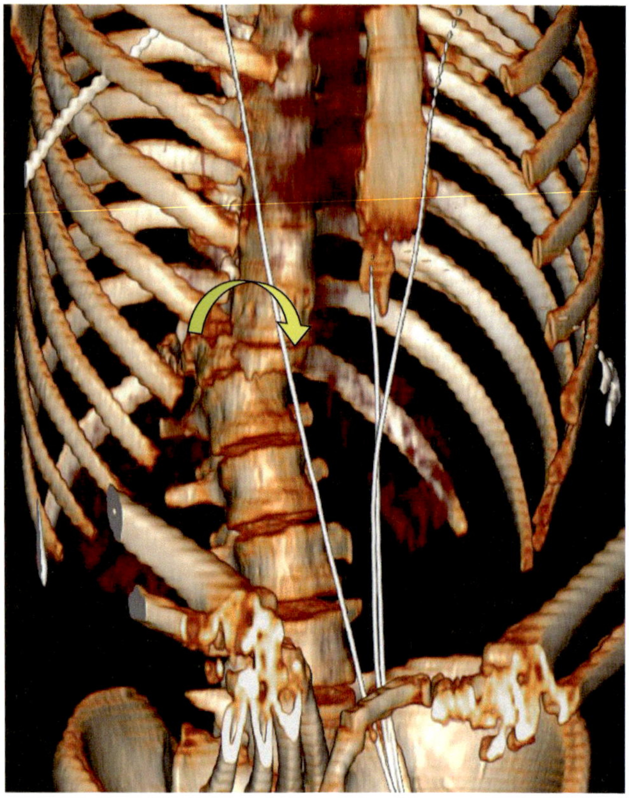

Abb. 12.7 Instabile Typ-C-Verletzung. 3D-Wiedergabe in der schattierten Oberflächendarstellung (Surface-Shaded-Display, SSD) mittels VRT einer vollständigen BWK-12-Zerreißung mit schwerer Dislokation des thorakolumbalen Übergangs in allen 3 Freiheitsgraden (*gebogener Pfeil*)

kernel erlaubt eine gute ossäre Visualisierung bei Erhalt einer hohen In-Plane-Auflösung (Abb. 12.8) [26].

Die Nachberechnung der Rohdaten im sog. „Weichteilalgorithmus" gestattet zudem eine Beurteilung paravertebraler und paraspinaler Weichteilprozesse (z. B. Hämatome), aber auch eine zumindest grobe Orientierung zu möglichen intraspinalen Komplikationen (z. B. epidurale Hämatome, traumatischer Bandscheibenmassenvorfall). Letzteres verlangt wegen der schlechten intraspinalen Weichteildifferenzierung große Expertise und gute Kenntnis des eigenen CT-Geräts. Nicht unerwähnt bleiben soll an dieser Stelle der Stellenwert der CT-Myelografie, die bei fehlender MRT-Verfügbarkeit, gravierenden MRT-Kontraindikationen oder anderen Versagensfällen (Platzangst, morbide Adipositas) immer noch die diagnostische Möglichkeit bietet, primär operationspflichtige oder -würdige intraspinale Komplikationen zu identifizieren.

Der größte Nachteil der CT in Bezug auf die LWS-Abklärung bleibt – neben der fehlenden ausreichenden Visualisierbarkeit des Conus medullaris und der Cauda equina – die diagnostische Lücke hinsichtlich der sicheren Beurteilbarkeit der diskalen, v. a. aber der ligamentären Integrität. Und natürlich bleibt, trotz des Einsatzes moderner dosissparender Scanprotokolle und einer dank iterativer Rekonstruktionsalgorithmen möglich gewordenen weiteren Dosisreduktion, die nach wie vor anzuwendende Strahlenbelastung über zumeist längere Abtaststrecken entlang des Achsenskeletts ein strahlenhygienisches Dilemma, insbesondere bei Kindern, Jugendlichen und jungen Frauen im gebärfähigen Alter [81].

▶ **Merke** Die CT ist die wichtigste diagnostische Modalität bei der Abklärung schwerer bzw. relevanter Wirbelsäulentraumata und aller klinisch-radiologisch diskrepanter Fälle. Kinder, Jugendliche und junge Frauen bedürfen ebenso der besonders sorgfältigen Indikationsstellung wie die gleichzeitige Anwesenheit neurologischer Auffälligkeiten in Hinblick auf den alleinigen bzw. frühzeitigen MRT-Einsatz.

12.6.3 Magnetresonanztomografie

Durch ihren inhärent hohen Weichteilkontrast überwindet die MRT den zuvor genannten Nachteil der CT, d. h., die MRT lässt ohne Weiteres substanzielle und strukturelle Läsionen sowohl am diskoligamentären Komplex als auch am posterioren Bandkomplex (PLC) erkennen [52].

Die Beurteilung wird in der klinischen Routine oftmals erschwert durch unklare oder unspezifische ligamentäre Signalveränderungen oder vorbestehende degenerative Bandscheibenveränderungen. Erfahrungsgemäß hilft hierbei die komplementäre Hinzunahme der in aller Regel existierenden CT-Darstellung, v. a. wenn es um die Detektion kleiner knöchernen Band- oder Anulusavulsionen geht [43]. Diese können der MRT-Darstellung genauso wie Bogenfrakturen und Frakturen der Gelenkfortsätze entgehen, weswegen die alleinige Durchmusterung einer MRT-Untersuchung hinsichtlich der Frakturdetektion problematisch bzw. unzulänglich bleibt.

Dank ödemsensitiver und fettsupprimierender Sequenztechniken (s. u.) gelingt es mithilfe der MRT vorzüglich, knochenmarködemäquivalente Signalalterationen zu detektieren, was auf ossäre Kontusions- oder Kompressionswirkungen oder auf Frakturen hinweist. Die ersten beiden Pathologien trifft man auch bei kontinuierlichen, d. h. mehrsegmentalen Deckplattenimpressionen an, die im Wesentlichen stabilen A1-Frakturen entsprechen und oftmals sowohl röntgenologisch als auch in der CT-Aufnahme inapparent bleiben [51].

Darüber hinaus bieten die MRT-Aufnahmen einen wichtigen Überblick, um diskontinuierliche, d. h. räumlich voneinander getrennt liegende Wirbelkörperfrakturen, wie sie insbesondere bei rigiden Wirbelsäulen (Abschn. 12.8.2) anzutreffen sind, zu detektieren, die der initialen CT-Diagnostik – sofern nicht das gesamte Achsenskelett dargestellt wurde – durchaus entgehen können [53].

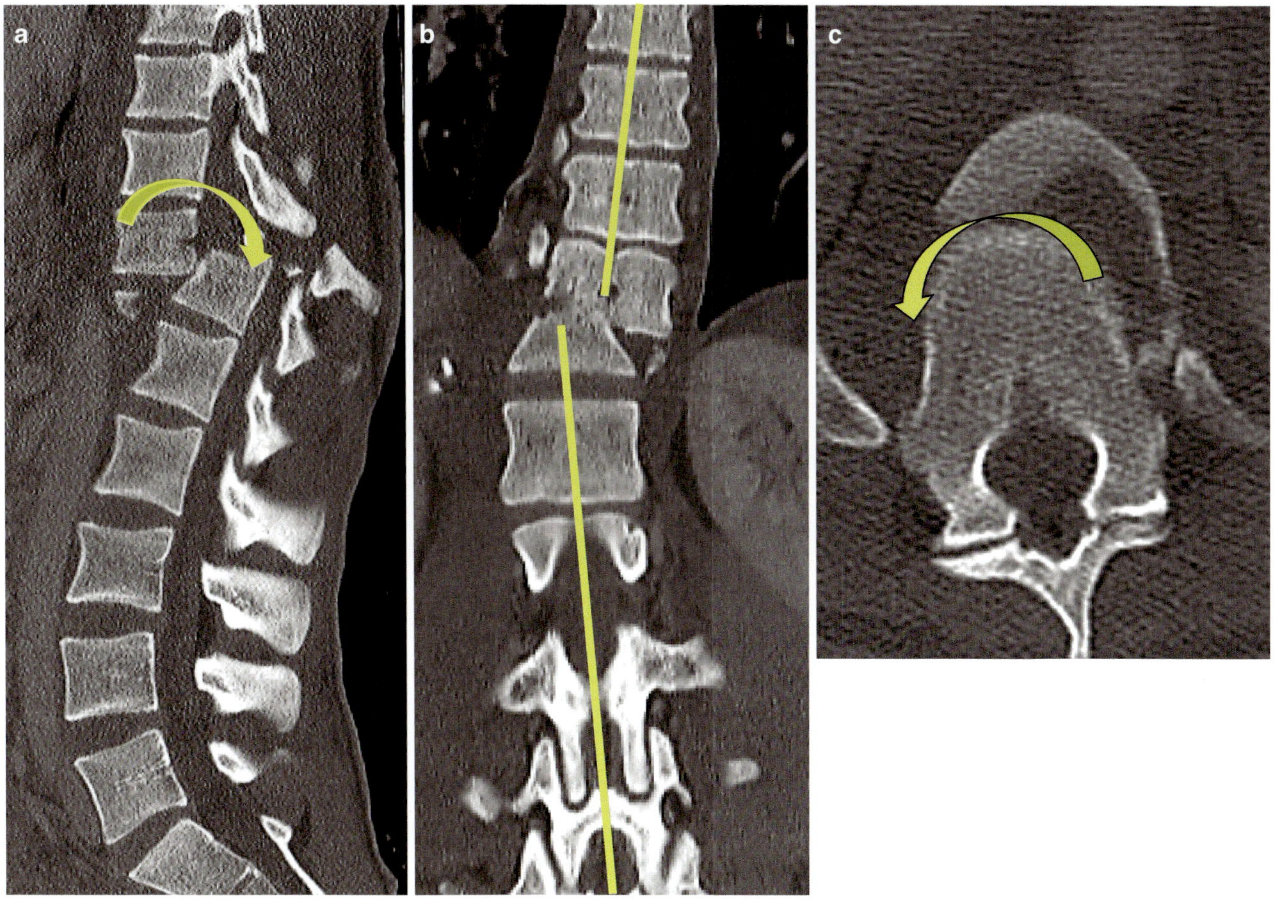

Abb. 12.8 Beispiel einer stark dislozierten Typ-C-Verletzung mit Paraplegie. 19-jährier Motorradfahrer, Sturz gegen Leitplanke. **a–c** Dank multiplanarer Rekonstruktionen guter Überblick über die in allen 3 Freiheitsgraden dislozierte, in allen 3 Säulen schwer zerstörte und damit hochinstabile Fraktur von BWK 11/BWK 12

Einen weitaus wichtigeren Stellenwert besitzt die MRT bei der Evaluierung des Spinalkanals [12]: Für die LWS bedeutet dies zum einen die Beurteilung des Conus medullaris, der im Normalfall auf Höhe von BWK 12 oder LWK 1 endet und hier durch die häufigen Berstungsfrakturen gefährdet ist, zum anderen der Cauda equina, deren Unversehrtheit innerhalb des Thekalschlauchs (Duralsacks) insbesondere auf T2-gewichteten axialen Schichten gut beurteilt werden kann (Abb. 12.9). Die direkte Visualisierbarkeit von Konus-Kauda-Läsionen hat darüber hinaus auch unmittelbare therapeutische und mittelbare prognostische Bedeutung.

Des Weiteren sind traumatische epidurale Hämatome, die lumbal zumeist asymptomatisch sind, mittels MRT gut identifizierbar, während sich die wesentlich selteneren spinalen Subarachnoidalblutungen im Duralsack als Fluid-Fluid-Spiegel darstellen [50]. Zudem ermöglicht die MRT die direkte Visualisierung des Plexus lumbosacralis, was immer dann von Bedeutung ist, wenn eine extraspinale Ursache eines neurologischen Defizits im Fokus steht (z. B. Hämatom, Wurzelausriss bzw. direkte Wurzel- oder Spinalnervenaffektion durch die Fraktur bzw. ihre Fragmente).

Während traumatische diskale Transsektionen v. a. im thorakolumbalen Übergang und insbesondere bei rigiden, d. h. ankylosierten Wirbelsäulen anzutreffen sind, bleiben traumatische lumbale Bandscheibenherniationen ein eher seltenes Ereignis [31]. Die Anwesenheit von weichteiligen Hämorrhagien und knöchernen Kontusionen unterscheiden diese von nicht traumatischen (d. h. vorbestehenden) Bandscheibenhernien.

Ein typisches Untersuchungsprotokoll sollte neben den sagittalen T1- und T2-gewichteten Sequenzen auch eine fettunterdrückende sagittale STIR- oder T2-Sequenz enthalten, die Aufschluss über den Ort traumatischer Läsionen geben soll. An diesen Lokalisationen kann dann anhand der T1- und T2-Sequenzen nach pathomorphologischen Zeichen gesucht werden (Bandunterbrechung, Diskusruptur). Sinnvoll sind koronare STIR-Sequenzen mit einem großen Sichtfeld („field of view", FoV) zur Detektion paravertebraler Hämatome und möglicher Läsionen des Plexus lumbosacralis [29].

Einen ähnlich guten Überblick über intraspinale stenosierende oder raumfordernde Pathologien geben Maximumintensitätsprojektionen (MIP) stark T2-gewichteter Sequen-

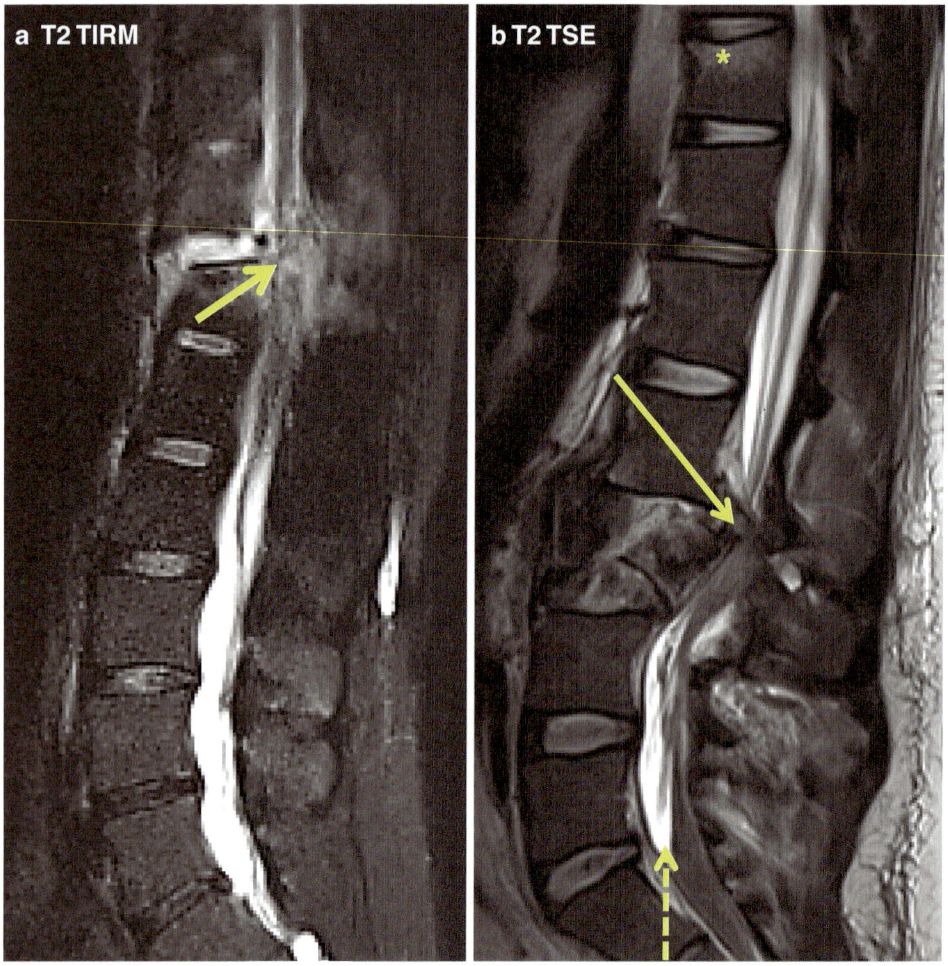

Abb. 12.9 MRT-Diagnostik traumatischer intraspinaler neuraler Komplikationen. **a** Instabile transdiskale Transsektion bei BWK 11/ BWK 12 mit Conus-medullaris-Läsion (*gelber Pfeil*) bei einem 38-jährigen Mann, Sturz aus 6 m Höhe: Paraplegie. **b** Berstungs-/ Spaltbruch des LWK 3 eines 36-jährigen Mannes mit kräftiger intraspinaler Fragmentpropulsion und Kaudakompression (*gelber Pfeil*) nach Gleitschirmabsturz: Der Patient war initial neurologisch unauffällig, entwickelte aber später eine Harnblasenlähmung und eine Paraparese. Zusätzlich subarachnoidale Blutung (*gestrichelter Pfeil*); flache Deckplattenimpression BWK 11 (*Stern*)

zen (z. B. T2 HASTE, „half fourier-acquired single shot turbo spin echo") mit ihren quasi myelografischen Darstellungseffekten. In gleicher Weise können auch Dixon-Sequenzen zur Anwendung gebracht werden, die eine hohe Sequenzvielfalt (wasser- und fettgewichtete Sequenzen, In- und Opposed-Phase-Sequenzen, T1-Wichtung mit Kontrastmittelunterstützung) und Robustheit aufweisen [66].

Den Vorschlag eines MRT-Untersuchungsprotokolls finden Sie in Tab. 12.1.

Axiale T2-gewichtete Sequenzen schließlich lassen einerseits intraspinale epidurale Raumforderungen (Hämatome, Frakturfragmente) ebenso gut erkennen wie intrathekale traumatische Komplikationen (Konuskontusion, -quetschung, -hämorrhagie; Kaudakompression, -zerreißung) [83].

Fortgeschrittene MRT-Bildgebungstechniken wie die Diffusion-Tensor-Imaging-Methode (DTI) haben ihren prinzipiellen Stellenwert bei der Darstellung traumatischer Rückenmarks- und lumbosakraler Plexusverletzungen zeigen können, fanden aber bislang kaum Eingang in die Alltagsroutine [55].

Die MRT ist schließlich geeignet, im Zusammenspiel mit der CT, zahlreiche trauma- bzw. frakturassoziierte Komplikationen aufzuzeigen (Tab. 12.2).

► **Merke** Die MRT hat ihren wichtigen Stellenwert bei der Beurteilung der therapieentscheidenden diskoligamentären Integrität (klassifikationsrelevant). Darüber hinaus ist ihr Einsatz bei neurologischen Symptomen bzw. Komplikationen obligat.

12.7 Bemerkungen zur radiologischen Fraktur- und Dislokationsmorphologie

Der Beschreibung der Frakturmorphologie kommt hinsichtlich der Klassifikation nach der AOSpine-Klassifikation elementare Bedeutung zu und soll im Folgenden besprochen werden.

Tab. 12.1 Vorschlag eines MRT-Untersuchungsprotokolls zur Abklärung traumatischer LWS-Läsionen. Die erstgenannte Sequenz dient vorrangig als Suchsequenz für eine noch unbekannte entzündliche oder traumatische Pathologie; die Sequenzen 2–6 sind typische Standardsequenzen beim LWS-Trauma. Kontrastmittel sowie die zuletzt aufgeführten Spezialsequenzen können in ausgewählten Einzelfällen zum Einsatz kommen

Sequenztyp	Anwendung/Bemerkung
STIR (T2 TIRM, T2 fs) koronal	großes FOV (!): Überblick über lumbale (vertebrale), paralumbale (retroperitoneale), pelveosakrale und coxale Verhältnisse (Fokussuche)
STIR (T2 TIRM, T2 fs) sag	Beurteilung frischer Frakturen und diskoligamentärer Verletzungen
T1 TSE sag	anatomische vertebrale und spinale Verhältnisse; Knochenmarkraumbeurteilung; intraspinal: epidurales Fett?, Methämoglobin?
T2 TSE sag	Beurteilung diskoligamentäre Integrität (v. a. Längsbänder und Anuli fibrosi); Beurteilung Conus medullaris und Cauda equina einschl. Thekalschlauch
T2 TSE axial	topografisch exakte Zuordnung intraspinaler Pathologien; Beurteilung möglicher Bandscheibenherniationen
extrem T2w TSE IR koronal	3D-Darstellung (sog. „Myelo-Sequenz"): gestattet quasi myelografieähnlichen Überblick über den gesamten lumbalen Spinalkanal einschl. der Neuroforamina
T1 mit Kontrastmittel m/o fatsat	im Traumafall selten erforderlich; Differenzierung koinzidenzieller tumoröser oder entzündlicher vertebraler oder spinaler Pathologien
GRE, T2*, DWI, SWI etc.	Spezialsequenzen, die besonderen klinischen Szenarien vorbehalten bleiben (z. B. intraspinale Kalk-/Fragmentdetektion, Hämosiderinnachweis, Conuspathologie); weitere Differenzierungsmöglichkeit benigne/maligne Wirbelkörperfraktur

STIR „short τ inversion recovery"; *TIRM* „turbo inversion recovery magnitude"; *fs* oder *fatsat* (spektrale) Fettsättigung; *IR* „inversion recovery"; *GRE* „gradient-echo recalled sequence"; *DWI/SWI* „diffusion/susceptibility weighted imaging"

Tab. 12.2 Übersicht über mögliche assoziierte Läsionen nach einem LWS-Trauma, die mithilfe der MRT gefunden werden können. Zu beachten ist, dass viele dieser MRT-Befunde nur in Zusammenschau mit der CT richtig interpretiert werden können (insbesondere knöcherne Avulsionen, intraspinale Fragmente) (stark adaptiert, erweitert und geändert nach [56])

Verletzte anatomische Region/Struktur	MRT-Bildbefunde
Knöchern, v. a. Wirbelkörper	Knochenkontusion („bone bruise"), Kompressionsfrakturen jeden Ausmaßes; „fluid cleft sign" (v. a. bei osteoporotischer Fraktur)
Bandstrukturen, v. a. Längsbänder und PLC	Diskontinuitäten der Längsbänder (partiell, komplett); periligamentäres Ödem und Einblutungen (v. a. PLC)
Bandscheibe (Anulus fibrosus, Nucleus pulposus)	Anuluszerreißung; Diskontinuität der Anulusinsertion/knöcherne Avulsion; traumatische Diskusextrusion
Epidural-/Subarachnoidalraum	Hämatom (zu beachten ist die zeitabhängige Signaländerungen des Blutes!); Achte auf (subarachnoidale) Spiegelbildungen im Thekalsack!
Conus medullaris/Cauda equina	Konuskontusion (Ödem); Konusquetschung (Einblutung); Transsektion (Durchtrennung des Konus oder der Kauda)
Lumbale Nervenwurzeln	Wurzelausrisse (leere Wurzeltaschen); Pseudomeningozelenbildung (meist Spätbefund nach Wurzelausrissen)
Paravertebrale Region	Muskelödeme/-einblutungen; retroperitoneale Hämatome; Plexusläsionen; perirenale Hämatome/Nierenläsion; Aortenverletzung möglich

PLC „posterior ligament complex"

12.7.1 Klassifikation nach der AOSpine-Klassifikation

12.7.1.1 Typ A: Kompressionsfrakturen

Sie resultieren aus einer axialen, d. h. vertikalen Krafteinwirkung und betreffen die vorderen Elemente, also den Wirbelkörper und/oder die Bandscheibe, nicht jedoch die hinteren Elemente; insbesondere bleibt die dorsale ligamentäre Zuggurtung (PLC) intakt. Zudem finden sich weder spinale Achsenabweichungen noch Gelenkdislokationen. Dahingegen können Querfortsätze und Dornfortsätze frakturiert sein [73]. Je nach Ausmaß und Pathomorphologie werden folgende Subtypen unterschieden (Abb. 12.10):

Typ A0

Es handelt sich um geringfügige Traumen („minor injuries"), die zu Frakturen der Wirbelanhangsgebilde (Quer- und Dornfortsätze) führen, nicht jedoch des Wirbelkörpers selbst. Eine gewisse Vorsicht ist bei der radiologischen Interpretation dieser Frakturen dennoch angebracht, da sich hinter den Querfortsatzfrakturen entweder rotatorische Traumamechanismen oder hochenergetische direkte Krafteinwirkungen mit Schädigungspotenzial für retroperitoneale Organe (z. B. die Nieren) verbergen und Dornfortsatzfrakturen auf flektierende Kraftvektoren hinweisen können.

Typ A1

Es sind Keilfrakturen („wedge fractures"), die zu einer Impression der vorderen Abschnitte einer Terminalplatte (Grund- oder Deckplatte) infolge spongiöser Impaktion führen, ohne dass die Hinterwand beteiligt wird; sie sind stabil (Abb. 12.11). Seltener sind mono- oder bikonkave Impressionsfrakturen im Zentrum der Terminalplatten ohne Fragmentausbruch; typisch hierfür ist der osteoporotische „Fischwirbel".

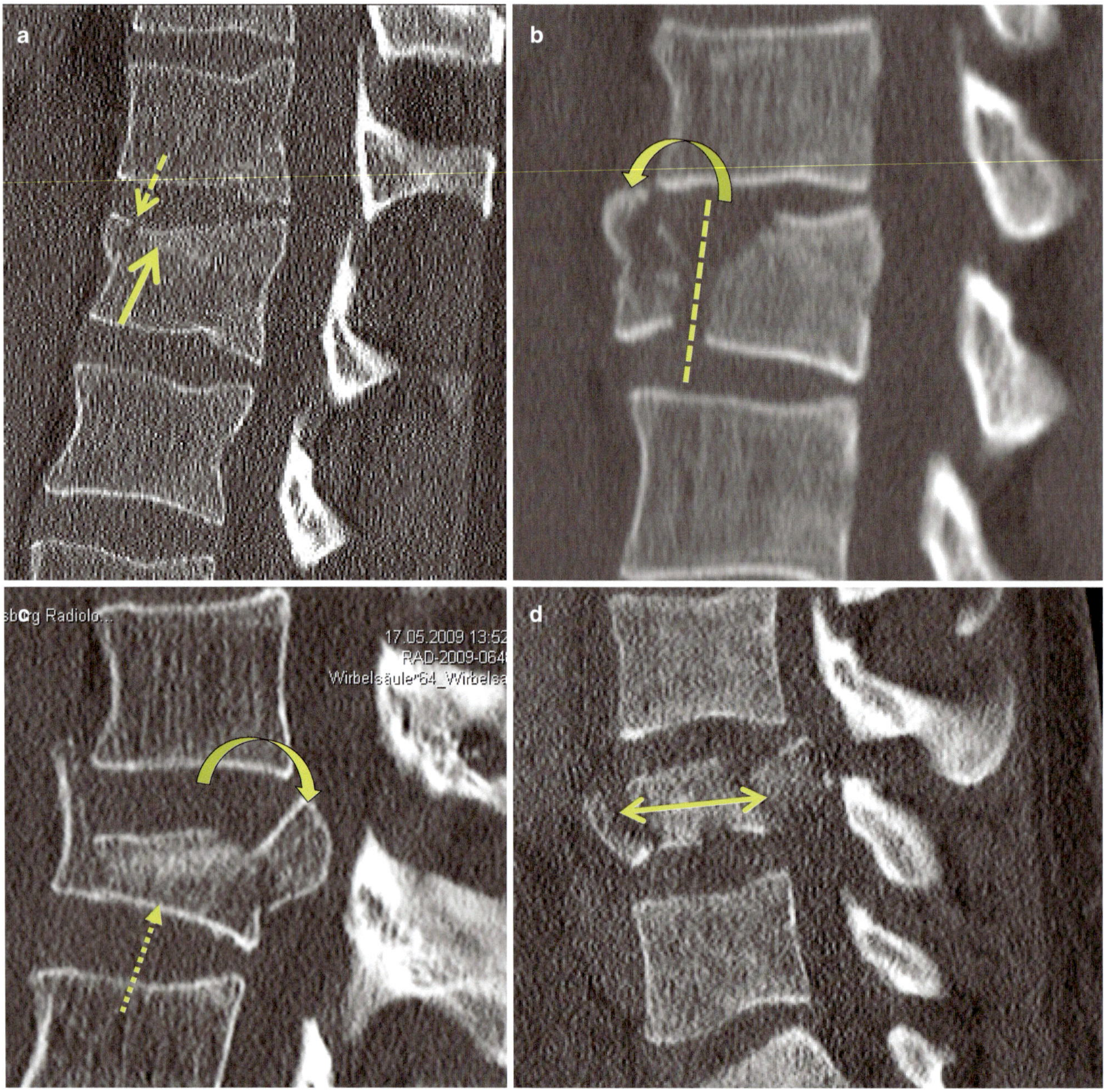

Abb. 12.10 Kompilierende Darstellung der Kompressionsfrakturen Typen A1–A4. **a** A1: ventral Deckplattenimpression (*gelber Pfeil*) mit schmaler Berstung (*gestrichelter Pfeil*). **b** A2: horizontale Spaltung des Wirbelkörpers (*gestrichelter Pfeil*) mit anteriorer Propulsion des vorderen Fragments (*gebogener Pfeil*). **c** A3: inkomplette Berstungsfraktur (Grundplatte intakt; *gestrichelter Pfeil*) mit intraspinaler Fragmentretropulsion (*gebogener Pfeil*). **d** A4: komplette Berstungsfraktur: ventrales und dorsales Auseinanderbrechen des 4. LWK (*Doppelpfeil*)

Typ A2

Die Spalt- oder Kneifzangenfrakturen („split or pincer fractures") kennzeichnen den gesamten Wirbelkörper vertikal durchlaufende Frakturen (sagittal oder frontal), die zwar beide Terminalplatten, jedoch nicht die Hinterwand involvieren. Ihre Stabilitätsprognose ist stets problematisch, da v. a. vordere, aber auch hintere Wirbelkörperfragmente beim Kneifzangenfrakturtyp zur ventralen bzw. dorsalen (intraspinalen) Dislokation neigen (Abb. 12.12).

Typ A3

Die inkompletten Berstungsfrakturen („incomplete burst") bezeichnen die knöcherne Sprengung einer der beiden Terminalplatten (zumeist der Deckplatte) in mehrere Berstungsfragmente mit konsekutiver Höhenminderung des Wirbels, obligater Beteiligung der Hinterwand (mit häufiger intraspinaler Fragmentretropulsion) und möglicher Wirbelbogenfraktur, jedoch ohne Beteiligung der dorsalen ligamentären Zuggurtung. Bei derartigen Frakturen sollte stets

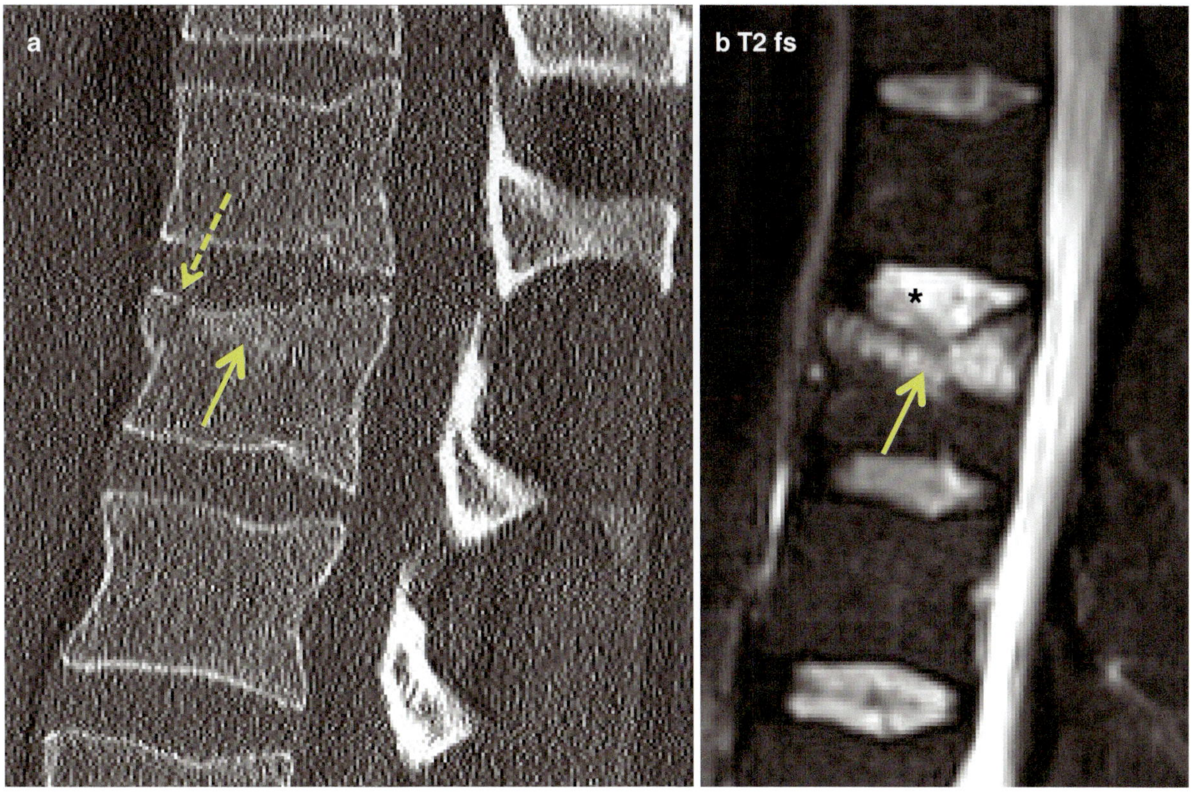

Abb. 12.11 Kompressionsfraktur Typ A1. **a** Flache Deckplattenimpression LWK 2 mit spongiöser Impaktionslinie (*Pfeil*) und einer undislozierten Absprengung der Vorderoberkante (*gestrichelter Pfeil*). **b** Die MRT-Aufnahme eines anderen Falles zeigt das breite bandförmige Wirbelkörperödem (*Pfeil*) mit Bandscheibenkontusion (*Stern*)

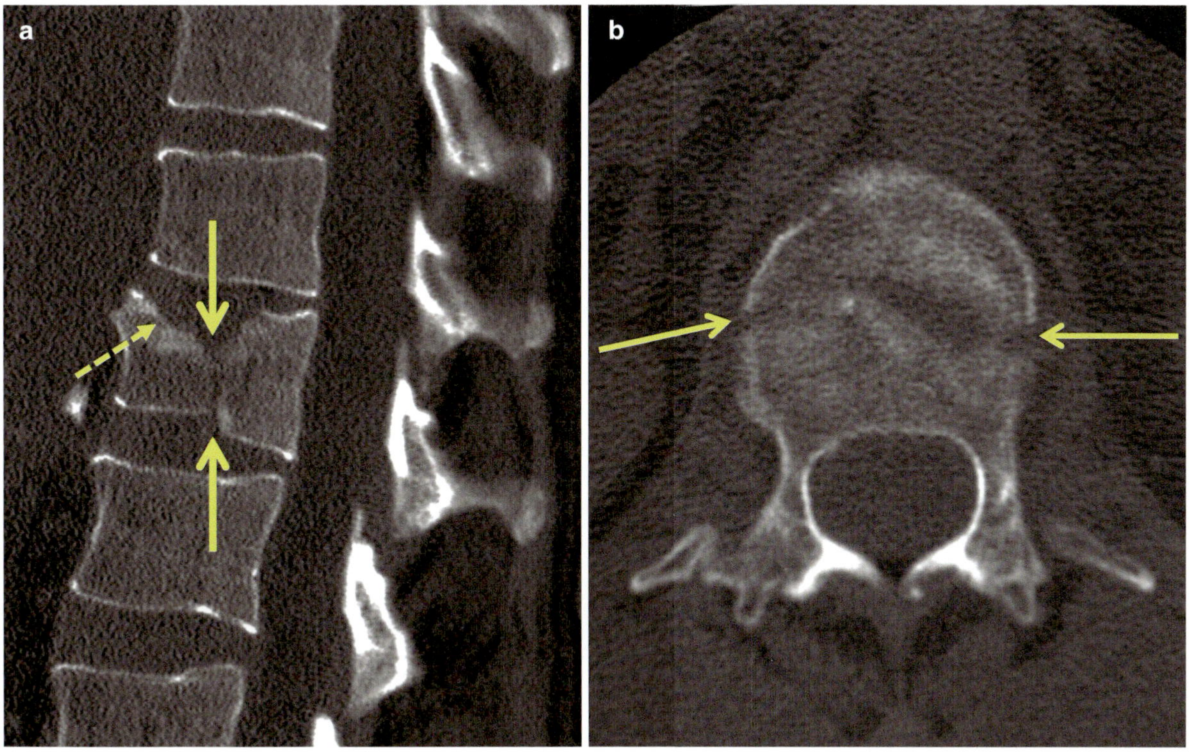

Abb. 12.12 Sogenannte „Kneifzangenfraktur", Spaltbruch Typ A2 des LWK 2. 57-jähriger Mann, Leitersturz. **a** Die sagittale Reformation zeigt eine senkrecht frontal und transvertebral durchlaufende Fraktur (*Pfeile*); zusätzlich vordere Deckplattenimpressionsfraktur (*gestrichelter Pfeil*). **b** Im axialen Bild läuft die Fraktur quer durch die gesamte Wirbelkörperbreite (*Pfeile*); die Hinterwand ist nicht beteiligt

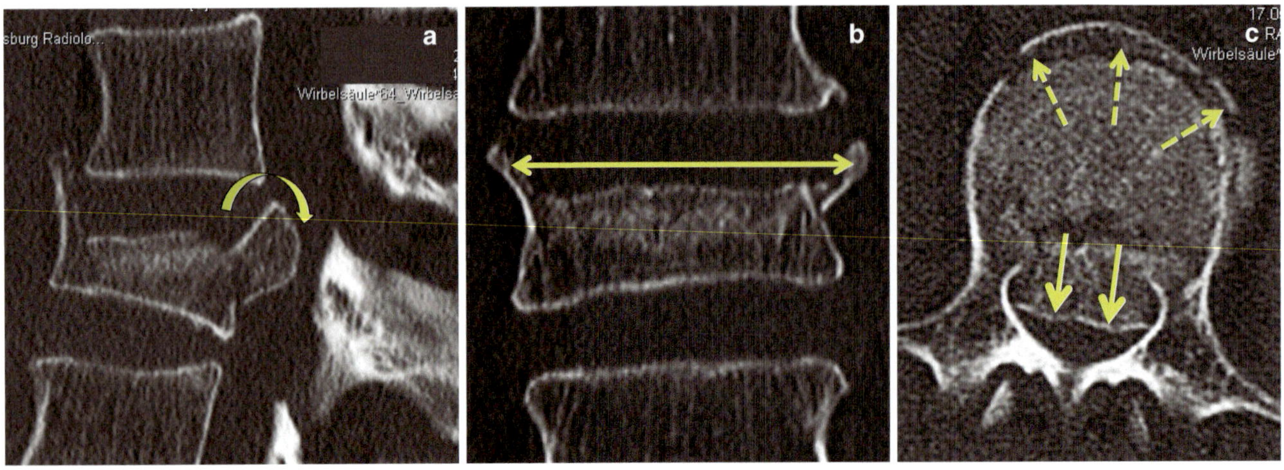

Abb. 12.13 Berstungsfraktur Typ A3. **a** Tiefe Deckplattenimpression mit intraspinalem Fragmentausbruch (*gebogener Pfeil*). **b** Bilaterale Randleistenberstung (*Doppelpfeil*). **c** Großer intraspinaler Hinterwandstempel (*Pfeile*) mit Berstungsfraktur der Vorderseitenwand (*gestrichelte Pfeile*). Die Grundplatte ist nicht beteiligt

nach koinzidenten B-Fraktur-Komponenten gesucht werden (Abb. 12.13; s. u.).

Wichtig ist es, an dieser Stelle darauf hinzuweisen, dass jede traumabedingte Endplattendestruktion zu einer konsekutiven Schädigung der angrenzenden Bandscheiben führt (zumeist der kranial gelegenen), deren Ausmaß unterschiedlich und schwer vorhersagbar ist [79]. Pathologische Signalveränderungen in der MRT-Aufnahme können zwar auf ein ultimatives biomechanisches Versagen hinweisen, ihre prädiktive Reliabilität ist allerdings schwach [19]. Es konnte aber gezeigt werden, dass posttraumatische Bandscheibenhöhenverluste ein starker und unabhängiger Prädiktor für ein unbefriedigendes klinisches Outcome infolge Kyphoseentwicklung sind [13].

Typ A4

Schließlich umfassen komplette Berstungsfrakturen („complete burst") sowohl die Grund- als auch die Deckplatte inklusive der Hinterwand. Hierzu zählt auch der sagittale Spaltbruch, der die Hinterwand erreicht bzw. durchbricht. Mehr noch als der A3-Typ führt die vollständige Berstungsfraktur zur biomechanischen Instabilität des Wirbels und beinhaltet ein hohes Risiko neurologischer Komplikationen (Abb. 12.14).

12.7.1.2 Typ B: Distraktionsfrakturen (Zuggurtungsläsionen, „tension band injuries")

▶ **Merke** Der prinzipielle Unterschied zu den Typ-A-Frakturen besteht darin, dass die Typ-B-Frakturen infolge eines relevanten flektierenden oder hyperextendierenden Kraftvektors zum Versagen der ossären, osteo- bzw. diskoligamentären Stabilisierung führen, was deren biomechanische Instabilität begründet.

Dabei besteht die anteriore Zuggurtung aus vorderem Längsband und Bandscheibe, die posteriore Zuggurtung aus dem PLC und den Facettgelenken einschließlich ihrer kapsuloligamentären Umhüllung. Bei der Sonderform ankylosierter Wirbelsäulen werden die Bandstrukturen jeweils durch breite Spondylophyten bzw. schmale Syndesmophyten ersetzt (Abb. 12.15).

Typ B1

Posteriore monosegmentale knöcherne Hyperflexions-Distraktions-Fraktur: Hier verläuft die Fraktur in unterschiedlicher Ausprägung horizontal durch einen oder beide Pedikel, Wirbelbogen und Dornfortsatz, nicht aber durch die Bandscheibe und den interspinösen Bandkomplex. Klassisch hierfür ist die sog. „Chance-Fraktur". B1-Frakturen können am Wirbelkörper entweder zu einer vorderen Impressions-/Keilfraktur führen (selten) oder den Wirbelkörper dorsal entlang der Pedikelfraktur aufreißen (CT-Diagnostik richtungsweisend). Diese Frakturen verlaufen typischerweise monovertebral auf einer Wirbelkörperhöhe, wobei stark anguliert einwirkende Flexionskräfte zu einem Höhenversatz von Dornfortsatzfraktur und Wirbelkörperbeteiligung um jeweils eine Wirbelkörperhöhe führen können. Prinzipiell sind bi- und trisegmentale Chance-Frakturen möglich, allerdings steigt neben dem Instabilitätsrisiko auch die Wahrscheinlichkeit, dass es sich um Typ-C-Verletzungen handelt (Abb. 12.16; s. u.).

Typ B2

Posteriore ligamentäre Hyperflexions-Distraktions-Fraktur: Hierbei kommt es bezeichnenderweise zu einer Zerreißung des posterioren ligamentären Komplexes (PLC) mit oder ohne Fraktur, wobei es – häufiger als bei den B1-Distraktionsverletzungen – zu anterioren Wirbelkörper-

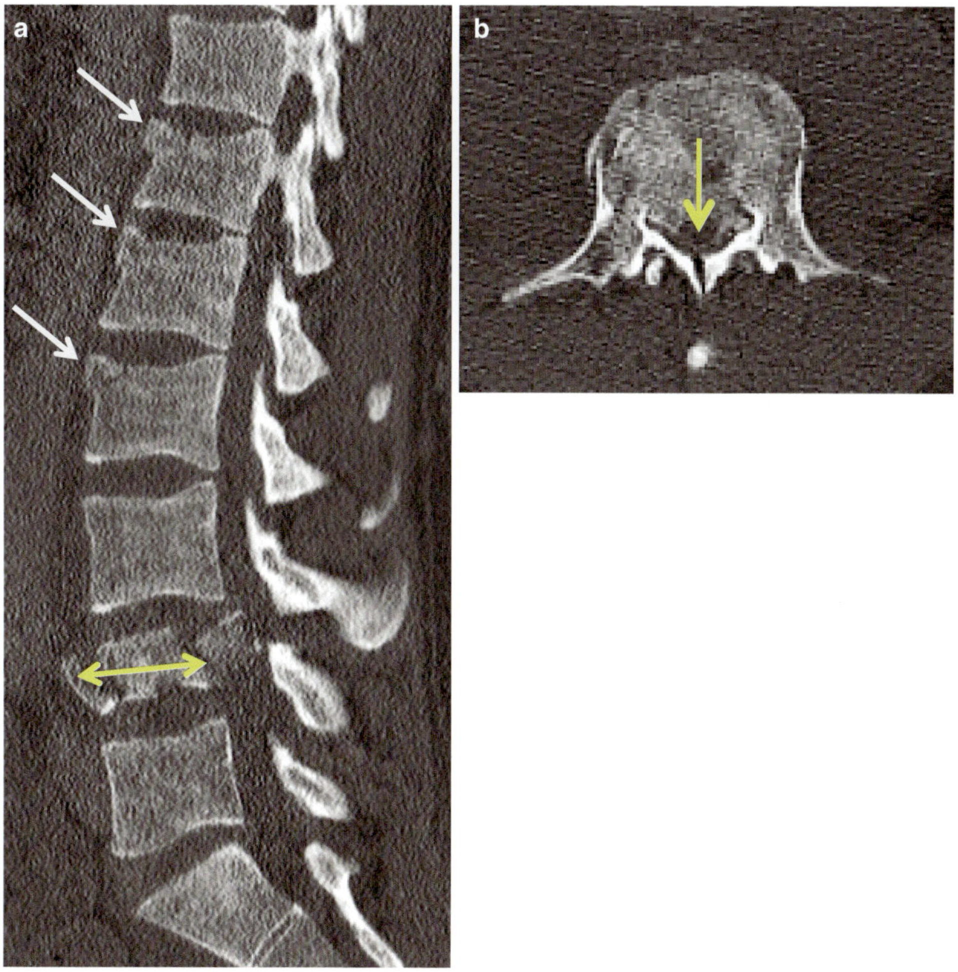

Abb. 12.14 Berstungs-/Spaltbruch Typ A4. 23-jähriges Motorradunfallopfer. **a** Vollständige Berstung des LWK 4 mit ventralem und dorsalem Fragmentausbruch (*Doppelpfeil*), zusätzlich ventrale Randleistenabsprengungen im thorakolumbalen Übergang (*Pfeile*). **b** Breiter intraspinaler „Knochenstempel" mit Kaudakompression (*Pfeil*)

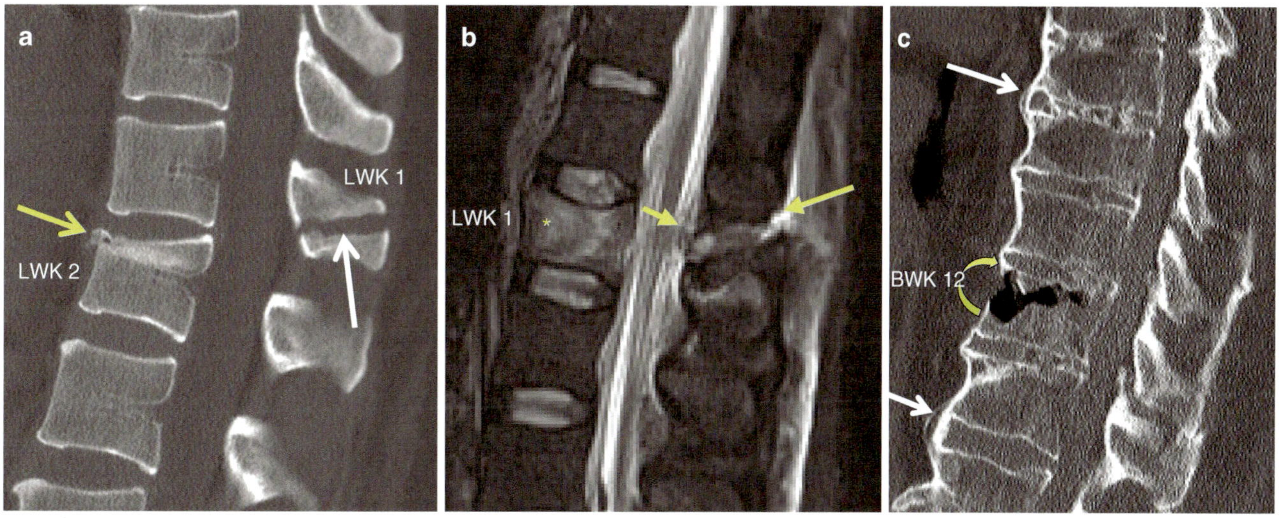

Abb. 12.15 Flexions- und Hyperextensions-Distraktions-Frakturen. **a** Klassische Chance-Fraktur (Typ B1). 48-jährige Frau, Verkehrsunfall, angeschnallte Fahrerin. Hyperflexions-Distraktions-Fraktur im Segment LWK 1/LWK 2 mit ventraler Kompression (gelbe Pfeile) und dorsaler Dornfortsatzspaltung (*weißer Pfeil*). **b** „Tension band injury" (Typ B2). Hyperflexions-Distraktions-Verletzung mit Zerreißung der ligamentären dorsalen Zuggurtung (PLC; *gelbe Pfeile*) sowie deutlicher Wirbelkörperkontusion (*Stern*) in den vorderen $\frac{2}{3}$ des LWK 1. **c** Hyperextensionsfraktur (Typ B3). 74-jähriger Mann, bereits älterer Sturz rücklings, anhaltende Schmerzen: horizontale deckplattennahe Hyperextensionsfraktur des BWK 12 mit „vacuum cleft sign" (*gelber Pfeil*) und ankylosierter Wirbelsäule (*weiße Pfeile*)

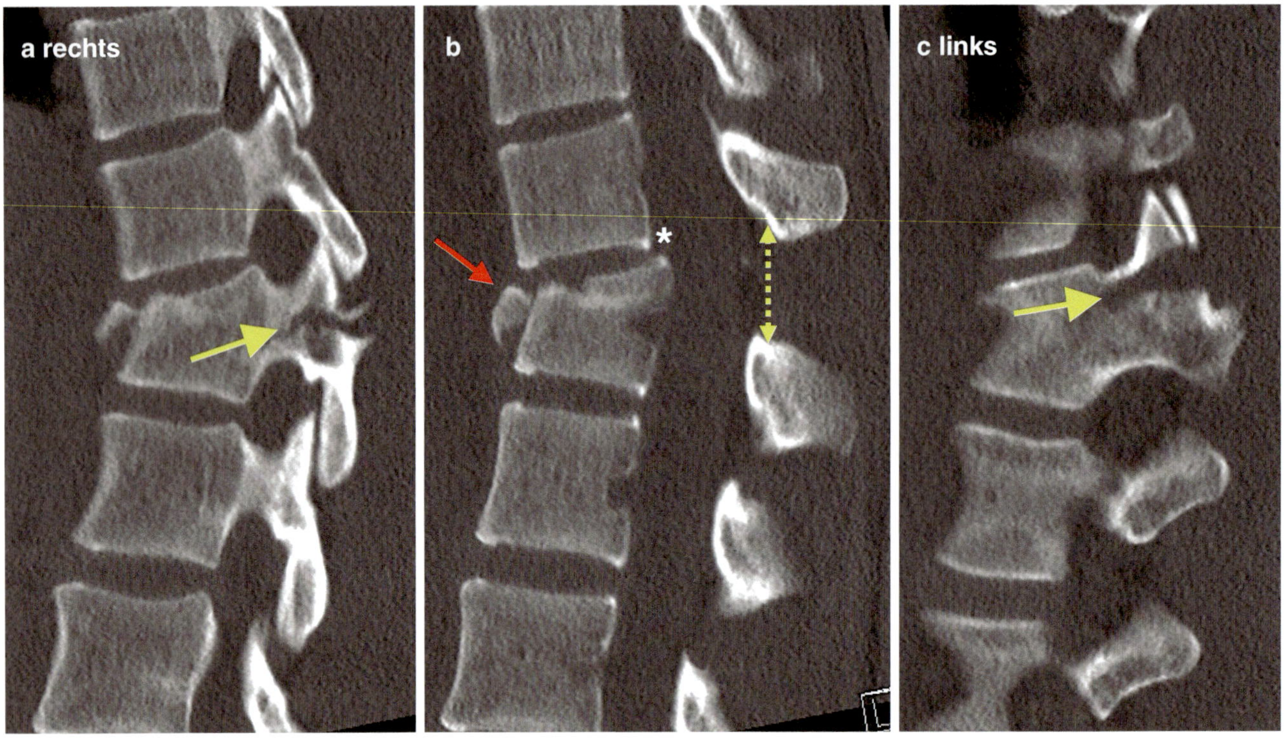

Abb. 12.16 Chance-Fraktur des BWK 12 (Typ B1). 22-jähriger junger Mann, Verkehrsunfall, angeschnallter Fahrer. **a**, **c** Die beiden lateralen Sagittalschichten zeigen jeweils für eine Chance-Fraktur typische monosegmentale knöcherne Pedikelzerreißungen (*gelbe Pfeile*). **b** Zusätzlich besteht eine ventrale Kompressionsfraktur („wedge fracture") mit abgesprengter Vorderoberkante (Burst-Komponente; *roter Pfeil*); der segmental erweiterte interspinöse Raum (gestrichelter Doppelpfeil) weist auf eine ligamentäre Distraktion der dorsalen Zuggurtung hin, außerdem besteht sogar ein geringes sagittales Malalignement (*Stern*). Diese Beispiel zeigt, dass Typ-B-Verletzungen oft auf kombinierten osteoligamentären Läsionen beruhen und sogar Komponenten einer Typ-C-Läsion (Alignement-Störung) aufweisen können

kompressionsfrakturen kommt. Schwere Hyperflexionstraumen können zudem auch das hintere Längsband und die zugehörige Bandscheibe zerreißen. Diese Verletzungen werden mit ihrem betroffenen Segment angegeben (z. B. BWK12–LWK1) und stellen diagnostisch die Domäne der MRT-Bildgebung dar.

Typ B3

Hyperextensions-Distraktions-Fraktur: Starke hyperextendierende Kräfte (z. B. Leitersturz rücklings auf ein Hindernis) führen zu einer Zerreißung der anterioren Zuggurtung (vorderes Längsband und Bandscheibe), wobei auch knöcherne Avulsionen bzw. horizontale Frakturen an den Wirbelkörpern auftreten können. Da ihnen zumeist eine Dislokation infolge der Intaktheit der posterioren Zuggurtung fehlt, ist dieser Verletzungstyp schwerer zu identifizieren, v. a. wenn es zum Zeitpunkt der radiologischen Diagnostik wieder zu einer weitgehenden Spontanreposition der ventralen Distraktionsfraktur gekommen ist. Dies gilt insbesondere für B3-Verletzungen an der ankylosierten und osteoporotischen Wirbelsäule. Zu ihrer Detektion sind daher oft sowohl die CT als auch die MRT als bildgebende Modalitäten erforderlich (Abb. 12.17).

12.7.1.3 Typ C: Dislokationsverletzungen

Während die Magerl-Klassifikation hier noch Rotationsverletzungen mit 3 verschiedenen Subtypen unterschied, verzichtet die aktuelle AOSpine-Klassifikation hierauf vollständig und subsumiert alle spinalen Läsionen, die mit einer Dislokation (traumatisches spinales Malalignement) infolge des Versagens aller 3 Säulen einhergeht, unter dieser Typ-C-Kategorie (Abb. 12.18).

Selbst eine fehlende Dislokation bei Nachweis einer vollständigen weichteiligen Zerreißung wird dieser Kategorie zugeordnet.

▶ **Merke** Jeglicher Versatz der Wirbelsäule in sagittaler, frontaler und axialer (rotatorischer) Ebene wird als Typ-C-Verletzung klassifiziert und gilt als instabil.

Zusätzliche Typ-A- und Typ-B-Verletzungen können gleichzeitig vorliegen und sollten beschrieben werden (Abb. 12.19). Diagnostisch erschwerend sind die folgenden beiden speziellen Konstellationen:

1. Instabile Rotationsverletzungen sind zum Zeitpunkt der Durchführung einer Schockraum-CT-Untersuchung als solche infolge Spontanreposition (z. B. auf dem Spineboard) nicht mehr ohne Weiteres erkennbar.

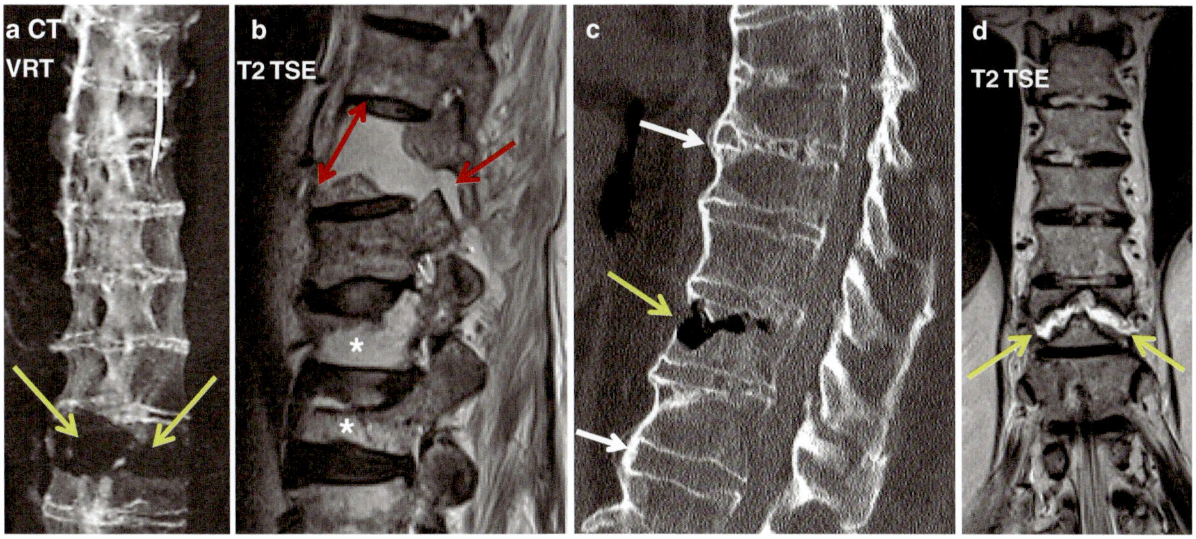

Abb. 12.17 Hyperextensionsfrakturen bei Osteoporose und „rigid spine“. **a**, **b** 75-jähriger Mann, unbeobachteter Sturz mit akuter Atemnot; das Kontrastmittel-CT (**a**) entstammt einem Pulmonalis-CT: die transvertebrale Fraktur des BWK 11 war ein „Zufallsbefund“ (*gelbe Pfeile*). Das MRT (**b**) zeigt die flüssigkeitsgefüllte diagonale Zerreißung des BWK 11 (*roter Doppelpfeil*) mit klaffendem Facettengelenk (*roter Pfeil*); zusätzlich liegen weitere osteoporotische Frakturen (*blaue Sterne*) vor. **c**, **d** 74-jähriger Mann, bereits älterer Sturz rücklings, anhaltende Schmerzen: horizontale deckplattennahe Hyperextensionsfraktur des BWK 12 mit „vacuum cleft sign“ (*gelber Pfeil*) und ankylosierter Wirbelsäule (*weiße Pfeile*) (**c**); das MRT (**d**) zeigt wiederum den flüssigkeitsgefüllten Frakturspalt (*gelbe Pfeile*) mit hypointensem Randsaum (ältere Fraktur)

Abb. 12.18 Instabile sagittale Translations-C-Verletzung. 36-jähriger abgestürzter Gleitschirmflieger. **a** Spaltung des LWK 3 mit erheblicher dorsaler Fragmentpropulsion (*gebogener Pfeil*); zu beachten ist das sagittale Malalignement (*gelbe Linien*). **b** Vollständige Wirbelkörperberstung (*Doppelpfeile*). **c** Bilaterale Facettensprengung von LWK 3/LWK 4 (*Doppelpfeil*)

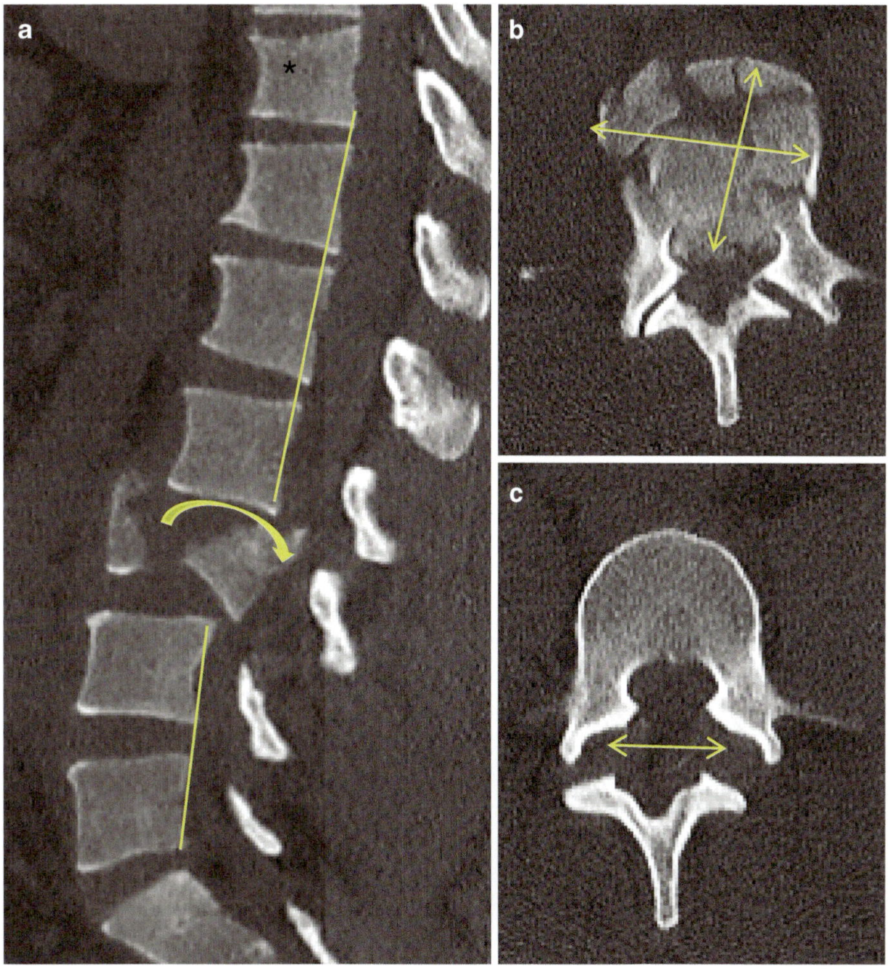

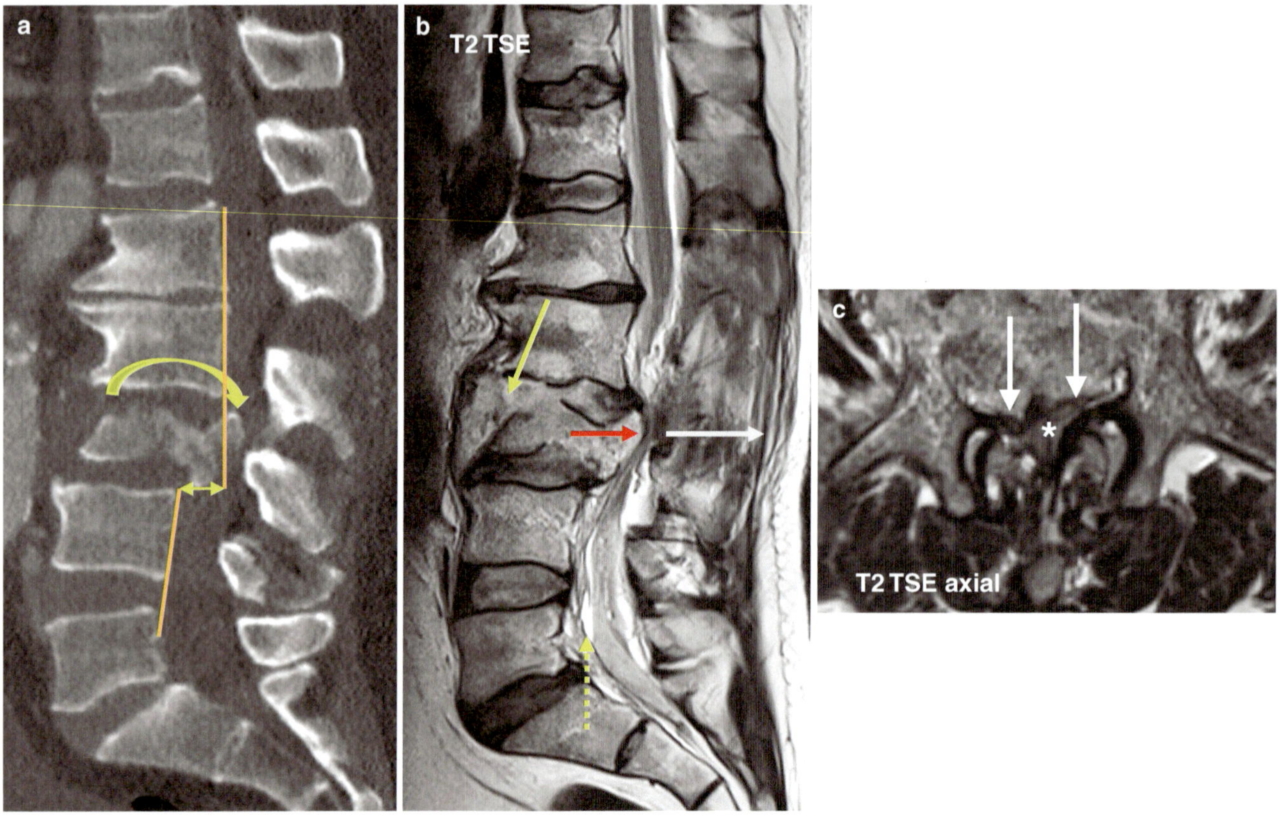

Abb. 12.19 Instabile Typ-C-Fraktur des LWK 3 mit traumatischem Kaudasyndrom. 56-jähriger Mann, Sturz vom Baum. **a** Die CT-Aufnahme zeigt eine vollständige LWK-3-Berstung (eigentlich Typ-A4-Fraktur) mit dorsaler Translation seiner Hinterwand (*gebogener Pfeil*), wodurch es zu einer dorsalen Alignement-Verschiebung kommt (damit Typ-C-Verletzung; Doppelpfeil zwischen den Hinterwandtangenten). **b** Die MRT-Aufnahme verdeutlicht zusätzlich die komplette diskale Zerreißung und Ablösung der vorderen Längsbandfesselung (*gelber Pfeil*) mit parallelogrammartiger Dislokation des Hinterwandfragments (*roter Pfeil*). Zu beachten ist der Fluid-Fluid-Spiegel im Duralsack (*gestrichelter Pfeil*) als Ausdruck einer traumatischen spinalen Subarachnoidalblutung (SAB). **c** Dies führt zu einer vollständigen traumatischen Obstruktion des lumbalen Spinalkanals (*Pfeile*) mit Kaudakompression (*Stern*). Folge waren eine untere Paraparese beider Beine, ein Verlust des Sphincter-ani-Tonus und eine Harnblasenlähmung

2. Vollständige transvertebrale bzw. transdiskale Horizontalfrakturen bei ankylosierter Wirbelsäule (Morbus Bechterew) sind wegen der ausgeprägten Osteoporose oft nur schwer zu detektieren.

12.7.2 Stabilität von Frakturen der Lendenwirbelsäule

Einen klinisch entscheidenden Gesichtspunkt stellt das Stabilitätsverhalten der LWK-Frakturen dar. Aus der klassifikationsbasierten Zuordnung der vertebrodiskoligamentären Verletzungsmuster nach AOSpine-Klassifikation lässt sich eine valide Aussage über die biomechanische Instabilität ableiten (die teils auch um die persönlichen Erfahrungen des Autors ergänzt wurden):

▶ **Merke** So gelten alle Typ-C-Verletzungen als durchweg instabil, alle Typ-B-Verletzungen zumindest als potenziell instabil, und bei den A-Typen werden die A4- und teilweise auch A3-Frakturen als instabil betrachtet, wobei auch Spaltfrakturen (Typ A2) eine nicht unerhebliche Instabilität aufweisen können.

In Tab. 12.3 und Abb. 12.20 sind Erläuterungen und ausgewählte radiologische „Fußabdrücke" zur Instabilitätsgefahr wiedergegeben.

12.8 Spezielle Gesichtspunkte bei der Beurteilung der traumatisierten Lendenwirbelsäule

12.8.1 Verletzungen der kindlichen Lendenwirbelsäule

Im Gegensatz zur kindlichen Halswirbelsäule (HWS) ist deren LWS deutlich weniger häufig betroffen (ca. 20–30 % aller kindlichen Wirbelsäulenverletzungen, jedoch mit einer Zunahme bei älteren Kindern [61]), was mit der höheren

Tab. 12.3 Zusammenfassung wichtiger radiologischer Hinweiszeichen auf eine instabile LWS-Verletzung

Modalität	Radiologische Zeichen	Bemerkungen
Röntgen	jede Distanz- und Alignementabweichung >2 mm von 3 aufeinanderfolgenden Segmenten	**2-mm-Regel** nach Daffner [11]: interspinöse/interlaminäre Abstände, Bogenwurzelabstand, Facettengelenksspaltweite etc.
	Sagittales/frontales segmentales Malalignement >2 mm	Degenerative Pseudospondylolisthese beachten: Stets auf korrekte spinolaminäre Linie achten!; große Variabilität in den Segmenten des 5. Lenden- (L5) und 1. Sakralwirbels (S1)
	Lumbale Kyphose >15°, lumbale Skoliose >10°	Gelten auch als OP-Indikationen [44]
	Asymmetrische LWK-Höhenminderung, Gelenkfortsatzfraktur, Rippen-/Querfortsatzfraktur	Stets an eine Rotations-(C-)Verletzung denken!
CT	Ringförmige Absprengungen an den Terminalplatten oder transvertebraler Spaltbruch	Berstungsfrakturen (A3, v. a. aber A4) sowie auch die „Kneifzangenfraktur" (A2) gelten als potenziell instabil.
	Jede asymmetrische bzw. einseitige Fraktur (Wirbelkörper; Pedikel, Bogen, Facettengelenk, Querfortsatz)	Stets Verdacht auf eine Rotations-(C-)Verletzung; jede Alignement-Störung (v. a. rotatorisch) gilt als Typ-C-Verletzung.
	Dorsale interspinöse Spreizung, Abdeckelung der Facettengelenke, Anterolisthese, ventrale Kompression	Ligamentäre Hyperflexionsverletzung (B2); die knöcherne Chance-Fraktur (B1) ist pathognomonisch.
	Ventrales Klaffen eines Bandscheibenraums (ggf. mit Vakuumzeichen), Bogenfraktur, Facettengelenksabbruch	Hyperextensionsverletzung (B3)
	Horizontale oder oblique Frakturen in einer ankylosierten Wirbelsäule	Oft schlecht erkennbar (Osteoporose oder DISH!); achte auf räumlich distanzierte Zweitfraktur!
MRT	Signalreiche (STIR oder T2w) Unterbrechung des Anulus fibrosus und eines Längsbands	Diskoligamentäre Zerreißung
	Diskontinuität der Ligg. flava auf T2w-Bildern; schmale signalintense interspinöse Bänder (STIR)	Ruptur der dorsalen Zuggurtung
	Nachweis atypisch horizontal oder schräg verlaufender, transvertebraler/transdiskaler Frakturen	Frakturen in einer rigiden Wirbelsäule (z. B. Morbus Bechterew): schlecht visualisierbar; achte auf Komplikationen (z. B. epidurale Hämatome)

DISH diffuse idiopathische Skeletthyperostose; *STIR* „short τ inversion recovery"; *T2w* T2-Wichtung

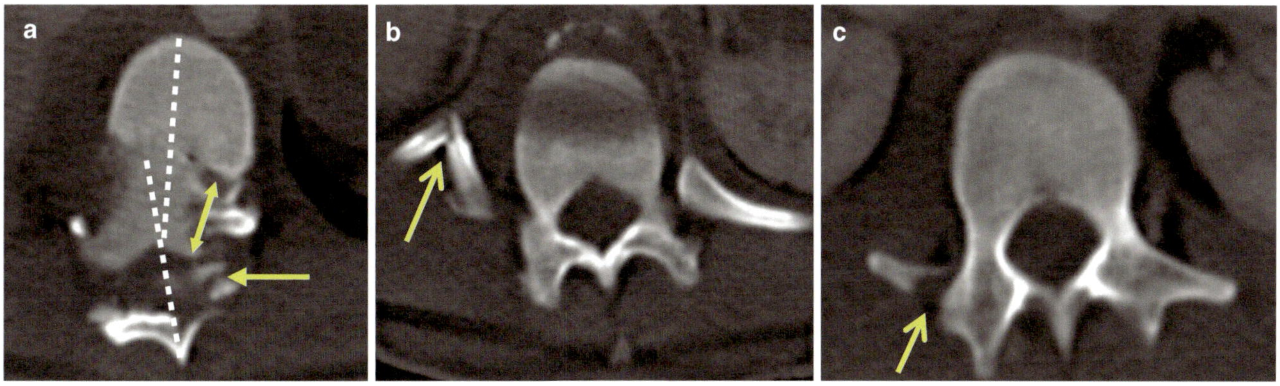

Abb. 12.20 „Fußabdrücke" einer instabilen rotatorischen Verletzung. **a** Eindeutiges rotatorisches Malalignement von 2 Wirbelkörpern (gestrichelte Linien) mit zusätzlichem sagittalem Versatz (*Doppelpfeil*) und einseitiger Gelenkfacettenfraktur (*Pfeil*). **b** Einseitige proximale Rippenfraktur (*Pfeil*). **c** Einseitige Querfortsatzfraktur (*Pfeil*)

Schwerpunktlage des kindlichen Körpers und der wesentlich höheren Flexibilität und Laxizität der kindlichen Wirbelsäule zusammenhängt [45]. Die unreife kindliche Wirbelsäule führt – altersabhängig – zu speziellen abweichenden Verletzungsmustern, die radiologisch erfasst werden können.

So wären die vertebralen Physenverletzungen an den kindlichen Terminalplatten zu nennen, die zu ähnlichen Verletzungsmustern führen, wie sie an den Enden der langen Röhrenknochen gut bekannt sind (Salter-Harris-Typen; Abb. 12.21). Eine besondere Form dieser Verletzungen stellen abgerutschte Wirbelkörperapophysen dar („slipped vertebral apophysis"), die entweder den gesamten Apophysenring oder einzelne Anteile desselben betreffen können. Ursache sind die relativ schwachen osteokartilaginären Bereiche zwischen Apophysenring und Wirbelkörper (hauptsächlich zwischen dem 6. und 18. Lebensjahr). Diese Verletzungen sind röntgenologisch subtil und zeigen sich als dislozierte apophysäre Knochenkerne; in der MRT-Aufnahme wird man zudem auch diskale und ligamentäre Zerreißungen erkennen können (Abb. 12.22) [71].

Generell kann gesagt werden: Je jünger das verletzte Kind ist (wegen der noch deutlichen Skelettunreife und

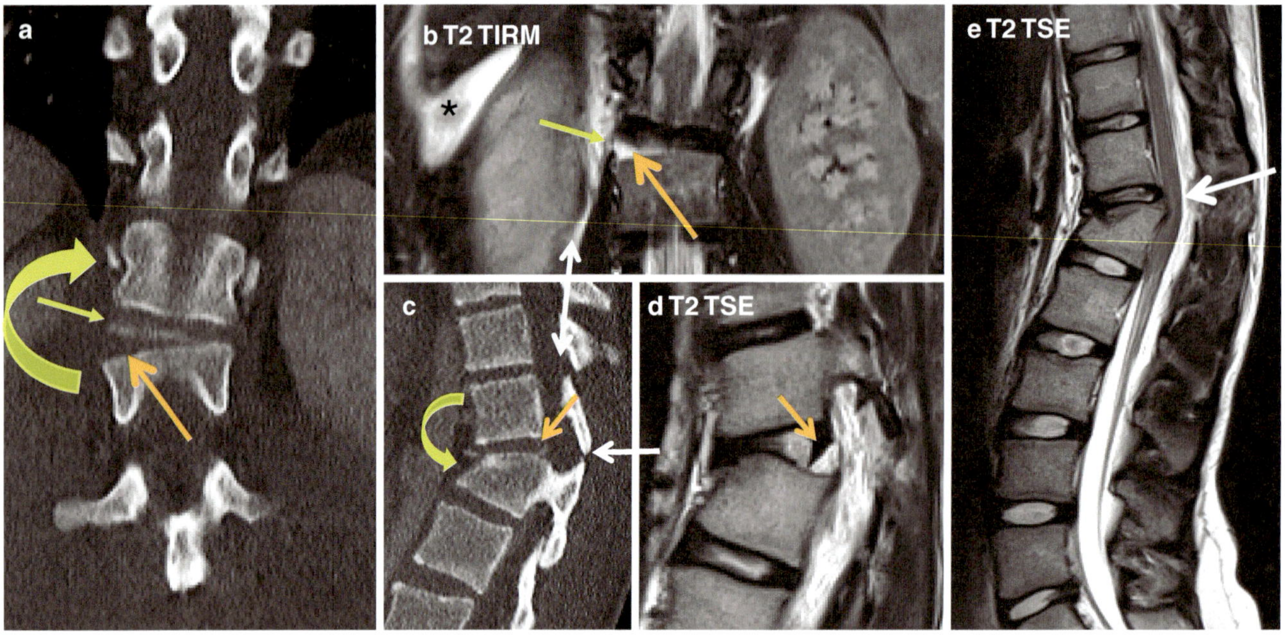

Abb. 12.21 Schweres Hyperflexionstrauma Typ B2/C. 15-jähriges Mädchen, PKW-Unfall, Paraparese beider Beine. **a**, **b** Asymmetrisch rechtsseitige Apophysenavulsion des LWK 1 (*Pfeil*) mit frontaler angulärer Knickfehlstellung (*gebogener Pfeil*); zu beachten ist das perihepatische Hämoperitoneum (*Stern*). **c**, **d** Gibbusartige Hyperflexion bei BWK 12/LWK 1 (*gebogener Pfeil*) mit Zerreißung der dorsalen Zuggurtung (Doppelpfeil) und einem winzigen knöchernen Ausriss (*oranger Pfeil*). **e** Infolge Gibbusbildung zusätzliche hypomochlionartige Kaudaelongation (symptomatisch; *weißer Pfeil*)

natürlich aus strahlenhygienischen Gründen), umso eher wird man auf die MRT zurückgreifen. Diese Problematik wird noch augenfälliger bei der sog. „SCIWORA" („spinal cord injury without radiographic abnormality") [4, 7], die als Folge zumeist schwerer Traumen mit profunden neurologischen Ausfallserscheinungen bis hin zur Tetraparese einhergeht, dabei aber kaum oder keine radiologischen Verletzungszeichen (Frakturen, Avulsionen, Dislokationen) erkennen lässt. Ursache ist die Hypermobilität der laxen kindlichen Wirbelsäule, die bei Akzelerations-/Dezelerationstraumen zu einer momentanen Dislokation mit spontaner Reposition führt, wodurch zwar schwere und schwerste Myelonläsionen auftreten können, ohne aber radiologisch fassbare Verletzungen zu hinterlassen [32]. Hintergrund ist die Fähigkeit der bis zum 4-Fachen gesteigerten Dehnungsfähigkeit der kindlichen Wirbelsäule gegenüber ihrem dehnungsunfähigen und damit distraktionsvulnerablen Myelon [1]. Bei Kindern sind diese Verletzungen an der LWS jedoch – im Gegensatz zu kindlichen HWS-Läsionen – selten. Allgemein sind die meisten kindlichen (thorako-)lumbalen Wirbelsäulenverletzungen eher leicht, bleiben stabil und führen nur selten zu einem neurologischen Defizit [43].

► **Merke** Skelettunreife, besondere physeale Verletzungsmuster und strahlenhygienische Aspekte rechtfertigen den wünschenswerten frühzeitigen MRT-Einsatz bei Kindern.

12.8.2 Die rigide Lendenwirbelsäule

Gemeint sind hier v. a. multisegmentale Wirbelkörperverblockungen, wie sie typischerweise bei der ankylosierenden Spondylitis oder bei der DISH angetroffen werden, aber auch mehrsegmentale Osteochondrosen und Spondylarthrosen, die quasi zur funktionellen Immobilität führen. Derartige polysegmentale Wirbelsäuleneinsteifungen führen zu spezifischen Frakturmustern, zu denen u. a. horizontal verlaufende Frakturen (transdiskal und/oder -vertebral), segmentüberschreitende Frakturen oder auch Spondylophytenfrakturen gehören (Abb. 12.23). Des Weiteren ist der oblique, den Wirbelkörper und die angrenzende (ossifizierte) Bandscheibe durchziehende Frakturverlauf typisch [10].

Allen derartigen Frakturen gemeinsam ist ihre vergleichsweise hohe Instabilität: zum einen infolge der durchgehenden Beteiligung aller 3 Säulen, zum anderen durch die Entstehung ankylosebedingter langer „Hebelarme", die an diesen Frakturen angreifen und damit ein hohes Dislokationspotenzial in sich bergen. Bei der ankylosierenden Spondyloarthropathie (Morbus Bechterew) kommt zudem die hochgradige Osteoporose als ein weiteres destabilisierendes Moment hinzu. Bei der verletzten Bechterew-Wirbelsäule muss zudem die überproportional häufige diskontinuierliche Fraktursequenz (sog. „noncontiguous spinal fractures") beachtet werden, d. h. das gleichzeitige Auftreten von (zumeist 2) Frakturen an weiter voneinander ent-

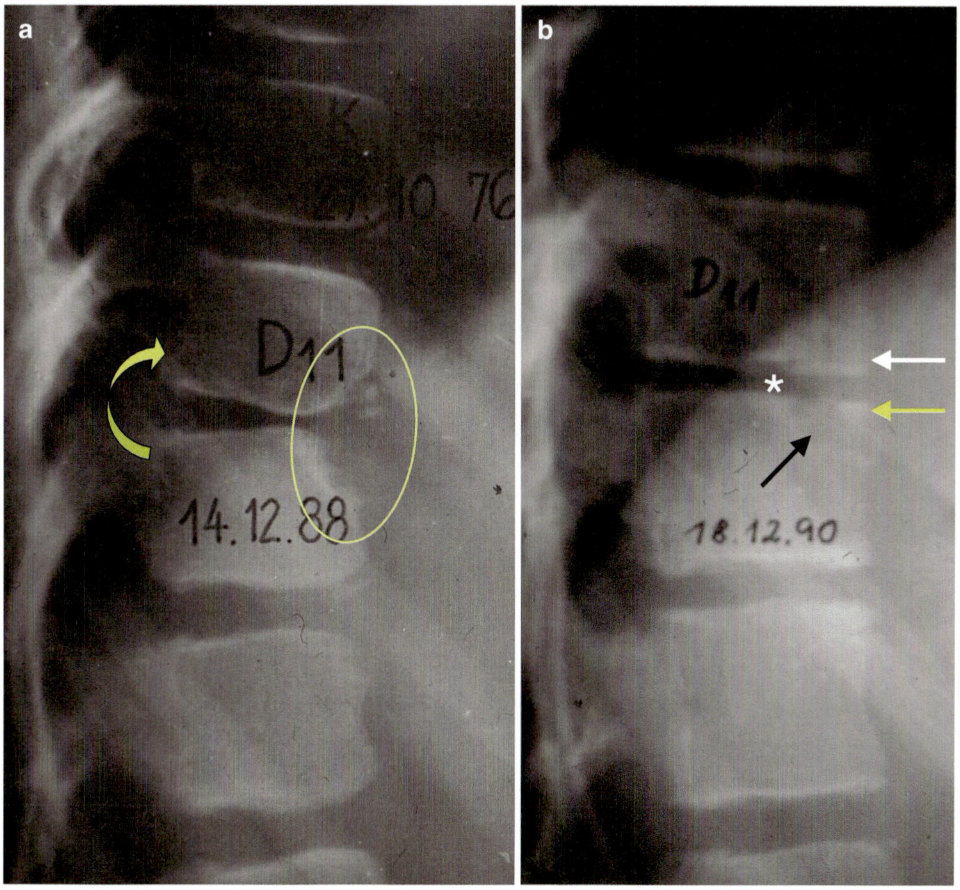

Abb. 12.22 Überlastungsbedingte Ringapophysenstörung und ihre prinzipielle Korrekturmöglichkeit im Wachstumsalter bei einer symptomatischen 12-jährigen Hochleistungsturnerin. **a** Deutliche knöcherne Resorptionen und Fragmentation der Ringapophysen von BWK 11/BWK 12 (*Oval*) mit gleichzeitigem ventralen Bandscheibenhöhenverlust und segmentaler Kyphose (*gebogener Pfeil*). **b** Nach 2 Jahren konsequenter Sportpause: Restitution der vorderen unteren Apophyse des BWK 11 (*weißer Pfeil*) und Ausformung einer dreieckigen Ringapophyse des BWK 12 (*gelber Pfeil*). Zu beachten ist allerdings der Verbleib einer retromarginalen Bandscheibenhernie (*schwarzer Pfeil*; Limbuswirbel) und einer konsekutiven Chondrose in BWK 11/BWK 12 (*Stern*). Die Abb. **a** und **b** entstammen postum der Sammlung Dr. W. Pollähne, Bad Pyrmont. Die Erlaubnis, seine radiologische Sammlung verwenden zu dürfen, wurde dem Autor zu dessen Lebzeiten uneingeschränkt erteilt

fernten Lokalisationen des gesamten Achsenskeletts (Abb. 12.24).

Im Unterschied dazu treten instabile diskoligamentäre Zerreißungen bevorzugt an den jeweiligen kranialen und kaudalen Enden eines massiv spondylophytär ankylosierten Wirbelsäulenabschnitts auf. Bemerkenswert an diesen Frakturen ist das mit bis zu 50 % hohe Ausmaß neurologischer Komplikationen [36]. Darüber hinaus sind – nach eigenen Erfahrungen – Frakturen der „rigid spine" häufig auch mit epiduralen Blutungen vergesellschaftet (Abb. 12.25) [67].

▶ **Merke** Kleine knöcherne Fragmente können manchmal das einzige Zeichen einer verborgenen schweren spinalen Verletzung sein („Eisbergprinzip")!

Allen genannten Frakturen einer ankylosierten Wirbelsäule sind ihre zumeist subtile und daher oft übersehene Frakturdetektion eigen (Spondylophytenfrakturen, nahezu „unsichtbarer" Frakturspalt in einer extrem demineralisierten Bechterew-Wirbelsäule).

Ein besonderes Problem stellt die Pseudarthrosenentwicklung dar: Pseudarthrosen entstehen entweder „spontan" als vertebrale Stress- bzw. Insuffizienzfraktur oder nach Niedrigenergietraumen, oftmals mit mehr oder weniger deutlicher zeitlicher Verzögerung, sodass diese Frakturen mitunter dann „zufällig" bei der Abklärung chronischen Rückenschmerzes entdeckt werden (nicht entzündlicher Typ einer Andersson-Läsion; Abb. 12.26) [15]. Zur Pseudarthrosenentwicklung existieren mehrere Hypothesen: fortgesetzte Bewegungsunruhe im Frakturbereich, ausbleibende Ankylosierung in 1 Bewegungssegment mit stressbedingter Diskuslazeration und hypertropher spondylophytärer Spaltbildung („non-union"), inflammatorische Hypothese mit Diskusnekrose und proliferierendem Granulationsgewebe (entzündlicher Typ einer Andersson-Läsion; Abb. 12.27) [15].

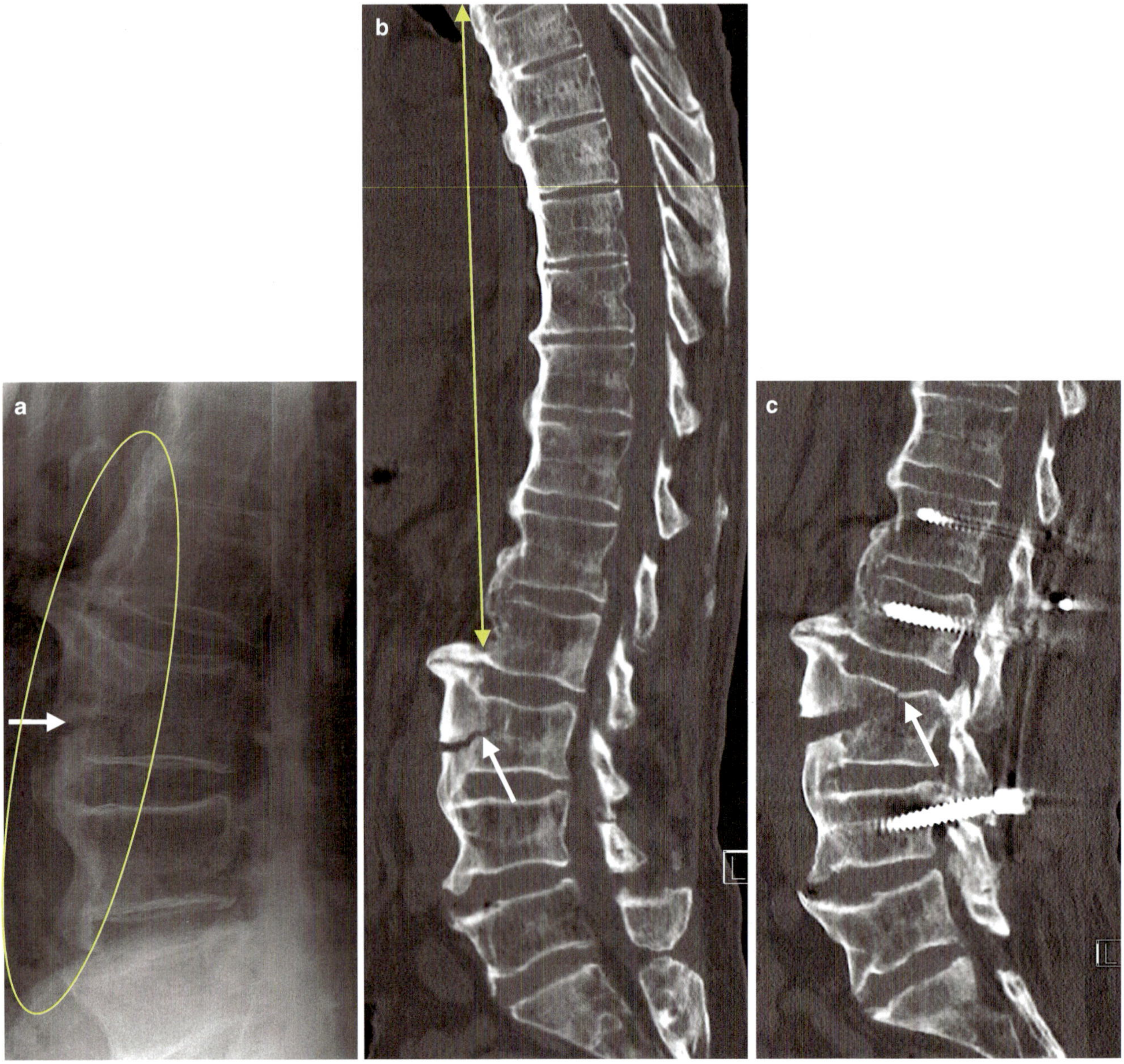

Abb. 12.23 DISH-/Spondylophytenfraktur. 83-jähriger Mann mit Sturz auf den Kopf (Platzwunde). Keine lumbalen Beschwerden! Wegen der ankylosierten Wirbelsäule (auf einer CT-Aufnahme der HWS gesehen) erfolgte eine ergänzende gesamte Achsendarstellung. **a** Das LWS-Röntgenbild zeigt die Fraktur (*Pfeil*) durch eine massive Skeletthyperostose (*Oval*), was in der CT-Aufnahme (**b**) bestätigt wird: Die Fraktur erstreckt sich bis in den LWK 3 hinein (*Pfeil*). Zu beachten ist die langstreckige Wirbelsäulenankylosierung (*Doppelpfeil*). **c** Nach dorsaler Spondylodese weiteres Klaffen der Fraktur mit „Durchreißen" bis zur Deckplatte des LWK 3 (*Pfeil*)

Praktisch wichtig ist ihre Differenzierung gegen eine bakterielle Spondylodiszitis: Zwar helfen der fehlende Abszessnachweis (MRT) und die zumeist ausgeprägte Sklerosereaktion ohne floride Osteodestruktionen (CT) bei der Abgrenzung gegen eine suppurativ-septische Destruktion, doch zwingen mitunter unklare Fälle mit erhöhten serologischen Entzündungswerten zur bioptischen und bakteriologischen Abklärung einschließlich Erregergewinnung für eine gezielte antibiotische Therapie. Die hohe Spezifität des sog. „vacuum cleft sign" (Röntgen, CT: Gas im Frakturspalt) für die nicht maligne bzw. nicht septische Wirbelkörperaffektion beträgt 99 % [40]; das „intravertebral fluid sign" (MRT: Flüssigkeit im Frakturspalt) hingegen wurde bei immerhin 6 % der pathologischen (malignen) Wirbelkörperfrakturen gefunden [5].

▶ **Merke** Die traumatisierte ankylosierte Wirbelsäule (DISH, Morbus Bechterew) rechtfertigt den großzügigen Einsatz von CT und MRT (gesamtes Achsenskelett), um weiter entfernt liegende Zweitfrakturen und intraspinale Komplikationen zu erfassen. Frakturen der Bechterew-Wirbelsäule sind stets als instabile Typ-C-Verletzungen zu betrachten!

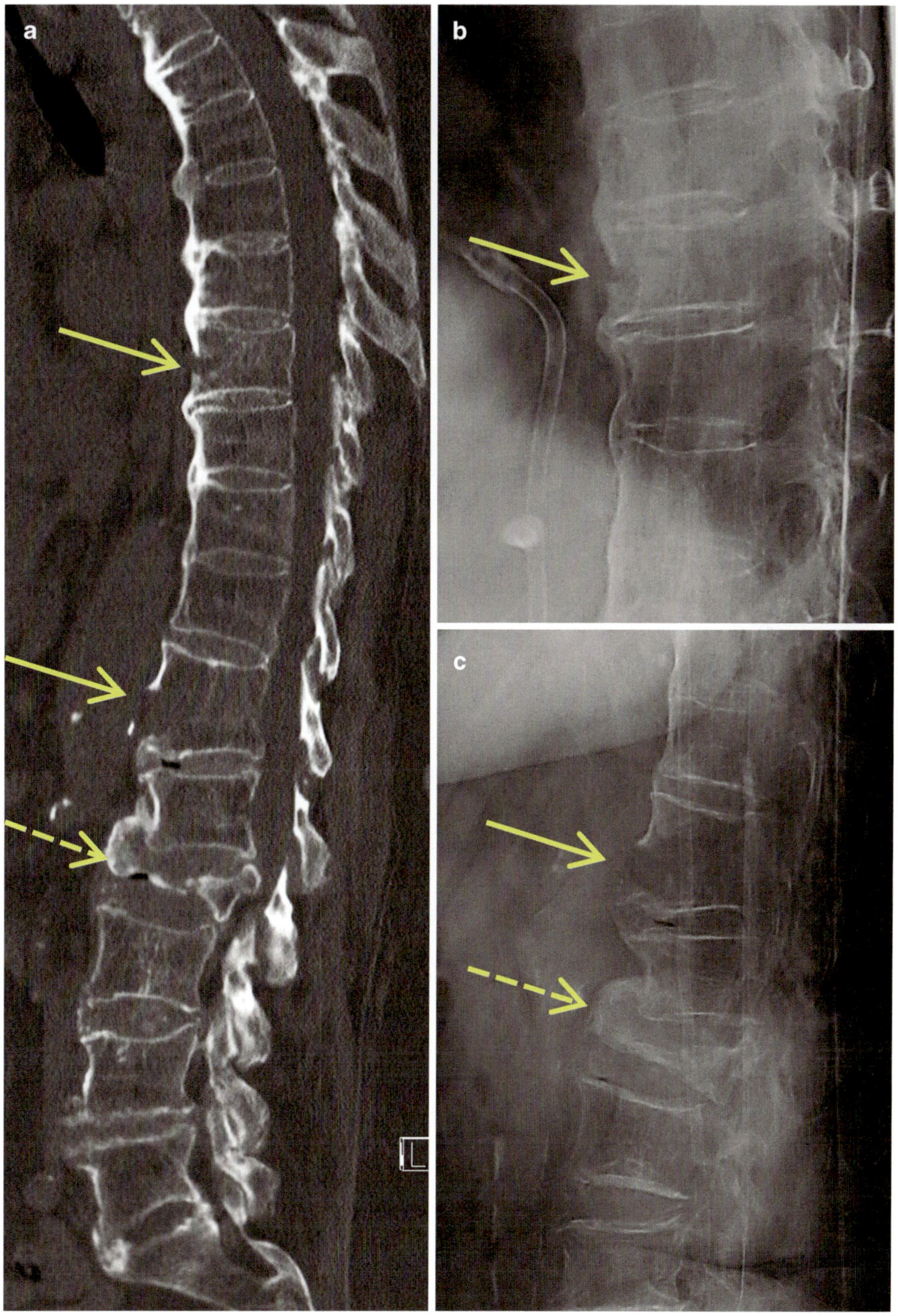

Abb. 12.24 Bifokale Wirbelkörperfrakturen bei ankylosierter Wirbelsäule und Osteoporose. 85-jährige Frau, am Rollator gestürzt. **a** Die CT-Aufnahme zeigt eine vertebrale „Etagenfraktur" von BWK 8 und BWK 12, jeweils mittvertebrale Hyperextensionsfrakturen (*Pfeile*); zusätzlich eine alte osteoporotische Plattwirbelfraktur des LWK 2 mit ventraler spondylophytärer Verblockung (*gestrichelter Pfeil*). **b**, **c** Bereits projektionsradiografisch ließen sich die ventralen Hyperextensionsfrakturen gut erkennen (*Pfeile*)

12.8.3 Osteoporotische Frakturen der Lendenwirbelsäule

Die LWK – und hier insbesondere der thorakolumbale Übergang – sind gegenüber Insuffizienzfrakturen besonders anfällig. Ohne hier auf spezielle Aspekte der Osteoporose und deren Diagnostik selbst eingehen zu können (s. hierzu Kap. 3), handelt es sich bei den osteoporotischen Frakturen um Sinterungsfrakturen, die einerseits zu unterschiedlichen Graden der Wirbelkörperhöhenminderungen bis hin zum Wirbelkörperkollaps (Abb. 12.28), andererseits aber im Regelfall zu keiner freien Fragmentpropulsion nach dorsal in den Spinalkanal führen. Allerdings sind deutliche dorsale Auslenkungen der Hinteroberkante möglich, die auch ohne Abbruch zu einer Spinalkanaleinengung führen können (Abb. 12.29).

Eine weitere Besonderheit osteoporotischer Sinterungsfrakturen liegt – im Gegensatz zu traumatischen LWK-

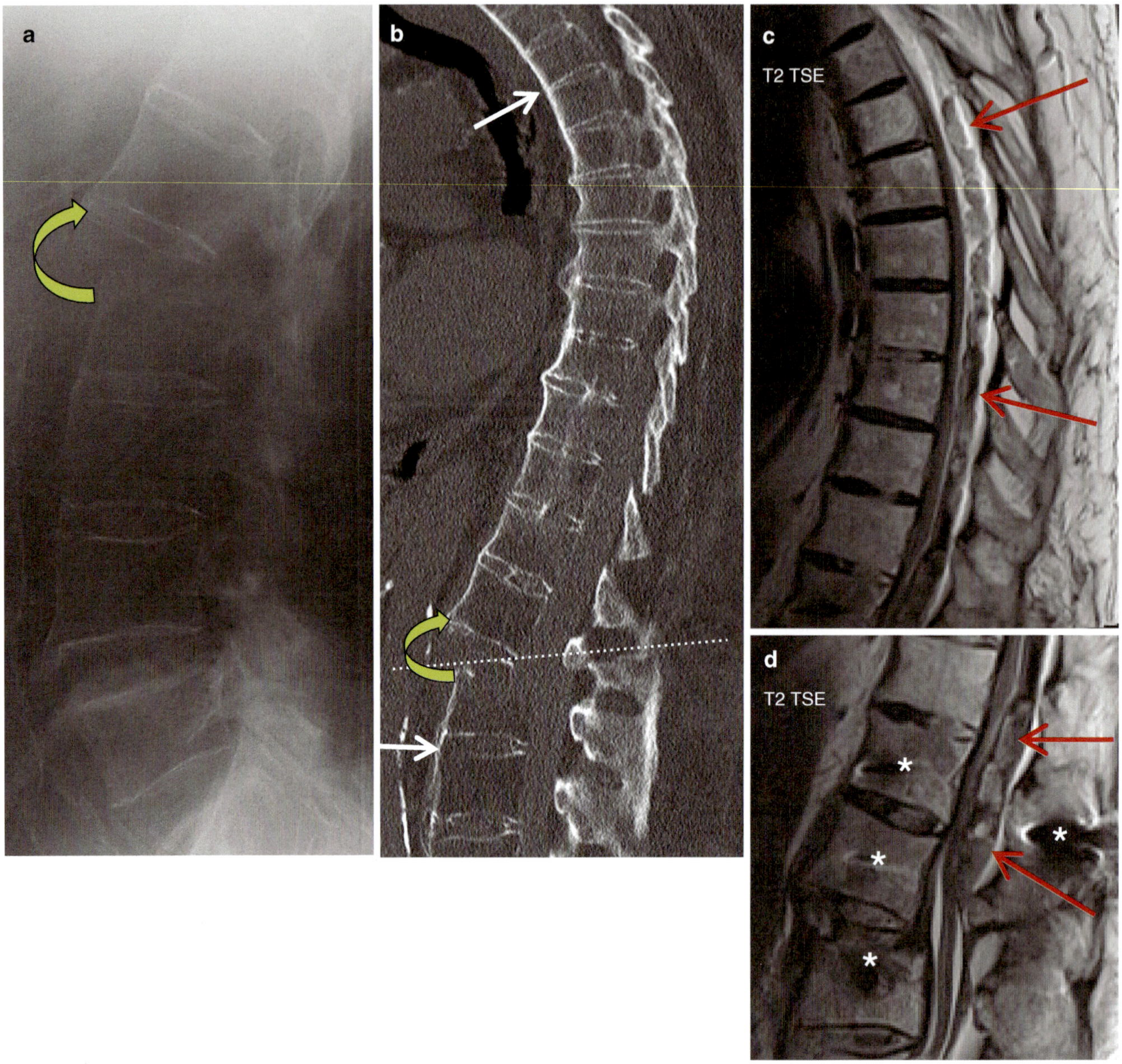

Abb. 12.25 Instabile Rigid-Spine-Fraktur bei Spondylitis ankylosans (Morbus Bechterew). 62-jähriger Mann, Sturz auf Kellertreppe. **a** Segmentale Hyperextensions-Distraktions-Fraktur in LWK 1/LWK 2 (*gebogener Pfeil*). **b** Die Fraktur verläuft horizontal transdiskal durch das gesamte Segment (*gestrichelte Linie*); *Gerade Pfeile* zeigen die durchgehende Ankylosierung. **c**, **d** Die MRT-Aufnahmen zeigen das subakute epidurale Hämatom besser (*Pfeile*); hier bereits Zustand nach dorsaler Stabilisierung (*Sterne*)

Frakturen – in der weitgehenden Unversehrtheit ihrer Bandscheiben. Erst zunehmende vertebrale Kollapsbildung und Kyphosierung stoßen eine nachlaufende Diskusdegeneration an [68]. Interessanterweise aber führen die „gesünderen" Bandscheiben häufiger zur vertebralen Pseudarthrosenbildung, v. a. bei bikonkaven osteoporotischen Frakturen (sog. „Fischwirbel") [54].

Neben der geläufigen Einteilung osteoporotischer Frakturen nach Genant [23] wurde erst jüngst eine auf Expertenmeinung beruhende, deutsche Klassifikation publiziert [63]: Diese Klassifikation osteoporotischer thorakolumbaler Wirbelkörperfrakturen einer Arbeitsgruppe der Sektion Wirbelsäule der Deutschen Gesellschaft für Orthopädie und Unfallchirurgie (DGOU; Abb. 12.30) trennt stabile osteoporotische Frakturen der Typen OF 1–3 von den instabilen Frakturtypen OF 4 und 5 (Tab. 12.4). Die letzten beiden zielen v. a. auf jene Fälle, bei denen ein substanzielles Trauma auf eine osteoporotische Wirbelsäule trifft. Die Klassifikation bezieht sowohl die projektionsradiografische und CT-basierte Frakturbeurteilung als auch die MRT-Bildgebung (Detektion von Knochenmarködem, Darstellung von Bandläsionen) ein.

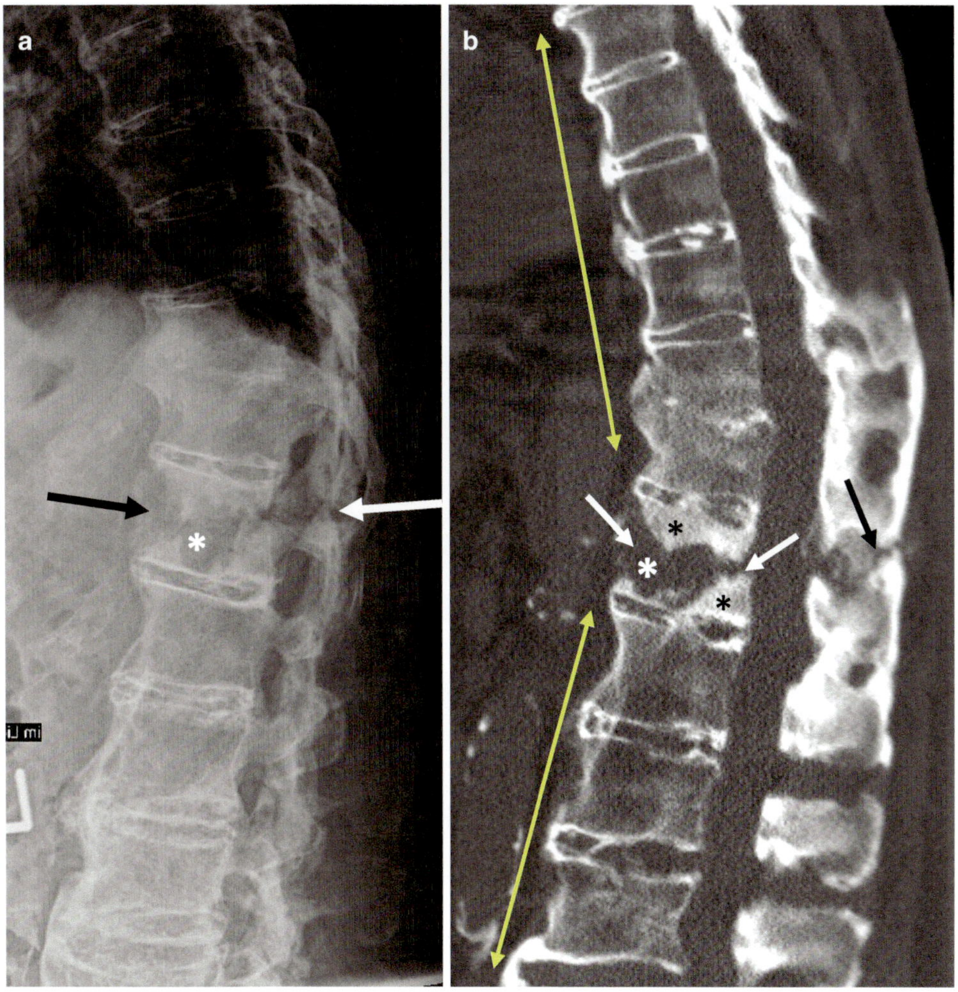

Abb. 12.26 Wirbelkörperpseudarthrose des BWK 12 infolge Stressfraktur bei ankylosierter Wirbelsäule. 73-jähriger Mann, zunehmende, jetzt auch immobilisierende Rückenschmerzen, kein Trauma erinnerlich! **a** Das Röntgenbild zeigt eine horizontale transvertebrale Fraktur durch alle knöchernen Bestandteile (*Pfeile*), zudem deutliche Frakturspaltresorption (*Stern*). **b** Die CT-Aufnahme demonstriert die langstreckige Ankylose (*gelbe Doppelpfeile*) mit der vollständigen Horizontalfraktur durch alle 3 Säulen (*Pfeile*). Die erhebliche Frakturspaltresorption in der Pseudarthrose (*weißer Stern*) und die deutliche Mehrsklerosierung der angrenzenden Fragmente führte früher zur historischen Bezeichnung „Wirbelkörpernekrose Kümmel-Verneuil". Tatsächlich handelt es sich um eine Pseudarthrose nach transvertebraler Stress- bzw. Insuffizienzfraktur bei ankylosierter Wirbelsäule (nicht entzündlicher Typ einer Andersson-Läsion)

Große praktische Relevanz hat indes die Abgrenzung osteoporotischer Frakturen von malignen Wirbelkörperfrakturen: Es gibt eine Reihe sensitiver und auch spezifischer Zeichen, die eine Differenzierung mit diagnostisch hinreichender Genauigkeit erlauben [25]. Aus eigener Erfahrung stellen Pedikelbeteiligung, konvexe Wölbung der Hinterwand und solide Weichteiltumoranteile verlässliche Zeichen einer malignen Fraktur dar (Abb. 12.31). Der Nachweis von Fettmark innerhalb einer Läsion und das sog. „fluid sign" („cleft sign"; s. o.) gelten hingegen als recht spezifisch, aber nicht pathognomonisch für benigne Wirbelkörperfrakturen (Tab. 12.5).

12.8.4 Lumbosakraler Übergang

Die Region des lumbosakralen Übergangs soll hier abschließend besprochen werden, da diese – abgesehen von diversen Übergangsanomalien – einige Besonderheiten bietet, die auch für die Differenzierung traumatischer vs. nicht traumatischer Veränderungen wichtig sind, so z. B. die Spondylolyse.

Als Spondylolyse wird eine Spaltbildung bezeichnet, die in der Mehrzahl der Fälle die untere Interartikularportion des LWK 5 betrifft, seltener den der höher liegenden LWK, ganz selten auch einmal jene der unteren BWK (Abb. 12.32). Die

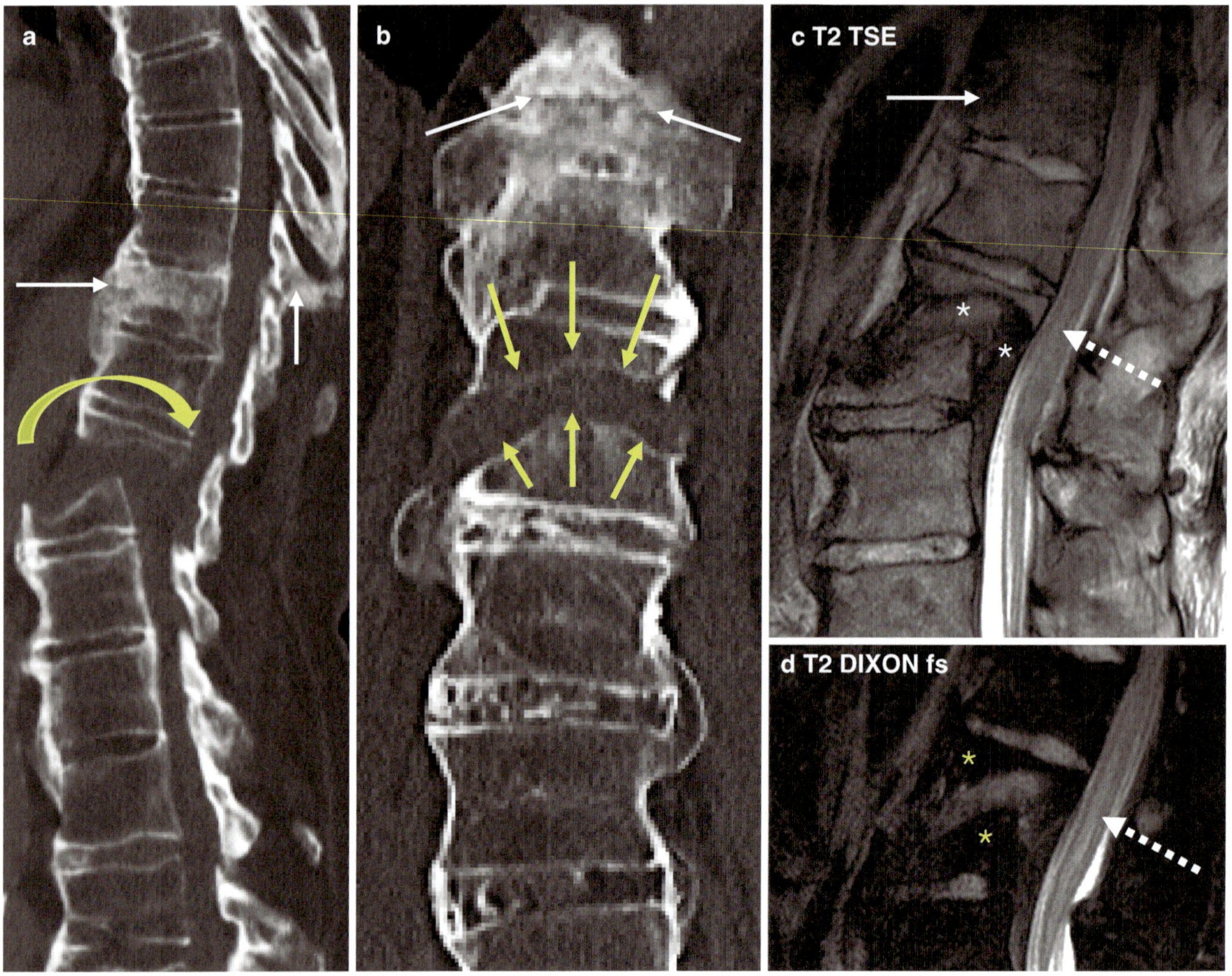

Abb. 12.27 Instabile und dislozierte Pseudarthrose bei ankylosierter Wirbelsäule. 77-jähriger Mann, chronische vorbestehende Rückenschmerzen nach wiederholten Stürzen, aktuell erneuter Sturz mit progredienter Paraparese beider Beine. **a** Instabile transvertebrale BWK-12-Fraktur mit erheblicher Dislokation (*gebogener Pfeil*; formal Typ-C-Verletzung). **b** Der betroffene BWK 12 zeigt sklerosierte Frakturränder (*gelbe Pfeile*). **c** Breiter, inhomogen signalarmer Frakturspalt und subligamentär epidurale Formation: Granulationsgewebe und Althämatom (*Stern*). **d** Zu beachten ist das Fehlen eines Frakturödems (*gelbe Sterne*). **c, d** Myelopathie des Conus medullaris (*gestrichelte Pfeile*); **a–c** weiße Pfeile: stark sklerosierte Stressfraktur des BWK 10 (eine Stressfraktur ohne Pseudarthrose)

Spaltbildung selbst wird beim Neugeborenen nicht beobachtet [17], ist also nicht kongenitaler Natur, sondern entwickelt sich häufig als Stressfraktur infolge repetitiver Überlastungstraumen in der Kindheit und Adoleszenz, kann aber auch mit anderen Systemerkrankungen vergesellschaftet sein (z. B. Marfan-Syndrom, Osteogenesis imperfecta, Spina bifida occulta) [37, 60, 78]. Die Spondylolyse kann ein- oder beidseitig auftreten und letztlich zu einer Spondylolisthesis, d. h. zum Wirbelgleiten, führen, deren Ausmaß nach Meyerding eingeteilt wird (Abb. 12.33).

Die Maximalform der Olisthese stellt dabei die Spondyloptose dar, das vollständige ventrale Abrutschen eines Wirbelkörpers, zumeist des 5. LWK gegenüber dem Sakrum (Abb. 12.34). Daneben gibt es die sehr seltenen traumatischen Spondylolisthesen, die als Folge von schweren Hochenergietraumen zur Frakturdislokation des lumbosakralen Übergangs mit einem hohen Risiko neurologischer Komplikationen führen [76].

Diagnostisch kann die inzipiente, d. h. die drohende Spondylolyse am stressbedingten Knochenmarködem in der betroffenen Pedikelregion einschließlich angrenzendem Wirbelbogen und Gelenkfortsatz erkannt werden, was durch den Einsatz flüssigkeitssensitiver Sequenzen bei der MRT mit hoher Sensitivität gelingt (Abb. 12.35) [39]. Das Röntgenbild (Schrägaufnahme!) bzw. die CT-Aufnahme muss in diesen Fällen noch keine kortikale Unterbrechung zeigen (Stressreaktion, noch keine Stressfraktur), jedoch sind die Kinder und Jugendlichen in der Regel sympto-

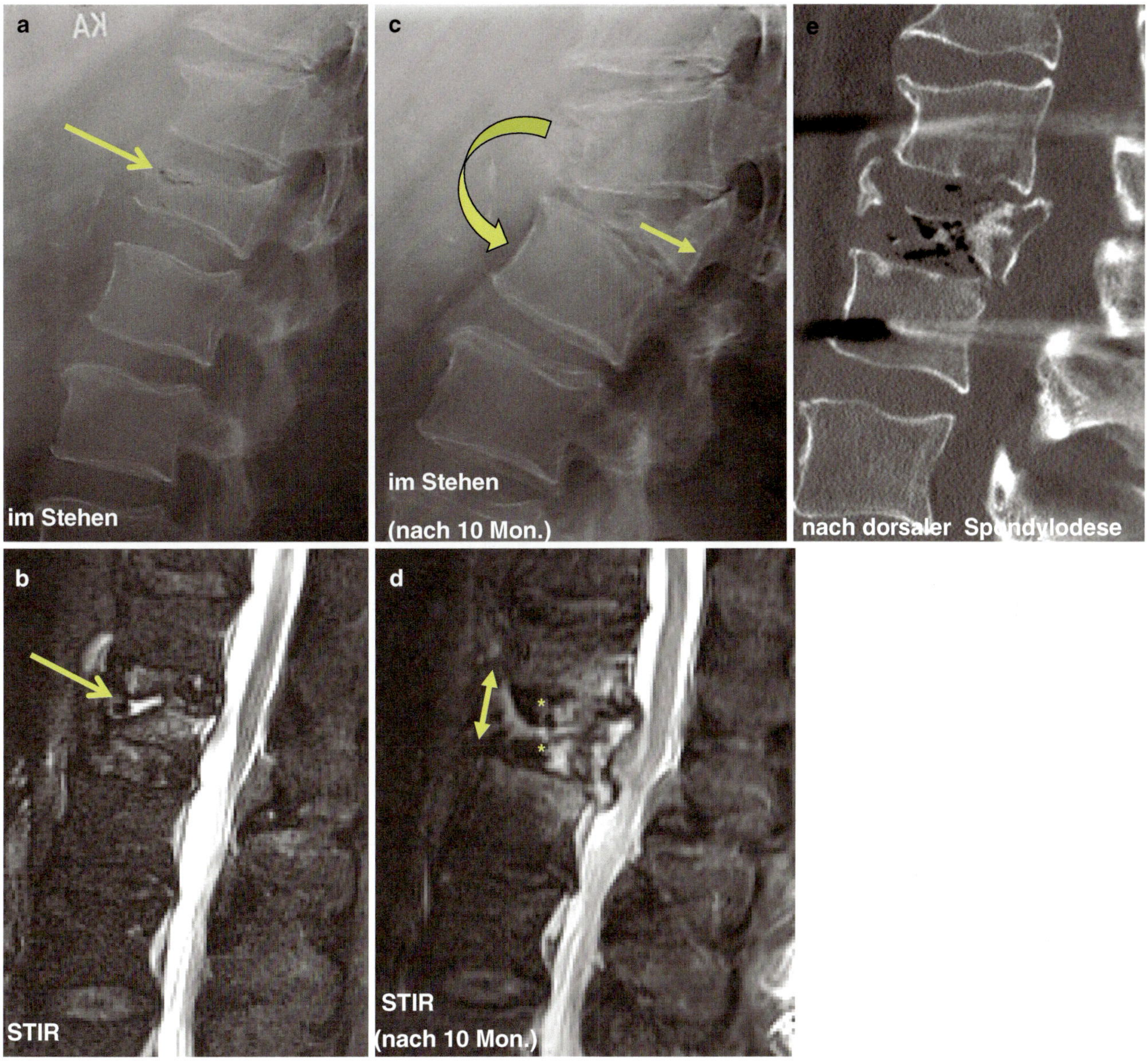

Abb. 12.28 Osteoporotischer Wirbelkörperkollaps (Typ OF 4). 63-jähriger Mann, Osteoporose bekannt (–3,4 Standardabweichungen [SD] T-Score), kein Trauma. **a**, **b** Deckplattensinterung des LWK 1 mit „vacuum cleft sign" im Röntgenbild (**a**) bzw. „fluid sign" in der MRT-Aufnahme (**b**; Pfeile). **c**, **d** Nachsinterung mit ausgeprägter Keilwirbelbildung, angulärer Kyphose (Gibbus) im Stehen (*gebogener Pfeil*) sowie Retropulsion der Hinterwand (*Pfeil* in **c**). Zu beachten ist die deutliche ventrale vertebrale Instabilität zwischen Stehen (**c**) und Liegen (*Doppelpfeil* in **d**), außerdem die progrediente sekundäre Bandscheibendegeneration infolge Sinterung und Kyphosierung (*Stern*). **e** Die CT-Aufnahme nach zunächst dorsaler Spondylodese zeigt die erhebliche osteoporotische „Pulverisierung" des LWK 1, der in einer 2. Operation ersetzt wurde

matisch. Der spezifische Spaltnachweis hingegen gelingt mittels CT besser; der Frakturspalt selbst ist typischerweise von einer Sklerosereaktion umgeben [38].

Mit Eintritt der manifesten Spondylolyse können die Schmerzen in Abhängigkeit von der Stabilität der syndesmotischen Fixierung des Spondylolysespalts wieder verschwinden. Versagt diese, kommt es zu einer progredienten Diastase und einer Dehiszenz der Spondylolyse mit konsekutivem Ventralgleiten des Wirbelkörpers, was wiederum zu einer Mehrbelastung des betroffenen Bandscheibenfachs führt mit der Konsequenz der fortschreitenden Diskusdegeneration (Texturschädigung) und konsekutiven Osteochondrose unterschiedlichen Aktivitätszustands. Einen aktuellen Überblick über die diffizile Problematik der Spondylolisthesen im Wachstumsalter gaben hierzu erst jüngst Geiger et al [21].

▶ **Merke** Variantenreichtum und anatomische Variabilität des lumbosakralen Übergangs rechtfertigen im Traumafall eine sorgfältige radiologische Abklärung dieser Region.

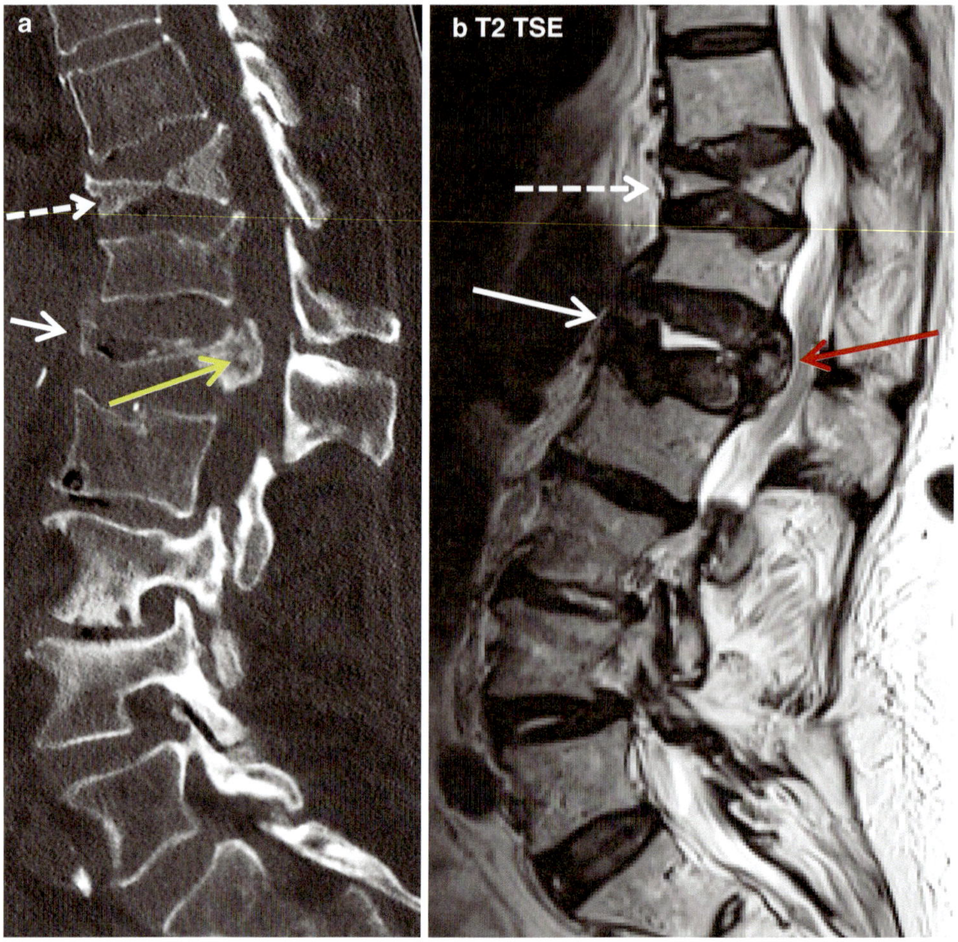

Abb. 12.29 Osteoporotische Fraktur mit neurologischer Symptomatik. 87-jährige Patientin mit Schmerzen und zunehmender Gehunfähigkeit. **a** Die CT-Aufnahme zeigt Frakturen im thorakolumbalen Übergang, v. a. von BWK 11 und LWK 1 (*weiße Pfeile*). Beachtenswert und für osteoporotische Frakturen ungewöhnlich ist das konvexe Bulging der Hinterwand (*gelber Pfeil*), was hier (**b**) komplizierend zur symptomatischen Konuskompression führt (*roter Pfeil*)

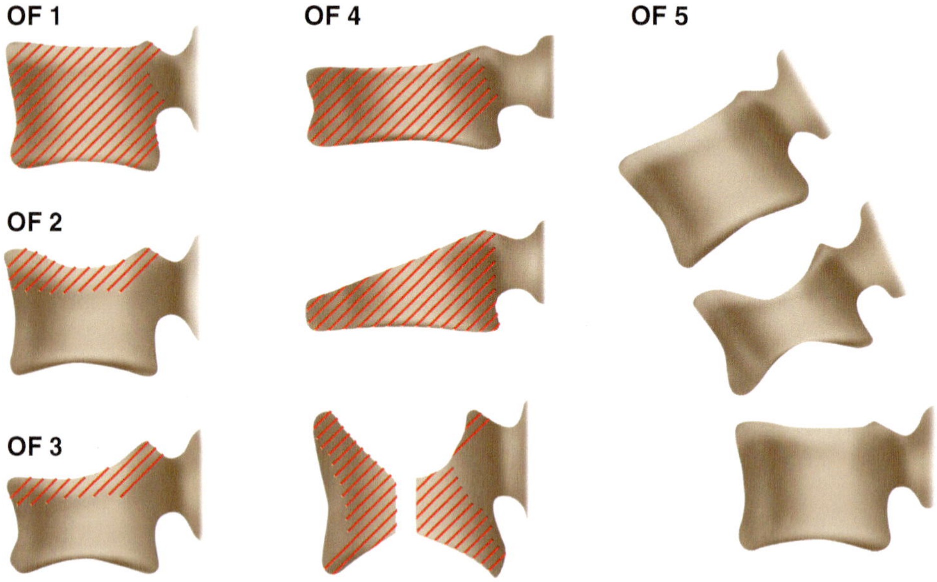

Abb. 12.30 Klassifikation osteoporotischer thorakolumbaler Wirbelkörperfrakturen. Schematische Darstellung der Sektion Wirbelsäule der DGOU – Erläuterungen hierzu s. Tab. 12.4

Tab. 12.4 Klassifikation osteoporotischer thorakolumbaler Wirbelkörperfrakturen. Die Typen OF 1–3 entsprechen geringen traumatischen („minor trauma") osteoporotischen Frakturen, während die Typen OF 4 und 5 praktisch großen traumatischen („major trauma") Frakturen entsprechen (modifiziert nach [64])

Klassifikation	Beschreibung
OF 1[a]	Keine Wirbelkörperfraktur, lediglich Wirbelkörperödem in der MRT-Aufnahme erkennbar: stabil
OF 2	Wirbelkörperdeformierung mit geringer (< $\frac{1}{5}$) bzw. ohne Hinterwandbeteiligung: nur eine Endplatte beteiligt (Impressionsfraktur): stabil
OF 3	Wirbelkörperdeformierung mit ausgeprägter (> $\frac{1}{5}$) Hinterwandbeteiligung: eine Endplatte, aber Vorder-/Hinterwand beteiligt (inkomplette Berstungsfraktur): potenziell instabil und progredient
OF 4	Verlust der Rahmenstruktur, Wirbelkörperkollaps oder Kneifzangenfraktur: komplette Berstungsfraktur, durchgängige Spaltfraktur: instabil und progredient bis Plattwirbel
OF 5	Distraktions- und Rotationsverletzungen: hohes Instabilitätspotenzial

OF osteoporotische Fraktur
[a]In einer ursprünglichen Fassung aus dem Jahre 2013 gab es noch einen Typ OF 0, der aber aktuell (2018) dem Typ OF 1 zugeordnet wurde

12.9 Abschließende differenzialdiagnostische Überlegungen

Angeborene lumbale Wirbelkörperfehlbildungen (Formations- und Segmentationsstörungen), die zu knöchernen Wirbelkörperdefekten und -spalten führen, können mitunter mit traumatischen Wirbelkörperverformungen verwechselt werden. Das Gleiche gilt für die (lumbale) Platyspondylie (z. B. bei der spondyloepiphysären Dysplasie), die nicht mit multiplen konsekutiven Kompressions- oder Sinterungsfrakturen verwechselt werden dürfen.

Schwierigkeiten bereitet die Abgrenzung frischer traumatischer Veränderungen von **skoliosebedingten Verformungen**, die durch Fehlbelastung und degenerative Einflüsse oft auch in der MRT-Aufnahme ödemartige ossäre Areale aufweisen, die mit traumatischen Kompressionszonen verwechselt werden können.

Ebenso verwirren mitunter bizarre osteochondrotische Terminalplattenveränderungen im Rahmen einer (eher seltenen) **lumbalen Osteochondrosis intervertebralis juvenilis** (lumbaler Morbus Scheuermann) hinsichtlich der Fraktur-

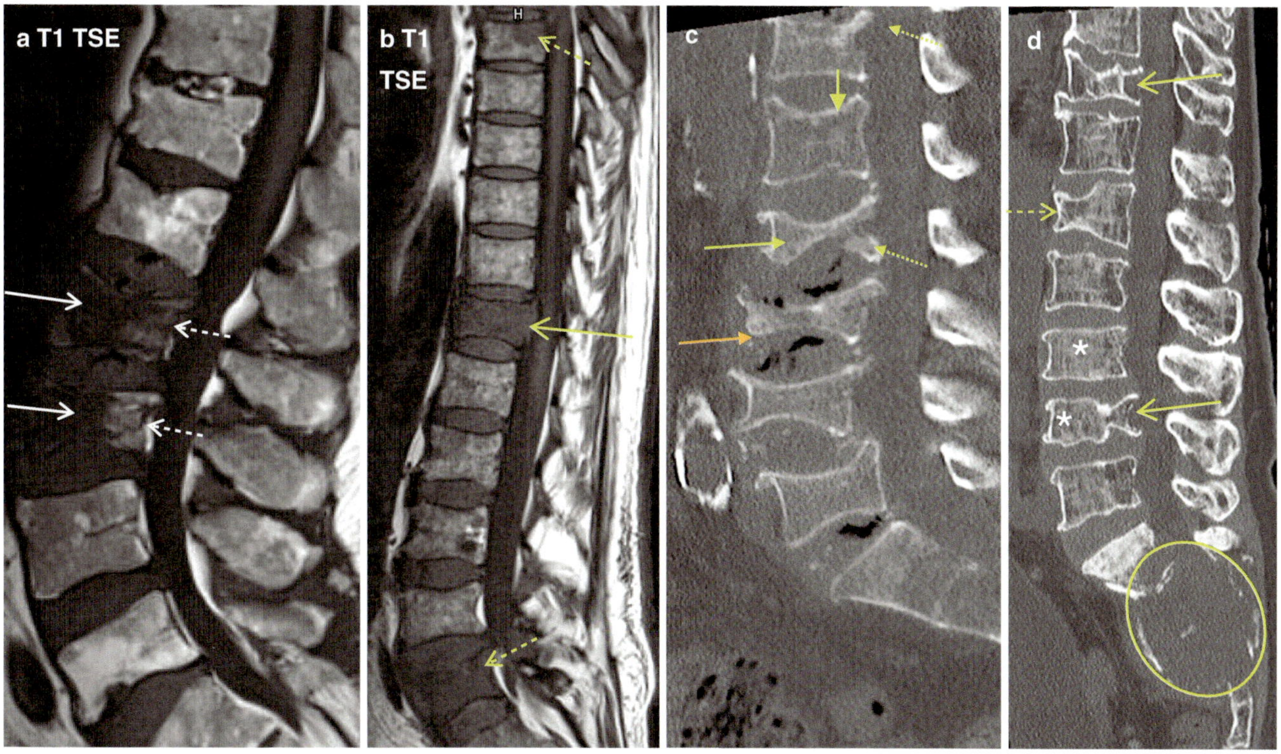

Abb. 12.31 Differenzierung osteoporotische vs. maligne Wirbelkörperfraktur. **a**, **b** MRT-Aufnahmen. **a** 2 konsekutive osteoporotische Frakturen von LWK 2 und LWK 3 (*Pfeile*); neben dem Erhalt der Hinterwand verbleibt auch noch sichtbares Fettmark (*gestrichelte Pfeile*) mit hypointensen Frakturlinien. **b** Maligne Wirbelkörperinfiltrationen mit konvexer Hinterwandkonfiguration, fehlendem Fettmark (*gelber Pfeil*) und mehr homogener Signalauslöschung (Knochenmarkersatz); zu beachten ist auch das multiple Auftreten (*gestrichelte Pfeile*). **c**, **d** CT-Aufnahmen. **c** Multiple osteoporotische Sinterungsfrakturen bei einer 69-jährigen Frau: bikonkave LWK-Frakturen vom Typ OF 3 (*gelber Pfeil*), zum Teil mit Vakuumphänomen (*oranger Pfeil*), Deckplattenimpression (kurzer *gelber Pfeil*) sowie Auslenkungen der Hinteroberkanten (*gestrichelte Pfeile*). **d** 60-jährige Frau, bekanntes multiples Myelom im Salmon-Durie-Stadium III. Sehr inhomogene Osteoporose (*Sterne*) mit dorsal betonten Sinterungsfrakturen (verdächtig auf myelominduzierte Osteoporose; *Pfeile*), aber auch ventrale Sinterung (*gestrichelter Pfeil*); große Sakrumosteolyse (*Oval*)

Tab. 12.5 Gegenüberstellung typischer pathomorphologischer Kriterien zur Differenzierung benigner und maligner Wirbelkörperfrakturen. Es handelt sich um Wichtungen und relative Häufigkeiten; eine absolute oder sogar pathognomonische Trennschärfe beider Frakturgruppen ist hieraus nicht abzuleiten

	Benigne Wirbelkörperfraktur	Maligne Wirbelkörperfraktur
CT-basierte Merkmale	Konkave Hinterwand; Retropulsion der Hinteroberkante	Konvexes Bulging der Hinterwand; manchmal mit Destruktion
	Keilform bzw. Fischwirbel; relativ symmetrische Fraktur	Isoliert dorsal betonte Fraktur; stark asymmetrische Fraktur
	Intravertebrales Vakuumphänomen	Kein Vakuumphänomen
	Eher homogene Knochenstruktur mit bandartiger Sklerose (Fraktur) bzw. Frakturspaltresorptionen	„Unruhige" Knochenstruktur: irreguläre Osteosklerosen und Osteolysen
MRT-basierte Merkmale	Keine Pedikel- oder Laminabeteiligung	Beteiligung der Pedikel bzw. Lamina möglich
	Intravertebrales „fluid sign"	Paravertebrale (epidurale) Weichteiltumormassen („Quarktaschenphänomen", Kulissenphänomen)
	Nachweis weiterer (ggf. älterer) osteoporotischer Frakturen	Gegebenenfalls Nachweis weiterer Metastasen
	Bandförmige Signaländerungen; Fettsignal bleibt erhalten	Fleckförmiger oder konfluierender Knochenmarkersatz; intraläsional kein Fettsignal

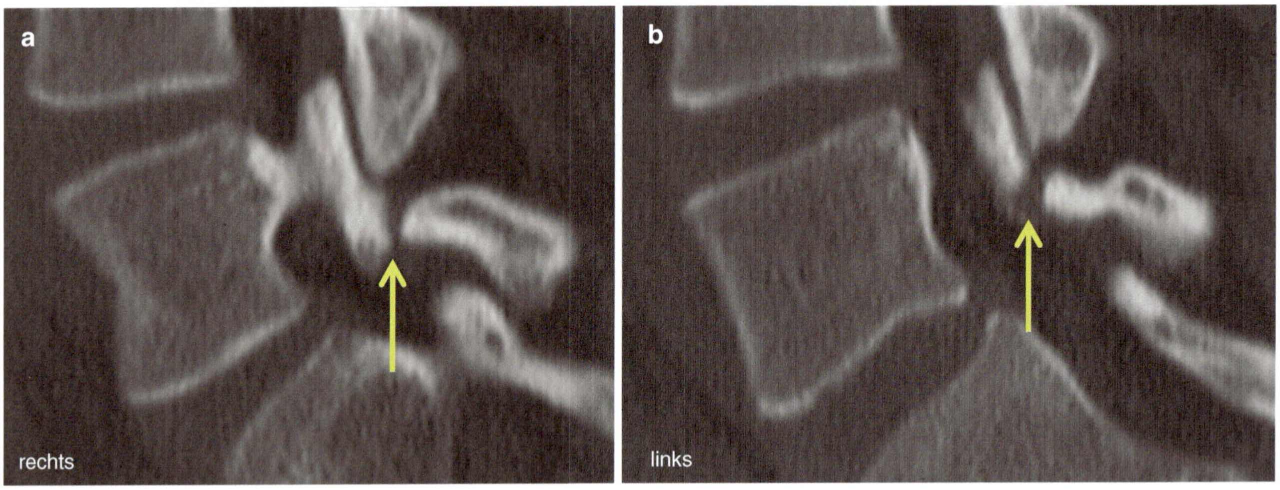

Abb. 12.32 Manifeste bilaterale Spondylolyse. 17-jährige, sportliche junge Frau, intermittierende Rückenschmerzen. **a, b** Gut erkennbarer, bereits absklerosierter, beidseitiger Spondylolysespalt (*Pfeile*) in der unteren Interartikularportion des LWK 5 ohne Spondylolisthesis

detektion im Traumafall. Hierbei kann aber die MRT rasch Klärung schaffen, da Wirbelkörperödeme nicht zum Spektrum des Morbus Scheuermann gehören. Prinzipiell sind die Terminalplattenveränderungen beim Morbus Scheuermann im vorderen $\frac{1}{3}$ bzw. in den vorderen $\frac{2}{3}$ der jeweiligen Wirbelkörper anzutreffen, während isolierte (mehrsegmentale) *dorsale* Endplattenvertiefungen zum Formenkreis der Chordarückbildungsstörungen zu zählen sind.

Stets Anlass zur diagnostischen Unsicherheit bieten die **Randleistenfusionsstörungen**, der sog. „Limbuswirbel". Diese können mannigfaltige Ausprägungen haben: Sind die persistierenden apophysären Knochenkerne nur klein, so täuschen sie Vorderkantenavulsionen vor; sind jene aber groß und möglicherweise auch disloziert (wie manchmal bei retromarginalen Bandscheibenhernien zu beobachten), so geben sie Anlass zur Annahme einer Teardrop- oder Vorderkantenabbruchfraktur bzw. Berstung. Ihre absklerosierten Ränder, das fehlende Frakturödem und das oftmals typische morphologische Erscheinungsbild lassen dann eine Fraktur unwahrscheinlich erscheinen.

Die Tab. 12.6 gibt hierzu einen zusammengefassten differenzialdiagnostischen Überblick.

Daneben gibt es eine Reihe gutartiger, aber auch maligner Wirbelkörperveränderungen, die isoliert einzelne Lendenwirbel befallen können (z. B. Hämangiomwirbel, Paget-Wirbel, lumbales Osteoidosteom oder Osteoblastom; vertebrales Knochenlymphom, Plasmozytom, v. a. aber unifokale vertebrale Metastasen). Abb. 12.36 gibt eine Auswahl nicht traumatischer Wirbelkörperverformungen wieder.

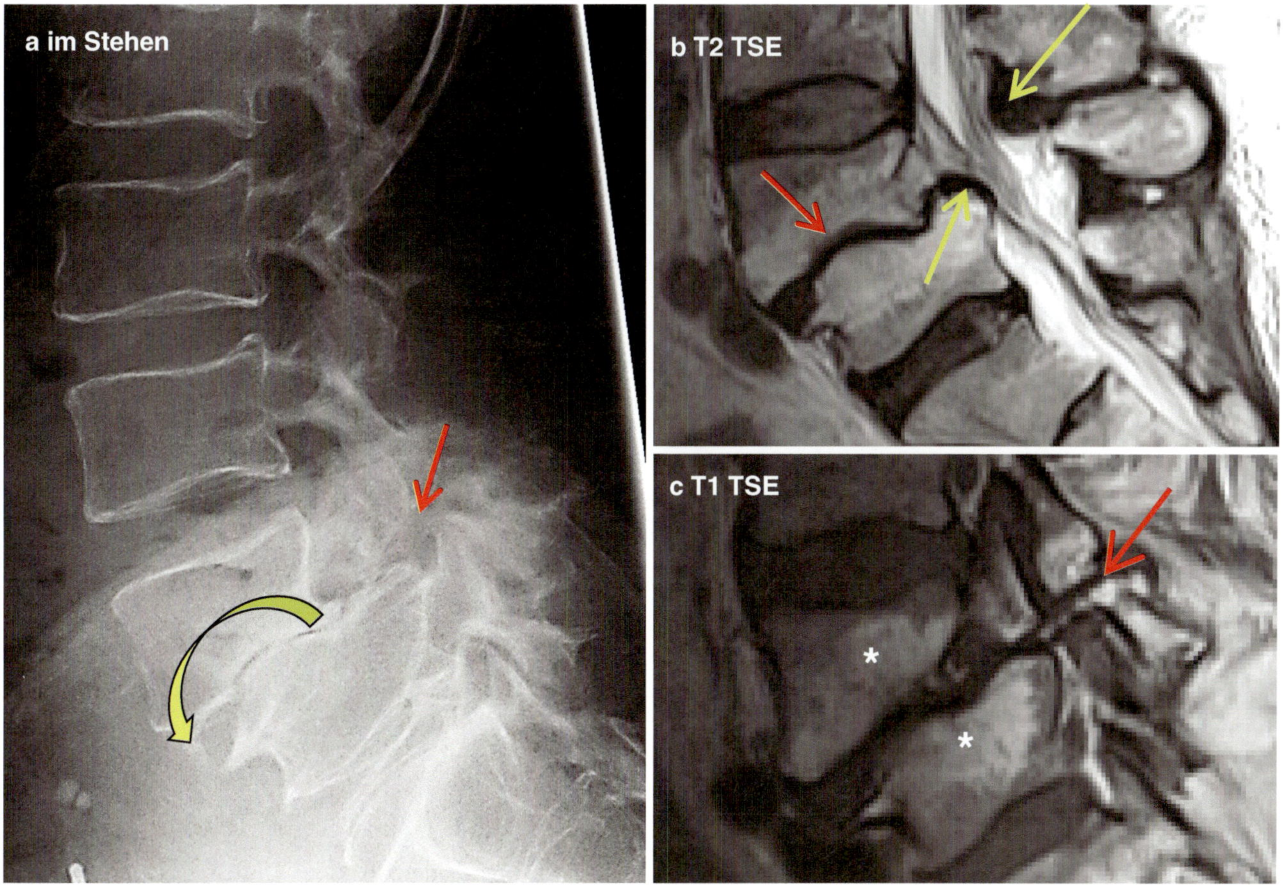

Abb. 12.33 Spondylolisthesis. 63-jähriger Mann, chronische Lumbalgien mit pseudoradikulärer Schmerzausstrahlung. **a** Deutliches Ventralgleiten von LWK 4 über LWK 5 (Meyerding: Grad 2; *gebogener Pfeil*), Spondylolysespalt (*roter Pfeil*). **b** Sekundäre degenerative Veränderungen (u. a. vollständiger Bandscheibenaufbrauch; *roter Pfeil*) führen zu einer Spinalkanalenge (*gelbe Pfeile*). **c** Osteophytäre Anbauten lassen den Spondylolysespalt schmaler erscheinen (*roter Pfeil*), deutliche osteochondrotische Veränderungen (Modic II; *Sterne*)

12.10 Fazit für die Praxis

Traumatische Verletzungen der LWS ordnen sich in die pathomorphologischen Grundprinzipien der Verletzungsmuster der übrigen subaxialen Wirbelsäule, insbesondere der thorakolumbalen Wirbelsäule, ein.

Aufgrund biomechanischer Besonderheiten ist der thorakolumbale Übergang besonders exponiert gegenüber Beschleunigungstraumen jeglicher Art, und die übrige LWS ist aufgrund der anatomischen Ausrichtung ihrer Facettengelenke insbesondere gegenüber flektierenden und hyperextendierenden Kraftvektoren, aber auch gegenüber axialen Stauchungsenergieeinwirkungen vulnerabel.

Die aktuell gültige Klassifikation des AOSpine Trauma Knowledge Forum von 2013 beschreibt die thorakolumbalen Läsionen nach ihrem vorherrschenden Hauptverletzungsmuster, berücksichtigt dabei ihre Stabilitätseinschätzung und führt neu sowohl eine neurologische Bewertung als auch sog. „klinische Modifikatoren“ ein, deren Beachtung die Verletzungsschwere zusätzlich heraufstufen kann (z. B. ankylosierte Wirbelsäule).

Mithilfe der radiologischen Bildgebung können alle Verletzungstypen suffizient zur Darstellung gebracht werden. Während man die nur wenig sensitive Projektionsradiografie vorrangig nach niederenergetischen Traumen ohne klinische Zeichen einer instabilen LWS-Verletzung und in Abwesenheit neurologischer Auffälligkeiten zur Anwendung bringen wird, stellen Hochrasanztraumen (z. B. Sturz aus größerer Höhe, Verkehrsunfälle, andere Polytraumata) nahezu ausnahmslos die Domäne der CT-Abklärung dar. Die MDCT mit ihren schnellen Rekonstruktionsalgorithmen ermöglicht eine zügige Erfassung des gesamten Achsenskeletts und erlaubt dank ihrer hohen Ortsauflösung eine akkurate Beurteilung knöcherner Läsionen, woraus im Wesentlichen be-

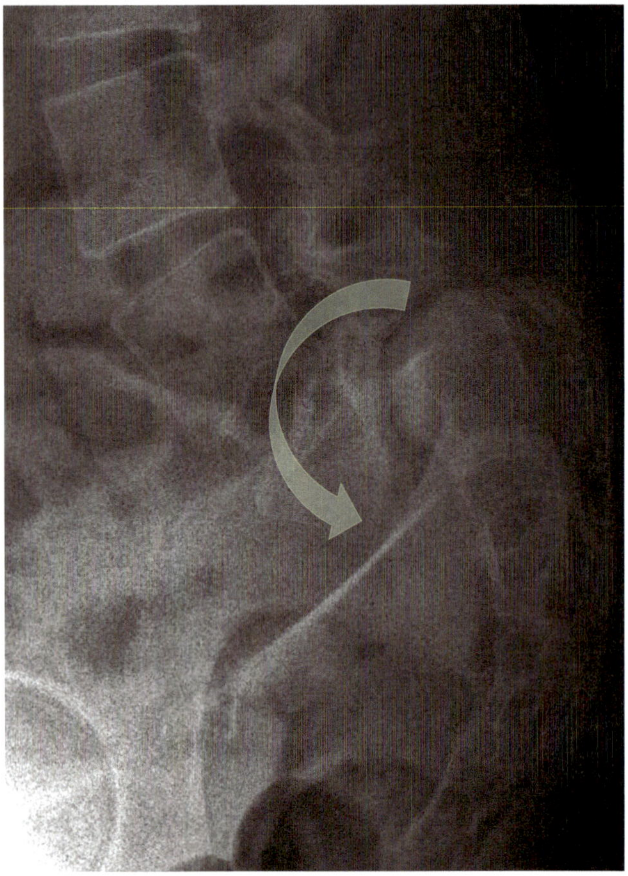

Abb. 12.34 Spondyloptose. Nahezu vollständiges ventrales „Abrutschen" des LWK 5 (*gebogener Pfeil*) gegenüber dem Sakrumplateau bei einem hochgradig dysplastischen LWK 5. Trotz des Ausmaßes des Ventralgleitens sind neurologische Komplikationen eher selten

reits die unmittelbaren Therapieindikationen abgeleitet werden können.

Probleme der Strahlenexposition der CT (v. a. bei Kindern und Jugendlichen und bei jungen Frauen) sowie die fehlende suffiziente Weichteilbeurteilung (Bandscheiben, Bänder, Konus und Cauda equina) lassen die MRT in zunehmendem Maße in den Vordergrund treten. Sofern es die klinische Situation zulässt, wird man die MRT als komplementäres Diagnostikum zur Beurteilung diskoligamentärer Läsionen und intraspinaler Komplikationen heranziehen, in besonders gelagerten Fällen sogar alleinig (Kinder).

Schließlich spielt die MRT immer dann eine therapieentscheidende Rolle, wenn es um die Identifizierung schmerzhafter osteoporotischer Sinterungsfrakturen geht, die nativradiologisch mitunter schwer oder nur unsicher zu differenzieren sind. Inwiefern hier in Zukunft die Dual-Energy-CT den Diagnostikweg abzukürzen hilft, bleibt abzuwarten. Eine hierzu neu entwickelte Klassifikation osteoporotischer thorakolumbaler Frakturen (OF 1–5) der DGOU (2018) muss ihre Reliabilität in größeren Studien noch unter Beweis stellen.

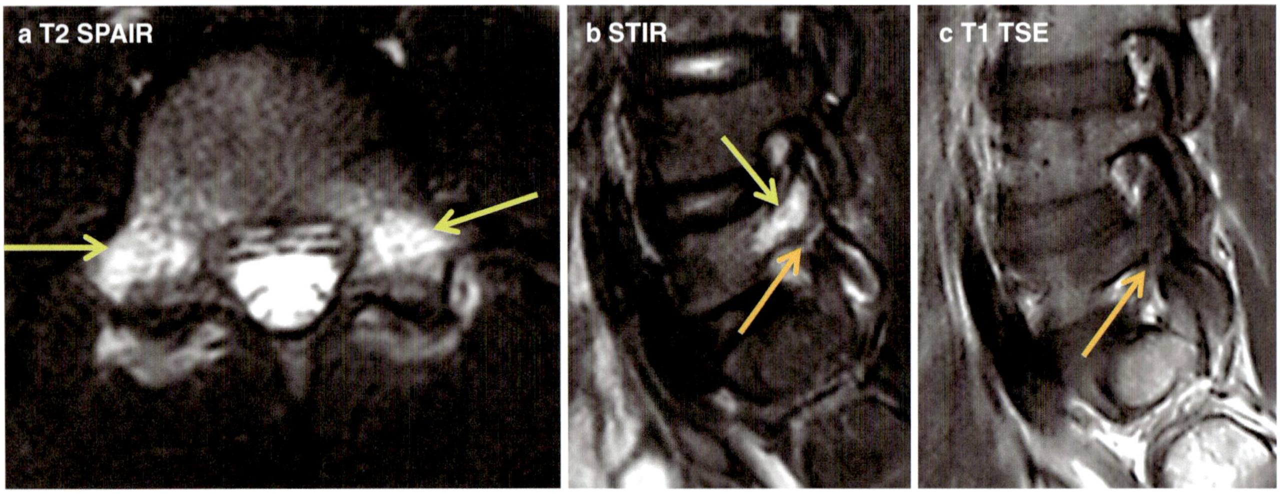

Abb. 12.35 Akute Stressreaktion mit Spondylolyse. 10-jähriger Junge mit tiefem lumbalem Rückenschmerz, der ihn zur Aufgabe des Fußballspielens zwang (!). **a** Bilaterales symmetrisches Pedikelödem (*gelbe Pfeile* in **a** und **b**). **b** Die sagittale Orientierung zeigt zudem den Fraktur-/Spondylolysespalt in der unteren Interartikularportion des LWK 5, was auch die T1-Wichtung wiedergibt. **c** Zu beachten ist allerdings die schlechte knöcherne Darstellung in der MRT-Aufnahme, dafür aber die sehr sensitive Stressödemdetektion!

Tab. 12.6 Einige ausgewählte Differenzialdiagnosen nicht traumatischer LWK-Verformungen, die Frakturen vortäuschen können

Differenzialdiagnose	Unterscheidungsmöglichkeit	Radiologisches Diagnostikum
(Kongenitale) sagittale bzw. koronare Halbwirbelbildungen	Meist mit einer Skoliose vergesellschaftet (hemimetamere Segmentverschiebung); fehlende Fraktur bzw. Fragmente; knöcherne Adaptionen oder Anbauten; fehlendes Ödem	CT, MRT; Vergleiche mit Voraufnahmen!
Spaltbildungen (Wirbelspalten, persistierende Wirbelbogenepiphyse, retrosomatische/-isthmische/paraspinöse Spalten; Dornfortsatzspalten etc.)	CT: glatte, randsklerosierte Spaltränder; knöcherne Defekte der Wirbelbögen an unterschiedlichen, aber typischen(definierten) Lokalisationen; MRT: kein Ödem! Maximalvarianten: Spina bifida mit Rachischisis	CT, MRT; Anamnese!
Skolioseverformungen	Konkavseitige Spondylophyten, asymmetrische Osteochondrose und Hemisklerose; segmentale Ödemäquivalente möglich!	CT: sorgsame Suche nach Frakturen in der Skoliose
Persistierende Apophysen	Ringapophysen: absklerosiert, oft hypertrophiert; Facettenapophysen: randkortiziert; Quer-/Dornfortsatzossikel: randständige Kortikalis	CT: Ausschluß Frakturmorphologie; MRT: Frakturödem?
Osteochondrosis juvenilis lumbalis (lumbaler Morbus Scheuermann)	Röntgen: irreguläre Terminalplattenkonturen mehrerer LWK in den vorderen $\frac{1}{3}$ – $\frac{2}{3}$ der LWK; CT: sklerosierte bizarre Konturen; MRT: Ödem untypisch!	CT: Ausschluss einer Fraktur bei vorbestehender juveniler Osteochondrose
Intraspongiöse Bandscheibenhernie (sog. „Schmorl-Knoten“)	Sphärisch runde oder ovale (tropfenförmige) intraspongiöse Osteolyse mit (oft schmaler) Verbindung zur Bandscheibe; vertebrales Perifokalödem bei frischen Hernien typisch! Cave: Breitflächige Bandscheibenimpressionen mit abgewinkelten Rändern stellen Frakturen dar!	CT: lochförmige Verbindung zur Bandscheibe; MRT: Bandscheibengewebe im Wirbelkörperdefekt
Chordarückbildungsstörungen; LWK-Formvarianten	Immer im dorsalen Wirbelkörperdrittel gelegen, meist mehrere konsekutive Wirbelkörper betroffen; Chorda dorsalis persistens: zentraler dorsaler Defekt, „cupid's bow sign“: schwingenartige dorsale Endplattenkurvation (Normvariante!)	Röntgen typisches Bild; CT u. MRT bei gleichzeitiger Traumaanamnese und Schmerz
Spondylolyse	Kein Spalt: Ödemnachweis durch MRT (uni-/bilateral) im Pedikel, Wirbelbogen, Gelenkfortsatz; Spalt vorhanden: absklerosiert (CT), meist bilateral; Ödem nicht mehr obligat	Röntgen: „Scottie dog sign“ (!); CT: Direktnachweis der Spalten; MRT: Stressödem!

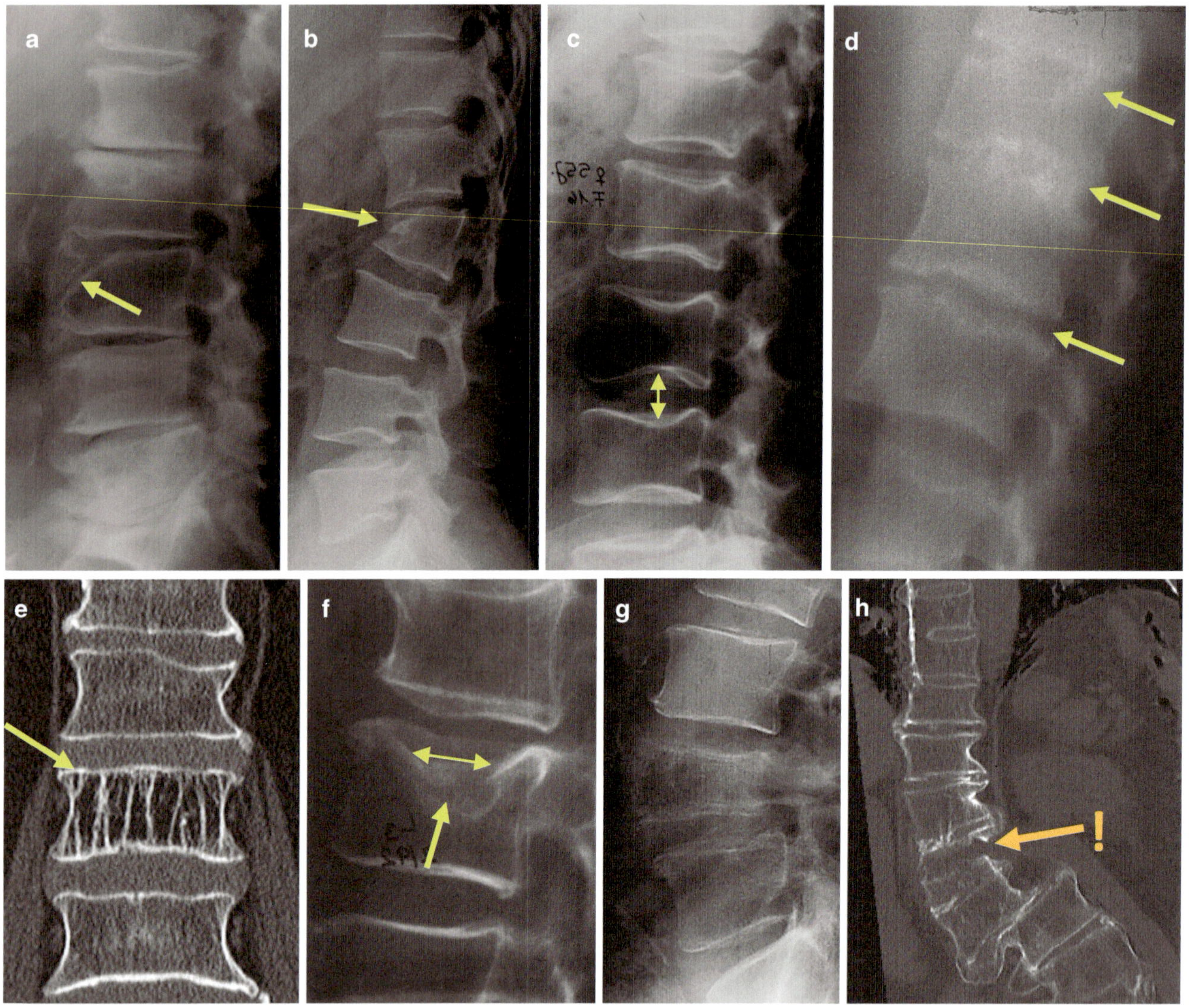

Abb. 12.36 Multiple nicht traumatische Wirbelkörperveränderungen. **a** Limbuswirbel mit retromarginaler Bandscheibenhernie (*Pfeil*); **b** sagittale Halbwirbelbildung (*Pfeil*) mit kompensatorischer Überwucherung („overgrowth") der Anschlusswirbel; **c** mehrsegmentale Chordarückbildungsstörungen (*Doppelpfeil*); **d** lumbale Osteochondrosis juvenilis lumbalis (lumbaler Morbus Scheuermann; *Pfeile*); **e** Hämangiomwirbel (*Pfeil*); **f** intraspongiöse Bandscheibenhernie (*Pfeil*) mit angrenzenden Deckplattenimpressionsfrakturen (*Doppelpfeil*); **g** Paget-Wirbel (*Doppelpfeil*); **h** schwere Rotationsskoliose mit seitlicher Translation und Fraktur (!) ohne Trauma (Stressfraktur?). Die Abb. **a**, **c**, **d** und **f** entstammen postum der Sammlung Dr. W. Pollähne, Bad Pyrmont. Die Erlaubnis, seine radiologische Sammlung verwenden zu dürfen, wurde dem Autor zu dessen Lebzeiten uneingeschränkt erteilt

Literatur

Zitierte Originalarbeiten

1. Adler D, Jarvers JS, Tschoeke SK, Siekmann H (2020) Posttraumatische Bandscheibenalterationen nach B- und C-Verletzungen der Wirbelsäule im Kindesalter – Klinische und radiologische Zehnjahresergebnisse für zwei Fälle. Unfallchirurg. https://doi.org/10.1007/s00113-020-00780-z
2. AOSpine Website (2020). www.aospine.org/classification. Zugegriffen am 23.04.2020
3. Auerswald M, Rundt D, Dannenberg O et al (2018) Brust- und Lendenwirbelsäulenfrakturen: Neues und Bewährtes. Trauma Berufskrankh 20(Suppl 4):S199–S205
4. Aufdermaur M (1974) Spinal injuries in juveniles. Necropsy findings in twelve cases. J Bone Joint Surg (Br) 56B:513–519
5. Baur A, Stäbler A, Arbogast S et al (2002) Acute osteoporotic and neoplastic vertebral compression fractures: fluid sign at MR imaging. Radiology 225(3):730–735
6. Bevevino AJ, Vaccaro AR, Rubenstein R (2016) The AOSpine thoracolumbar injury classification. In: Vialle LR (Hrsg) AOSpine Masters Series, Thoracolumbar spine trauma, Bd 6. Thieme, New York, S 1–8
7. Boese CK, Oppermann J, Siewe J et al (2015) Spinal cord injury without radiologic abnormality in children: a systemativ review and meta-analysis. J Trauma Acute Care Surg 78(4):874–882
8. Böhler L (1929) Die Technik der Knochenbruchbehandlung im Frieden und im Kriege. W.-Maudrich, Wien
9. Bohndorf K et al (Hrsg) (2017) Radiologische Diagnostik der Knochen und Gelenke, 4. Aufl. Thieme, Stuttgart, S 86. (Abb. 2.35)

10. Campagna R, Pessis E, Feydy A et al (2009) Fractures of the ankylosed spine: MDCT and MRI with emphasis on individual anatomic spinal structures. AJR Am J Roentgenol 192(4):987–995
11. Daffner RH (1999) Radiologische „Fußspuren" von Wirbelsäulenverletzungen: Das ABCS-System. In: v. Daffner RH, Walthers EM (Hrsg) Radiologische Diagnostik der Wirbelsäulenverletzungen. Thieme, Stuttgart, S 198–199
12. De Smet E, Vanhoenacker FM, Parizel PM (2014) Traumatic myelopathy: current concepts in imaging. Semin Musculoskelet Radiol 18(3):318–331
13. Defino HLA, Canto FRT (2007) Low thoracic and lumbar burst fractures: radiographic and functional outcomes. Eur Spine J 16:1934–1943
14. Denis F (1983) The three-column spine and its significance in the classification of acute thoracolumbar spinal injuries. Spine 8:817–831
15. Dihlmann W, Stäbler A (2011) Gelenke – Wirbelverbindungen, 4. Aufl. Thieme, S 964–970
16. Dreimann M, Stangenberg M, Eicker SO, Frosch KH, Viezenz L (2020) Minimal-invasive dorsale und ventral Stabilisierung der thorako-lumbalen Wirbelsäule bei traumatischen Verletzungen. Unfallchirurg 123:752–776
17. Engelhardt M, Reuter I, Freiwald J et al (1997) Spondylolysis and spondylolisthesis and sports. Orthopade 26(9):755–759
18. Ferguson RL, Allen BL (1984) A mechanistic classification of thoracolumbarspine fractures. Clin Orthop 189:77–88
19. Fürderer S, Wenda K, Thiem N et al (2001) Traumatic intervertebral disc lesion: magnetic resonance imaging as a criterion for and against intervertebral fusion. Eur Spine J 10(2):154–163
20. Gäble A, Hebebrand J, Armbruster M, Mück F, Berndt M, Kumle B, Fink U, Wirth S (2020) Update Polytrauma und Computertomographie unter Reanimationsbedingungen. ABCDE und "diagnose first what kills first". Radiologe 60:247–257
21. Geiger F, Wirries A (2019) Spondylolisthese im Wachstumsalter. Orthopade 48:494–502
22. Geijer M, El-Khoury GY (2006) MDCT in the evaluation of skeletal trauma: principles, protocols, and clinical applications. Emerg Radiol 13(1):7–18
23. Genant HK et al (1993) Vertebral fracture assessment using a semiquantitative technique. J Bone Miner Res 8(9):1137–1148
24. Grieser T (2020) Radiologische Frakturdiagnostik der Lendenwirbelsäule. Radiologe 60:642–641
25. Herneth AM (2006) Vertebral collapse – benign or malignant. In: Cassar-Pullicino VN, Imhof H (Hrsg) Spinal imaging – an imaging approach. Thieme, Stuttgart/New York, S 213–220
26. Herzog C, Ahle H, Mack MG et al (2004) Traumatic injuries of the pelvis and thoracic and lumbar spine: does thin-slice multidetector-row CT increase diagnostic accuracy? Eur Radiol 14(10):1751–1760
27. Holdsworth FW (1963) Fractures, dislocations and fracture-dislocations of the spine. J Bone Joint Surg 45-B:6–20
28. Kandziora F, Scholz M, Schleicher P, Pingel A (2017) Die neue AOSpine-Klassifikation: Alles einfacher? Trauma Berufskrankheit 19:56–68
29. Kawakyu-O'Connor D, Bordia R, Nicola R (2016) Magnetic resonance imaging of spinal emergencies. Magn Reson Imaging Clin N Am 24(2):325–344
30. Khurana B, Sheehan SE, Sodickson A et al (2013) Traumatic thoracolumbar spine injuries: what the spine surgeon wants to know. Radiographics 33(7):2031–2046
31. Kim JH, Kim SH, Lee SK et al (2019) Traumatic lumbar disc herniation mimicking epidural hematoma: a case report and literature review. Medicine 98(18). https://doi.org/10.1097/MD.0000000000015438
32. Knox J (2016) Epidemiology of spinal cord injury without radiographic abnormality in children: a nationwide perspective. J Child Orthop 10(3):255–260
33. Koulouris G, Ting AYI, Morrison WB (2007) Imaging of thoracolumbar spinal injury. In: Schwartz ED, Flanders AE (Hrsg) Spinal trauma: imaging, diagnosis, and management. Lippincott Williams & Wilkins, Philadelphia, S 157–185
34. Krämer J, Köster O (2001) MRT-Atlas der Lendenwirbelsäule. Thieme, Stuttgart, S 10–12
35. Kummer B (1992) Biomechanische Probleme der aufrechten Haltung. Ann Anat Anat Anz 174(1):33–39
36. Lander PH (2006) The rigid spine. In: Cassar-Pullicino VN, Imhof H (Hrsg) Spinal imaging – an imaging approach. Thieme, Stuttgart/New York, S 155–164
37. Lawrence KJ, Elser T, Stromberg R (2016) Lumbar spondylolysis in the adolescent athlete. Phys Ther Sport 20:56–60
38. Ledonio CG, Burton DC, Crawford CH III et al (2017) Current evidence regarding diagnostic imaging methods for pediatric lumbar spondylolysis: a report from the Scoliosis Research Society Evidence-based Medicine Committee. Spine Deform 5(2):97–101
39. Leone A, Cianfoni A, Cerase A et al (2011) Lumbar spondylolysis: a review. Skelet Radiol 40(6):683–700
40. Libicher M, Appelt A, Berger I et al (2007) The intravertebral vacuum phenomen as specific sign of osteonecrosis in vertebral compression fractures: results from radiological and histological study. Eur Radiol 17(9):2248–2252
41. Magerl F, Aebi M, Gertzbein SD et al (1994) A comprehensive classification of thoracic and lumbar injuries. Eur Spine J 3:184–201
42. Meinberg EG, Agel J, Roberts CS, Karam MD, Kellam JF (2018) Fracture and dislocation classification compendium – 2018. J Orthop Trauma 32(Suppl 1):S1–S170
43. Moutinho R, Tyrrell P, Cassar-Pullicino VN (2017) Emergency and trauma imaging of the thoracolumbar spine. Semin Musculoskelet Radiol 21:199–209
44. Müller E-J, Muhr G (1997) Wirbelsäulenverletzungen. Thieme, Stuttgart, S 46–47
45. Muñiz AE, Liner S (2011) Lumbar vertebral fractures in children: four cases and review of the literature. Pediatr Emerg Care 27(12):1157–1162
46. Nicoll EA (1949) Fractures of the dorsolumbar spine. J Bone Joint Surg 31-B:376–394
47. Oner FC (2006) Classification: rationale and relevance. In: Cassar-Pullicino VN, Imhof H (Hrsg) Spinal trauma – an imaging approach. Thieme, Stuttgart/New York, S 55–64
48. Palm HG, Lang P, Hackenbroch C, Sailer L, Friemert B (2020) Dual-energy CT as an innovative method for diagnosing fragility fractures of the pelvic ring: a retrospective comparison with MRI as the gold standard. Arch Orthop Trauma Surg 140:473–480
49. Panjabi MM, Oxland TR, Kifune M et al (1995) Validity of the three-columntheory of thoracolumbar fractures. A biomechanic investigation. Spine 20:1122–1127
50. Picart T, Jacquesson T, Jouanneau E, Berhouma M (2018) Delayed posttraumatic subacute lumbar subarachnoid hematoma: case report and review of the literature. World Neurosurg 113:135–139
51. Pizones J, Castillo E (2013) Assessment of acute thoracolumbar fractures: challenges in multidetector computed tomography and added value of emergency MRI. Semin Musculoskelet Radiol 17(4):389–395
52. Pizones J, Izquierdo E, Álvarez P et al (2011) Impact of magnetic resonance imaging on decision making for thoracolumbar traumatic fracture diagnosis and treatment. Eur Spine J 20(Suppl. 3):390–396
53. Qaiyum M, Tyrrell PN, McCall IW, Cassar-Pullicino VN (2001) MRI detection of unsuspected vertebral injury in acute spinal trauma: incidence and significance. Skelet Radiol 20(6):299–304
54. Rahmani MS, Takahashi S, Hoshino M et al (2018) The degeneration of adjacent intervertebral discs negatively influence union rate of osteoporotic vertebral fracture: a multicenter cohort study. J Orthop Sci 23(4):627–634

55. Rajasekaran S, Kanna RM, Shetty AP, Ilayaraja V (2012) Efficacy of diffusion tensor anisotropy indices and tractography in assessing the extent of severity of spinal cord injury. Spine J 12(12):1147–1153
56. Rajasekaran S, Kanna RM, Maheswaran A, Shetty AP (2016) Radiographic assessment of thoracolumbar fractures. In: Vialle LR (Hrsg) AOSpine Masters Series: Thoracolumbar Spine Trauma, Bd 6. Thieme Medical Publications, S 9–32. (in eTab. 2)
57. Reinhold M, Audigé L, Schnake KJ et al (2013) AO spine injury classification system: a revision proposal for the thoracic and lumbar spine. Eur Spine J 22(19):2184–2201
58. Reith W, Harsch N, Kraus C (2016) Trauma der Lendenwirbelsäule und des thorakolumbalen Übergangs. Radiologe 56(8):673–683
59. S3-Leitlinie Polytrauma/Schwerverletzten-Behandlung. AWMF-Register-Nr. 012/019. Stand 07/2016
60. Sakai T, Sairyo K, Suzue N et al (2010) Incidence and etiology of lumbar spondylolysis: review of the literature. J Orthop Sci 15(3):281–288
61. Sayama C, Chen T, Trost G, Jea A (2014) A review of pediatric lumbar spine trauma. Neurosurg Focus 37(1):E6. https://doi.org/10.3171/2014.5.FOCUS1490
62. Schnake KJ, Bula P, Spiegl UJ, Müller M, Hartmann F, Ullrich B, Blatter TR (2017) Thorakolumbale Wirbelsäulenfrakturen beim alten Menschen: Klassifikation und Therapie. Unfallchirurg 120:1071–1085
63. Schnake KJ, Blattert TR, Hahn P et al (2018a) Classification of osteoporotic thoracolumbar spine fractures: Recommodations of the Spine Section of the German Society for Orthopaedics and Trauma (DGOU). Global Spine J 8(2S):46S–49S
64. Schnake KJ, Blattert TR, Hahn P et al (2018b) Classification of osteoporotic thoracolumbar spine fractures: Recommendations oft he Spine Section of the German Society for Orthopaedics and Trauma (DGOU). Global. Spine J 8(2S):46S–49S. (in eAbb. 27)
65. Schnake KJ, Scheyerer MJ, Spiegl UJA, Perl M, Ullrich BW, Grüninger S, Osterhoff G, Katscher S, Sprengel K (2020) Arbeitsgruppe Osteoporotische Frakturen der Sektion Wirbelsäule. Minimalinvasive Stabilisierung bei thorakolumbalen osteoporotischen Frakturen. Unfallchirurg 123:764–773
66. Shah LM, Flanders AE (2017) Update on new imaging techiques for trauma. Neurosurg Clin N Am 28(1):1–21
67. Shah NG, Keraliya A, Nuñez DB et al (2019) Injuries of the rigid spine: what the spine surgeon wants to know. Radiographics 39(2):449–466
68. Spiegl UJ, Ahrberg AB, Anemüller C et al (2020) Which anatomic structures are responsible for the reduction loss after hybrid stabilization of osteoporotic fractures of the thoracolumbar spine? BMC Musculoskelet Disord 21:54–61
69. Tiedjen K, Müller K-M (2001) Pathologie der degenerativen Wirbelsäulenerkrankungen. Springer, Berlin/Heidelberg, S 1–3
70. Tittel K (2003) Beschreibende und funktionelle Anatomie des Menschen, 14. Aufl. Urban & Fischer, München, S 79–85
71. Tyrrell PNM, Cassar-Pullicino VN (2006) Trauma to the pediatric spine. In: Cassar-Pullicino VN, Imhof H (Hrsg) Spinal imaging – an imaging approach. Thieme, Stuttgart/New York, S 125–130
72. Vaccaro AR, Lehman RA Jr, Hurlbert RJ et al (2005) A new classification of thoracolumbar injuries: the importance of injury morphology, the integrity of the posterior ligamentous complex, and neurologic status. Spine 30:2325–2333
73. Vaccaro AR, Oner C, Kepler CK et al (2013) AOSpine spinal cord injury and trauma knowledge forum. AOSpine thoracolumbar spine injury classification system: fracture description, neurological status, and key modifiers. Spine 38:2028–2037
74. Vaccaro AR, Schroeder GD, Kepler CK et al (2016) The surgical algorithm for the AOSpine thoracolumbar spine injury classification system. Eur Spine J 25(4):1087–1094
75. Venkatesan M, Fong A, Sell PJ (2012) CT scanning reduces the risk of missing a fracture of the thoracolumbar spine. J Bone Joint Surg (Br) 94(8):1097–1100
76. Ver MLP, Dimar JR II, Carreon LY (2019) Traumatic lumbar spondylolisthesis: a sytematic review and case series. Global Spine J 9(7):767–782
77. Waldeyer A (1976) Anatomie des Menschen. Erster Teil, 13. Aufl. De Gruyter, Berlin, S 125–126
78. Wallace MJ, Kruse RW, Shah SA (2017) The spine in patients with osteogenesis imperfecta. J Am Acad Orthop Surg 25(2):100–109
79. Wang J, Zhou Y, Zhang ZF et al (2013) Radiological study on disc degeneration of thoracolumbar burst fractures treated by percutaneous pedicle screw fixation. Eur Spine J 22:489–494
80. Watson-Jones R (1943) Fractures and joint injuries, 3. Aufl. E. & S. Livingstone Ltd., Edinburgh
81. Weinrich JM, Well L, Regier M et al (2018) MDCT in suspected lumbar spine fracture: comparison of standard and reduced dose settings using iterative reconstruction. Clin Radiol 73(7):e9–e15
82. Wintermark M, Moushine E, Theumann N et al (2003) Thoracolumbar spine fractures in patients who sustained severe trauma: depiction with multi-detector row CT. Radiology 227(3):681–689
83. Wolf M, Weber MA (2016) Neuroimaging of the traumatic spine. Magn Reson Imaging Clin N Am 24(3):541–561
84. Zulkipli ZH, Faudzi SAM, Manap ARA, Paiman NF (2018) Non-fatal spine injuries resulting from motocycle crashes. IATSS Res 42(3):121–127

Becken

13

Thomas Grieser

Inhaltsverzeichnis

13.1 Vorbemerkung

T. Mittlmeier und M.-A. Weber

Beckenringverletzungen machen gerade einmal 2–8 % aller Frakturen aus [45]. Zu den Varianten dieser Verletzungen gehören einfache und stabile (Typ-A-Verletzungen gemäß der Tile- und AO/OTA-Klassifikation der Arbeitsgemeinschaft

T. Grieser (✉)
Klinik für Diagnostische und Interventionelle Radiologie und Neuroradiologie, Universitätsklinikum Augsburg, Augsburg, Deutschland
e-mail: thomas.grieser@uk-augsburg.de

© Springer-Verlag GmbH Deutschland, ein Teil von Springer Nature 2023
M.-A. Weber, T. Mittlmeier (Hrsg.), *Kompendium bildgebende Frakturdiagnostik*,
https://doi.org/10.1007/978-3-662-63602-2_13

Osteosynthesefragen [OA] und Orthopaedic Trauma Association [OTA]), aber auch hochgradig instabile, bisweilen komplexe, also mit begleitendem Weichteilschaden verbundene Verletzungstypen (Typ-B- und -C-Verletzungen), die aufgrund des damit verbundenen möglichen perakuten Blutverlusts und der potenziellen Läsionen retro- und extraperitonealer Strukturen lebensbedrohlich sein können. Die rasche, nach dem Polytraumaalgorithmus standardisierte Diagnostik mit der Computertomografie (CT) ist Voraussetzung für eine frühzeitige Intervention, um das Überleben der Betroffenen zu sichern und frühzeitig adäquate Maßnahmen ergreifen zu können, die für die Lebensqualität der Überlebenden von Relevanz sind, was anhand von beinahe 20.000 Einträgen seit 1991 im Beckenregister der Deutschen Gesellschaft für Unfallchirurgie (DGU) nachvollzogen werden kann [33, 45].

Während die Zahl der Operationen bei Beckenverletzungen der unter 45-Jährigen binnen der letzten 15 Jahre weitgehend konstant geblieben ist, ist analog der demografischen Entwicklung in Deutschland die Zahl der Patienten im Alter von über 50 Jahren, die nach Beckenfrakturen operativ behandelt wurden, nach 2017 fast exponentiell gestiegen [45, 58]. Den größten Anteil hiervon machen die geriatrischen Beckenfrakturen aus, die Folge eines singulären niedrigenergetischen Traumas sein können oder die sich unter dem Bild einer Insuffizienzfraktur klinisch manifestieren können. Da diese initial oftmals wenig oder allenfalls gering verschobenen Frakturen häufig inkorrekt als stabile Frakturen fehlinterpretiert werden, hat sich hier ein diagnostischer Algorithmus etabliert, der sich in Bezug auf die radiologische Bildgebung deutlich von der Diagnostik des Rasanztraumas unterscheidet. Ein besonderer Stellenwert kommt hierbei – neben der CT – der Magnetresonanztomografie (MRT) zu, die es auch möglich macht, das typische sequenzielle Fortschreiten des Frakturmusters am hinteren Beckenring und der damit verbundenen chronischen Instabilität zu verstehen [66]. Weiterhin können mithilfe der MRT die iliosakralen Bandverhältnisse, die Nerven im Bereich des Beckens sowie Muskel- und Faszienverletzungen beurteilt werden [33].

Da sich die Frakturmuster des geriatrischen Beckens mit den klassischen Instrumenten der AO/OTA-Klassifikation der Arbeitsgemeinschaft für Osteosynthesefragen (AO) und Orthopaedic Trauma Association (OTA) nicht adäquat beschreiben lassen [64], wurde eine spezifische Klassifikation entwickelt, die sowohl dem Instabilitätsgrad Rechnung trägt als auch therapeutische Implikationen birgt [84]. 8 Jahre nach Einführung dieser Klassifikation gibt es klare Hinweise darauf, dass zwar die Intraobserver-Reliabilität gut ist, dass jedoch die Interobserver-Reliabilität bei manchen Subtypen nur moderat ausfällt und weiterer Anpassungen bedarf. Dennoch stellt eine derartige Klassifikation den richtigen Schritt für eine situationsgerechte Einschätzung des Instabilitätsausmaßes und für die korrekte Therapiewahl dar [88].

Somit ist die konstruktive und an den diagnostischen Details orientierte intensive Zusammenarbeit zwischen dem Radiologen und dem Traumatologen bei jedweder Beckenringfraktur gefragt, um dem Variantenreichtum dieser Verletzungsentität gerecht zu werden. Voraussetzung hierfür ist sicherlich, dass man eine gemeinsame Sprache spricht [33].

13.2 Einleitung

Beckenringfrakturen sind in der Mehrzahl der Fälle Folge von Hochrasanztraumen. Obgleich Beckenringfrakturen bei Polytraumatisierten insgesamt eher selten vorkommen, stellen die inhärente pelvine Instabilitätsgefahr einerseits und die assoziierten Weichteilverletzungen (u. a. Gefäßverletzung, Harnblasenruptur) andererseits gewichtige Folgen bzw. Komplikationen dar, die durch geeignete bildgebende Methoden erfasst werden müssen. Die Projektionsradiografie wird aufgrund ihrer schlechten Sensitivität vorwiegend bei gering Traumatisierten zum Einsatz kommen, sodass die CT-Untersuchung dank ihrer unübertroffenen Frakturdetektion die bei Weitem wichtigste diagnostische Modalität darstellt. Mit der CT sind praktisch alle therapierelevanten Verletzungen einschließlich Gefäß- und Eingeweideläsionen des kleinen Beckens erfassbar. Der differenzierte Einsatz von MRT, Angiografie, Sonografie und Szintigrafie wird diskutiert.

Ein besonderes Augenmerk wird schließlich den sog. „Fragilitätsfrakturen des Beckens" („fragility fractures of the pelvis", FFP) gewidmet, da diesen einerseits eine wachsende epidemiologische Bedeutung zukommt, sie andererseits aber auch zunehmend einer neuen klassifikationsbasierten Therapiestratifizierung unterworfen werden.

13.3 Epidemiologie der Beckenringfrakturen

Beckenringfrakturen sind typischerweise Folgen von Hochrasanz- bzw. Hochenergietraumen infolge direkter oder fortgeleiteter Kraftübertragung auf den knöchernen Beckengürtel. Sie entstehen am häufigsten bei Fahrzeugkollisionen, gefolgt von Stürzen aus größerer Höhe (z. B. Leiterstürze). Seltener sind hingegen direkte Kompressions- bzw. Quetschtraumen gegen das Becken wie Einklemmungen in Fahrzeugen oder Maschinen (Pressen), zwischen schweren beweglichen Teilen (z. B. beim Rangieren, Container) oder auch Verschüttungen (Betonplatten, Stahlträger).

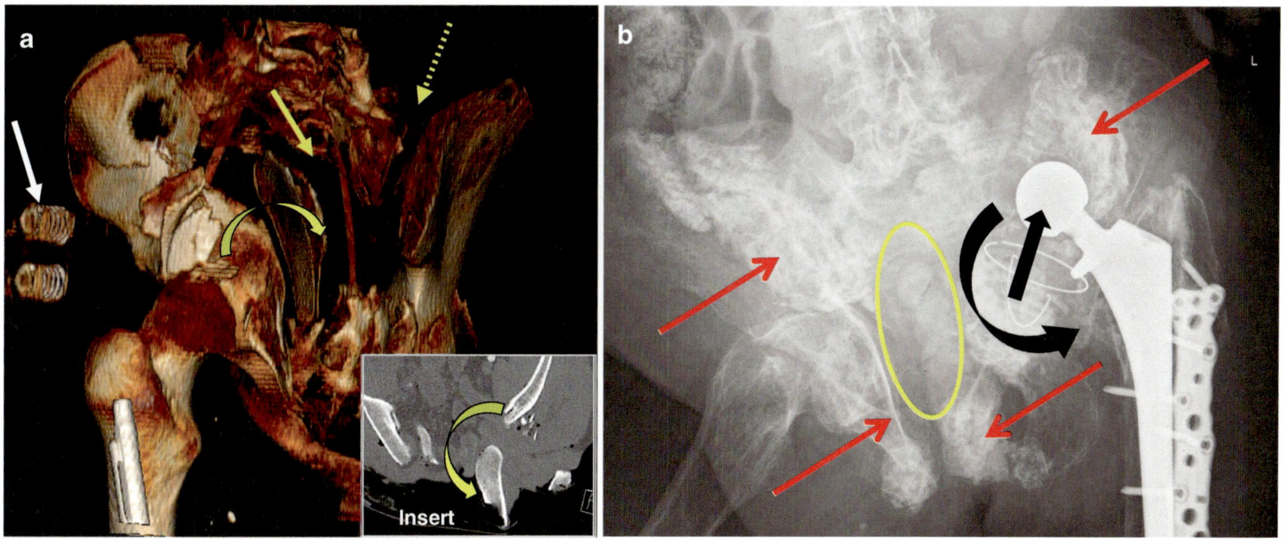

Abb. 13.1 **a** Hochinstabile Beckenzertrümmerung mit Knochendefekten. 17-jähriger junger Mann, fiel in die väterliche Hackschnitzelanlage und wurde am linken Bein in die Förderschnecke hineingezogen: Das Shaded-Surface-Display-Bild (SSD-Bild) gibt einen Überblick über die Zerstörung des knöchernen Beckens von dorsal mit dem großen sakralen Knochendefekt (*gelber Pfeil*) und angelegtem Beckengurt (*weißer Pfeil*), dem türflügelartig herausgebrochenen Ilium (Insert: *gebogener Pfeil*) und der Sprengung des Iliosakralgelenks (*gestrichelter Pfeil*). Fall einer faktischen Amputatio pelvis traumatica – Exitus letalis am gleichen Tag. **b** „Maximalvariante" einer vorderen und hinteren Beckenringinsuffizienzfraktur bei einer 87-jährigen Frau. Die roten Pfeile markieren bandförmig absklerosierte koxale und sakrale Frakturen beidseits, wodurch das Becken deutlich längsoval komprimiert wird (*gelbes Oval*); zusätzlich Versagen der Hüfttotalendoprothese links mit Pfannenlockerung und -rotation und konsekutiver kranialer Prothesenkopfmigration (*schwarze Pfeile*). Zusätzlich Plattenosteosynthese nach periprothetischer Femurfraktur links. Vollständige Immobilisation, verstarb noch während des stationären Aufenthalts

Aufgrund des oben Gesagten ergibt sich, dass v. a. Männer im jüngeren Alter (2. bis 4. Lebensdekade) mit ca. 60 % häufiger betroffen sind als Frauen [74, 109]. Weiterhin folgt aus der Hochrasanz bzw. dem hohen Energieeintrag, der zum Aufbrechen des knöchernen Beckenrings notwendig ist, eine besondere intrinsische Schwere der Verletzung: Die Mortalität beträgt 14–31 % verglichen mit einer nur etwa 6%-igen Mortalität ohne derartige Beckenverletzungen [25, 72]. Dabei ist die Häufigkeit derartiger schwerer Beckenringfrakturen vergleichsweise gering und beträgt einer britischen Langzeitstudie zufolge lediglich 8 % aller ausgewerteten Unfallopfer [29].

Anders verhält es sich bei den Fragilitätsfrakturen des Beckens (FFP) infolge geringer Traumaeinwirkungen (Stolperstürze, Stürze aus dem Stand); hier beträgt die geschätzte jährliche Inzidenz in Deutschland etwa 224 von 100.000 Menschen [70]. Diese werden aufgrund der demografischen Entwicklung in den nächsten Jahren und Jahrzehnten noch deutlich zunehmen [2]. Es handelt sich dabei um Frakturen älterer Patienten jenseits des 60. Lebensjahres mit schlechter Knochenqualität (Postmenopause, Vitamin-D-Mangel, Immobilisation, Langzeitkortisontherapie, Bestrahlung etc. [61]) und zunehmender Komorbidität, was letztlich zu einer relevanten, v. a. infolge schmerzbedingter Immobilisierung beachtenswert hohen Mortalität führt: Diese beträgt 20 % nach 30 Tagen und immerhin 41 % nach 3 Jahren (Abb. 13.1) [4].

▶ **Merke** Traumatische Beckenfrakturen sind die Folge von Hochenergietraumen mit einer assoziierten hohen Mortalität. Bei den pelvinen Fragilitäts-/Insuffizienzfrakturen bedingen altersbedingte Kormorbiditäten und die Immobilisierung gleichfalls eine hohe assoziierte Mortalität.

13.4 Anatomisch-morphologische und biomechanische Aspekte des knöchernen Beckenrings

Das knöcherne Becken bildet eine feste und verbundene Ringstruktur (Cingulum pelvicum), die im Alltag die axiale Last und das Gewicht des sich darüber aufbauenden Rumpfes puffernd aufnimmt und zu gleichen Teilen auf beide Hüftbeine (Ossa coxae) verteilt, um sie auf die untere Extremität abzuleiten. Damit ermöglicht der Beckenring gleichermaßen Stabilität und Mobilität, insbesondere beim Gehen und Stehen (Abb. 13.2).

Morphologisch-anatomisch besteht der Beckengürtel aus 2 paarig angeordneten Hüftbeinen, den Ossa coxae, die ihrerseits wiederum embryologisch aus je 3, in der triradiären Synchondrose später synostosierten Einzelknochen (Ossa ilium, ischii und pubis) bestehen, und einem unpaaren, in der Frontalebene keilförmig interponierten Os sacrum (ähnlich

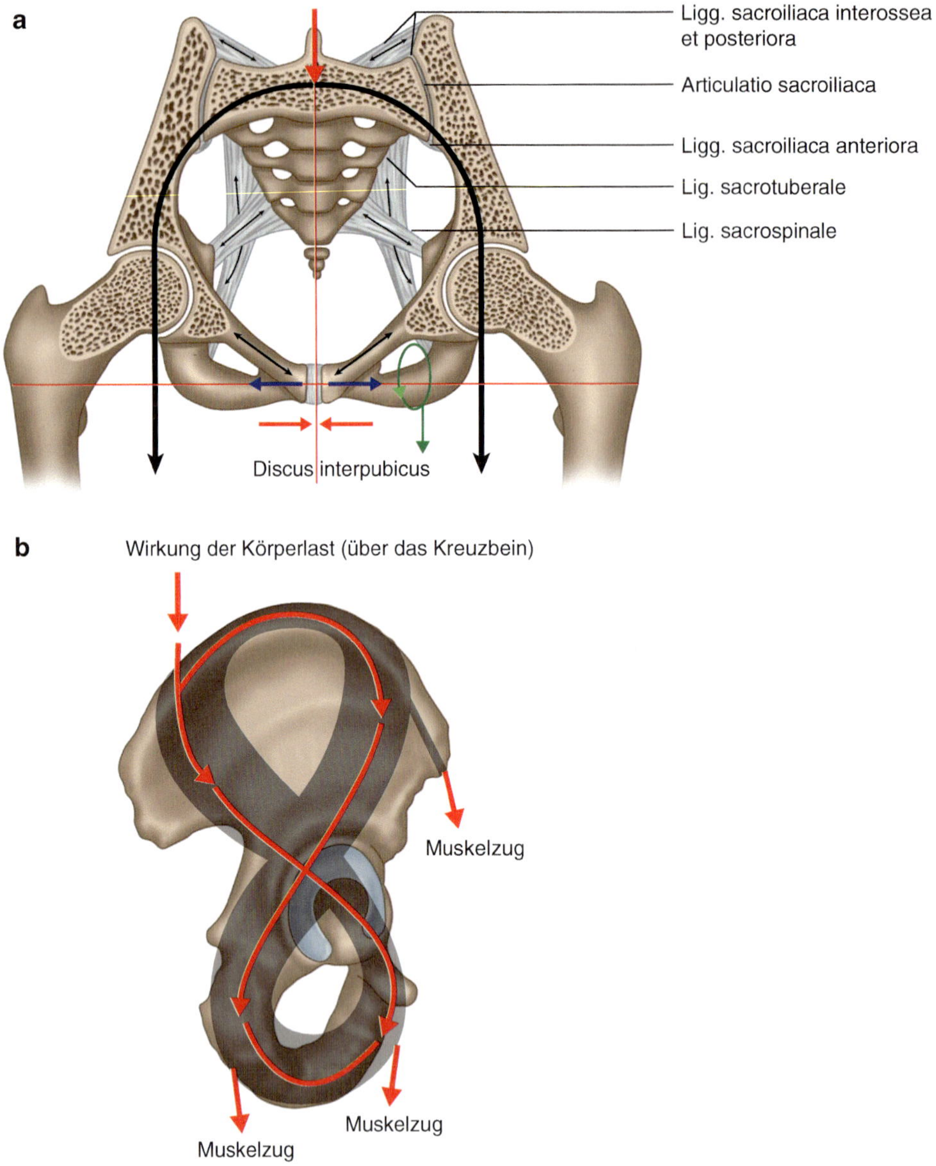

Abb. 13.2 **a** Die halbschematische Darstellung des Beckens zeigt die Kraftflüsse in unterschiedlichen Beanspruchungssituationen. *Roter Pfeil:* Last des Rumpfes, die bogenförmig in die Tragelinie beider Beine abgeleitet wird (*schwarzer Bogen mit Doppelpfeil*) und dabei die kräftigen sakroiliakalen und sakroischiadikalen Bänder belastet (kurze schwarze Doppelpfeile). Der vordere Beckenring wird wechselweise auf Zug und Druck beansprucht (*lange schwarze Doppelpfeile*): beim Zweibeinstand auf Zug (*blaue Pfeile*), beim Sitzen auf Druck (*rote Pfeile*) und beim Einbeinstand (Gehdynamik) mit Rotation um die Transversalachse (*grüner Pfeil*). Bei intaktem Beckenring liegt die Symphyse außerhalb des Hauptkraftflusses (geringer Beitrag zur Stabilität). **b** Entlang der anatomisch nachvollziehbaren knöchernen Verdichtungszonen (in grau) des seitlichen Hüftbeines erstrecken sich die Hauptkraftflüsse (*rote Pfeile*), die sich achterschlingenartig im Azetabulum (bzw. Hüftkopf) treffen (koxales Belastungszentrum; oranger Doppelpfeil). Während das Schema in **a** für das Stabilitätsverständnis der Beckenringfrakturen entscheidend ist, erklärt das Schema in **b** die 2-Pfeiler-Theorie der Azetabulumfrakturen

einem Schlussstein gewölbter Torbögen), dem sich kaudal ein morphologisch unterschiedlich geformtes Os coccygis anschließt (Abb. 13.3).

Dorsal besteht der funktionell überaus bedeutsame hintere Beckenring aus dem unpaaren Os sacrum und den beidseitig paarig angrenzenden Darmbeinen. Auf dem Os sacrum setzt mit dem (in der Regel) 5. Lendenwirbelkörper (LWK 5) das vertebrale Achsenskelett auf, wodurch die gesamte Rumpflast auf das Os sacrum übertragen wird. Dieser Umstand, zusammen mit der um ca. 60° zur Horizontalebene geneigten Beckeneingangsebene erfordern eine äußerst stabile ligamentäre Fesselung des Sakrums an die beiderseitige iliakale Beckenringkomponente. Dies wird im Wesentlichen durch die zum Teil äußerst kräftigen iliosakralen Bandkomplexe sichergestellt: Während die anterioren iliosakralen Bänder flache, aber feste fibröse Strukturen darstellen, sind ihre dorsalen Gegenstücke (Ligg. sacroiliaca posteriora) die mächtigsten Bandstrukturen des menschlichen Körpers. Um

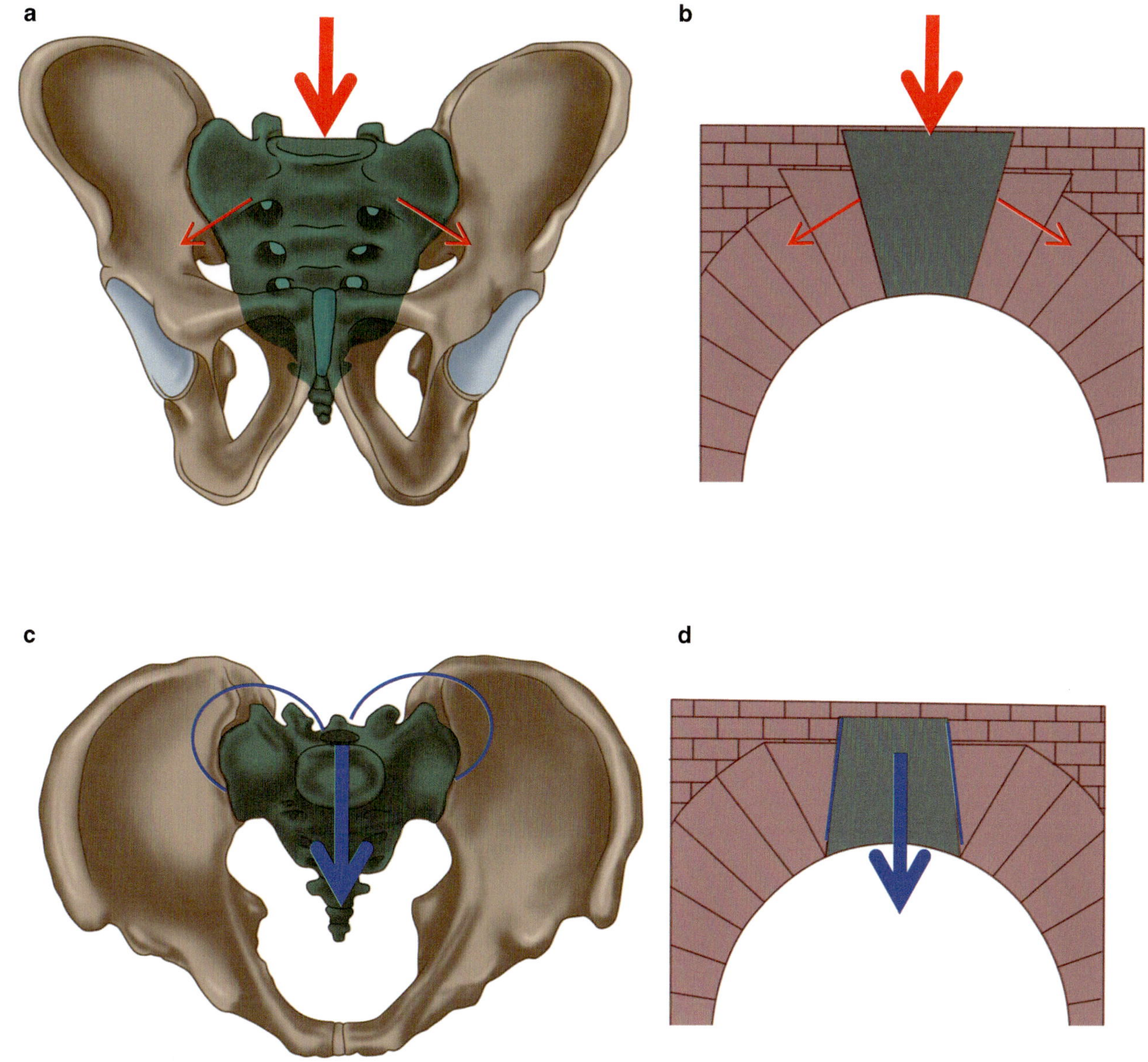

Abb. 13.3 Halbschematische Darstellungen des iliosakralen Bauprinzips im Vergleich zur Architektur. **a**, **b** Obere Reihe: Die anterior-posteriore (a.-p.) Darstellung des Beckens zeigt die klassische Schlusssteinposition des keilförmig eingepassten Sakrums, wodurch eine optimale formschlüssige Kraftflussableitung ermöglicht wird (*rote Pfeile*). **c**, **d** Untere Reihe: Die Einlassansicht („inlet view") des Beckens zeigt hingegen eine reverse Sakrumkonfiguration, die ein „Herausfallen" des Sakrums aus dem hinteren Beckenring begünstigen würde (*blauer Pfeil*); kräftige ligamentäre Zuggurtungen im Sinne des Hängebrückenprinzips verhindern dies (*blaue Bögen*)

dieses biomechanisch wirkungsvolle, morphologische Konstrukt zu veranschaulichen, wird es mit dem Konstruktionsmuster einer Hängebrücke („suspension bridge") verglichen (Abb. 13.3 und 13.4) [99]. Zudem greifen auch noch die kurzen interossären Bänder zwischen Sakrum und Ilium ein, um einen sich aus den Kraftvektoren ansonsten zwangsläufig ergebenden Ventralausbruch des Sakrums zu verhindern. Die jeweils paarigen und sehr kräftigen sakrospinalen und sakrotuberalen Ligamente verklammern die unteren (freien) Sakrumabschnitte mit dem unteren (ischialen) Beckenabschnitt, wodurch eine zusätzliche Verwringungssteifigkeit in den Iliosakralgelenken (ISG) erreicht wird.

Ventralseitig wird der vordere Beckenring aus den paarigen Schambeinen, Ossa pubica, bestehend jeweils aus einem oberen und unteren Schambeinast, gebildet, die median durch die Symphysis pubica verbunden sind. Diese stellt eine straffe, fibröse bzw. fibrokartilaginäre Verbindung zwischen beiden Schambeinkörpern her (Discus interpubicus, Synarthrose), wobei die einander gegenüberliegenden symphysealen Gelenkseiten von hyalinem Knorpel bedeckt sind. Innerhalb dieser fibrokartilaginären Verbindung entsteht üblicherweise durch altersabhängige Degeneration ein schmaler Spalt (Cavum symphysiale, „primary cleft"). Der Discus interpubicus wird zudem von kurzen Bändern oben,

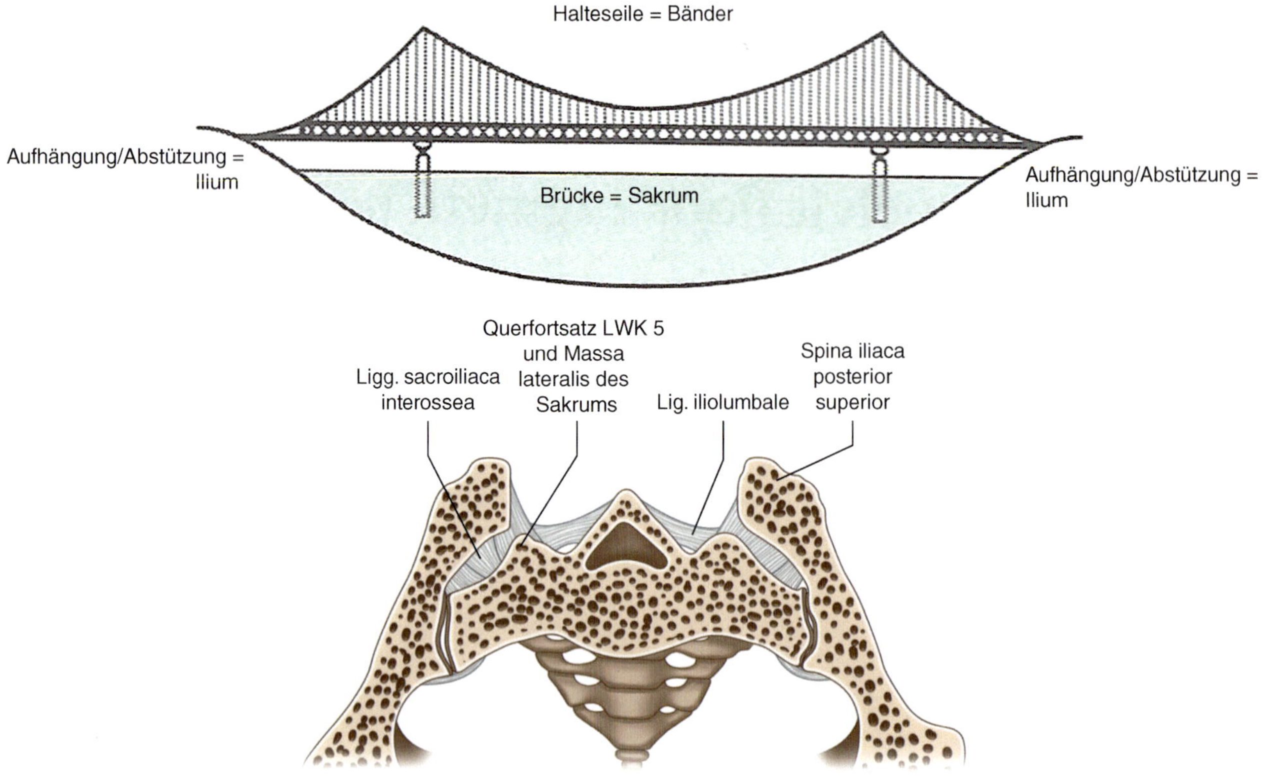

Abb. 13.4 Bauplan des iliosakralen dorsalen Beckenrings. Schematische Darstellung der ligamentären Aufhängung und Verspannung des Sakrums im hinteren Beckenring nach dem Konstruktionsprinzip der Hängebrücke (Umwandlung von unphysiologischen Druck- in physiologische Zugbelastungen)

vorn und unten überspannt, die jeweils an den symphysenseitigen Schambeinen ansetzen [47]. Es gibt weitere anatomische und pathoanatomische Besonderheiten des vorderen Beckenrings, z. B. die myotendinöse Verspannung des vorderen parasymphysealen Beckenrings durch die Rectus-abdominis-/Adductor-longus-Schlinge, deren Aponeurose innig mit den Tubercula pubica verwoben ist. Darauf wird an dieser Stelle jedoch nicht im Detail eingegangen.

Unter physiologischen Bedingungen und bei intaktem hinterem Beckenring liegt die Symphyse außerhalb des Hauptkraftflusses und trägt somit wenig zur Stabilität bei. Dabei ist die Symphyse als Knorpel-Band-Haft (Synarthrose) durchaus in geringem Ausmaß in sagittaler und vertikaler Richtung beweglich (0,6 bis ca. 1,2 mm). Beweglichkeiten von 3 mm und mehr sind im Sinne einer symphysealen Instabilität pathologisch [65]. Diese wiederum hat – wenn man von auftretenden Schmerzen absieht – allerdings wenig Einfluss auf die pelvine Ringstabilität.

Bereits frühe experimentelle Untersuchungen mit Durchtrennung einzelner wichtiger Bandstrukturen haben ergeben, dass eine isolierte Symphysendurchtrennung bei intakten posterioren Bandstrukturen nur zu einer moderaten pubischen Diastase (bis 2,5 cm) führt, während eine gleichzeitige Durchtrennung der anterioren iliosakralen Bänder zu einer schweren ventralen Aufklappung (Open-Book-Mechanismus) führt, wobei die intakten dorsalen iliosakralen Bandstrukturen eine vertikale Instabilität verhindern (ähnlich einer Buchrückenbindung). Erst sowohl deren Durchtrennung wie auch die der sakrotuberalen und sakrospinalen Ligamente führt zu einer vollständigen vertikalen Instabilität [73].

Interessant in diesem Zusammenhang sind die unterschiedlichen Auswirkungen von pelvinen Bandläsionen beim Einbein- und Zweibeinstand: Durchtrennungen des anterioren Beckenrings führen beim Einbeinstand (Belastung durch vordere Kompression) nur zu einer geringen Instabilität, während es beim Zweibeinstand (Belastung durch vordere Distraktion) zu einer relevanten Aufklappung des Beckens käme (bei gleichzeitiger Transsektion der anterioren sakroiliakalen Bänder). Wie zuvor beschrieben, würde auch hier die zusätzliche Trennung der posterioren Bandelemente zur schweren Vertikalinstabilität des Beckens führen [103].

Zum prinzipiellen biomechanischen Verständnis von Beckenringverletzungen sind folgende Aspekte besonders relevant:

1. Der breite knöcherne hintere Beckenring stellt mit seinen kräftigen iliosakralen und sakroischiadikalen Bändern die entscheidende Stabilitätskomponente dar, über die etwa 60–93 % des Kraftflusses – je nach pelviner Belastungssituation – vom Rumpf auf beide Beine übertragen werden [22, 30].
2. Der strebenartig aufgebaute vordere Beckenring nimmt hingegen nur einen geringen Teil der Körperlast auf, leistet aber einen wichtigen Beitrag zur pelvinen Verwindungsfestigkeit (Ringprinzip) und fungiert als Anheftung der stabilisierenden vorderen Rumpf-Adduktoren-Muskelschlinge [22].
3. Isolierte Durchtrennungen der Symphyse bzw. des vorderen Beckenrings führen so beim knochengesunden Menschen kaum zur Beckeninstabilität, jedoch bedingt jedwede zusätzliche Ruptur der iliosakralen Zuggurtung bereits eine substanzielle rotatorische Instabilität (z. B. Open-Book-Verletzung). Somit haben (knöcherne und/oder ligamentäre) Unterbrechungen des hinteren Beckenrings stets unmittelbare Auswirkungen auf die Beckenringstabilität [73, 103]. An dieser Stelle ist die Feststellung wichtig, dass initial stabile oder als stabil angesehene Beckenfrakturen progredient versagen können, was insbesondere für knochenkompromittierte, ältere Menschen, d. h. Patienten mit Osteoporose, zutrifft.

13.5 Klassifikationen der Beckenfrakturen

Folgende Fraktureinteilungen des Beckens sind bekannt bzw. in Gebrauch:

Klassifikationen der Beckenfrakturen

1. Young-Burgess-Klassifikation (Frakturmechanismus)
2. Tile-Klassifikation und AO/OTA-Klassifikation (Frakturstabilität/-instabilität)
3. Anatomisch-topografische Frakturklassifikationen:
   - Letournel-Judet (u. a. Azetabulumfrakturen [57])
   - Denis (Sakrumfrakturen [17])
   - Roy-Camille (u. a. spinopelvine Dissoziationen [90])
   - Day (juxtaartikuläre Crescent-Frakturen des posterioren Iliums [16])
   - Starr und Nakatami (Frakturen des vorderen oberen Schambeinastes [97])

13.5.1 Young-Burgess- und Tile-Klassifikation

Bei der Young-Burgess-Einteilung ([10]; Abb. 13.5) wird der Frakturmechanismus als Klassifikationsgrundlage [53] genutzt. Unterschieden werden folgende Kategorien, wobei zusätzlich hierzu jeweils auch noch weitere Subgruppen gebildet werden:

- Anterior-posteriore Kompression: „anterior-posterior compression", APC (Abb. 13.6)
- Laterale Kompression: „lateral compression", LC (Abb. 13.7)
- Vertikale Beckenscherung: „vertical shear", VS (Abb. 13.8)

Der Vorteil dieser Klassifikation liegt in ihrer relativ einfachen Handhabung, leichten Erlernbarkeit (und guten Interobserver-Reliabilität) und deswegen weiten Verbreitung (Tab. 13.1) [50].

Die ebenfalls 3-teilige Tile-Klassifikation von 1988 (Abb. 13.9), die sich im Unterschied zur Young-Burgess-Klassifikation am frakturbedingten Instabilitätsverhalten orientiert (Tab. 13.2), hebt dabei im Wesentlichen auf die Intaktheit des hinteren Beckenrings ab [54, 99]. Des Weiteren ist anzumerken, dass der Beckenring an 2 Lokalisationen unterbrochen sein muss, um potenziell instabil zu werden.

▶ **Merke** Entscheidend für die Beckenstabilität ist die Unversehrtheit des hinteren Beckenrings. Partielle (ventrale) Unterbrechungen des hinteren Beckenrings bedingen eine rotatorische Instabilität, während vollständige hintere Beckenringunterbrechungen auch eine komplette (rotatorische und vertikale) Instabilität begründen.

Beide Klassifikationen, d. h. sowohl diejenige von Young und Burgess als auch die von Marvin Tile, wurden schließlich zu einer noch umfassenderen, dadurch aber auch komplizierteren und stark fraktionierten Fraktureinteilung, der AO/OTA-Klassifikation, verknüpft [23, 53]. Diese Klassifikation umfasst die pelvine Anatomie, den Verletzungsmechanismus und die Beckenstabilität, woraus sich eine klare therapeutische Indikation ableiten lässt.

13.5.2 AO/OTA-Klassifikation

Ohne detailliert auf die zahlreichen Gruppen und Subgruppen der AO/OTA-Klassifikation eingehen zu können, seien hier einige wichtige prinzipielle Aussagen zur Klassifikation wiedergegeben.

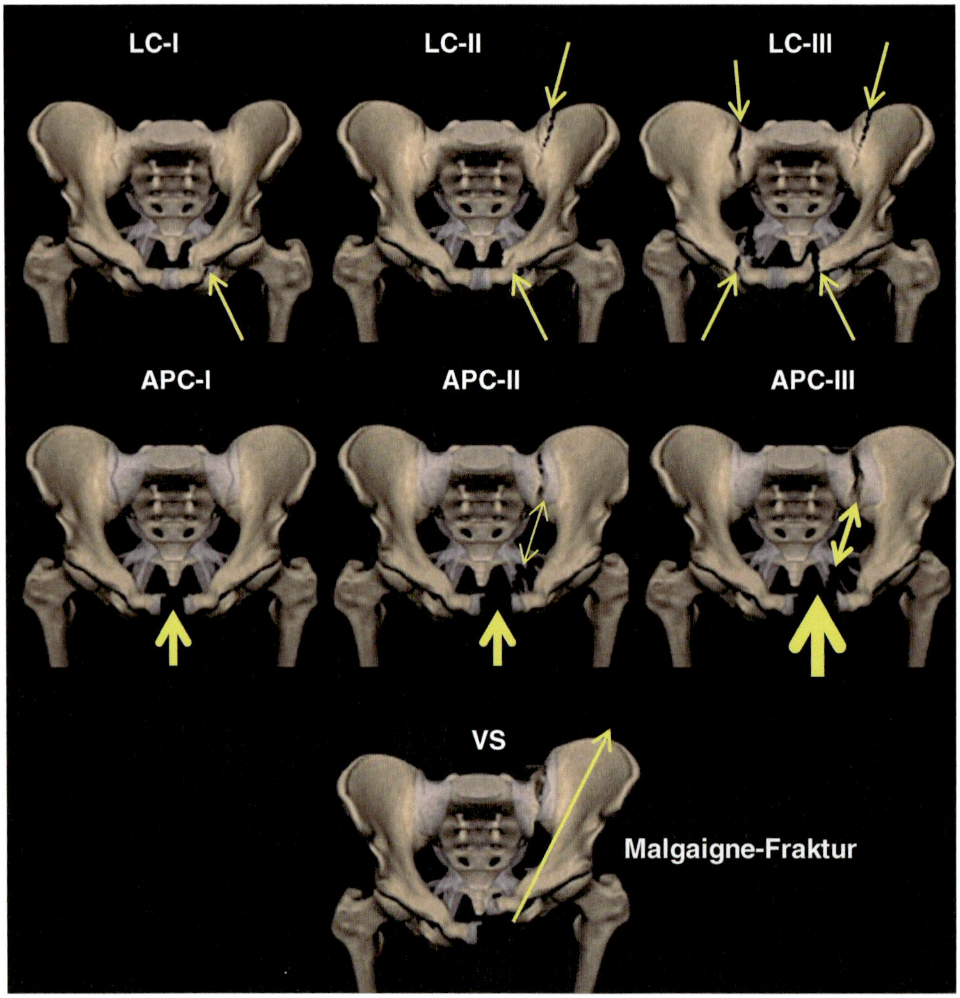

Abb. 13.5 Grafische Darstellung der auf dem Traumamechanismus basierenden Klassifikation der Beckenringfrakturen nach Young-Burgess. *LC* Laterale Kompression: Das Becken kollabiert zur Mittellinie hin, wobei das vordere Becken im Sinne einer Innenrotation stärker innenrotiert als der hintere Beckenring (LC-I und LC-II). Laterale Kompressionsfrakturen sind stabil, sofern die sakroiliakalen Bänder erhalten bleiben, jedoch sind auch schwerste dorsale Kompressions- und Trümmerfrakturen möglich; bei bilateralen hinteren Beckenringverletzungen droht Instabilität (LC-III). *APC* Anterior-posteriore Kompression: Diese reichen über einen traumatischen Außenrotationsmechanismus von der bloßen Symphysensprengung (APC-I) bis hin zur vollständigen Zerreißung des hinteren Beckenrings (APC-III). *VS* Vertikale Beckenscherung: Komplette Fraktur des Os coxae mit konsekutiver vertikaler Instabilität infolge eines die trabekuläre Zone des knöchernen Beckens perpendikular durchziehenden vertikalen oder posterior gerichteten Kraftvektors. Dieser Fraktur wird auch als Malgaigne-Fraktur bezeichnet. (Modifiziert nach [104])

Typ-A-Frakturen

Die Typ-A-Frakturen sind stabil, d. h., die Verletzung betrifft nicht den posterioren Beckenring und der Beckenboden ist intakt. Während die Typen A1 und A2 die Spinae ilacae anteriores bzw. die Beckenschaufeln (Avulsionsfrakturen und Abbruchfrakturen durch ein direktes Trauma) betreffen, klassifiziert die A3-Fraktur einen isolierten Querbruch des Sakrums ohne pelvinen Stabilitätsverlust (Abb. 13.10).

Typ-B-Frakturen

Diese stellen partiell stabile Verletzungen dar, wobei partiell stabil (bzw. partiell instabil) meint, dass die posteriore osteoligamentäre Integrität des hinteren Beckenrings erhalten geblieben ist, was zwar eine rotatorische Instabilität begründet, aber nicht zu einer vertikalen oder posterioren translatorischen Instabilität führt.

Der Subtyp B1 ist die klassische Open-Book-Verletzung mit Sprengung des vorderen Beckenrings (zumeist in der Symphyse) infolge einer anteroposterioren Kompressionswirkung. Mit größer werdender Krafteinwirkung werden dann aber auch zunehmend die anterioren sakroiliakalen Bandstrukturen des dorsalen Beckenrings gesprengt, was an einer Dehiszenz der Symphyse von über 2,5 cm erkannt werden kann [19]; es handelt sich also um eine Außenrotationsverletzung.

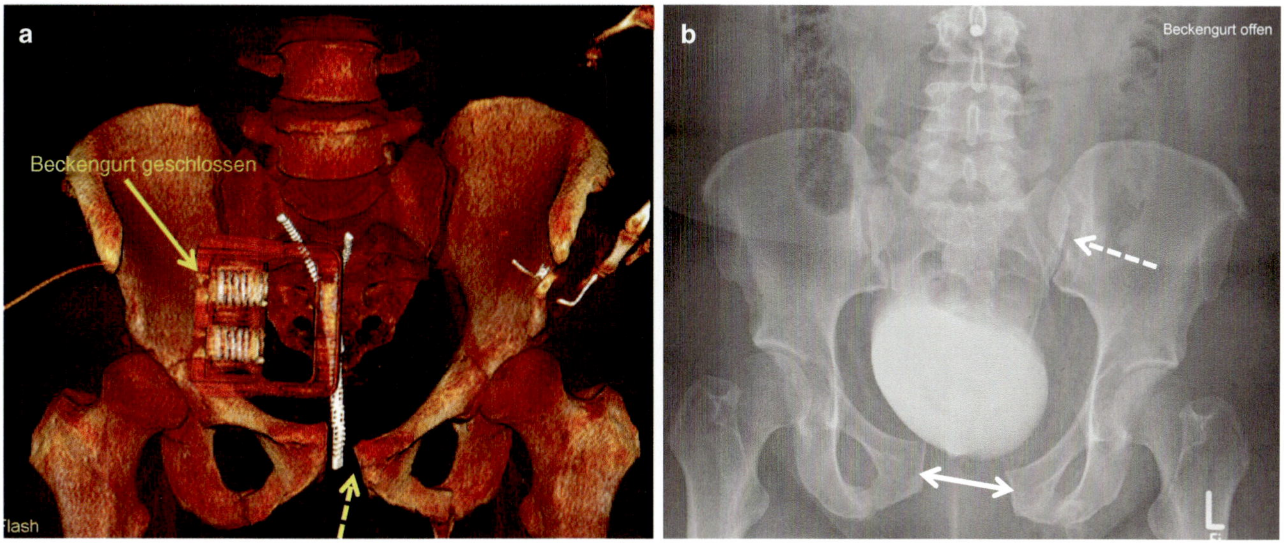

Abb. 13.6 APC-II-/Tile-B1-Verletzung. 39-jährige Patientin, Motorradunfall als Sozia. **a** Die 3D-Darstellung im Schockraum-CT mit noch liegender Motorrad-Kombi (Reißverschluss!) und angelegtem Beckengurt (*Pfeil*) zeigt bereits die Symphysensprengung (*gestrichelter Pfeil*). **b** Nach Öffnung des Beckengurts dann deutliches Klaffen der rotatorisch instabilen Beckenverletzung („open book"; *Doppelpfeil*; gestrichelter Pfeil deutet auf linkes, gesprengtes Iliosakralgelenk)

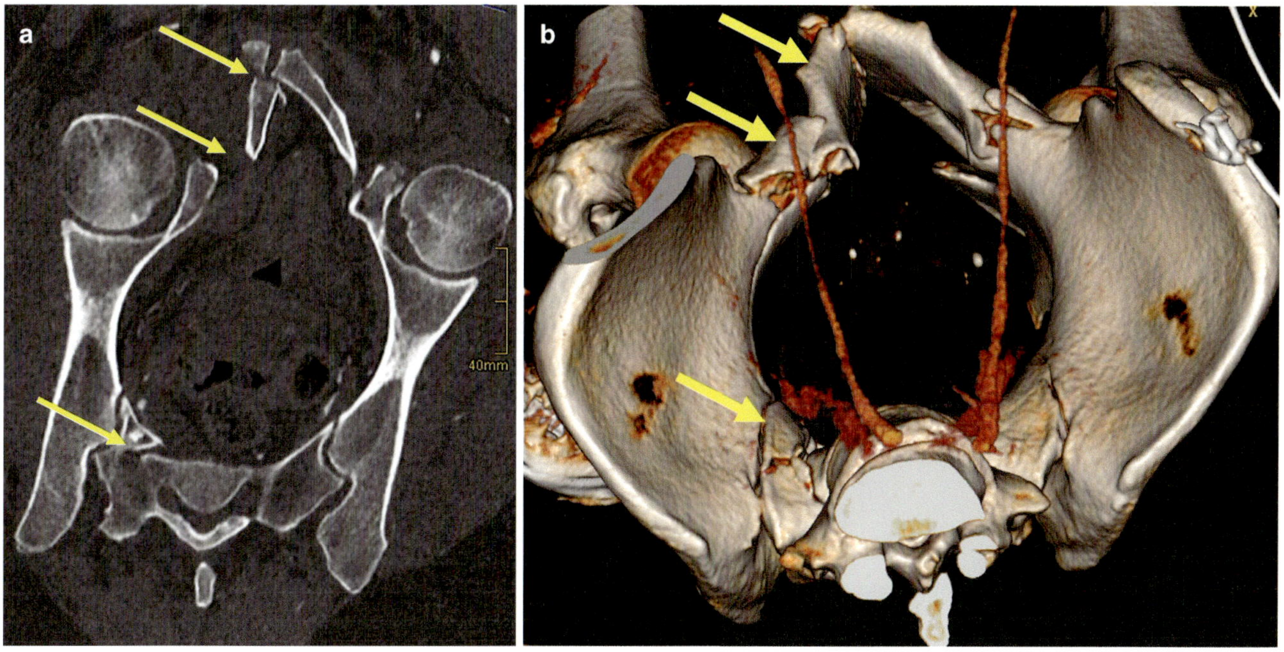

Abb. 13.7 Laterale Kompressionsfraktur. 45-jährige Frau, als PKW-Beifahrerin gegen einen massiven Stahlmast gedrückt. **a** Infolge lateraler Kompression (Pfeile) erhebliche einseitige Impression und Verformung des knöchernen Beckenrings (CT, schräg axiale multiplanare Reformation [MPR]). **b** Die Volume-Rendering-Technique-Darstellung (VRT) zeigt die unilaterale Innenrotation des rechten Hemipelvis mit Impaktion des Sakrums und Stückfraktur des ipsilateralen vorderen Beckenrings (*Pfeile*): LC-II, Tile B2.1

Im Unterschied hierzu sind die Typ-B2-Verletzungen einseitige Innenrotationsverletzungen durch laterale Kompressionswirkung mit Impaktion der dorsalen knöchernen Strukturen (Ilium und/oder Sakrum) mit ipsi- oder kontralateraler Fraktur des vorderen Beckenrings. Im Unterschied zum B1-Typ bleiben die posterioren Bandstrukturen und der Beckenboden zumeist intakt. Sie stellen die häufigste Beckenringverletzung dar.

Typ-B3-Verletzungen sind bilaterale, jeweils partiell instabile hintere Beckenringverletzungen, die entweder aus beidseitigen dorsalen Open-Book-Läsionen oder aus je einer lateralen Kompressions- und Außenrotationsver-

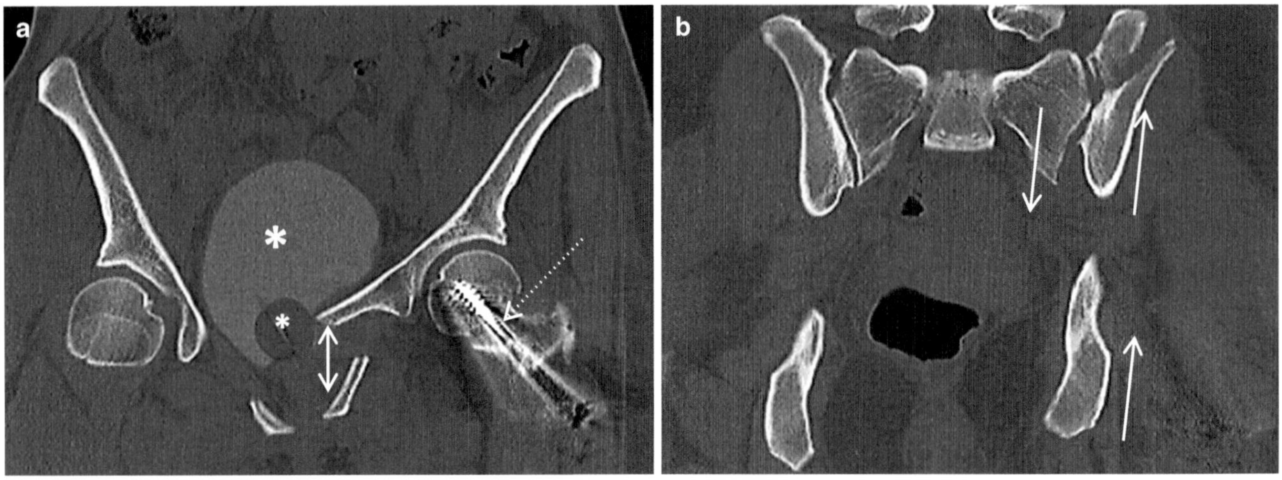

Abb. 13.8 VS-/Tile-C1-Verletzung. 50-jährige Frau, Verkehrsunfall (als Fußgängerin von PKW erfasst). **a** Stark dislozierte vordere Beckenringfraktur (*Doppelpfeil*) mit spießartiger Impression des Schambeinastfragments gegen die kontrastmittelgefüllte Harnblase (*Stern*) mit einliegendem Dauerkatheterballon (*Stern*); vorbestehender Zustand nach mit dynamischer Hüftschraube versorgter medialer Schenkenhalsfraktur (*gestrichelter Pfeil*). **b** Sprengung und vertikale Dislokation des ipsilateralen hinteren Beckenrings (*Pfeile*): Tile C1.2

Tab. 13.1 Übersicht über die mechanismusbasierte Frakturklassifikation nach Young-Burgess (modifiziert nach [53])

Kategorie	Mechanismus	Konsequenz
APC-I	Anterior-posteriore Kompression Außenrotation	Partiell stabil: Symphysenerweiterung/-sprengung („open book"), intakte iliosakrale Bänder; Verletzung von Harnblase und -röhre
APC-II	Anterior-posteriore Kompression Außenrotation	Partiell stabil: Symphysenzerreißung („open book") und Ruptur der anterioren iliosakralen Bänder oder Sakrumfraktur
APC-III	Anterior-posteriore Kompression Außenrotation	Komplett instabil: komplette Separation des Hemipelvis; Gefäß-, Plexus-, intestinale und urogenitale Verletzungen
LC-I	Laterale Kompression Innenrotation	Partiell stabil: einseitige Schambeinastfraktur(en) und ventrale Sakrumkompressionsfraktur; Verletzung von Harnblase/-röhre möglich
LC-II	Laterale Kompression Innenrotation	Partiell stabil: zusätzlich mit einseitiger Fraktur des angrenzenden Iliums (Crescent-Fraktur); Verletzung von Harnblase/-röhre möglich
LC-III	Laterale und a.-p. Kompression Innen-/Außenrotation	Partiell stabil: Kombination aus LC-I oder LC-II mit kontralateraler Open-Book-Verletzung: „windschiefes Becken" (Überrolltrauma); Viszeralverletzungen häufig
VS	Vertikale Beckenscherung	Komplett instabil: komplette vertikale Separation des Hemipelvis durch das ISG; Gefäß-, Plexus-, intestinale und urogenitale Verletzungen

letzung bestehen (sog. „windschiefes Becken"); Letzteres findet sich klassischerweise bei Überrolltraumen (Abb. 13.11). Die Extremform beidseitiger Kompressions-/Innenrotationsfrakturen stellt der Typ B3.3 dar, der bei seitlichen Einklemmungen oder schweren Seitanprallunfällen gesehen wird.

Typ-C-Frakturen

Und schließlich stellen Typ-C-Frakturen komplett instabile Frakturen dar, d. h., das Becken ist sowohl rotatorisch als auch vertikal bzw. posterior translatorisch instabil. Ursache ist eine komplette Durchtrennung des dorsalen Beckenrings, was sowohl ossär als auch rein ligamentär bzw. gemischt eintreten kann. Der Beckenboden ist ebenso zerrissen, daneben können ausgedehnte Weichteillazerationen und gastrointestinale, urogenitale, vaskuläre und neurale Verletzungen auftreten.

Während der Subtyp C1 die komplett instabile, aber einseitige Beckenringverletzung beschreibt, definiert der Subtyp C3 die beidseitige, komplett instabile Beckenringverletzung als schwerste Form des Beckenringtraumas mit der schlechtesten Prognose (Abb. 13.12) [53].

Die nicht seltene Kombination von Beckenringfrakturen mit Azetabulumfrakturen stellt ein weiteres, komplizierendes Moment dar, was zwar eine strikt separate Betrachtung und Klassifikation erfordert, in therapeutischer Hinsicht aber eine kombinierte Herangehensweise impliziert (Abb. 13.13).

Vorteile der AO/OTA-Klassifikation

Abschließend sei unterstrichen, dass die vorgestellte AO/OTA-Klassifikation folgende Vorteile bietet:

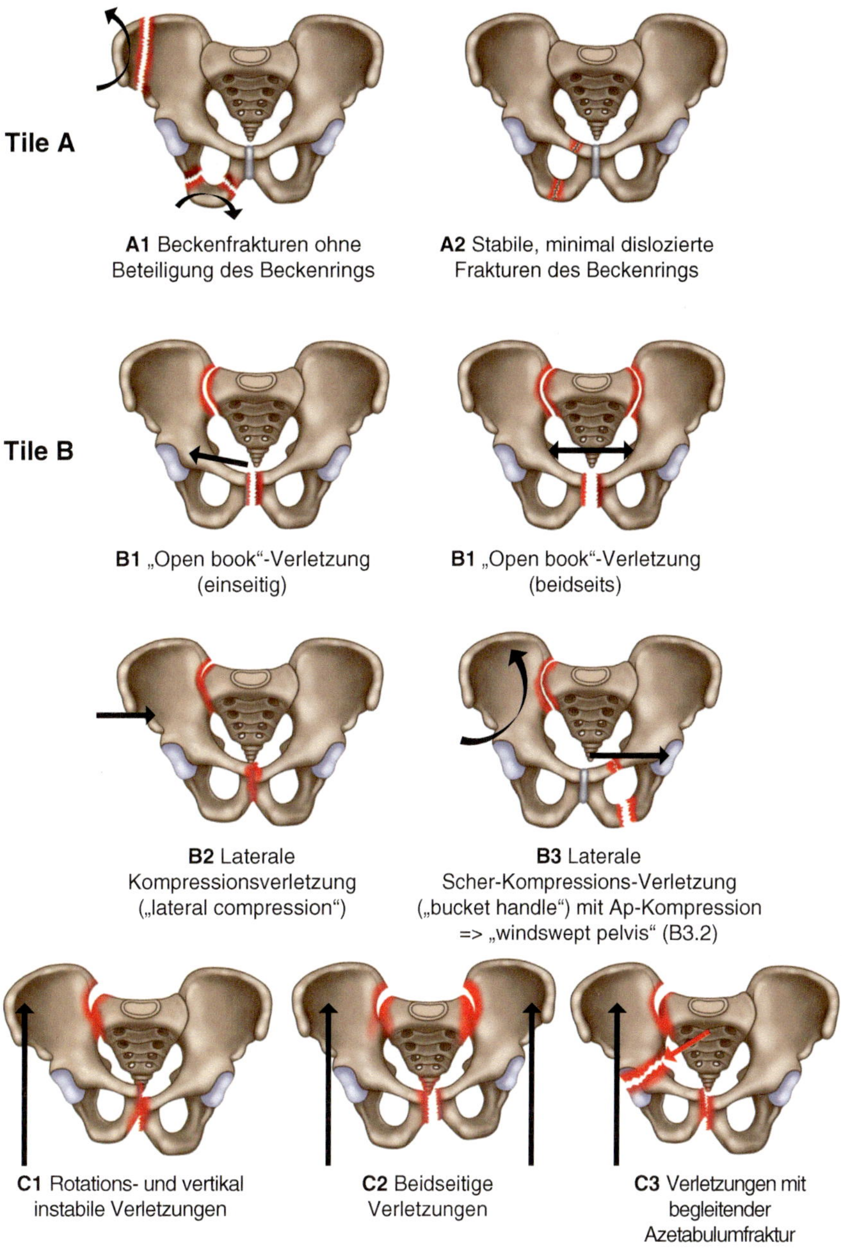

Abb. 13.9 Die Stabilitätsklassifikation der Beckenringfrakturen nach Tile (1988). Tile A: Stabile Becken(ring)frakturen (die kritischen Beckenringstrukturen bleiben intakt). Tile B: Partiell stabile Beckenfraktur (rotationsinstabil; hinterer Beckenring partiell intakt [dorsale Bänder intakt], vertikal stabil): B1: sog. „Open-Book-Verletzung"; B2: laterale Kompression; B3: bilaterale Fraktur. Tile C: vollständig instabiles Becken (d. h. vertikale und Rotationsinstabilität). (Modifiziert nach [20])

- Verständnis für den Frakturmechanismus (z. B. vorherrschender Schädigungsvektor)
- Abschätzung des pelvinen Stabilitätsverhaltens
- Wahrnehmung sich ableitender, potenzieller innerer Organläsionen
- Etablierung klarer Therapiestrategien

Diese genannten, prinzipiellen morphologischen Kriterien und Folgerungen für das Stabilitätsverhalten sollten auch dem Radiologen bekannt sein (Tab. 13.3).

▶ **Merke** Die genannten Klassifikationen sollen nicht konkurrierend, sondern in klarer, instituts- und klinikinterner Absprache zwischen den beteiligten Fachdisziplinen unter Festlegung auf *eine* verbindliche Nomenklatur Anwendung finden (Prinzip der einheitlichen Sprachregelung).

13.5.3 Anatomisch-topografische Frakturklassifikationen

Die weiteren, eingangs genannten anatomisch-topografischen Frakturklassifikationen beziehen sich auf besondere Frakturmuster in isolierten Regionen des knöchernen Beckenrings:

Tab. 13.2 Vergleichende Darstellung der beiden gegenwärtig geläufigen Klassifikationssysteme, wobei die AO/OTA-Klassifikation als umfassende Klassifikation auf der Tile-Klassifikation aufbaut und diese vollständig inkludiert (modifiziert nach [53])

Tile- und AO/ OTA-Klassifikation	Beschreibung	Young-Burgess
Typ A	Stabile Beckenringverletzung	Keine Entsprechung
Typ B	Partiell stabile Beckenringverletzungen (rotationsinstabil)	–
Typ B1	Open-Book-Verletzung	APC-I, APC-II
Typ B2	Laterale Kompression	LC-I, LC-II
Typ B3	Bilaterale Verletzung	LC-III
Typ C	Vollständig instabil (rotationsinstabil und vertikal instabil)	APC-III, VS

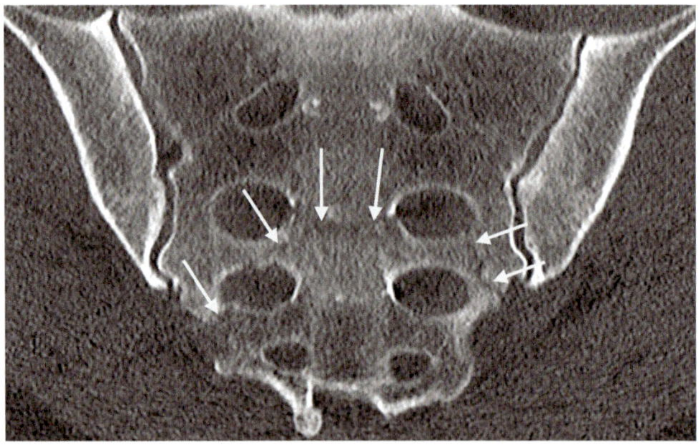

Abb. 13.10 A3-Fraktur des Beckens. 53-jähriger Mann, ausgerutscht und Sturz auf das Gesäß. Die parakoronare Rekonstruktion aus einem CT-Datensatz zeigt die torbogenartig durch den 3. Sakralwirbelkörper (SWK 3) verlaufende, nicht dislozierte Fraktur (*Pfeile*)

- Die **Denis-Klassifikation** der Sakrumfrakturen teilt das Sakrum in 3 vertikale Zonen (Zone I: lateral der sakralen Neuroforamina; Zone II: Bereich der Neuroforamina; Zone III: medial der Neuroforamina) vor dem Hintergrund unterschiedlicher neurologischer Auswirkungen bei Frakturen innerhalb dieser Zonen ein [17].
- Die **Einteilung nach Roy-Camille** beschreibt hingegen sakrale Frakturmuster und -verläufe (H-, U-, Y- und T-förmig), die zu einer mehr oder weniger vollständigen Abtrennung der Wirbelsäule vom knöchernen Becken führen (spinopelvine Separation [23, 90]).
- Im Unterschied zu diesen sakralen Fraktureinteilungen kategorisiert die **Subklassifikation nach Day** die Größe und das Ausmaß der lateralen Kompressionsfraktur (sog. „Crescent-Fragment") in Bezug auf das dorsale Ilium im ISG-Bereich [16].
- Die **Klassifikation nach Nakatani und Starr** teilt hingegen explizit den Ramus superior ossis pubis in 3 Zonen ein, jeweils in Bezug auf das Foramen obturatum (I: medialer Rand des Foramens; II: Höhe Foramenmitte; III: lateraler Rand des Foramens) [97].

Zwar ist das profunde anatomische Verständnis der Beckenringfrakturen für Chirurgen und Radiologen gleichermaßen wesentlich, jedoch liefert diese bloße anatomische Betrachtung weder Einblicke in den klinisch relevanten Pathomechanismus noch eignet sie sich für wissenschaftliche Forschungszwecke.

Die Azetabulumfrakturen können gemäß der **Klassifikation nach Letournel-Judet** [57] eingeteilt werden.

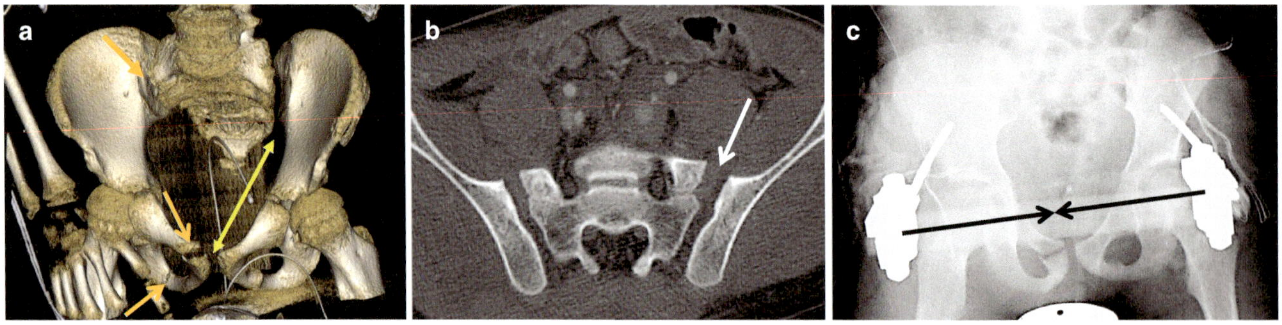

Abb. 13.11 Typ-B3-Verletzung und Anlage eines Fixateur externe. 9-jähriger Junge, Überrolltrauma. **a** Die 3D-CT-Darstellung zeigt neben einer Symphysen- und ISG-Sprengung links (*Doppelpfeil*) auch eine nicht dislozierte vordere Beckenringfraktur rechts (*grüne Pfeile*): Kombination aus Außen- und Innenrotationsverletzung. **b** Ventral klaffender ISG-Spalt (*Pfeil*). **c** Anlage eines ventralen externen Beckenfixateurs (*Gegenpfeile*)

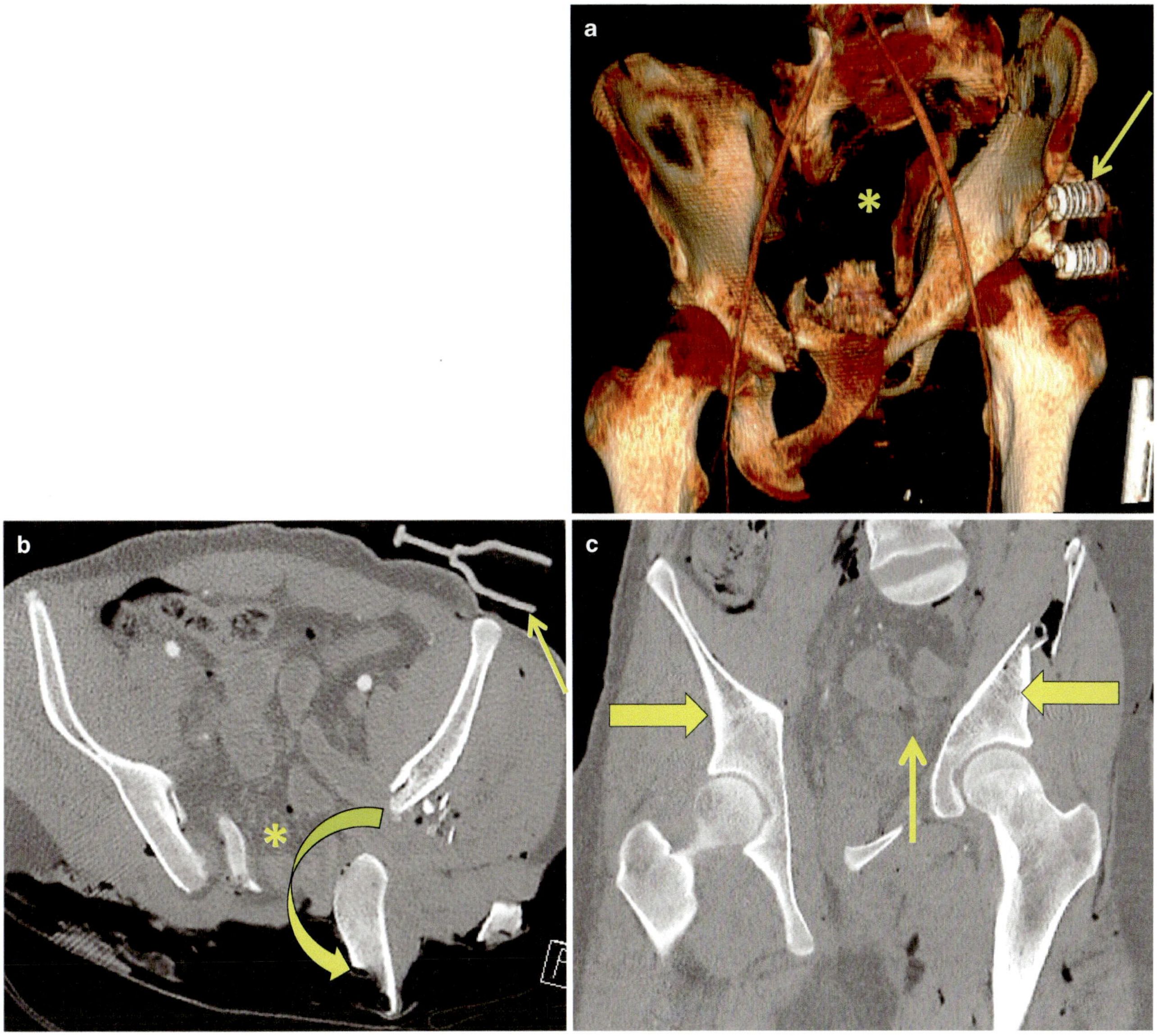

Abb. 13.12 Beckenzertrümmerung mit vertikaler, translatorischer und rotatorischer Instabilität (Typ-C3-Verletzung): 17-jähriger junger Mann, fiel in die väterliche Hackschnitzelanlage und wurde am linken Bein in die Förderschnecke hineingezogen – Exitus letalis am gleichen Tag. **a** Das VRT-Bild gibt einen Überblick über die Zerstörung des knöchernen Beckens und den großen iliosakralen Knochendefekt (*Stern*); angelegter Beckengurt (*Pfeil*). **b** Türflügelartig herausgebrochenes Ilium (*gebogener Pfeil*) mit großem Sakrumdefekt (*Stern*), Beckengurt (Pfeil). **c** Beckenkompression (infolge des Beckengurts; *dicke Pfeile*) und vertikale Dislokation (vertikaler Pfeil): Fall einer faktischen Amputatio pelvis traumatica (identischer Patient wie in Abb. 13.1a)

13.5.4 Fragilitätsfraktur des Beckens (FFP-Klassifikation)

Abweichend von den rasanztraumatisch bedingten Beckenfrakturen hat sich bezüglich der pelvinen Insuffizienzfrakturen (FFP) in den letzten 10 Jahren die Notwendigkeit ergeben, diese eigenständig zu klassifizieren [14], um sie sowohl wissenschaftlich analysieren als auch einer besser kontrollierten und standardisierten Behandlung zuführen zu können. Zudem besitzen Fragilitätsfrakturen des Beckens andere Eigenschaften und Charakteristika als die hochenergieinduzierten Frakturen des Beckens (z. B. Progressionsdynamik der FFP, Dislokationsneigung der pelvinen Hochrasanzfrakturen; Abb. 13.14). Mittlerweile existiert – zumindest in Deutschland – eine allgemein akzeptierte Klassifikation, die erstmals von Rommens und Hofmann 2013 publiziert wurde (Abb. 13.15) [84, 86].

Diese 4-teilige FFP-Klassifikation (mit jeweils mehreren Unterteilungen) basiert im Wesentlichen auf der radiologischen Analyse der Sakruminsuffizienzfrakturen, deren

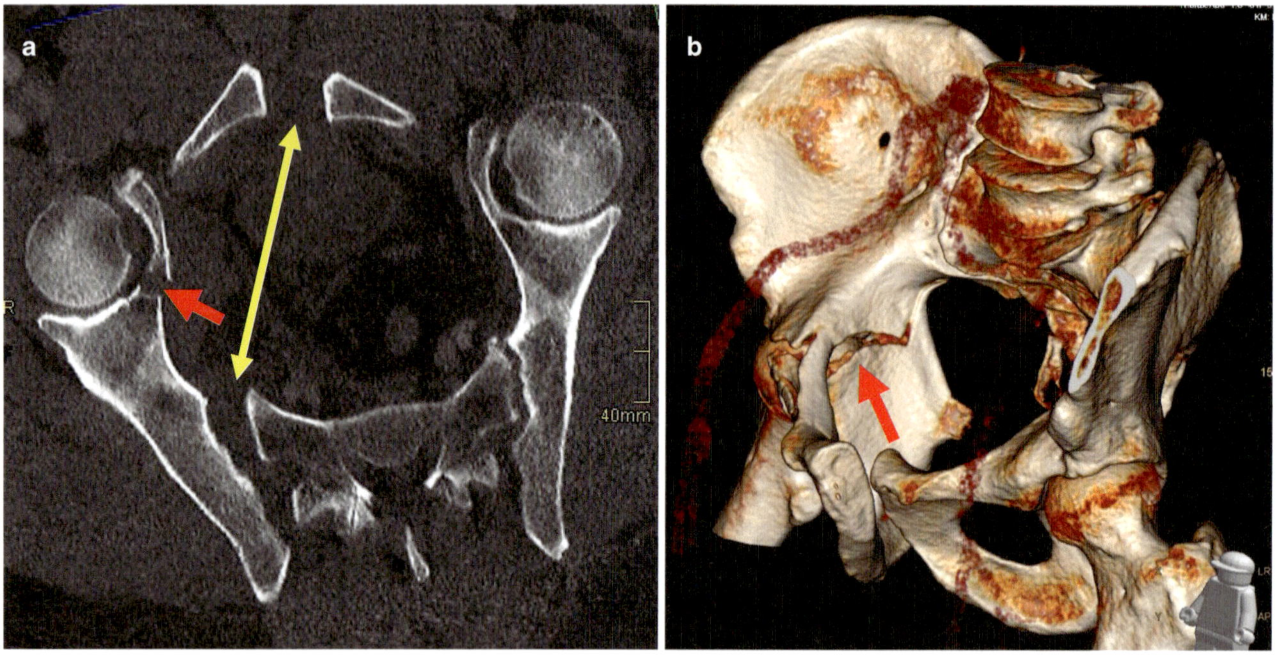

Abb. 13.13 Kombinierte Beckenring- und Azetabulumfraktur: 56-jähriger Mann, PKW-Frontalzusammenstoß. **a** Vollständige unilaterale Zerreißung des rechten ISG und der Symphyse (*gelbe Doppelpfeile* in **a**), entsprechend einer APC-III-Fraktur bzw. einer C1.2-Fraktur nach der AO/OTA-Klassifikation. **b** Zusätzlich besteht aber auch eine rechtsseitige Azetabulumfraktur (*rote Pfeile* in **a** und **b**; 3D-VRT-Darstellung)

Tab. 13.3 Vergleichende Zusammenfassung der Beckenringfrakturklassifikationen nach Tile und der auf ihr aufbauenden AO/OTA-Klassifikation. Zu beachten sind die Trennung von B1- und B2-Frakturen nach dem Traumamechanismus (APC vs. LC) und die eigene Bezeichnung der B3.2-Fraktur als sog. „windschiefes Becken" (modifiziert nach [48])

Typ (nach Tile)	Typ und Subtypen (nach AO/OTA)	Beschreibung
A	A1–A3	Hinterer Beckenring nicht an Fraktur beteiligt, lediglich Frakturen der Beckenschaufel (A1, A2) oder Querfrakturen des Sakrums/Kokzygis (A3)
B	B	Inkomplette Unterbrechung des hinteren Beckenrings, partiell instabil
	B1	Einseitige, partielle Unterbrechung des hinteren Beckenrings; Außenrotationstrauma
	B2	Einseitige partielle Unterbrechung des hinteren Beckenrings; Innenrotationstrauma
	B2.1	Anteriore Sakrumkompressionsfraktur
	B2.2	Partielle ISG-Fraktur/-Subluxation
	B2.3	Inkomplette hintere Iliumfraktur
	B3	Beidseitige partielle Unterbrechung des hinteren Beckenrings
	B3.1	Beidseitige B1-Verletzung
	B3.2	Kombination aus B1- und B2-Verletzung (sog. „windschiefes Becken", „windswept pelvis")
	B3.3	Beidseitige B2-Verletzung
C	C1–C3	Vollständige Unterbrechung des hinteren Beckenrings: einseitig (C1) oder beidseitig (C2, C3)

Grad der Instabilität das Entscheidungskriterium für eine konservative oder eine operative Therapieoption definiert.

13.6 Radiologische Beckenfraktur- und Umgebungsdiagnostik

13.6.1 Projektionsradiografie

Die Projektionsradiografie weist eine inhärent niedrige Sensitivität für alle Beckenringfrakturen, v. a. für jene des hinteren Beckenrings (komplexe Beckenanatomie, häufige Darm- und Darmgasüberlagerungen) auf, sodass ca. 20 % aller Frakturen nicht erfasst werden [79]. Jedoch werden nicht alle Beckenfrakturen gleichermaßen übersehen: Regelhaft schlechte Sensitivitäten werden einerseits v. a. für Sakrumfrakturen und Frakturen des hinteren Beckenrings mit nur 10,5 % [94] sowie für intraartikuläre Frakturen (Azetabulumfrakturen) mit nur ca. 20 % [7] erreicht, andererseits sind die knöchernen Avulsionen der iliakalen Spinae und des Sitzbeinhöckers, Brüche der Darmbeinschaufeln und auch Frakturen des vorderen oberen Schambeinastes nativ-radiologisch in der Regel gut zu erkennen, insbesondere wenn sie disloziert sind. Somit lassen sich projektionsradiografisch die A1- und A2-Frakturen darstellen (Abb. 13.16), aber auch stark dislozierte, instabile Beckenringfrakturen sind bereits projektionsradiografisch erkennbar, was im Beisein einer hämodynamischen Instabilität eine sofortige therapeutische

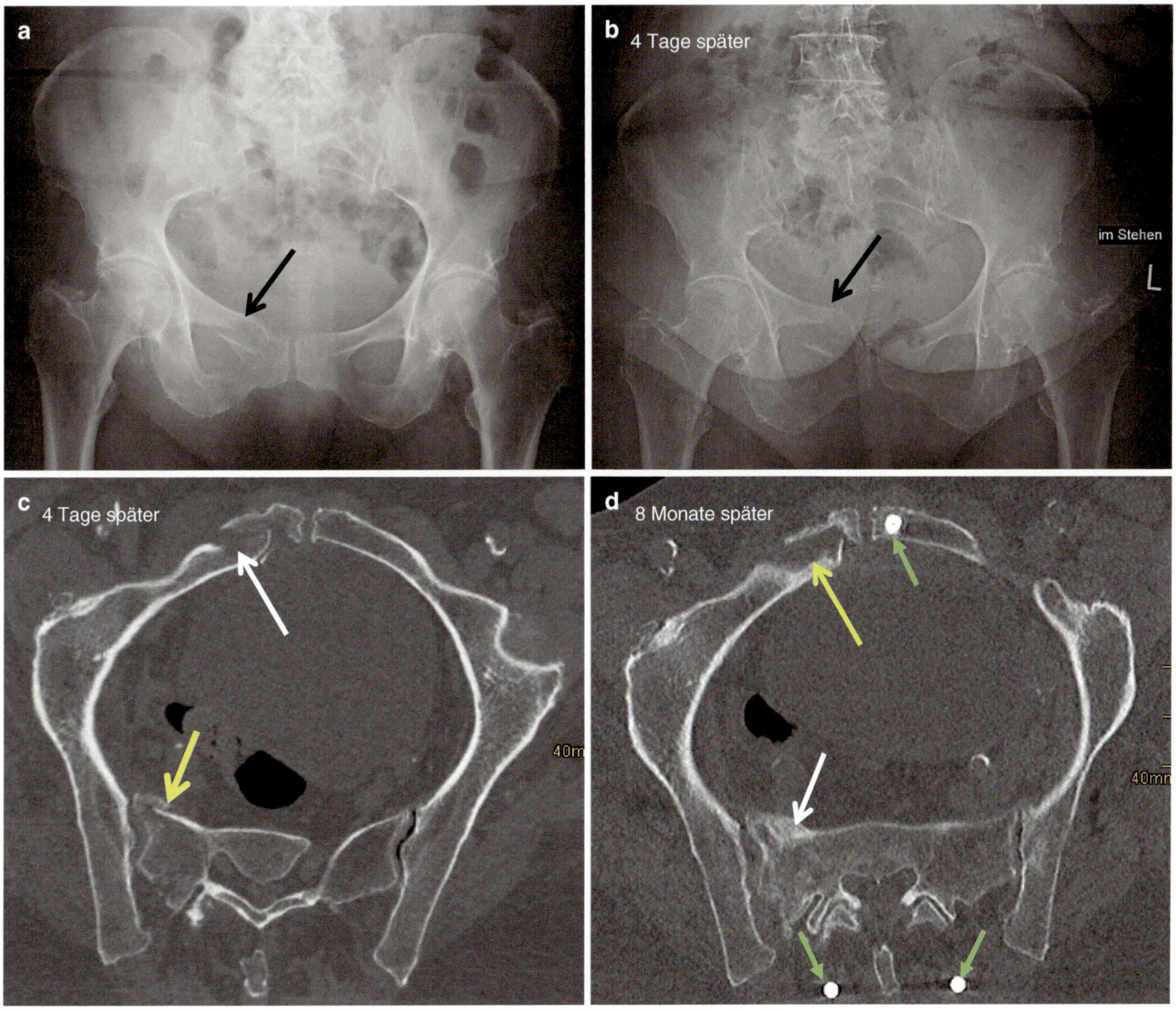

Abb. 13.14 Fragilitätsfraktur des Beckens. 77-jährige Frau, Stolpersturz. **a** Vordere Beckenringfraktur (Pfeil) mit deutlicher Dislokation (**b**) nach Belastung (*Pfeil*). **c** Die CT-Aufnahme zeigt zudem eine ipsilaterale hintere Beckenringfraktur (*gelber Pfeil*). **d** Nach 8 Monaten noch keine Konsolidierung der vorderen Beckenringfraktur (*gelber Pfeil*) trotz dorsoventraler Stabilisierung (*grüne Pfeile*): FFP-Typ-IIIc-Fraktur

Handlungsnotwendigkeit impliziert (Anlage von Beckengurt, Beckenzwinge zur Blutungskontrolle) [44].

Spezialaufnahmen wie die in der Sagittalebene geschwenkten Inlet- und Outlet-Aufnahmen sowie die in der Frontalebene gedrehten Aufnahmen (Obturator- und Alaaufnahmen) stellen nur ausnahmsweise und nur in wenigen Akutsituationen eine diagnostisch sinnvolle Ergänzung dar (z. B. zur besseren Darstellung dislozierter Spinaavulsionen oder isolierter oberer/unterer Schambeinastfrakturen) [12].

Beckenübersichts- und ggf. Spezialaufnahmen besitzen jedoch ihren Stellenwert bei Verlaufskontrollen (unter konservativem Regime oder nach operativer Versorgung) sowie zu gutachterlichen Zwecken. Gleiches gilt für die funktionellen Einbeinstandaufnahmen zur Beurteilung einer persistierenden posttraumatischen Symphyseninstabilität (Abb. 13.17).

▶ **Merke** Der eingeschränkten Sensitivität der Projektionsradiografie sollte im akuten Traumafall Rechnung getragen werden und sie sollte daher bei adäquater Traumaschwere routinemäßig nicht mehr primär zum Einsatz kommen. Auf Ausnahmen wurde weiter oben hingewiesen.

Bei Kindern ist der Wert einer Beckenübersichtsaufnahme im adäquaten Traumafall umstritten: Neben den bekannten Limitationen der Projektionsradiografie kommen

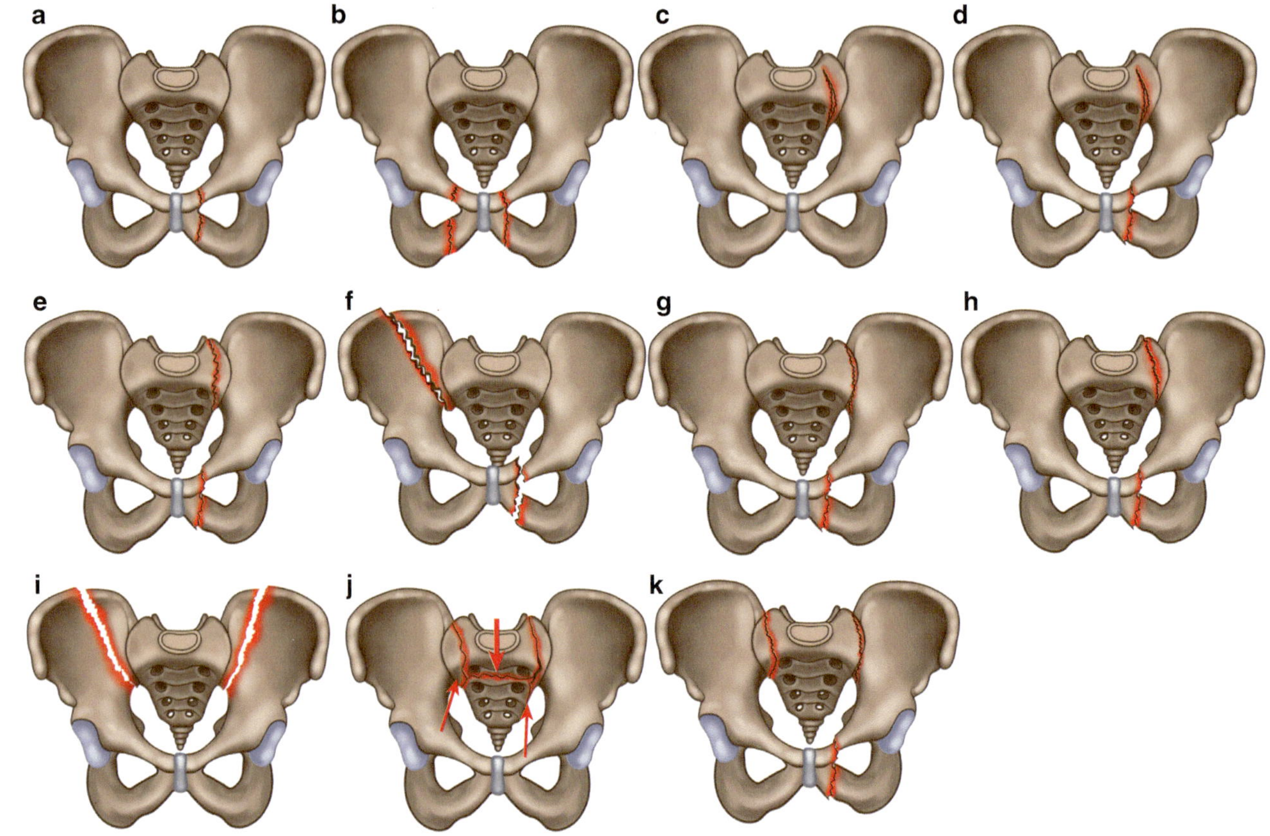

Abb. 13.15 Klassifikation der FFP-Frakturen nach Rommens und Hofmann. **a** FFP I: Typ Ia: einseitig vorderer Beckenring; **b** Typ Ib: beidseitig vorderer Beckenring. **c** FFP II: Typ IIa: nicht disloziert dorsal; **d** Typ IIb: sakrale Stauchung und vorderer Beckenring; **e** Typ IIc: nicht disloziert dorsal und vorderer Beckenring. **f** FFP III:Typ IIIa: disloziert einseitig Ilium und vorderer Beckenring; **g** Typ IIIb: disloziert einseitig ISG-Ruptur und vorderer Beckenring; **h** Typ IIIc: disloziert einseitig Sakrum und vorderer Beckenring. **i** FFP IV: Typ IVa: bilateral Ilium (oder bilateral iliakal mit vorderem Beckenring); **j** Typ IVb: spinopelvine Dissoziation und vorderer Beckenring; **k** Typ IVc: verschiedene dorsale Instabilitäten mit vorderem Beckenring. (Modifiziert nach [85])

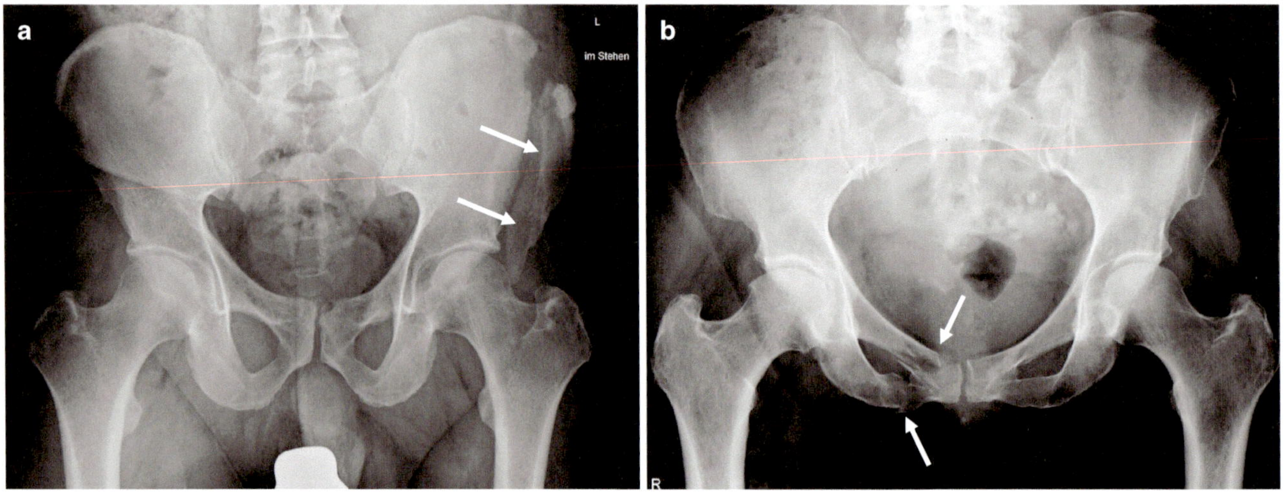

Abb. 13.16 Stabile Beckenringfrakturen. **a** 54-jähriger Mann, Fahrradsturz: die BÜS ca. 1 Woche post eventum zeigt eine infolge Muskelzugs dislozierte Abbruchfraktur des spinatragenden linken Beckenschaufelvorderrands (Tile A1; *Pfeile*). **b** 77-jährige Frau, häuslicher Sturz: minimal dislozierte vordere Beckenringfraktur (Tile A2) rechts (*Pfeile*); der hintere Beckenring war nicht beteiligt (CT nicht gezeigt)

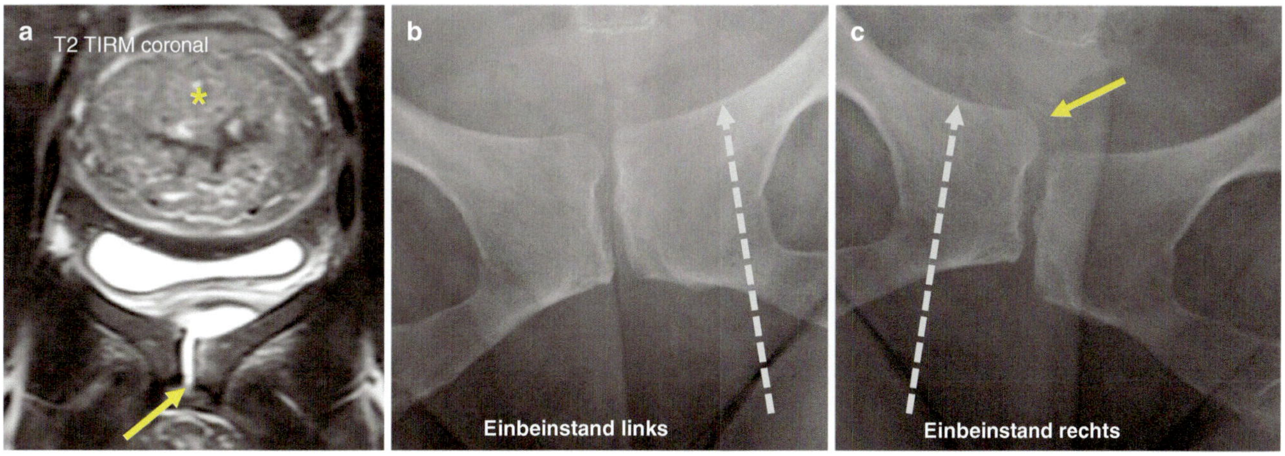

Abb. 13.17 Symphyseninstabilität. 36-jährige Frau, post partum Schmerzen im vorderen Becken. **a** Die MRT zeigt eine Symphysenruptur mit geringer Stufenbildung (*gelber Pfeil*); *Stern:* postgravider Uterus in Rückbildung. **b**, **c** Die Einbeinstandaufnahmen zeigen eine Symphyseninstabilität, die sich beim Einbeinstand rechts manifestiert (*gelber Pfeil*)

erhöhte Strahlensensibilität und – v. a. bei Kleinkindern – der noch unreife Skelettstatus hinzu, der die Frakturdetektion weiter erschwert. Die Sensitivität hinsichtlich der Frakturdetektion ist mit 54–66 % niedrig, sodass die Anwendung der (zusätzlichen) Beckenübersichtsaufnahme bei gleichzeitig intendierter Durchführung einer CT-Untersuchung infrage zu stellen ist [34, 42]. Hier wäre zu überlegen, ob die primäre Durchführung einer MRT in ausgewählten, nicht dringlichen Fällen traumatisierter, aber kreislaufstabiler Kinder sinnvoller wäre [67].

Als mittlere Effektivdosis für die Beckenübersichtsaufnahme werden 0,4–0,7 mSv angegeben [91], die unter optimierten Bedingungen um bis zu 55 % unterschritten werden kann [63]; bei Kleinkindern sogar um den Faktor 10–100 [49].

13.6.2 Sonografie

Die sonografische Diagnostik von Beckenfrakturen spielt faktisch keine Rolle. Es gibt zwar einige wenige dezidierte Anwendungsmöglichkeiten für die Sonografie am traumatisierten knöchernen Becken, z. B. die Darstellung knöcherner Avulsionen der Spina iliaca anterior superior [110]. Vor allem Avulsionen noch knorpeliger Apophysen bei Kindern und Adoleszenten können per Ultraschalldiagnostik gut erkannt werden. Diese Untersuchungstechnik setzt aber eine große individuelle Erfahrung voraus und ist – wie stets bei Ultraschalluntersuchungen – untersucherabhängig (Abb. 13.18).

Bei Schwer- bzw. Polytraumatisierten kommt der sonografischen Evaluation im Rahmen der FAST-Screenings („focused assessment with sonography for trauma) entscheidende Bedeutung zu: nämlich dem Nachweis freier intraperitonealer Flüssigkeit im kleinen Becken (Hämaskos, Uroperitoneum) [13]. Umgekehrt kann mit der sonografischen FAST-Methode aber auch nach Gründen (z. B. fehlender Flüssigkeitsnachweis) gesucht werden, ob vom Plan, eine Ganzkörper-CT durchzuführen, ggf. abgewichen werden kann (vgl. auch Abb. 13.18).

Weitere sonografische Anwendungsmöglichkeiten bei Beckentraumen sind folgende:

- Peripelvine Weichteilbeurteilung (z. B. intragluteale Hämatome, sub- bzw. perifasziale Hämatome, Morel-Lavallée-Läsion – Abschn. 13.6.4)
- Hüftgelenkserguss bzw. Hämarthros (z. B. bei Azetabulum- oder Schenkelhalsfraktur)
- Gefäßkomplikationen (z. B. posttraumatische 3-Etagen-Thrombose, postinterventionelles Aneurysma spurium)
- Statische und dynamische Symphysendiagnostik (z. B. vordere Beckenringinstabilität nach Symphysensprengung, auch postpartal) [6, 46]

▶ **Merke** Die Sonografie hat ihre Bedeutung bei dem *Nachweis freier Flüssigkeit* im kleinen Becken (Polytrauma), der peripelvinen Weichteilbeurteilung (Hämatome) sowie der Darstellung oberflächlicher knöcherner Avulsionen.

13.6.3 Computertomografie

Die CT stellt die diagnostische Methode der Wahl bei Beckenverletzungen dar [56]. Die mittlerweile universelle Verfügbarkeit der modernen Multidetektor-CT (MDCT) erlaubt neben einer überlagerungsfreien und lückenlosen Darstellung aller relevanten knöchernen Beckenabschnitte v. a.

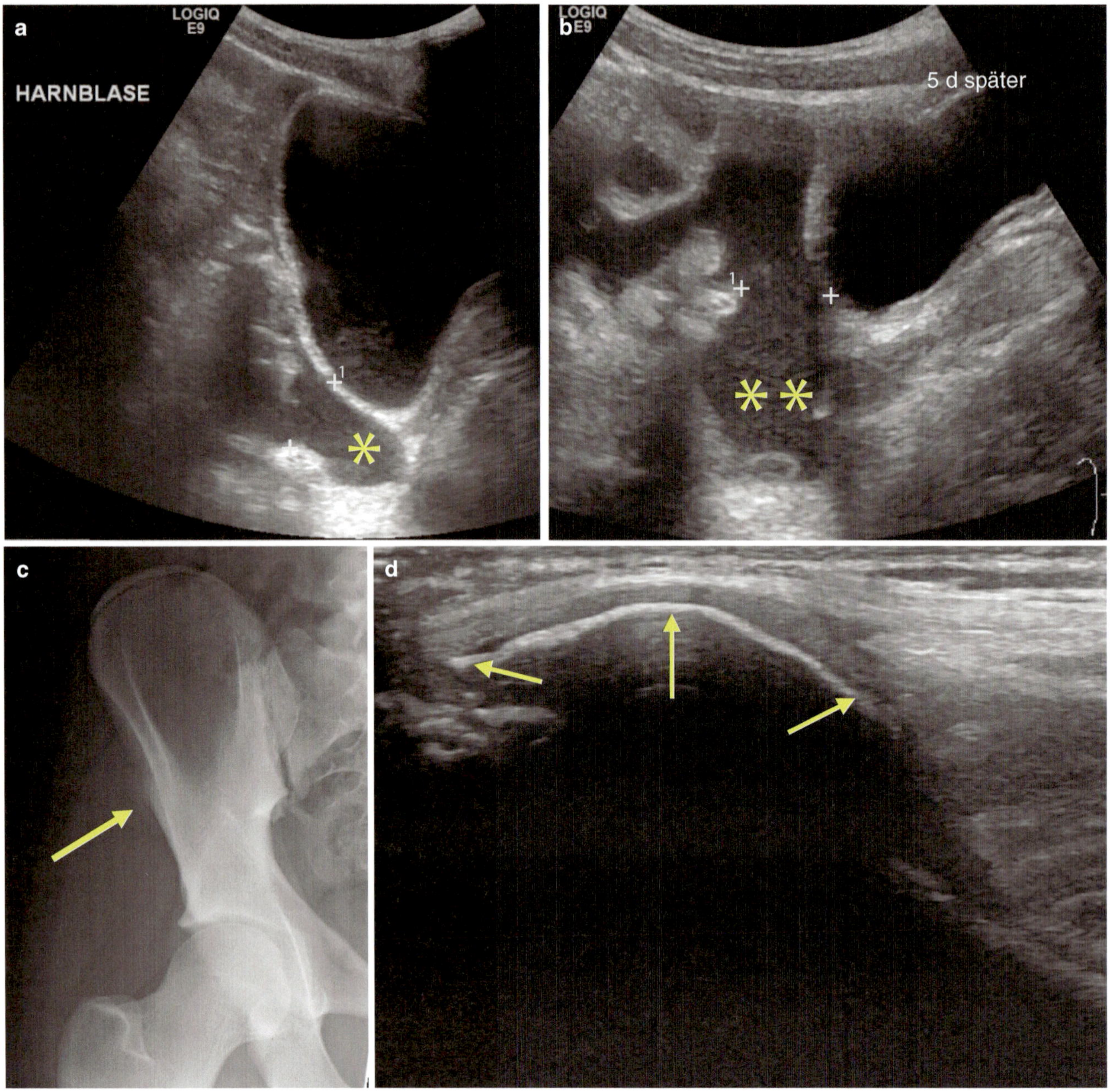

Abb. 13.18 **a**, **b** Obere Reihe: Hämaskos. 15-jähriger Junge, von PKW angefahren (Tile-B-Beckenringverletzung, nicht gezeigt). **a** Sonografisch freie (intraperitoneale) retrovesikale Flüssigkeit (*Stern*). **b** Sonografische Kontrolle nach 5 Tagen zeigt eine Zunahme der nicht echofreien (!) intraperitonealen Flüssigkeit (*Doppelstern*): progredientes Hämaskos (operiert). **c**, **d** Untere Reihe: Knöcherne Avulsionsverletzung. 17-jähriger Fußballspieler, Fehltritt in dem Rasen. **c** Das Röntgenbild zeigt das schmale Avulsionsfragment (*Pfeil*) der Spina iliaca anterior superior, das sonografisch (**d**) gut visualisiert werden kann (*Pfeile*)

auch multiplanare Reformationen (MPR) zur besseren Visualisierung pelviner Frakturverläufe und erleichtert dadurch das Verständnis für den Frakturmechanismus (wichtig für die Frakturklassifikation).

Weniger für radiologisch-diagnostische Zwecke als vielmehr zur räumlichen Veranschaulichung komplexer Beckenfrakturen (und ihrer Dislokationen) für die Kliniker dienen rohdatengenerierte 3D-Rekonstruktionen in unterschiedlichen Ausspielungsmodi (schattierte Knochenoberflächendarstellung, halbtransparente röntgenähnliche Darstellung, ggf. Falschfarbenunterlegung bestimmter Gewebe zur besseren optischen Unterscheidung etc.; Abb. 13.19) [21]. Moderne und fortgeschrittene Rechnerkapazitäten erlauben derartige Modellierungen einerseits quasi verzögerungsfrei, andererseits ermöglichen sie aber auch deren interaktive Veranschaulichung in frei wählbaren Perspektiven und Projektionen, was die Frakturdiagnostik für Radiologen und Chirurgen gleichermaßen erleichtert.

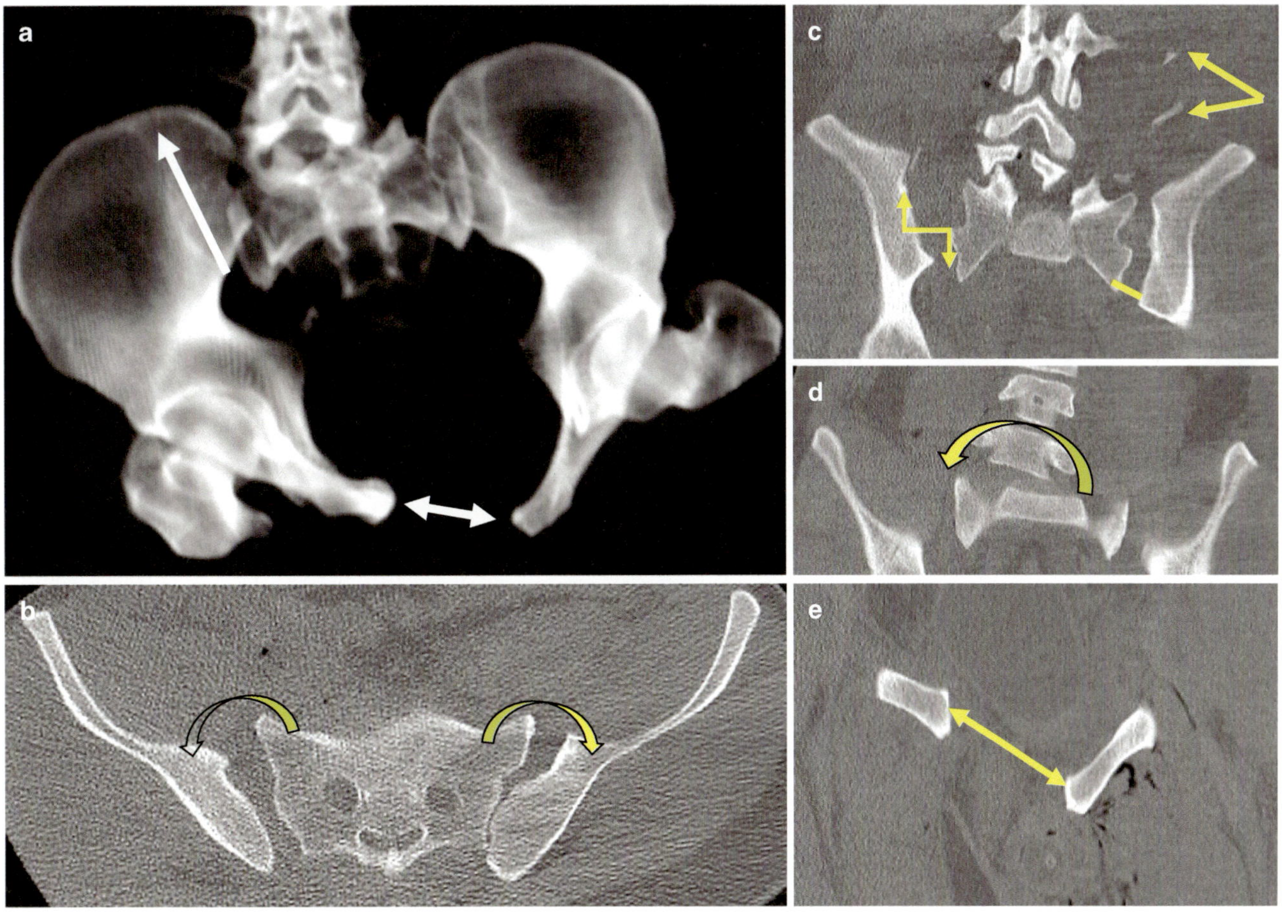

Abb. 13.19 Übersichtliche Darstellung dank 3D-Nachbearbeitung. 24-jähriger junger Mann, der von einer Müllpresse erfasst wurde. **a** VRT mit halbtransparenter Ausspielung: hochinstabile Tile-C-Verletzung („vertical shear"; *Pfeile*). **b** ISG-Sprengung beidseitig (*Pfeile*). **c** Neben instabiler ISG-Zerreißung rechts auch Querfortsatzfrakturen links (*Pfeile*). **d** Zusätzlich instabile diskoligamentäre Zerreißung lumbosakral (*gebogener Pfeil*). **e** Vertikal verschobene Symphysendiastase (*Doppelpfeil*)

Die Referenzeffektivdosis einer Becken-CT-Untersuchung beträgt 5,3 mSv (Weichteilalgorithmus) bzw. 3,5 mSv (Knochenalgorithmus) und liegt damit bereits um das 10-Fache höher als die der Beckenübersichtsaufnahme [91], was durch den Einsatz einer Mehrphasen-CT noch beträchtlich gesteigert werden kann und somit insbesondere bei Kindern und jungen Frauen problematisch ist [89]. So beträgt eine typische Effektivdosis für eine diagnostische CT des Beckens ca. 10 mSv. Nicht allein deswegen sollten – wann immer möglich und diagnostisch vertretbar – dedizierte dosisoptimierte Protokolle (mit iterativer Bildrekonstruktion [27]) bzw. die CT-Low-Dose-Technik zum Einsatz kommen (z. B. zur ausschließlichen Frakturdarstellung, bei Spätphasen zur Blutungs- und Harnblasen-/Harnröhrenrupturdetektion; Abb. 13.20) [108].

In der Literatur werden hinsichtlich der Frakturdetektion regelmäßig Sensitivitäten bis zu 100 % angegeben [41, 43, 105], was zwar stimmen kann, aber nach Einschätzung des Autors doch von der Erfahrung und Expertise des befundenden Radiologen abhängt. Dafür spricht, dass ca. 10 % der Beckenfrakturen primär übersehen werden [75]. Außerdem sollte auf distanzierte „Begleitverletzungen", z. B. einer Zwerchfellruptur, geachtet und nach diesen gefahndet werden (Abb. 13.21).

▶ **Merke** Die CT besitzt einen überragenden diagnostischen Stellenwert in der Beckenfrakturdiagnostik und erlaubt gleichzeitig die Identifizierung aller relevanten (lebensbedrohlichen) Begleitverletzungen innerhalb der Akuttraumadiagnostik.

Mögliche Indikationen des Dual-Energy-CT (DECT) beim Beckentrauma

Neben einer Reihe vielversprechender Anwendungstechniken (z. B. virtuelle Non-Contrast-Bildgebung, Jod-Mapping, Metallartefaktunterdrückung [28]) ergibt sich insbesondere bei der pelvinen Frakturdiagnostik die Möglichkeit, Knochenmarködemareale zu identifizieren und so die Vorteile der MRT-Diagnostik (Ödemdetektion) mit

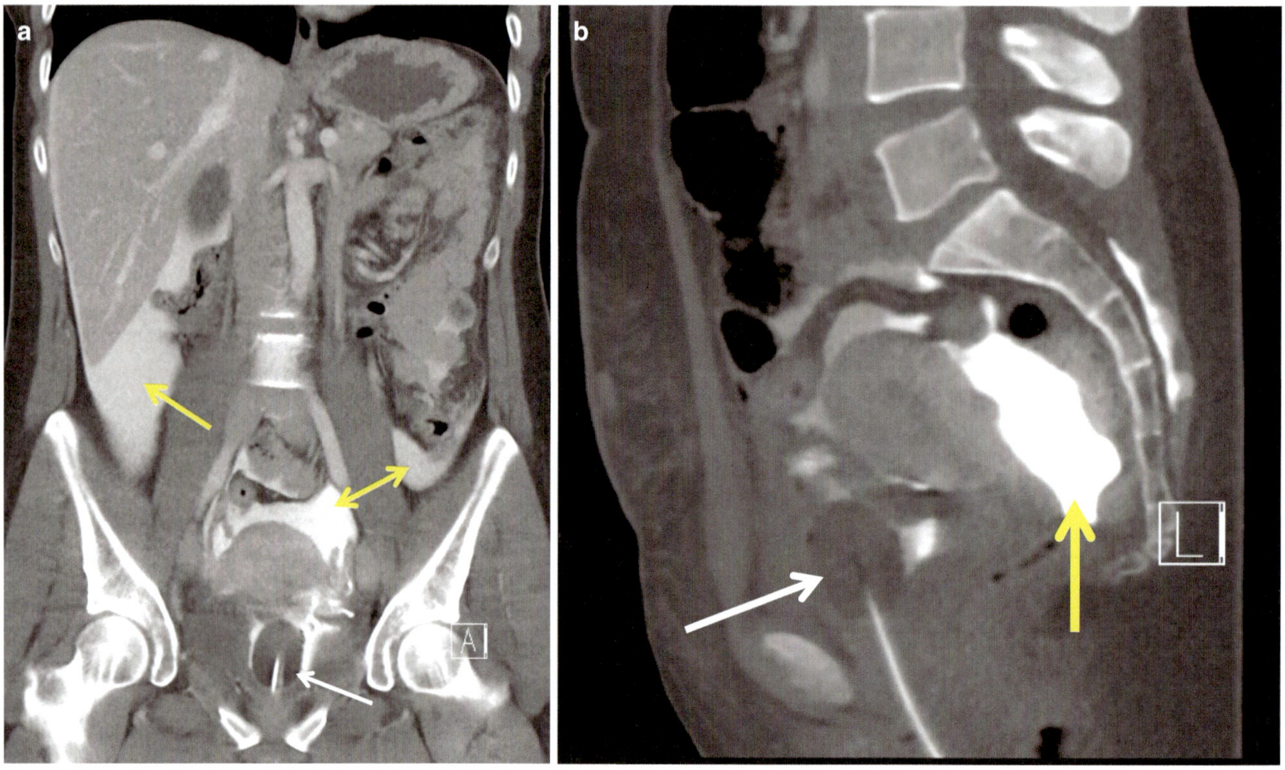

Abb. 13.20 Harnblasenruptur. 34-jährige Frau mit unklarer Traumaanamnese: Die zunächst sonografisch detektierte freie Flüssigkeit wurde als rupturierte Ovarialzysten interpretiert. **a** Die retrograde Zystografie (*weiße Pfeile*) zeigt jedoch eindeutig das ausgedehnte intraperitoneale Kontrastmittelextravasat bei Harnblasenruptur (*gelbe Pfeile*) mit guter Kontrastierung des Douglas-Raums (*gelber Pfeil* in **b**). Intraoperativ konnten neben einer vollständigen Harnblasenruptur auch mesenteriale Einrisse gefunden werden

denen der CT (subtile Frakturdetektion durch hohe Ortsauflösung) in sich zu vereinen (Abb. 13.22) [71].

Ohne im Detail auf die physikalischen Grundlagen der DECT einzugehen, nutzt man die Materialdekompositionsmethode zur Gewebedifferenzierung (Ödemflüssigkeit im Knochenmarksfett), um im weiteren Postprocessing das „störende" Kalzium zu eliminieren. Im erhaltenen virtuellen kalziumfreien Bild können dann durch weitere Nachverarbeitung ödemhaltige Knochenmarkreale entweder farblich oder durch Grauwerte sichtbar gemacht werden [62].

Eine aktuelle Übersichtsarbeit hebt den Stellenwert der DECT für die frühzeitige Diagnose osteoporosebedingter Fragilitätsfrakturen des Beckenrings, v. a. aber des Sakrums hervor, noch bevor die typischen morphologischen Frakturzeichen apparent werden, jedoch bereits starke und immobilisierende Schmerzen bestehen [31].

Allerdings sind DECT-Scanner derzeit nur an wenigen Standorten verfügbar und auch die Methode selbst bislang wenig validiert, sodass ihr ubiquitärer Einsatz noch nicht propagiert werden kann [35].

Tab. 13.4 gibt einen zusammenfassenden Überblick über die wichtigsten beckentraumaassoziierten Weichteilverletzungen.

13.6.4 Magnetresonanztomografie

Die MRT des Beckens spielt in der akuten Traumadiagnostik keine Rolle. Ausnahmen stellen wiederum Kinder (Abb. 13.23), Jugendliche und junge Frauen (auch Schwangere; Abb. 13.24) dar, bei denen man – unter geeigneten Umständen und sofern es die Gesamtsituation zulässt – aus Strahlenschutzgründen nur ungern eine Röntgen- bzw. CT-Untersuchung zum Frakturausschluss durchführen will [55]. Dies wäre denkbar bei Niedrigrasanztraumen, Abwesenheit freier Flüssigkeit (Sonografie!) und Kreislaufstabilität.

Es lassen sich folgende Indikationen und Indikationsgebiete für eine MRT bei Beckenverletzungen identifizieren:

Ligamentäre Läsionen

Ligamentäre Läsionen, insbesondere Zerreißungen der iliosakralen Bänder (v. a. bei fehlender Dehiszenz der ISG), der sakroischiadikalen Bänder sowie Sprengungen der Symphyse [26, 41]. Daneben ist die MRT geeignet, okkulte traumatische bzw. Insuffizienzfrakturen zu detektieren, was insbesondere für das Sakrum von therapeutischer Bedeutung ist (Abb. 13.25; Abschn. 13.8).

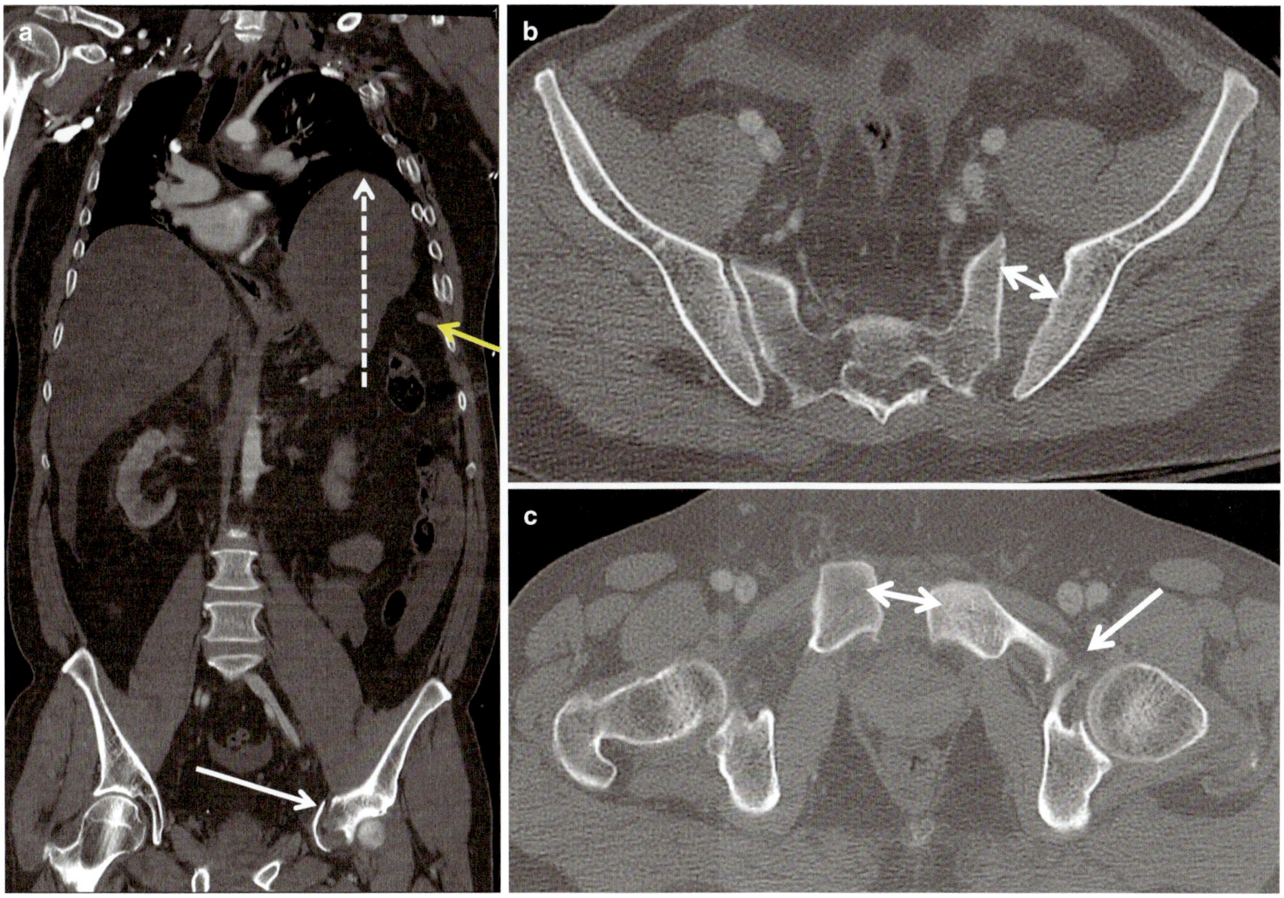

Abb. 13.21 Zwerchfellruptur links. 56-jähriger Patient, Auffahrunfall. **a** Kontrastmittelgestütztes CT zeigt die linksseitige Beckenringfraktur (*weißer Pfeil*), gleichzeitig aber auch die ipsilaterale Zwerchfellruptur (*gelber Pfeil*) mit Thoraxmagen (*gestrichelter Pfeil*). **b** Unilaterale ISG-Zerreißung (*Doppelpfeil*). **c** Symphysensprengung mit azetabulumnaher vorderer Beckenringfraktur (*Pfeil*)

Traumatische neurogene Schädigungen
Diese betreffen den lumbosakralen Plexus einschließlich seiner hieraus hervorgehenden peripheren Nerven (v. a. Nn. ischiadicus, obturatorius und femoralis, seltener den N. pudendus und andere). Ursachen können neben einfachen Distorsionen oder Kontusionen v. a. Frakturhämatome oder Fragmentdislokationen [59] sein. Ferner geht es um die Beurteilung des Sakralkanals bei Sakrumquerfrakturen (z. B. tiefes Kaudasyndrom) [60]. Der direkte traumatische Plexusschaden stellt nach wie vor eine – bislang wenig befriedigende – diagnostische Herausforderung dar (Abb. 13.26): Zwar können mit der MRT-Schnittbildgebung die (sehr seltenen) lumbosakralen Wurzelausrisse [39] nachgewiesen werden und es sind mittlerweile auch die MRT-technischen Voraussetzungen zur Detektion traumatischer Plexopathien etabliert („diffusion tensor imaging", DTI; Traktografie [68, 81]), jedoch hat der direkte neurale Läsionsnachweis bei Anwesenheit neurologischer Ausfälle nach eigener Erfahrung noch keinen Einzug in die tägliche Routine gehalten.

Weichteilquetschungen und perifasziale Hämatome
Weichteilquetschungen und perifasziale Hämatome, die sich über die breiten Faszien des Rückens und der Glutealregion bis zu den Oberschenkeln ausbreiten können, stellen eine oftmals verkannte bzw. zu wenig beachtete Weichteilkomplikation dar, die infolge flächig ausgedehnter Hämatombildungen nicht nur zu einem relevanten Blutverlust führen können, sondern auch zum sog. „Morel-Lavallée-Syndrom" (Abb. 13.27): Letzteres bedeutet in der Konsequenz die Gefahr der Entwicklung ausgedehnter Hautnekrosen [11, 18]. Daneben können Kontusionen und Lazerationen großer glutealer Muskelmassen („crush injuries") zu einer traumatischen Rhabdomyolyse führen [40]. Die MRT stellt hier ebenfalls die beste bildgebende Modalität dar (Aufhebung der normalen Muskelarchitektur und diffuse intramuskuläre Signalsteigerung durch Ödem und Einblutung, fehlendes Muskel-Enhancement bei Myonekrosen).

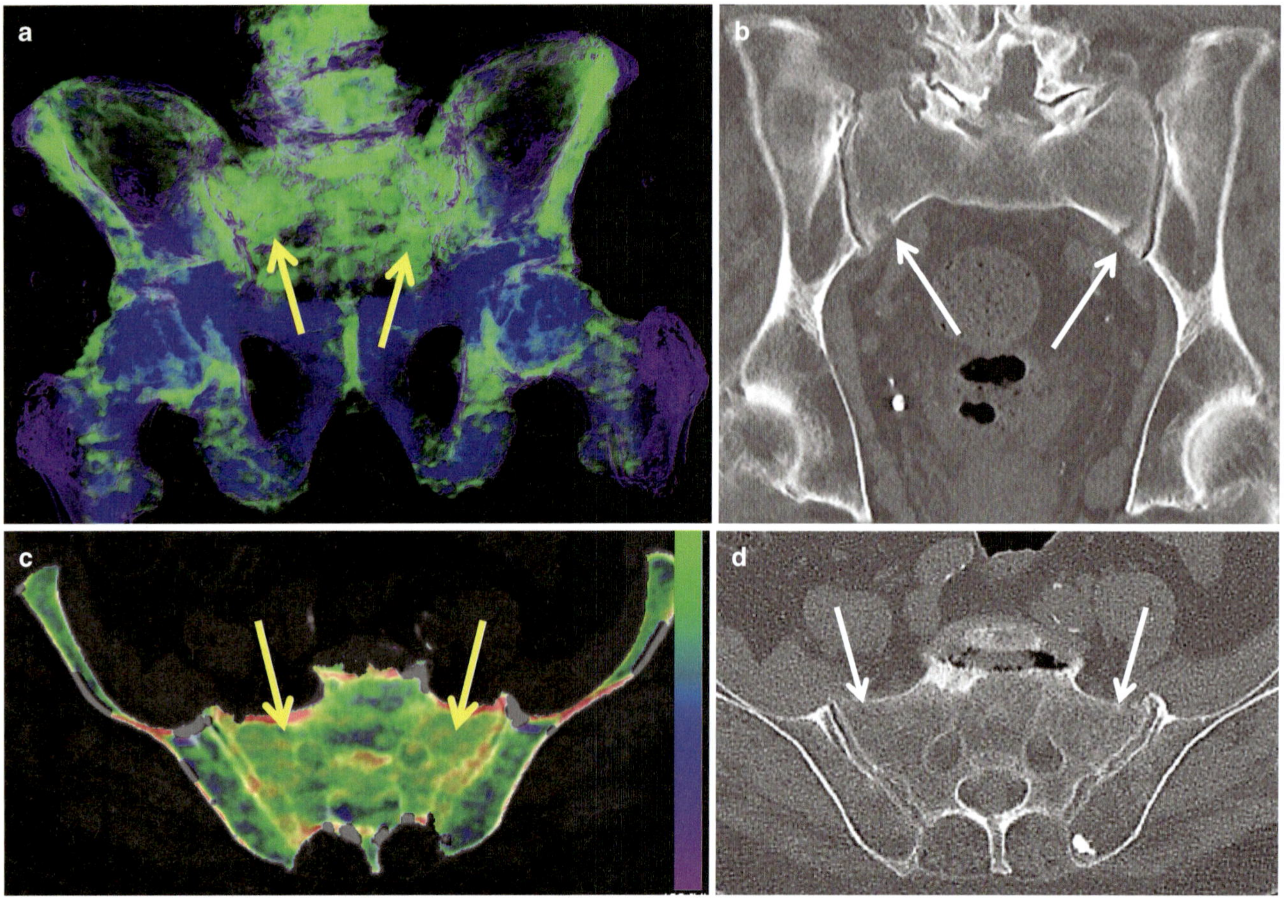

Abb. 13.22 DECT bei Insuffizienzfrakturen. 93-jähriger Patient, anhaltende Kreuzschmerzen nach Gartenarbeit. **a**, **c** Die farbcodierten DECT-Aufnahmen (3D-VRT, virtuelle kalziumfreie Darstellungen) zeigen ödemäquivalente Areale (grün codiert) in beiden Alae ossis sacri (*gelbe Pfeile*). **b**, **d** Die korrespondierenden CT-Schnitte demonstrieren zum einen tatsächliche kortikale Frakturen (*Pfeile*), während der Spongiosaraum (mit Ausnahme der linken Seite in **d**) weitgehend unauffällig zur Darstellung kommt (MRT wegen Herzschrittmachers nicht möglich)

▶ **Merke** Die MRT kann unter bestimmten Bedingungen zur Primärdiagnostik bei Beckentraumen von Kindern und jungen Frauen (Schwangere!) eingesetzt werden. Ansonsten kommt ihr Bedeutung bei Abklärung neurologischer Komplikationen (Plexusschaden) und okkulter Frakturen (z. B. FFP) zu.

13.6.5 Digitale Subtraktionsangiografie (DSA)

Aus dem in Abschn. 13.6.3 Erläuterten ergibt sich, dass die DSA zu rein diagnostischen Zwecken, also zum aktiven Blutungsnachweis, so gut wie nicht mehr zum Einsatz kommt, da dies weitgehend von der kontrastmittelgestützten CT-Angiografie übernommen worden ist (diagnostische Genauigkeit 87–98 % [98]). An dieser Stelle sei aber – nach eigenen Erfahrungen – darauf hingewiesen, dass bei begründeten Verdachts- und in Zweifelsfällen dennoch mithilfe der diagnostischen DSA mitunter noch aktive Blutungen identifiziert werden können, die zuvor in der CT unentdeckt geblieben sind (z. B. falsches CT-Protokoll, temporäres Sistieren der Blutung).

Anhand der im Vorfeld erfolgten CT-Angiografie erfolgt bereits die Interventionsplanung zum Aufsuchen der Blutungsquelle. Das Embolisationsmaterial (Okkluder, Coils, Gelfoam, Polyvinylalkoholpartikel [PVA-Partikel] etc.) variiert je nach Art, Lage und Größe der Gefäßleckage, eventuell zu schonender Gewebe oder Organe und der beabsichtigten Dauer des Verschlusses (temporär vs. permanent; Abb. 13.28) [106]. Gefäßlazerationen größerer Beckengefäße können mittels ummantelter Stents überbrückt und abgedichtet werden; eine große therapeutische Schwierigkeit stellen hingegen venöse Gefäßlazerationen des Beckens dar (große Iliakalvenen, venöse Plexus) [83].

Die Maximalversion einer interventionellen Blutstillung stellt das sog. „REBOA-Manöver“ („resuscitative endovascular balloon occlusion of the aorta“) dar, bei dem über die freigelegte Leiste ein Ballonkatheter in die A. femoralis

Tab. 13.4 Zusammenfassende Darstellung läsionsspezifischer Indikationen für die bildgebende Diagnostik von Beckenfrakturen und deren assoziierten Verletzungen

Organ/Struktur/Region	Verletzung	Diagnostischer Nachweis
Beckentrauma	Beurteilung hinterer Beckenring sowie subtile, nicht dislozierte Frakturen	CT (Röntgen negativ oder unklar): relevantes Trauma bzw. suspekte klinische Symptome
Vorderer Beckenring	Nicht oder nur wenig dislozierte Symphysenruptur	MRT; dynamische Sonografie oder Röntgenfunktionsaufnahmen (Einbeinstand beidseitig)
Hinterer Beckenring	Nicht oder wenig dehiszente ISG-Sprengung	MRT
Knöcherner Beckenring (adult)	fragliche oder inzipiente Fragilitätsfraktur	MRT
Knöcherner Beckenring (pädiatrisch)	knöcherne Verletzung; Avulsionsfraktur; ISG-Sprengung	MRT
Arterielle Beckengefäße, v. a. Iliaca-interna-Stromgebiet	Aktive Blutung	CT-Angiografie (auch Spätphase!); digitale Subtraktionsangiografie (DSA; therapeutisch >> diagnostisch)
Harnblase	Harnblasenruptur	CT (Exkretionsphase); retrograde Harnblasenfüllung
Harnröhre (Männer)	Harnröhrenabriss	Retrograde Urethrozystografie
Rektum; (Dünndarm)	Rektumlazeration; (Hohlorganperforation)	CT (freie extraluminale Luft: extra-/intraperitoneal)
Plexus lumbosacralis und große Nerven; Cauda equina	Plexusschaden (Rhexis, Kompression); Anspießung sakrale Kaudadurchtrennung	MRT (evtl. fortgeschrittene MRT-Techniken); CT (Fraktur/Fragmente im Spinalkanal/in Nervennähe)
Peripelvine Weichteile	Weichteilhämatome, Morel-Lavallée-Läsion, Weichteilemphysem	MRT; Sonografie (v. a. subkutane Kollektionen); CT (Luftnachweis)
Intraperitonealraum	Hämaskos; (Uroperitoneum)	Sonografie (FAST); CT (CT-Angiografie); Harnblasenfüllung
Extraperitonealraum	Hämatom; Urinom	CT (CT-Angiografie); CT-Spätphase; retrograde urologische Darstellung

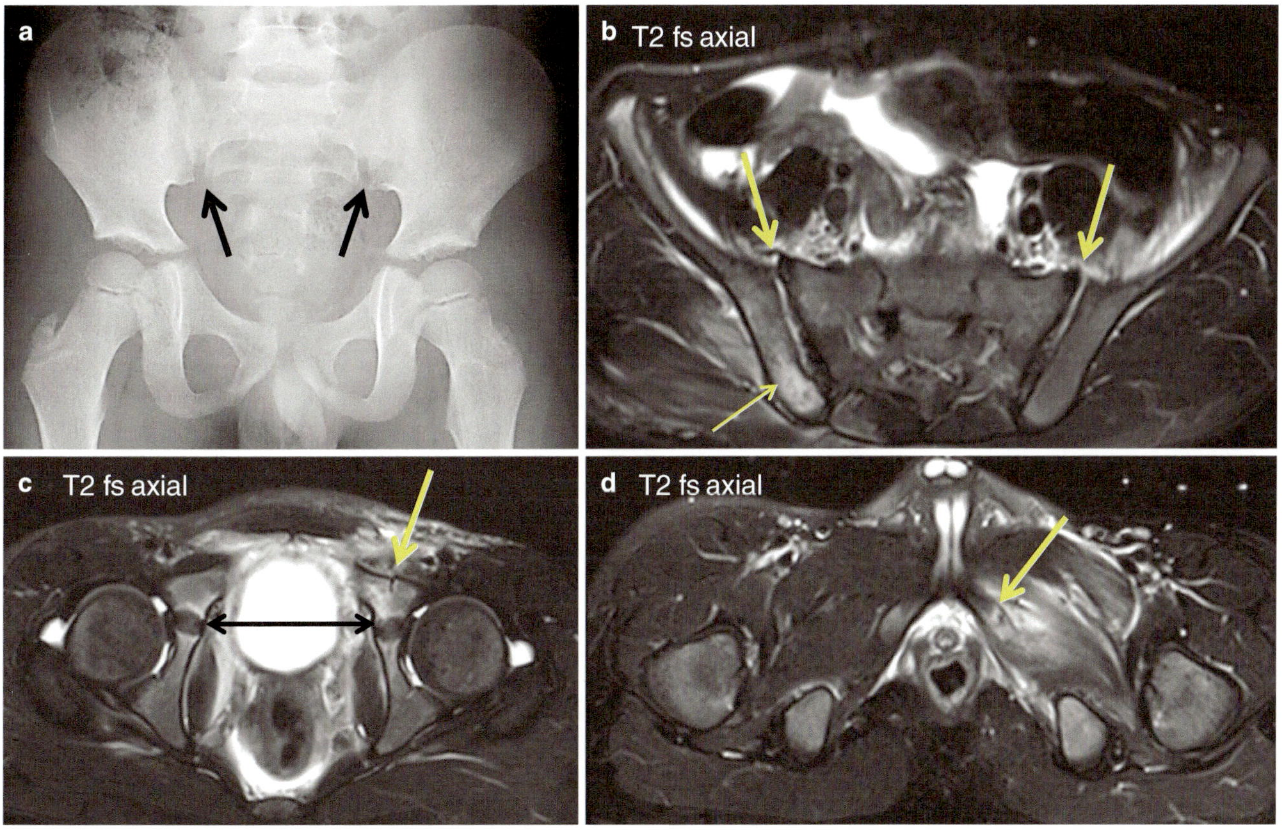

Abb. 13.23 MRT-Diagnostik kindlicher Beckenverletzungen. 14-jähriger Junge, Überrolltrauma. **a** Das Röntgenbild zeigt eine auffällige Weite beider ISG (*Pfeile*; Sprengung?), keine Fraktur erkennbar. **b** Die MRT beweist eine bilaterale ISG-Sprengung (*gelbe Pfeile*) mit Spongiosaödem im rechten dorsalen Ilium (*schmaler gelber Pfeil*). **c**, **d** Zusätzlich Nachweis einer vorderen oberen und unteren Schambeinastfraktur (*gelbe Pfeile*); zu beachten sind die intakten ischiopubischen Synchondrosen (*schwarzer Doppelpfeil*)

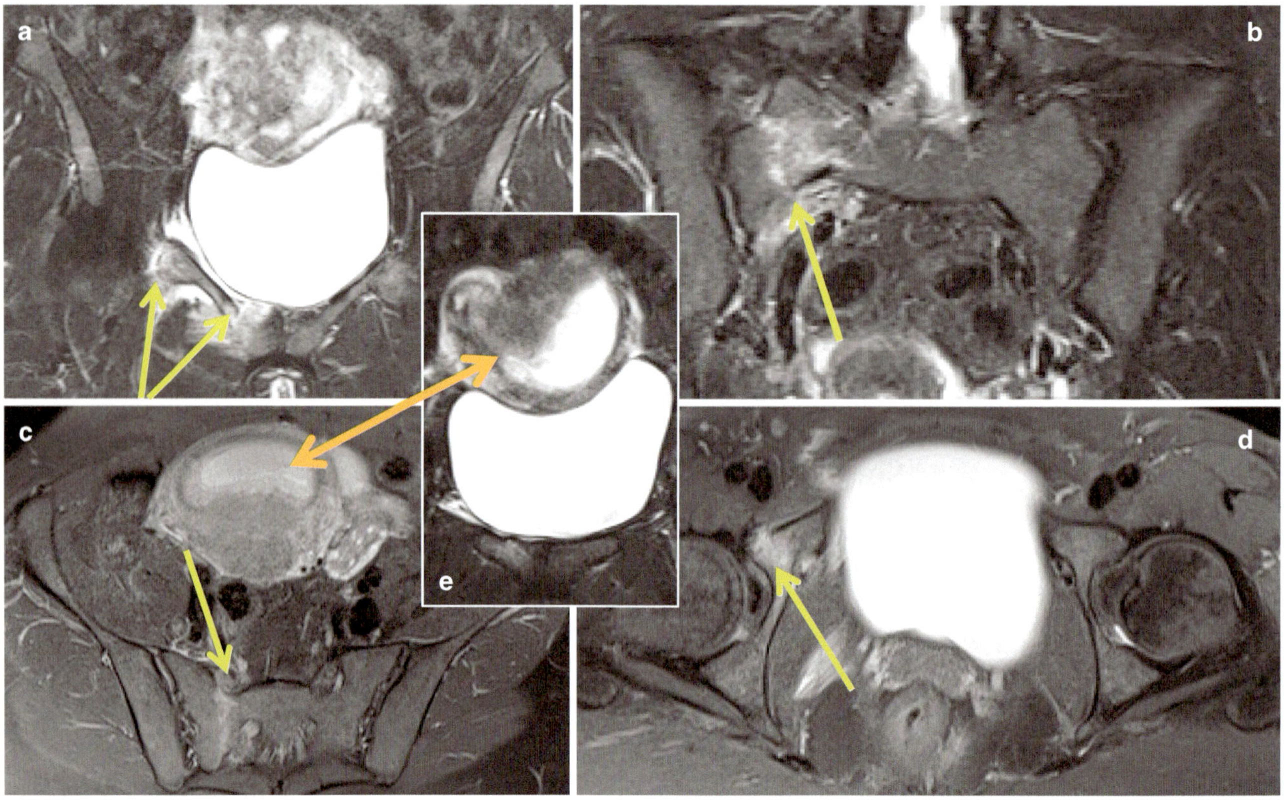

Abb. 13.24 **a–e** MRT-Diagnostik bei Beckentrauma und Schwangerschaft. 37-jährige Frühschwangere (10. Schwangerschaftswoche; oranger Doppelpfeil), als Fußgängerin angefahren worden. Aufgrund der klinisch stabilen Situation ohne Nachweis freier Flüssigkeit (Sonografie), aber deutlichem dorsalem Beckenschmerz erfolgte ausschließlich eine MRT-Diagnostik des Beckens (T2, „turbo inversion recovery magnitude", TIRM): Die gelben Pfeile markieren eine einseitige vordere und hintere Beckenringfraktur Tile B. Auf eine operative Stabilisierung wurde wegen der Frühschwangerschaft bewusst verzichtet

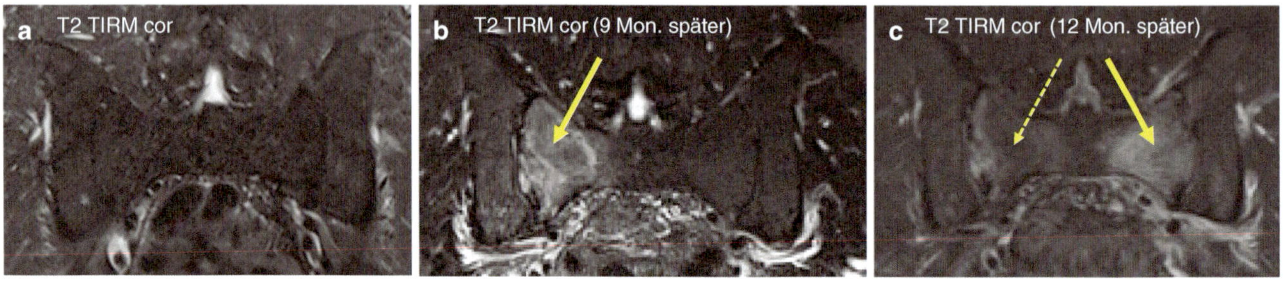

Abb. 13.25 Zeitliche Abfolge sakraler Insuffizienzfrakturen. 43-jähriger Mann mit bekanntem Morbus Crohn, starke Kreuzschmerzen mit Unterbrechungen und wechselnder Lokalisation. **a** Unauffällige Darstellung des hinteren Beckenrings. **b** 9 Monate später zeigt sich eine rechtsseitige Sakruminsuffizienzfraktur (*gelber Pfeil*). **c** Nur weitere 3 Monate später dann auch linksseitige Insuffizienzfraktur (*gelber Pfeil*), während sich das ursprüngliche Frakturödem rechts zurückbildet (*gestrichelter Pfeil*)

communis eingebracht, zumeist blind bis in die infrarenale Aorta vorgeschoben und dann geblockt wird, um die Blutzufuhr bei schwerem Beckentrauma mit massivem Blutverlust bis zur effektiven Blutungskontrolle (z. B. Beckenzwinge) bzw. definitiven chirurgischen Versorgung zu beherrschen [95].

13.6.6 Skelettszintigrafie

Nuklearmedizinische Methoden (Skelettszintigrafie, einschließlich „single-photon emission computed tomography", SPECT) spielen in der akuten Beckenfrakturdiagnostik keine Rolle. Sie besitzen ihren Stellenwert allerdings bei der Diag-

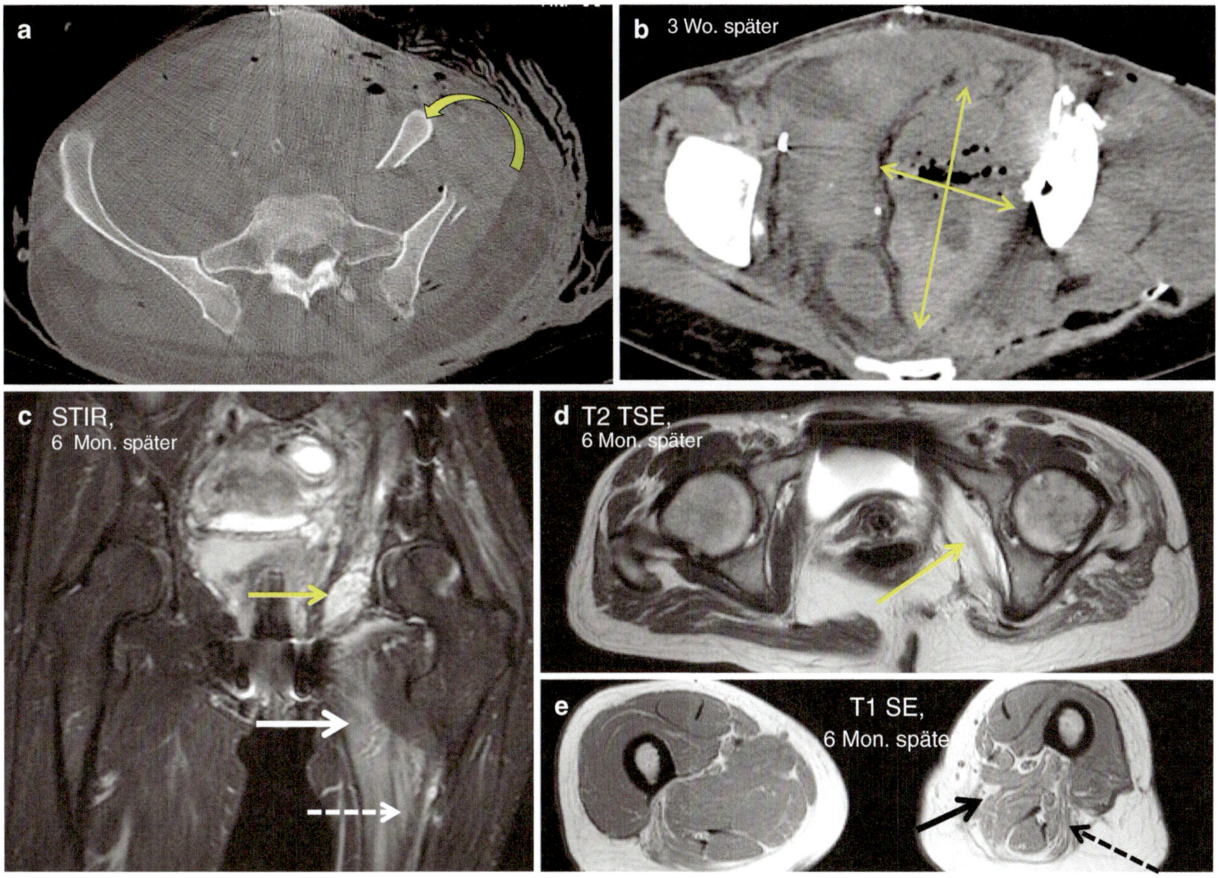

Abb. 13.26 Posttraumatische Plexus-/Nervenläsion. 38-jährige Fußgängerin, von LKW angefahren. **a** massive Beckenverletzung mit Frakturdislokation (*gebogener Pfeil*), Notfalllaparotomie wegen intraabdominalem Kompartmentsyndroms und liegendem Beckenfixateur. **b** Entwicklung eines infizierten Beckenwandhämatoms (*Doppelpfeile*). **c–e** Nach einem ½ Jahr zeigen sich posttraumatische Denervierungsschäden (*alle Pfeile*) unterschiedlicher Stadien, die den M. obturatorius internus (*gelbe Pfeile*; Plexus sacralis), die Adduktorengruppe (*dicker weißer/schwarzer Pfeil*; N. obturatorius) und die ischiokrurale Muskelgruppe (*gestrichelter weißer/schwarzer Pfeil*; N. ischiadicus) betreffen

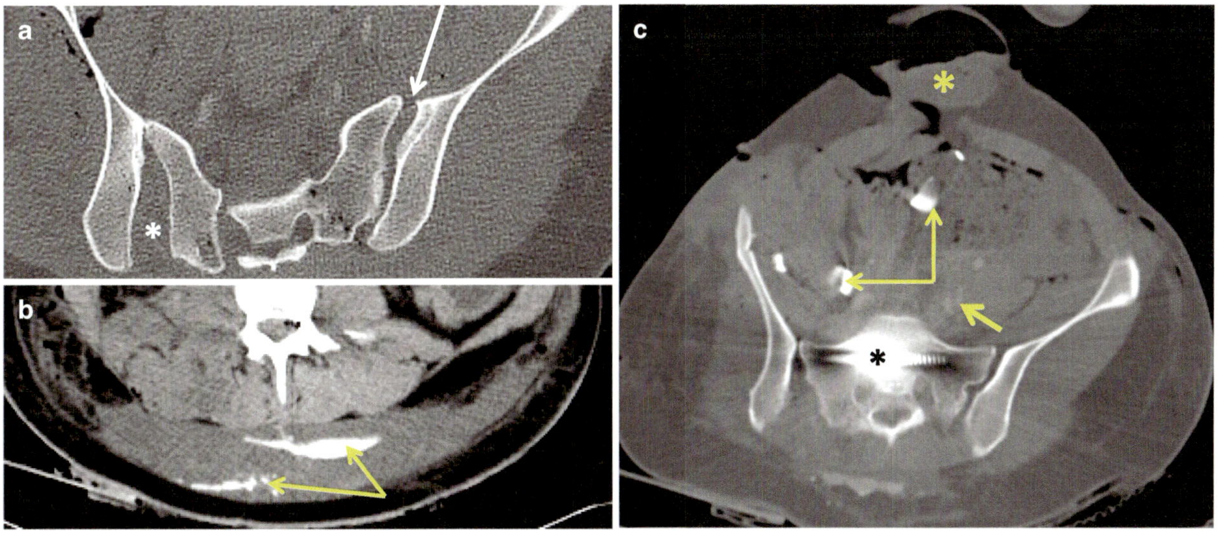

Abb. 13.27 Weichteilblutung (Morel-Lavallée-Läsion) und abdominales Packing. 20-jährige Patientin, schwerer Verkehrsunfall (Frontalzusammenstoß mit Fahrerejektion). **a** Völlig instabile Beckenfraktur mit Sprengung beider ISG-Fugen (*Stern*, *Pfeil*). **b** Ausgedehntes Decollement mit aktiver Morel-Lavallée-Blutung (*gelbe Pfeile*). **c** Nach initialer Notfalllaparotomie wegen hämorrhagischen Schocks mit intraperitonealem Packing (*gelbe Pfeile*), Belassung einer operativen Laparoschisis wegen eines abdominellen Kompartmentsyndroms (*gelber Stern*) und situativer transiliosakraler Verschraubung des hinteren Beckenrings (*schwarzer Stern*) verstarb die Patientin im hämorrhagischen Schock; venöse Blutung (*kurzer gelber Pfeil* in **c**)

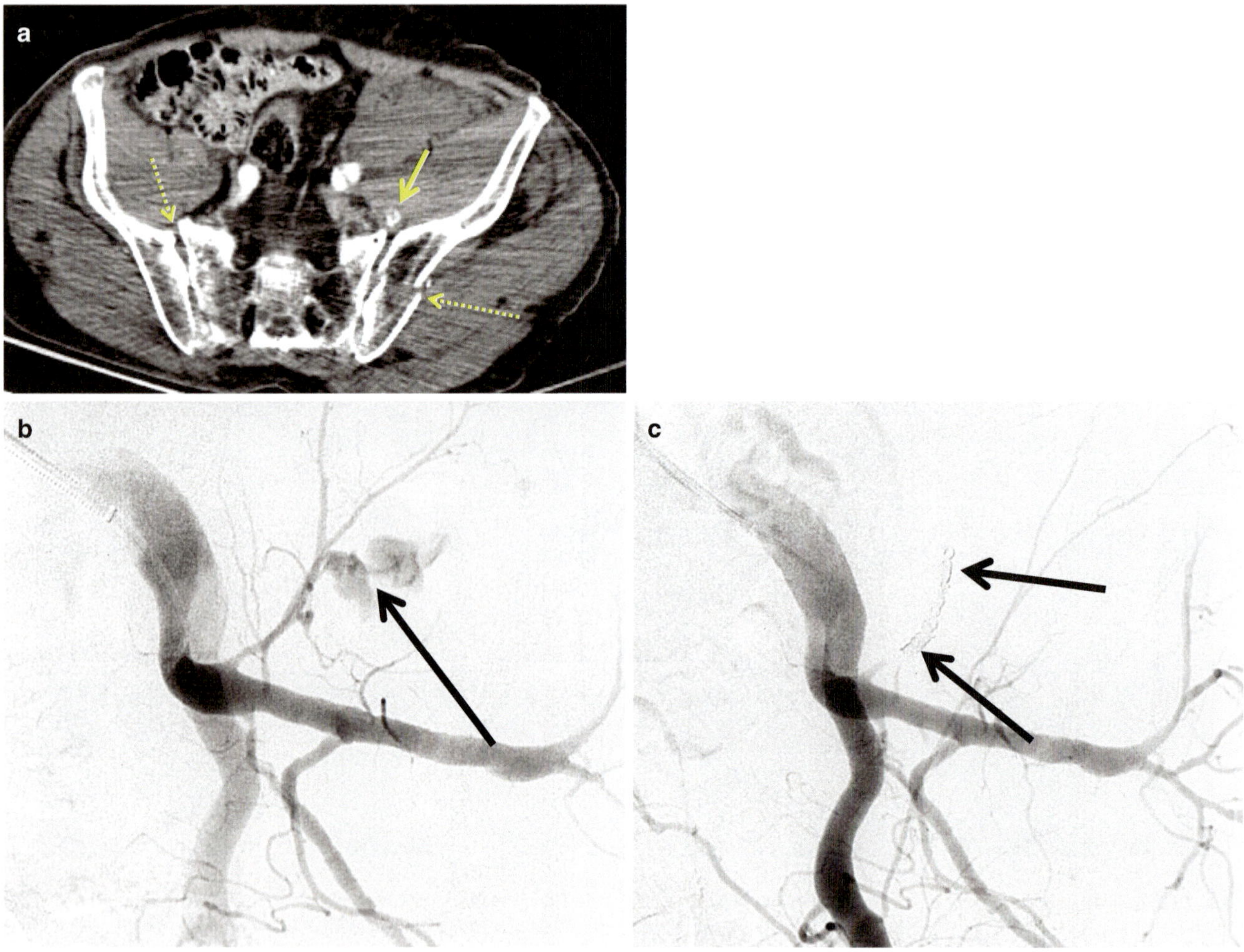

Abb. 13.28 Interventionelle Okklusion einer aktiven Blutung. 77-jähriger Mann, Sturz von der Leiter. **a** Die Schockraum-CT-Aufnahme mit Kontrasmittel zeigt ausschnittsweise die instabile Beckenringfraktur (*gestrichelte Pfeile*), v. a. aber die aktive Blutung vor dem linken ISG (*kurzer gelber Pfeil*). **b** DSA: aktive Blutung aus der A. iliolumbalis (*Pfeil*). **c** DSA-Kontrolle nach Coil-Ausschaltung der Blutung (*Pfeile*)

nostik okkulter Beckenringfrakturen, insbesondere bei multifokalen FFP [93] bei jenen Patienten, die z. B. wegen bestehender Kontraindikationen in der MRT nicht weiter abgeklärt werden können (Abschn. 13.8). Hierfür sind die skelettszintigrafischen Methoden sehr sensitiv, aber nur wenig spezifisch.

13.6.7 Übersicht über die diagnostische Modalitätenwahl beim Beckentrauma

Tab. 13.5 gibt abschließend nochmals einen zusammenfassenden Überblick über eine gezielte diagnostische Modalitätenwahl beim Beckentrauma.

13.7 Beckentraumaassoziierte Organläsionen

13.7.1 Vaskuläre Verletzungen

Traumatische Blutungskomplikationen infolge vaskulärer Verletzungen erfordern den Einsatz (mehrphasiger) CT-Angiografie zum Nachweis einer aktiven Blutung (Kontrastmittelextravasation) und zur Abschätzung, inwieweit diese zu einem bedrohlichen Risiko des Patienten (hämorrhagischer Schock) werden kann [1, 37]. Neben der Bolus-Tracking-Methode zur Ermittlung des Startzeitpunkts der CT-Angiografie, kann unter Standardbedingungen (Schockraumszenario) beispielsweise ein routinemäßiger

Tab. 13.5 Kompilierende Darstellung methodenspezifischer Indikationen in der bildgebenden Diagnostik von Beckenfrakturen und assoziierten Verletzungen

Modalität	Vorteile	Nachteile	Empfehlungen
Projektionsradiografie	Sofort verfügbar, rasche Durchführung; Erkennung dislozierter und instabiler Frakturen	Diagnostisch unzulängliche, niedrige Fraktursensitivität, v. a. am hinteren Beckenring	vertretbar bei Minor- oder Bagatelltraumen (Cave: Kinder!); als Erstdiagnostik bei hämodynamisch instabilen Patienten
CT	Exzellente Frakturdarstellung und Darstellung assoziierter pelviner Organverletzungen; Gefäßdarstellung (CT-Angiografie): aktive Blutung?	Strahlenbelastung (v. a. Mehrphasen-CT); schlechte Plexusdarstellung und Insuffizienzfrakturerkennung	Diagnostikum der 1. Wahl bei relevantem Trauma bzw. Symptomatik; bei Kindern/jungen Frauen: MRT zu erwägen
MRT	Hervorragende Weichteilbeurteilung; Plexusbeurteilung inklusive sakraler Wurzeln und Sakralkanal; iliosakrale und symphyseale Bänder, Knochenmarködem (Insuffizienzfrakturen)	Eingeschränkte Verfügbarkeit; Bedingung: kreislaufstabiler Patient; kritisch: Metallimplantate (H-TEP, Elektronik); keine direkte Knochendarstellung	Prolongierte bzw. progrediente FFP; bei posttraumatischem neurologischem Defizit; osteoligamentäre/symphyseale Zerreißung; Kinder/junge Frauen!
Sonografie	Rasch verfügbar (FAST-Prinzip); sichere Detektion freier Flüssigkeit; peripelvine Weichteilbeurteilung; Apophysen- und Symphysenverletzungen beurteilbar	Abhängig von der Erfahrung des Untersuchers; Frakturmorphologie nicht beurteilbar	Im Schockraum: FAST und Harnblasenfüllung?; bei Kindern: Apophyenbeurteilung; postpartal: Symphyseninstabilität?
Angiografie (DSA)	Blutungsnachweis mit direkter Interventionsmöglichkeit (transarterielle Embolisation, Okklusion, Gefäßstent) bei aktiver Blutung	Anspruchsvolle Logistik (Interventionalist rasch einsatzbereit vor Ort?); Frakturblutungen bei instabilem Becken nicht okkludierbar; venöse Blutungen problematisch	Rasche und großzügige Indikation bei nachgewiesener oder suspizierter aktiver Blutung; Beckenkompression bei instabiler Fraktur
Skelettszintigrafie	Sensitiver Frakturnachweis inzipienter oder okkulter (polytoper) Beckenfrakturen (FFP)	Keine Indikation in der Akutdiagnostik; eingeschränkte topografische Frakturzuordnung (außer SPECT)	Gute Suchmodalität bei vermuteten multifokalen Insuffizienzfrakturen im und außerhalb des Beckens

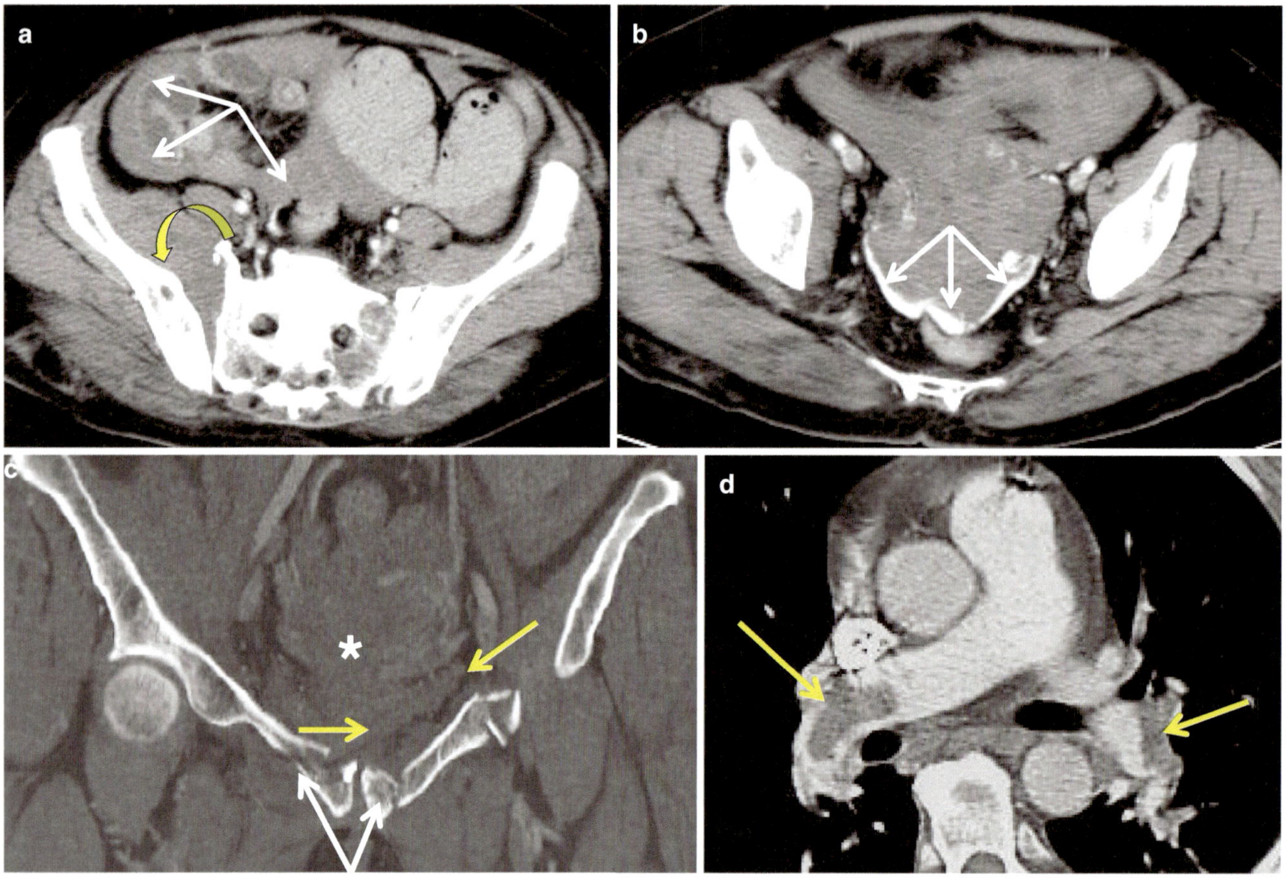

Abb. 13.29 Hämaskos und Harnblasenruptur. 45-jährige Frau, als Beifahrerin eingeklemmt. **a** Rechtsseitige ISG-Sprengung (*gebogener Pfeil*) mit Hämoperitoneum (*Pfeile*). **b** Hämaskos im kleinen Becken mit Kontrastmittelsedimentation (*Pfeile*). **c** Vordere Beckenringfraktur (*Pfeile*) mit Hämaskos (*Stern*), aber auffällig leerer Harnblase (*gelbe Pfeile*). Die offene Laparotomie bestätigte sowohl eine aktive mesenteriale Blutung als auch eine Harnblasenruptur! **d** 7. Tag post eventum: fulminante Lungenarterienembolie (*gelbe Pfeile*)

CT-Start ca. 30 s nach maschineller Kontrasmittelgabe für die arterielle Phase (ca. 100 ml einer 300–350 mg Jod/ml enthaltenden Kontrastmittellösung mit einer Injektionsgeschwindigkeit von 4–5 ml/s) gewählt werden, um dann eine portalvenöse Phase nach ca. 70 s anzuschließen. Lässt sich zu diesem Zeitpunkt eine aktive Blutung noch nicht ausschließen (visuelle Beurteilung am Befundungsmonitor), so sollte eine Spätphase nach etwa 5 min über den suspekten pelvinen Bereich gefahren werden (evtl. in Niedrigdosistechnik; Abb. 13.29) [49, 89].

Zeichen einer aktiven Blutung sind folgende [19]:

- Größenzunahme des Kontrastmittelextravasats über die Zeit (sog. Kontrastmittel-Pooling)
- Hohe (>100 HE) und konstant hohe Dichte des Kontrastmittelextravasats (im Vergleich zum Dichteabfall in der benachbarten Arterie über die Zeit)
- Kontrastmittelflüssigkeitsspiegel im Hämatom

Fallstricke können Weichteilverkalkungen bzw. kleine Knochenfragmente sein, die mit Kontrastmittelaustritten verwechselt werden können, sowie eine schlechte Visualisierbarkeit infolge Artefaktbildungen bei (beidseitiger) Hüfttotalendoprothese [101].

Weiter ist die Tatsache wichtig, dass akute Blutungen vorübergehend sistieren und damit dem Direktnachweis in der CT-Angiografie entgehen können (Gefäßspasmus, Intima-Flap infolge Dissektion, schockbedingter niedriger arterieller Systemdruck etc.). Das sog. „sentinel clot sign", d. h. ein Hämatomanteil mit hoher nativer Dichte (>50 HE) und inhomogener Struktur in der Nähe der Blutungsquelle, spricht in solchen Fällen für eine stattgehabte frische Blutung; verzögerte Kontrastmittel-CT-Phasen sind sinnvoll, um ggf. noch ein Kontrastmittel-Pooling zu zeigen. Ein Hämatomvolumen von über 400 ml wurde als Cut-off-Wert für die Durchführung einer transarteriellen Embolisation gefunden [108].

Typische Lokalisationen arterieller Beckengefäßverletzungen stellen die Äste der A. iliaca interna sowie die A. glutea superior, A. iliolumbalis und A. sacralis lateralis, aber auch A. obturatoria, seltener die A. pudenda interna und die A. glutea inferior dar (Abb. 13.30).

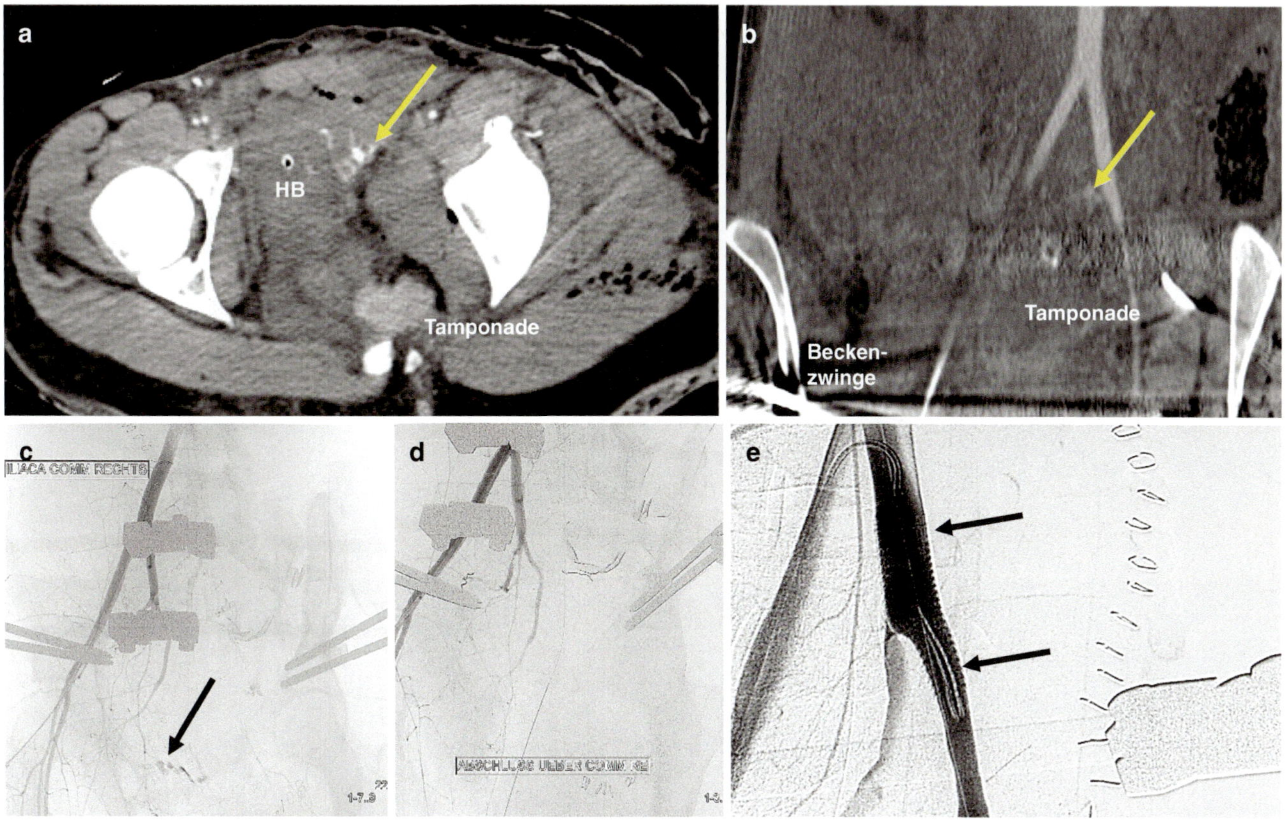

Abb. 13.30 Interventionelle Blutungskontrolle. 38-jährige Patientin, Verkehrsunfall, als Beifahrerin eingeklemmt, hämorrhagischer Schock bei liegender Beckenzwinge. **a**, **b** Beide CT-Angiografien zeigen jeweils aktive arterielle Blutungen aus der A. pudenda interna (*Pfeil* in **a**) und aus der linken A. iliaca communis (*Pfeil* in **b**). **c**, **d** Die Pudendablutung (*Pfeil* in **c**) wurde mittels Coils gestoppt (**d**). **e** Die Gefaßwandleckage der A. iliaca communis wurde mittels Hämobahn überstentet (*Pfeile* in **e**)

Diagnostisch weitaus schwieriger ist die Detektion venöser Blutungen sowohl aus den mächtigen venösen Beckenplexus als auch aus den großen iliakalen Venen, für die in der Regel multiphasische CT-Akquisitionen benötigt werden (Abb. 13.31).

Die profusen Markraumblutungen aus den großen Beckenfrakturflächen sollten wegen ihrer hämodynamischen Wirksamkeit sicher diagnostiziert werden, sofern sie nicht bereits durch eine wirksame externe Kompression (Beckenzwinge, Beckengurt) beherrscht wurden (Abb. 13.32).

Zu den genannten traumatischen Blutungskomplikationen existieren lesenswerte aktuelle Übersichtsarbeiten: Hamilton et al. (Arterienverletzungen) [38], Raninga et al. (u. a. venöse Blutungen) [78] sowie Vaidya et al. (Therapieoptionen) [102].

13.7.2 Urogenitale Läsionen

Urogenitale Läsionen, v. a. die traumatischen Harnröhrenverletzungen des Mannes (in ca. 5 % der Fälle) und die Harnblasenrupturen (ca. 10 %) [77], sind schon allein aufgrund der Tatsache, dass sie in bis zu 50 % übersehen werden, problematisch [5, 9].

Sofern es die klinische Situation erlaubt, sollten schwer Beckenverletzte im Rahmen der initialen Schockraum-CT-Abklärung eine zusätzliche exkretorische Kontrastmittelphase des Beckens erhalten, um suspekte paravesikale Kontrastmittelextravasationen zu detektieren. Für die Diagnostik urethraler Verletzungen bietet sich die retrograde Urethrozystografie an (Abb. 13.33), die typischerweise einen pathologisches Kontrastmittelaustritt am prostatikomembranösen oder direkt submembranösen Urethraabschnitt zeigen würde [15, 20].

Ein Uroperitoneum bzw. Uroretroperitoneum als indirekte Zeichen einer Verletzung der harnableitenden Wege ist nach eigener Erfahrung wegen der viel häufigeren gleichzeitigen Hämorrhagien in diesem Bereich wenig spezifisch, sollte aber die Wachsamkeit gegenüber möglichen urologischen Komplikationen bei entsprechendem Trauma- bzw. Verletzungsmechanismus erhöhen (Abb. 13.34) [76].

Während bei Frauen vaginale und uterine Verletzungen entweder bei schwersten Beckenzertrümmerungen oder bei perinealen Pfählungsverletzungen anzutreffen sind, kommen beim Mann skrotale bzw. testikuläre Verletzungen zumeist im Rahmen von Sport- oder Zweiradunfällen (Fahrrad, Motorrad) vor und sind – wegen ihrer exponierten Lage – der sonografischen Evaluation gut zugänglich.

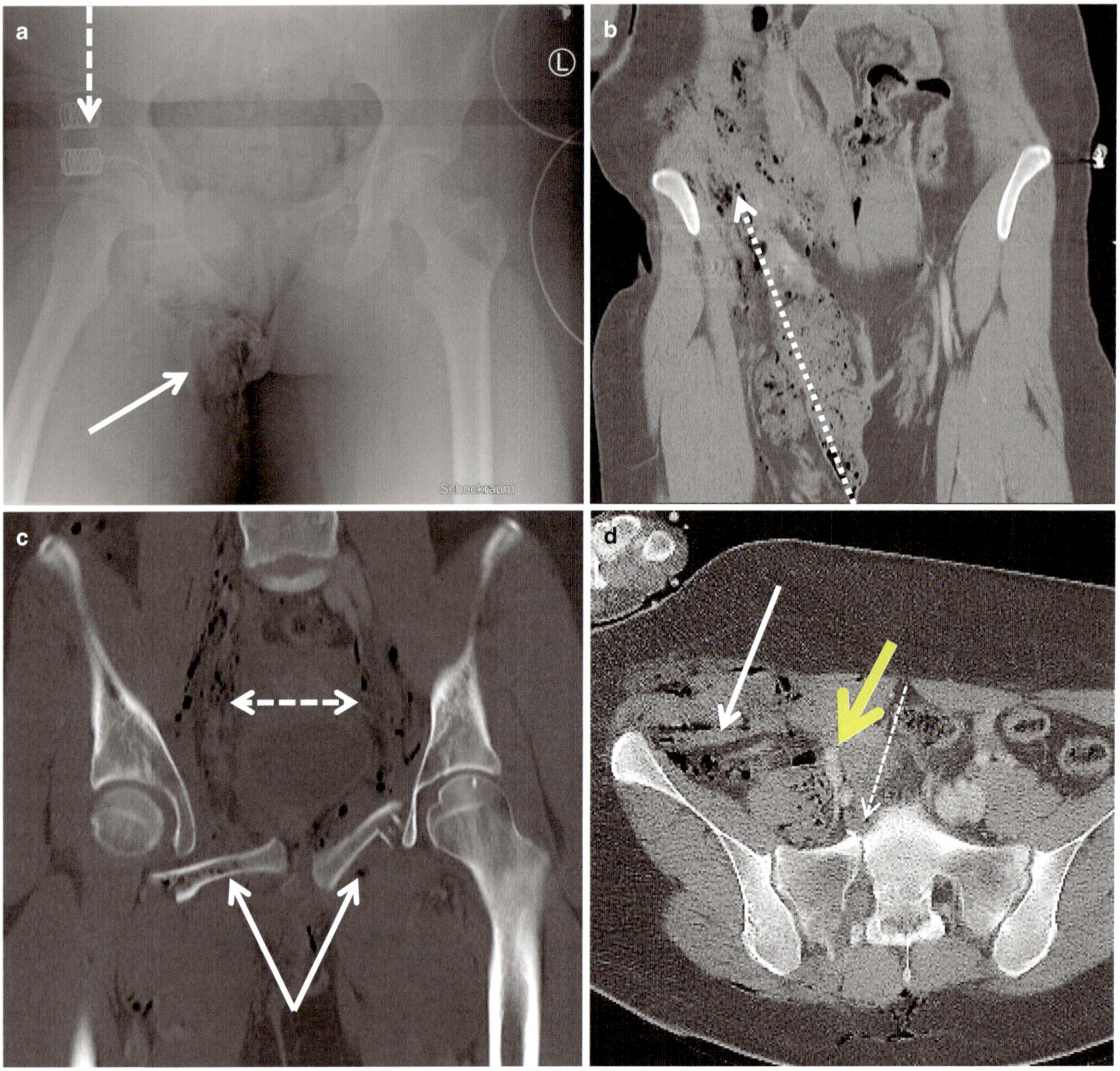

Abb. 13.31 Venöse Blutung. 19-jährige junge Frau: Pfählungsverletzung bei Motorradunfall. **a** Initiale Beckenübersicht mit angelegtem Beckengurt (*gestrichelter Pfeil*) zeigt pathologische Lufteinschlüsse an der proximalen Oberschenkelinnenseite (*Pfeil*). **b** Die CT-Aufnahme zeigt den gesamten Pfählungsverlauf bis ins Retroperitoneum rechts (*gestrichelter Pfeil*). **c** Bilaterale Stückfraktur des vorderen Beckenrings (*Pfeile*) mit retroperitonealer freier Luft (*Doppelpfeil*). **d** Freie Luft im rechten Retroperitoneum (*Pfeil*) mit transforaminaler Sakrumlängsfraktur (*gestrichelter Pfeil*) und iliakaler venöser Gefäßverletzung (*kurzer dicker Pfeil*). Diese Blutung wurde allerdings erst im weiteren zeitlichen Verlauf und später operativ als aktive venöse Blutung identifiziert!

13.7.3 Rektumlazerationen

Rektumlazerationen, oft mit perinealen Zerreißungen, sind zwar selten, stellen aber schwere und schwerste Formen komplexer Beckentraumata dar, die infolge inhärenter Infektionen eine hohe Morbidität und Mortalität aufweisen [32, 82]. Sofern die Wucht der Verletzung ausreichte, Luft durch die zerrissene Rektumwand zu drücken, wird man diese in der CT extraluminal (extra- oder auch intraperitoneal) als verlässliches diagnostisches Zeichen detektieren können (Abb. 13.35) [107]. Die rektale Kontrastmittelfüllung wird im akuten Traumasetting kaum je angewandt, es sei denn, es wird in der postprimären Phase explizit nach einer rektosigmoidalen Läsion gefahndet.

Weitere seltene Komplikationen bei Beckenringfrakturen (z. B. Darmentrapments, Dünndarmperforationen) haben Zong et al. beschrieben [111].

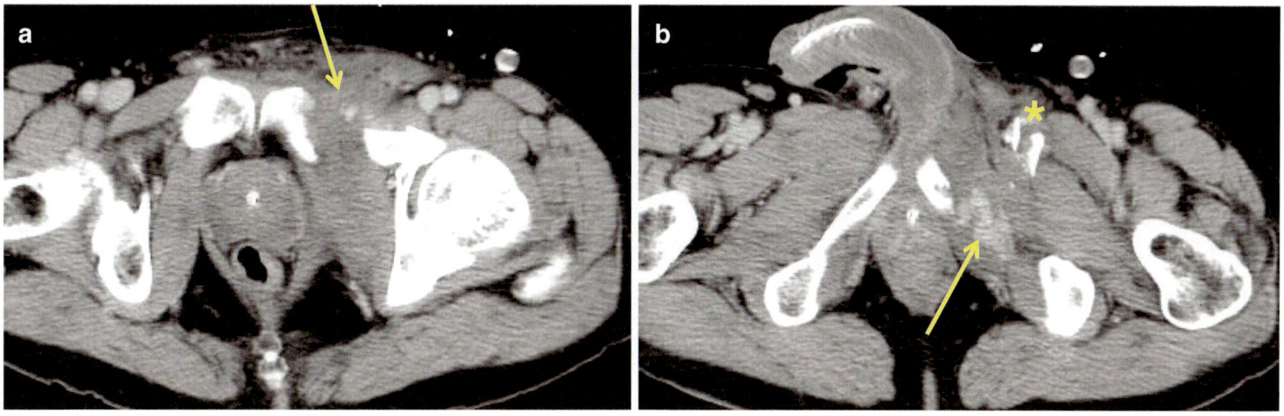

Abb. 13.32 Frakturspaltblutung. 51-jähriger Mann, Fahrradsturz, vordere Beckenringfraktur links. **a**, **b** Aktiver Kontrastmittelaustritt (*gelbe Pfeile*), vereinbar mit einer Frakturspaltblutung, zusätzlich auch Verletzung der linken Peniswurzel möglich. *Stern:* dislozierte Fragmente

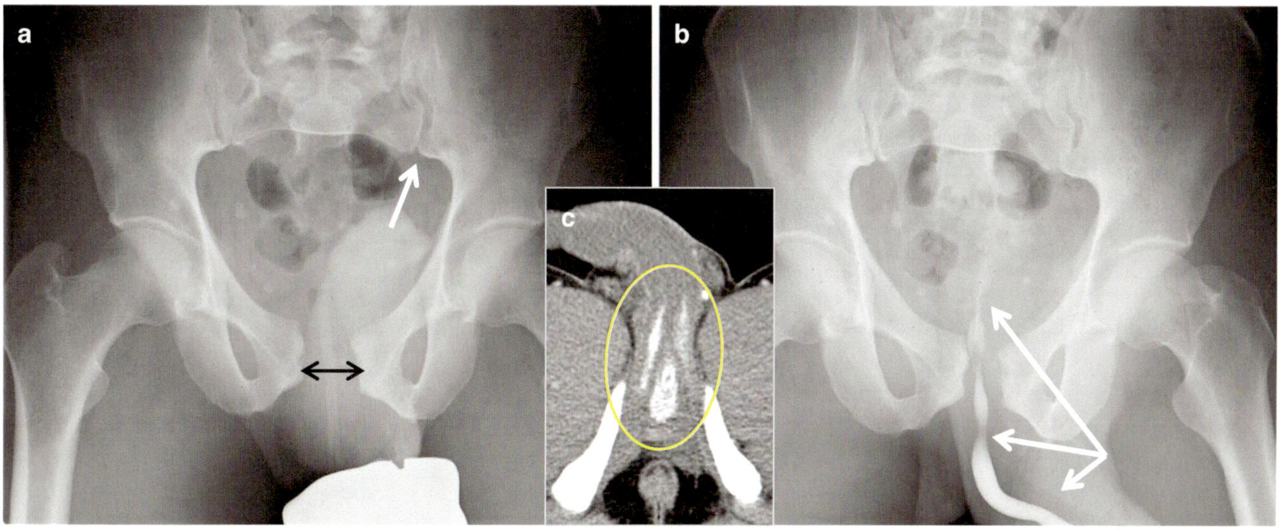

Abb. 13.33 Retrograde Urethrozystografie. 40-jähriger Mann, Motorradunfall. **a** Typische Open-Book-Verletzung (*Doppelpfeil*) mit Sprengung des linken ISG (*Pfeil*): APC-II-Verletzung. Klinisch wurde eine Harnröhrenverletzung vermutet. **b** Das anschließend durchgeführte Urethrozystogramm (retrograde Kontrastmitteleinspritzung in die männliche Urethra) zeigte jedoch eine regelrechte Urethrapassage bis zur Harnblase und damit keine Harnröhrenruptur (*Pfeile*). **c** Kontrastmittel-CT-Schicht: Die Schwellkörper und das Corpus cavernosum urethrae zeigen eine Hyperämie (Kontrastmittelenhancement; *gelbes Oval*), das nicht mit einem Rupturgeschehen verwechselt werden sollte

13.7.4 Weitere Verletzungen

Nicht zuletzt sollte bei schweren Beckentraumen auch an fortgeleitete Verletzungen weiter entfernt liegender Körperregionen gedacht werden. Ein typisches Beispiel hierfür wäre die koinzidentielle **Zwerchfellruptur** (zumeist linksseitig) infolge der traumabedingten, rasanten intraabdominellen Druckerhöhung bei schwerer Beckenkompression, anzuführen (s. dazu auch Abb. 13.21).

13.8 Pelvine Fragilitätsfrakturen (FFP) und ihre diagnostischen Besonderheiten

Die bildgebende Diagnostik besteht bei FFP zunächst in einer a.-p. Standardbeckenübersicht. Mit der Projektionsradiografie lassen sich verschobene vordere Beckenringfrakturen sicher erkennen, subtile, unverschobene Frakturen in diesem Bereich bereiten hingegen diagnostische Schwierigkeiten. Der hintere Beckenring entgeht jedoch

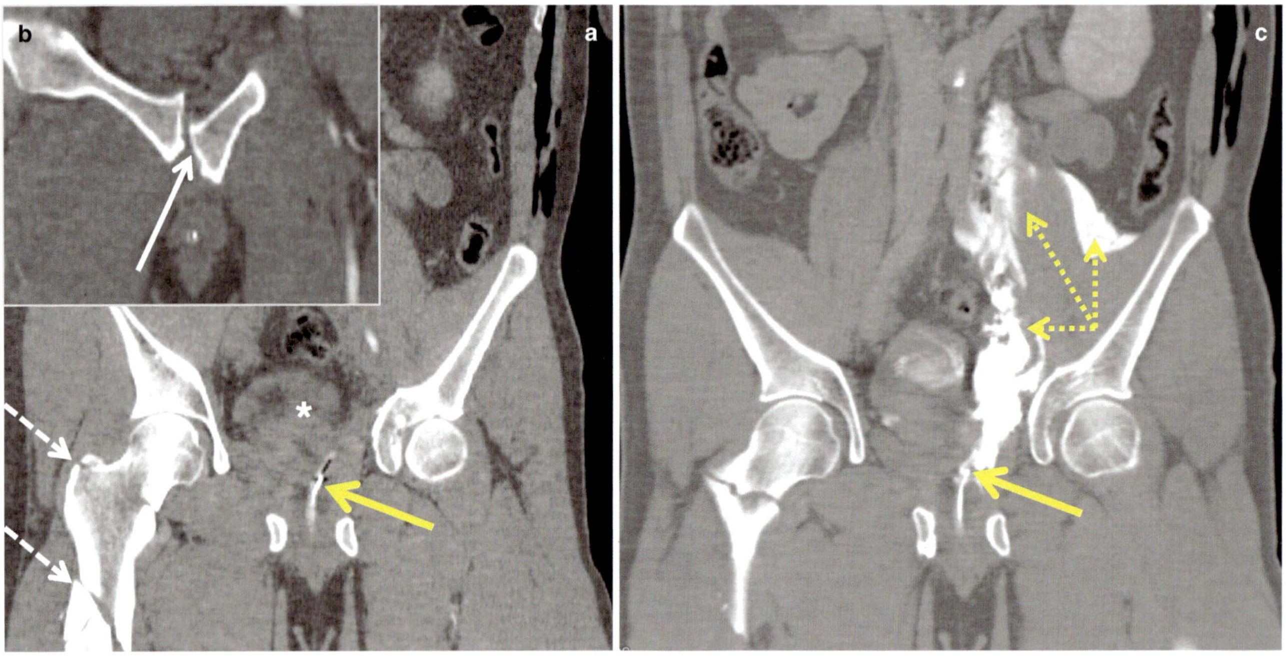

Abb. 13.34 Harnröhrenabriss. 48-jähriger Mann, Traktorunfall. **a** Vordere Beckenringfraktur (**b**) und proximale Femurfrakturen (*gestrichelte Pfeile*); der eingelegte Harnblasenkatheter (*gelber Pfeil*) weicht nach links ab (*Stern:* Harnblase). **c** Die retrograde Anspritzung über den Katheter (*gelber Pfeil*) zeigt eine vollständige retroperitoneale Paravasation (*gestrichelte gelbe Pfeile*): Urethraabriss an der prostatikomembranösen Verbindungsstelle

nahezu vollständig der diagnostischen Beurteilbarkeit solcher Frakturen (bis zu 80 % der Frakturen des hinteren Beckenrings werden übersehen; [78, 100]), weswegen sich in der Regel eine CT-Diagnostik anschließen sollte, was dann zumeist zu einem „Upgrading" der Fraktureinstufung führt (Abb. 13.36) [8, 51].

Die MRT hat eine deutlich höhere diagnostische Sensitivität bei okkulten Insuffizienzfrakturen des Beckenrings (Abb. 13.37) [52, 69], insbesondere im Nachweis spongiöser Frakturen in den trabekelverarmten Arealen des Sakrums (sog. „alar voids" [81]; Abb. 13.38): Eine aktuelle Studie konnte einen Informationszugewinn in 29 % der Fälle hinsichtlich der Frakturstratifizierung gegenüber der CT zeigen und in 75 % einen Zugewinn hinsichtlich aller Informationen (Weichteile, Gefäße, Knochenmarködem); bei 18 % der Patienten hätte sich dadurch eine Therapieänderung ergeben [36].

Ein besonderes Problem der FFP stellt deren Frakturprogredienz über die Zeit dar, in deren Verlauf es unter konservativer Therapie sowohl zur Fragmentdislokation als auch zum Auftreten neuer Frakturen ohne erneutes Trauma kommt bzw. kommen kann (Abb. 13.39) [80]. Erstaunlich ist dabei, dass die Frakturprogredienz am häufigsten bei den FFP-Typ-I-Frakturen auftritt und dass insbesondere bei Patientinnen mit prolongiertem Schmerz oder weiter bestehender Mobilitätseinschränkung die wiederholte CT-Untersuchung in 39,2 % der Fälle eine Frakturprogression zeigt [87]. Eine häufig zu beobachtende Frakturprogression erstreckt sich dabei beginnend beim FFP-Typ Ia über den FFP-Typ IIb oder IIc zum FFP-Typ IIIc, um schließlich und möglicherweise sogar in einen FFP-Typ IVb überzugehen. In einer aktuellen Studie konnte gezeigt werden, dass die Frakturtypen FFP IIb und FFP IVb mit jeweils 35 % am häufigsten vorkamen [87]. Dabei gilt die H-Form der Sakrumfraktur als pathognomonisch für die pelvinen Fragilitätsfrakturen. Zudem gibt es auch ungewöhnliche bzw. unerwartete Lokalisationen pelviner Insuffizienzfrakturen (z. B. Beckenschaufel), die dann mitunter Anlass zu differenzialdiagnostischen Überlegungen sein können (z. B. tumoröse Manifestation; Abb. 13.40).

Das Ausmaß der Frakturdislokation ist dabei oftmals nur gering, was insbesondere für die Fragilitätsfrakturen des hinteren Beckenrings zutrifft. Dies hängt mit der erhaltenen kräftigen Bandstrukturen des hinteren Beckenrings zusammen, die Fragmentdislokationen weitgehend verhindern.

Schließlich gewinnen knochenszintigrafische Untersuchungstechniken, einschließlich SPECT, bei der FFP-Detektion an Bedeutung, weil reparative Knochenumbauprozesse (und damit auch die szintigrafisch nachweisbare Osteoblastenaktivität) bereits sehr früh im Insuffizienzfrakturgeschehen einsetzen [92]. Damit sind diese Radionuklidmethoden nicht nur sehr sensitiv, sondern ermöglichen auch die Erkennung multifokaler Insuffizienzfrakturen innerhalb und außerhalb des knöchernen Beckens [3]. Zudem ist in dieser Hinsicht die Szintigrafie immer dann ein wertvoller diagnostischer „Knotenlöser", wenn eine MRT

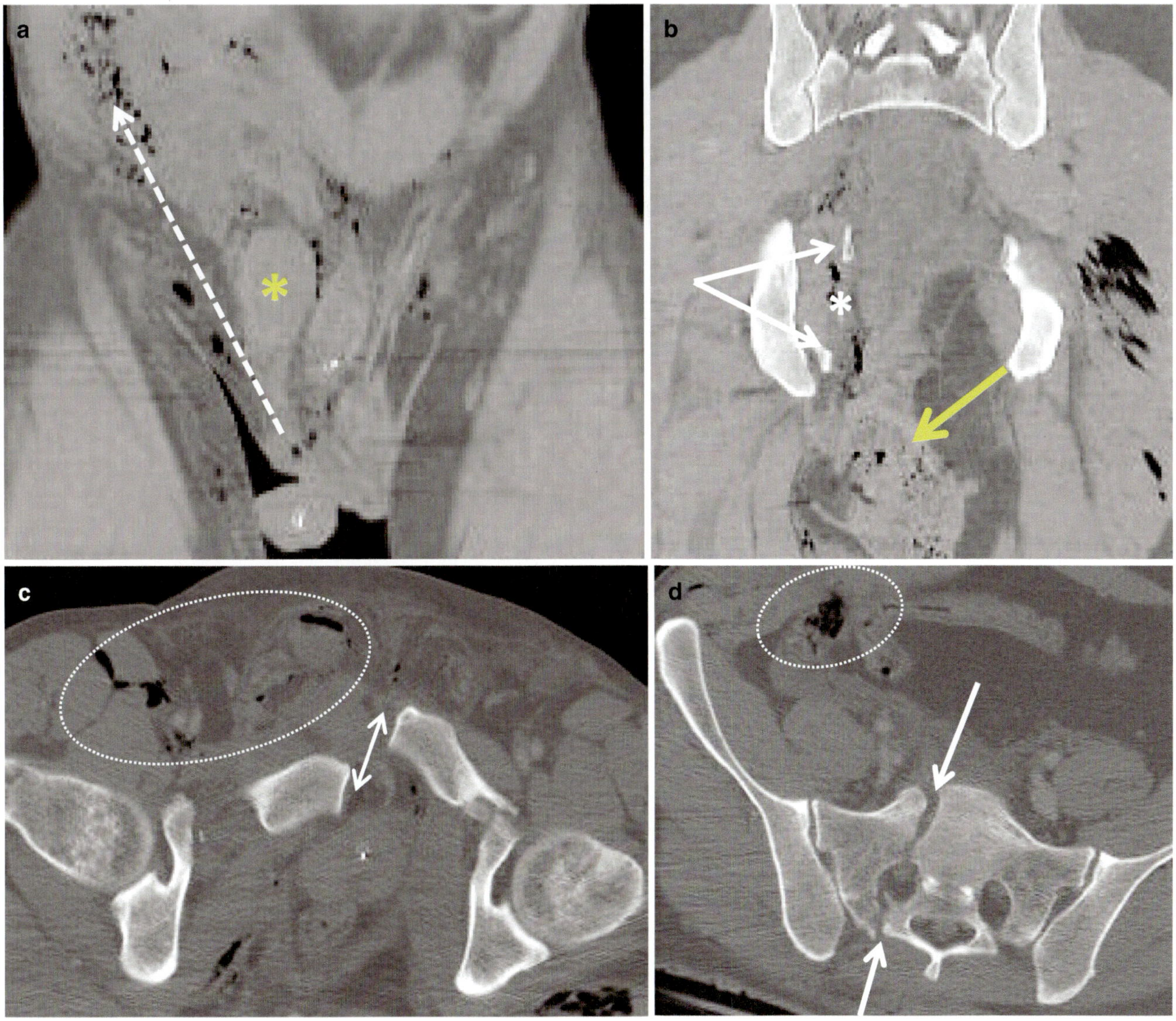

Abb. 13.35 Rektumverletzung. 42-jähriger Motorradfahrer, wahrscheinlich „fuel tank injury". **a** Abgerissener und dislozierter Hoden (*Stern*) mit Luft entlang des Leistenkanals (*gestrichelter Pfeil*). **b** Distale anorektale Lazeration (mit Bauchtuch gepackt; gelber Pfeil), Sitzbeinabsprengungen (*Pfeile*) und pararektaler Luft (*Stern*). **c** Dislozierte Symphysensprengung (Doppelpfeil). **d** Transforaminale Sakrumfraktur (*Pfeile*). **c**, **d** *Gestrichelte Ovale* zeigen die extraperitonealen traumatischen Lufteinschlüsse

und teilweise auch die CT nicht oder nicht sinnvoll zum Einsatz gebracht werden können (Herz- und Hirnschrittmacherträger, weitere implantierte elektronische Steuergeräte, Pumpen und Elektroden, Osteosynthesen, spinopelvine Spondylodesen und Hüftendoprothesen).

▶ **Merke** Die Fragilitätsfrakturen des Beckens stellen einen mortalitätsträchtigen und – demografisch bedingt – zunehmenden Insuffizienzfrakturtyp des älteren Menschen dar, dessen bildgebende Diagnostik ein breites Armamentarium erfordert, um das Ausmaß und die Verlaufsdynamik der Fraktur(en) rechtzeitig erkennen bzw. abschätzen zu können.

Nach Auffassung des Autors sind gerade diese beschriebenen Fragilitätsfrakturen des Beckens ein zwar zunehmend in den Fokus der ärztlichen Aufmerksamkeit rückendes Problem, ihre konsequente, stadien- bzw. indikationsgerechte operative, konservativ-schmerztherapeutische und/oder antiosteoporotisch-medikamentöse Therapie hingegen stellt aber vielerorts eine noch zu lösende Herausforderung dar [24]. Die Osteoporose ist der Hauptrisikofaktor für die Fragilitätsfrakturen des Beckens.

In Abb. 13.41 wird abschließend je ein diagnostischer Algorithmus zur bildgebenden Evaluation von Beckenfrakturen nach schwerem und leichten Trauma vorgeschlagen.

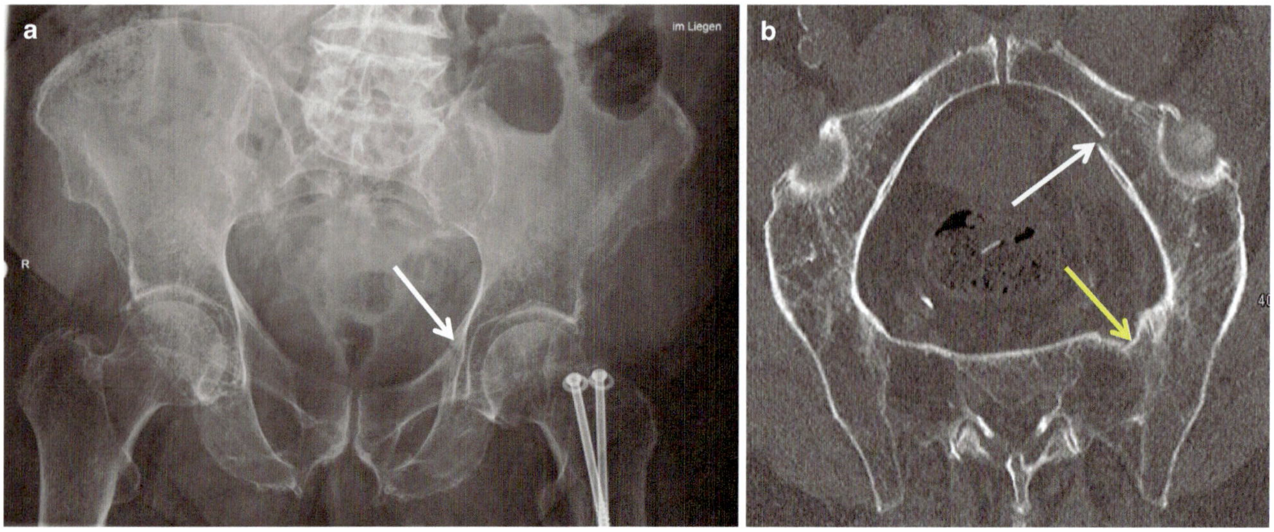

Abb. 13.36 Fragilitätsfrakturdiagnostik des hinteren Beckenrings. 81-jähriger Patient, über Stufe gestolpert. **a** Röntgenologisch ist lediglich eine nicht dislozierte, azetabulumnahe vordere Beckenringfraktur links zu erkennen (*Pfeil*), zusätzlich eine alte Zugschraubenversorgung links. **b** Die fast zeitgleich angefertigte CT-Aufnahme zeigt neben der bekannten vorderen auch die ipsilaterale hintere Beckenringfraktur (*gelber Pfeil*): FFP-Typ-IIc-Fraktur

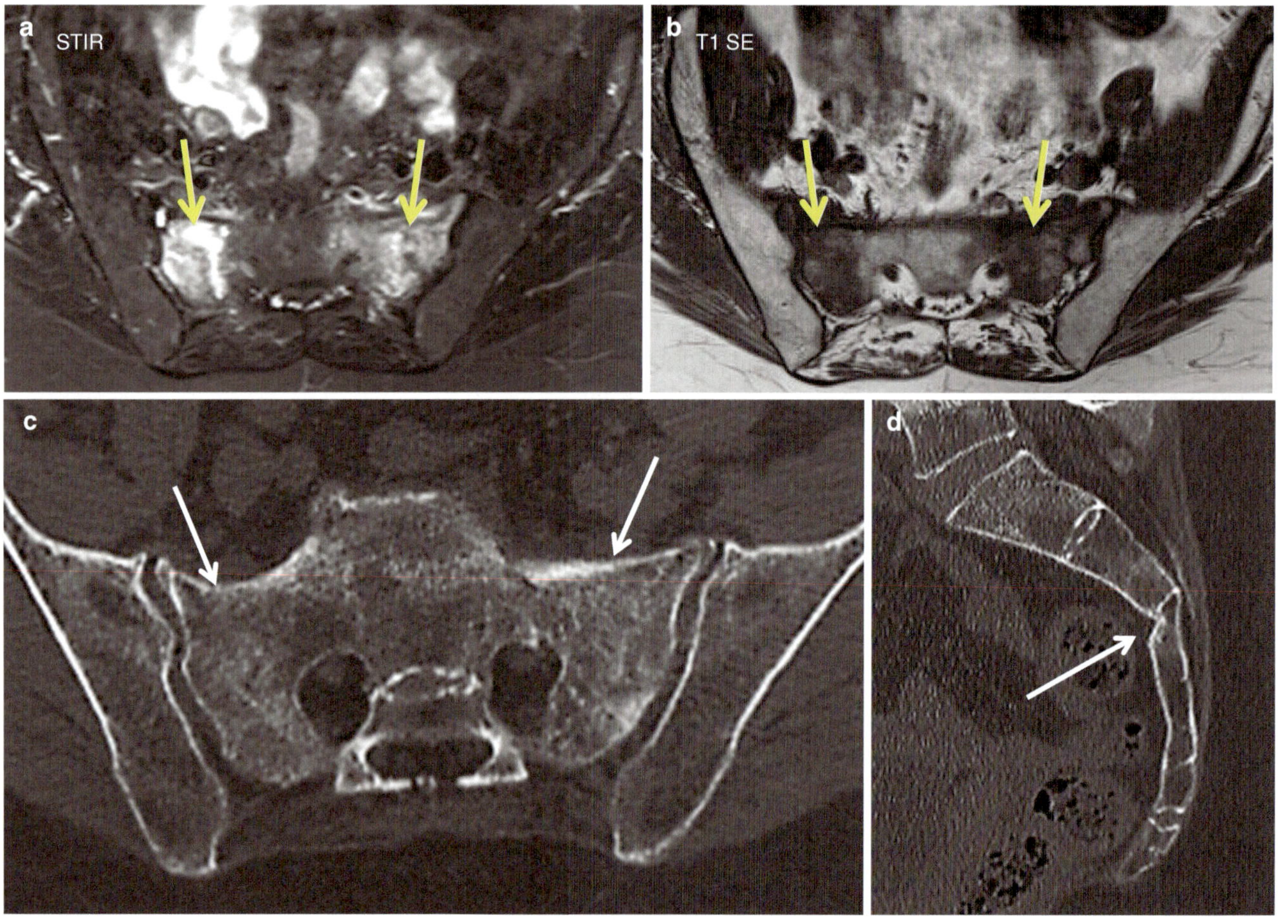

Abb. 13.37 Insuffizienzfrakturen mit sakraler H-Fraktur. 63-jährige Patientin, ausgerutscht mit Sturz auf das Gesäß. **a**, **b** Zirka 4 Wochen post eventum wegen zunehmender Schmerzen: breites bandförmiges Knochenmarködem mit irregulären signalhypointensen Frakturlinien (*gelbe Pfeile*). **c** Die CT-Aufnahme zeigt bei intakten Kortizes deutliche spongiöse Dichteirregularitäten (spongiöser Frakturkallus). **d** Die sagittale Reformation zeigt zusätzlich eine sakrale Querfraktur (H- oder U-Fraktur; *Pfeil*): FFP-Typ-IVb-Fraktur

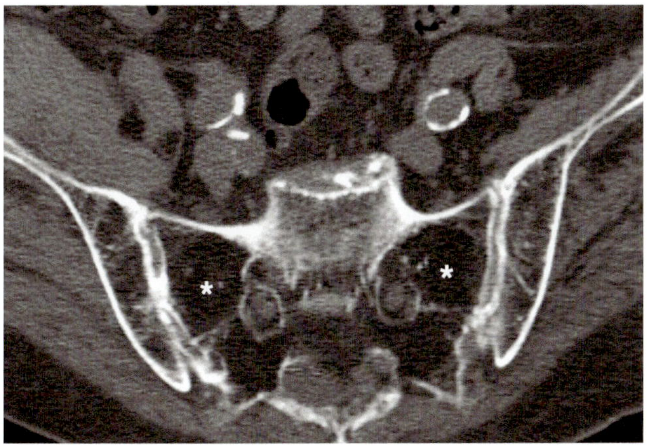

Abb. 13.38 „Alar voids" in den Alae ossis sacri einer 88-jährigen Frau. Praktisch vollständige Trabekelrarefizierung und Ersatz durch das Knochenmarkfett: „leere" Sakrumschaufeln (*Sterne*)

13.9 Fazit für die Praxis

Traumatische Beckenringfrakturen sind zumeist Folge hochenergetischer Rasanztraumen, in deren Folge nicht nur der knöcherne Ring selbst gesprengt wird, sondern auch die umgebenden Weichteile und die geschützten Beckenviszera verletzt werden können – bis hin zu lebensbedrohlichen Blutungen. Zwar sind derartige Verletzungen vergleichsweise selten, jedoch beinhalten sie bei langer Rekonvaleszenzdauer eine hohe Morbidität.

Das grundlegende Problem der Beckenfrakturen liegt in der Art und der Schwere einer resultierenden pelvinen Instabilität, zu deren Abschätzung Frakturklassifikationen etabliert wurden (u. a. Tile-, AO/OTA-Klassifikation). Die Frakturdiagnostik ist eine wichtige Aufgabe der bildgebenden Diagnostik. Wegen der Komplexität des knöchernen Beckens

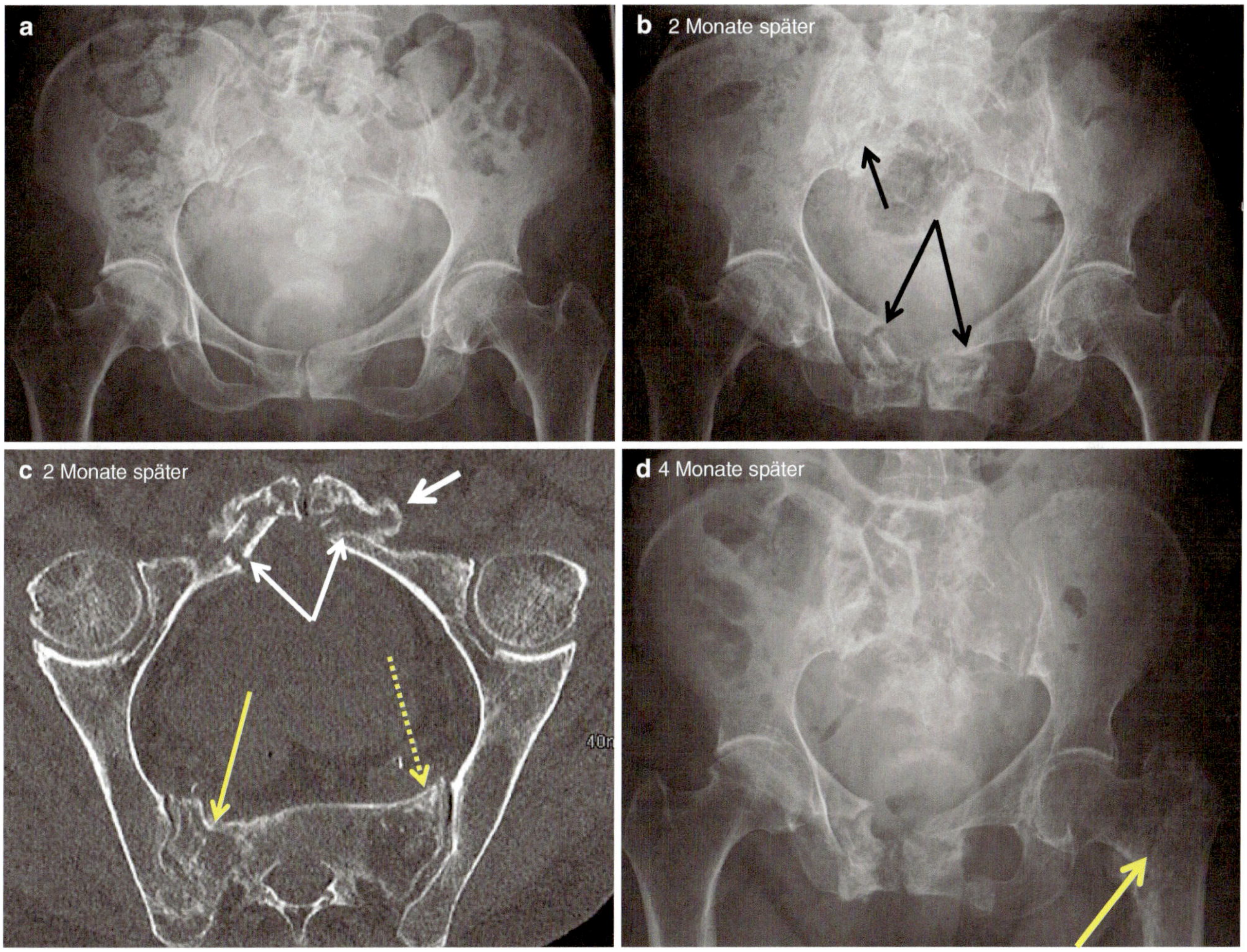

Abb. 13.39 Frakturprogression bei Osteoporose. 86-jährige Patientin, keine Sturzanamnese! **a** Atraumatischer Beckenschmerz: keine Fraktur. **b** 2 Monate später deutlich dislozierte Schmetterlingsfraktur und hintere Beckenringfraktur (*schwarze Pfeile*). **c** Die zeitgleich angefertigte CT-Aufnahme zeigt zum einen die bereits ältere vordere Beckenringfraktur (Kallus!), zum anderen aber auch die bilaterale hintere Beckenringfraktur (*gelbe Pfeile*). **d** Nochmals 2 Monate später dann zusätzlich auch eine atraumatische pertrochantäre Oberschenkelfraktur (*gelber Pfeil*): FFP-Typ-IVc-Fraktur

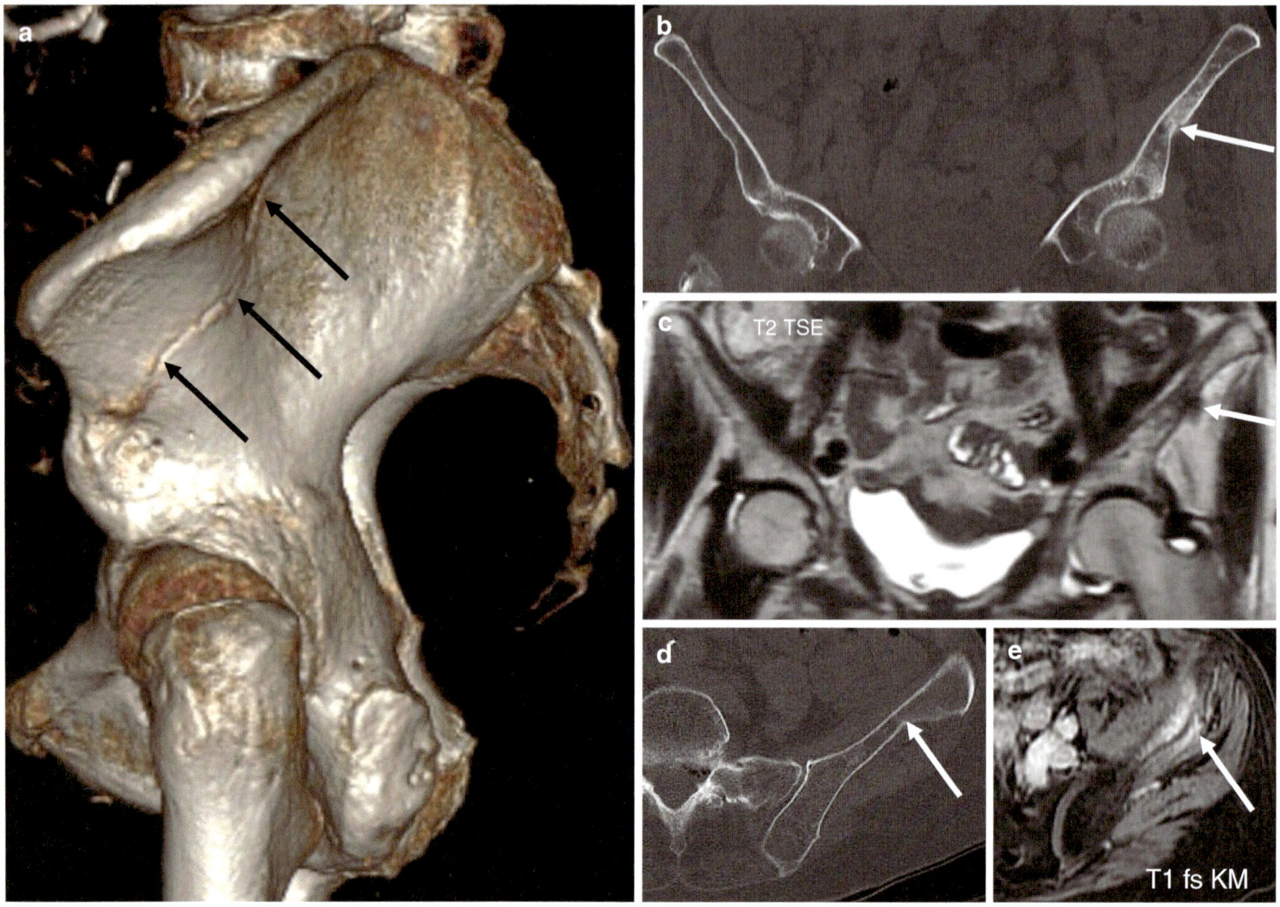

Abb. 13.40 Seltene Insuffizienzfraktur der linken Darmbeinschaufel. **a** Die 3D-Oberflächendarstellung (CT) zeigt den Frakturverlauf (*Pfeile*). **b, d** Im CT ist die Fraktur anhand der Sklerose, der periostalen Kallusbildung und der Alaabwinkelung zu erkennen (*Pfeile*). **c, e** Die Frakturzeichen sind naturgemäß in der MRT schlecht identifizierbar und wurden daher ursprünglich für Metastasen gehalten (*Pfeile*)

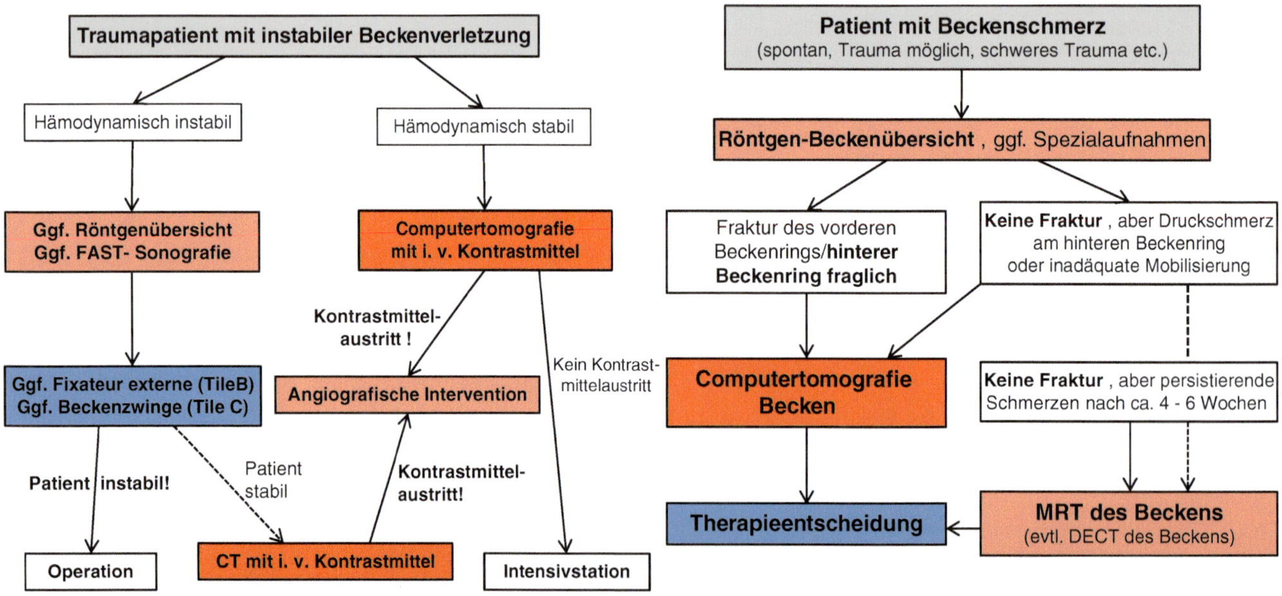

Abb. 13.41 Vorgeschlagene diagnostische Algorithmen bei schweren und leichten traumatischen Beckenverletzungen. Bei beiden Szenerien spielt die CT eine diagnostische Schlüsselrolle. Bei Beckenfrakturen nach geringem oder inadäquatem Trauma kommt der MRT Bedeutung zu. (Modifiziert nach [96] [10])

wird man der CT-Evaluation stets den Vorrang geben; die Projektionsradiografie dient zumeist nur einer ersten übersichtsmäßigen Bestandsaufnahme und wird für Kontrolluntersuchungen gebraucht. Kontrastmittelgestützte (Mehrphasen-) CT-Untersuchungen dienen der Erfassung assoziierter Weichteilkomplikationen (Gefäßverletzungen mit aktiver Blutung, urogenitale Verletzungen etc.). Freie Flüssigkeit kann sowohl mit der CT als auch mit der Sonografie sicher detektiert werden. Die MRT spielt im akuten Traumageschehen zwar eine untergeordnete Rolle, wird aber u. a. zur Beurteilung der iliosakralen Bandverhältnisse, der neurologischen Strukturen des Beckens und zum Nachweis von Muskelquetschungen bzw. myofaszialen Lazerationen eingesetzt.

Im Unterschied dazu handelt es sich bei den Fragilitätsfrakturen (FFP) um Insuffizienzfrakturen, die nach initialem Beckenringbruch infolge eines „Bagatelltraumas" (mitunter auch spontan) zu einem prolongierten und progressiven mechanischen Versagen des gesamten Beckenrings führen. Es sind typischerweise Frakturen im höheren Alter mit reduzierter Knochenfestigkeit (Osteoporose, Osteomalazie). Ihr besonderes Problem liegt zum einen in der langen schmerzbedingten Immobilisierung der alten Menschen, zum anderen in einer häufigen Frakturdynamik und -progression. Mithilfe strahlenbasierter bildgebender Diagnostik (Röntgen, CT) können derartige Insuffizienzfrakturen mitunter nicht rechtzeitig bzw. erst später im Verlauf dargestellt werden, weswegen der MRT – wahlweise auch der Skelettszintigrafie – eine entscheidende diagnostische Bedeutung zukommt. Eine FFP-Frakturklassifikation wurde mittlerweile geschaffen und dient als therapeutischer Leitfaden.

Danksagung

Der Autor dankt ausdrücklich Herrn Professor Dr. Dr. Edgar Mayr, Direktor der Klinik für Unfallchirurgie, Orthopädie, plastische und Handchirurgie am Universitätsklinikum Augsburg, und Herrn Professor Dr. Dr. Stefan Wirth, Chefarzt des Instituts für Radiologie und Nuklearmedizin am Schwarzwald-Baar-Klinikum, Villingen-Schwenningen, für deren sorgfältige Manuskriptdurchsicht und die wertvollen Anregungen zum Thema.

Literatur

Zitierte Originalarbeiten

1. Anderson SW, Soto JA, Lucey BC et al (2008) Blunt trauma: feasibility and clinical utility of pelvic CT angiography performed with 64-detector row CT. Radiology 246(2):410–419
2. Andrich S, Haastert B, Neuhaus E et al (2015) Epidemiology of pelvic fractures in Germany: considerably high incidence rates among older people. PLoS One 10(9):e0139078. https://doi.org/10.1371/journal.pone.0139078.eCollection
3. Aparisi Gómez MP (2016) Nonspinal fragility fractures. Semin Musculoskelet Radiol 20(4):330–344
4. Banierink H, ten Duis K, de Vries R et al (2019) Pelvic ring injury in the elderly: fragile patients with substantial mortality rates and long-term physical impairment. PLoS One 14(5):e0216809. https://doi.org/10.1371/journal.pone.0216809
5. Barratt RC, Bernard J, Mundy AR, Greenwell TJ (2018) Pelvic fracture urethral injury in males – mechanism of injury, management options and outcomes. Transl Andol Urol 7(Suppl.1):S29–S62. https://doi.org/10.21037/tau.2017.12.35
6. Bauman M, Marinaro J, Crandall CS et al (2009) Ultrasonographic determination of pubic symphyseal widening in trauma: the FAST-PS study. J Emerg Med 40(5):528–533
7. Berg EE, Chebuhar C, Bell RM (1996) Pelvic trauma imaging: a blinded comparison of computed tomography and roentgenograms. J Trauma 41:994–998
8. Böhme J, Höch A, Boldt A, Josten C (2012) Einfluss der Standard-Computertomografie hinsichtlich Frakturklassifikation und Therapie von Beckenringfrakturen bei Patienten über dem 65. Lebensjahr. Z Orthop Unfall 150(5):477–483. https://doi.org/10.1055/s-0032-1315270
9. Bryant WK, Shewakramani S (2017) Emergency management of renal and genitourinary trauma: best practices update. Emerg Med Pract 19(8):1–20
10. Burgess AR, Eastridge BJ, Young JW et al (1990) Pelvic ring disruptions: effective classification system and treatment protocols. J Trauma 30(7):848–856
11. Buyukkaya A, Günes H, Özel MA et al (2015) Lumbar Morel-Lavallée lesion after trauma: a report of 2 cases. Am J Emerg Med 33(8):1116.e5–e6. https://doi.org/10.1016/j.ajem.2015.01.043
12. Chmelová J, Mrázková D, Dzupa V et al (2006) The role of plain radiography in pelvic trauma in the era of advanced computed tomography. Acta Chir Orthop Traumatol Cechoslov 73(6):394–399. (article in Czech, there is an informative article available)
13. Christian NT, Burlew CC, Moore EE et al (2018) The focused abdominal sonography for trauma examination can reliably identify patients with significant intra-abdominal hemorrhage in life-threatening pelvic fractures. J Trauma Acute Care Surg 84(6):924–928. https://doi.org/10.1097/TA.0000000000001838
14. Culemann U, Scola A, Tosounidis G et al (2010) Versorgungskonzept der Beckenringverletzung des alten Patienten. Unfallchirurg 113(4):258–271. https://doi.org/10.1007/s0113-010-1762-3
15. Dane B, Baxter AB, Bernstein MP (2017) Imaging genitourinary trauma. Radiol Clin N Am 55(2):321–335. https://doi.org/10.1016/j.rci.2016.10.007
16. Day AC, Kinomt C, Bircher MD et al (2007) Crescent-fracture dislocation of the sacroiliac joint: a functional classification. J Bone Joint Surg (Br) 89(5):651–658
17. Denis F, Davis S, Comfort T (1988) Sacral fractures: an important problem. Retrospective analysis of 236 cases. Clin Orthop Relat Res 227:67–81
18. Diviti S, Gupta N, Hooda K et al (2017) Morel-Lavallee Lesions – review of pathophysiology, clinical findings, imaging findings and management. J Clin Diagn Res 11(4):TE01-TE04
19. Dreizin D, Bodanapally U, Boscak A et al (2018) CT prediction model for arterial injury after blunt pelvic ring disruption. Radiology 287(3):1061–1069
20. Durrant JJ, Ramasamy A, Salmon MS et al (2013) Pelvic fracture-related urethral and bladder injury. J R Army Med Corps 159(Suppl.1):32–39
21. Falchi M, Rollandi GA (2004) CT of pelvic fractures. Eur J Radiol 50(1):96–105

22. Fensky F, Weiser L, Sellenschloh K et al (2021) Biomechanical analysis of anterior pelvic ring fractures with intact peripelvic tissues: a cadaveric study. Eur J Trauma Emerg Surg 1(47):187–193
23. Fracture and dislocation compendium (1996) Orthopaedic Trauma Association committee for coding and classification. J Orthop Trauma 10(Suppl.1):1–154
24. Fuchs T, Rottbeck U, Hofbauer V et al (2011) Beckenringfrakturen im Alter. Eine unterschätzte osteoporotische Fraktur. Unfallchirurg 114(8):663–670. https://doi.org/10.1007/s00113-011-2020-z
25. Gänsslen A, Pohlemann T, Paul CH et al (1996) Epidemiology of pelvic ring injuries. Injury 27(Supp.1):A13–A20
26. Gary JL, Mulligan M, Banagan K et al (2014) Magnetic resonance imaging for the evaluation of ligamentous injury in the pelvis: a prospective case-controlled study. J Orthop Trauma 28(1):41–47. https://doi.org/10.1097/BOT.0b013e318299ce1b
27. Gervaise A, Osemont B, Louis M et al (2014) Standard dose versus low-dose abdominal and pelvic CT: comparison between filtered back projection versus adaptive iterative dose reduction 3D. Diagn Interv Imaging 95(1):47–53. https://doi.org/10.1016/j.diii.2013.05.005
28. Geyer LL, Koerner M, Wirth S et al (2013) Polytrauma: optimal imaging and evaluation algorithm. Semin Musculoskelet Radiol 17(4):371–379. https://doi.org/10.1055/s-0033-1356466
29. Giannoudis PV, Grotz MRW, Tzioupis C et al (2007) Prevalence of pelvic fractures, associated injuries and mortality. The United Kingdom perspective. J Trauma 63:875–883
30. Gorczyca JT (2015) Biomechanics and methods of internal fixation. In: Tile M, Helfet DL, Kellam JF, Vrahas M (Hrsg) Fractures of the pelvis and acetabulum, Bd 1. Thieme, Davos/Stuttgart/New York, S 17–37
31. Gosangi B, Mandell JC, Weaver MJ et al (2020) Bone marrow edema at dual-energy CT: a game changer in the emergency department. Radiographics 40:859–874
32. Govaert G, Siriwardhane M, Hatzifotis M et al (2012) Prevention of pelvic sepsis in major open pelviperineal injury. Injury 43(4):533–536. https://doi.org/10.1016/j.injury.2011.12.002
33. Grieser T (2020) Radiologische Diagnostik von Beckenringfrakturen. Radiologe 60:226–246
34. Guillamondegui OD, Mahboubi S, Stafford PW, Nance ML (2003) The utility of the pelvic radiograph in the assessment of pediatric pelvic fractures. J Trauma 55(2):236–240
35. Hackenbroch C, Riesner HJ, Lang P et al (2017) Dual energy computed tomography in musculoskeletal imaging, with focus on fragility fractures of the pelvis. Z Orthop Unfall 155(6):708–715. https://doi.org/10.1055/s-0043-117738
36. Hackenbroch C, Merz C, Palm HG et al (2019) Magnetic resonance imaging in pelvic fractures – part 2: gaining information and clinical therapeutic relevance. Z Orthop Unfall. https://doi.org/10.1055/a-0965-7686
37. Hallinan JT, Tan CH, Pua U (2014) Emergency computed tomography for acute pelvic trauma: where is the bleeder? Clin Radiol 69(5):529–537. https://doi.org/10.1016/j.crad.2013.12.016
38. Hamilton JD, Kumaravel M, Censullo ML et al (2008) Multidetector CT evaluation of active extravasation in blunt abdominal and pelvic trauma patients. Radiographics 28(6):1603–1616. https://doi.org/10.1148/rg.286085522
39. Hans FJ, Reinges MH, Krings T (2004) Lumbar nerve root avulsion following trauma: balanced fast field-echo MRI. Neuroradiology 46(2):144–147
40. Hegazi TM, Belair JA, McCarthy EJ et al (2016) Sports injuries about the hip: what the radiologist should know? Radiographics 36(6):1717–1745
41. Henes FO, Nüchtern JV, Groth M et al (2012) Comparison of diagnostic accuracy of magnetic resonance imaging and multidetector computed tomography in the detection of pelvic fractures. Eur J Radiol 81(9):2337–2342. https://doi.org/10.1016/j.ejrad.2011.07.012
42. Hermans E, Cornelisse ST, Biert J et al (2017) Paediatric pelvic fractures: how do they differ from adults? Orthopaedics 11(1):49–56
43. Herzog C, Ahle H, Mack MG et al (2004) Traumatic injuries of the pelvis and thoracic and lumbar spine: does thin-slice multidetector-row CT increase diagnostic accuracy? Eur Radiol 14(19):1751–1760
44. Holmes JF, Wisner DH (2012) Indications and performance of pelvic radiography in patients with blunt trauma. Am J Emerg Med 30(7):1129–1133
45. Holstein JH, Stuby FM, Herath SC, Culemann U, Aghayev E, Pohlemann T (2016) Einfluss des Beckenregisters der DGU auf die Versorgung von Beckenringfrakturen. Unfallchirurg 119:475–481
46. Jain S, Eedarapalli P, Jamjute P, Sawdy R (2006) Symphysis pubis dysfunction: a practical approach to management. (Review). Obstet Gynecol 8:153–158. https://doi.org/10.1576/toag.8.3.153.27250
47. Janku DH (2011) Vergleichende biomechanische Untersuchungen zur internen Stabilisierung der Symphyse am Beckenring: Bringen winkelstabile Osteosynthesen Vorteile? Inaug-Diss Med Fak Univ des Saarlandes:17–23
48. Kido A, Yoshida S, Shimoda E et al (2016) Walking disability in patients with pelvic insufficiency fracture after radiotherapy for uterine cervical cancer. Progr Rehab Med 1. https://doi.org/10.2490/prm20160009
49. Kloth JK, Neumann R, v Stillfried E et al (2016) Quality-controlled dose-reduction of pelvic examinations in infants with hip dysplasia. Eur J Radiol 85(1):233–238
50. Koo H, Leveridge M, Thompson C et al (2008) Interobserver reliability for the Young-Burgess and Tile classification systems for fractures of the pelvic ring. J Orthop Trauma 22(6):379–384
51. Krappinger D, Kaser V, Kammerlander C et al (2019) Inter- and intraobserver reliability and critical analysis of the FFP classification of osteoporotic pelvic ring injuries. Injury 50(2):337–343. https://doi.org/10.1016/j.injury.2018.11.027
52. Lang P, Merz C, Hackenbroch C et al (2019) Magnetic resonance imaging in pelvic fractures – part 1: which criteria lead us to supplementary MRI diagnostics? Z Orthop Unfall. https://doi.org/10.1055/a-0965-7589
53. Lefaivre K, O'Brien PJ, Tile M (2015) Pathoanatomy, mechanism of injury, and classification. In: Tile M, Helfet DL, Kellam JF, Vrahas M (Hrsg) Fractures of the Pelvis and Acetabulum, Bd 1. Thieme, Davos/Stuttgart/New York, S 39–59
54. Lefaivre K et al (2015) Pathoanatomy, mechanisms of injury, and classification. In: Tile M, Helfet DL, Kellam JF, Vrahas M (Hrsg) Fractures of the pelvis and acetabulum, Bd. 1. Thieme, Stuttgart, S 51–53
55. Leonard M, Ibrahim M, McKenna P et al (2011) Paediatric pelvic ring fractures and associated injuries. Injury 42(19):1027–1030. https://doi.org/10.1016/j.injury.2010.08.005
56. Leone A, Cassar-Pullicino VN, Pérez MH, Guglielmi G (2017) Emergency and trauma of the pelvic ring. Semin Musculoskelet Radiol 21(3):210–217. https://doi.org/10.1055/s-0037-1602409
57. Letournel E, Judet R (1981) Fractures of the acetabulum. Springer, New York
58. Lodde MF, Katthagen JC, Riesenbeck O, Raschke MJ, Hartensuer R (2020) Trends in der operativen Therapie von Frakturen des Beckenrings. Eine bundesweite Analyse von OPS-Daten zwischen 2005 und 2017. Unfallchirurg 124(5):373–381. https://doi.org/10.1007/s00113-020-00893-5; online first
59. Magu NK, Singla R, Gogna P et al (2013) Lumbar plexus injury in an anterior fracture dislocation of the sacroiliac joint: a case

report and review of literature. Strategies Trauma Limb Reconstr 8(3):181–185. https://doi.org/10.1007/s11751-013-0177-4
60. Mahajan R, Tandon V, Das K et al (2015) management of neglected sacral fracture with cauda equnia syndrome: report of two cases with review of literature. Spinal Cord Series Cases 1:15020. https://doi.org/10.1038/scsandc.2015.20
61. Maier GS, Kolbow K, Lazovic D et al (2016) Risk factors for pelvic insufficiency fractures and outcome after conservative therapy. Arch Gerontol Geriatr 67:80–85. https://doi.org/10.1016/j.archger.2016.06.020
62. Mallinson PI, Coupal TM, McLaughlin PD et al (2016) Dual-energy CT for the musculoskeletal system. Radiology 281(3):690–707
63. Martin L, Ruddlesden R, Makepeace C et al (2013) Paediatric x-ray radiation dose reduction and image quality analysis. J Radiol Prot 33(3):621–633
64. Meinberg E et al (2018) Fracture and Dislocation Classification Compendium – 2018. J Orthop Trauma 32(Suppl 1): S1–S170
65. Meissner A, Fell M, Wilk R et al (1996) Biomechanics of the pubic symphysis. Which forces lead to mobility of the symphysis in physiological conditions? Unfallchirurg 99:415–421
66. Mendel T, Ulrich BW, Hofmann GO, Schenk P, Goehre F, Schwan S, Klauke F (2021) Progressive instability of bilateral sacral fragility fractures in osteoporotic bone: a retrospective analysis of x-ray, CT and MRI datasets from 78 cases. Eur J Trauma Emerg Surg 47:11–19
67. Misiura AK, Nanassy AD, Urbine J (2018) Usefulness of pelvic radiographs in the initial trauma evaluation with concurrent CT: is additional radiation exposure necessary? Int J Pediatr. https://doi.org/10.1155/2018/6260954
68. Neufeld EA, Shen PY, Nidecker AE et al (2015) MR imaging of the lumbosacral plexus: a review of techniques and pathologies. J Neuroimaging 25(5):691–703. https://doi.org/10.1111/jon.12253
69. Nüchtern JV, Hartel MJ, Henes FO et al (2015) Significance of clinical examination, CT and MRI scan in the diagnosis of posterior pelvic ring fractures. Injury 46(2):315–319. https://doi.org/10.1016/j.injury.2014.10.050
70. Oberkircher L, Ruchholtz S, Rommens PM et al (2018) Osteoporotic pelvic fractures. Dtsch Arztebl Int 115(5):70–80. https://doi.org/10.3238/arztebl.2018.0070
71. Palm HG, Lang P, Hackenbroch C et al (2019) Dual-energy CT as an innovative method for diagnosing fragility fractures of the pelvic ring: a retrospective comparison with MRI as the gold standard. Arch Orthop Trauma Surg. https://doi.org/10.1007/s00402-019-03283-8
72. Parreira JG, Coimbra R, Rasslan S et al (2000) The role of associated injuries on outcome of blunt trauma patients sustaining pelvic fractures. Injury 31(9):677–682
73. Pennal GF, Sutherland GO (1961) Fractures of the pelvis. American Academy of Orthopaedic Surgeons Film Library, Park Ridge
74. Pereira GJC, Damasceno ER, Dinhane DI et al (2017) Epidemiology of pelvic ring fractures and injuries. Rev Bras Ortop 52(3):260–269. https://doi.org/10.1016/j.rboe.2017.05.012
75. Pfeifer R, Pape HC (2008) Missed injuries in trauma patients: a literature review. Patient Saf Surg 23(2):20. https://doi.org/10.1186/1754-9493-3-20
76. Protzel C, Hakenberg OW (2010) Verletzungen des unteren Harntrakts und des Urogenitalsystems. Unfallchirurg 113:313–325. https://doi.org/10.1007/s00113-010-1766-z
77. Ramchandani P, Buckler PM (2009) Imaging of genitourinary trauma. AJR Am J Roentgenol 192:1514–1523. https://doi.org/10.2214/AJR.09.2470
78. Raninga SB, Mittal AK, Bernstein M et al (2019) Multidetector CT in vascular injuries resulting from pelvic fractures: a primer for diagnostic radiologists. Radiographics 39(7):2111–2119. https://doi.org/10.1148/rg.2019190062
79. Resnik CS, Stackhouse DJ, Shanmuganathan K, Young JW (1992) Diagnosis of pelvic fractures in patients with acute pelvic trauma: efficiacy of plain radiographs. AJR Am J Roentgenol 158:109–112
80. Ritter B, Orozco Ovalle D, Förch S et al (2019) Outcome nach Fragilitätsfrakturen des Beckenrings beim älteren Patienten: eine prospektive Outcome-Studie an einem alterstraumatologischen Zentrum. DKOU Meeting Abstract. https://doi.org/10.3205/19dkou352
81. Robbins NM, Shah V, Benedetti N et al (2016) Magnetic resonance neurography in the diagnosis of neuropathies of the lumbosacral plexus: a pictorial review. Clin Imaging 40(6):1118–1130. https://doi.org/10.1016/j.clinimag.2016.07.003
82. Rodrigues-Pinto R, Kurd MF, Schroeder GD et al (2017) Sacral fractures and associated injuries. Global Spine J 7(7):609–616. https://doi.org/10.1177/2192568217701097
83. Romano L, Pinto A, Niola R et al (2012) Bleeding due to pelvic fractures in female patients: pictorial review of multidetector computed tomography imaging. Curr Robl Diagn Radiol 41(3):83–92. https://doi.org/10.1067/.cpradiol.2011.07.006
84. Rommens PM, Hofmann A (2013) Comprehensive classification of fragility fractures of the pelvic ring: recommendations for surgical treatment. Injury 44(12):1733–1744. https://doi.org/10.1016/j.injury.2016.06.023
85. Rommens PM, Ossendorf C, Pairon P, Dietz SO, Wagner D, Hofmann A (2015) Clinical pathways for fragility fractures of the pelvic ring: personal experience and review of the literature. J Orthop Sci. 20(1):1–11
86. Rommens PM, Arand C, Thomczyk S et al (2019) Fragilitätsfrakturen des Beckens. Unfallchirurg 122, 469–482. https://doi.org/10.1007/s00113-019-0643-7
87. Rommens PM, Arand C, Hopf JC et al (2019) Progress of instability in fragility fractures of the pelvis: an observational study. Injury S0020-1383(19):30513–30513. https://doi.org/10.1016/j.injury.2019.08.038
88. Rommens PM, Wagner D, Hofmann A (2019) Do we need a separate classification for fragility fractures of the pelvis? J Orthop Trauma 33:S55–S60
89. Rostad BS, Applegate KE, Kim T et al (2018) Multiphase acquisitions in pediatric abdominal-pelvic CT are a common practice and contribute to unnecessary radiation dose. Pediatr Radiol 48(12):1714–1723
90. Roy-Camille R, Salliant G, Gagna G et al (1985) Transverse fracture of the upper sacrum: suicidal jumper's fracture. Spine 10(9):838–845
91. Schegerer A, Loose R, Heuser LJ, Brix G (2019) Diagnostische Referenzwerte für diagnostische und interventionelle Röntgenanwendungenin Deutschland: Aktualisierung und Handhabung. Fortschr Röntgenstr. 191(8):739–751. https://doi.org/10.1055/a-0824-7603
92. Scheyerer MJ, Pietsch C, Zimmermann SM et al (2014) SPECT/CT for imaging of the spine and pelvis in clinical routine: a physician's perspective of the adoption of SPECT/CT in a clinical setting with the focus on trauma surgery. Eur J Nucl Med Mol Imaging 41(Suppl.1):S59–S66
93. Scheyerer MJ, Hüllner M, Pietsch C et al (2015) Evaluation of pelvic ring injuries using SPECT/CT. Skelet Radiol 44(2):217–222. https://doi.org/10.1007/s00256-014-1971
94. Schicho A, Schmidt SA, Seeber K et al (2016) Pelvic X-ray misses out on detecting sacral fractures in the elderly – importance of CT imaging in blunt pelvic trauma. Injury 47(3):707–710
95. Skitch S, Engels PT (2018) Acute management of the traumatically injured pelvis. Emerg Med Clin North Am 36(1):161–178. https://doi.org/10.1016/j.emc.2017.08.011

96. Spering C, Lehmann W (2019) Therapiekonzepte bei Beckenringverletzungen. Orthop Unfallchir up2date 14:359–377
97. Starr AJ, Nakatani T, Reinert CM et al (2008) Superior pubic ramus fractures fixed with percutaneous screws: what predicts fixation failure? J Orthop Trauma 22(2):81–87
98. Stephen DJ, Kreder HJ, Day AC et al (1999) Early detection of arterial bleeding in acute pelvic trauma. J Trauma 47(4):638–642
99. Tile M (1988) Pelvic ring fractures: should they be fixed? J Bone Joint Surg (Br) 70(1):1–12
100. Tosounidis G, Wirbel R, Culemann U, Pohlemann T (2006) Fehleinschätzung bei vorderer Beckenringfraktur im höheren Lebensalter. Unfallchirurg 109(8):678–680
101. Uyeda J, Anderson SW, Kertesz J, Soto JA (2010) Pelvic CT angiography: application to blunt trauma using 64MDCT. Emerg Radiol 17:131–137
102. Vaidya R, Waldron J, Scott A, Nasr K (2018) Angiography and embolization in the management of bleeding pelvic fractures. J Am Acad Orthop Surg 26:e68–e76. https://doi.org/10.5435/JAAOS-D-16-00600
103. Vrahas M, Hearn TC, Angelo D et al (1999) Ligamentous contribution to pelvic ring stiffness. Orthopaedic Research Society Meeting, Anaheim
104. Weaver MJ, Heng M (2015) Orthopedic approach to the early management of pelvic ring injuries. Curr Trauma Rep 1:16–25
105. Wedegartner U, Gatzka C, Rueger JM, Adam G (2003) Multislice CT (MSCT) in the detection and classification of pelvic and acetabular fractures. Fortschr Roentgenstr 175(1):105–111
106. Wijffels DJ, Verbeek DO, Ponsen KJ et al (2019) Imaging and endovascular treatment of bleeding pelvic fractures: review article. Cardiovasc Intervent Radiol 42:10–18. https://doi.org/10.1007/s00270-018-2071-4
107. Wu K, Posluszny JA Jr, Branch J et al (2015) Trauma for the pelvis: Injuries to the rectum and genitourinary organs. Curr Trauma Rep 1:8–15. https://doi.org/10.1007/s40719-014-0006-3
108. Yi JW, Park HJ, Lee SY et al (2017) Radiation dose reduction in multidetector CT in fracture evaluation. Br J Radiol 90(1077). https://doi.org/10.1259/bjr.20170240
109. Yoshihara H, Yoneoka D (2014) Demographic epidemiology of unstable pelvic fracture in the United States from 2000 to 2009: trends and in-hospital mortality. J Trauma Acute Care Surg 76:380–385. https://doi.org/10.1097/TA.0b13e3182ab0cde
110. Zhang B-F, Zhang H, Wang P-F et al (2017) The role of ultrasonography in examination of the stability of Tile-B2 pelvic fractures. Medicine 96:38–43. https://doi.org/10.1097/MD.0000000000008100
111. Zong Z-W, Bao Q-W, Liu H-Y et al (2016) Diagnosis and treatment of rare complications of pelvic fractures. Chin J Traumatol 19:199–205. https://doi.org/10.1016/j.cjtee.2015.12.012

Hüftgelenk, Femur, Kniegelenk und proximaler Unterschenkel

14

Bastian Dierck, Matthias Priemel und Karl-Heinz Frosch

Inhaltsverzeichnis

14.1 Vorbemerkung

T. Mittlmeier und M.-A. Weber

Die Frakturen, die das Femur oder die knienahe Tibia umfassen, weisen Besonderheiten auf, die sich nicht allein in unterschiedlichen Inzidenzen erschöpfen. Hüftnahe Frakturen sind heute eine Domäne der Alterstraumatologie; im Regelfall ist die Standardröntgentechnik zur Diagnosestellung auskömmlich. Dennoch finden sich bei den jüngeren Patienten (<60 Jahren), die nach Schenkelhalsfraktur gelenkerhaltend operiert werden, klare Hinweise darauf, dass die adäquate anatomiegerechte Reposition von hoher prognostischer Relevanz ist [98]. Trümmerzonen, z. B. posteromedial am Schenkelhals, die eine starke Sinterungstendenz der Fraktur trotz adäquater Reposition mit konsekutiver Verkürzung des Schenkelhalses und Impingement am Pfannenrand induzieren können, erschließen sich in der Projektionsradiografie nicht zwangsläufig, sodass bei der primären Entscheidungsfindung Gelenkerhalt vs. Gelenkersatz die Schnittbildgebung mittels Computertomografie (CT) eine wertvolle Hilfe darstellen kann; auch Patienten mit entsprechender Klinik und initial unauffälligem Röntgenbild sollten frühzeitig eine Schnittbildgebung erfahren. Bei fehlender eindeutiger Traumaanamnese und Verdacht auf Stress- oder Insuffizienzfraktur bei metabolischen Erkrankungen führt die Untersuchung mittels Magnetresonanztomografie (MRT) zur richtigen Diagnose.

Bei pertrochantären und subtrochantären Frakturen, wobei Letztere bereits zu den Schaftfrakturen zählen, ist die Projektionsradiografie in 2 Ebenen üblicherweise ausreichend, um die Diagnose zu stellen und den Frakturtyp entsprechend der neuen AO/OTA-Klassifikation der Arbeits-

B. Dierck (✉)
DRK-Kliniken Nordhessen Gemeinnützige GmbH,
Standort Wehlheiden, Klinik für Orthopädie, Unfallchirurgie und Alterstraumatologie, Kassel, Deutschland
e-mail: b.dierck@uke.de

M. Priemel · K.-H. Frosch
Universitätsklinikum Hamburg-Eppendorf,
Zentrum für Operative Medizin, Klinik und Poliklinik für Unfallchirurgie und Orthopädie, Hamburg, Deutschland
e-mail: priemel@uke.de; k.frosch@uke.de

© Springer-Verlag GmbH Deutschland, ein Teil von Springer Nature 2023

M.-A. Weber, T. Mittlmeier (Hrsg.), *Kompendium bildgebende Frakturdiagnostik*,
https://doi.org/10.1007/978-3-662-63602-2_14

gemeinschaft für Osteosynthesefragen (AO) und der Orthopaedic Trauma Association (OTA) zu definieren [55]. Zur Stabilisation nach Reposition sind proximale Rekonstruktionsnägel in Deutschland und Westeuropa verbreitet, wenngleich bei den pertrochantären Frakturen die Stabilität der Montage bei Einsatz der klassischen dynamischen Hüftschraube (DHS) den Nägeln mechanisch nicht unterlegen ist [70]. Zumindest hinsichtlich der erreichbaren Funktionalität zeichnet sich ein Vorteil für die Femurrekonstruktionsnägel ab [66]. Statische Implantate sind heute kaum mehr empfehlenswert, da sie mit hohen Komplikationsraten einhergehen [69]. Bei fehlendem Frakturnachweis in der Projektionsradiografie oder Hinweisen auf eine pathologische Fraktur gilt das oben Beschriebene.

Femurschaftfrakturen, oftmals auch beidseitig, waren früher beim mehrfachverletzten PKW-Insassen häufig zu beobachten und sind nach der Einführung der modernen Fahrzeugsicherheitssysteme so selten geworden, dass eine prospektive, multizentrische, durch die Deutsche Forschungsgemeinschaft geförderte Studie zu diesem typischen Verletzungsbild mit potenziellen Gefährdungsmuster bei der primären Verriegelungsmarknagelung durch Lungenembolien an der geringen Zahl der eingeschlossenen Patienten gescheitert ist [79]. Die antegrade Verriegelungsmarknagelung ist bei den subtrochantären Frakturen und den Schaftfrakturen weiterhin das Verfahren der ersten Wahl, da im Allgemeinen eine geschlossene Repositionstechnik möglich ist. Femurschaftfrakturen sind heute in Form der peri- oder interprothetischen Frakturen häufiger als die genuinen Schaftfrakturen und bedürfen generell einer Analyse der Frage, ob die einliegende Endoprothesenkomponente adäquat verankert ist. Dies Aussage ist ohne CT-Schnittbildgebung nicht zu treffen.

Distale Femurfrakturen sind typischerweise instabil und disloziert [55], stellen somit grundsätzlich eine Operationsindikation dar. Außer bei den sicher extraartikulären Frakturen ist eine CT bei den partiellen und vollständigen Gelenkfrakturen für die Operationsplanung elementar; die seltenen mono- oder bikondylären koronaren Hoffa-Frakturen (als isolierte tangentiale, in der Frontalebene verlaufende Frakturen der dorsalen Femurkondyle) können bei geringer Dislokation in der konventionellen Röntgenaufnahmetechnik leicht übersehen werden. Die CT-Angiografie ist bei der Knieluxation bzw. der Floating-Knee-Verletzung (zeitgleiche Fraktur ober- und unterhalb der Kniegelenksebene) gut geeignet, simultane Gefäßläsionen zu detektieren. Sind begleitende Knie- und Kapselbandrupturen zu vermuten, ist die ergänzende MRT, ggf. 2-zeitig, also nach primärer Stabilisation der Frakturkomponenten, das Verfahren der Wahl.

Patellafrakturen sind relativ selten, die korrekte Wiederherstellung ist für die Funktion des Kniestreckapparats und der Gangfunktion essenziell. Der liberale Einsatz der CT bei Mehrfachfrakturen hat zu einem neuen Verständnis der Patellafraktur geführt, insbesondere was die ansonsten okkulte Beteiligung des unteren Patellapols betrifft. Das Design zeitgemäßer winkelstabiler Platten für die Patellaosteosynthese trägt diesem Umstand Rechnung. Im weiteren Heilverlauf manifeste hyperdense Zonen der Patella in den vormaligen Frakturzonen können ein Äquivalent einer partiellen Osteonekrose sein [85].

Bei den Tibiakopffrakturen ist es innerhalb der letzten 15 Jahre zu einem Paradigmenwechsel gekommen, was die Zugangsplanung und Operationstechnik anbelangt [39, 45]. Für die Indikationsstellung und Eingriffsplanung sind die CT des Schienbeinkopfes und die multiplanare Rekonstruktion wesentliche Elemente der Visualisierung der Frakturkomponenten [47]. Dorsale und kombinierte Zugänge sind heute essenzielle Bausteine der anatomischen Rekonstruktion.

14.2 Hüftkopfluxationsfrakturen

Hüftkopfluxationsfrakturen umfassen sämtliche Verletzungen, die eine Fraktur des koxalen Femurendes mit begleitender Luxation des Hüftkopfes beinhalten. Ursächlich ist in aller Regel ein Hochrasanztrauma. Bezüglich der Bildgebung kommt der CT neben der nativen Röntgendiagnostik eine tragende Rolle zu. Im klinischen Alltag ist v. a. die Klassifikation nach Pipkin gebräuchlich. An therapeutischen Verfahren finden offene chirurgische Techniken mit Schraubenosteosynthesen sowie osteosynthetische Versorgungen der knöchernen Begleitverletzungen Verwendung. Selten ist die konservative Therapie nach gelungener geschlossener Reposition möglich.

Ätiologie/Epidemiologie
Hüftkopfluxationsfrakturen sind nahezu immer Folge hochenergetischer Verletzungsmechanismen. In 75–100 % der Fälle treten diese als sog. „dashboard injuries" im Rahmen eines Verkehrsunfalls auf [4]. Pipkin beispielsweise entwickelte sein Klassifikationssystem 1957 mithilfe einer Fallstudie – von den von ihm beschriebenen 25 Frakturen waren dabei 22 auf Verkehrsunfälle zurückzuführen [74]. Auch Stürze aus großer Höhe können ursächlich sein.

Klinische Symptome
Patienten klagen über immobilisierende Schmerzen im Bereich des betroffenen Hüftgelenks, das Bein kann nicht aktiv angehoben werden, und häufig fällt klinisch eine Fehlstellung entsprechend der Luxationsrichtung auf. Dabei handelt es sich in etwa ¾ der Fälle um dorsale Luxationen [4].

Bildgebende Diagnostik
Zusätzlich zur nativradiologischen Diagnostik ist in der Regel eine CT-Untersuchung notwendig. Mit dieser können bei entsprechender Schichtung (1–3 mm) neben knöchernen

Begleitverletzungen des Beckens und der Weichgewebe ggf. auch Pfannenfragmente detektiert werden, die möglicherweise ein Repositionshindernis darstellen [5]. Nach notfallmäßiger Reposition ist unter Umständen eine erneute CT-Bildgebung erforderlich. In 20–30 % der Fälle kommen kniegelenksnahe Begleitverletzungen vor, die bei entsprechender Klinik bildmorphologisch abgeklärt werden müssen [4]. Eine CT-Untersuchung ist auch postoperativ aufgrund der zahlreichen Überlagerungen im Nativröntgenbild eine valide Option, um die Qualität der operativen Rekonstruktion zu belegen bzw. zu kontrollieren.

Im Verlauf kommt die MRT-Diagnostik zur Abklärung einer sich möglicherweise abzeichnenden Hüftkopfnekrose zum Einsatz, weiterhin können Labrumläsionen beurteilt werden.

▶ **Merke** Mit einer Dünnschicht-CT kann der Verlauf der Fraktur exakt dargestellt und mögliche Repositionshindernisse erkannt werden.

Klassifikationen

Einteilung der Hüftkopfluxationsfrakturen nach Pipkin. Die Einteilung nach Pipkin unterteilt die Hüftkopffrakturen und erfasst die typischen Begleitverletzungen (Abb. 14.1, Tab. 14.1). Abb. 14.2 zeigt das Röntgenbild und Abb. 14.3 die CT-Aufnahme einer Pipkin IV-Fraktur.

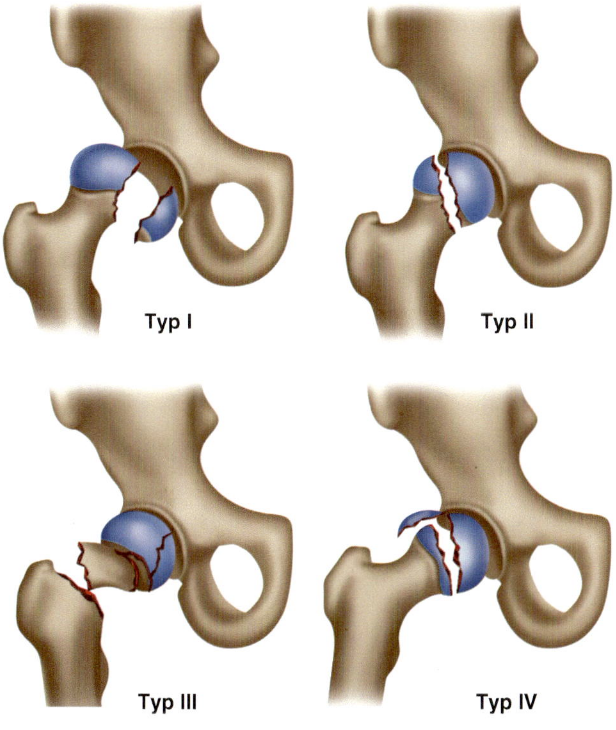

Abb. 14.1 Klassifikation der Hüftkopfluxationsfrakturen nach Pipkin

Tab. 14.1 Klassifikation der Hüftkopfluxationsfrakturen nach Pipkin [74]

Typ	Beschreibung
I	– Kalottenfraktur, kaudal des Lig. capitis femoris – Frakturlokalisation außerhalb der Belastungszone, meist in Kombination mit einer hinteren oberen Luxation
II	– Kalottenfraktur, kranial des Lig. capitis femoris beginnend – Regelmäßig vergesellschaftet mit einer hinteren oberen Luxation
III	– Kombination von Typ I oder II mit einer Schenkelhalsfraktur – Doppelmechanismus als häufige Ursache: 1. Luxation mit Kalottenfraktur, 2. erneute Krafteinwirkung mit der Folge einer Schenkelhalsfraktur
IV	– Kombination aus Typ I oder II mit einer Azetabulumfraktur – Wiederum 2-zeitiges Ereignis: Zweitereignis stellt eine lateral einwirkende Kraft dar, die eine Fraktur des Pfannenhinterrandes verursacht.

Klassifikation nach Brumback (Luxation und Kopf- oder Schenkelhalsfraktur). Die Klassifikation nach Brumback berücksichtigt die Richtung der Luxation und beantwortet die Frage nach der Stabilität des betroffenen Hüftgelenks (Tab. 14.2).

Klassifikation der Hüftkopfluxationsfrakturen nach AO/ OTA. Die AO/OTA-Klassifikation beschreibt die Lokalisation sowie Morphologie der Femurkopffraktur (Abb. 14.4, Tab. 14.3).

Therapie

Das übergeordnete Ziel ist zunächst die zeitnahe Reposition des luxierten Hüftgelenks. Gegebenenfalls ist nach gelungener geschlossener Reposition bei Pipkin-1-Frakturen die konservative Behandlung möglich [4], in der Mehrzahl der Fälle ist jedoch eine Operation indiziert. Die operativen Therapieoptionen umfassen die Schraubenosteosynthese (Abb. 14.5), die endoprothetische Versorgung von >60 Jahre alten Patienten sowie die osteosynthetische Versorgung von Begleitfrakturen des Beckens. Im Falle einer Schraubenosteosynthese des koxalen Femurendes sind Titanimplantate zu bevorzugen, um im Verlauf eine mögliche Hüftkopfnekrose mit der MRT sinnvoll abbilden zu können [5]. Je nach Frakturlokalisation ist bei intraartikulären Verletzungen von einem höheren Nekroserisiko als bei extraartikulären Frakturen auszugehen.

▶ **Praxistipp** Um im Verlauf in der Lage zu sein, das Auftreten von Hüftkopfnekrosen MRT-diagnostisch abzubilden, empfiehlt sich im Falle einer Schraubenosteosynthese die Verwendung von Titanimplantaten.

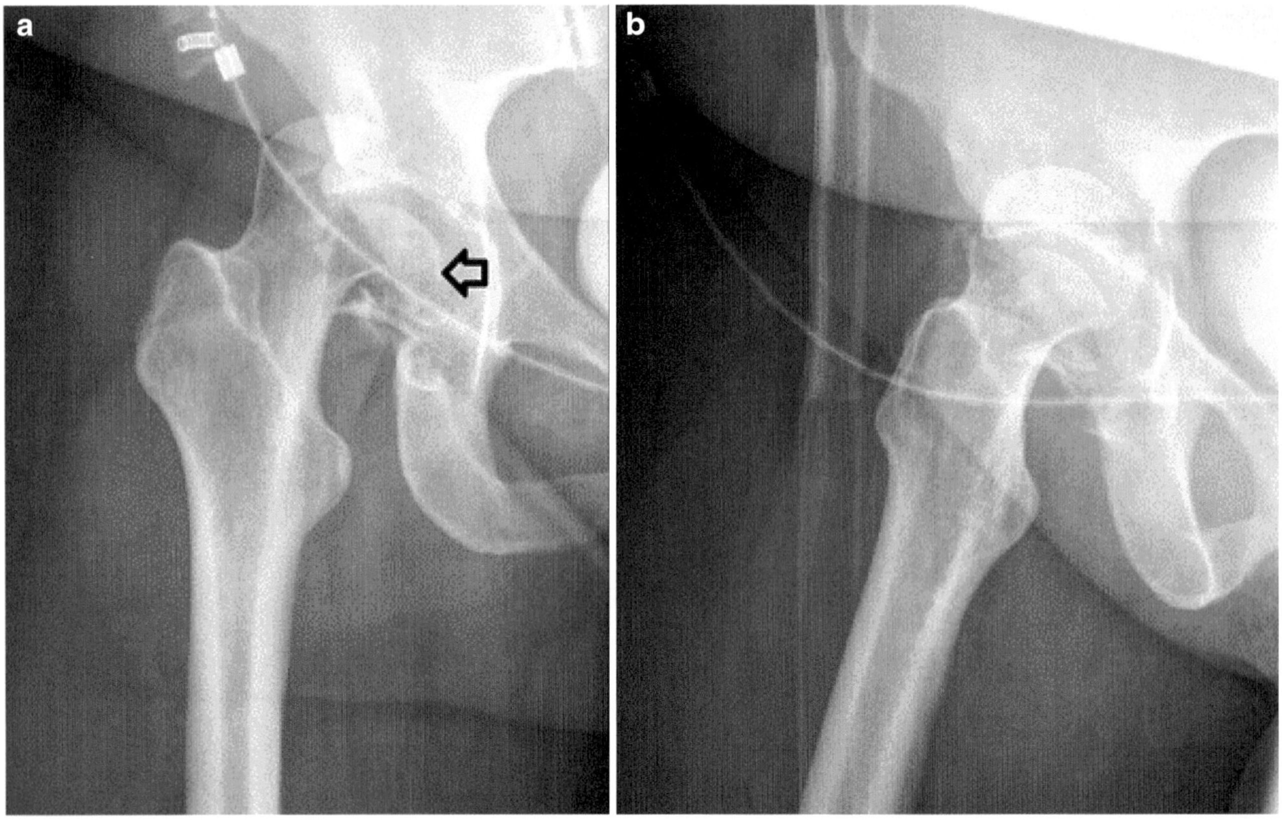

Abb. 14.2 Röntgenologische Darstellung einer Hüftkopfluxationsfraktur rechts Typ Pipkin IV (**a**, **b**) mit dorsokranialer Luxation des Hüftkopfes und noch intraartikulär verbliebenem Hüftkopffragment (*Pfeil*)

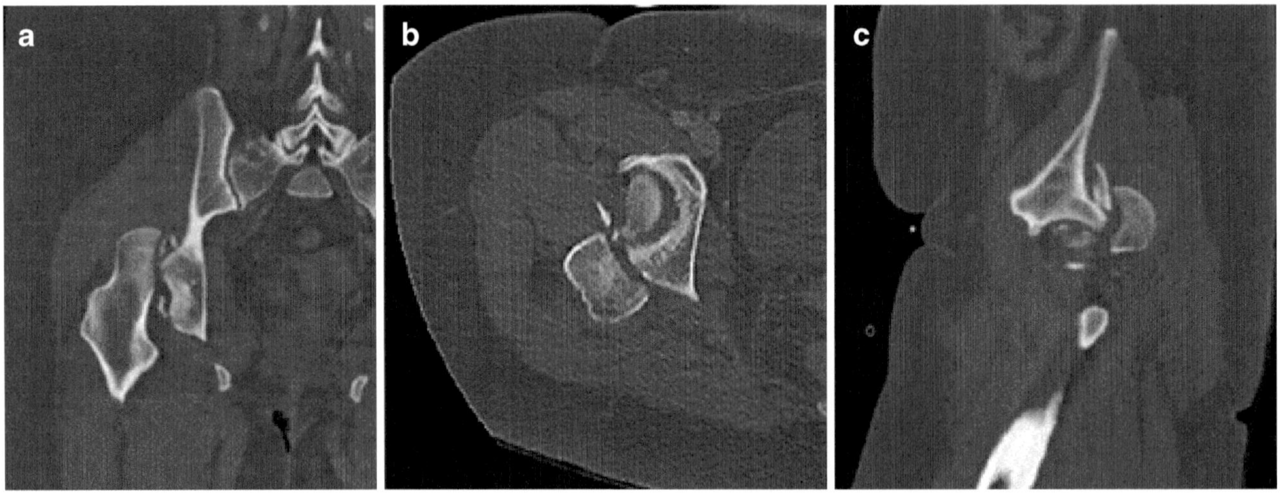

Abb. 14.3 CT-Darstellung einer Hüftkopfluxationsfraktur rechts Typ Pipkin IV (**a** koronar, **b** axial, **c** sagittal) mit dorsokranialer Gelenkluxation

14.3 Schenkelhalsfrakturen

Schenkelhalsfrakturen gehören zu den häufigsten Frakturen des älteren Menschen. Klassischerweise findet sich in der Anamnese ein Sturzereignis auf die Seite. In den meisten Fällen ist die native Röntgenbildgebung bereits für die Diagnose wegweisend. Bei der Klassifikation der Frakturen sind die Einteilungen nach Garden sowie nach Pauwels am gebräuchlichsten. Während die konservative Therapie nur in Ausnahmefällen zum Einsatz kommt, richtet sich die opera-

Tab. 14.2 Klassifikation der Hüftkopfluxationsfrakturen nach Brumback [17]

Typ	Beschreibung
I	Dorsale Luxation mit Femurkopffraktur kaudomedial: – A: ohne oder mit irrelevanter Azetabulumfraktur, nach Reposition stabil – B: mit relevanter Azetabulumfraktur, instabil
II	Dorsale Luxation mit Femurkopffraktur kraniomedial: – A: ohne oder mit irrelevanter Azetabulumfraktur, nach Reposition stabil – B: mit relevanter Azetabulumfraktur, instabil
III	Luxation mit Schenkelhalsfraktur: – A: ohne Femurkopffraktur – B: mit Femurkopffraktur
IV	Ventrale Luxation mit Femurkopffraktur: – A: Impression des gewichttragenden Anteils des Femurkopfes – B: osteokartilaginäre Abscherfraktur im gewichttragenden Anteil des Femurkopfes
V	Zentrale Hüftluxation mit Femurkopffraktur

tive Therapie ganz wesentlich nach dem Profil des Patienten im Hinblick auf das biologische Alter sowie den funktionellen Anspruch. Hierbei kommen sowohl hüftkopferhaltende als auch gelenkersetzende Verfahren zur Anwendung.

Ätiologie/Epidemiologie

Schenkelhalsfrakturen sind vornehmlich im höheren Alter verbreitet. Ihre Inzidenz wird mit 600–900 pro 100.000 Einwohner und Jahr angegeben, wobei 95 % aller Patienten >50 Jahre alt sind [4]. Frauen sind 4 Mal häufiger betroffen als Männer [3].

Beim älteren Menschen ist häufig schon ein Sturz aus dem Stand ausreichend. Knochengesunde, jüngere Patienten erleiden diese Art von Verletzung in der Regel nur im Rahmen eines Hochenergietraumas mit axialer Stauchung des Oberschenkels. Begleitverletzungen richten sich nach dem Unfallmechanismus. Während der Stolpersturz beim alten

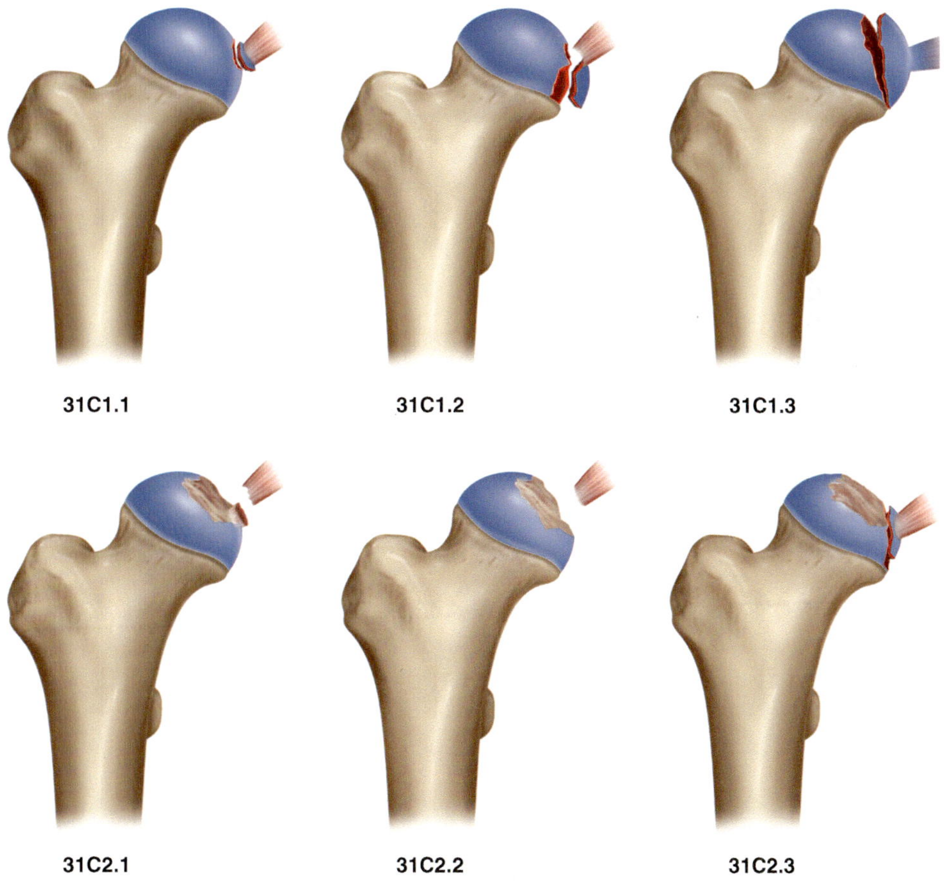

Abb. 14.4 AO/OTA-Klassifikation der Hüftkopfluxationsfrakturen

Tab. 14.3 AO/OTA-Klassifikation der Hüftkopfluxationsfrakturen [55]

Typ	Beschreibung
C1	Avulsionsfrakturen (C1.1) sowie Spaltbrüche (entsprechend Pipkin I oder II)
C2	Impressionsbruch, auch in Kombination mit Spaltbruch (C2.3)
C3	Hüftkopffraktur in Kombination mit Schenkelhalsfraktur (Pipkin III)

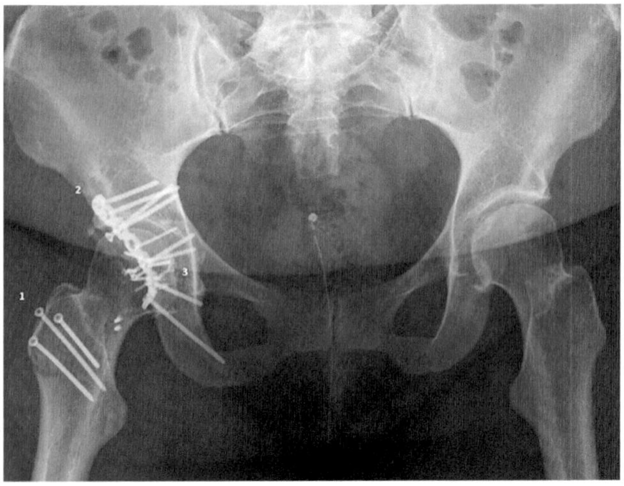

Abb. 14.5 Postoperative röntgenologische Darstellung nach Versorgung einer Hüftkopfluxationsfraktur rechts Typ Pipkin IV mittels Schraubenosteosynthese des koxalen Femurendes (*3*) und Plattenosteosynthese des Azetabulums (*2*) inklusive Trochanterosteotomie (*1*)

Patienten die Schenkelhalsfraktur häufig als Monoverletzung zur Folge hat, leidet der schwer traumatisierte jüngere Patient nicht selten zusätzlich unter einer Becken- bzw. Azetabulumverletzung, Verletzungen der Körperhöhlen, der Wirbelsäule oder weiterer Extremitäten [6].

Klinische Symptome

In der klinischen Untersuchung weisen die Patienten oft eine typische Beinfehlstellung im Sinne einer Verkürzung und Außenrotation auf. Weiterhin imponiert die schmerzbedingte Immobilität des betroffenen Beines. Der Patient klagt über einen Stauchungs- und Bewegungsschmerz. Auch eine Ausstrahlung des Schmerzes in die Knieregion ist möglich.

Bildgebende Diagnostik

Standard ist eine nativradiologische Beckenübersichtsaufnahme sowie ein axiales Röntgenbild der betroffenen Hüfte. Abhängig vom Frakturtyp können die oben genannten Symptome jedoch nur in abgeschwächter Form vorhanden sein [4]. Vor allem nicht dislozierte Abduktionsfrakturen können der korrekten Diagnosestellung entgehen.

Wichtig ist es bei der Anleitung von Ärzten in Weiterbildung, diese darin zu schulen, die Kortikalis und Kompakta systematisch nach Stufenbildungen abzusuchen, die auf eine Fraktur hindeuten können. Bei Diskrepanz zwischen klinischem und nativradiologischem Untersuchungsbefund muss der regelhaften Röntgendiagnostik eine CT-Untersuchung (ggf. auch MRT-Untersuchung) angeschlossen werden. Hierbei sollte der hintere Beckenring mit zur Darstellung kommen [26, 68].

Im Falle einer möglichen Insuffizienzfraktur bei gestörtem Knochenstoffwechsel kann eine MRT-Untersuchung ebenfalls sinnvoll sein.

▶ **Merke** Bei entsprechenden Beschwerden seitens des Patienten und röntgenologisch ausbleibendem Nachweis einer knöchernen Verletzung sollte eine ergänzende Schnittbildgebung zum sicheren Frakturausschluss durchgeführt werden.

Klassifikationen

Allgemein wird zwischen Abduktions- und Adduktionsfrakturen sowie medialen (intrakapsulären) und lateralen (extrakapsulären) Schenkelhalsfrakturen unterschieden [5].

Klassifikation der Schenkelhalsfrakturen nach Garden Anhand der Garden-Klassifikation ([35]; (Abb. 14.6, Tab. 14.4) ist u. a. eine Aussage bezüglich des Risikos einer relevanten Perfusionsstörung des Hüftkopfes im Falle einer hüftkopferhaltenden Therapie möglich (Abb. 14.7; vgl. Abschn. 14.2).

Klassifikation der Schenkelhalsfrakturen nach Pauwels. Die Einteilung nach Pauwels stellt mechanische Gesichtspunkte in den Vordergrund (Abb. 14.8, Tab. 14.5).

Klassifikation der Schenkelhalsfrakturen nach AO/OTA. Die AO/OTA-Klassifikation beschreibt die Lokalisation sowie den Grad der Dislokation der Schenkelhalsfraktur (Abb. 14.9, Tab. 14.6).

Therapie

Die konservative Behandlung der Schenkelhalsfraktur ist umstritten und spielt heutzutage nur noch in Einzelfällen eine Rolle. Hierfür infrage kommen zum einen kardiopulmonal hochgradig vorerkrankte oder bettlägerige Patienten, die operativ nicht behandelt werden können [81]. Allerdings kann selbst bei diesem Patientenkollektiv die perkutane Schraubenosteosynthese in Lokalanästhesie eine Begrenzung der Schmerzen und eine umgrenzte Mobilität bedeuten [92]. Zum anderen ist eine konservative Therapie bei impaktierten, stabilen Frakturen und nur geringer Dislokation des Femurkopfes in der Axialaufnahme theore-

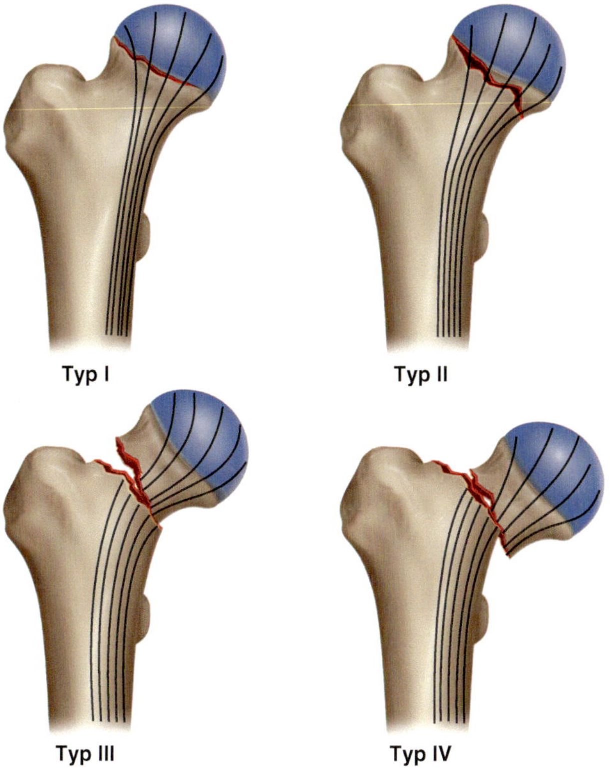

Abb. 14.6 Klassifikation der Schenkelhalsfrakturen nach Garden

Tab. 14.4 Klassifikation der Schenkelhalsfrakturen nach Garden [34]

Typ	Beschreibung
I	Stabiler Abduktionsbruch in eingestauchter Valgusfehlstellung
II	Nicht dislozierte Fraktur
III	Teilweise Dislokation des distalen Fragments nach kranial, wobei noch ein partieller Fragmentkontakt am medialen Schenkelhals besteht; zusätzlich Varusfehlstellung und Retrotorsion des Kopfes
IV	Vollständige Dislokation des distalen Fragments nach dorsal

tisch möglich [75], häufig aber mit einer sekundären Dislokation verknüpft [95].

Bei der operativen Therapie wird zwischen der hüftkopferhaltenden Behandlung und dem endoprothetischen Ersatz unterschieden. Maßgeblich für die Entscheidung ist neben dem Patientenalter der Dislokationsgrad der Fraktur (s. Garden-Klassifikation). Die Art der hüftgelenkserhaltenden operativen Versorgung umfasst u. a. die 3-Schrauben-Osteosynthese und die dynamische Hüftschraube, die biomechanische Vorteile bietet (Abb. 14.10a, b; [13, 94]). Gute Voraussetzungen für die hüftkopferhaltende Operation sind eine gering dislozierte, impaktierte Fraktur, die suffiziente Reponierbarkeit der Fraktur, ein junges Patientenalter, gute Knochenqualität und die zeitnahe Versorgung nach dem Unfall [6]. Während sich bei Schenkelhalsfrakturen vom Typ I nach Garden bei zeitgerechter Versorgung (idealerweise innerhalb von 6 Stunden, nicht jedoch später als 24 Stunden nach dem Unfall; [12, 52]) nach 2 Jahren lediglich in 10 % der Fälle eine Hüftkopfnekrose entwickelt, ist bei Frakturen vom Typ Garden IV in bis zu 50 % der Fälle mit einer Hüftkopfnekrose zu rechnen [4].

Weitere potenzielle Probleme der hüftgelenkserhaltenden Therapie stellen die mögliche intraartikuläre Schraubenfehllage, die Pseudarthrose sowie eine Sekundärdislokation der Fraktur dar [6]. Beim endoprothetischen Ersatz sind bezüglich der Implantatwahl das biologische Alter, eine eventuell bereits vorliegende Koxarthrose, die Komorbiditäten sowie die Lebenserwartung des Patienten in Betracht zu ziehen. Der jüngere, mobile und nebenerkrankungsarme Patient ist optimalerweise mit einer weniger abriebanfälligen Hüfttotalendoprothese zu versorgen (Abb. 14.10d), während der ältere, multimorbide Patient mit einer Lebenserwartung von <5 Jahren in der Regel aufgrund der verkürzten Operationszeit und geringeren Luxationsneigung eher von einer Hemiendoprothese (Duokopfprothese; Abb. 14.10c) profitiert [77].

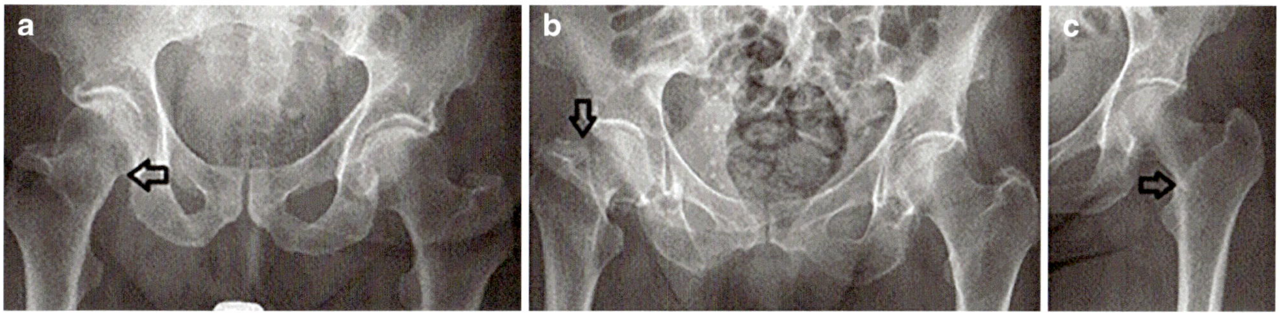

Abb. 14.7 Nativradiologische Darstellung einer nicht dislozierten Schenkelhalsfraktur rechts Typ Garden 1 (**a**), einer dislozierten Schenkelhalsfraktur rechts Typ Garden 3 (**b**) und einer lateralen Schenkelhalsfraktur links (**c**) (*jeweils mit Pfeil markiert*)

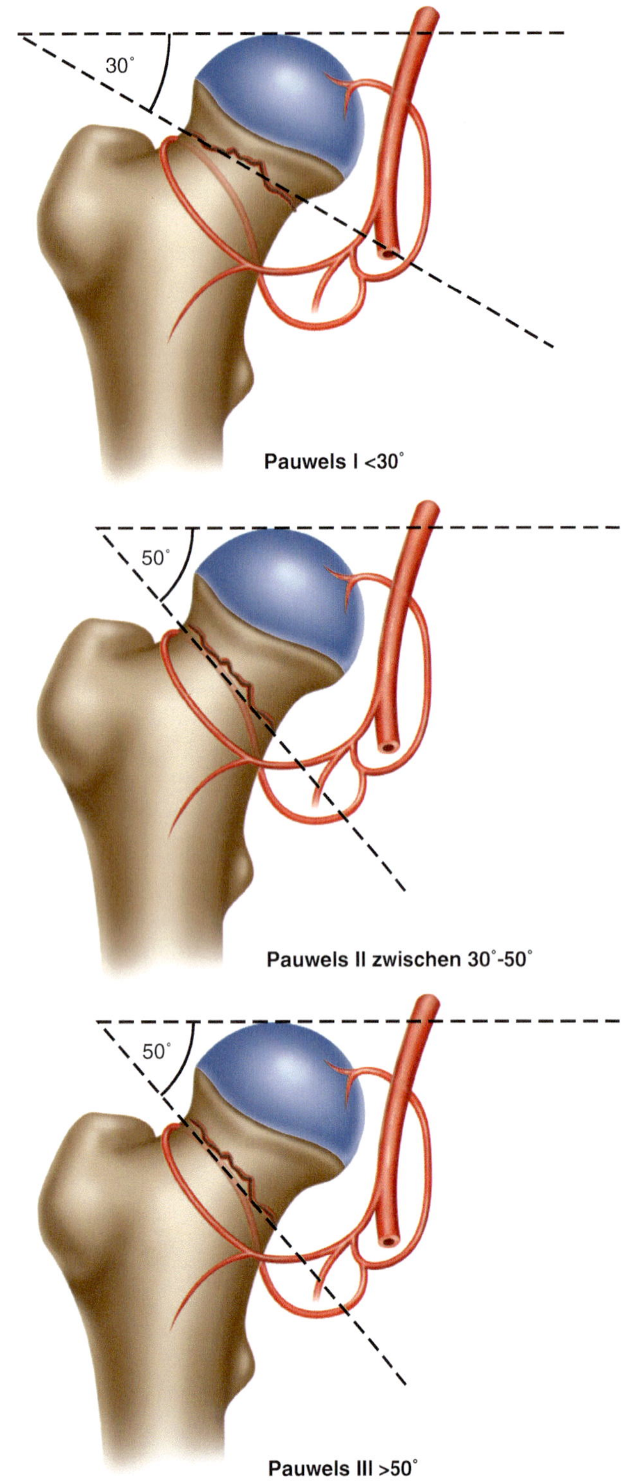

Abb. 14.8 Klassifikation der Schenkelhalsfrakturen nach Pauwels

▶ **Merke** Besteht die Indikation zur hüftkopferhaltenden Therapie, so sollte die operative Versorgung zeitnah (möglichst innerhalb von 6 Stunden) erfolgen.

Tab. 14.5 Klassifikation der Schenkelhalsfrakturen nach Pauwels [72]

Typ	Verlauf der Frakturlinien im Vergleich zur Horizontalen
I	<30°, stabile Abduktionsfraktur
II	Zwischen 30 und 50°, instabile Adduktionsfraktur
III	>50°, instabile Adduktionsfraktur

14.4 Pertrochantäre Femurfrakturen

Frakturen, die vornehmlich die Trochanterregion betreffen, werden als pertrochantäre Femurfrakturen zusammengefasst. Betroffen sind v. a. Patienten höheren Alters nach Bagatellereignissen. Ähnlich wie bei der medialen Schenkelhalsfraktur bietet sich zunächst die röntgenologische Darstellung des betroffenen Hüftgelenks in 2 Ebenen an, ggf. muss ergänzend eine CT-Diagnostik durchgeführt werden. Pertrochantäre Femurfrakturen werden für gewöhnlich gemäß der AO/OTA-Klassifikation eingeteilt. Bei der nahezu immer angezeigten operativen Therapie werden je nach Frakturmorphologie die dynamische Hüftschraube sowie intramedulläre Nagelsysteme eingesetzt.

Ätiologie/Epidemiologie

Pertrochantäre Femurfrakturen haben ihren Häufigkeitsgipfel im höheren Alter und sind in Bezug auf ihre Inzidenz mit Schenkelhalsfrakturen vergleichbar. 75 % aller Patienten mit pertrochantärer Femurfraktur sind älter als 70 Jahre [4]. In der Anamnese steht beim älteren Patienten häufig ein Sturz aus dem Stand auf die Seite. Bei jüngeren Patienten ist normalerweise ein beträchtliches Trauma erforderlich, beispielsweise ein Sturz aus großer Höhe oder ein schwerer Verkehrsunfall.

Klinische Symptome

Die Patienten berichten über eine schmerzhafte Bewegungseinschränkung des betroffenen Hüftgelenks, der Einbeinstand kann nicht mehr demonstriert und das betroffene Bein unter Umständen nicht mehr gestreckt angehoben werden. Ähnlich wie bei Schenkelhalsfrakturen fällt bei der Inspektion des liegenden Patienten nicht selten ein verkürztes und rotiertes Bein auf. Die Art der Rotationsfehlstellung ist dabei abhängig vom Frakturverlauf, zumeist liegt jedoch eine Außenrotationsstellung vor [4].

Bildgebende Diagnostik

Die Bildgebung beinhaltet für gewöhnlich eine nativradiologische Beckenübersicht sowie ein Hüftgelenk axial der betroffenen Seite. Bei nicht sicherem Frakturnachweis und entsprechender klinischer Symptomatik oder unklarer Frakturmorphologie ist ergänzend eine

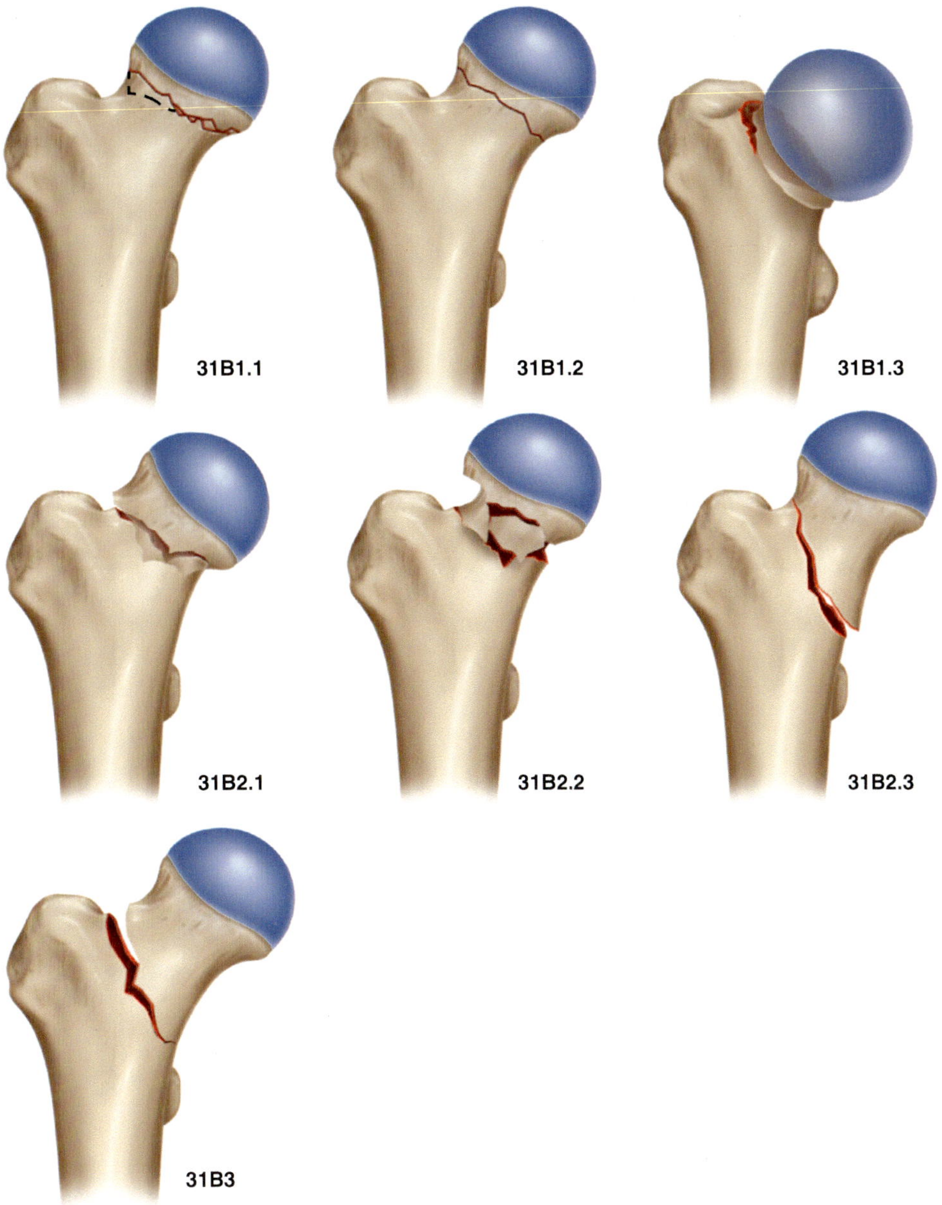

Abb. 14.9 AO/OTA-Klassifikation der Schenkelhalsfrakturen

Tab. 14.6 AO/OTA-Klassifikation der Schenkelhalsfrakturen [55]

Typ		Beschreibung
B1 (subkapitale Frakturen)	31B1.1	Valgische, eingestauchte Fraktur
	31B1.2	Nicht dislozierte Fraktur
	31B1.3	Dislozierte Fraktur
B2 (transzervikale Frakturen)	31B2.1	Einfache Fraktur
	31B2.2	Mehrfragmentäre Fraktur
	31B2.3	Scherbruch
B3 (basisnahe Schenkelhalsfrakturen)	31B3	Basisnahe Fraktur des Schenkelhalses

CT-Untersuchung durchzuführen, dabei empfiehlt sich die zusätzliche Darstellung des hinteren Beckenrings. Bei entsprechender Klinik und nicht sicherem CT-Frakturnachweis kann auch eine MRT-Darstellung zur Frakturabklärung hilfreich sein [6].

▶ **Merke** Eine pertrochantäre Femurfraktur beim jungen Patienten ist selten und tritt zumeist nur im Rahmen von Hochrasanztraumata auf. Der Ausschluss von Begleitverletzungen ist deshalb obligat.

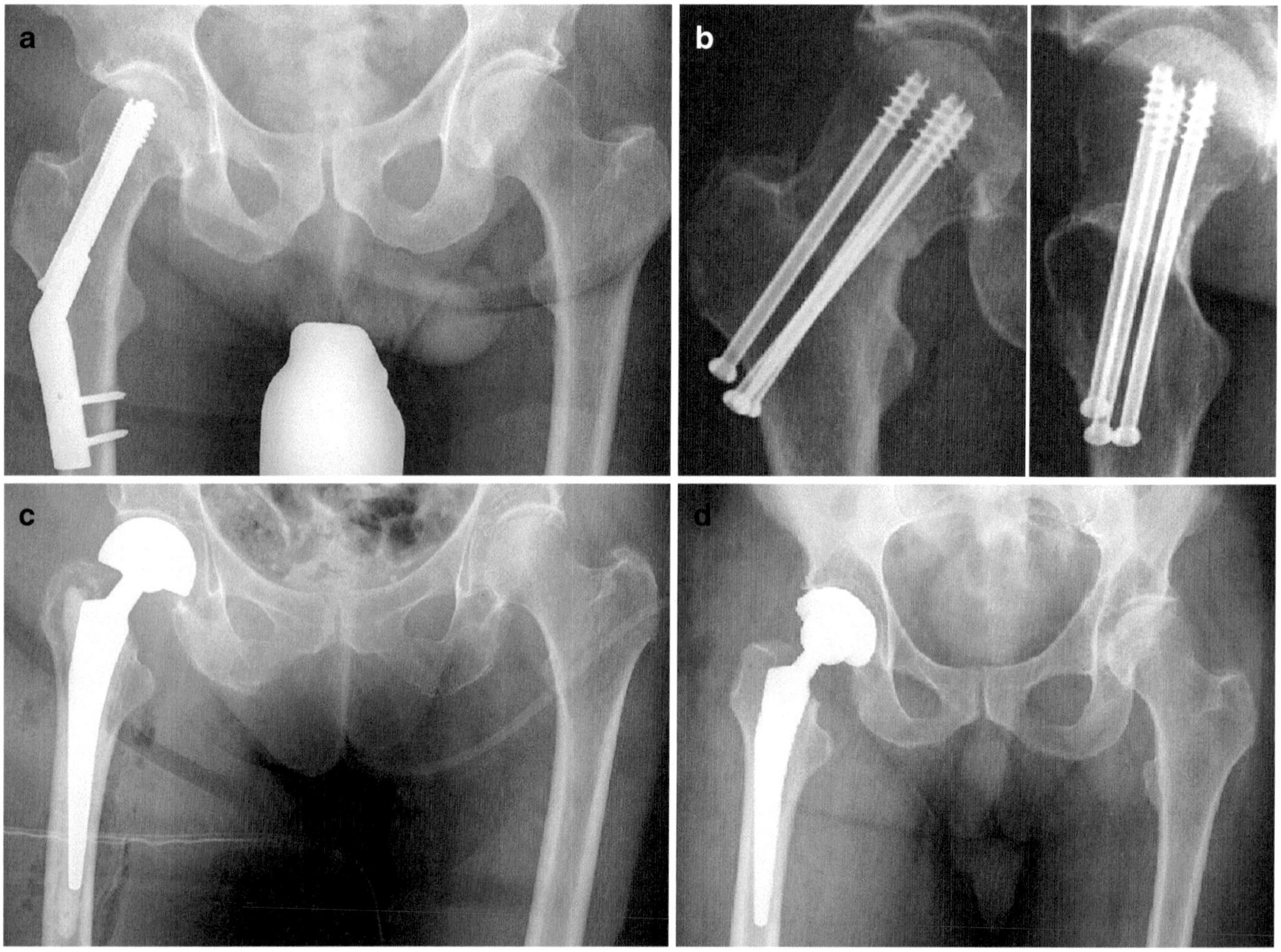

Abb. 14.10 Nativradiologische postoperative Darstellung einer Versorgung mittels dynamischer Hüftschraube (**a**), 3-Schrauben-Osteosynthese (**b**), zementierter Duokopfprothese (**c**) und Hybridtotalendoprothese (**d**)

Klassifikationen

Klassifikation der pertrochantären Femurfrakturen nach AO/OTA

Die Einteilung gemäß der AO/OTA berücksichtigt die Lokalisation sowie die Anzahl der Fragmente der Fraktur (Abb. 14.11, 14.12, 14.13, Tab. 14.7).

Klassifikation der pertrochantären Femurfrakturen nach Evans. Evans unterscheidet 2-, 3- und 4-Fragment-Frakturen (Abb. 14.14, Tab. 14.8).

Therapie

Im Falle einer pertrochantären Femurfraktur ist in aller Regel die Operationsindikation zu stellen. Ziel der Operation ist die Wiederherstellung von Mobilität und Belastbarkeit unter Verwendung eines schonenden Verfahrens mit niedriger Komplikationsrate [6]. Therapie der Wahl ist die operative Stabilisierung mittels dynamischer Hüftschraube bei einfachen, stabilen Frakturen (Tap A1, ggf. auch Typ A2 nach AO/OTA; [84]) sowie kurzem bzw. langem proximalem Femurnagel (z. B. Intertan-Nagel; [53, 54]; Abb. 14.15). Der lange Femurnagel wird dabei in der Regel mit 2 distalen Schrauben verriegelt. Bei der A3-Fraktur ist die Überlegenheit der intramedullären Versorgung belegt [69].

Unterschieden wird weiterhin zwischen der Verwendung von monoaxialen und biaxialen Rekonstruktionsnägeln, bei Letzteren kommt neben der Schenkelhals- eine zusätzliche Antirotationsschraube zum Einsatz. Bei der Entscheidung bezüglich der Verwendung eines kurzen oder langen proximalen Femurnagels (Abb. 14.16) lässt sich statistisch keine signifikante Überlegenheit eines der beiden Verfahren nachweisen [90], auch bei instabilen Frakturen scheint der kurze Nagel ähnliche klinische Ergebnisse zu erreichen wie der lange Femurnagel [41].

Im Rahmen der Versorgung der Fraktur wird eher ein leicht valgischer CCD-Winkel angestrebt, um das langfristige Ergebnis für den Patienten zu verbessern. Weiterhin

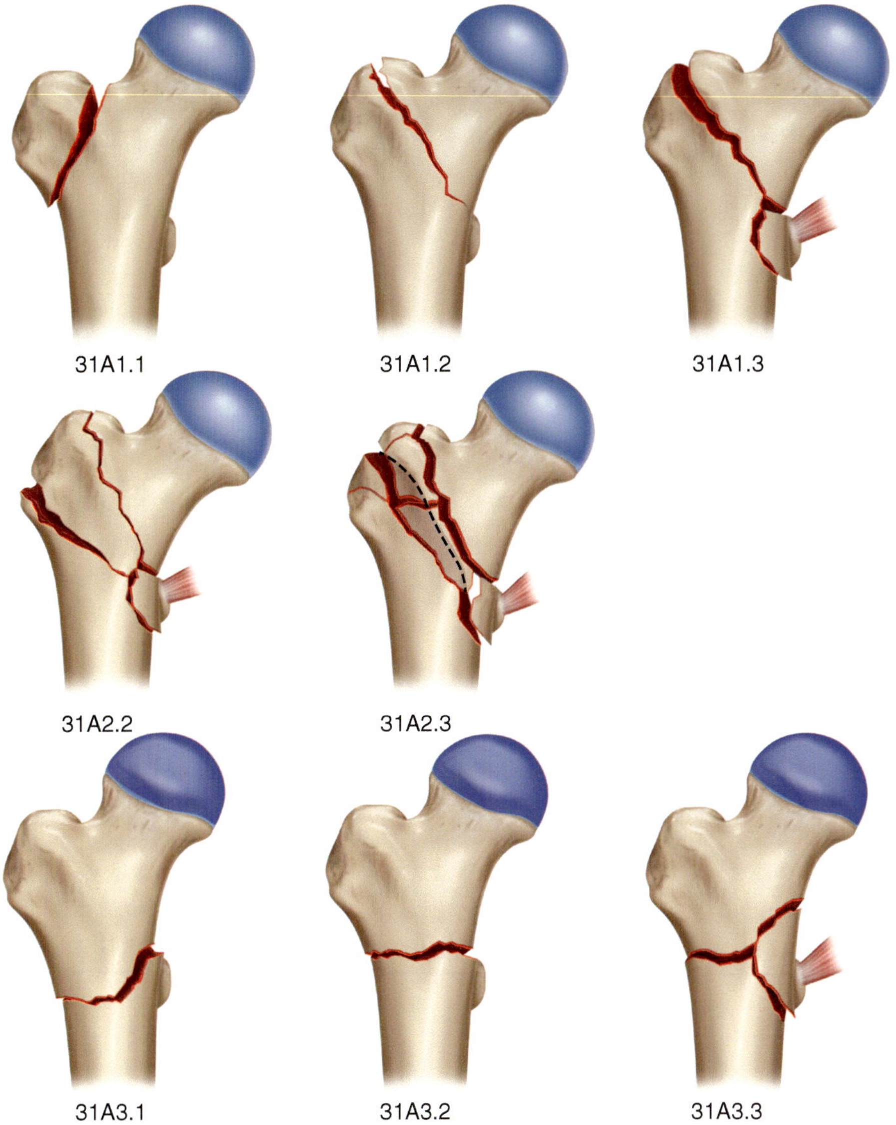

Abb. 14.11 AO/OTA-Klassifikation der pertrochantären Femurfrakturen

sprechen sich die derzeit gängigen Empfehlungen für eine Center-Center-Positionierung von Schenkelhals- und Verriegelungsschraube aus, d. h., beide Schrauben sollten möglichst zentral im Schenkelhals eingebracht werden [4, 82]. Unabhängig vom verwendeten Verankerungskonzept ist eine Positionierung der Schenkelhalsschraube im subchondralen Knochen des Hüftkopfes (mit einem Abstand von <5 mm) für die Verankerung im osteoporotischen Knochen relevant. Eine primär varische Stellung oder eine stark exzentrische Lage der Schenkelhalsschraube prädestiniert für ein Montageversagen (z. B. ein „cut out"). Vermieden werden müssen eine postoperative Beinverkürzung sowie eine Rotationsfehlstellung [6].

Bei mangelnder Verankerungsmöglichkeit anderer Implantate oder ausgeprägter, vorbestehender Koxarthrose kann auch der primäre Gelenkersatz mittels Endoprothese notwendig sein und eine Revisionsoperation vermeiden [27].

▶ **Praxistipp** Für A1-Frakturen bietet sich die dynamische Hüftschraube als Verfahren der Wahl an.

14.5 Subtrochantäre Femurfrakturen

Da subtrochantäre Femurfrakturen in den geläufigen Klassifikationen der Verletzungen der Trochanterregion keine ausreichende Berücksichtigung finden, werden sie in diesem Kapitel gesondert behandelt. Dabei stellen periprothetische Femurfrakturen bei einliegender Hüftendoprothese eine nochmals eigene Frakturentität dar.

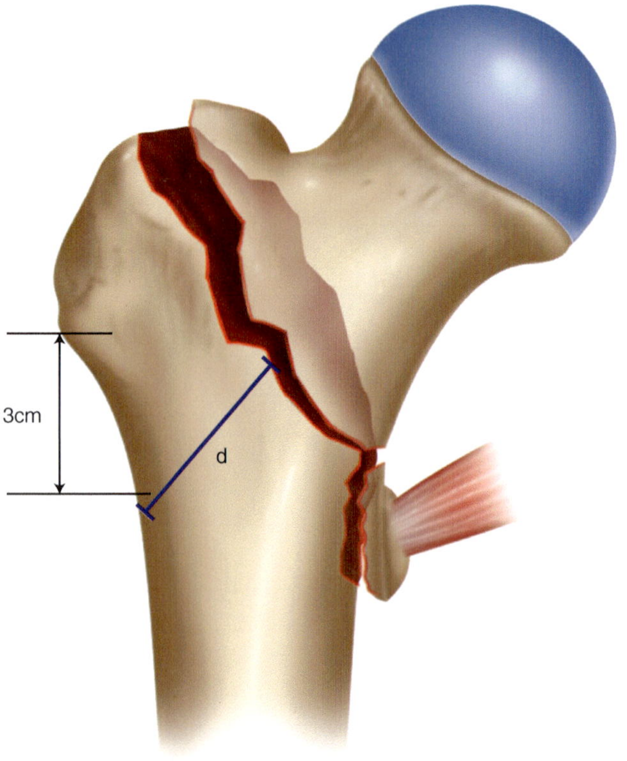

Abb. 14.12 Definition der Höhe des „lateral wall" (seitliche Wand). Diese wird zur Unterscheidung von A1- und A2-Frakturen bestimmt. Hierbei wird die Distanz vom Referenzpunkt, der sich 3 cm unterhalb des Tuberculum innominatum des Trochanter major befindet, in 135°-Neigung zur Frakturlinie gemessen (*d*). Die Röntgenaufnahme des betroffenen Beines sollte dabei in Neutralposition erfolgen

Ätiologie
Subtrochantäre Femurfrakturen kommen sowohl beim alten Menschen innerhalb eines Niedrigenergietraumas als auch beim schwer verunfallten jüngeren Patienten vor. Ursache ist in der Regel ein direkter Anprall mit der betroffenen Extremität.

Klinische Symptome
Bei der klinischen Untersuchung zeigt sich neben Symptomen wie lokalem Druckschmerz, Schwellung und hochgradiger Bewegungseinschränkung eine typische Positionierung der verletzten Extremität. Durch den Zug des M. iliopsoas sowie der Glutealmuskulatur liegt das proximale Fragment in Abduktion, Außenrotation und Flexion, während das distale Fragment in Richtung Adduktion abweicht [5].

Bildgebende Diagnostik
Gefordert werden für gewöhnlich eine Röntgenaufnahme des Beckens in der Übersicht sowie eine axiale Darstellung des betroffenen Hüftgelenks, je nach Frakturmorphologie (z. B. bei distalen Frakturausläufern) auch mit zusätzlicher Bildgebung des gesamten Femurs in 2 Ebenen.

Eine zusätzliche CT-Untersuchung kann bezüglich der Frakturmorphologie im Zuge der präoperativen Planung wertvolle Hinweise geben. Vor allem bei periprothetischen Femurfrakturen sollte mittels CT der Frakturverlauf exakt dargestellt und ggf. zusätzliche Fissuren detektiert werden. Die Entscheidung über die B1- oder B2-Situation (und somit die Frage nach der festen Verankerung des Femurschafts) lässt sich im Regelfall auch nur mit der CT beantworten.

Bei weiter distalen periprothetischen Femurfrakturen ist eine Doppler-Sonografie bzw. angiografische Bildgebung zumeist mittels CT (inklusive kontrastverstärkter CT-Angiografie) zum Ausschluss einer Gefäßverletzung zu erwägen.

Klassifikationen
Klassifikation der subtrochantären Femurfrakturen nach Seinsheimer.
Die Klassifikation nach Seinsheimer richtet sich nach der Frakturlokalisation sowie -morphologie (Abb. 14.17, Tab. 14.9).

Vancouver-Klassifikation der periprothetischen Femurfrakturen bei einliegender Hüftendoprothese. In der von Duncan und Masri geprägten Vancouver-Klassifikation wird neben der Frakturlokalisation v. a. der Stabilität der Prothesenverankerung eine besondere Bedeutung beigemessen (Abb. 14.18, Tab. 14.10), aus der sich unmittelbar die Therapie (konservativ, prothesenerhaltend oder Prothesenwechsel) ableiten lässt.

Verwendung findet weiterhin das sog. „Unified Classification System for Periprosthetic Fractures" (UCPF), ein Klassifikationssystem, in dem sämtliche endoprothetisch versorgten Gelenke mit den entsprechenden periprothetischen Frakturen abgehandelt werden [2].

Therapie
Die Schwierigkeit der korrekten Reposition bei subtrochantären Frakturen liegt deutlich höher als bei pertrochantären Frakturen. Geschlossene Repositionstechniken sind zunächst zu bevorzugen, entscheidend für die Vermeidung von Komplikationen und das funktionelle Outcome ist aber die adäquate Reposition der Fraktur. Für subtrochantäre Femurfrakturen ist meistens der proximale Femurnagel die erste Option der operativen Versorgung (Abb. 14.19), teilweise ist zusätzlich die Verwendung einer Cerclage zur Reposition und Retention erforderlich (Abb. 14.20). Grundsätzlich scheinen intramedulläre den extramedullären Verfahren überlegen [105]. Wird inadäquat reponiert, kann mit Implantat nicht mehr nachkorrigiert werden und es resultiert eine – meist varische – Fehlstellung.

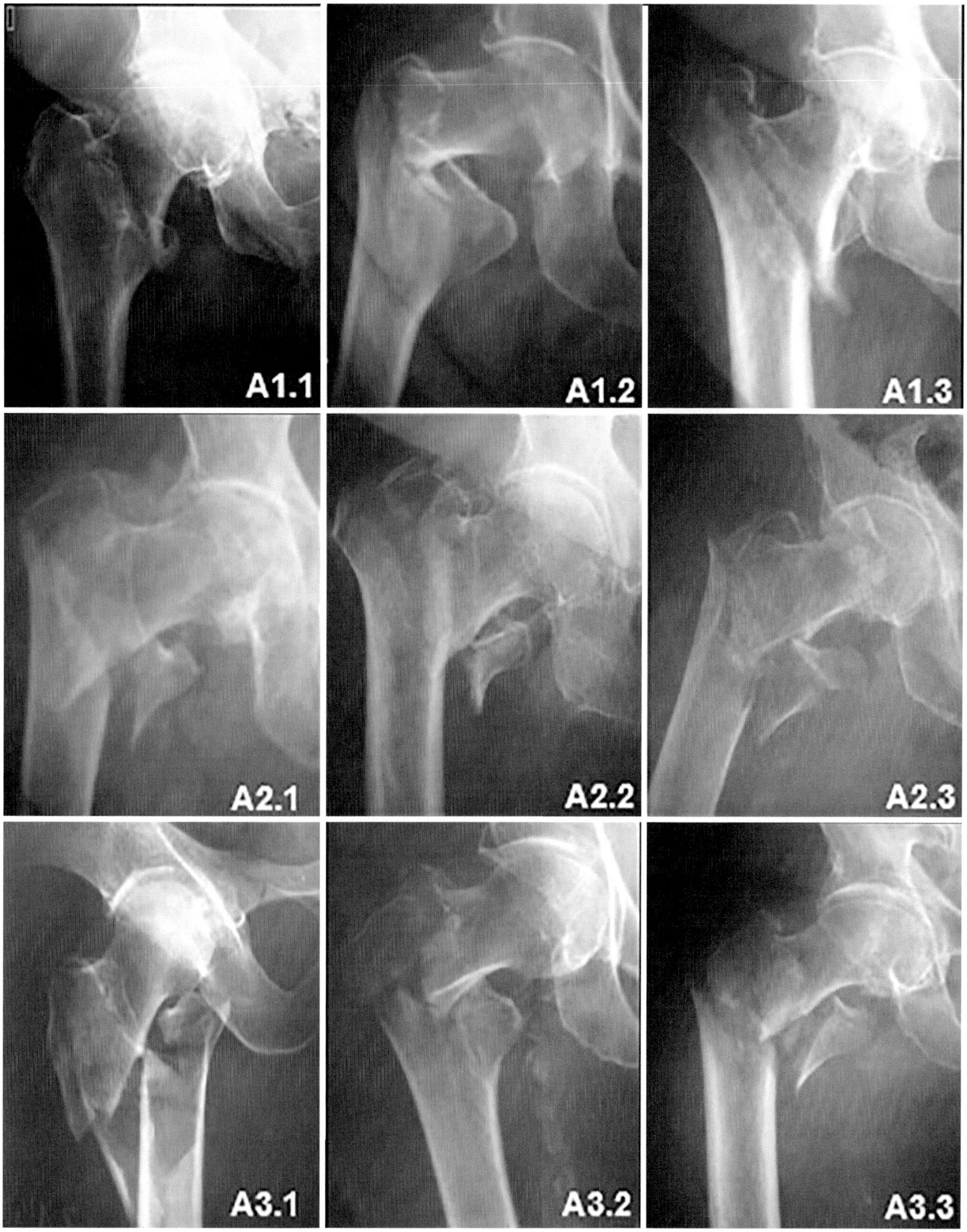

Abb. 14.13 Röntgenologische Einteilung gemäß der AO/OTA-Klassifikation für die pertrochantäre Femurfraktur

Beim Vorliegen einer periprothetischen Femurfraktur ist je nach Verankerung des Prothesenschafts sowie in Abhängigkeit der Frakturmorphologie eine konservative Behandlung, eine prothesenerhaltende (z. B. plattenosteosynthetische) Versorgung oder Prothesen(schaft)wechseloperation angezeigt.

Tab. 14.7 AO/OTA-Klassifikation der pertrochantären Femurfrakturen [55]

AO/OTA-Klassifikation		Beschreibung
A1 (pertrochantär einfach)	A1.1	Isolierte Fraktur eines der beiden Trochanteren
	A1.2	2-Fragment-Fraktur
	A1.3	Fraktur mit intaktem „lateral wall“ (>20,5 mm)
A2 (pertrochantär mehrfragmentär, „lateral wall“ beschädigt)	A2.2	Fraktur mit 1 Zwischenfragment
	A2.3	Fraktur mit 2 oder mehr Zwischenfragmenten
A3 (intertrochantär)	A3.1	Einfach, schräg
	A3.2	Einfach, quer
	A3.3	Mehrfragmentär oder Stückfraktur

Periprothetische Femurfrakturen bergen ein hohes Potenzial für Komplikationen, da die betroffenen Patienten oft hohen Alters, multimorbide mit herabgesetzter Knochenqualität und eingeschränkt mobil sind. Im Falle einer bestehenden Operationsindikation ist, wenn möglich, ein 1-zeitiges, schonendes und definitives Verfahren anzustreben.

▶ **Merke** Periprothetische Frakturen bei einliegender Hüftendoprothese sind aufgrund des typischen Patientenprofils mit multiplen Komorbiditäten oft „Problemfrakturen“.

Tab. 14.8 Klassifikation der pertrochantären Femurfrakturen nach Evans [24, 25]

Typ	Beschreibung
I	Nicht dislozierte 2-Fragment-Fraktur
II	Dislozierte 2-Fragment-Fraktur
III	Dislozierte 3-Fragment-Fraktur mit dorsolateraler Trümmerzone
IV	Dislozierte 3-Fragment-Fraktur mit dorsomedialer Trümmerzone
V	Dislozierte 4-Fragment-Fraktur mit Separation beider Trochanteren

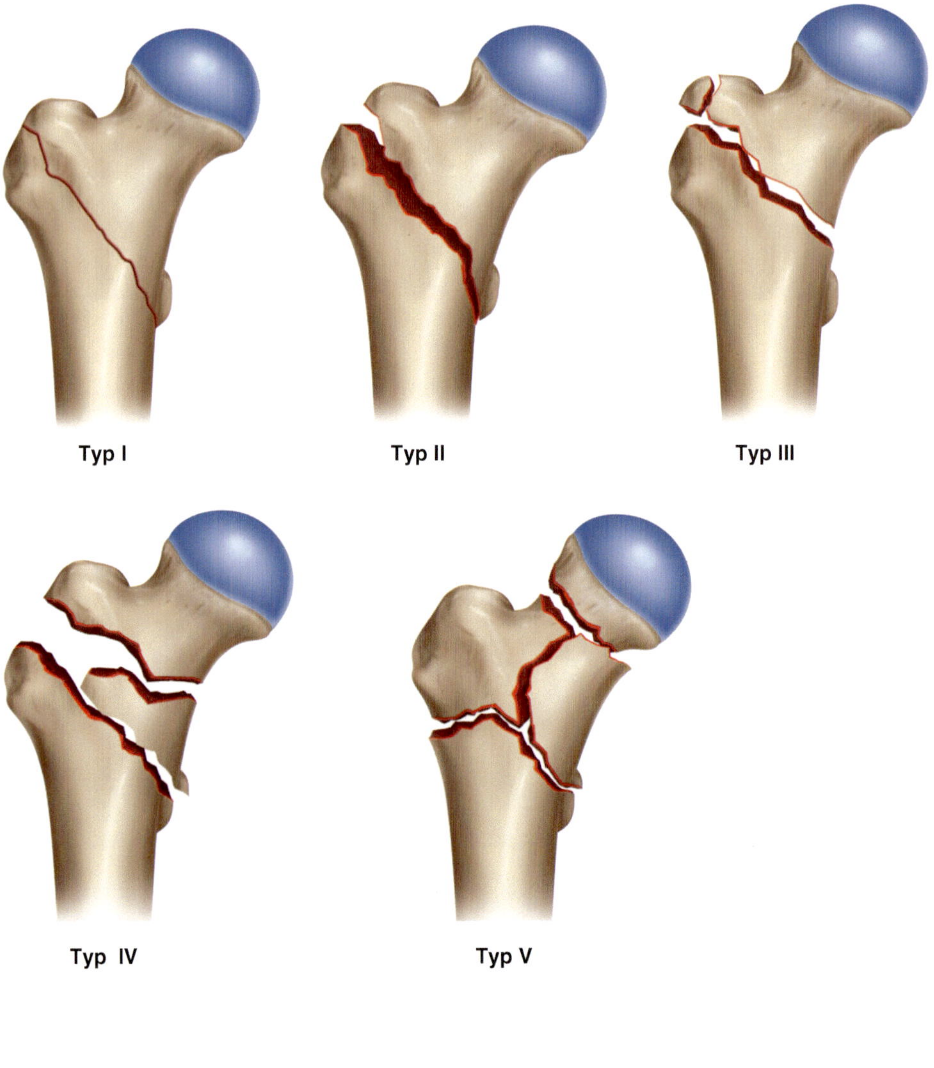

Abb. 14.14 Klassifikation der pertrochantären Femurfrakturen nach Evans

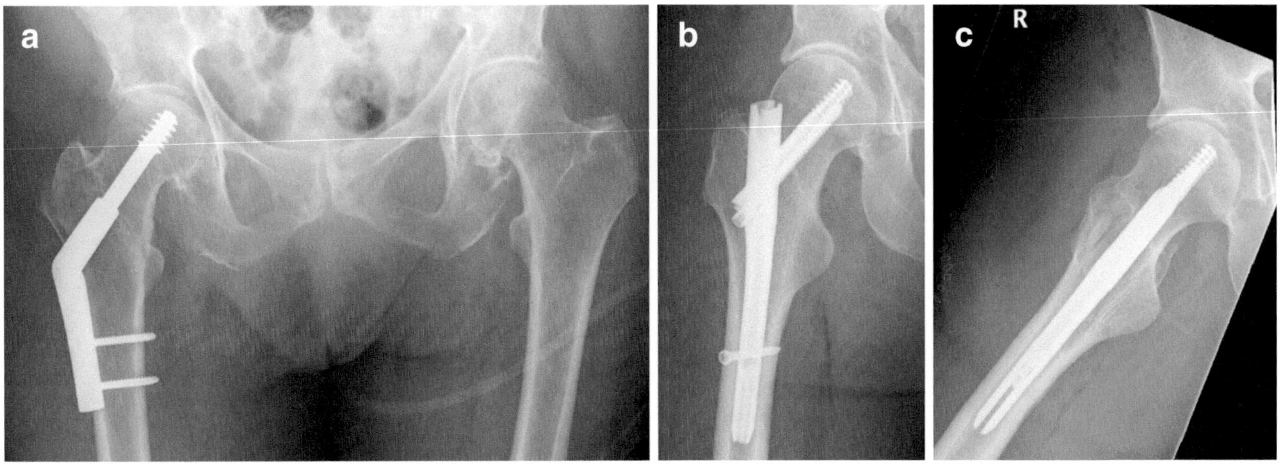

Abb. 14.15 Postoperative nativradiologische Darstellung nach Versorgung mittels dynamischer Hüftschraube (**a**) sowie kurzem Intertan-Nagel (antegrad eingebrachtes intertrochantäres Nagel-System) in 2 Ebenen (**b**, **c**)

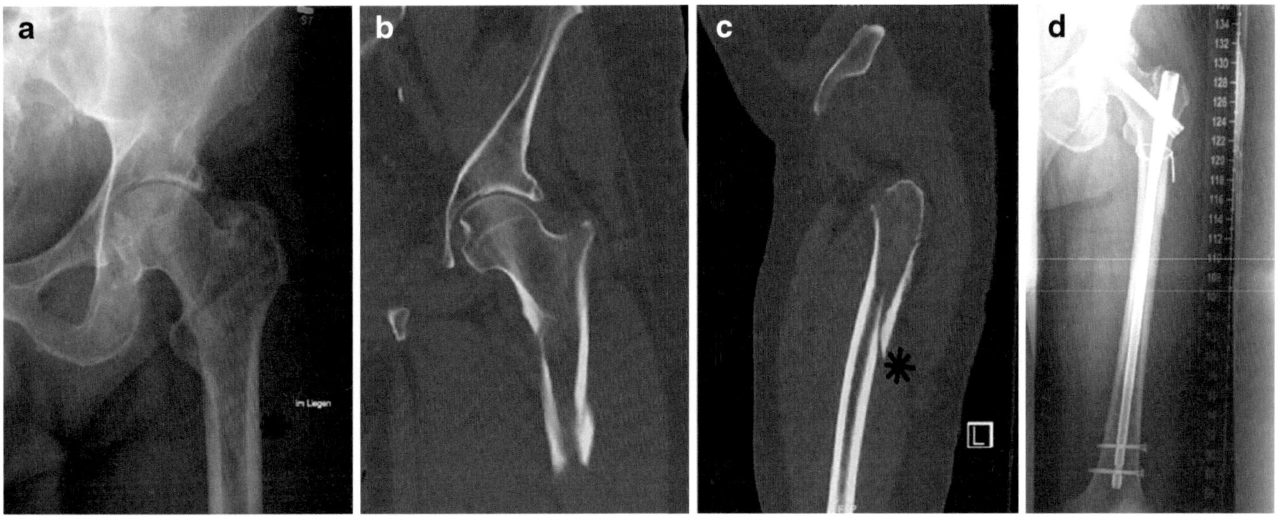

Abb. 14.16 Fallbeispiel eines 54-jährigen Patienten mit pertrochantärer Femurfraktur links: Die zunächst vermutete einfache Fraktur (**a**) zeigte in der CT-Aufnahme (**b**, **c**) einen instabilen Charakter mit Beteiligung der subtrochantären Region (*Stern*), sodass die Entscheidung zur Versorgung mittels langem proximalen Femurnagel und Cerclage (**d**) getroffen wurde

14.6 Femurschaftfrakturen

Femurschaftfrakturen betreffen nicht selten den jüngeren, aktiven Patienten und sind häufig auf ein beträchtliches Trauma zurückzuführen, wenngleich die absolute Zahl der Femurschaftfrakturen im Rahmen von PKW-Unfällen durch die modernen Fahrzeugsicherheitstechniken stark zurückgegangen ist. Die native Röntgendiagnostik der betroffenen Region sollte in der Regel um eine Gefäßdarstellung sowie die Abklärung typischerweise auftretender Begleitverletzungen ergänzt werden. Schaftfrakturen des Femurs werden v. a. gemäß der AO/OTA-Einteilung klassifiziert. Die Behandlung ist in den meisten Fällen operativ durchzuführen und gelingt mittels intramedullärer Nagelung in gedeckter Technik oder offener Plattenosteosynthese. Aufgrund der gehäuft auftretenden Mehrfachverletzungen sowie mitunter ausgedehnten Weichteilschäden kann auch eine primäre Stabilisierung mit Fixateur externe erforderlich sein.

Ätiologie/Epidemiologie

Frakturen des Femurschafts sind häufig Teil des Verletzungsmusters von polytraumatisierten, meist jungen Patienten. Seltener kommen diese Frakturen bei Patienten mit herabgesetzter Knochenqualität vor. Unterschieden werden indirekte Krafteinwirkungen durch Biegung und/oder Rotation, die überwiegend geschlossene Frakturen nach sich ziehen, und direkte Krafteinwirkungen (v. a. bei Hochrasanztraumen), die unter Umständen Weichteilschäden bzw.

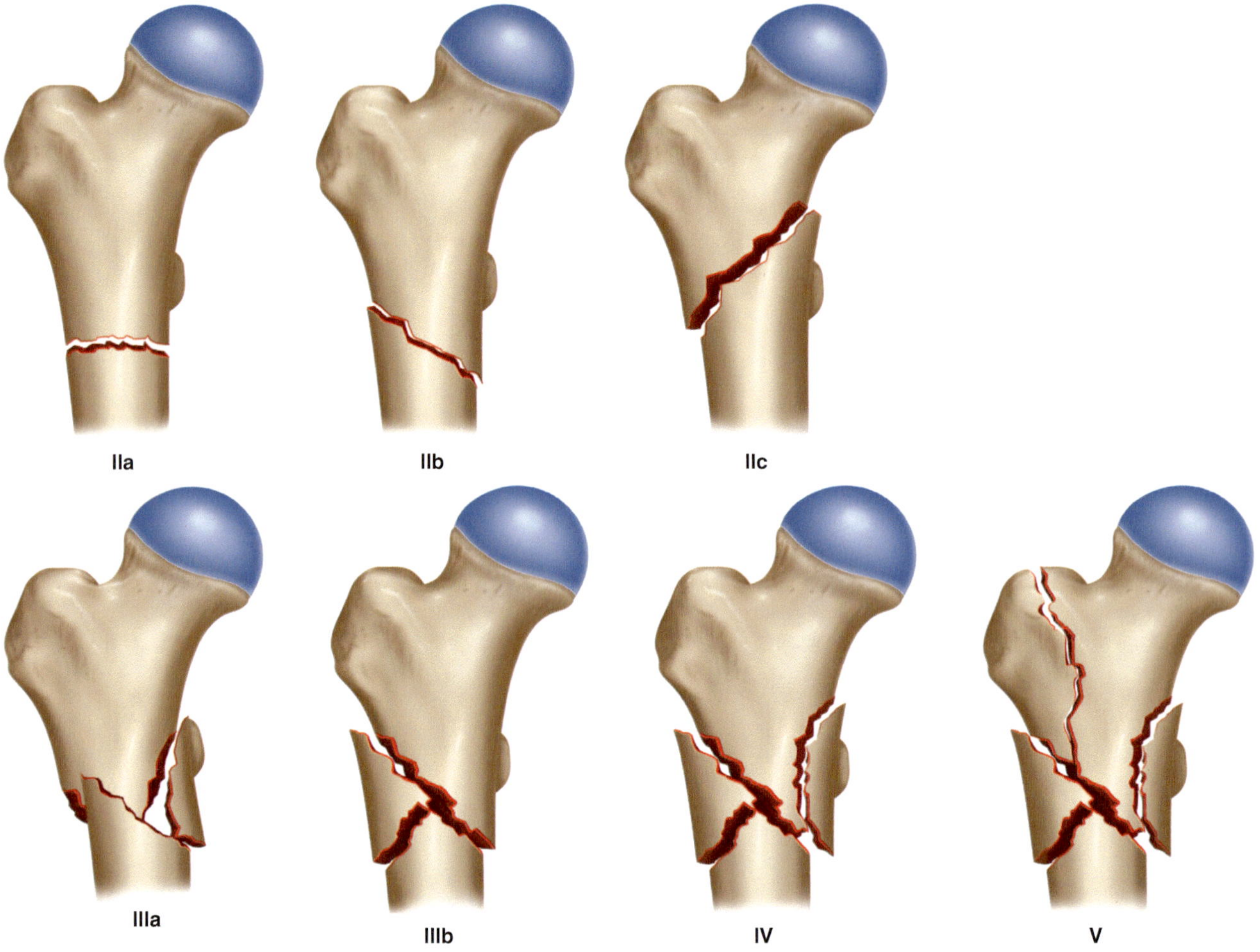

Abb. 14.17 Klassifikation der subtrochantären Femurfrakturen nach Seinsheimer

Tab. 14.9 Klassifikation der subtrochantären Femurfrakturen nach Seinsheimer [87]

Typ	Beschreibung
I	Nicht dislozierte Fraktur (<2 mm)
II	2-Fragment-Fraktur: a) Querfraktur b) Spiralfraktur mit dem Trochanter minor am proximalen Fragment c) Spiralfraktur mit dem Trochanter minor am distalen Fragment
III	3-Fragment-Fraktur: a) Drittes Fragment ist der Trochanter minor. b) Drittes Fragment ist ein Keilfragment.
IV	Trümmerfraktur mit 4 oder mehr Fragmenten
V	Jede subtrochantäre Fraktur mit Einbezug des Trochanter major

offene Frakturen zur Folge haben. 75 % der jungen männlichen Patienten mit einer Femurschaftfraktur erleiden diese im Rahmen eines Hochrasanztraumas, v. a. in der sommerlichen Jahreszeit [96]. Selten sind pathologische Frakturen, Ermüdungsbrüche und osteoporoseassoziierte Frakturen.

Die Inzidenz liegt bei 0,2 pro 1000 Einwohner und Jahr, 30 % der Patienten erleiden die Fraktur im Rahmen eines Polytraumas. 40 % der Patienten entfallen auf die Altersgruppe der 16- bis 65-Jährigen, Kinder und Jugendliche machen 35 % aus und der restliche Anteil entfällt auf die über 65-Jährigen [7, 23, 96].

Klinische Symptome

In der körperlichen Untersuchung findet sich zum Teil eine deutliche Fehlstellung im Frakturbereich, nicht selten handelt es sich um offene Frakturen. Die Patienten klagen über lokale Schmerzen, teilweise fällt eine Krepitation der Fraktur mit abnormer Beweglichkeit und Verkürzung des betroffenen Beines auf. Periphere Ausfälle im Sinne von Gefühls- oder Durchblutungsstörungen können vorhanden sein. Ein mögliches Kompartmentsyndrom muss ausgeschlossen werden.

Bildgebende Diagnostik

Bei entsprechendem Trauma sollte zusätzlich zum Röntgen des Oberschenkels in 2 Ebenen eine Beckenübersichtsauf-

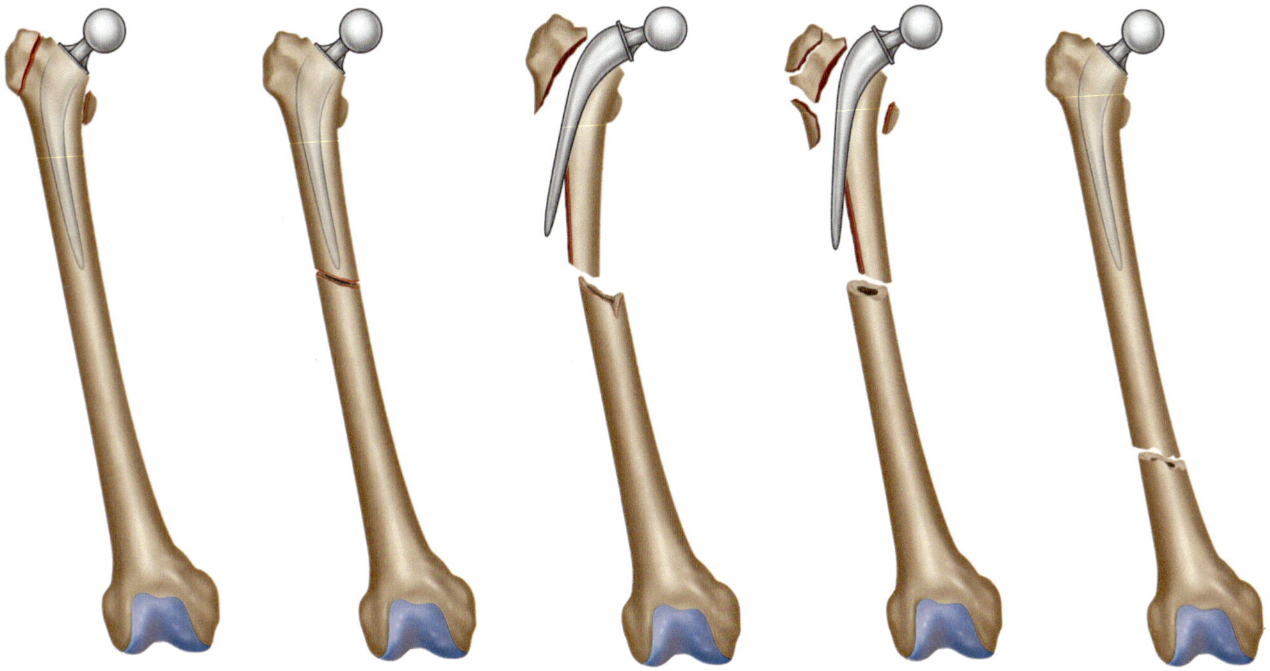

Abb. 14.18 Vancouver-Klassifikation der periprothetischen Femurfrakturen bei einliegender Hüft-Endoprothese

Tab. 14.10 Vancouver-Klassifikation der periprothetischen Femurfrakturen bei einliegender Hüftendoprothese [19]

Typ	Beschreibung
A	Frakturlokalisation: Regio trochanterica: – Subtyp A.G: Trochanter major – Subtyp A.L: Trochanter minor
B	Frakturlokalisation: distal des Trochanter major bis zur Region der Prothesenspitze: – Subtyp B1: stabile Prothese – Subtyp B2: lockere Prothese – Subtyp B3: schlechte Knochenqualität
C	Frakturlokalisation: weit unterhalb des Prothesenschafts

nahme erfolgen, um eine gleichzeitig vorliegende hüftgelenksnahe Fraktur sicher auszuschließen [5, 99, 102]. Eine weitere häufige Begleitverletzung stellen Kniebinnenschäden dar (insbesondere Läsionen des hinteren Kreuzbands), die in bis zu 40 % der Fälle vorkommen [4]. Zur besseren Beurteilbarkeit der Fragmente in der Röntgendiagnostik bietet sich bei grober Fehlstellung die Anlage einer Extensionsschiene an [4].

Eine CT-Untersuchung des Femurs inklusive Hüftgelenk mit Schenkelhals und/oder Kniegelenk kann bei fraglichen Frakturausläufern oder unklarer Fraktursituation weitere Informationen liefern [8, 43, 103].

Bei Verdacht auf eine Gefäßverletzung ist eine kontrastverstärkte CT-Angiografie Mittel der Wahl [57, 78]. Auch kann hier, je nach Setup, die Doppler-Sonografie zum Einsatz kommen.

Eine MRT-Untersuchung bietet sich bei Verdacht auf eine pathologische Fraktur oder zur Abklärung von Zusatzverletzungen an. Im Falle einer pathologischen Fraktur kann je nach vermutetem Primärtumor eine Untersuchung durch Positronenemissionstomografie (PET)/CT, eine Ganzkörper-CT-Untersuchung bzw. eine Knochenszintigrafie dabei helfen, weitere Metastasen und stabilitätsgefährdende Osteolysen zu detektieren [18, 44].

▶ **Merke** Häufige Begleitverletzungen der Femurschaftfraktur sind hüftgelenksnahe Frakturen, Gefäßverletzungen und Kniebinnenläsionen.

Klassifikationen

Klassifikation der Femurschaftfrakturen nach AO/OTA. Die für lange Röhrenknochen typische AO/OTA-Klassifikation befasst sich mit der grundsätzlichen Frakturmorphologie (Abb. 14.21, Tab. 14.11).

Klassifikation der Femurschaftfrakturen nach Winquist-Hansen. Die Einteilung nach Winquist-Hansen (Abb. 14.22, Tab. 14.12) widmet sich der Frage nach der Stabilität des Femurs, definiert durch die Intaktheit des medialen Schaftpfeilers (hier wirken Kompressionskräfte, am lateralen Pfeiler hingegen eher Zugkräfte). In Abhängigkeit des Frakturtyps kann somit auch die Entscheidung bezüglich der Notwendigkeit einer statischen oder einer dynami-

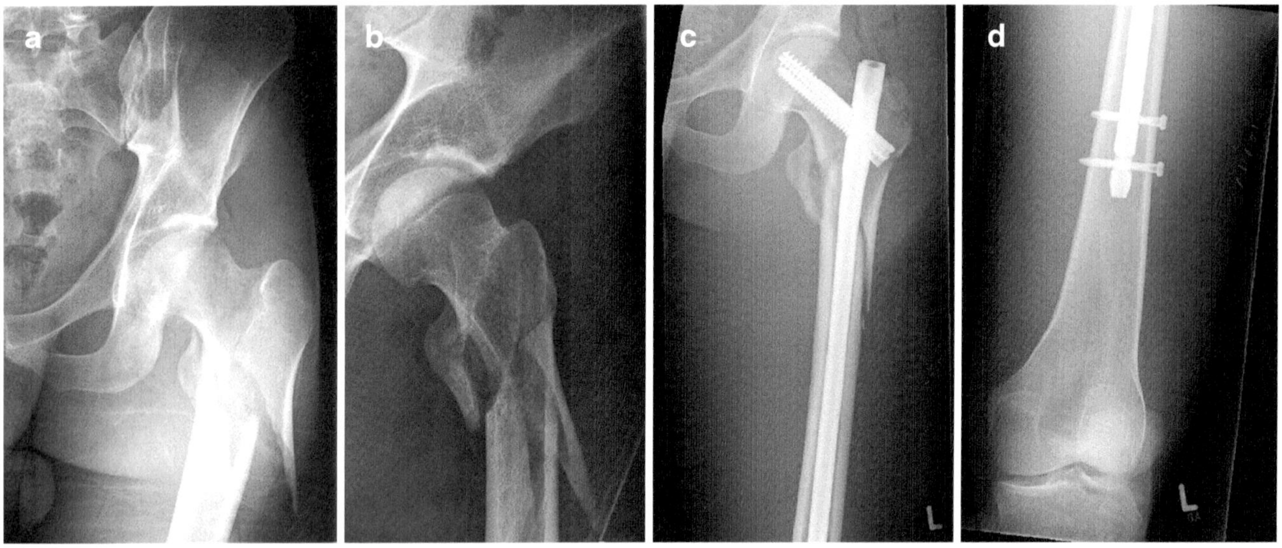

Abb. 14.19 Nativradiologische Darstellung einer subtrochantären Femurfraktur links Typ Seinsheimer IIIa präoperativ (**a**, **b**) sowie nach Versorgung mittels langem proximalen Femurnagel (**c**, **d**)

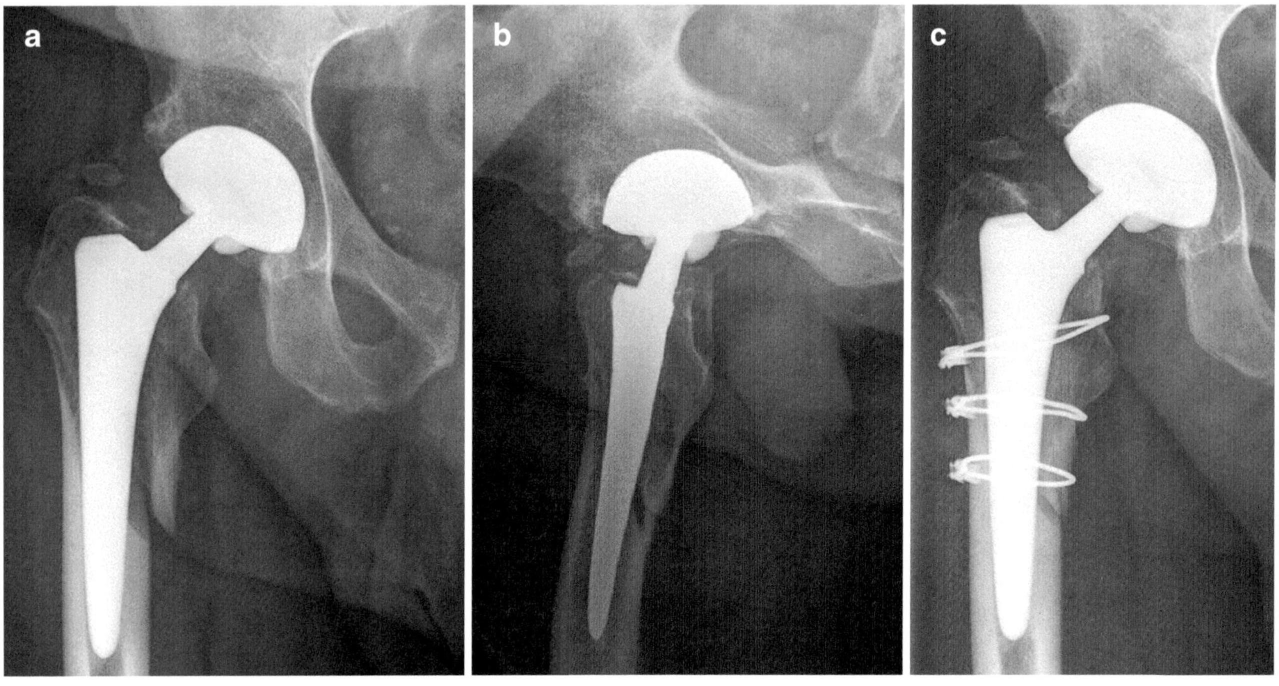

Abb. 14.20 Röntgenologische Darstellung einer periprothetischen Femurfraktur rechts bei einliegender Duokopfprothese Typ Vancouver B1 präoperativ (**a**, **b**) und nach operativer Versorgung mittels Cerclagen (**c**)

schen Verriegelung im Falle einer intramedullären Nagelung getroffen werden.

Therapie

Die Frakturbehandlung am Femurschaft erfolgt nahezu immer operativ. Dabei ergeben sich folgende Ziele für den Operateur: die Verwendung eines schonenden Operationsverfahrens, der Erhalt der noch vorhandenen Knochendurchblutung, die bestmögliche Wiederherstellung von Beinachse, -länge und -rotation, die postoperative Übungsstabilität bis zur kontrollierten Belastbarkeit sowie die Wiederherstellung der Mobilität des Patienten. Dies ist in der Regel am besten mit einer Verriegelungsmarknagelung zu erzielen (Abb. 14.23; [65]). Dabei ist der Durchmesser des eingebrachten Nagels für eine erfolgreiche knöcherne Konsolidierung möglicherweise nicht entscheidend, sodass das „rea-

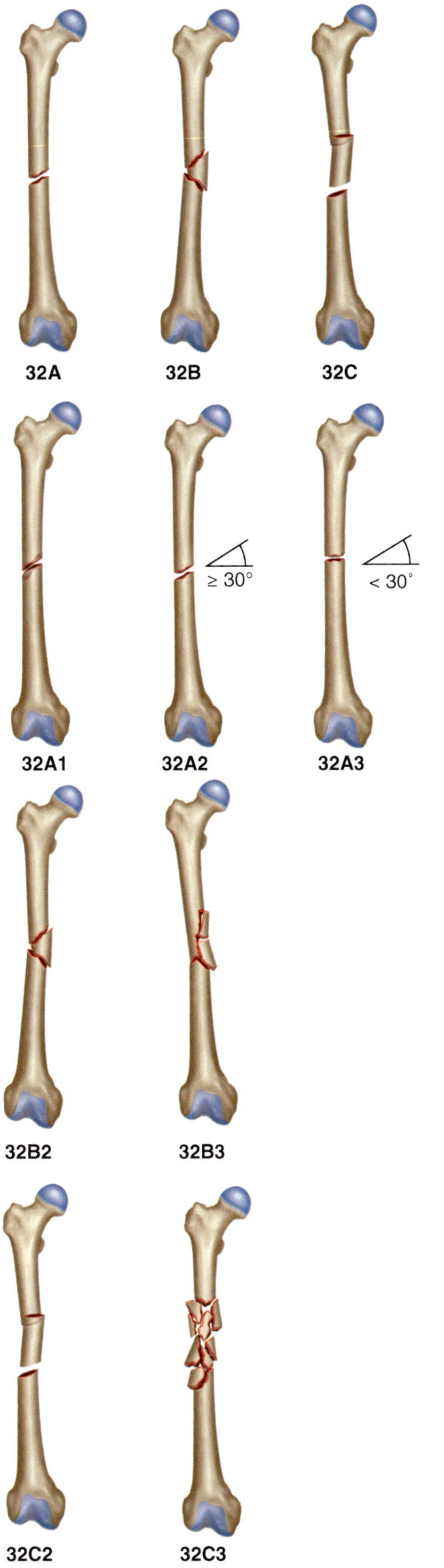

Abb. 14.21 AO/OTA-Klassifikation der Femurschaftfrakturen

Tab. 14.11 AO/OTA-Klassifikation der Femurschaftfrakturen [55]

Typ		Beschreibung
A (2-Fragment-Frakturen)	A1	Einfache Spiralfraktur mit 2 Fragmenten
	A2	Schrägfraktur, Winkel zur Schaftachse ≥30°
	A3	Querfraktur
B (Keilfrakturen)	B2	Biegungskeilfraktur
	B3	Komplexer Keilbruch
C (komplexe Brüche)	C2	Etagenfraktur
	C3	Komplexer Bruch, irregulär

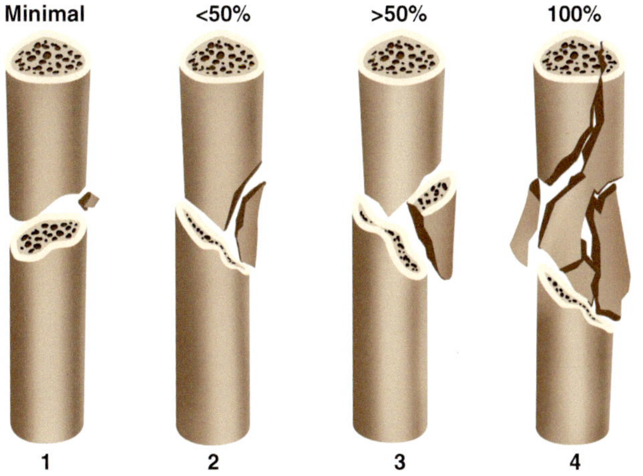

Abb. 14.22 Klassifikation der Femurschaftfrakturen nach Winquist-Hansen

Tab. 14.12 Klassifikation der Femurschaftfrakturen nach Winquist und Hansen [101]

Typ	Beschreibung
I	Minimale Schädigung (z. B. Querfraktur)
II	Schädigung <50 % (z. B. kleine Kortikalisaussprengung)
III	Schädigung >50 % (z. B. Biegungskeil)
IV	Komplette Schädigung (z. B. Trümmerfraktur)

ming" (Aufbohren des Femurs) zugunsten einer verkürzten Operationszeit in geringerem Ausmaß notwendig sein kann [89]. Neben einem ante- bzw. retrograd eingebrachten Verriegelungsnagel kommt als Alternative die Plattenosteosynthese infrage.

Beim polytraumatisierten Patienten mit relevantem Thoraxtrauma sollte die primäre Stabilisierung mittels Fixateur externe in Betracht gezogen werden, um der Gefahr von pulmonalen Komplikationen beim Einbringen eines intramedullären Nagels vorzubeugen [5]. Bei ausgedehnten Begleitverletzungen bzw. kritischem Zustand des Patienten kann auch die Ausbehandlung im Fixateur externe mit zufriedenstellenden Ergebnissen erfolgen [97].

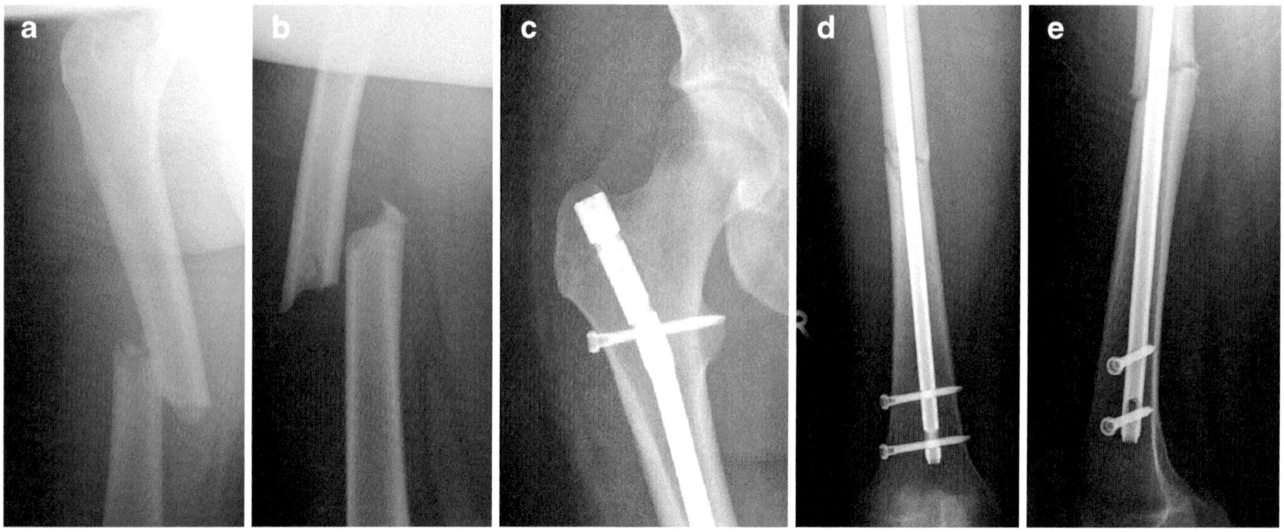

Abb. 14.23 Röntgenologische Darstellung einer Femurschaftfraktur rechts, Typ A2 nach AO/OTA, präoperativ (**a**, **b**) und nach operativer Stabilisierung mittels proximalem langem Femurnagel (**c**, **d**, **e**)

▶ **Praxistipp** Bei polytraumatisierten Patienten mit begleitendem Thoraxtrauma kann die intramedulläre Nagelung weitere pulmonale Komplikationen zur Folge haben, daher ist eine primäre Versorgung mittels Fixateur externe zu erwägen.

14.7 Distale Femurfrakturen

Distale Femurfrakturen treten bei jungen und alten Patienten auf, wobei das Ausmaß des hierfür ursächlichen Traumas mit dem Alter deutlich abnimmt. Bei Mehrfachverletzten lässt das Vorliegen einer solchen Fraktur unter Umständen auf eine „dashboard injury" schließen, typische Begleitverletzungen müssen in diesem Fall ausgeschlossen werden. Ein Röntgen des betroffenen Kniegelenks in 2 Ebenen sowie eine CT-Untersuchung führen zur Diagnosesicherung, ggf. ist auch akut eine Gefäßdarstellung sowie im Verlauf eine MRT-Diagnostik zur Abklärung von Kniebinnenschäden indiziert. Die gebräuchlichste Einteilung für distale Femurfrakturen ist die AO/OTA-Klassifikation. Während die konservative Therapie nur ausnahmsweise zum Einsatz kommt, besteht die operative Versorgung vornehmlich in der offenen Schrauben- und Plattenosteosynthese.

Ätiologie/Epidemiologie

Kniegelenksnahe Femurfrakturen finden sich zum einen im Rahmen eines Hochenergietraumas als Teil einer Mehrfachverletzung. Zum anderen kommen distale Femurfrakturen beim älteren Patienten als Monoverletzung vor, z. B. als Biegungsfraktur bei Osteoporose. Die Inzidenz wird mit 37 pro 100.00 Einwohner angegeben; 6 % aller Femurfrakturen sind distale Femurfrakturen [4].

Klinische Symptome

Neben sicheren und unsicheren Frakturzeichen wie Schmerz, Schwellung, Krepitation, abnorme Beweglichkeit und Funktionsausfall fällt teilweise eine deutliche Fehlstellung bzw. Verkürzung des betroffenen Beines auf. Ebenso können im Falle einer Gefäßläsion periphere Pulse fehlen oder abgeschwächt sein.

Bildgebende Diagnostik

Die Standarddiagnostik beinhaltet ein Röntgen des Kniegelenks in 2 Ebenen. Handelt es sich beim Unfallmechanismus um eine sog. „dashboard injury" (d. h. ein bei einem Auffahrunfall ausgelöstes Anpralltrauma der unteren Extremität), muss eine begleitende Schenkelhals- oder Azetabulumfraktur unbedingt ausgeschlossen werden. Bei der Frakturbeurteilung ist die Kenntnis der physiologischen Anatomie unabdingbar. Das distale Femur besitzt in horizontaler Schichtung eine asymmetrische Trapezform mit breiter posteriorer Basis, die distalen Gelenkflächen sind gegenüber dem anatomischen Schaft physiologisch valgisch ausgerichtet. Schwachstellen des distalen Femurs bilden der diametaphysäre Übergang, die interkondyläre Kerbe („intercondylar notch") sagittal sowie die Grenzzone zwischen der Trochlea und den dorsal freien Kondylen [4].

Eine weiterführende Untersuchung mittels CT ist bei artikulärer Beteiligung obligat. Weiterhin sollte bei Verdacht auf eine stattgehabte Luxation des Kniegelenks eine CT-Angiografie zum Ausschluss einer Gefäßläsion durchgeführt werden. Eine Gefäßverletzung ereignet sich nicht selten durch die Abkippung des distalen Fragments nach dorsal durch den Zug des M. gastrocnemius [3]. Eine MRT-Untersuchung des Kniegelenks ist zum Ausschluss von Kapsel-/Bandverletzungen (in ca. 10 % der Fälle; [4]) in der

Akutsituation oft verzichtbar, kann aber nach primärer operativer Versorgung als ergänzende Diagnostik angeschlossen werden.

▶ **Praxistipp** Bei möglicherweise stattgehabter Luxation des Kniegelenks mit oder ohne kniegelenksnaher Fraktur ist die Abklärung einer Gefäßläsion indiziert (z. B. mittels CT-Angiografie).

Klassifikationen

Klassifikation der distalen Femurfrakturen nach AO/OTA

Die Einteilung nach AO/OTA befasst sich mit der Lokalisation bzw. dem Ausmaß der Gelenkbeteiligung der distalen Femurfrakturen (Abb. 14.24, 14.25, 14.26, 14.27, Tab. 14.13).

Klassifikation der distalen Femurfrakturen nach Seinsheimer Seinsheimer beschreibt in seiner Klassifikation die Anzahl der Frakturfragmente und unterscheidet zwischen Verletzungen der medialen und der lateralen Femurkondyle (Abb. 14.28, Tab. 14.14).

Klassifikation der distalen Femurfrakturen nach Neer. In der Neer-Klassifikation kommen das Ausmaß der Frakturdislokation sowie die grundsätzliche Frakturmorphologie zum Ausdruck (Abb. 14.29, Tab. 14.15).

Eine besondere Frakturbezeichnung der distalen Femurregion ist die Hoffa-Fraktur (Abb. 14.31), eine koronare Fraktur einer der beiden Femurkondylen [10]. Sie macht etwa 8,7 bis 13 % aller distalen Femurfrakturen aus [37].

Therapie

Durch den nicht unerheblichen Muskelzug im Bereich des distalen Femurs ist bei konservativer Frakturbehandlung eine Beuge- bzw. Varusfehlstellung zu erwarten [4], sodass in aller Regel die operative Stabilisierung angezeigt ist. Hier kommt vornehmlich die offene winkelstabile Plattenosteosynthese (Abb. 14.30) bzw. Schraubenosteosynthese zum Einsatz [20]. Bei metaphysären Frakturen können mit einer retrograden Nagelung von infrapatellar klinisch gleichwertige Ergebnisse erzielt werden – dies ist technisch jedoch anspruchsvoll [64]. Bei komplexeren Frakturen mit mehrfragmentärer meta- und epiphysärer Beteiligung empfiehlt sich, neben der lateralen winkelstabilen Plattenosteosynthese, eine zusätzlich Abstützung mittels medialer Plattenosteosynthese oder intramedullärem Nagel einzubringen [29]. Gefäßverletzungen müssen notfallmäßig adressiert werden.

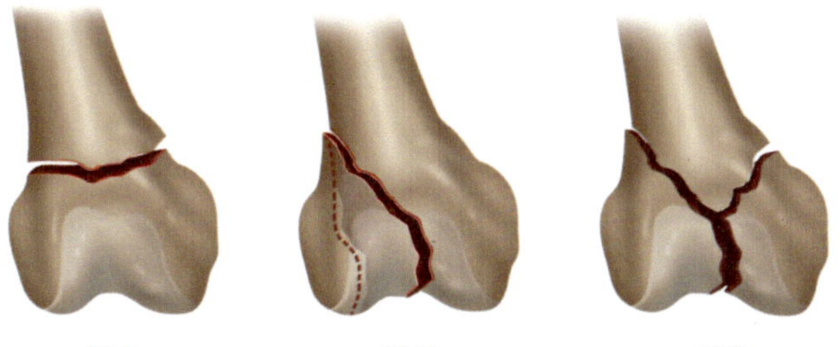

Abb. 14.24 AO/OTA-Klassifikation der distalen Femurfrakturen

▶ **Praxistipp** Operatives Verfahren der Wahl bei der Versorgung der distalen Femurfraktur ist die winkelstabile Plattenosteosynthese.

Unter Umständen ist eine temporäre Versorgung mittels Fixateur externe sinnvoll, um die Konsolidierung der Weichteile vor definitiver Osteosynthese zu gewährleisten. Schlechte Prädiktoren für eine erfolgreiche Frakturbehandlung sind eine postoperativ persistierende unzureichende Frakturreposition, eine Rotationsfehlstellung und ein medialer kortikaler Defekt [73].

Bei der Versorgung der Hoffa-Fraktur (Abb. 14.31), die in der Regel mittels Schraubenosteosynthese durchgeführt wird [37], hat der Einsatz von „headless screws“ (Madenschrauben) möglicherweise Vorteile in Bezug auf das klinische Ergebnis [51].

14.8 Patellafrakturen

Patellafrakturen betreffen v. a. Menschen mittleren Alters. Sie sind in der Regel Folge eines direkten Anpralltraumas. Im klinischen Alltag bietet sich die röntgenologische Darstellung der Patella in 3 Ebenen an. Zugunsten eines besseren Frakturverständnisses sollte präoperativ eine CT erfolgen. Die Einteilung der Patellafrakturen kann mithilfe diverser Klassifikationssysteme erfolgen. Sowohl konservative als auch operative Behandlungsstrategien haben ihre Berechtigung; diese sind vom jeweiligen Frakturtyp sowie Alter bzw. Aktivitätsniveau des Patienten abhängig zu machen.

Ätiologie/Epidemiologie

Knöcherne Verletzungen der Patella machen etwa 1 % aller Frakturen aus. Vornehmlich betroffen sind Menschen zwischen dem 20. und 50. Lebensjahr, Männer etwa doppelt so häufig wie Frauen [15, 50].

Ursächlich ist häufig ein direkter Anprall mit dem Knie; als Ursache werden Verkehrsunfälle (78 %, häufig „dashboard injuries“), Arbeitsunfälle jeglicher Art, Unfälle im häuslichen Umfeld oder selten auch Sportunfälle genannt [11]. Patellaluxationen gehen in bis zu 5 % der Fälle mit

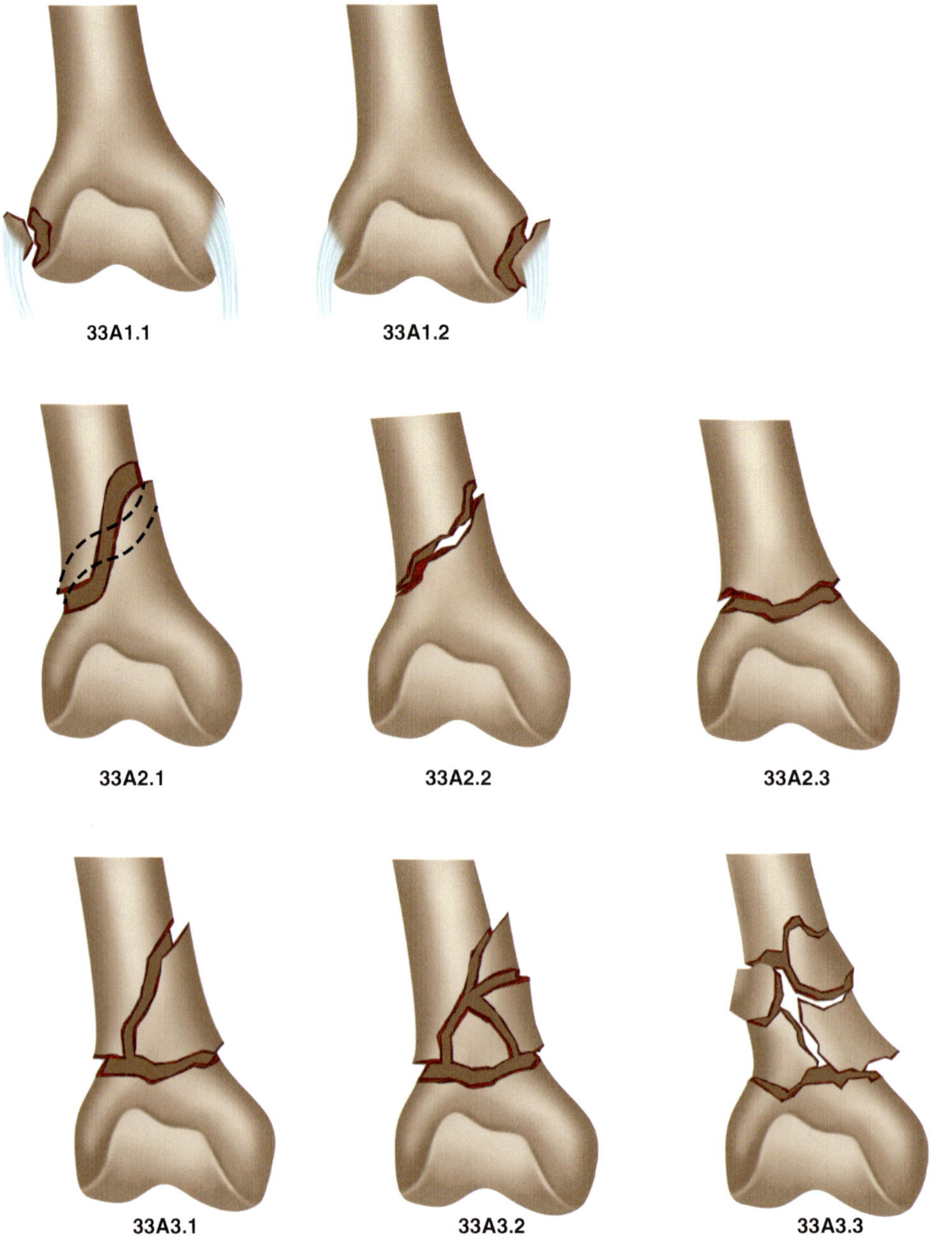

Abb. 14.25 AO/OTA-Klassifikation der distalen Femurfrakturen, extraartikuläre Frakturen

einer osteochondralen Fraktur einher [14]. Auch kommen Patellafrakturen bei endoprothetischen Eingriffen (mit einer Inzidenz von 0,68 bis 21 %, insbesondere bei Patellarückflächenersatz oder Revisionen; [67]) und nach vorderer Kreuzbandersatzplastik (VKB-Ersatzplastik) mittels autologer Patellasehne vor (weniger als 1 %; [15]). Auch Kombinationen aus direktem und indirektem Trauma (Sturz auf das gebeugte Kniegelenk) oder rein indirekte Unfallmechanismen (plötzliche Beugung bei voll kontrahiertem M. quadriceps femoris) können eine knöcherne Verletzung der Kniescheibe zur Folge haben.

Die differenzialdiagnostisch in Erwägung zu ziehende Patella bipartita bzw. multipartita befindet sich typischerweise im oberen lateralen Anteil. Ihre Inzidenz wird mit 2–6 % angegeben, und sie ist in 50 % der Fälle beidseits vorhanden [100].

Klinische Symptome

Patienten klagen über eine abgeschwächte aktive Extensionsfähigkeit im Kniegelenk (insbesondere bei zusätzlicher Ruptur des Reservestreckapparats), neben lokaler Schwellung und Druckschmerzhaftigkeit kann auch eine Luxationsfehl-

Abb. 14.26 AO/OTA-Klassifikation der distalen Femurfrakturen, partiell intraartikuläre Frakturen

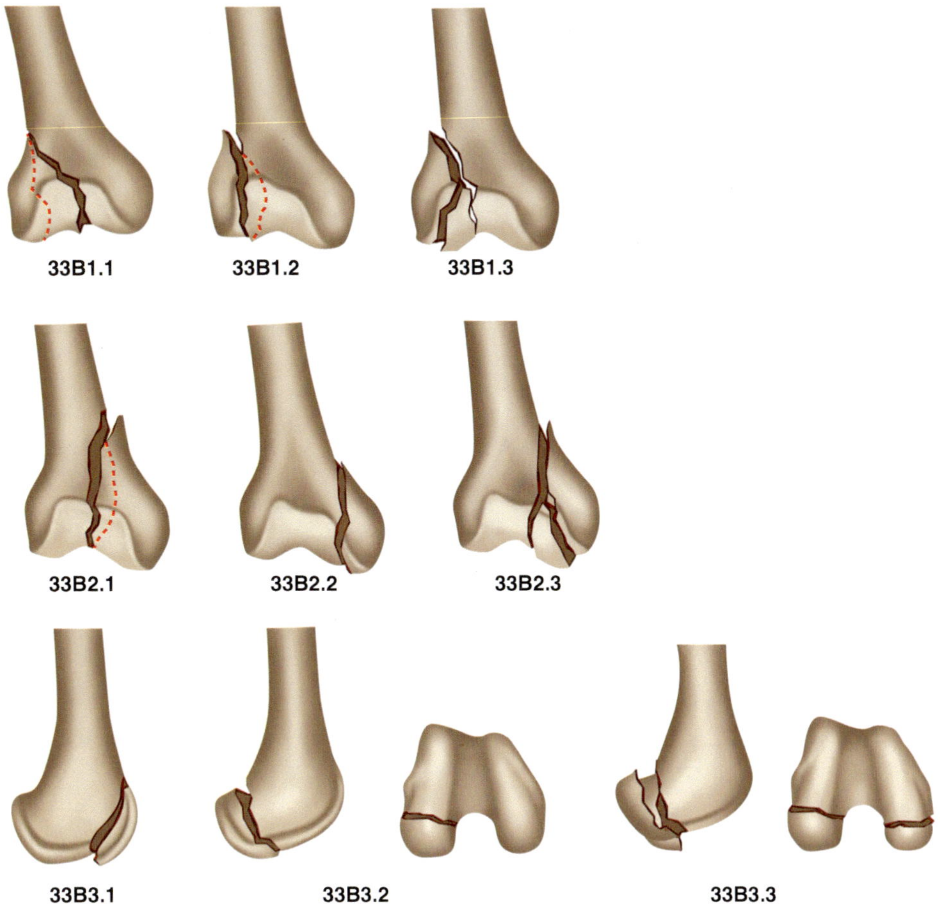

stellung der Patella klinisch apparent sein. Offene Frakturen sind nicht ungewöhnlich. Auch eine Einblutung in die Bursa prä- oder infrapatellaris ist möglich. Im Falle eines Hochrasanztraumas sind aufgrund des anzunehmenden Unfallmechanismus eine Azetabulum- oder Schenkelhalsfraktur, hintere Kreuzbandruptur sowie eine Hüftluxation auszuschließen.

Bildgebende Diagnostik

Zur radiologischen Diagnosesicherung wird ein Röntgen des Kniegelenks in 2 Ebenen sowie eine tangentiale Patellaaufnahme vorgenommen. Die Sonografie kann zur Beurteilung der Patellar- und Quadrizepssehne, des medialen und lateralen Halteapparats sowie bezüglich des Vorhandenseins eines Gelenksergusses ergänzende Informationen liefern.

Zur weiteren präoperativen Planung und exakten Darstellung der Frakturmorphologie ist eine zusätzliche CT-Untersuchung zu empfehlen, da hierdurch in ungefähr 50 % der Fälle das operative Vorgehen beeinflusst wird, z. B. durch den Nachweis einer Beteiligung des distalen Patellapols [48]. Bei Verdacht auf eine osteochondrale Verletzung sowie Kniebinnenschäden im Allgemeinen kann eine MRT-Untersuchung Gewissheit bringen.

Differenzialdiagnostisch ist immer an eine Patella partita zu denken. Sie stellt sich durch abgerundete Kanten des Knochenfragments dar und hat typischerweise absklerosierte Ränder zum Rest der Patella.

▶ **Praxistipp** Im Rahmen der präoperativen Planung bietet sich für das bessere Frakturverständnis von knöchernen Verletzungen der Patella eine zusätzliche CT-Diagnostik mit multiplanaren Reformationen an.

Klassifikationen

Klassifikation der Patellafrakturen nach AO/OTA.

Die AO/OTA-Klassifikation unterscheidet zwischen Quer- und Längsfrakturen und berücksichtigt das Ausmaß der Gelenkbeteiligung (Abb. 14.32, Tab. 14.16).

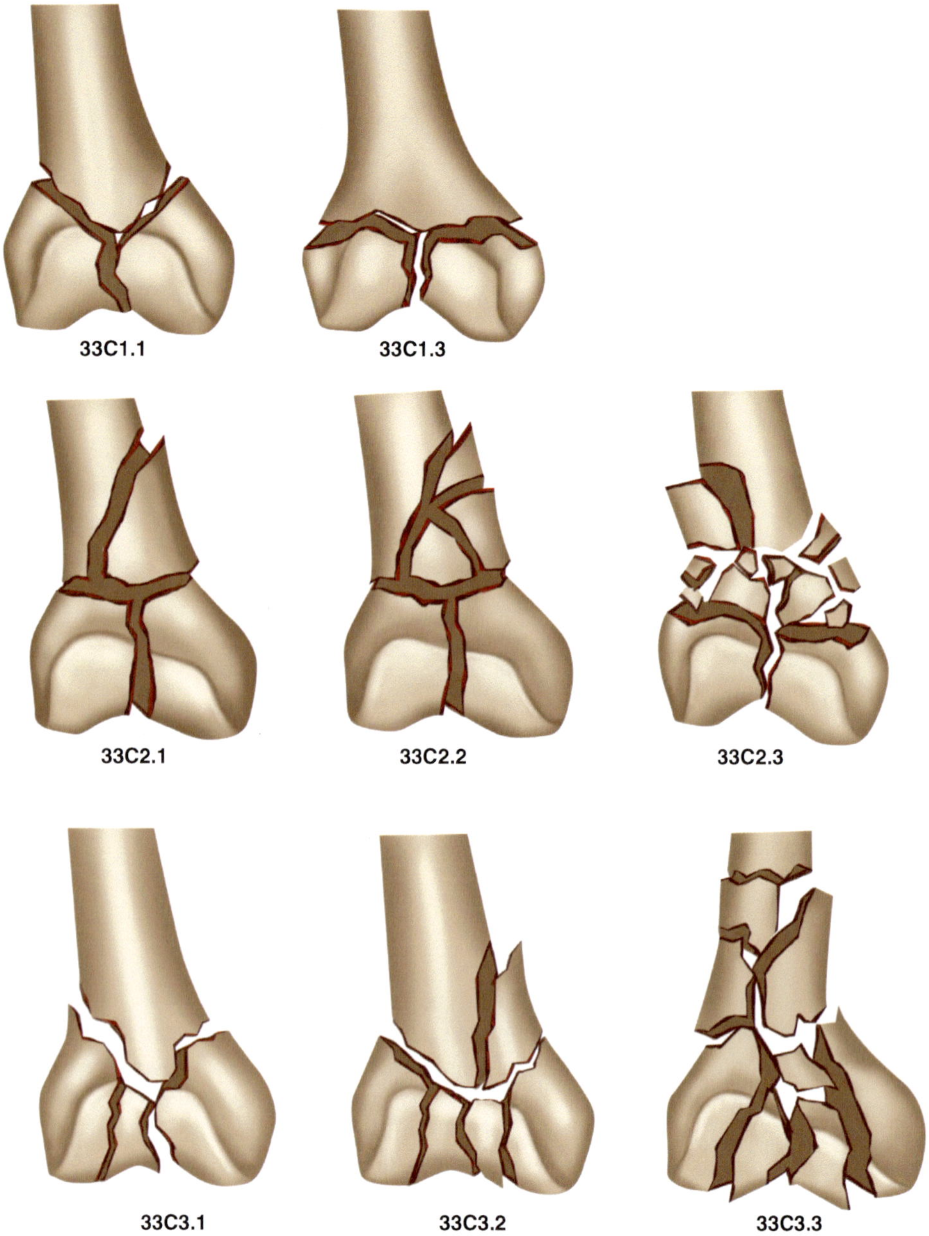

Abb. 14.27 AO/OTA-Klassifikation der distalen Femurfrakturen, vollständig artikuläre Frakturen

Klassifikation der Patellafrakturen nach Speck und Regazzoni. Speck und Regazzoni beschreiben unterschiedliche Arten von Längs- und Querfrakturen sowie mehrfragmentäre Verletzungen (Abb. 14.33, Tab. 14.17).

Therapie

Sowohl die konservative als auch die operative Therapie sind relevant. Entscheidend sind dabei der Zustand des Streckapparats, der Frakturverlauf (quer vs. längs), der Grad der Dislokation, insbesondere bei osteochondralen Fragmenten, und die grundsätzliche Frakturkonfiguration.

Ein konservativer Therapieversuch kann beispielsweise bei erhaltener Streckfähigkeit und nicht verschobenen Längsfrakturen [42, 62], nicht verschobenen Sternfrakturen [14–16, 32] und nicht verschobenen Querfrakturen (keine Dislokation bei 40°-Beugung; [14–16, 32, 100]) sowie gering verschobenen distalen Polabrissen, die nicht gelenkbildend sind, unternommen werden.

▶ **Praxistipp** Auch Querfrakturen der Patella können unter gewissen Umständen konservativ behandelt werden.

An operativen Verfahren stehen die Zuggurtungsosteosynthese (Abb. 14.34; [14, 32, 100]), die Schraubenosteosynthese (v. a. bei Längsfrakturen; [32, 100]) und die Plattenosteosynthese (v. a. bei Querfrakturen; Abb. 14.35; [21, 59,

Tab. 14.13 AO/OTA-Klassifikation der distalen Femurfrakturen [55]

Typ		Beschreibung
A (extraartikuläre Frakturen)	A1.1	Laterale epikondyläre Fraktur
	A1.2	Mediale epikondyläre Fraktur
	A2.1	Spiralfraktur
	A2.2	Schrägfraktur
	A2.3	Querfraktur
	A3.1	Keilfraktur
	A3.2	Mehrfragmentäre Keilfraktur
	A3.3	Komplexe extraartikuläre Fraktur
B (partiell intraartikuläre Frakturen)	B1.1	Einfache Fraktur der lateralen Kondyle mit Beteiligung der Interkondylarregion (sagittal)
	B1.2	Einfache Fraktur der lateralen Kondyle im Bereich der Belastungszone (sagittal)
	B1.3	Mehrfragmentäre Fraktur der lateralen Kondyle (sagittal)
	B2.1	Einfache Fraktur der medialen Kondyle mit Beteiligung der Interkondylarregion (sagittal)
	B2.2	Einfache Fraktur der medialen Kondyle im Bereich der Belastungszone (sagittal)
	B2.3	Mehrfragmentäre Fraktur der medialen Kondyle (sagittal)
	B3.1	Anteriore und laterale Flake-Fraktur (koronar)
	B3.2	Posteriore unikondyläre (Hoffa-)Fraktur (koronar)
	B3.3	Posteriore bikondyläre (Hoffa-)Fraktur (koronar)
C (vollständig artikuläre Frakturen)	C1.1	Frakturverlauf proximal der transkondylären Linie
	C1.3	Frakturverlauf innerhalb oder distal der transkondylären Linie
	C2.1	Metaphysäre Keilfraktur, einfach intraartikulär
	C2.2	Mehrfragmentäre metaphysäre Keilfraktur, einfach intraartikulär
	C2.3	Komplexe metaphysäre Fraktur, einfach intraartikulär
	C3.1	Einfache metaphysäre Fraktur, mehrfragmentär intraartikulär
	C3.2	Metaphysäre Keilfraktur, mehrfragmentär intraartikulär
	C3.3	Komplexe metaphysäre und intraartikuläre Fraktur

104]) zur Verfügung. Letztere eignet sich aufgrund der erhöhten Übungsstabilität besonders zur frühfunktionellen Nachbehandlung [59].

Postoperative Komplikationen, v. a. nach Zuggurtungsosteosynthese, wie sekundäre Frakturdislokation oder K-Draht-Migration, sind mit ca. 30 % häufig [49, 60, 61]. Im Falle eines Therapieversagens nach Zuggurtungsosteosynthese kommt gehäuft die Plattenosteosynthese zum Einsatz und kann auch hier noch ein zufriedenstellendes Ergebnis erzielen [60, 61].

Zur zusätzlichen Stabilisierung ist ggf. die Anlage einer McLaughlin-Cerclage erforderlich [83]. Hierbei wird klassischerweise eine Drahtschlinge zwischen Patella und Tuberositas tibiae eingebracht, dies kann heute auch in Form einer Schlinge aus resorbierbarem oder nicht resorbierbarem Fadenmaterial erfolgen.

Als Rettungsoperationen kommen die partielle oder die totale Patellektomie infrage [49].

14.9 Proximale Tibiafrakturen

Frakturen des Tibiakopfes sind in allen Altersgruppen zu beobachten. Klassische Unfallmechanismen sind axiale Stauchungs- und Rotationsverletzungen sowie ein seitlicher Anprall mit Valgus- oder Varusstress. Für die korrekte Diagnosestellung wird bei Frakturverdacht der nativradiologischen Darstellung des Kniegelenks in 2 Ebenen eine Schnittbildgebung angeschlossen. Während durch eine CT-Untersuchung dezidierte Aussagen zur Frakturmorphologie zu treffen sind, kann die MRT Kniebinnenschäden und begleitende Weichteilläsionen abbilden. Unter Umständen ist außerdem eine Gefäßdarstellung bei Luxationsfrakturen notwendig. Die geläufigsten Einteilungen von proximalen Tibiafrakturen werden nach AO/OTA und nach Moore vorgenommen, Letztere eignet sich v. a. für Tibiakopfluxationsverletzungen. Bei der Planung der operativen Versorgung leistet die 10-Segment-Klassifikation einen bedeutenden Beitrag. Im Rahmen der häufig indizierten operativen Behandlung ist die exakte Rekonstruktion und Retention der Gelenkfläche das oberste Therapieziel. Dieses wird klassischerweise mit einer winkelstabilen Plattenosteosynthese erreicht.

Ätiologie/Epidemiologie

1–2 % aller Frakturen des menschlichen Körpers und 10 % aller Frakturen der Tibia sind Tibiakopffrakturen. Ab der 4.–6. Lebensdekade sind Tibiakopffrakturen vermehrt zu beobachten. Männer sind in jüngerem Alter häufiger betroffen als Frauen. 7 von 10 Frakturen sind isoliert am lateralen Tibiaplateau lokalisiert [71].

Beim älteren Menschen ist häufig das axiale Stauchungstrauma ursächlich, typischerweise treten hier aufgrund des schlechten Knochenstatus vermehrt Impressionsfrakturen

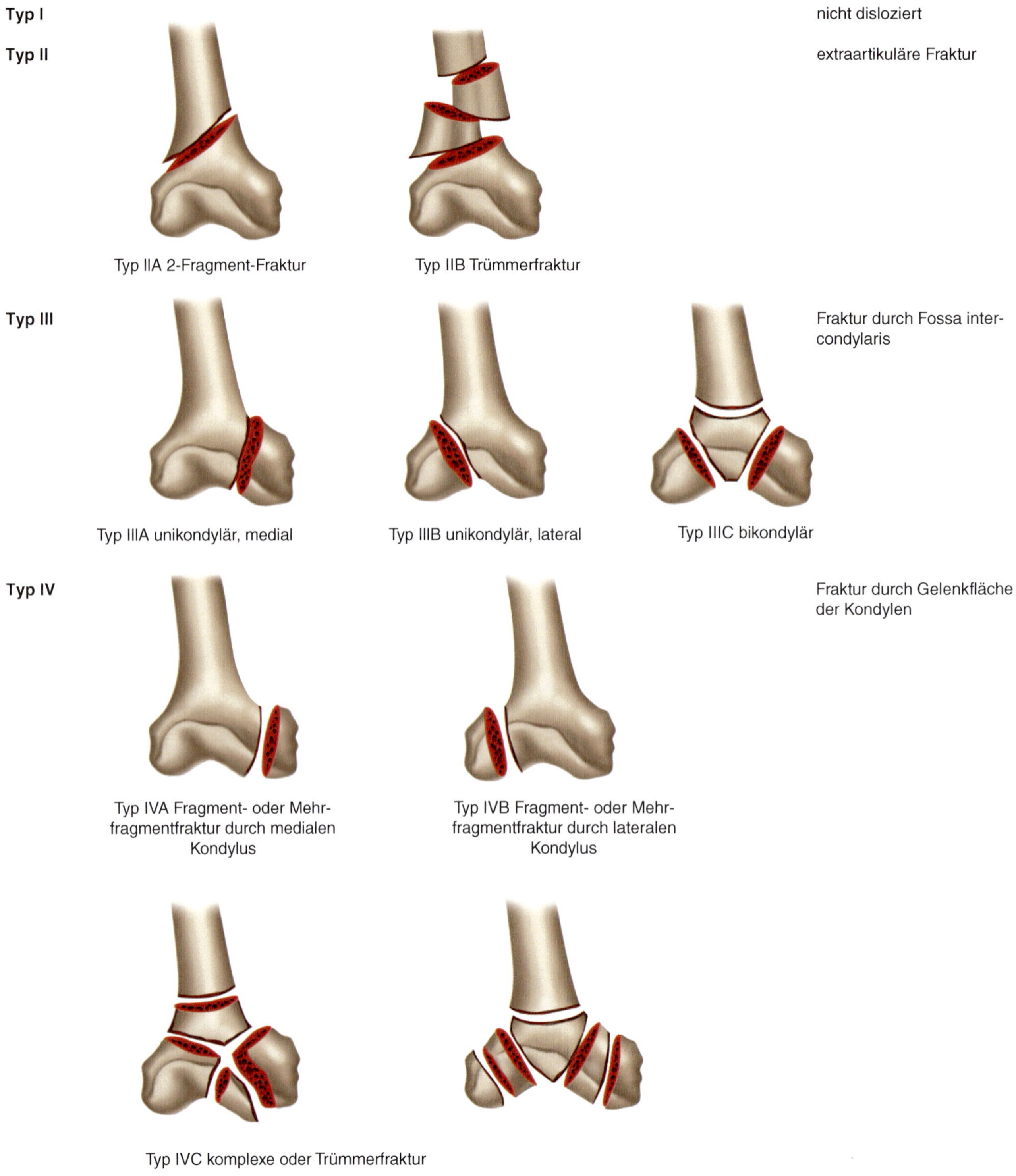

Abb. 14.28 Klassifikation der distalen Femurfrakturen nach Seinsheimer

Tab. 14.14 Klassifikation der distalen Femurfrakturen nach Seinsheimer [88]

Typ		Beschreibung
I		Nicht dislozierte, extraartikuläre Fraktur
II	IIA	2-Fragment-Fraktur (extraartikulär)
	IIB	Trümmerfraktur (extraartikulär)
III	IIIA	Unikondyläre, mediale Fraktur
	IIIB	Unikondyläre, laterale Fraktur
	IIIC	Bikondyläre Fraktur
IV	IVA	Fragment- oder Mehrfragmentfraktur durch medialen Kondylus
	IVB	Fragment- oder Mehrfragmentfraktur durch lateralen Kondylus
	IVC	Komplexe oder Trümmerfraktur (intraartikulär)

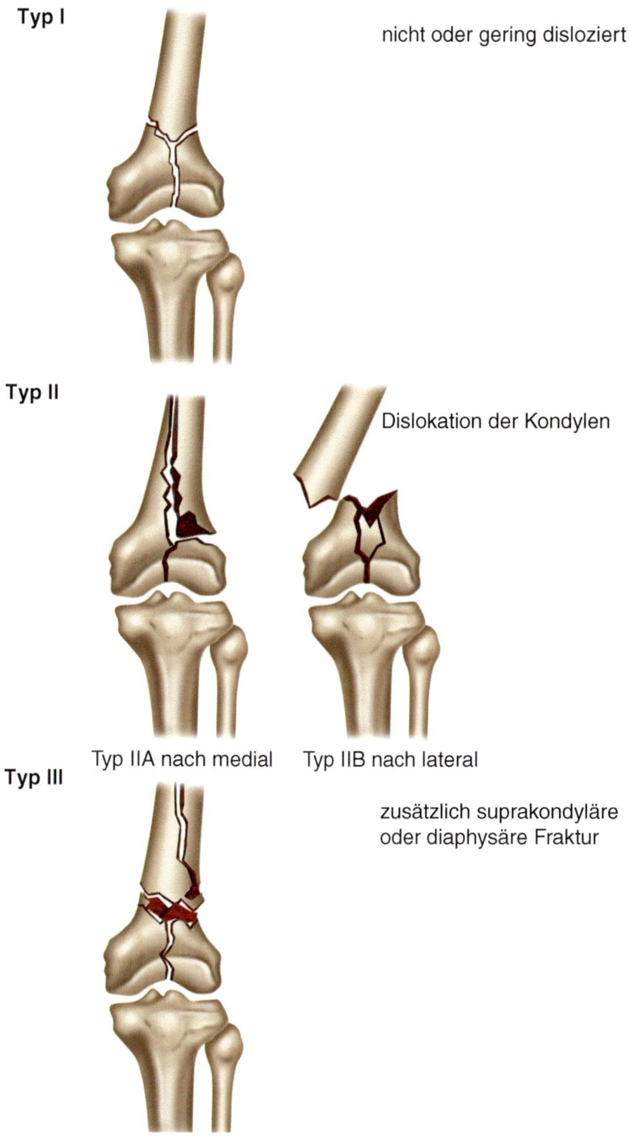

Abb. 14.29 Klassifikation der distalen Femurfrakturen nach Neer

Tab. 14.15 Klassifikation der distalen Femurfrakturen nach Neer [63]

Typ	Beschreibung
I	Nicht oder gering disloziert
II	Dislokation der Kondylen: – Typ IIA: nach medial – Typ IIB: nach lateral
III	Zusätzliche suprakondyläre oder diaphysäre Fraktur

auf. Hingegen kommt beim jungen, sportlich aktiven Menschen das seitliche bzw. Rotationstrauma als mögliche Anamnese hinzu. Depressions- bzw. Spaltfrakturen sind in diesem Fall eher zu erwarten [4].

Nach Rotationstraumen ist erfahrungsgemäß gehäuft mit begleitenden Kniebinnenschäden zu rechnen. Bei höherer Gewalteinwirkung sind zunehmend bikondyläre oder Trümmerfrakturen mit Ausdehnung über die Metaphyse bis hin zur Diaphyse zu beobachten, ebenso sind Luxationsverletzungen bei großem Energieeinfluss häufiger. Bei bis zu 63 % der Tibiakopffrakturen werden Begleitverletzungen im Sinne von Bänder- oder Meniskusläsionen beschrieben [28, 36, 91].

Klinische Symptome

Bei intraartikulären Frakturen ist nahezu immer ein Gelenkserguss (Hämarthros) vorhanden, weiterhin berichten die Patienten über eine schmerzhafte Bewegungseinschränkung sowie die Unfähigkeit, das betroffene Bein zu belasten. In der klinischen Untersuchung kann unter Umständen eine ligamentäre Instabilität ausgemacht werden.

Bildgebende Diagnostik

In der Regel wird zunächst eine Röntgenuntersuchung des Kniegelenks in 2 Ebenen angefertigt. Nicht selten kann dabei das Ausmaß der Verletzung nativradiologisch unzureichend beurteilt werden, sodass die definitive Diagnose durch eine CT-Untersuchung (mit multiplanarer Rekonstruktion und idealerweise auch mit 3D-Oberflächenrekonstruktionen) gestützt wird [33, 38].

Bei Luxationsfrakturen mit einem hohen Anteil an ligamentären Begleitverletzungen ist häufig eine zusätzliche MRT-Untersuchung zur Detektion eines Kniebinnenschadens erforderlich; hierfür liegt die Sensitivität der MRT bei über 90 % [28].

Bei anamnestisch stattgehabter Kniegelenksluxation empfiehlt sich in jedem Fall eine Gefäßdarstellung. Auch bei normalem Pulsstatus finden sich bei ca. 9 % der Patienten nach Knieluxation angiografisch nachweisbare arterielle Intimaläsionen oder Stenosen [9].

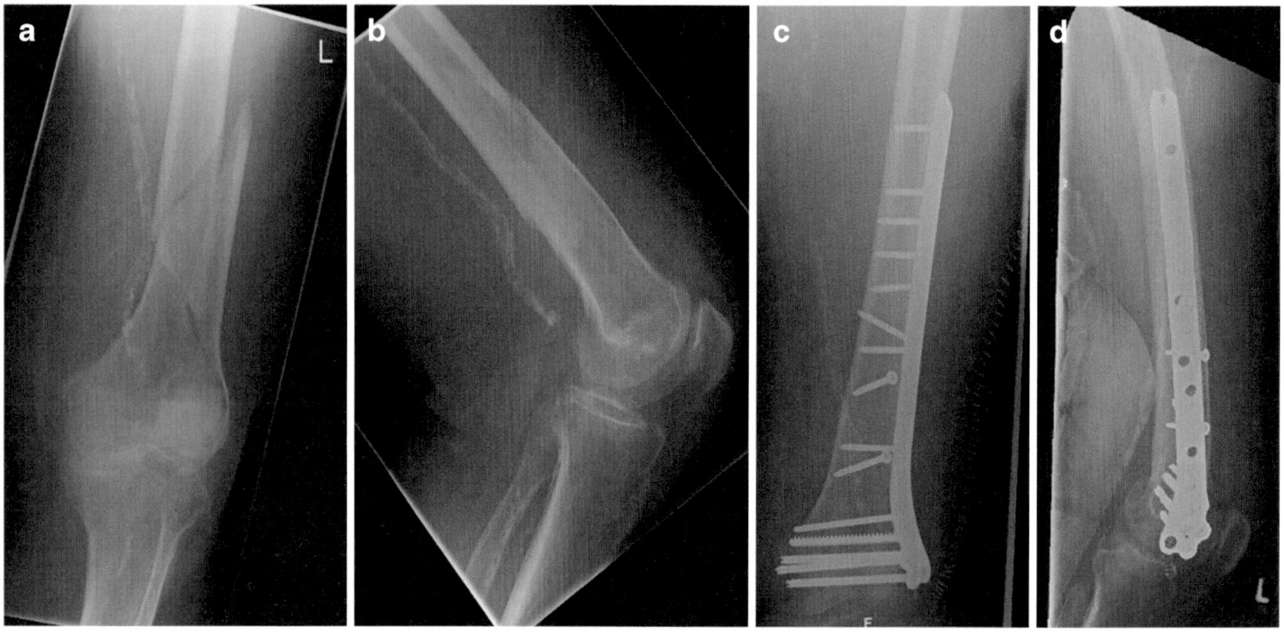

Abb. 14.30 Nativradiologische Darstellung einer distalen Femurfraktur links, Typ A2.1 nach AO/OTA, präoperativ (**a**, **b**) und nach Versorgung mittels winkelstabiler Plattenosteosynthese (**c**, **d**)

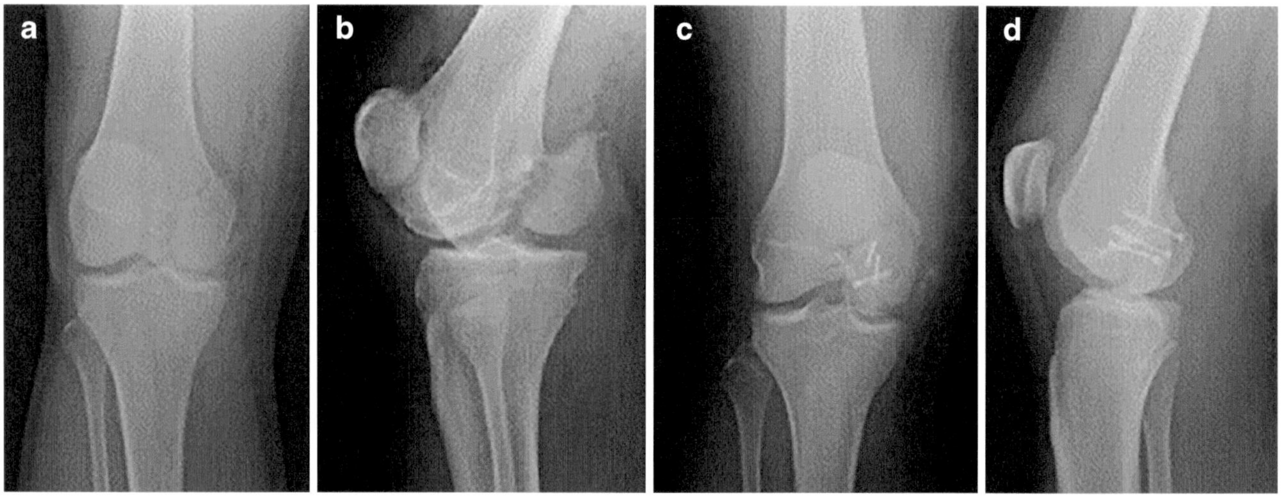

Abb. 14.31 Röntgenologische Darstellung einer Hoffa-Fraktur am distalen Femur rechts präoperativ (**a**, **b**) und nach Schraubenosteosynthese (**c**, **d**)

Bei der Beurteilung der Frakturmorphologie sowie der Fragmentdislokation ist der physiologischerweise vorhandene tibiale Slope (die sagittale Neigung des Tibiaplateaus) von ca. 8° zu berücksichtigen. In der seitlichen Röntgenaufnahme ist außerdem zu beachten, dass das Tibiaplateau regelhaft lateral konvex und medial konkav konfiguriert ist.

► **Praxistipp** Bei der Beurteilung von Röntgenbildern ist in der seitlichen Aufnahme der tibiale Slope sowie die grundsätzliche sagittale Konfiguration des Tibiaplateaus zu beachten.

Klassifikationen

Klassifikation der Tibiakopffrakturen nach AO/OTA. Die Einteilung gemäß der AO/OTA unterscheidet extraartikuläre, teilweise und vollständig intraartikuläre Frakturen der proximalen Tibia (Abb. 14.36, 14.37, 14.38, 14.39, Tab. 14.18).

10-Segment-Klassifikation für Tibiakopffrakturen. Die 10-Segment-Klassifikation nach Krause et al. ist eine CT-gestützte Einteilung kniegelenksnaher Tibiafrakturen und erleichtert die operative Zugangswahl. Dabei werden die pro-

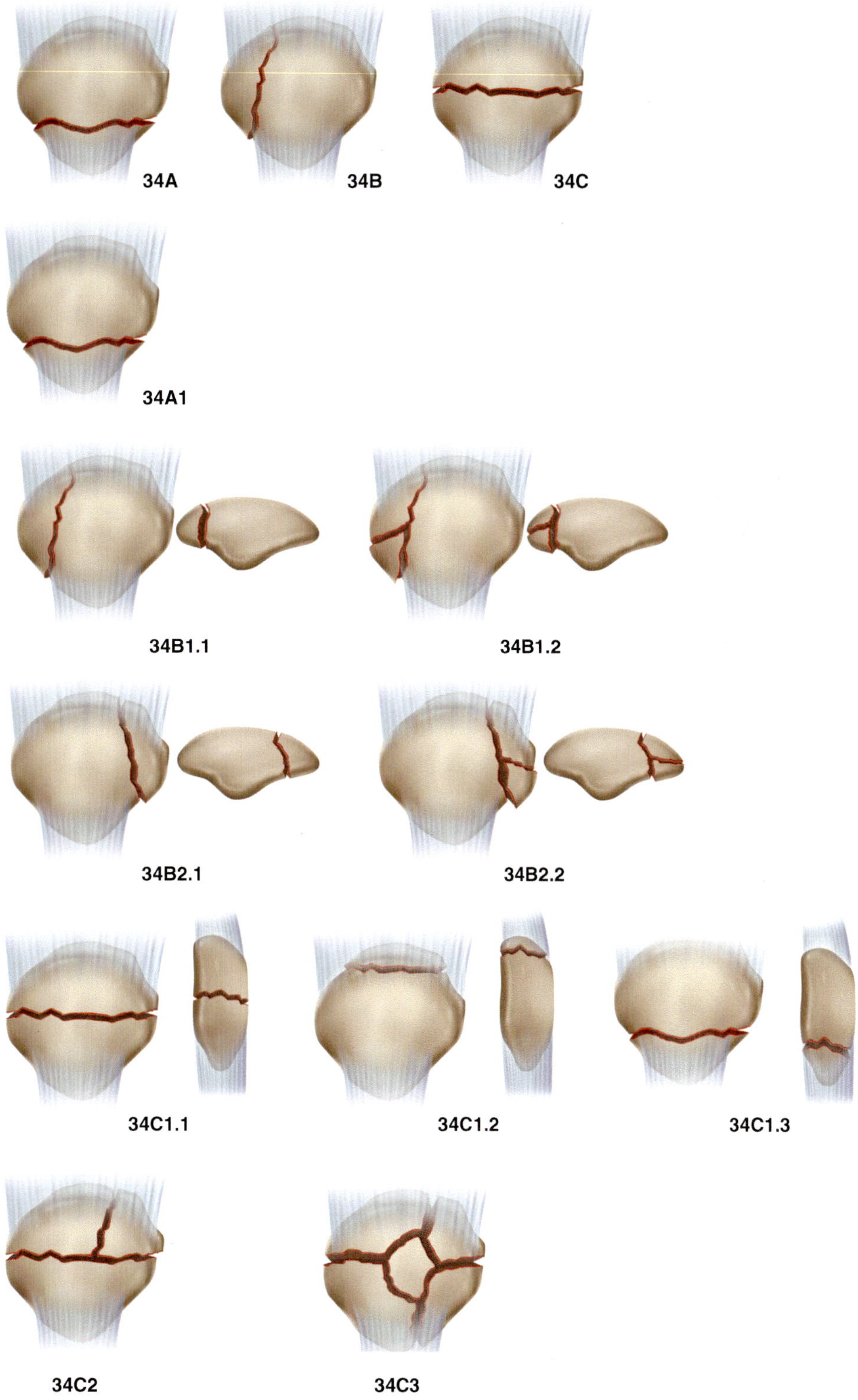

Abb. 14.32 AO/OTA-Klassifikation der Patellafrakturen

Tab. 14.16 AO/OTA-Klassifikation der Patellafrakturen [55]

Typ		Beschreibung
A (extraartikuläre Frakturen)	A1	Extraartikulärer Polabriss
B (partiell intraartikuläre und sagittale Frakturen)	B1.1	Laterale Längsfraktur
	B1.2	Laterale Längsfraktur mit zusätzlichem Fragment
	B2.1	Mediale Längsfraktur
	B2.2	Mediale Längsfraktur mit zusätzlichem Fragment
C (intraartikuläre und frontale Frakturen)	C1.1	Querfraktur des mittleren Drittels
	C1.2	Querfraktur des proximalen Drittels
	C1.3	Querfraktur des distalen Drittels
	C2	Querfraktur, kranial mit weiterem Fragment
	C3	Komplexe Fraktur

ximalen 3 cm der Tibia bezüglich der Frakturmorphologie beurteilt (Abb. 14.41).

Klassifikation der Tibiakopfluxationsfrakturen nach Moore. In der Einteilung nach Moore wird ein besonderes Augenmerk auf ligamentäre Begleitverletzungen gelegt (Abb. 14.42, Tab. 14.19).

Klassifikation der Ausrissfrakturen der Eminentia intercondylaris nach Meyers und McKeever. Meyers und McKeever beschreiben 5 verschiedene Typen von Frakturen der Eminentia intercondylaris (Abb. 14.43, Tab. 14.20).

Eine besondere knöcherne Verletzung im Bereich der proximalen Tibia ist die sog. „Segond-Fraktur" (Abb. 14.44).

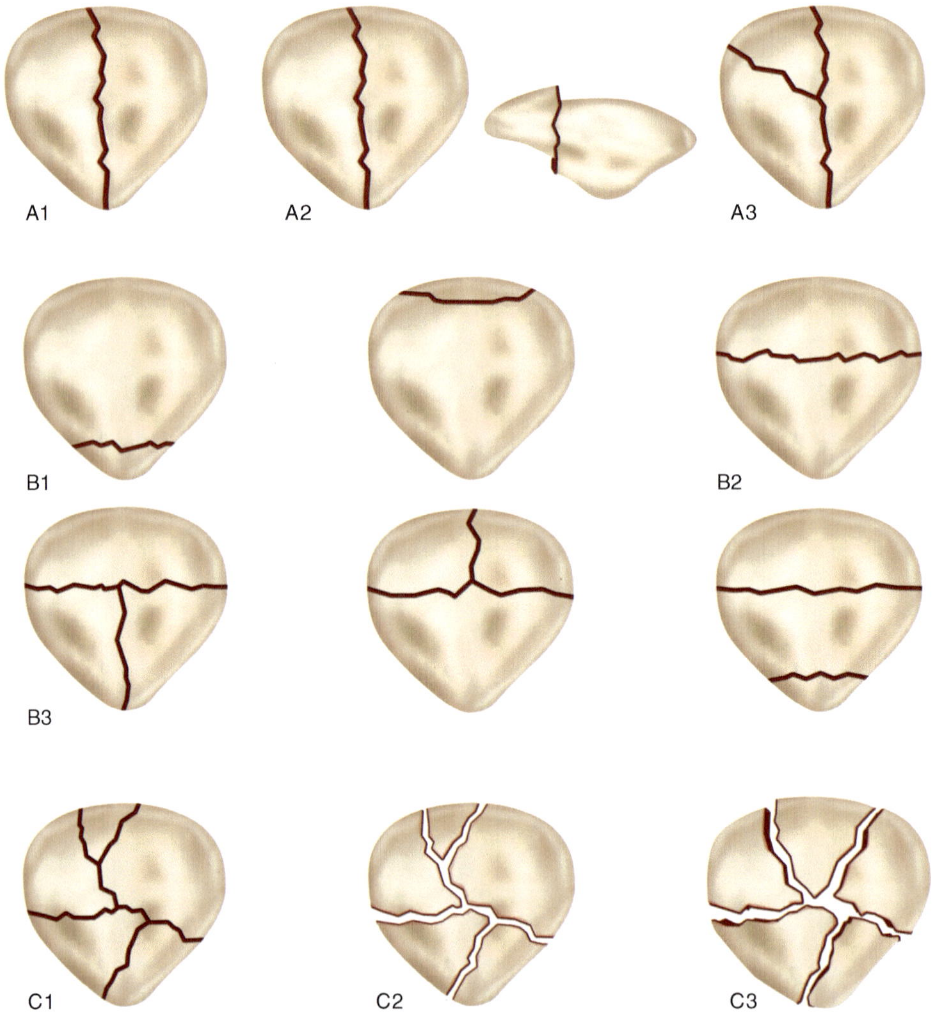

Abb. 14.33 Klassifikation der Patellafrakturen nach Speck und Regazzoni

Tab. 14.17 Klassifikation der Patellafrakturen nach Speck und Regazzoni [93]

Typ		Beschreibung
A (Patellalängsfrakturen)	A1	Nicht disloziert
	A2	Disloziert
	A3	Disloziert mit Zusatzfragment
B (Patellaquerfrakturen)	B1	Polabriss ohne Gelenkbeteiligung (oberer Pol <15 mm)
	B2	Einfache Querfraktur mit Gelenkbeteiligung
	B3	Einfache Querfraktur mit Zusatzfragment (Längsspaltung eines Hauptfragments) oder doppelte Querfraktur
C (Mehrfragmentfrakturen mit Gelenkbeteiligung)	C1	Ohne Dislokation
	C2	Dislokation <2 mm
	C3	Dislokation >2 mm

Hierbei handelt es sich um eine Avulsionsverletzung am lateralen Tibiaplateau. Die Segond-Fraktur geht zumeist mit einer Verletzung des vorderen Kreuzbands einher [86].

Therapie

Tibiakopffrakturen bergen ein hohes Risiko für eine posttraumatische Arthrose (9–44 %; [71]). Bei Gelenkfrakturen ist daher die exakte Rekonstruktion der Gelenkfläche für den Patienten entscheidend; dies geschieht ggf. arthroskopisch kontrolliert. Außerdem gilt es, die physiologische Achse der Tibia wiederherzustellen. Im Rahmen des operativen Ergebnisses sind daher folgende Probleme unbedingt zu vermeiden: persistierende Gelenkstufe >2–3 mm, Kondylenerweiterung >5 mm, jegliche Varus- oder Valgusdeformität >5° sowie eine anhaltende mediolaterale Instabilität [31, 40].

Eine konservative Behandlung ist unter Umständen dann möglich, wenn eine stabile, weniger als 2 mm verschobene

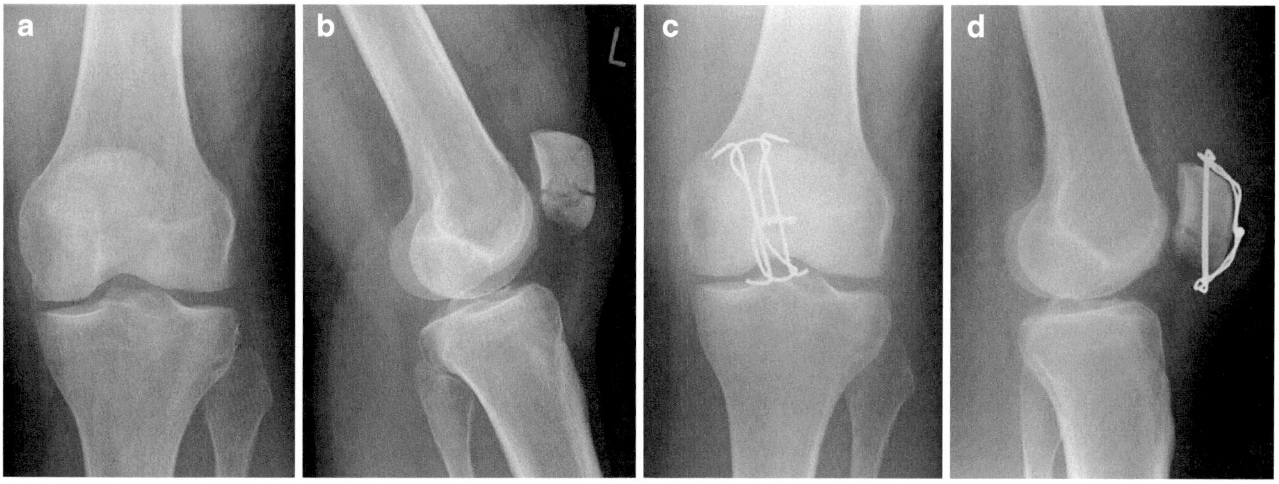

Abb. 14.34 Röntgenologische Darstellung einer Patellafraktur links, Typ C1.1 nach AO/OTA, präoperativ (**a**, **b**) und postoperatives Bild nach Zuggurtungsosteosynthese (**c**, **d**)

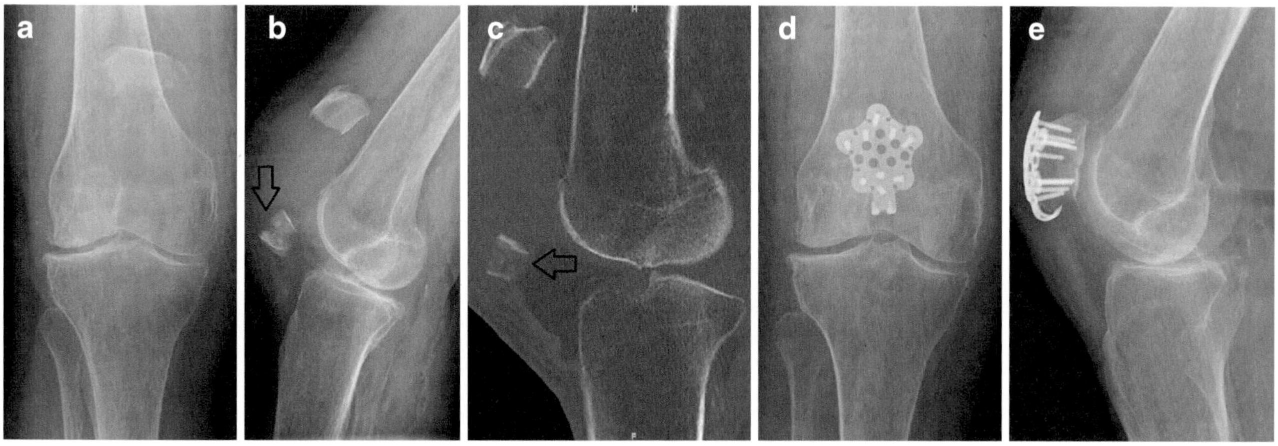

Abb. 14.35 Nativradiologische Darstellung einer Patellafraktur rechts, Typ B2 nach Speck und Regazzoni, präoperativ (**a**, **b**). In der CT-Aufnahme bestätigt sich die zusätzliche fissurale koronare Fraktur am distalen Pol (**c**). Postoperatives Röntgen in 2 Ebenen nach Versorgung mittels Plattenosteosynthese (**d**, **e**)

Abb. 14.36 AO/OTA-Klassifikation der Tibiakopffrakturen

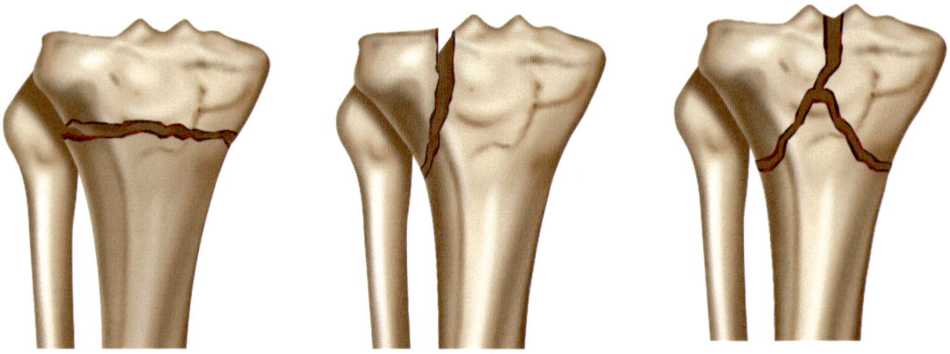

Abb. 14.37 AO/OTA-Klassifikation der Tibiakopffrakturen, extraartikuläre Frakturen

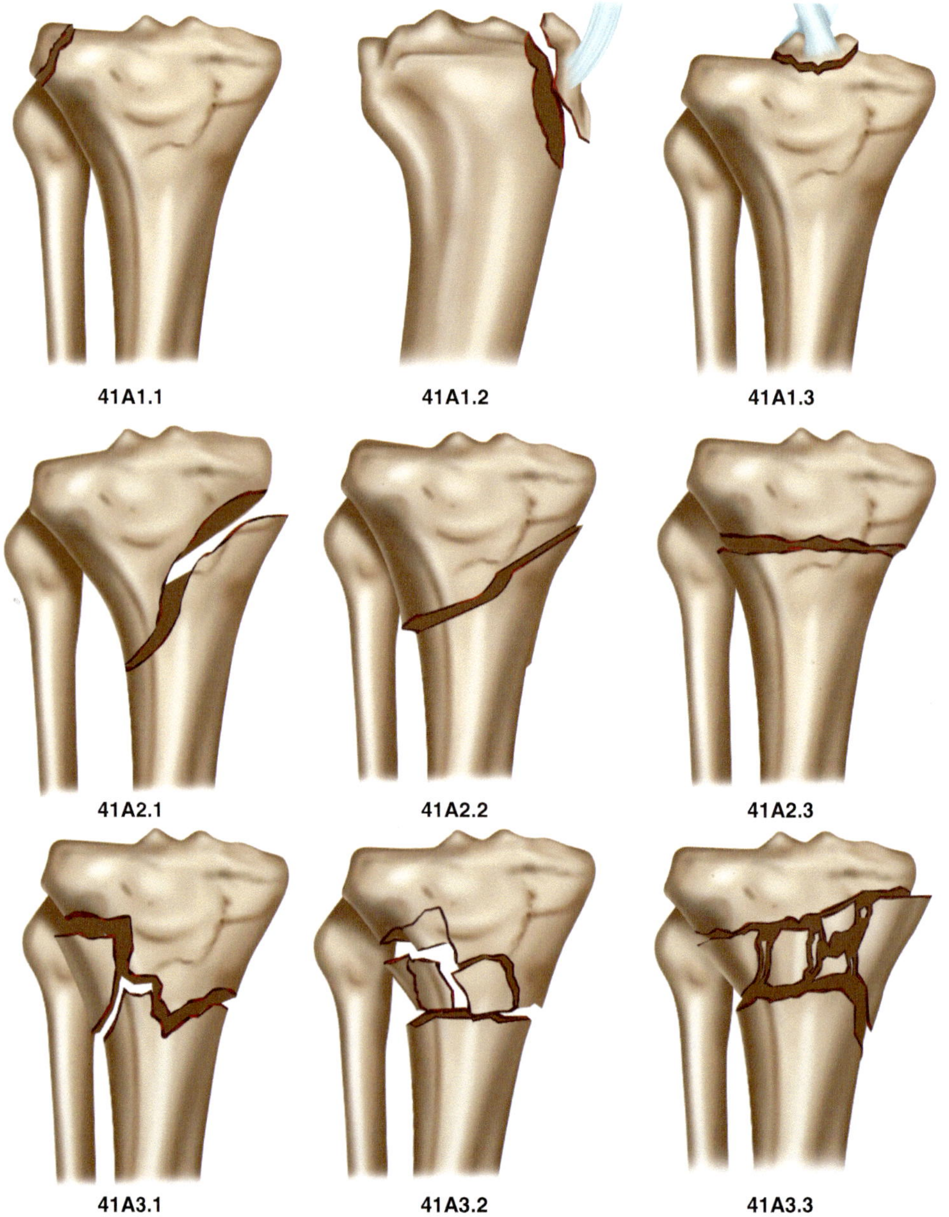

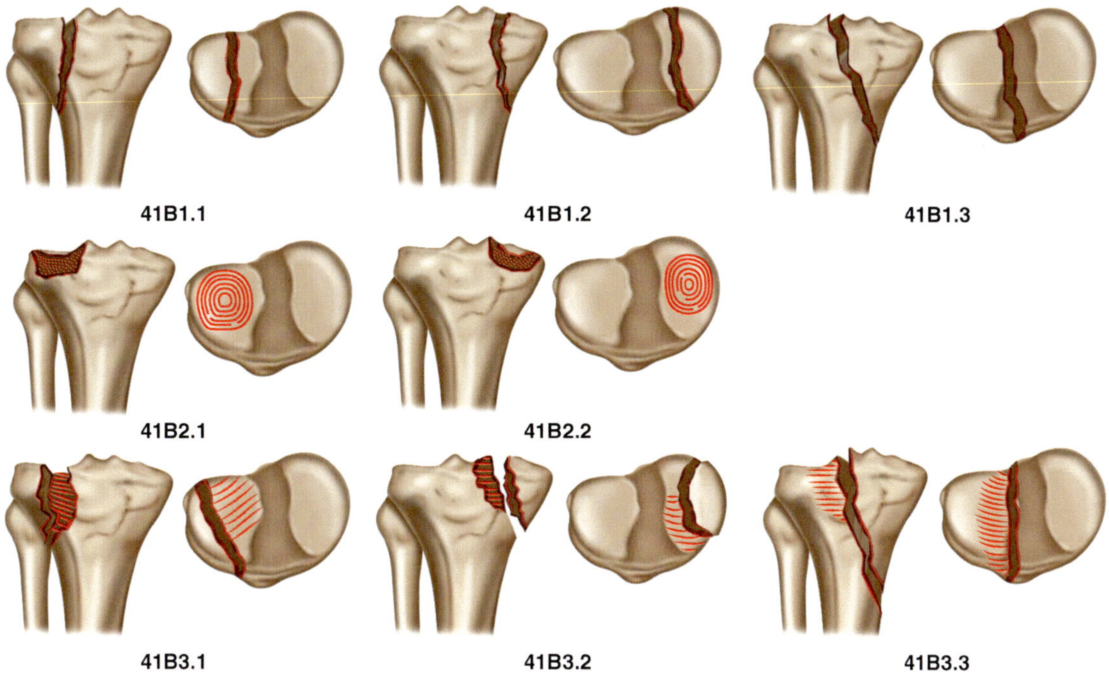

Abb. 14.38 AO/OTA-Klassifikation der Tibiakopffrakturen, partiell intraartikuläre Frakturen

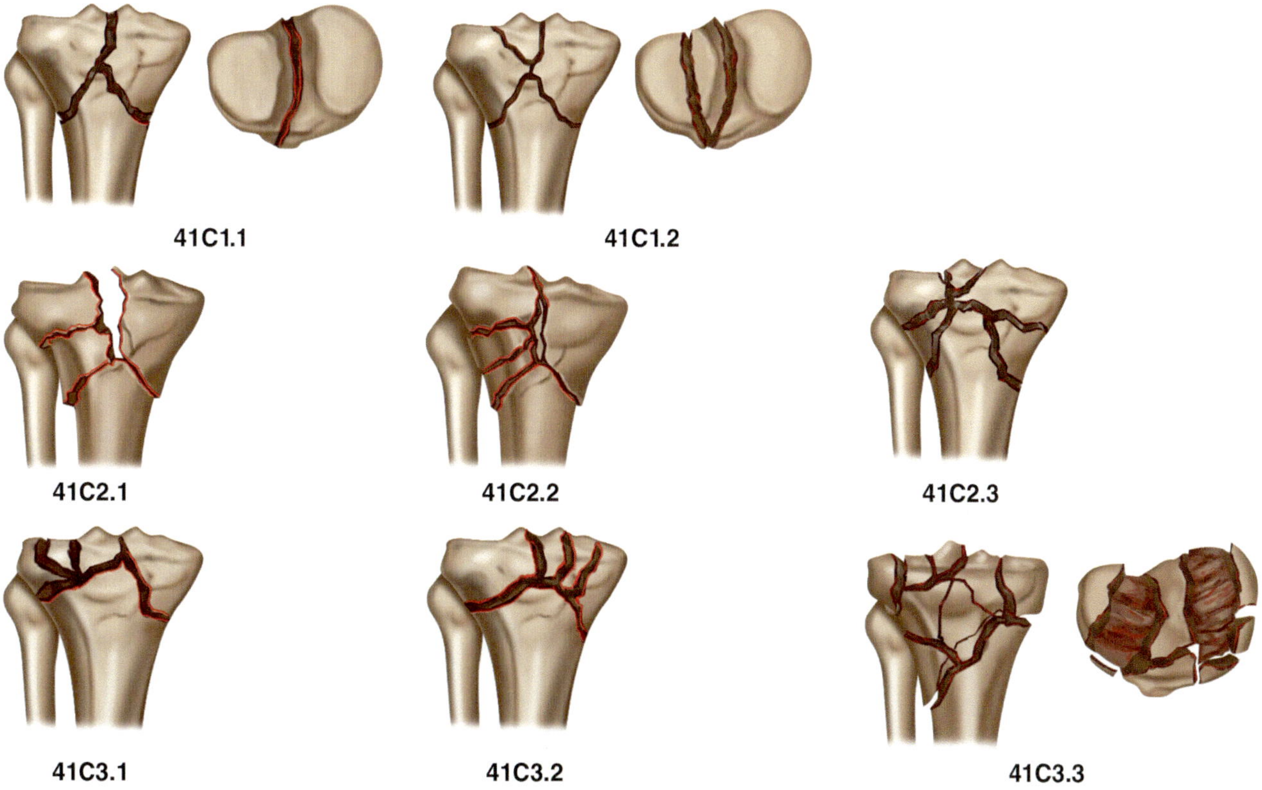

Abb. 14.39 AO/OTA-Klassifikation der Tibiakopffrakturen, intraartikuläre Frakturen

Tab. 14.18 AO/OTA-Klassifikation der Tibiakopffrakturen [55]

Typ		Beschreibung
A (extraartikuläre Frakturen)	A1.1	Avulsionsfraktur der kapsulären Aufhängung medial/lateral
	A1.2	Avulsionsfraktur der Tuberositas tibiae
	A1.3	Ausrissfraktur der Eminentia intercondylaris
	A2.1	Spiralfraktur
	A2.2	Schrägfraktur
	A2.3	Querfraktur
	A3.1	Keilfraktur
	A3.2	Mehrfragmentäre Keilfraktur
	A3.3	Komplexe extraartikuläre Fraktur
B (partiell intraartikuläre Frakturen)	B1.1	Laterale Spaltfraktur
	B1.2	Mediale Spaltfraktur
	B1.3	Schräge Spaltfraktur mit Beteiligung der Eminentia intercondylaris
	B2.1	Laterale Depressionsfraktur
	B2.2	Mediale Depressionsfraktur
	B3.1	Laterale Spalt-Depressions-Fraktur
	B3.2	Mediale Spalt-Depressions-Fraktur
	B3.3	Mediale/laterale Spalt-Depressions-Fraktur mit Beteiligung der Eminentia intercondylaris
C (intraartikuläre Frakturen)	C1.1	Artikulär einfach, metaphysär einfach
	C1.2	Artikulär mit Beteiligung der Eminentia intercondylaris, metaphysär einfach
	C2.1	Artikulär einfach, metaphysär Stückfraktur
	C2.2	Artikulär einfach, metaphysär mehrfragmentäre Stückfraktur
	C2.3	Artikulär einfach, metaphysär komplexe Fraktur
	C3.1	Mehrfragmentäre laterale Plateaufraktur
	C3.2	Mehrfragmentäre mediale Plateaufraktur
	C3.3	Komplexe mediale und laterale Plateaufraktur (Abb. 14.40)

Fraktur ohne hochgradige ligamentäre Begleitverletzung vorliegt [40]. Vor Entscheidung zur konservativen Therapie ist eine zusätzliche Abklärung von Kniebinnenschäden mittels MRT niederschwellig durchzuführen.

Die operative Stabilisierung erfolgt klassischerweise mittels (idealerweise winkelstabiler) Platten- (Abb. 14.45, 14.46) sowie Schraubenosteosynthese. Für die Wahl des operativen Zugangs sowie die Planung der Lokalisation des Osteosynthesematerials spielt die 10-Segment-Klassifikation von [45, 46] eine wichtige Rolle. Da bei bikondylären Frakturen in ca. 85 % der Fälle dorsale Segmente mit frakturiert sind [45, 46], kommen zunehmend dorsale Zugänge in Bauchlage mit dorsalen Abstützplatten zur Anwendung. Posterolaterale Tibiakopffrakturen können mit gutem Erfolg über einen chirurgischen Zugang in Seitenlage ohne Fibulaosteotomie adressiert werden [30]. Für eine bessere Exposition der tibialen Gelenkfläche kann eine Femurkondylenosteotеomie hilfreich sein.

Die sog. „Jail-Technik" bietet sich bei Patienten mit nur geringgradigen Impressionen des Tibiaplateaus an [76], die arthroskopisch gestützt gehoben werden können [22]. Hierbei wird eine zusätzlich abstützende Schraube von anterior eingebracht, um einer Sinterung über das Osteosynthesematerial vorzubeugen (Abb. 14.47). In einzelnen Fällen kann bei metaphysären Frakturen alternativ eine Versorgung mittels proximalem Tibianagel erfolgen (z. B. Typ A2/A3 nach AO/OTA; [80]).

In Abhängigkeit des Weichteilstatus bzw. nach stattgehabter Kniegelenksluxation sollte eine primäre, temporäre Stabilisierung mittels Fixateur externe erwogen werden. Nach Beruhigung der Weichteilsituation ist dann eine definitive Versorgung mittels offener Reposition und Plattenosteosynthese zu empfehlen.

Da die intraoperative Fluoroskopie nur begrenzt Aussagen über die Qualität der Reposition zulässt [31, 45, 46], ist bei komplexen Frakturen eine postoperative CT oder intraoperative 3D-Fluoroskopie zu empfehlen.

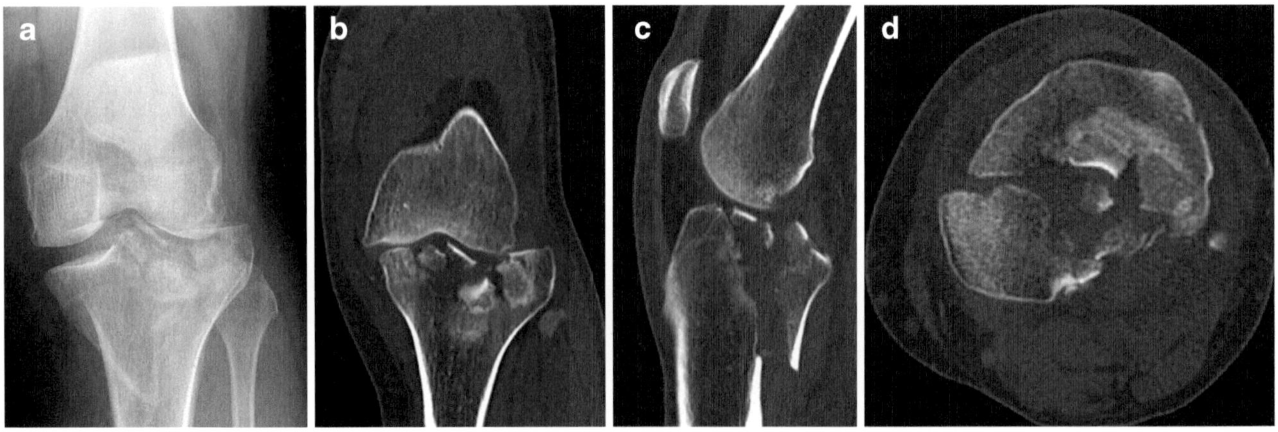

Abb. 14.40 Röntgenologische (**a**) und CT-Darstellung (**b–d**) einer Tibiakopffraktur links, Typ C3.3 nach AO/OTA

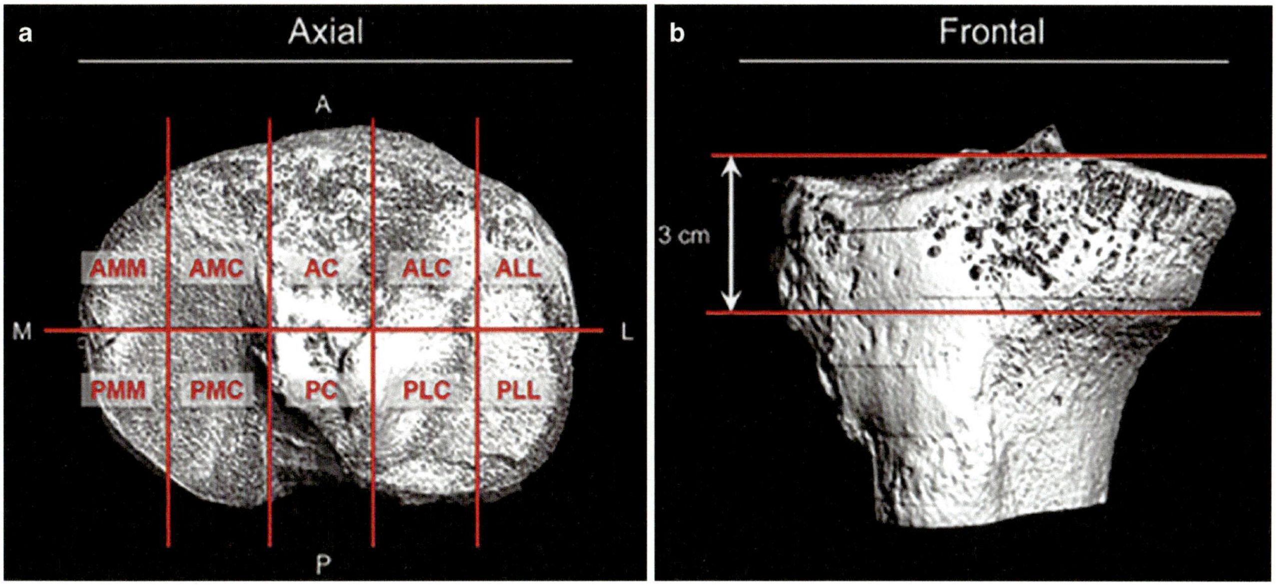

Abb. 14.41 10-Segment-Klassifikation für Tibiakopffrakturen. *AMM* Anteromediomedial, *AMC* anteromediozentral, *AC* anterozentral, *ALC* anterolaterozentral, *ALL* anterolaterolateral, *PMM* posteromediomedial, *PCM* posteromediozentral, *PC* posterozentral, *PLC* posterolaterozentral, *PLL* posterolaterolateral. (Aus: [45, 46], mit freundlicher Genehmigung des Elsevier-Verlags)

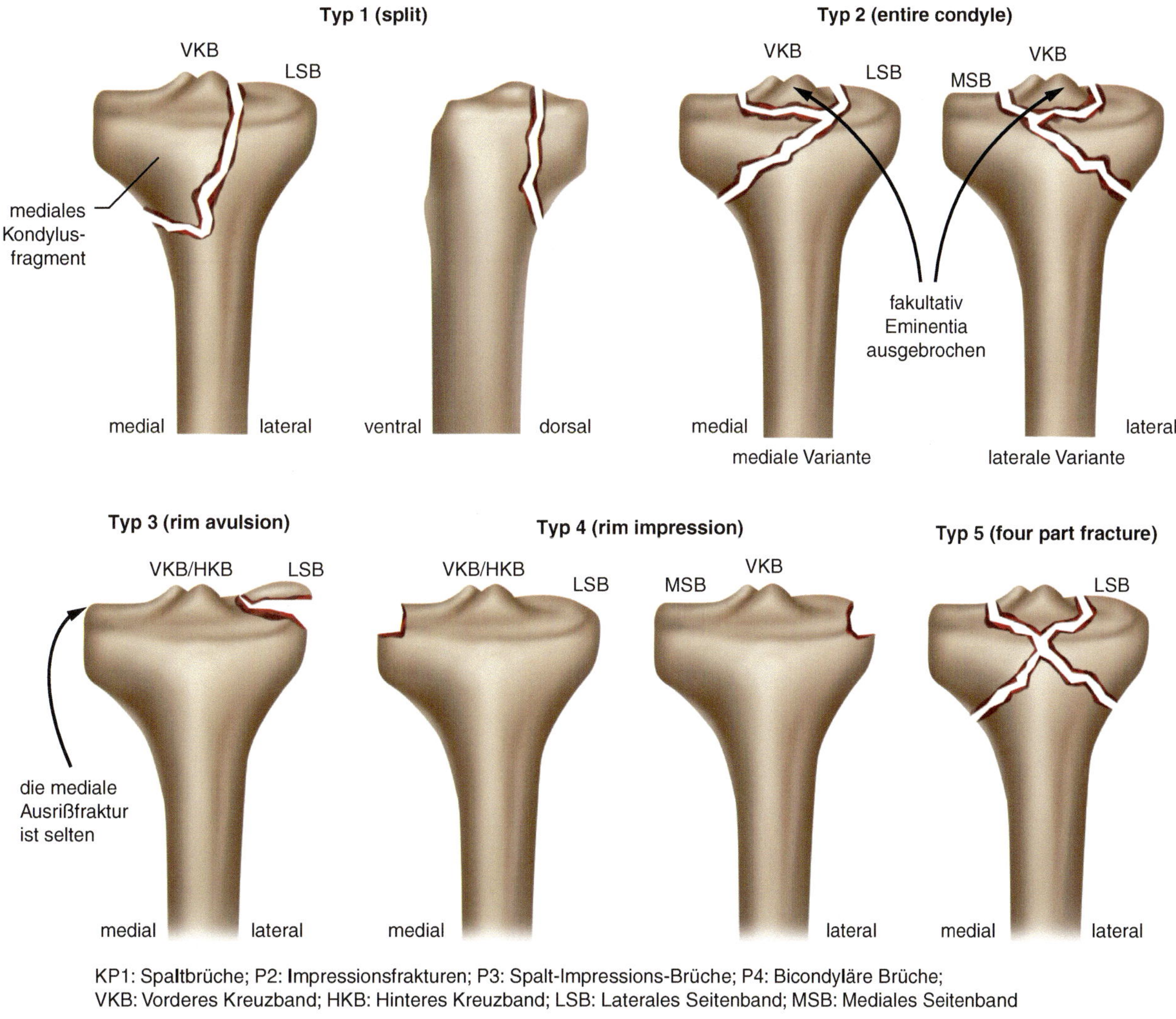

Abb. 14.42 Klassifikation der Tibiakopfluxationsfrakturen nach Moore

Bei der Versorgung ligamentärer Begleitverletzungen kommen sowohl Bandersatzplastiken mittels autologem Sehnentransplantat als auch das Verfahren des sog. „ligament bracing“ zum Einsatz, bei dem transossäre Ausziehnähte mit einer unterstützenden Fadenaugmentation kombiniert werden.

Tab. 14.19 Klassifikation der Tibiakopfluxationsfrakturen nach Moore [58]

Typ	Beschreibung
I	Spaltfraktur („split“)
II	Fraktur mit Beteiligung der gesamten Kondyle („entire condyle“)
III	Rand-Abrissfraktur („rim avulsion“)
IV	Randimpressionsfraktur („rim impression“)
V	4-Fragment-Fraktur („four part fracture“)

▶ **Merke** Posttraumatische Arthrosen nach Tibiakopffrakturen sind häufig und nur durch eine adäquate Rekonstruktion der Gelenkfläche zu vermeiden.

Tab. 14.20 Klassifikation der Ausrissfrakturen der Eminentia intercondylaris nach Meyers und McKeever [56]

Typ	Beschreibung
I	Kaum dislozierte Fraktur, allenfalls minimale Anhebung des vorderen Fragmentrands
II	Heraushebung des Fragments aus der Tibia, noch knöcherner Kontakt
III	Kompletter Ausriss ohne Fragmentkontakt, beim Typ IIIa zusätzlich zur Diastase
IV	Isolierter Ausriss des medialen Tuberkulums
V	Isolierter Ausriss des lateralen Tuberkulums

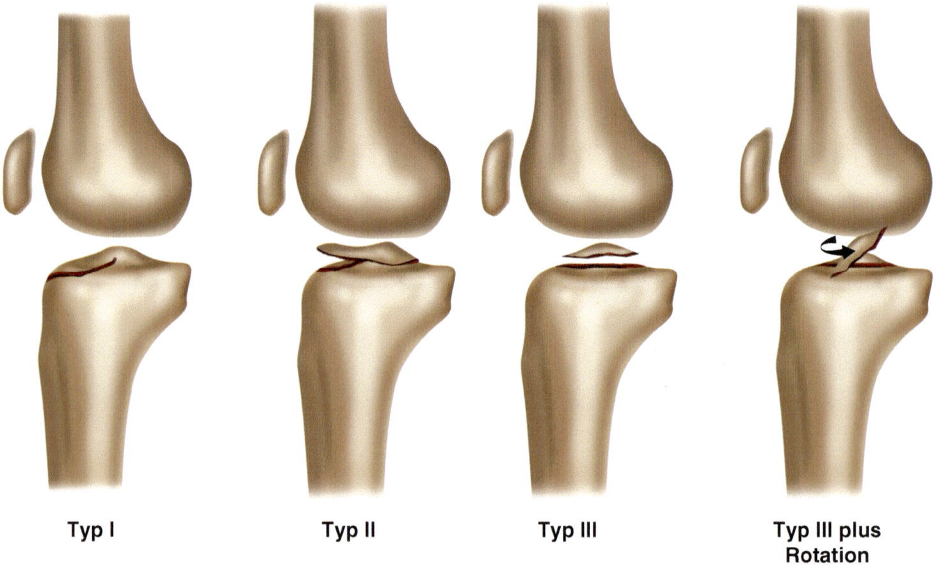

Abb. 14.43 Klassifikation der Ausrissfrakturen der Eminentia intercondylaris nach Meyers und McKeever

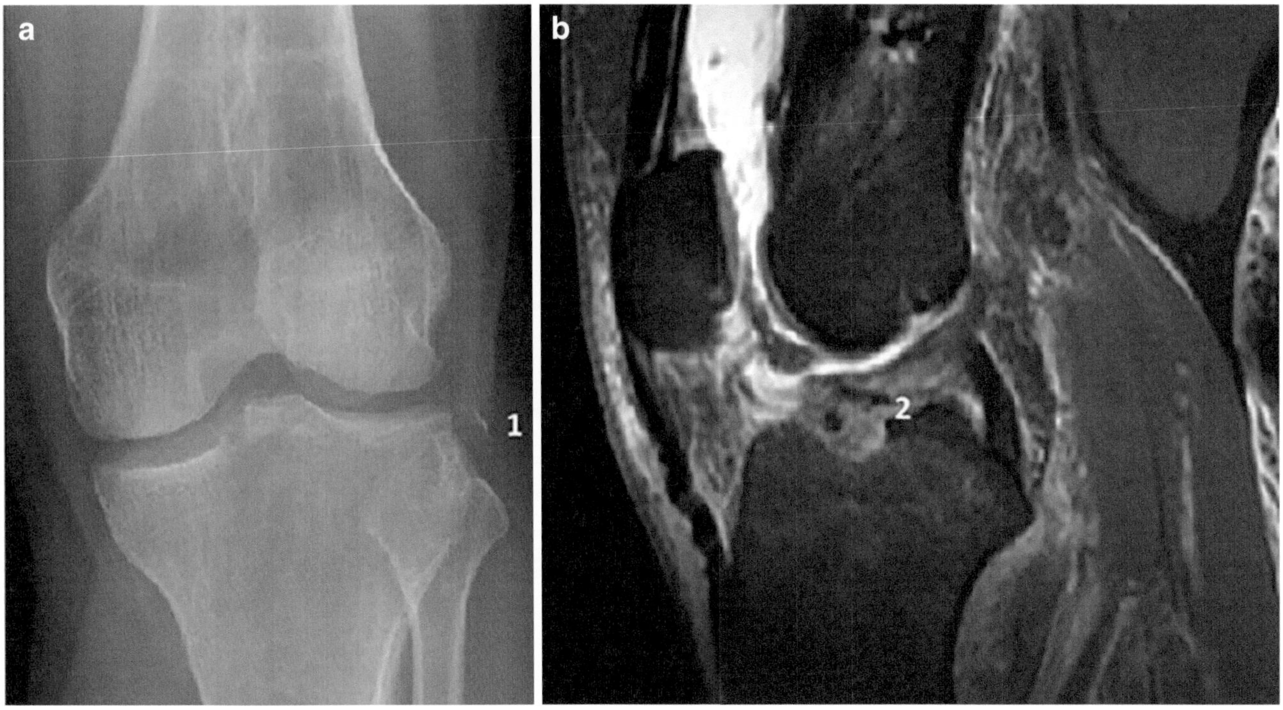

Abb. 14.44 Nativradiologische Darstellung einer Segond-Fraktur links (**a**, *1*) mit knöchernem Ausriss des vorderen Kreuzbands im MRT (**b**, *2*)

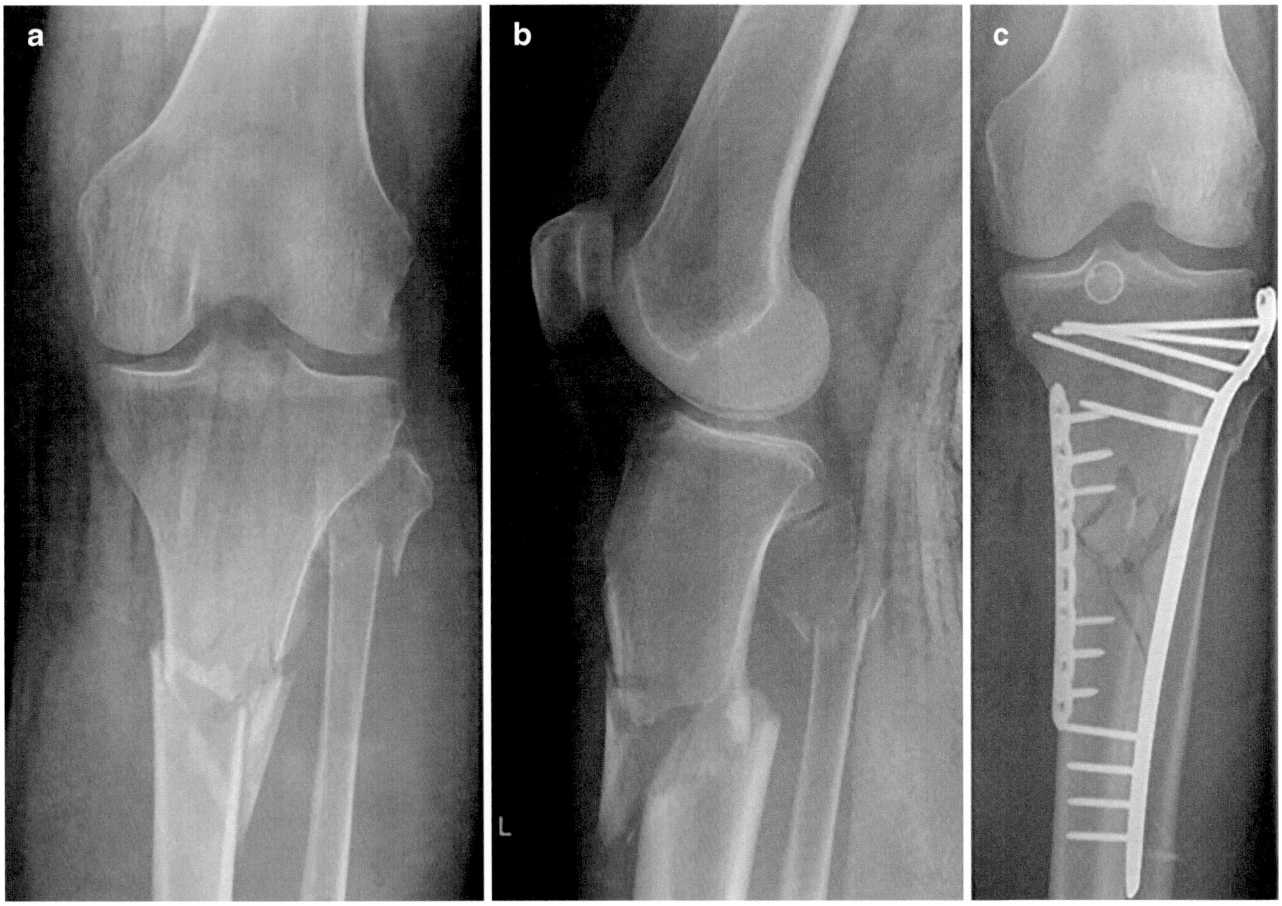

Abb. 14.45 Röntgenaufnahme in 2 Ebenen (**a**, **b**) einer Tibiakopffraktur links, Typ A3.2, und postoperative Darstellung nach Versorgung mittels doppelter Plattenosteosynthese (**c**)

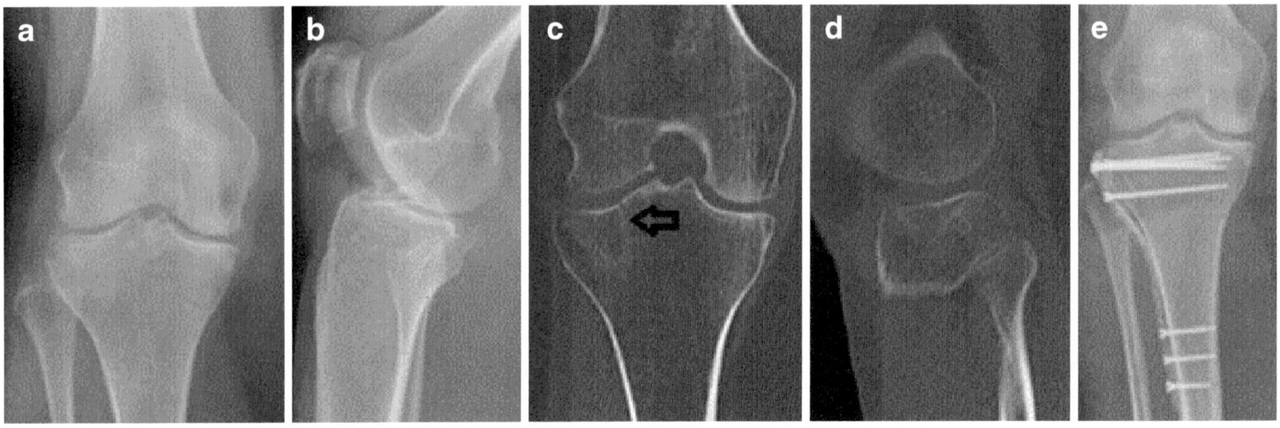

Abb. 14.46 Nativradiologische (**a**, **b**) und CT-Darstellung (**c**, **d**) einer gering dislozierten Tibiakopffraktur rechts, Typ B1.1 (*Pfeil*) nach AO/OTA, sowie postoperatives Röntgen nach winkelstabiler Plattenosteosynthese (**e**)

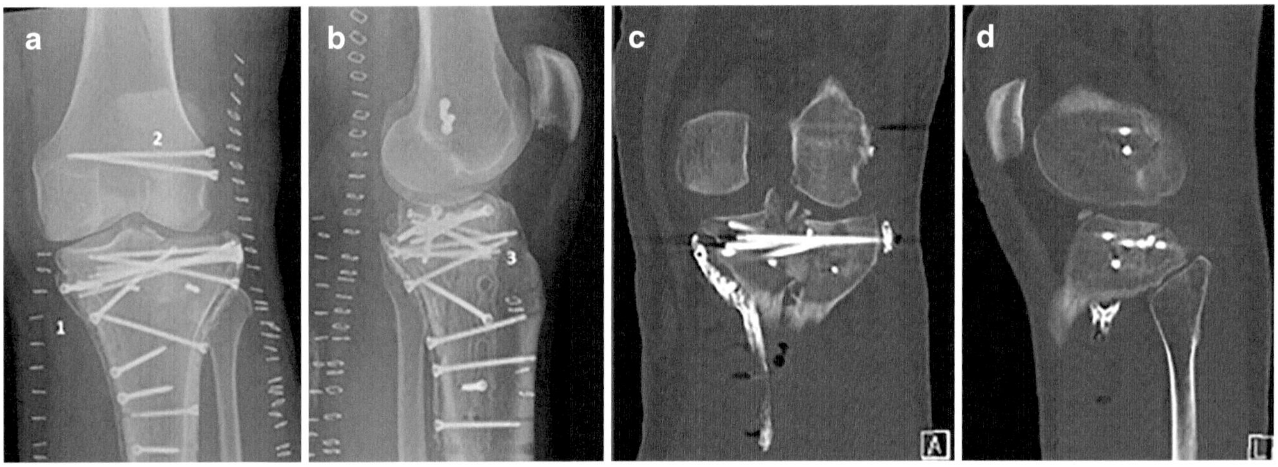

Abb. 14.47 Postoperative röntgenologische Darstellung nach winkelstabiler Doppelplattenosteosynthese (PEEK-Platte, *1*) inklusive lateraler Femurkondylenosteotomie (*2*) und Verschraubung in Jail-Technik (*3*) bei Tibiakopffraktur links, Typ C3.3 nach AO/OTA, (**a**, **b**) sowie postoperative CT-Stellungskontrolle (**c**, **d**). Die möglichst exakte Reposition der Gelenkfläche hat bei einer derart schwerwiegenden Verletzung mit ausgedehnter zentraler Trümmerzone Vorrang gegenüber der anatomischen Einstellung der Kreuzbandregion

Literatur

Ausgewählte Übersichtsarbeiten und Monografien

1. Baierlein S (2011) „Frakturklassifikationen", Thieme, Stuttgart
2. Duncan CP, Haddad FS (2013) Classification. In: Schütz M, Perka C (Hrsg) Periprosthetic fracture management. Thieme, S 47–90
3. Grifka J, Krämer J (2013) Orthopädie und Unfallchirurgie. Springer, Berlin, Heidelberg
4. Harrasser N, von Eisenhart-Rothe R, Biberthaler P (2016) Facharztwissen Orthopädie und Unfallchirurgie. Springer, Berlin Heidelberg
5. Müller-Mai C, Ekkernkamp A (2015) Frakturen auf einen Blick. Springer, Berlin Heidelberg
6. Stürmer KM (2018) „Leitlinien Unfallchirurgie", Cuvillier Göttingen
7. Wülker N, Roetman B (2015) Femurschaftfrakturen. In: Wülker N, Hrsg. Taschenlehrbuch Orthopädie und Unfallchirurgie. 3., überarbeitete und aktualisierte Auflage. Thieme, Stuttgart

Zitierte Originalarbeiten

8. Barei DP, Schildhauer TA, Nork SE (2003) Noncontiguous fractures of the femoral neck, femoral shaft, and distal femur. J Trauma 55:80–86
9. Barnes CJ, Pietrobon R, Heggins LD (2002) Does the pulse examination in patients with traumatic knee dislocation predict a surgical arterial injury? A meta-analysis. J Trauma-Injury Infect & Crit Care 53:1109–1114
10. Bartonicek J, Rammelt S (2015) History of femoral head fracture and coronal fracture of the femoral condyles. Int Orthop 39:1245–1250
11. Berg EE (1997) Open reduction internal fixation of displaced transverse patella fractures with figure-eight wiring through parallel cannulated compression screws. J Orthop Trauma 11:573–576

12. Bonnaire FA, Weber AT (2002) The influence of haemarthrosis on the development of femoral head necrosis following intracapsular femoral neck fractures. Injury, Int J Care Injured 33:S-C33–S-C40
13. Bonnaire FA, Kuner EH, Steinemann S (1991) Experimental studies of the stability behavior of the coxal end of the femur after montage and removal of DHS implants in the intact cadaver femur. Unfallchirurg 94(7):366–371
14. Bostman O, Kiviluoto O, Nirhamo J (1981) Comminuted displaced fractures of the patella. Injury 13:196–202
15. Bostrom A (1972) Fracture of the patella. A study of 422 patellar fractures. Acta Orthop Scand Suppl 143:1–80
16. Braun W, Wiedemann M, Ruter A et al (1993) Indications and results of nonoperative treatment of patellar fractures. Clin Orthop Relat Res:197–201
17. Brumback RJ, Kenzora JE, Levitt LE, Burgess AR, Poka A (1987) Fractures of the femoral head hip. S. 181-206
18. Dell RM, Adams AL, Greene DF, Funahashi TT, Silverman SL, Eisemon EO, Zhou H, Burchette RJ, Ott SM (2012) Incidence of atypical nontraumatic diaphyseal fractures of the femur. J Bone Miner Res 27(12):2544–2550
19. Duncan CP, Masri BA (1995) Fractures of the femur after hip replacement. Instr Course Lect 44:293–304
20. Ehlinger M, Ducrot G, Adam P, Bonnomet F (2013) Distal femur fractures. Surgical techniques and a review of the literature. Orthop Traumatol Surg Res 99(3):353–360
21. Ellwein A, Lill H, DeyHazra RO, Smith T, Katthagen JC (2019) Outcomes after locked plating of displaced patella fractures: a prospective case series. Int Orthop 43(12):2807–2815
22. Enderle E, Frosch KH (2013) Arthroscopy-assisted management of knee fractures. Unfallchirurg 116(4):311–317
23. Enninghorst N, McDougall D, Evans JA, Sisak K, Balogh ZJ (2013) Population-based epidemiology of femur shaft fractures. J Trauma Acute Care Surg 74(6):1516–1520
24. Evans EM (1949) The treatment of trochanteric fractures of the femur. J Bone Joint Surg Am 31B(2):190–203
25. Evans EM (1951) Trochanteric fractures; a review of 110 cases treated by nail-plate fixation. J Bone Joint Surg (Br) 33B(2):192–204
26. Evans PD, Wilson C, Lyons K (1994) Comparison of MRI with bone scanning for suspected hip fracture in elderly patients. J Bone Joint Surg (Br) 76:158–159
27. Fichman SG, Mäkinen TJ, Safir O, Vincent A, Lozano B, Kashigar A, Kuzyk PR (2016) Arthroplasty for unstable pertrochanteric hip fractures may offer a lower re-operation rate as compared to cephalomedullary nailing. Int Orthop 40(1):15–20
28. Fischbach R, Prokop A, Maintz D, Zähringer M, Landwehr P (2000) Magnetic resonance tomography in the diagnosis of intraarticular tibial plateau fractures: value of fracture classification and spectrum of fracture associated soft tissue injuries. Fortschr Röntgenstr 172:597–603
29. Fontenot PB, Diaz M, Stoops K, Barrick B, Santoni B, Mir H (2019) Supplementation of lateral locked plating for distal femur fractures: a biomechanical study. J Orthop Trauma 33(12): 642–648. https://doi.org/10.1097/BOT.0000000000001591
30. Frosch KH, Balcarek F, Walde T, Stürmer KM (2010) A new posterolateral approach without fibula osteotomy for the treatment of tibial plateau fractures. J Orthop Trauma 24(8):515–520
31. Frosch KH, Krause M, Frings J, Drenck T, Akoto R, Müller G, Madert J (2016) Posttraumatic deformities of the knee joint: Intraarticular osteotomy after malreduction of tibial head fractures. Unfallchirurg 119(10):859–876
32. Galla M, Lobenhoffer P (2005) Patella fractures. Chirurg 76(10):987–997
33. Galla M, Lobenhoffer P (2008) Fractures of the head of the tibia. Z Orthop Unfall 146:803–824
34. Garden RS (1961) Low angle fixation in fractures of the femoral neck. J Bone Joint Surg (Br) 43:647
35. Garden RS (1964) Stability and union in subcapital fractures of the femur. J Bone Joint Surg 46 B:630–647
36. Gardner MJ, Yacoubian S, Geller D, Pode M, Mintz D, Helfet DL, Lorich DG (2006) Prediction of softtissue injuries in Schatzker II tibial plateau fractures based on measurements of plain radiographs. J Trauma 60:319–323
37. Gavaskar AS, Tummala NC, Krishnamurthy M (2011) Operative management of Hoffa fractures--a prospective review of 18 patients. Injury 42:1495–1498
38. Gicquel T, Najihi N, Vendeuvre T, Teyssedou S, Gayet LE, Huten D (2013) Tibial plateau fractures: reproducibility of three classifications (Schatzker, AO, Duparc) and a revised Duparc classification. Orthop Traumatol Surg Res 99:805–816
39. Henkelmann R, Krause M, Alm L, Glaab R, Mende M, Ull C, Braun P-J, Katthagen C, Gensior TJ, Frosch KH, Hepp P (2020) Effect of fracturoscopy on the incidence of surgical site infections post tibial plateau fracture surgery. Eur J Trauma Emerg Surg 46:1249–1255
40. Honkonen SE (1994) Indications for surgical treatment of tibial condyle fractures. Clin Orthop Relat Res 302:199–205
41. Hulet DA, Whale CS, Beebe MJ, Rothberg DL, Gililland JM, Zhang C, Presson AP, Stuart AR, Kubiak EN (2019) Short versus long cephalomedullary nails for fixation of stable versus unstable intertrochanteric femur fractures at a level 1 trauma center. Orthopedics 42(2):e202–e209
42. Hungerford DS, Barry M (1979) Biomechanics of the patellofemoral joint. Clin Orthop Relat Res:9–15
43. Kim JW, Kim H, Oh CW, Kim JW, Shon OJ, Byun YS, Kim JJ, Oh HK, Minehara H, Hwang KT, Park KC (2017) Surgical outcomes of intramedullary nailing for diaphyseal atypical femur fractures: is it safe to modify a nail entry in bowed femur? Arch Orthop Trauma Surg 137(11):1515–1522
44. Ko SB, Lee SW, Park CM, Lee SH (2012) Clinical analysis of femur shaft insufficiency fractures. Clin Orthop Surg 4(3): 227–233
45. Krause M, Preiss A, Meenen NM, Madert J, Frosch KH (2016) „Fracturoscopy“ is superior to Fluoroscopy in the articular reconstruction of complex tibial plateau fractures – an arthroscopy assisted fracture reduction technique. J Orthop Trauma 30:437–444
46. Krause M, Preiss A, Müller G, Madert J, Fehske K, Neumann MV, Domnick C, Raschke M, Südkamp N, Frosch KH (2016) Intra-articular tibial plateau fracture characteristics according to the „Ten segment classification“. Injury 47(11):2551–2557
47. Krause M, Krüger S, Müller G, Püschel K, Frosch KH (2019) How can the articular surface of the tibial plateau be best exposed? A comparison of specific surgical approaches. Arch Orthop Trauma Surg 139:1369–1377
48. Lazaro L, Wellman D, Pardee N, Gardner M, Toro J, MacIntyre N, Helfet D, Lorich D (2013) Effect of computerized tomography on classification and treatment plan for patellar fractures. J Orthop Trauma 27(6):336–344
49. Levack B, Flannagan JP, Hobbs S (1985) Results of surgical treatment of patellar fractures. J Bone Joint Surg (Br) 67:416–419
50. Lotke PA, Ecker ML (1981) Transverse fractures of the patella. Clin Orthop Relat Res:180–184
51. Maheshwari V, Sharma SL, Goyal D, Qureshi P, Hussain Z (2019) Clinical experience with management of Hoffa fractures using headless compression screw and headed screw. J Clin Orthop Trauma 10(5):934–940
52. Manninger J, Kazar G, Fekete G, Fekete K, Frenyo S, Gyarfas F, Salacz T, Varga A (1989) Significance of urgent (within 6h) internal fixation in the management of fractures of the neck of the femur. Injury 20:101–105

53. Matre K, Havelin LI, Gjertsen JE, Espehaug B, Fevang JM (2013) Intramedullary nails result in more reoperations than sliding hip screws in two-part intertrochanteric fractures. Clin Orthop Relat Res 471(4):1379–1386
54. Matre K, Vinje T, Havelin LI, Gjertsen JE, Furnes O, Espehaug B, Kjellevold SH, Fevang JM (2013) TRIGEN INTERTAN intramedullary nail versus sliding hip screw: a prospective, randomized multicenter study on pain, function, and complications in 684 patients with an intertrochanteric or subtrochanteric fracture and one year of follow-up. J Bone Joint Surg Am 95(3):200–208
55. Meinberg EG, Agel J, Roberts CS, Karam MD, Kellam JF (2018 Jan) Fracture and dislocation classification compendium-2018. J Orthop Trauma 32(1):S1–S170. https://doi.org/10.1097/BOT.0000000000001063
56. Meyers MH, McKeever FM (1970) Fracture of the intercondylar eminence of the tibia. J Bone Joint Surg Am 52(8):1677–1684
57. Mills WJ, Barei DP, McNair P (2004) The value of the anklebrachial index for diagnosing arterial injury after knee dislocation: a prospective study. J Trauma 56:1261–1265
58. Moore TM (1981) Fracture-dislocations of the knee. Clin Orthop Relat Res 156:128–140
59. Müller EC, Frosch KH (2017) Plate osteosynthesis of patellar fractures. Oper Orthop Traumatol 29(6):509–519
60. Müller EC, Frosch KH (2019) Fractures of the patella. Chirurg 90(3):243–254
61. Müller EC, Frosch KH (2021) Functional outcomes of revision osteosynthesis after failure of surgical treatment of patellar fractures. J Knee Surg 34(1):80–86. https://doi.org/10.1055/s-0039-1692673
62. Müller ME, Allgöwer M, Schneider R et al (1992) Manual of internal fixation: techiques recommended by the AO Group. Springer, Berlin
63. Neer CS 2nd, Grantham SA, Shelton ML (1967) Supracondylar fracture of the adult femur. A study of one hundred and ten cases. J Bone Joint Surg Am 49(4):591–613
64. Neubauer T, Ritter E, Potschka T, Karlbauer A, Wagner M (2008 Jun) Retrograde nailing of femoral fractures. Acta Chir Orthop Traumatol Cechoslov 75(3):158–166
65. Neumann MV, Südkamp NP, Strohm PC (2015) Management of femoral shaft fractures. Acta Chir Orthop Traumatol Cechoslov 82(1):22–32
66. Ong JCY, Gill JR, Parker MJ (2019) Mobility after intertrochanteric hip fracture fixation with either a sliding hip screw or a cephalomedullary nail: sub group analysis of a randomised trial of 1000 patients. Injury 50:1709–1714
67. Ortiguera CJ, Berry DJ (2002) Patellar fracture after total knee arthroplasty. J Bone Joint Surg Am 84-A:532–540
68. Pandey R, McNally E, Ali A, Bulstrode C (1998) The role of MRI in the diagnosis of occult hip fractures. Injury 29:61–63
69. Parker M, Raval P, Gjertsen JE (2018) Nail or plate fixation for A3 trochanteric hip fractures: a systematic review of randomised controlled trials. Injury 49(7):1319–1323
70. Parker MJ (2017) Sliding hip screw versus intramedullary nail for trochanteric hip fractures; a randomised trial of 1000 patients with presentation of results related to fracture stability. Injury 48: 2762–2767
71. Parkkinen M, Madanat R, Mustonen A, Koskinen SK, Paavola M, Lindahl J (2014) Factors predicting the development of early osteoarthritis following lateral tibial plateau fractures: mid-term clinical and radiographic outcomes of 73 operatively treated patients. Scand J Surg 103:256–262
72. Pauwels F (1935) Der Schenkelhalsbruch. Ein biomechanisches Problem. Orthop Chir 63:1
73. Peschiera V, Staletti L, Cavanna M, Saporito M, Berlusconi M (2018) Predicting the failure in distal femur fractures. Injury 49(3):S2–S7
74. Pipkin G (1957) Treatment of grade IV fracture dislocation of the hip. J Bone Joint Surg Am 39:1027–1042
75. Raaymakers EL (2006) Fractures oft he femoral neck: a review and personal statement. Acta Chir Orthop Tramatol Cech 73: 45–59
76. Raschke M, Zantop T, Petersen W (2007) Fracture of the tibial head. Chirurg 78:1157–1169
77. Ravikumar KJ, Marsh G (2000) Internal fixation versus hemiarthroplasty versus total hip arthroplasty for displaced subcapital fractures of femur--13 year results of a prospective randomised study. Injury 31:793–797
78. Riina J, Tornetta P III, Ritter C, Geller J (1998) Neurologic and vascular structures at risk during anterior-posterior locking of retrograde femoral nails. J Orthop Trauma 12:379–381
79. Rixen D, Steinhausen E, Sauerland S, Lefering R, Maegele MG, Bouillon B, Grass G (2016) Neugebauer EAM and members of the damage control study group. Randomized, controlled,two-arm, interventional, multicenter study on risk-adapted damage control orthopedic surgery of femur shaft fractures in multiple-trauma patients. Trials 17:47
80. Rommens PM, El Attal R, Hansen M, Kuhn S (2011) Intramedullary nailing of proximal tibia fractures. Oper Orthop Traumatol 23:411–422
81. Ryder SA, Reynolds F, Bannister GC (2001) Refining the indications for surgery after proximal femoral fracture. Injury 32: 295–297
82. Sakagoshi D, Sawaguchi T, Shima Y, Inoue D, Oshima T, Goldhahn S (2016) A refined definition improves the measurement reliability of the tip-apex distance. J Orthop Sci 21(4):475–480
83. Saltzman CL, Goulet JA, Mcclellan RT et al (1990) Results of treatment of displaced patellar fractures by partial patellectomy. J Bone Joint Surg Am 72:1279–1285
84. Saudan M, Lubbeke A, Sadowski C, Riand N, Stern R, Hoffmeyer P (2002) Pertrochanteric fractures: is there an advantage to an intramedullary nail?: a randomized, prospective study of 206 patients comparing the dynamic hip screw and proximal femoral nail. J Orthop Trauma 16:386–393
85. Schüttrumpf JP, Behzadi C, Balcarek P, Walde TA, Frosch S, Wachowski MM, Stürmer KM, Frosch KH (2013) Radiologically hyperdense zones of the patella seem to be partial osteonecroses subsequent to fracture treatment. J Knee Surg 26:319–326
86. Segond P (1879) Recherches cliniques et expérimentales sur les épanchements sanguins du genou par entorse. Progres Med 7(297-299)., 319–321, 340–341
87. Seinsheimer F (1978) Subtrochanteric fractures of the femur. J Bone Joint Surg Am 60(3):300–306
88. Seinsheimer F (1980) Fractures of the distal femur. Clin Orthop Relat Res 153:169–179
89. Serrano R, Mir HR, Karsch J, Kim R, Shah A, Maxson B, Infante A, Watson D, Downes K, Sanders RW (2019) Effect of nail size, insertion, and δ canal-nail on the development of a nonunion after intramedullary nailing of femoral shaft fractures. J Orthop Trauma 33(11):559–563. https://doi.org/10.1097/BOT.0000000000001585
90. Shannon SF, Yuan BJ, Cross WW 3rd, Barlow JD, Torchia ME, Holte PK, Sems SA (2019 Oct) Short versus long cephalomedullary nails for pertrochanteric hip fractures: a randomized prospective study. J Orthop Trauma 33(10):480–486. https://doi.org/10.1097/BOT.0000000000001553
91. Shepherd L, Abdollahi K, Lee J, Vangsness CT Jr (2002) The prevalence of soft tissue injuries in nonoperative tibial plateau fractu-

res as determined by magnetic resonance imaging. J Orthop Trauma 16:628–631
92. Sher D, Biant LC (2007) Subcapital fracture of the femoral neck in medically unwell patients: technique for fixation using direct infiltration local anaesthetic rather than regional blockade. Injury 38(10):1209–1213
93. Speck M, Regazzoni P (1994) Classification of patellar fractures. Z Unfallchir Versicherungsmed 87(1):27–30
94. Stoffel K, Zderic I, Gras F, Sommer C, Eberli U, Mueller D, Oswald M, Gueorguiev B (2017) Biomechanical evaluation of the femoral neck system in unstable pauwels iii femoral neck fractures: a comparison with the dynamic hip screw and cannulated screws. J Orthop Trauma 31(3):131–137
95. Taha ME, Audigé L, Siegel G, Renner N (2015) Factors predicting secondary displacement after non-operative treatment of undisplaced femoral neck fractures. Arch Orthop Trauma Surg 135(2):243–249
96. Taylor MT, Banerjee B, Alpar EK (1994) The epidemiology of fractured femurs and the effect of these factors on outcome. Injury 25(10):641–644
97. Testa G, Vescio A, Aloj DC, Papotto G, Ferrarotto L, Massé A, Sessa G, Pavone V (2019) Definitive treatment of femoral shaft fractures: comparison between anterograde intramedullary nailing and monoaxial external fixation. J Clin Med 8(8):pii: E1119. https://doi.org/10.3390/jcm8081119
98. Wang CT, Chen JW, Wu K, Chen CS, Chen WC, Pao JL, Chang CH, Lan TY (2018) Suboptimal outcomes after closed reduction and internal fixation of displaced femoral neck fractures in middle-aged patients: is internal fixation adequate in this age group? BMC Musculoskelet Disord 19:190
99. Watson JT, Moed BR (2002) Ipsilateral femoral neck and shaft fractures: complications and their treatment. Clin Orthop Relat Res 399:78–86
100. Wild M, Windolf J, Flohé S (2010) Fractures of the patella. Unfallchirurg 113(5):401–411
101. Winquist RA, Hansen ST Jr (1980) Comminuted fractures of the femoral shaft treated by intramedullary nailing. Orthop Clin North Am 11(3):633–648
102. Wolinsky PR, Johnson KD (1995) Ipsilateral femoral neck and shaft fractures. Clin Orthop Relat Res 318:81–90
103. Wolinsky PR, Lucas JF (2017) Reduction techniques for diaphyseal femur fractures. J Am Acad Orthop Surg 25(11):e251–e260
104. Wurm S, Bühren V, Augat P (2018) Treating patella fractures with a locking patella plate – first clinical results. Injury 49(1):S51–S55
105. Xie H, Xie L, Wang J, Chen C, Zhang C, Zheng W (2019) Intramedullary versus extramedullary fixation for the treatment of subtrochanteric fracture: a systematic review and meta-analysis. Int J Surg 63:43–57

Diaphysärer und distaler Unterschenkel, Sprunggelenk und Fuß

15

Grischa Bratke, Andra-Iza Iuga, Kilian Wegmann und Stefan Haneder

Inhaltsverzeichnis

15.1 Vorbemerkung

M.-A. Weber und T. Mittlmeier

„Der menschliche Fuß ist ein Kunstwerk aus 26 Knochen, 107 Bändern und 19 Muskeln." Dieser Satz wird Leonardo da Vinci zugeschrieben und zeigt, dass es für den Radiologen und Traumatologen lohnenswert ist, sich mit den wesentlichen Aspekten der Anatomie, Pathologie und den Bildgebungsbefunden, die ihm bei der diagnostischen Aufarbeitung und Behandlung von Schmerzzuständen am Fuß begegnen, zu beschäftigen [65].

Die Traumatologie des Fußes und des distalen Unterschenkels hat in den letzten 40 Jahren eine rasante Differenzierung in der Diagnostik und der Therapie erfahren, wie sie allenfalls in der modernen Wirbelsäulenchirurgie zum Ausdruck kommt. Ursächlich sind zum einen relevante Erkenntnisse zur Biomechanik des Fußes und der Sprunggelenke, zum anderen die Feststellung, dass Folgen von Fußverletzungen neben ligamentären Verletzungen des Kniegelenks für die Lebensqualität des Schwerverletzten 1 Jahr nach dem Trauma entscheidend sind [48]. Beim Monotrauma der Fußwurzel, insbesondere den Verletzungen der Lisfranc-

G. Bratke · A. Iuga · S. Haneder (✉)
Universitätsklinikum Köln, Institut für Diagnostische und Interventionelle Radiologie, Köln, Deutschland
e-mail: grischa.bratke@uk-koeln.de; andra.iuga@uk-koeln.de; stefan.haneder@rad-nuk-bn.de

K. Wegmann
Universitätsklinikum Köln, Klinik und Poliklinik für Orthopädie und Unfallchirurgie, Köln, Deutschland
e-mail: kilian.wegmann@uk-koeln.de

© Springer-Verlag GmbH Deutschland, ein Teil von Springer Nature 2023
M.-A. Weber, T. Mittlmeier (Hrsg.), *Kompendium bildgebende Frakturdiagnostik*,
https://doi.org/10.1007/978-3-662-63602-2_15

Gelenke, liegt die Rate primär übersehener Verletzungen bei 20 % [47]. Einem systematischen diagnostischen Vorgehen kommt somit elementare Bedeutung zu.

Konventionelle Röntgenuntersuchungen in 2 Ebenen sind das radiologische Standarddiagnostikverfahren, wobei wir zur Reduktion unnötiger Röntgenaufnahmen den Algorithmus der „Ottawa Ankle Rules" betonen möchten [61], dem zufolge anhand fehlender Schmerzen an den Druckpunkten bereits klinisch eine Fraktur ausgeschlossen werden kann.

Des Weiteren hat sich in den letzten Jahren die Ultraschalluntersuchung mit ihrer Möglichkeit zur dynamischen Darstellung der Bandfunktion in der Hand des Geübten als sehr verlässliche Methode zur Abklärung von Band- und Sehnenverletzungen etabliert [18, 46].

Zudem wissen wir schon länger, dass unter Einsatz der Standardradiologie die Rate zunächst nicht diagnostizierter Frakturen mit 7,6 % höher liegt als bei anderen Extremitätenverletzungen (3,7 %) [67]; der frühzeitige Einsatz der Schnittbildgebung – in erster Linie der Computertomografie (CT) – ist prognoseentscheidend, denn mit zunehmendem Abstand von Traumazeitpunkt, etwa bei den diskreten („subtle") Lisfranc-Verletzungen, verschlechtert sich das funktionelle Outcome [57].

Bei persistierenden Schmerzen trotz negativer Röntgen-, Ultraschall- und/oder CT-Befunde ist eine Magnetresonanztomografie (MRT) indiziert, die zur Detektion beispielsweise von Knochenmarködemen, Stressreaktionen, Nervenkompressionssyndromen, Band- und Sehnenverletzungen, osteochondralen Läsionen, Knorpelschäden wie Delaminationen sowie Impingementsyndromen entscheidende Zusatzinformationen liefern kann [51, 66].

Einer der Nestoren der modernen Fuß- und Sprunggelenkschirurgie, Sigvard „Ted" Hansen vom Harborview Medical Center, Seattle, hat den Satz geprägt: „If it looks normal, it works normal" [29]. Dieses lakonische Statement inkludiert sowohl die Erfordernis, anatomische Verhältnisse wiederherzustellen, was durchaus auf die Röntgenanatomie übertragen werden kann, als auch den funktionellen Anspruch des Verletzten. Die komplizierte räumliche Anatomie, insbesondere am Rückfuß und der Fußwurzel, findet somit ihre Entsprechung in der räumlichen Bildanalyse nach Trauma und ggf. auch nach operativer Wiederherstellung im Sinne der Qualitätskontrolle, da im Standardröntgenbild eben diese anatomische Wiederherstellung nicht hinreichend belegt werden kann. Dem Radiologen kommt bei der Erfassung und Beschreibung des Schadensausmaßes somit eine Schlüsselposition zu; dies bezieht sich auch auf Empfehlungen zur weiterführenden Schnittbildgebung, etwa nach den Röntgenstandardaufnahmen.

Die korrekte Klassifikation des Schadensbilds – idealerweise durch den Radiologen mit zeitnaher Befundkommunikation an den Traumatologen – ist gerade für den weniger Erfahrenen eine Entscheidungshilfe für das weitere therapeutische Vorgehen oder auch die Indikation zur Verlegung in ein Zentrum. Das folgende Kapitel wird dementsprechend den „State of the Art" in übersichtlicher Form darstellen und eine entsprechende Hilfestellung leisten.

15.2 Einleitung

Anatomie und Funktion der unteren Extremität im Ganzen und des Fußes im Speziellen sind eng mit der funktionellen Inanspruchnahme durch die bipedale Fortbewegung verknüpft. Die komplexen Gelenkverbindungen ermöglichen eine hohe Widerstandfähigkeit gegenüber der Belastung durch die Gewichtskraft und Translationsbewegungen unter Erhalt der Beweglichkeit in allen Raumrichtungen mit dem oberen (OSG) und unteren Sprunggelenk (USG) als wichtigste funktionale Einheiten. Aufgrund der hohen biomechanischen Beanspruchung resultiert eine besondere Anfälligkeit gegenüber traumatischen Verletzungen und allein das OSG ist für 30–50 % aller Verletzungen bei Athleten verantwortlich [68]. Im Hinblick auf die Frakturen stellen Verletzungen des Fußskeletts nach Unterarmen und Händen die häufigste Entität dar [38].

► **Merke** Die Berücksichtigung des funktionellen Zusammenspiels der beteiligten Knochen, Bänder und Gelenke sowie des Traumamechanismus sind wichtige Informationen zur Diagnose von akuten oder chronischen Traumafolgen.

15.3 Distaler Unterschenkel

15.3.1 Extraartikuläre Schaftfrakturen

Ätiologie/Pathogenese

Grundsätzlich kann die komplette Unterschenkelschaftfraktur von isolierten Frakturen der Tibia und der Fibula unterschieden werden. Diaphysär sind v. a. die geringe Weichteildeckung beider Knochen und die feste Verbindung durch die Membrana interossea cruris mit der Verlängerung in das Lig. tibiofibularis anterius und posterius als Besonderheiten zu berücksichtigen. Hieraus resultiert eine hohe Rate an offenen Frakturen mit den damit einhergehenden Implikationen für die operative Versorgung. Gleichzeitig lassen sich knöcherne Fehlstellungen und Frakturen bereits gut während der körperlichen Untersuchung detektieren.

Anprall- und Torsionstraumata stellen die wichtigsten Traumamechanismen dar. Erstere finden sich insbesondere im Rahmen von Verkehrsunfällen zwischen Fußgängern und Kraftfahrzeugen beim Anprall an die Stoßstange.

Neben den traumatischen Frakturen spielen an der Tibia auch Stressfrakturen eine relevante Rolle, zunehmend auch bereits im Kindesalter. Hierfür ist ein Ungleichgewicht zwischen der individuellen Belastungsfähigkeit des Knochens und der von extern einwirkenden Belastungsintensität verantwortlich. Während bei physiologischer Belastung ein dynamisches Gleichgewicht zwischen Osteoblasten und Osteoklasten besteht, kommt es bei einem Ungleichgewicht zu einer Stressreaktion bzw. -fraktur.

Eine Fraktur bei normaler Knochenstruktur mit gesteigerter Belastung entspricht einer Ermüdungsfraktur, während die Insuffizienzfraktur durch normale Belastung bei pathologischer Knochenstruktur definiert ist [42]. Die Ermüdungsfrakturen werden anhand des Behandlungsergebnisses für die konservative Behandlung in sog. „Low-Risk-" und „High-Risk-Frakturen" unterteilt. Low-Risk-Frakturen bedingen einen günstigeren Heilungsverlauf und schnellen Wiedereinstieg in den Sport unter konservativer Therapie.

Klassifikation

Die **AO/OTA-Klassifikation** der Arbeitsgemeinschaft für Osteosynthesefragen (AO) und Orthopaedic Trauma Association (OTA) stellt den Standard für die Klassifikation der Schaftfrakturen am Unterschenkel dar ([43]; Kap. 1). Entsprechend der allgemeinen Einteilung wird der Unterschenkel mit der Ziffer 4 und die Frakturen am Tibiaschaft mit 42 bezeichnet sowie die Lage im proximalen, mittleren oder distalen 1/3 angegeben. Weiter unterteilt wird in einfache Frakturen (A), Keilfrakturen (B) und mehrfragmentäre Frakturen (C; Abb. 15.1, 15.2). Die Subklassifikation für die einfachen Frakturen erfolgt in spiralförmig, schräg (≥30°) und transversal (<30°). Die keilförmigen und mehrfragmentären Frakturen können jeweils in Hinblick auf einen intakten und fragmentierten Keil oder Segment differenziert werden. Analog hierzu wird die Fibula gesondert adressiert und mit „4F2" bezeichnet. Eine weitere Unterteilung erfolgt dann lediglich in einfache (4F2A) und Keil- oder mehrfragmentäre Frakturen (4F2B).

Um sowohl der hohen Inzidenz an Kompartmentsyndromen Rechnung zu tragen als auch die weitere chirurgische Versorgung adäquat zu adressieren, ist bei den Unterschenkelfrakturen noch die Beurteilung der Weichteilschäden entscheidend, die standardisiert nach Tscherne und Gotzen [62] erfolgen sollte (Tab. 15.1). Unterschieden werden hier geschlossene und offene Frakturen mit den jeweiligen Verletzungen der Haut und angrenzender Weichteile.

Die Stressfrakturen können bildmorphologisch im Allgemeinen entsprechend der **Klassifikation von Fredericson** [27] eingeteilt werden, die in Tab. 15.2 in der Erweiterung nach [4] für alle Modalitäten zusammengefasst wurde. Aus den morphologischen Veränderungen lässt sich zusätzlich auch verlässlich die Zeitdauer bis zum Wiedereinstieg in den Sport abschätzen; während eine Pause von 3 Wochen bei Grad I ausreichend ist, erfordert Grad IV eine Pause von über 16 Wochen [36].

Bildgebende Diagnostik

Anamnese und klinische Untersuchung erlauben bereits eine sehr gute Einschätzung der Frakturwahrscheinlichkeit. Als weitere Diagnostik ist bei isolierten Schaftfrakturen eine Darstellung in 2 Ebenen mittels Röntgen erforderlich. Eine ergänzende Bildgebung mittels CT ist lediglich bei komplexen Frakturmorphologien oder zur Einschätzung des Weichteilschadens sinnvoll.

Auch bei Verdacht auf eine Stressfraktur sollte initial eine Röntgenuntersuchung erfolgen (Abb. 15.3). Diese dient primär dem Ausschluss anderweitiger Pathologien, da die Röntgenuntersuchung bei Stressfrakturen initial in 90 % der Fälle falsch negativ ausfällt. In Einzelfällen lässt sich das „gray cortex sign" mit einer flauen, linear konfigurierten Hypodensität im Bereich der Kortikalis als frühes Korrelat zur Stressfraktur im Röntgenbild abgrenzen. Eine erneute Röntgendiagnostik nach 10 Tagen kann in manchen Fällen eine zwischenzeitliche Demarkation der Frakturlinie zeigen. Bleibt auch diese Bildgebung negativ wird die nachfolgende Bildgebung mittels MRT empfohlen. Hier zeigt sich primär das periostale bzw. medulläre Ödem sowie eventuell eine hypointense Frakturlinie in T1-gewichteten Aufnahmen (Abb. 15.4).

► **Praxistipp** Trotz geringer Sensitivität dient die Röntgenuntersuchung aufgrund der geringen Kosten sowie breiten und schnellen Verfügbarkeit auch bei klinischem Verdacht auf eine Stressfraktur als obligate Basisdiagnostik.

Einstelltechnik

Bei der Durchführung der anterioren-posterioren (a.-p.) Aufnahme des Unterschenkels muss mindestens eines der angrenzenden Gelenke, also Kniegelenk oder OSG, mit abgebildet werden. Beim Kniegelenk sollten beide Femurkondylen erfasst und beim Sprunggelenk der tibiotalare Gelenkspalt überlagerungsfrei dargestellt werden. Beim liegenden Patienten sollte das Bein gestreckt und um 20° nach innen rotiert positioniert sein. Bei Mitabbildung des Kniegelenks ist auf die orthograde Stellung der Patella zu achten, während beim Sprunggelenk der Fuß im rechten Winkel stehen sollte, um eine überlagerungsfreie Darstellung des Gelenkspalts zu erreichen.

Für die seitliche Abbildung liegt der Patient auf der zu untersuchenden Seite. Somit liegt die Außenseite des Unterschenkels der Kassette an, und das andere Bein ist mit angewinkeltem Knie- und Hüftgelenk nach vorne gezogen.

Als Spezialaufnahmen kommt eine translationale Aufnahme zum Einsatz, wobei der Patient auf dem Rücken liegt und die Filmkassette senkrecht zwischen den Unterschenkeln steht (Abb. 15.5). Diese Aufnahmetechnik kommt beispielsweise bei mehrfach verletzten Patienten zur Anwendung.

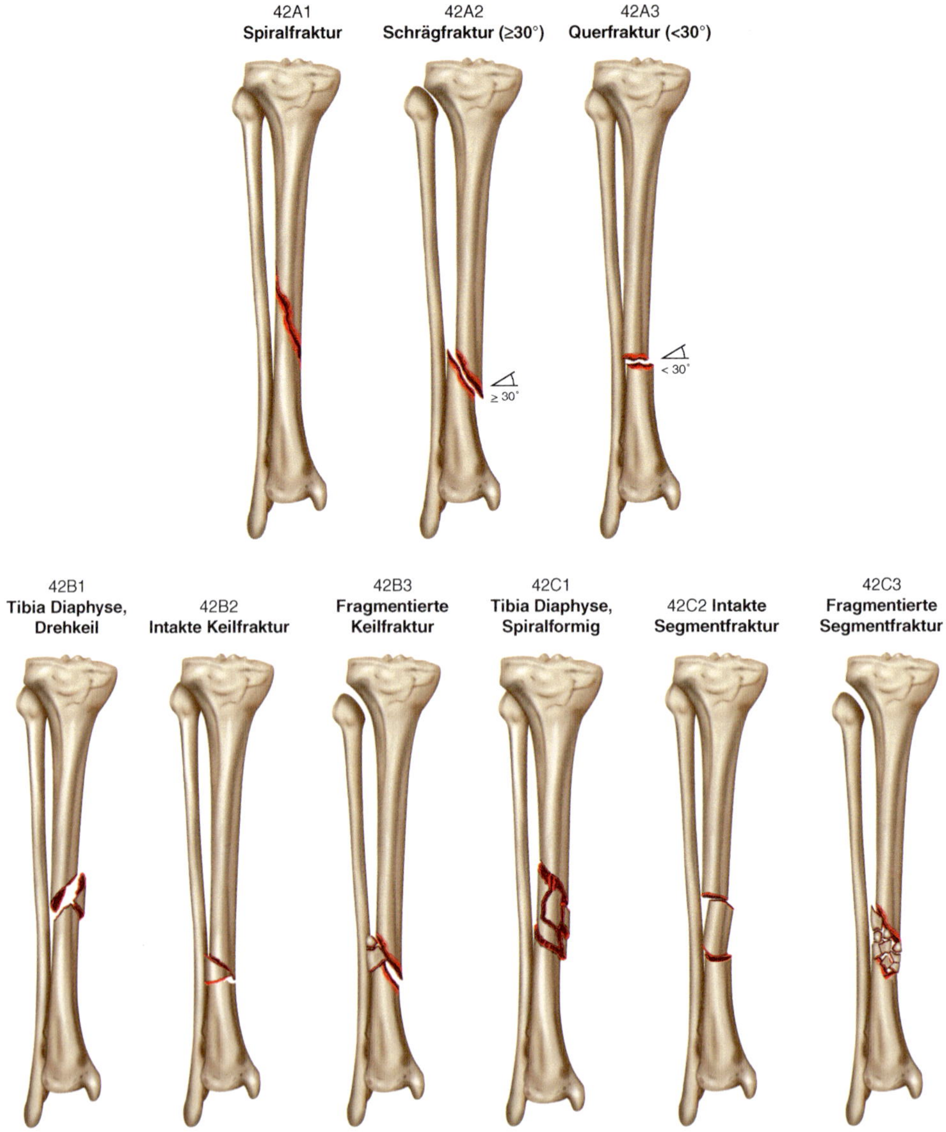

Abb. 15.1 AO/OTA-Klassifikation der Tibiaschaftfrakturen. Die Unterteilung erfolgt im Hinblick auf die Morphologie der Tibiafraktur

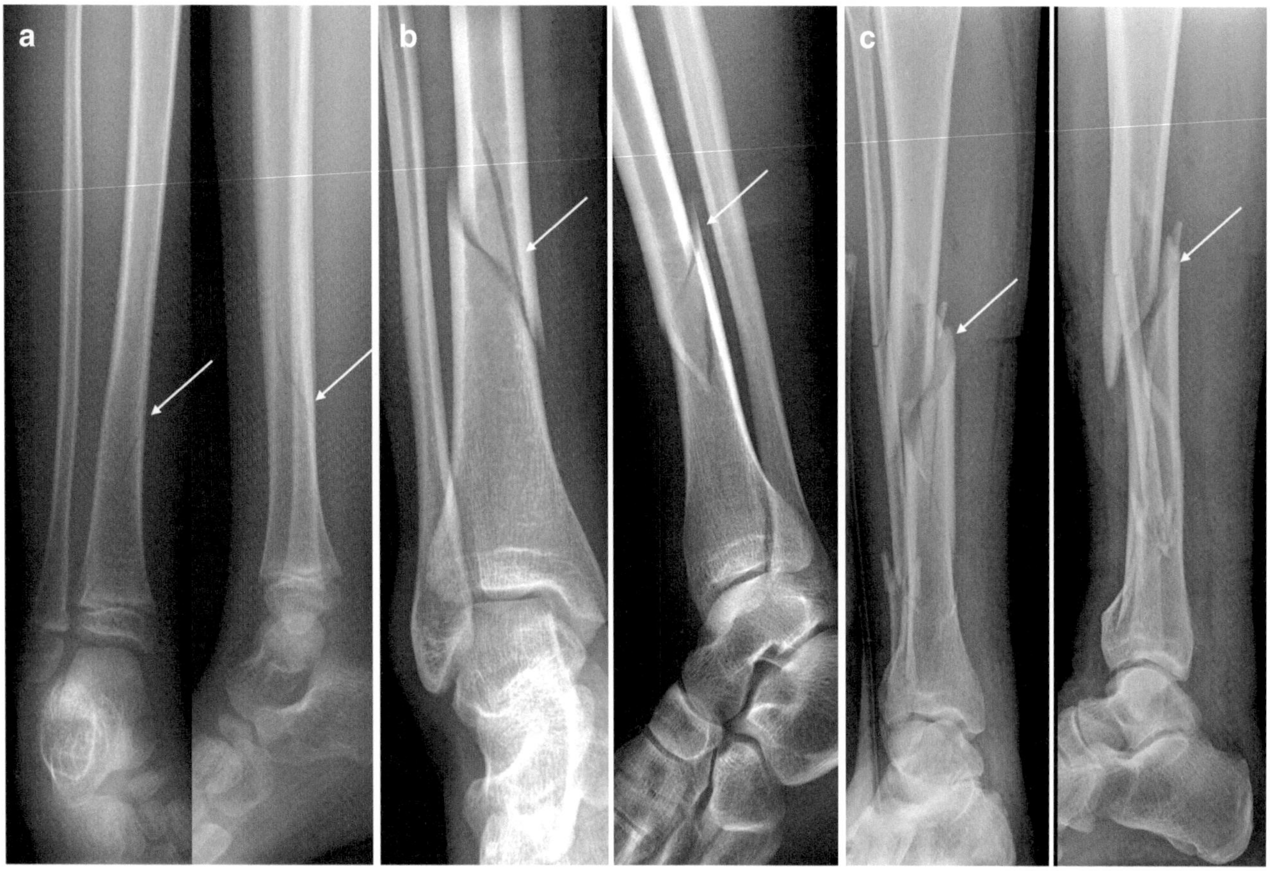

Abb. 15.2 Basierend auf der AO/OTA-Klassifikation lassen sich die Frakturen im Röntgenbild in **a** einfache Frakturen (A1), **b** Keilfrakturen (B2) oder **c** mehrfragmentäre Frakturen (C3) unterteilen. Distale Spiralfrakturen der Tibia laufen häufig bis in das OSG aus

Tab. 15.1 Weichteilverletzungen bei offenen und geschlossenen Frakturen nach Tscherne und Oestern

Grad	Geschlossene Fraktur	Offene Fraktur
0	Keine/minimale Weichteilverletzung	–
I	Oberflächliche Abschürfung, Weichteilkontusionen	Hautperforation durch Frakturfragment → keine/minimale Kontamination
II	Tiefe Abschürfung, Kontusionen durch direktes Trauma	Hautdurchtrennung, Kontusionen → mittelschwere Kontamination
III	Großflächige Kontusion der Haut mit ausgeprägtem Muskelschaden	Fulminanter Weichteilschaden, Schäden von Nerven und Gefäßen
IV	–	(Sub-)totale Amputation, Durchtrennung von Nerven und Gefäßen

Ferner können Schrägaufnahmen angefertigt werden, wobei bei internen Schrägaufnahmen der Unterschenkel um 45° nach innen und bei externen um 45° nach außen gedreht wird. Diese Aufnahmen erlauben eine bessere Darstellung der anteromedialen/posterolateralen Bereiche bzw. bei externen Aufnahmen der anterolateralen/posteromedialen Bereiche des Unterschenkels.

Fazit für die Praxis

Die Diagnostik und Einteilung der Schaftfrakturen am Unterschenkel gestaltet sich klassischerweise unproblematisch, was sich auch in der geringen Bedeutung der Schnittbilddiagnostik in der Routineuntersuchung widerspiegelt.

Bei einer kompletten Unterschenkelschaftfraktur ist neben der Tibia zumeist auch eine operative Versorgung der Fibula angeraten, insbesondere stellen die Beteiligungen des OSG durch die Fibulafraktur oder eine Dislokation mit deutlicher Achsverkürzung oder Frakturmorphologien mit Tibia- und Fibulafraktur auf einer Höhe Indikationen zu einer Osteosynthese dar (Abb. 15.2c). Fibulafrakturen und nicht dislozierte Tibiafrakturen können ggf. auch konservativ versorgt werden. Bei einfachen Tibiaschaftfrakturen erfolgt eine Marknagelung, während komplexe Frakturen mit großen Weichteilverletzungen ggf. eine initiale Versorgung mittels Fixateur externe benötigen.

Tab. 15.2 Fredericson-Klassifikation mit Erweiterung nach [4] sowie den hieraus resultierenden prognostizierten Zeiträumen bis zum Sportwiedereinstieg

Grad	Röntgen	Szintigrafie	CT	MRT	Sportpause
0	Unauffällig	Unauffällig	Unauffällig	Unauffällig	Keine
I	„Grey cortex sign": subtile Irregularität des Kortex	Linear, angehobene kortikale Aktivität	Weichteilvermehrung an der periostalen Oberfläche	Nur periostales Ödem (nur in T2w)	3 Wochen
II	Akute, periostale Reaktion; Dichteveränderung des Kortex; inkomplette Mineralisation	Regional erhöhte Aktivität	Angehobene Dichte des gelben Knochenmarks	Periostales Ödem und Knochenmarksödem (nur in T2w)	3–6 Wochen
III	Transparenter Bereich im Kortex, schlecht-definierter Fokus auf der Seite des Schmerzes	Deutlich erhöhte Aktivität in einer großen kortikalen Läsion	Intrakortikale Dichteminderung (Resorptionshöhle) und subtile intrakortikale lineare Dichteminderung (Streifen); osteopener Aspekt	Knochenmarksödem (in T2w und T1w) mit/ohne periostales Ödem (T1w oder T2w); Verlust des kortikalen Signals; intrakortikale (lineare) Signalanhebungen	12–16 Wochen
IV	Frakturlinie	Deutlich erhöhte Aktivität in einer sehr großen fokalen Region	Frakturlinie	Frakturlinie (verringertes Signal in allen Sequenzen); periostales Ödem (T1w und T2w); Knochenmarksödem (T1w und T2w); ggf. mit moderatem Muskelödem	>16 Wochen

T1w T1-Wichtung, *T2w* T2-Wichtung

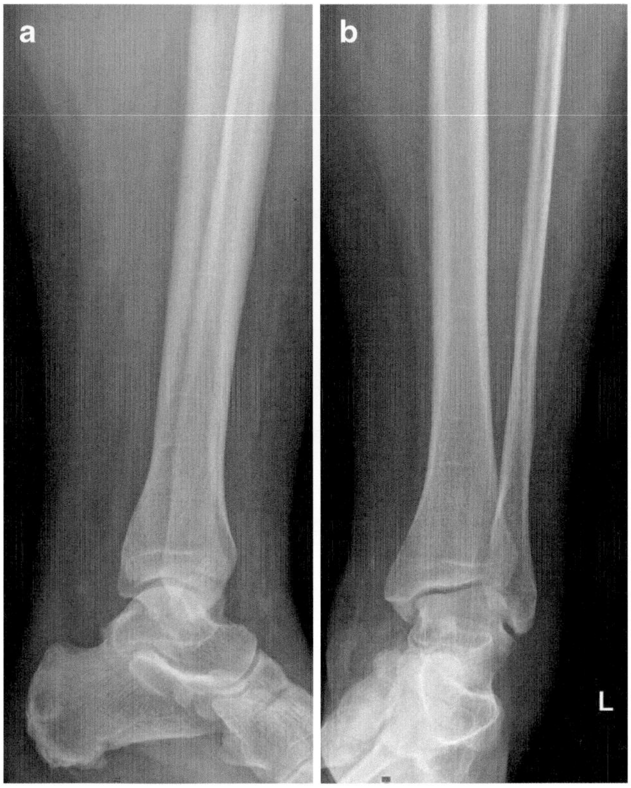

Abb. 15.3 a, b Initial unauffälliges Röntgen in 2 Ebenen bei Verdacht auf eine Stressfraktur am Unterschenkel

In Bezug auf die Stressfrakturen sind v. a. Frakturen der ventralen Tibiakante zu identifizieren. Diese sind High-Risk-Frakturen und weisen häufiger eine ausbleibende Frakturheilung oder sekundäre Dislokation auf, weshalb eher eine Osteosynthese angestrebt werden sollte.

Kindliche Frakturen können zumeist konservativ behandelt werden. Hierbei ist auf engmaschige Röntgenkontrolle zu achten, um ggf. eine sekundäre Dislokation mit Rotations- oder Achsfehlstellung frühzeitig zu diagnostizieren und einer sekundären Arthrose vorzubeugen.

15.3.2 Pilon-Fraktur

Ätiologie/Pathogenese

Die Pilon-Fraktur bezeichnet eine distale Tibiafraktur mit obligater Gelenkbeteiligung, wobei ein axiales Stauchungstrauma, beispielsweise beim Sturz/Sprung aus großer Höhe, oder ein Hochrasanztrauma (>80 km/h) im Rahmen eines Verkehrsunfalls die häufigsten Ursachen sind.

Die Angaben über die Häufigkeiten divergieren zwischen 8 und 15 % der Unterschenkelfrakturen.

Während des Traumas wird die Tibia auf dem fixierten, härteren Talus komprimiert und frakturiert, wobei der Talus als Widerlager bzw. Stößel (frz. „pilon") fungiert. Tritt die axiale Krafteinwirkung bei einer Hyperflexion des OSG auf, resultiert hieraus ein dorsales, bei einer Hyperextension ein ventrales Kantenfragment. Durch den Unfallmechanismus liegt häufig (in ca. 25 % der Fälle) eine offene Fraktur vor.

Im Zuge der Primärversorgung ist insbesondere auf eine erhaltene Motorik und Sensorik sowie Pulse im Fußbereich zu achten und ggf. mittels farbcodierter Dopplersonografie zu überprüfen. Durch die ausgedehnten Weichteilschäden ist eine definitive Versorgung teilweise erst nach mehreren Tagen möglich. Als potenzielle Begleitverletzung bzw. weitere Frakturkomponente kann es zu einer Fortleitung der Fraktur bis in den proximalen Tibiaschaft oder zu zusätzlichen Frakturen von Talus bzw. Kalkaneus kommen. Entsteht beim Traumamechanismus neben einer axialen Krafteinwirkung auch eine Biegungskomponente, so resultiert eine zusätzliche Fibulafraktur, was bei 80 % der klassischen Pilon-Frakturen der Fall ist.

In der Regel ist eine operative Therapie notwendig und nur selten, bei nicht dislozierten Frakturen, eine konservative Therapie möglich.

Klassifikation

In der **AO/OTA-Klassifikation** wird die Fraktur des distalen Unterschenkels (43) initial erneut in Tibia (43) und Fibulafrakturen (4F3) unterteilt. Die Tibiafraktur wird weiterhin eingeteilt in extraartikuläre (A), partiell artikuläre (B) und vollständig artikuläre Frakturen (C; Abb. 15.7). Für die extraartikulären Frakturen erfolgt die weitere Unterteilung basierend auf der metaphysären Frakturkonfiguration in einfache (43A1), keilförmige (43A2) oder mehrfragmentäre Frakturen (43A3). Die partiell artikulären Frakturen werden erneut in Frakturen mit einem Spalt (43B1), Kombination aus Spaltbruch und tibialer Impression (43B2) sowie mehrfragmentär eingebrochene Frakturen (43B3) klassifiziert. Die Fragmentanzahl artikulär und metaphysär ist für die Unterklassifikation der vollständig artikulären Frakturen relevant: artikulär und metaphysär einfache Fraktur (43C1), einfacher Frakturspalt artikulär und metaphysär mehrfragmentär (43C2) sowie artikulär und metaphysär mehrfragmentär (43C3). Bei den Frakturen der Fibula wird lediglich zwischen einfachen (4F3A) und Keil- oder mehrfragmentären Frakturen (4F3B) differenziert [43].

Aufgrund der geringeren klinischen Relevanz tritt die Nutzung der **Einteilung nach Rüedi und Allgöwer** zunehmend in den Hintergrund [52]. Entscheidend sind hierfür die Kriterien der Dislokation bzw. Intaktheit der Gelenkfläche, der ossären Destruktion sowie der Impaktion. Insgesamt werden hiernach 3 Typen unterschieden (Abb. 15.8):

- Typ I: Frakturen der Gelenkfläche ohne Dislokation
- Typ II: Frakturen der Gelenkfläche mit geringer Dislokation der artikulären Fragmente
- Typ III: dislozierte Fraktur mit metaphysärer Trümmerzone

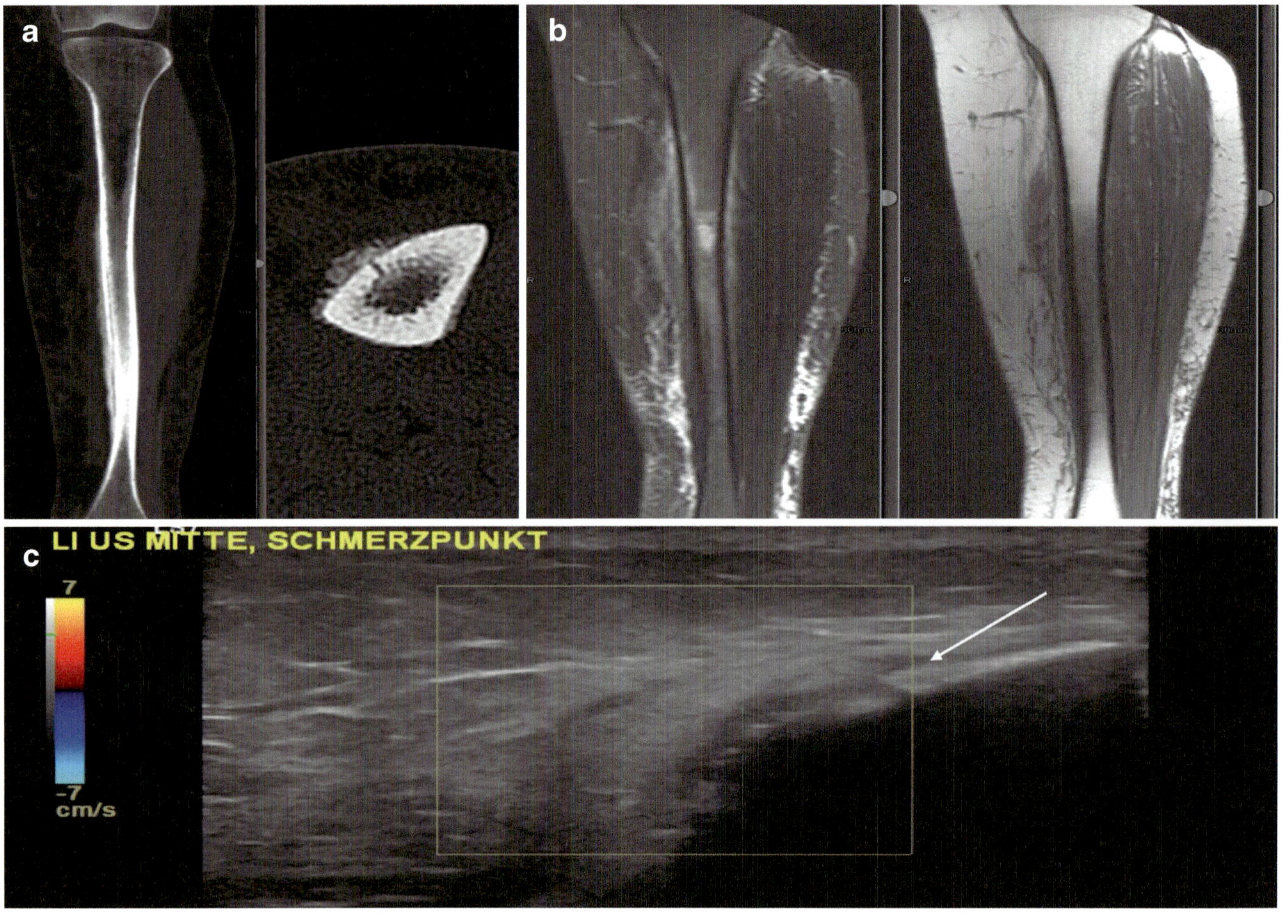

Abb. 15.4 Im Verlauf ergänzend durchgeführte weitere Bildgebung nach dem initial unauffälligen Röntgenbild aus Abb. 15.3. **a** In der CT-Aufnahme zeigt sich eine feine Frakturlinie. **b** Korrelierendes Ödem angrenzend an die Fraktur in der MRT-Aufnahme, abgrenzbar in der fettgesättigten (FS) T2-gewichteten Sequenz (links) und mit hypointensem Korrelat in der T1-gewichteten Sequenz (rechts). **c** Kortikale Unterbrechung und geringe reaktive Veränderungen im Ultraschallbild (*Pfeil*)

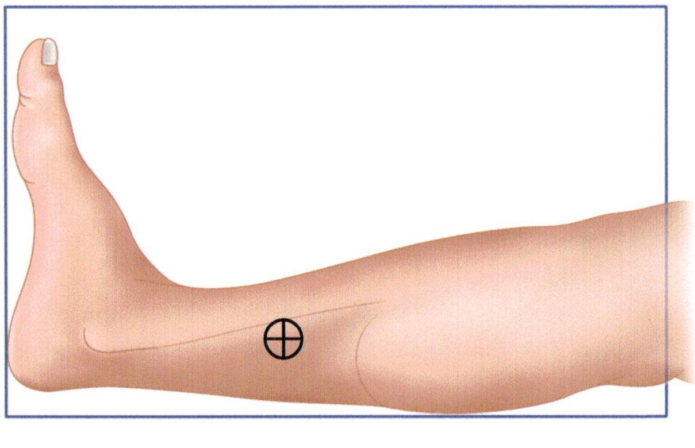

Abb. 15.5 Bei polytraumatisierten Patienten kann die Kassette zwischen den beiden Unterschenkeln positioniert und somit eine Umlagerung vermieden werden

Da in der klinischen Routine die allermeisten Frakturen zum Typ III gezählt werden ist die praktische Differenzierung jedoch gering.

Bildgebende Diagnostik

Die Diagnose kann regelhaft mittels einer Röntgenuntersuchung in 2 Ebenen (a.-p. und seitlich) erfolgen. Die weltweit am gebräuchlichsten zum Einsatz kommende 2-zeitige Versorgung (zunächst notfallmäßig gelenküberbrückender Fixateur externe, später nach Weichteilkonsolidierung offene Rekonstruktion) lässt sich auf folgenden simplen Algorithmus reduzieren: „span – scan – plan“. Dies bedeutet, dass die CT-Untersuchung nach ungefährer Längen- und Achswiederherstellung mittels Ligamentotaxis im Fixateur externe die eindeutigere Fragmentzuordnung als Basis für die re-

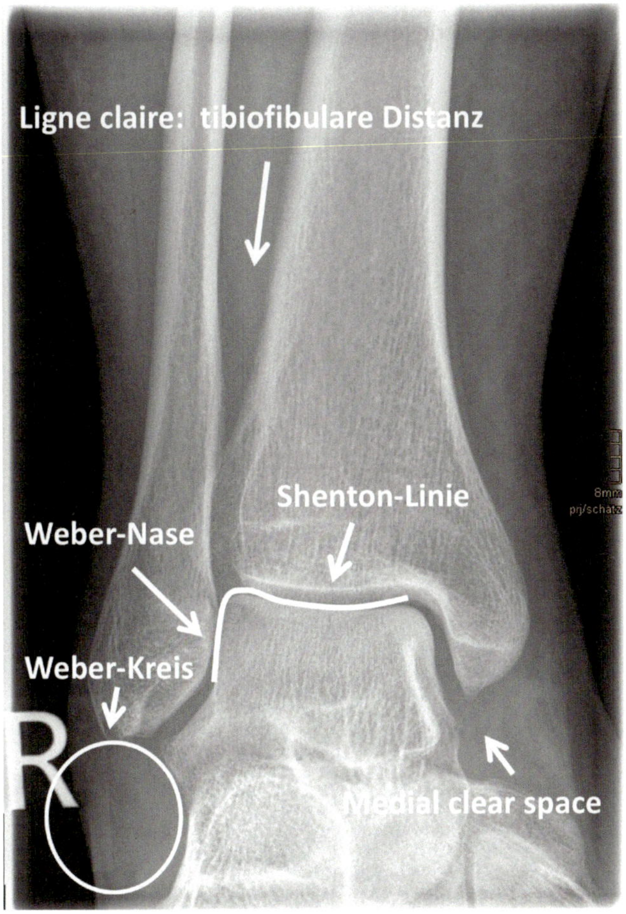

Abb. 15.6 Nach chirurgischer Reposition oder Osteosynthese muss auf eine harmonische Darstellung des Weber-Kreises sowie eine exakte Höhe der Weber-Nase geachtet werden. Ein Versatz in der Shenton-Linie weist ebenfalls auf eine Gelenkpathologie hin

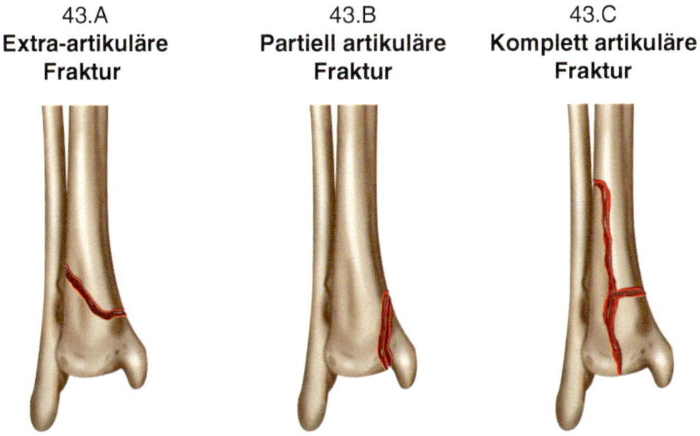

Abb. 15.7 AO/OTA-Klassifikation für die distale Tibia sowohl ohne (A) als auch mit Gelenkbeteiligung (B und C)

konstruktive Strategie erlaubt als die CT-Untersuchung im primär dislozierten Zustand. Zur Planung der operativen Versorgung erweist es sich als nützlich, folgende Hauptfragmente zu beurteilen (Abb. 15.9):

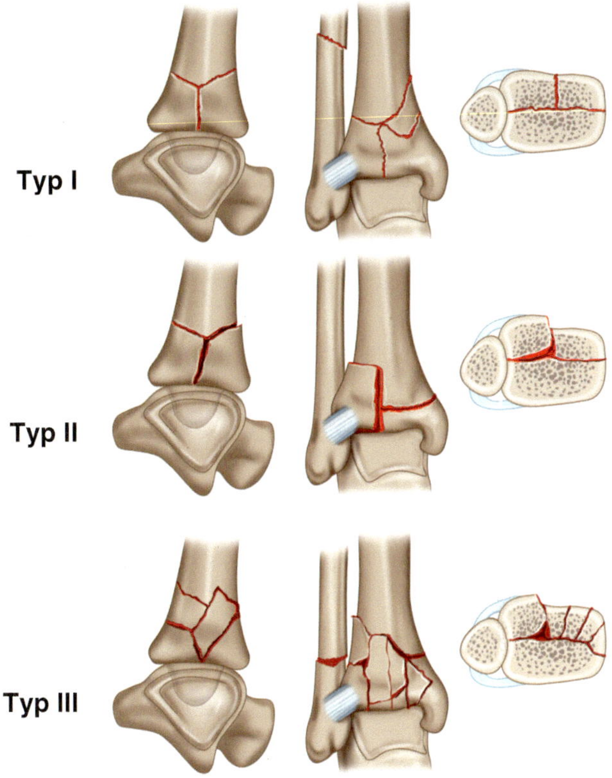

Abb. 15.8 Die Einteilung nach Rüedi und Allgöwer gliedert sich in nicht dislozierte, dislozierte und Trümmerfrakturen der distalen Tibiagelenkfläche [52]. Insgesamt ist die Klassifikation aufgrund der in der Praxis geringen Trennschärfe nachrangig der AO/OTA-Klassifikation zu betrachten

1. Innenknöchelfragment (zumeist das Größte)
2. Anterolaterales Fragment (mit vorderem Syndesmosenband)
3. Posterolaterals Fragment (mit hinterem Syndesmosenband)
4. Vorderes Tibiakantenfragment
5. Hinteres Tibiakantenfragment
6. Zentrales Pilon-Fragment (häufig impaktiert)

Das oberste Ziel für die Frakturversorgung besteht in der Wiederherstellung der Gelenkkongruenz, um eine sekundäre Arthrose zu verhindern. Neben der Diagnose der Pilon-Fraktur ist der Ausschluss weiterer Begleitverletzungen durch die klinische Untersuchung und eine Röntgenuntersuchung des gesamten Unterschenkels entscheidend. Bei konservativer Therapie wird eine Stellungskontrolle nach 1, 2 und 6 Wochen sowie nach Abnahme des Gipsverbands empfohlen.

Einstelltechnik

Die Einstelltechnik entspricht derjenigen für den Unterschenkel in 2 Ebenen. Bei beiden Aufnahmen kann ggf. eine Fixierung der Lagerung mittels Sandsäcken hilfreich sein.

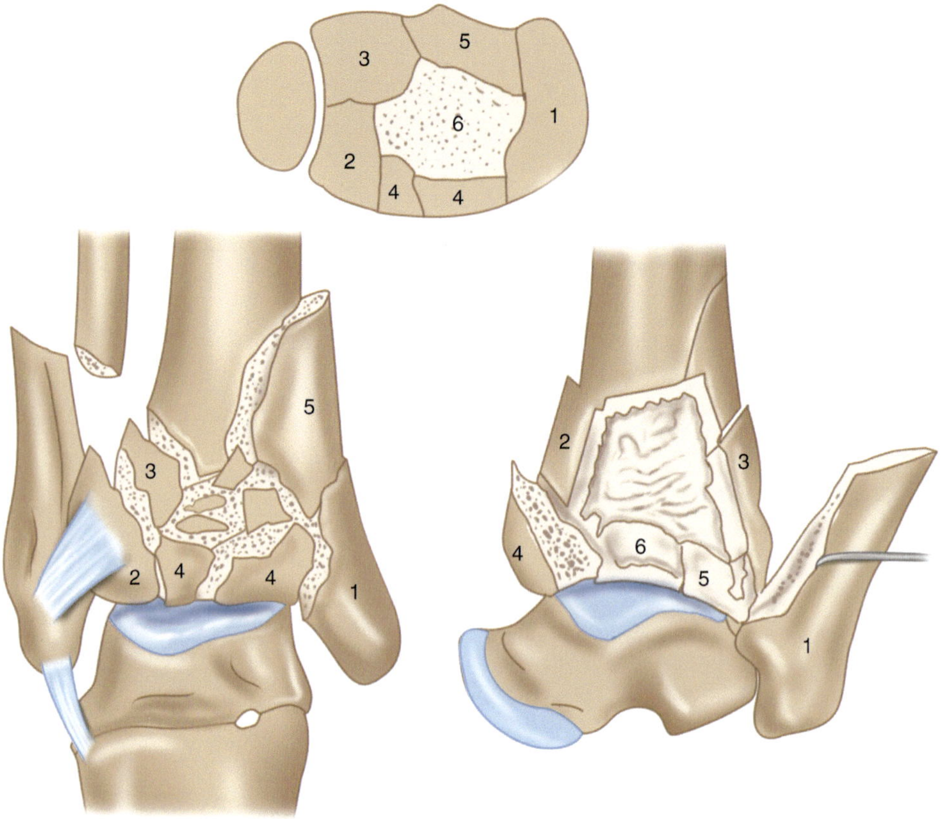

Abb. 15.9 Konfiguration bzw. Verteilung der 6 unterschiedlichen Hauptfragmente bei der Pilon-Fraktur

Fazit für die Praxis
Aufgrund der potenziell ausgedehnten Weichteilverletzungen darf eine definitive osteosynthetische Versorgung nicht erzwungen werden und sollte erst nach Rückgang der initialen Schwellung bzw. Stabilisierung der Wundverhältnisse erfolgen. Diagnostisch ist insbesondere auf die exakte Kongruenz der tibialen Gelenkfläche und bei Begleitverletzung der Fibula auch auf eine ausreichende Länge derselben zu achten.

Die Häufigkeit einer posttraumatischen Arthrose ist bei höhergradigen Pilon-Frakturen dennoch erheblich, da die traumatische Knorpelschädigung diagnostisch schwer zu fassen ist. Dennoch ist die anatomiegerechte Reposition eine wesentliche Voraussetzung für ein günstiges Ergebnis und bietet zudem strategische Vorteile bei sekundärem operativem Vorgehen, z. B. für eine OSG-Arthrodese.

15.3.3 Kindliche Frakturen

Ätiologie/Pathogenese
Im Kindesalter stellt die kartilaginäre Verbindung zwischen Meta- und Epiphyse insgesamt eine mechanische Schwachstelle dar. Die distale Tibia gehört hierbei zu den häufigsten Lokalisationen einer Epiphysiolyse. Diese betreffen dabei zumeist die Anteile des Malleolus medialis, die in der Verlängerungslinie der medialen Kortikalis des Tibiaschafts liegen. Insbesondere die Wachstumsschübe im Laufe der Adoleszenz gehen mit einem vermehrten Knochenumsatz und damit auch mechanischer Schwächung der Epiphysenfugen einher. Gleichzeitig erhöhen sich durch das muskuläre Wachstum die auf die Knochen einwirkenden Kräfte, was insgesamt zu einer Prädisposition für Verletzungen an den Epiphysenfugen führt [32].

Übergangsfrakturen stellen eine besondere Frakturform im Rahmen der Skelettentwicklung dar. Hierbei handelt es sich um multiplanare Frakturen des epiphyseometaphysären Übergangs bei bereits teilweise erfolgtem physiologischem Schluss der Wachstumsfugen (Kap. 2). Etwa 3–8 % aller Verletzungen im Wachstumsalter sind Übergangsfrakturen. Zwischen dem 12. und 16. Lebensjahr kommt es zu einer über ca. 18 Monate hinweg fortschreitenden Verknöcherung der Epiphysenfuge an der distalen Tibia. Dieser Prozess beginnt ventromedial bzw. vom Malleolus medialis, entwickelt sich dann von dort über den gesamten Verlauf der Fuge und endet im posterioren Anteil. Beim Frakturmechanismus handelt es sich meistens um Verdrehtraumata des Sprunggelenks mit auftretenden Scher- und Biegekräften.

▶ **Praxistipp** Aufgrund der fortgeschrittenen Skelettreifung ist bei den Übergangsfrakturen nicht mit einer Wachstumsstörung zu rechnen. Gleichzeitig werden kleine Fehlstellungen aber auch nicht mehr durch das Wachstum korrigiert.

Tab. 15.3 Frakturen unter Beteiligung der Epiphysenfugen nach Salter-Harris

Frakturbeschreibung	Aitken	Salter-Harris
Epiphysiolyse ohne Fraktur	0	I
Epiphysiolyse unter Beteiligung eines metaphysären Fragments	I	II
Epiphysiolyse mit einem epiphysären Fragment	II	III
Fraktur durch die Epiphysenfuge (Beteiligung von Epi- und Metaphyse)	III	IV
Stauchung/Kompression der Epiphysenfuge	IV	V

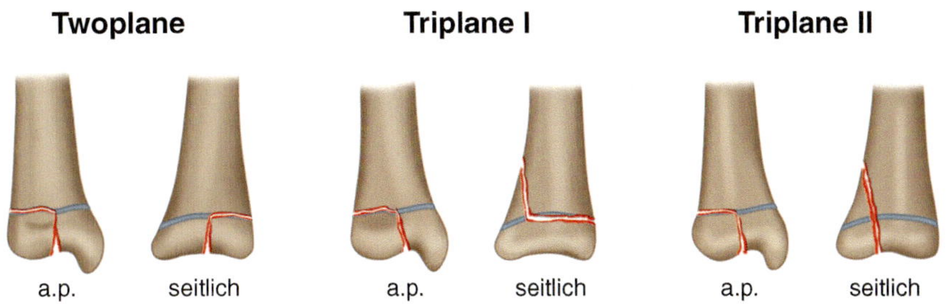

Abb. 15.10 Die Übergangsfrakturen werden anhand der Beteiligung der Metaphyse in Two- oder Triplane-Frakturen unterteilt

Klassifikation

Bei jüngeren Kindern ist genau auf eine Beteiligung der Epiphysenfuge im Rahmen von Frakturen zu achten und diese entsprechend nach **Aitken** oder **Salter-Harris** zu klassifizieren (Tab. 15.3; Kap. 2). Die Einteilung gelingt in den allermeisten Fällen anhand des Röntgenbilds. In Einzelfällen mit isoliert betroffener Epiphysenfuge (Salter-Harris Typ I oder V) können die Frakturen jedoch auch dem Röntgenbild entgehen. Bei persistierenden Beschwerden oder komplexen Frakturen sollte deshalb eine weitere Bildgebung mittels MRT erfolgen. Darüber hinaus gilt es zu berücksichtigen, dass die Vulnerabilität nicht nur von der Schwere der Verletzung, sondern auch der anatomischen Lage der betroffenen Epiphysenfuge abhängt.

In Abhängigkeit vom Verlauf der Frakturspalten bzw. der Beteiligung der Metaphyse werden die Übergangsfrakturen in Twoplane- und Triplane-Frakturen unterteilt (Abb. 15.10). Bei Ersteren kommt es zu einer Ablösung des nicht ossifizierten Anteils der Epiphyse mit einem sagittal verlaufenden Frakturspalt zwischen ossifizierten und nicht ossifizierten Anteilen sowie zu einem horizontalen Frakturspalt, der der Ablösung des Fragments entlang der Epiphysenfuge entspricht. Es handelt sich somit um eine rein epiphysäre Verletzung (Abb. 15.11). Die Triplane-Fraktur weist zusätzlich einen kranialen Frakturspalt im dorsalen Anteil der Metaphyse auf. Endet der Frakturspalt kaudal an der Epiphysenfuge so spricht man von einer Triplane-I-Fraktur. Eine Fortführung bzw. ein Frakturspalt innerhalb der Epiphyse bezeichnet wiederum eine Triplane-II-Fraktur.

Die Beschreibung der Frakturebenen sowie das Ausmaß der Dislokation bzw. die Dehiszenz der Frakturanteile sollten explizit beschrieben werden, wobei eine Dislokation der Fragmente um mehr als 2 mm im Regelfall eine Operationsindikation darstellt.

Bildgebende Diagnostik

Bei Frakturen im Kindesalter muss die körperliche Untersuchung oft auf ein Minimum beschränkt und häufig durch Inspektion und Beobachtung des Bewegungsverhaltens ersetzt werden. Daneben ist die anamnestische Eruierung eines adäquaten Traumas eine weitere wichtige Voraussetzung zur weiteren Diagnostik, die standardmäßig mittels Röntgen erfolgt. In Einzelfällen kann die ergänzende Darstellung der Gegenseite zur Abgrenzung von Ossifikationsvarianten hilfreich sein. Dies sollte aufgrund der Strahlenhygiene jedoch erst nach gründlicher Abwägung und Indikationsstellung im Einzelfall geschehen. Bei den Übergangsfrakturen ist aufgrund der teils komplexen Gelenkbeteiligung die ergänzende Durchführung einer CT-Untersuchung zur Operationsplanung zu empfehlen.

Zur Reduktion der Strahlenexposition kann auch eine MRT-Diagnostik erwogen werden, auch wenn es sich hierbei nicht um das Standardverfahren handelt. Neben der fehlenden Strahlenexposition ermöglicht eine MRT-Untersuchung auch die genaue Beurteilung der ligamentären und kartilaginären Strukturen. Nachteile sind die eingeschränkte Verfügbarkeit und die Untersuchungsdauer (ca. 20 min) mit den daraus resultierend erschwerten Untersuchungsbedingungen insbesondere bei Kindern bzw. bei Platzangst.

Aufgrund der teils subtilen Darstellung kann die Wulstfraktur im Kindesalter eine besondere Herausforderung darstellen, weshalb die Kortikalis auch ohne eindeutige Frakturlinie gründlich nach Irregularitäten abgesucht werden sollte (Abb. 15.12).

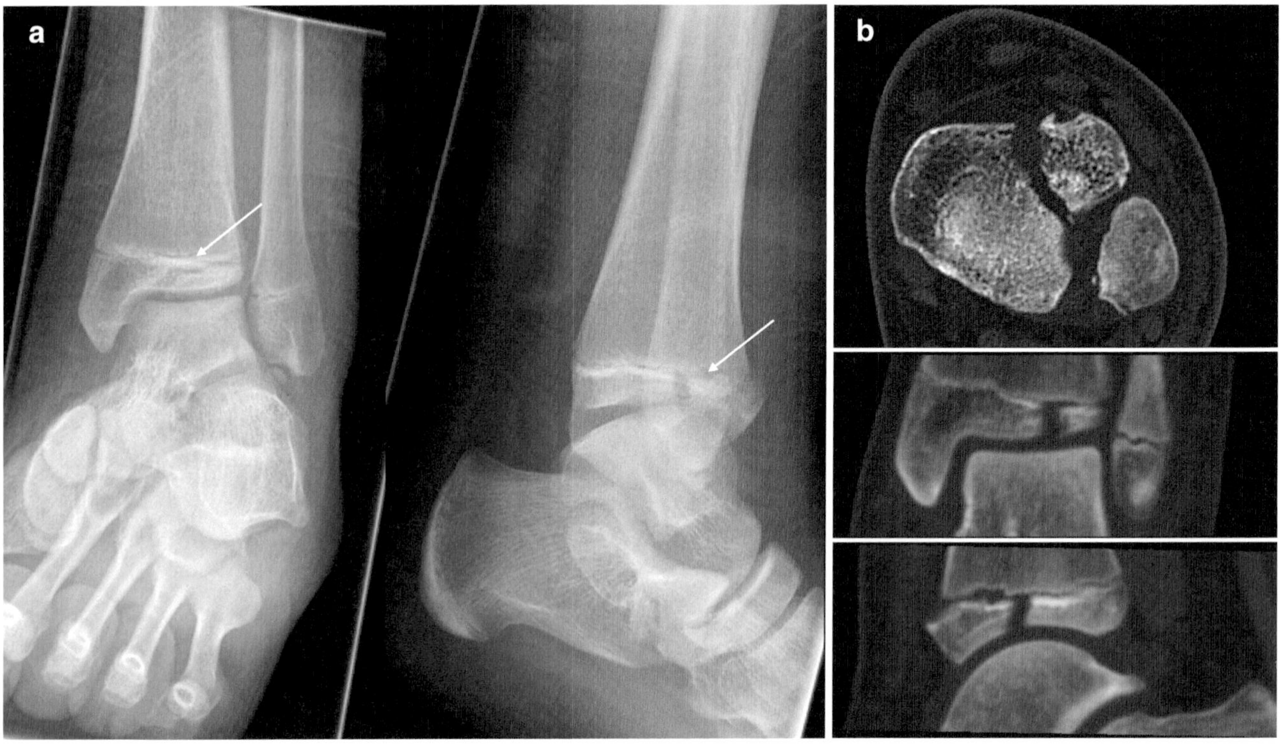

Abb. 15.11 Präoperative Aufnahmen einer Twoplane-Fraktur bei einem 16-jährigen Jungen. **a** Röntgenaufnahmen, **b** CT-Aufnahmen

Abb. 15.12 a, b Röntgenaufnahmen einer Wulstfraktur (*Pfeile*) bei einem 1-jährigen Jungen

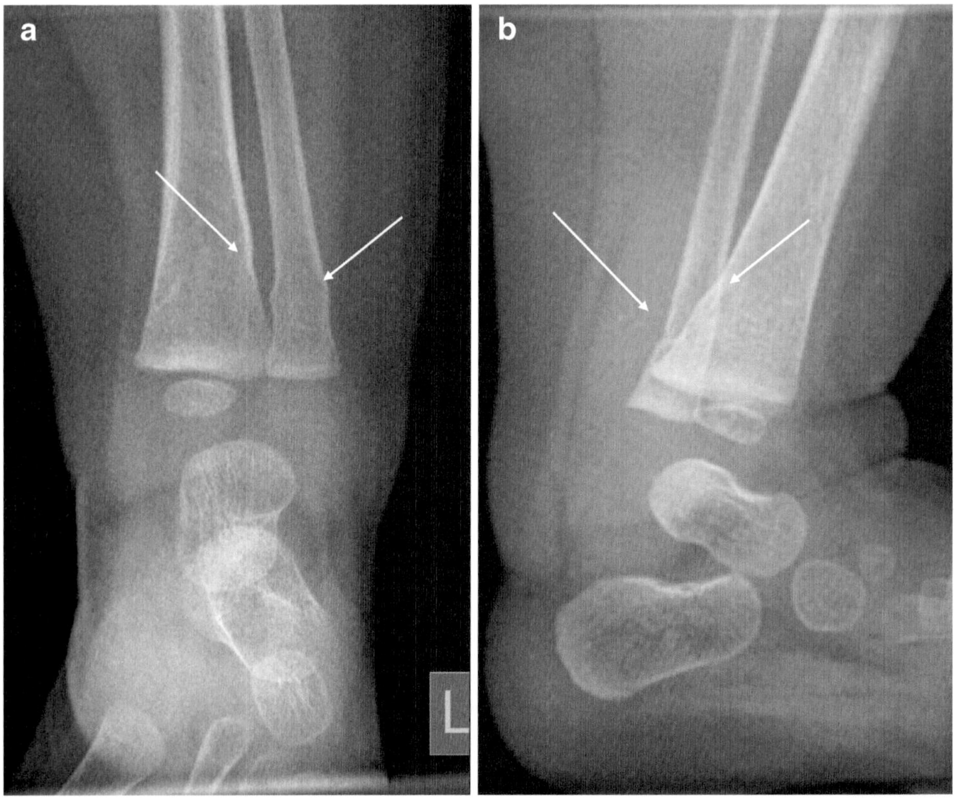

Tab. 15.4 Einteilung entsprechend der Klassifikation nach Lauge-Hansen. Die Frakturkonfiguration baut jeweils stadienhaft auf der vorangegangenen Stufe auf

Verletzungsklasse (Häufigkeiten)	Beginn	Grad
Supinations-Adduktions-Verletzung (ca. 15,5 %)	Außenknöchel	Grad I: infrasyndesmale, horizontale Abrissfraktur des Malleolus lat. (alternativ Außenbandruptur)
		Grad II: zusätzlich vertikale Abscherfraktur des Innenknöchels
Supinations-Eversions-Verletzung (ca. 68,5 %)	Außenknöchel	Grad I: Ruptur oder knöcherner Ausriss des vorderen Syndesmosebands
		Grad II: zusätzlich Spiralfraktur der distalen Fibula auf Höhe des Syndesmosebands
		Grad III: zusätzlich Ruptur oder knöcherner Ausriss des hinteren Syndesmosebands (Volkmann-Fraktur)
		Grad IV: zusätzlich Ruptur des Lig. deltoideum oder horizontale Fraktur des Malleolus medialis
Pronations-Abduktions-Verletzung (ca. 6 %)	Innenknöchel	Grad I: Ruptur des Lig. deltoideum oder horizontale Fraktur des Malleolus medialis
		Grad II: zusätzlich Ruptur oder knöcherner Ausriss von vorderem und hinterem Syndesmoseband
		Grad III: zusätzlich schräge Abscherfraktur des Malleolus lateralis
Pronations-Eversions-Verletzung (ca. 8,3 %)	Innenknöchel	Grad I: Ruptur des Lig. deltoideum oder horizontale Fraktur des Malleolus medialis
		Grad II: zusätzlich Ruptur oder knöcherner Ausriss des vorderen Syndesmosebands
		Grad III: zusätzlich Ruptur der Membrana interossea mit horizontaler, suprasyndesmaler Fibulafraktur
		Grad IV: zusätzlich Ruptur des hinteren Syndesmosebands oder knöcherner Ausriss (Volkmann-Dreieck)

Einstelltechnik

Die Röntgenuntersuchung sollte in 2 Ebenen (a.-p. und streng seitlich) erfolgen. Zur Reduktion der Strahlendosis sollte insbesondere bei Kindern auf eine gute Einblendung geachtet werden. Zusätzlich kann der Körperstamm mittels einer Bleischürze abgedeckt werden. Gegebenenfalls muss eine Begleitperson bei der Aufnahme assistieren, um eine gute Lagerung sowie Ruhigstellung für die Aufnahme zu gewährleisten und keine Wiederholung der Aufnahme zu benötigen. Während der Untersuchung sollte das Bein oberhalb des Kniegelenks sowie am Vorfuß fixiert werden.

Fazit für die Praxis

Bei jüngeren Kindern ist ein vorzeitiger Schluss der Epiphysenfugen unbedingt zu vermeiden und eine engmaschige Kontrolle mittels Röntgen sowohl bei konservativer als auch operativer Therapie zur frühzeitigen Erkennung von Wachstumsstörungen obligat.

Bei den Übergangsfrakturen muss aufgrund des altersbedingt fehlenden Korrekturpotenzials zur Vermeidung von sekundären Arthrosen auf die genaue Wiederherstellung der Kongruenz im Gelenkspalt geachtet werden.

15.4 Sprunggelenk

15.4.1 Malleolengabel

Ätiologie/Pathogenese

Die Malleolengabel erfüllt biomechanisch eine Doppelfunktion. Zum einen bewirkt diese eine Einschränkung der Bewegung in der Frontalebene bzw. nach lateral bei gleichzeitig maximaler Freiheit in der Sagittalebene, zum anderen üben die Malleolen von medial und lateral Druck auf den Talus aus und erhöhen damit die statische Widerstandskraft des Talus. Die Kombination aus Malleolengabel und dem Talus fungiert somit wie eine Feder-Nut-Verbindung [37]. Aufgrund dieser Fixierung bzw. Bewegungseinschränkung in der Frontalebene sind für die Frakturen in erster Linie Distorsionstraumata mit den resultierenden indirekten Krafteinwirkungen von lateral oder medial verantwortlich. Im Zuge dessen kommt es zu einer (Sub-)Luxation des Talus gegenüber den Malleolen.

Aufgrund des Unfallmechanismus stellt dies eine klassische Sportverletzung dar, die gehäuft bei Männern unter 30 Jahren auftritt. Gleichzeitig korreliert die Inzidenz für diese Frakturen aber auch mit dem Body-Mass-Index (BMI) und der damit verbundenen erhöhten mechanischen Belastung.

Klassifikation

Die **Klassifikation nach Lauge-Hansen** basiert primär auf der funktionellen Ansicht und beschreibt die Traumafolgen als sequenziellen Ablauf in Abhängigkeit vom Traumamechanismus (Tab. 15.4). Die Kombination aus der Fußstellung (Supination oder Pronation) zum Zeitpunkt des Traumas und der einwirkenden Kraft (Adduktion, Außenrotation oder Abduktion) ergibt ein charakteristisches Verletzungsmuster (Abb. 15.13). Die Klassifikation dient somit nicht nur der Beschreibung, sondern auch der Detektion subtiler Traumafolgen durch das Nachvollziehen des Verletzungsvorgangs. Zudem trägt diese Klassifikation der Relevanz der medialseitigen Strukturen Rechnung.

Zur vereinfachten Einteilung in die 13 unterschiedlichen Frakturtypen wurde von Arimoto und Forrester ein Algorith-

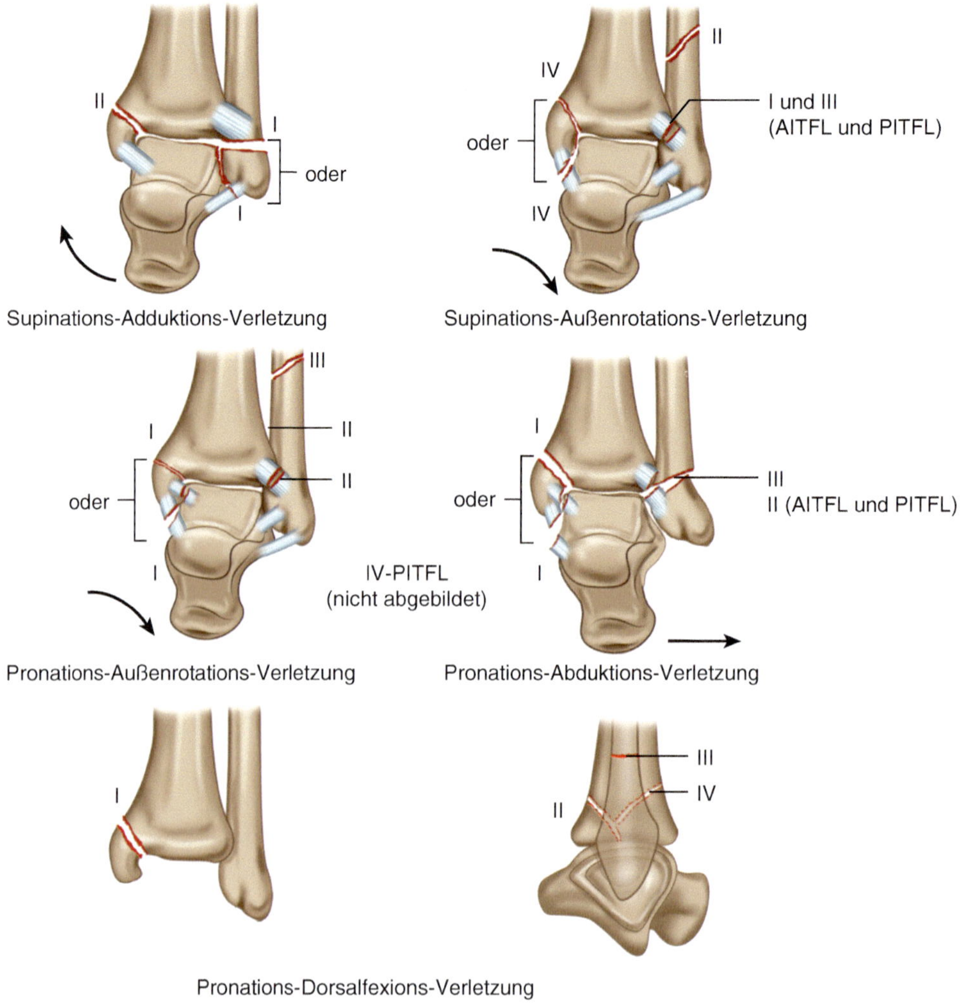

Abb. 15.13 Für die Klassifikation nach Lauge-Hansen ist die Kenntnis über die Stellung des Fußes und die Richtung der einwirkenden Kraft obligat. Hieraus ergibt sich dann der sequenzielle Ablauf des Verletzungsmusters, wobei nachfolgende Stufen jeweils das Verletzungsmuster der vorangegangenen Stufen inkludieren [8]. *AITFL* anteriores inferiores tibiofibulares Ligament (distales Lig. tibiofibulare anterius), *PITFL* posteriores inferiores tibiofibulares Ligament (distales Lig. tibiofibulare posterius)

mus entwickelt, der das Vorhandensein (Abb. 15.14) oder Fehlen einer Fibulafraktur (Abb. 15.15) als zentrales Unterscheidungskriterium beinhaltet [2].

Demgegenüber steht die **Klassifikation nach Danis-Weber** (Abb. 15.16), die eine einfache Einteilung hinsichtlich konservativ oder operativ zu versorgender Frakturen der Fibula erlaubt [64]. Hierbei wird die Höhe der Frakturlinie im Verhältnis zur Position der Syndesmose bestimmt. Ein Verlauf der Frakturlinie distal der Syndesmose (Weber A) schließt eine Verletzung dieser aus und erlaubt in der Regel ein konservatives Vorgehen (Abb. 15.17). Liegt die Frakturlinie auf Höhe (Weber B; Abb. 15.18) oder oberhalb der Syndesmose (Weber C; Abb. 15.19), so muss eine Verletzung der Syndesmose angenommen bzw. intraoperativ ausgeschlossen werden. Weber-B-Frakturen stellen hierbei mit ca. 60 % die häufigste Form der Fraktur an der Malleolengabel dar.

Beide Klassifikationen lassen sich jedoch auch zusammenführen, d. h., die Weber-A-Fraktur entsteht durch Supination mit Adduktion, Weber B durch Supination mit Außenrotation und Weber C durch Pronation mit Außenrotation. Die alleinige Betrachtung der Fibulafraktur vernachlässigt die Relevanz der innenknöchelseitigen Bandstrukturen: Somit können morphologisch seitens der Fibulafrakturhöhe identische Weber-B-Frakturen stabil oder instabil sein. Ein Differenzierungsmerkmal ist der „gravity stress test" [33].

Auch bei der **AO/OTA-Klassifikation** [43] erfolgt die primäre Einteilung nach der Höhe der Fibulafraktur in infra- (A), trans- (B) oder suprasyndesmal (C). Die weitere Unterteilung basiert auf einer ggf. zusätzlich vorliegenden Fraktur des Malleolus medialis oder ligamentärer Rupturen (A1–3 und B1–3), einer einfachen (C1) oder keil- bzw. mehrfragmentären diphysären Fibulafraktur (C2) sowie einer proximalen Fibulafraktur (C3; Abb. 15.20).

Die **Einteilung nach Lauge-Hansen** dient primär dem eigenen funktionellen Verständnis und zur besonderen Aufmerksamkeit für potenzielle Begleitverletzungen. Zu abschließenden Klassifikation und interdisziplinären Kommunikation sollte die Einteilung nach Danis-Weber genutzt werden.

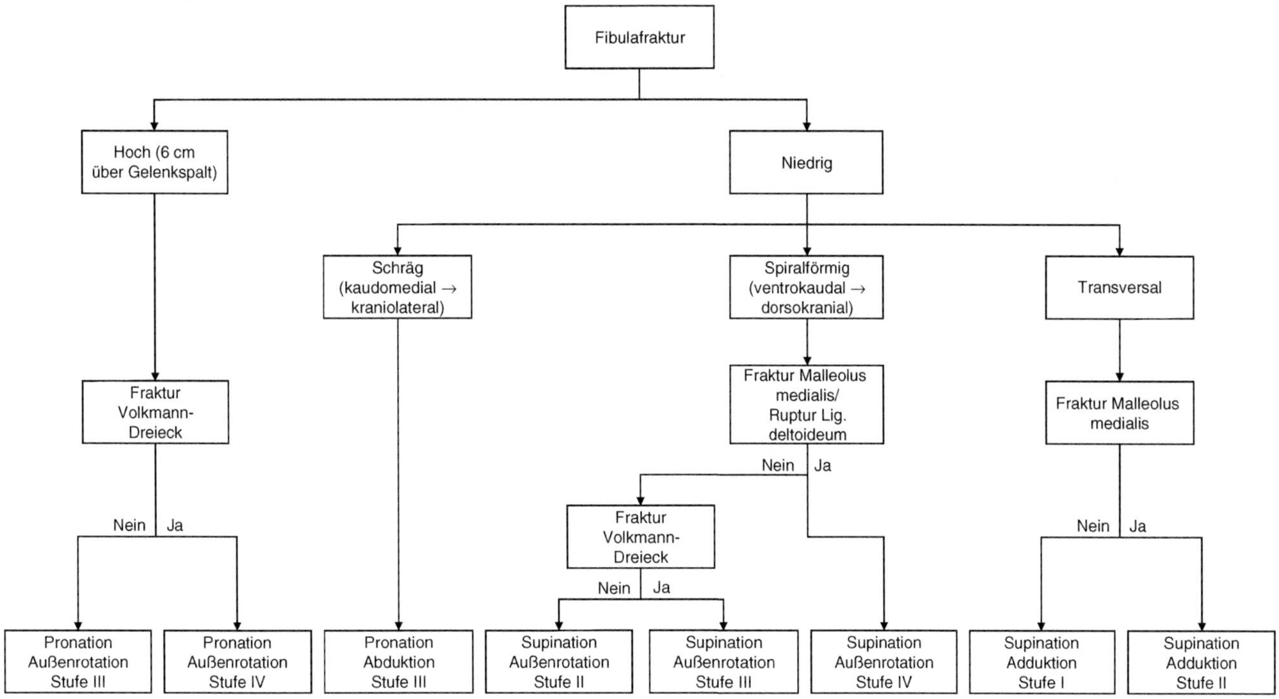

Abb. 15.14 Algorithmus zur Einteilung nach Lauge-Hansen bei Fibulafraktur. (Modifiziert nach [2])

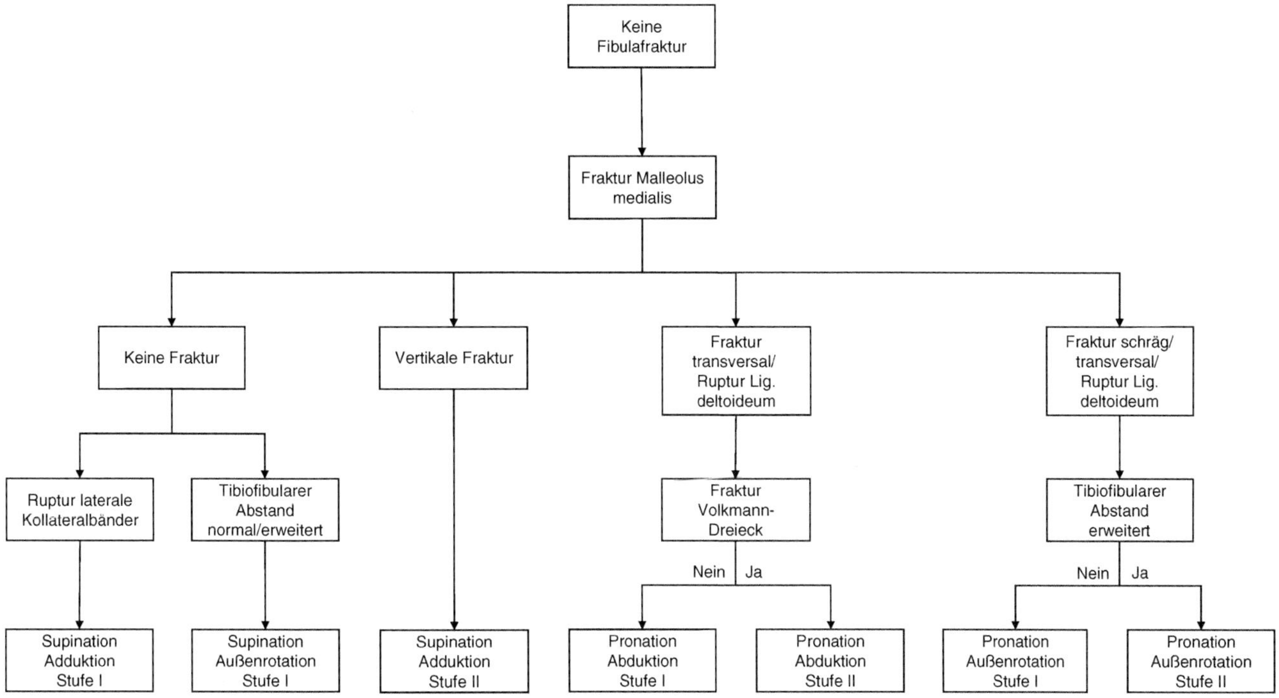

Abb. 15.15 Algorithmus zur Einteilung nach Lauge-Hansen ohne Fibulafraktur. (Modifiziert nach [2])

Red flags für eine Operationsindikation im Röntgenbild

- Dislozierte, nicht reponierbare Weber-A-Frakturen
- Instabile Weber-B- und C-Frakturen
- Maisoneuve-Fraktur
- Hinteres Kantendreieck Typ IV nach Bartoniček [3]

Bei Vorliegen einer der „red flags" sollte die operative Versorgung möglichst zeitnah innerhalb der ersten 6–8 Stunden oder andernfalls nach dem Abschwellen der Weichteile nach 3–4 Tagen erfolgen.

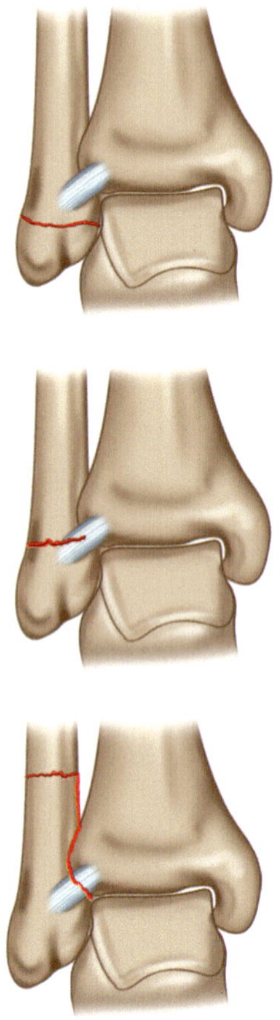

Abb. 15.16 Danis und Weber unterteilen die Frakturen in Bezug auf die Höhe der Fibulafraktur. Bei Typ A ist die Syndesmose sicher intakt und bei Typ C sicher rupturiert

Isolierte Rupturen der Syndesmose lassen sich anhand der beteiligten Bänder hinsichtlich der Stabilität klassifizieren. Grad I bedeutet eine partielle Ruptur des Lig. tibiofibulare anterius, eine Partialruptur der Membrana interossea sowie eine Ruptur der Pars tibiotalaris anterior des Lig. deltoideum. Aufgrund der erhaltenen Bandanteile kommt es zu keiner Dehiszenz, und die Ruptur ist als stabil anzusehen. Bei Grad II kommt es zu einer Komplettruptur des Lig. tibiofibulare anterius sowie der tiefen Anteile des Lig. deltoideum. Eine Dehiszenz erfolgt lediglich unter Stress, weshalb die Instabilität im Röntgenbild übersehen werden kann. Eine Chronifizierung der Syndesmosenverletzung, definiert durch ein mindestens 3 Monate zurückliegendes Traumaereignis, führt aufgrund der bereits erfolgten partiellen Ossifizierung der rupturierten Bandanteile sowie der sekundären Arthrose zu einem schlechteren funktionellen Outcome. Eine Komplettruptur aller Syndesmosenanteile wird als Grad III eingestuft und ist in jeder Situation instabil.

Bildgebende Diagnostik

Zur Reduzierung der Anzahl an Röntgenbildern wurden in den 1990er-Jahren die sog. „Ottawa Ankle Rules" von [9] eingeführt. Hiernach ist eine Röntgenuntersuchung lediglich indiziert bei Druckschmerz an den distalen 6 cm der dorsalen Fibula, des dorsalen Malleolus medialis oder bei einer fehlenden Vollbelastbarkeit sowohl direkt nach dem Trauma als auch im Rahmen der klinischen Untersuchung für mindestens 4 Schritte (Abb. 15.21). Die Regeln wurden in vielen Studien validiert und ergaben in einer Metaanalyse eine Sensitivität von 99,4 % und Spezifität von 35,3 % [14].

Eine genaue anamnestische Erörterung des Unfallmechanismus und das Verständnis der einwirkenden Kräfte bieten wichtige Hilfestellungen, um das zu erwartende Verletzungsmuster genauer einzugrenzen. Gelingt dies, so kann mittels der Klassifikation nach Lauge-Hansen bereits vor Anfertigung des Röntgenbilds eine erste Verdachtsdiagnose gestellt werden. Auch die Befunde des Röntgenbilds sollten im Hinblick auf die Klassifikation als Feedbackmechanismus überprüft werden, d. h., der erste Befund sollte anhand der Klassifikation eingeordnet und darauf basierend ggf. auf Begleitverletzungen hin überprüft werden. Entscheidend ist dabei die Beachtung des sequenziellen Verlaufs der Verletzungen: Hiernach ist beispielsweise eine isolierte Fraktur des Volkmann-Dreiecks als Rarität einzuordnen und eine genaue Inspektion im Hinblick auf eine zusätzliche Weber-B- (Stufe 3 bei Supination und Außenrotation) oder Weber-C-Fraktur (Stufe 4 bei Pronation und Außenrotation) erforderlich.

Die Detektion einer Syndesmosenruptur und einer eventuell daraus resultierenden Instabilität spielt eine entscheidende Rolle zur Vermeidung eines schlechten Outcomes bzw. einer sekundären Arthrose im OSG. Eine Überprüfung der Instabilität kann intraoperativ nach osteosynthetischer Versorgung einer Fraktur des Malleolus medialis erfolgen. Hierdurch kann jedoch die optimale Position der Stellschraube für die Syndesmose blockiert werden, weshalb eine präoperative Evaluierung erfolgen sollte und klinischen Mehrwert liefert.

Bei klinischem Verdacht auf eine Ruptur der Syndesmose sollten anhand der Röntgenbilder insbesondere der tibiofibulare Abstand, der mediale Gelenkspalt und die tibiofibulare Überlappung inspiziert werden. Als pathologisch wird eine Vergrößerung des tibiofibularen Abstands von mehr als 6 mm, ein gegenüber dem tibiofibularen Abstand

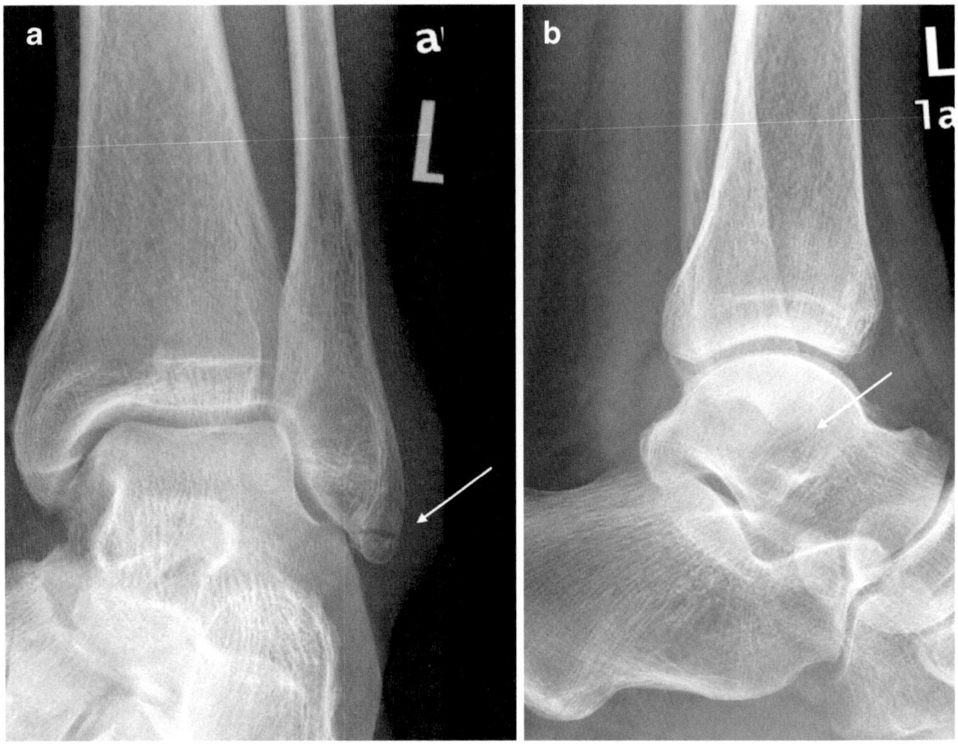

Abb. 15.17 a, b Infrasyndesmale Weber-A-Fraktur (*Pfeile*) mit angrenzender Weichteilschwellung

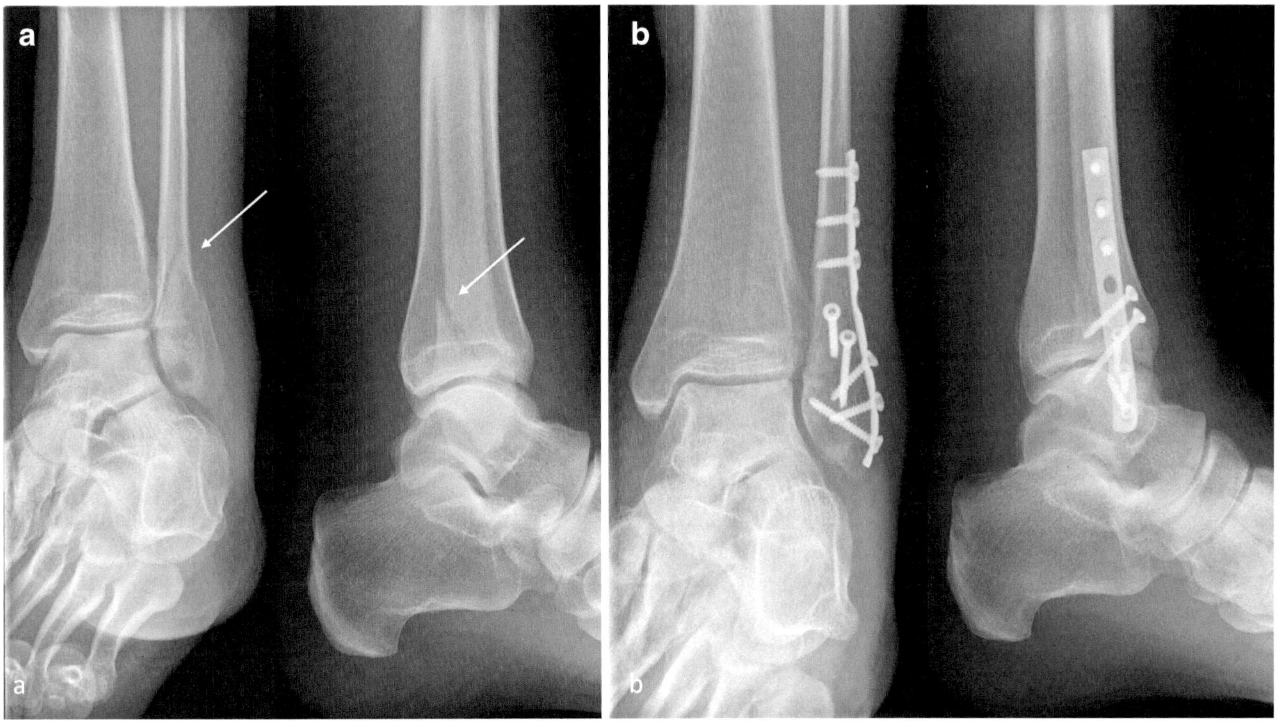

Abb. 15.18 Röntgenaufnahme einer Weber-B-Fraktur: **a** prä- und **b** postoperativ nach Versorgung mittels Drittelrohrplatte und Schraubenosteosynthesen

größerer medialer Gelenkspalt (medialer Gelenkspalt/tibiofibularer Abstand >1) bzw. ein medialer Gelenkspalt von über 4 mm sowie das Fehlen einer tibiofibularen Überlappung angesehen ([21]; Abb. 15.22). Die Vergrößerung des medialen Gelenkspalts impliziert dabei eine Ruptur des Deltabands, die häufig mit einer Syndesmosenruptur vergesellschaftet ist (Abb. 15.23). Dabei erreicht die Kombination aller 3 Parameter jedoch lediglich eine Sensitivität von 42 % [30], und es wird eine abschließende Diagnostik mittels MRT empfohlen.

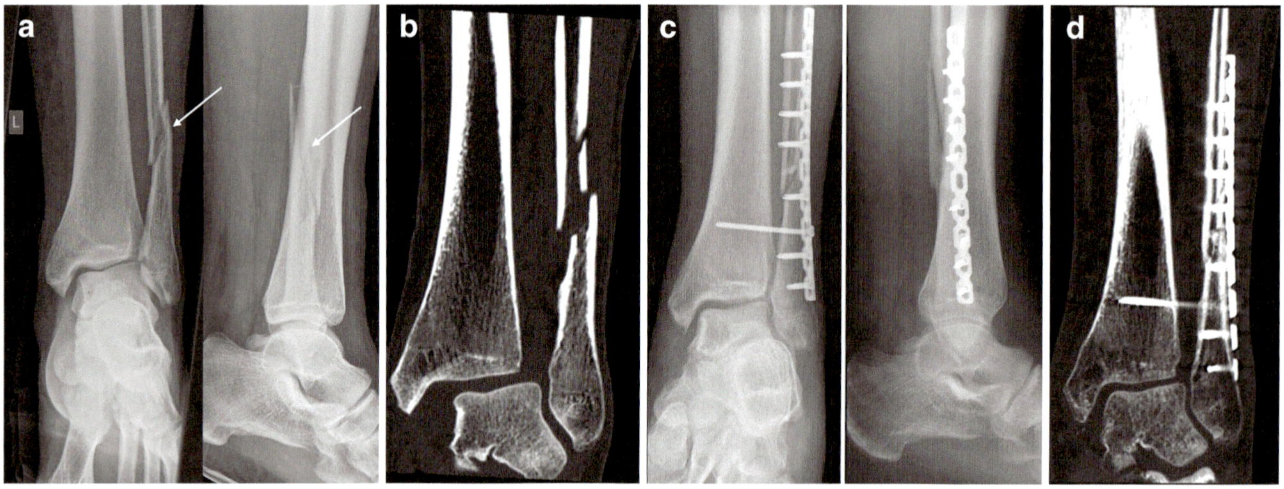

Abb. 15.19 Präoperative **a** Röntgen- und **b** CT-Aufnahmen einer Weber-C-Fraktur mit anschließender Reposition und operativer Versorgung mit einer Stellschraube und Kleinfragment-Rekoplatte (**c** und **d**)

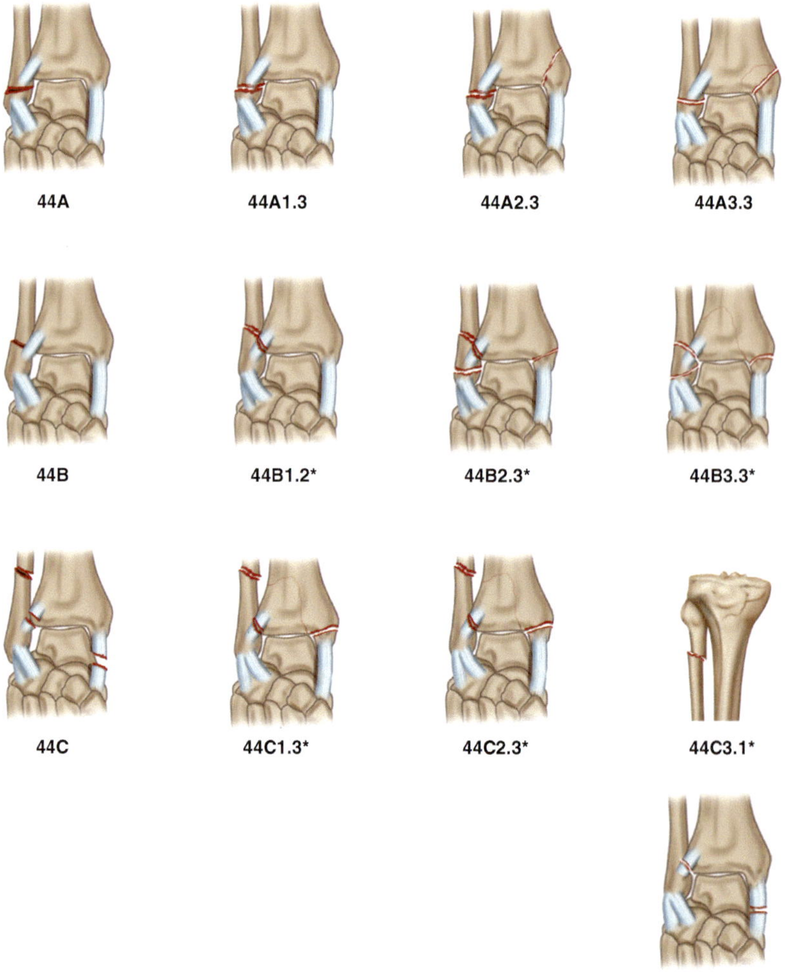

Abb. 15.20 AO/OTA-Klassifikation für die Frakturen der Malleolengabel (Auswahl). Typeneinteilung in A: Infrasyndesmale Fibulafraktur, B: Transsyndesmale Fibulafraktur und C: Suprasyndesmale Fibulafraktur. Die Gruppe 44A1 steht für die isolierte Fibulafraktur und Subgruppe 44A1.3 für die transversale Fraktur des Malleolus lateralis. Die Gruppe 44A2 steht für die Fraktur des Malleolus medialis und die Subgruppe 44A2.3 umfasst neben der Fraktur des Malleolus medialis auch die transversale Fraktur des Malleolus lateralis. Die Gruppe 44A3 steht für die infrasyndesmale Fibulafraktur mit einer posteromedialen Fraktur und die Subgruppe 44A3.3 steht für die transversale Fraktur des Malleolus lateralis mit einer zusätzlichen posteromedialen Fraktur. 44B1.2* steht für die isolierte, transsyndesmale Fibulafraktur mit Ruptur der anterioren Syndesmose, wobei das * für optionale Qualifikationen steht, die ergänzt werden können wie n: Tillaux-Chaput Tuberkelfrakturen, o: Wagstaffe-Le Fort Avulsionsfrakturen und u: nicht stabile Syndesmose. Die transsyndesmalen Fibulafrakturen (44B) werden in die Gruppen isolierte Fibulafraktur (44B1), transsyndesmale Fibulafraktur mit einer medialen Verletzung (44B2) und transsyndesmale Fibulafraktur mit einer medialen Verletzung und einer Fraktur des posterolateralen Randes (Volkmann Fragment) (44B3) unterteilt. Die suprasyndesmalen Fibulafrakturen (44C) werden weiter in Gruppen der einfach diaphysären Fibulafraktur (44C1), der keilförmig oder multifragmentären, diaphysären Fibulafrakturen (44C2) sowie der proximalen Fibulafraktur (44C3) unterteilt. Für eine ausführliche Illustration der insgesamt möglichen Frakturformen der Malleolengabel siehe [43]

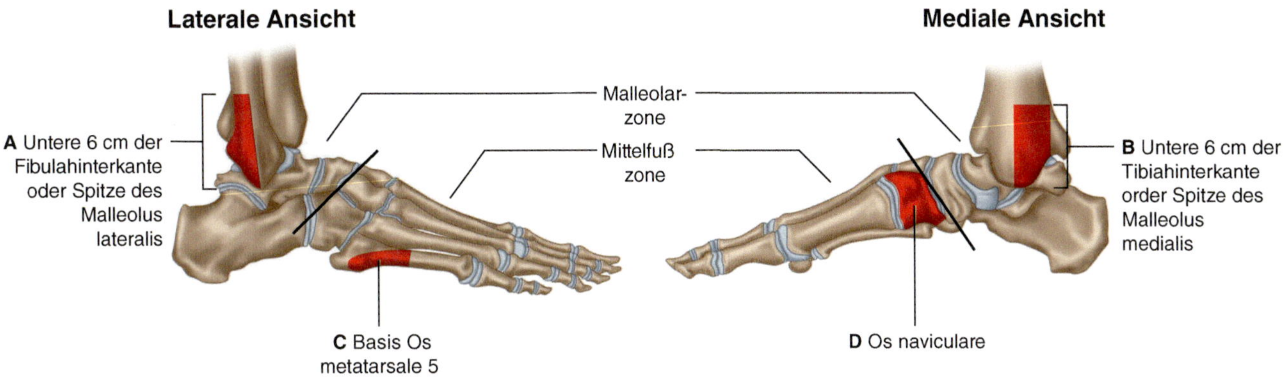

Abb. 15.21 Ottawa Ankle Rules mit Indikation zum Röntgen bei Schmerzhaftigkeit entweder an Punkt A bzw. B oder wenn der Patient sowohl direkt nach dem Trauma als auch in der Notaufnahme den Fuß nicht belasten kann. Gleiches gilt für die Indikation zum Röntgen des Fußskeletts bei Schmerzen an Punkt C bzw. D sowie fehlender Belastbarkeit

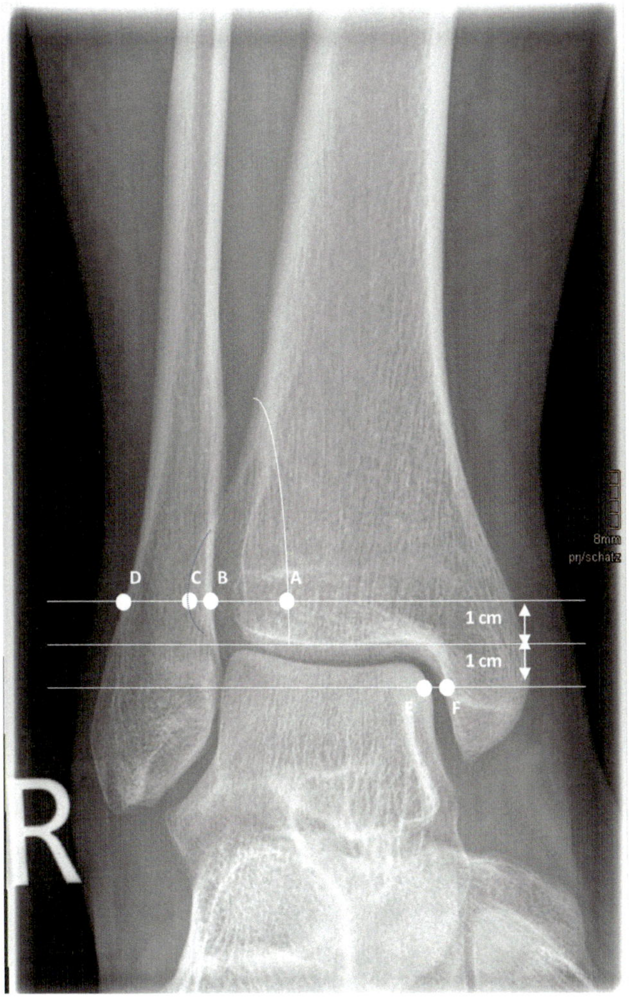

Abb. 15.22 Der Abstand zwischen der lateralen Begrenzung des hinteren Kantendreiecks (A) und der medialen Kortikalis der Fibula (B) stellt den tibiofibularen Abstand dar. Die Distanz zwischen der lateralen Begrenzung der Tibia (C) und der medialen Begrenzung der Fibula (B) wiederum die tibiofibulare Überlappung. (D) stellt die laterale Begrenzung der Fibula (E) die mediale Grenze des Talus und (F) die laterale Grenze des Malleolus medialis dar

Mit der MRT können die Membrana interossea cruris, das Lig. tibiofibulare anterius und posterius sowie deren mögliche Kontinuitätsunterbrechung dezidiert dargestellt werden. Hierdurch erhöht sich die Sensitivität auf 91 % bei einer 100%igen Spezifität [7]. Für Untersuchungen mit einer Feldstärke von 3 T werden hierbei bessere Resultate erzielt als mit 1,5 T [20], und bei der Fragestellung nach einer chronischen Instabilität verbessert der Einsatz von Kontrastmittel die diagnostische Wertigkeit der Untersuchung. Neben dem Einsatz streng axialer Sequenzen in intermediärer und T2-Wichtung ist zusätzlich auch eine axial angulierte Darstellung („syndesmotic view") möglich. Im Hinblick auf die genaue Protokollzusammenstellung sei auch auf die Empfehlungen der Deutschen Gesellschaft für Muskuloskelettale Radiologie (DGMSR) sowie der Arbeitsgemeinschaft Muskuloskelettale Radiologie in der Deutschen Röntgengesellschaft (AG MSK der DRG) verwiesen.

Neben der Beurteilung einer möglichen Band- oder Syndesmosenverletzung kann die MRT auch zur Beurteilung von Weichteil- oder Knorpelschäden sowie bei Verdacht auf eine Stress- oder eine pathologische Fraktur eingesetzt werden.

Weitere wichtige Hinweise auf eine mögliche Beteiligung der Syndesmose ergeben sich durch das Vorhandensein von Avulsionsfrakturen ventral an der distalen Fibula (Wagstaffe-Fragment) oder der distalen Tibia („Tubercule de Chaput"). Als unspezifisches Zeichen einer Pathologie auf Höhe des OSG lässt sich ggf. in der lateralen Röntgenaufnahme das „teardrop sign" abgrenzen (Abb. 15.24). Dieses stellt radiologisch eine tränenförmige Verdichtung ventral des Gelenkspalts im oberen Sprunggelenk dar und entspricht im Rahmen einer Fraktur einem Hämatom im anterioren Kompartiment. Aufgrund der einwirkenden Kraft, der Elastizität und Widerstandfähigkeit des Lig. tibiofibulare posterius reißt dieses als letztes. Dabei kommt es in den allermeisten Fällen nicht zu einer direkten Ruptur, sondern zu einer Avulsion dorsal an der Tibia.

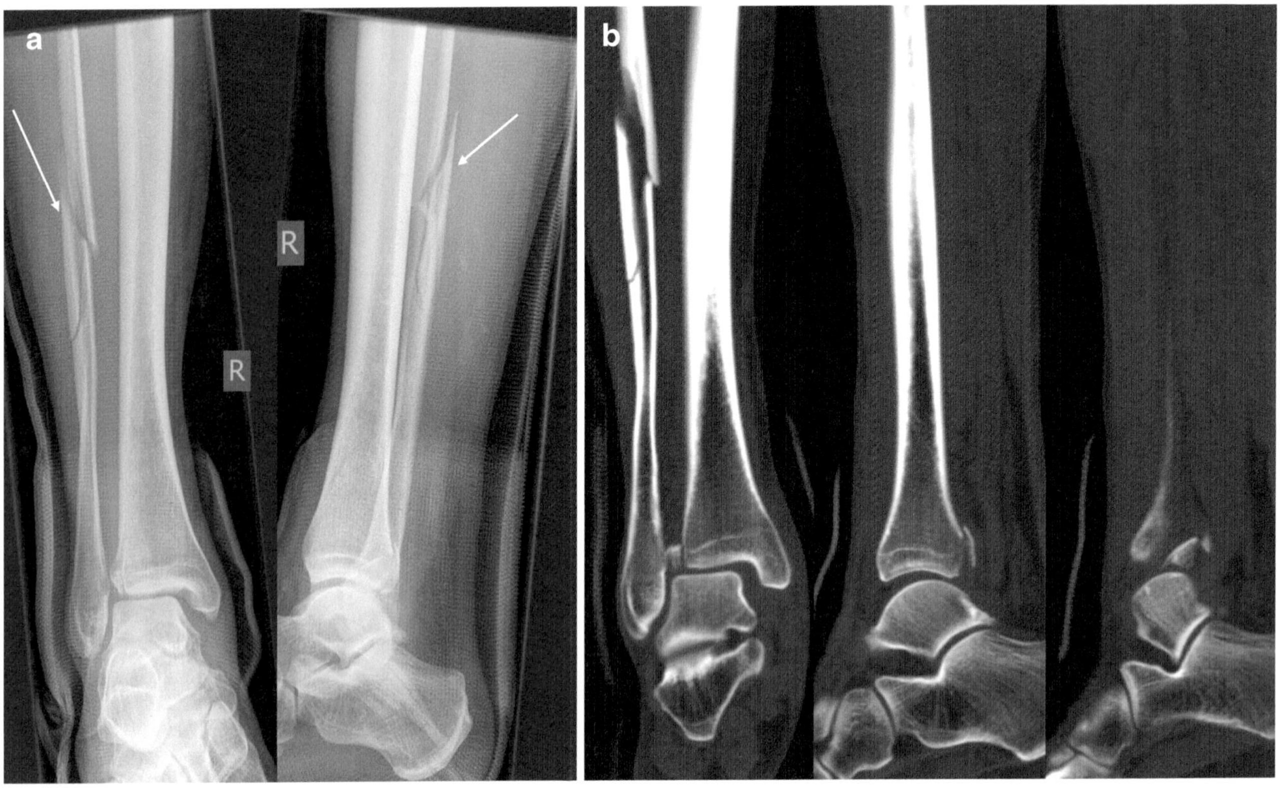

Abb. 15.23 **a** Röntgen- und **b** CT-Aufnahmen einer Weber-C-Fraktur mit geringer Dislokation. Indikation zur operativen Versorgung

Bei der postoperativen Diagnostik sollte die korrekte Lage des Osteosynthesematerials und der anatomischen Rekonstruktion der tibiofibularen Integrität beurteilt werden. Seit ca. 20 Jahren ermöglicht die intraoperative 3D-Bildverstärkertechnik die Evaluation der Stellung der Fibula in der Inzisur. Alternativ sollte nach Reposition der Fibula mit Beteiligung der Syndesmose eine CT beider OSG erfolgen, da in bis zu 20 % der Fälle mit Syndesmosenbeteiligung eine revisionswürdige Fehlstellung, etwa eine Torsion oder eine (zumeist anteriore) Subluxation, resultieren kann [49, 63]. Bei der Verschraubung des Malleolus medialis ist eine Positionierung der Schrauben möglichst weit anterior, [24] als „safe zone" definierten anterioren Kollikulus anzustreben (Abb. 15.25), um eine Verletzung bzw. Irritation der Sehne des M. tibialis posterior zu verhindern. Bei reduzierter knöcherner Stabilität im Rahmen einer Osteoporose ist ggf. auch eine bikortikale Fixation des Malleolus medialis möglich und reduziert das Risiko für eine sekundäre Schraubenlockerung.

Einstelltechnik

Als Basisdiagnostik dient die Röntgenaufnahme in 3 Ebenen. Dabei werden die seitliche und die a.-p. Projektion durch eine Aufnahme mit leichter Innenrotation des Fußes um ca. 20° („mortise view") ergänzt. Bei der strengen a.-p. Darstellung ist eine überlagerungsfreie Abbildung der Gelenkspalten zwischen den Malleolen und dem Talus jeweils medial und lateral nicht möglich, hierfür ist dann die Mortise-View-Aufnahme hilfreich. Der Fuß sollte senkrecht zum Unterschenkel gehalten werden. Darüber hinaus sollte darauf geachtet werden, dass die Rotation aus der Hüfte heraus bzw. über das ganze Bein erfolgt und nicht nur aus dem Sprunggelenk. Der Zeh vom 5. Strahl sollte dabei in etwa mittig vom Sprunggelenk und die Basis des Os metatarsale V am Unterrand der Aufnahme miterfasst sein. Ist nach einem Trauma schmerzbedingt keine Innenrotation möglich, so kann behelfsweise die Röhre gekippt werden, um eine freie Einsicht in den Gelenkspalt zu erhalten. Sofern schmerzbedingt tolerierbar, erlaubt die Anfertigung der Aufnahme im Stehen zusätzlich bereits hilfreiche Informationen bezüglich einer möglichen Instabilität.

Die Seitaufnahme wird streng seitlich durchgeführt und sollte eine Überlagerung des Malleolus medialis und des Malleolus lateralis zeigen. Die Fibula sollte sich ins mittlere 1/3 der Tibia projizieren und nach kaudal sollten Talus und Kalkaneus noch vollständig miterfasst werden (Abb. 15.26).

Mithilfe einer ergänzenden Röntgenaufnahme mit 45°-Innenrotation kann ggf. eine überlagerungsfreiere Ansicht des Malleolus lateralis erreicht werden. Zusätzlich sind nach Ausschluss einer Fraktur gehaltene Aufnahmen in a.-p. und lateraler Projektion möglich. Hiermit lässt sich insbesondere die Intaktheit der Syndesmose unter einem Druck von 15 kP bzw. 147 Newton beurteilen. Die Aufnahmen sind mittlerweile jedoch fast vollständig durch den Einsatz der MRT abgelöst worden. Diese ermöglicht darüber hinaus auch eine sichere Beurteilung der weiteren Bandstrukturen und Detektion von Knochenmarködemen. Bei komplexen Frakturverläufen,

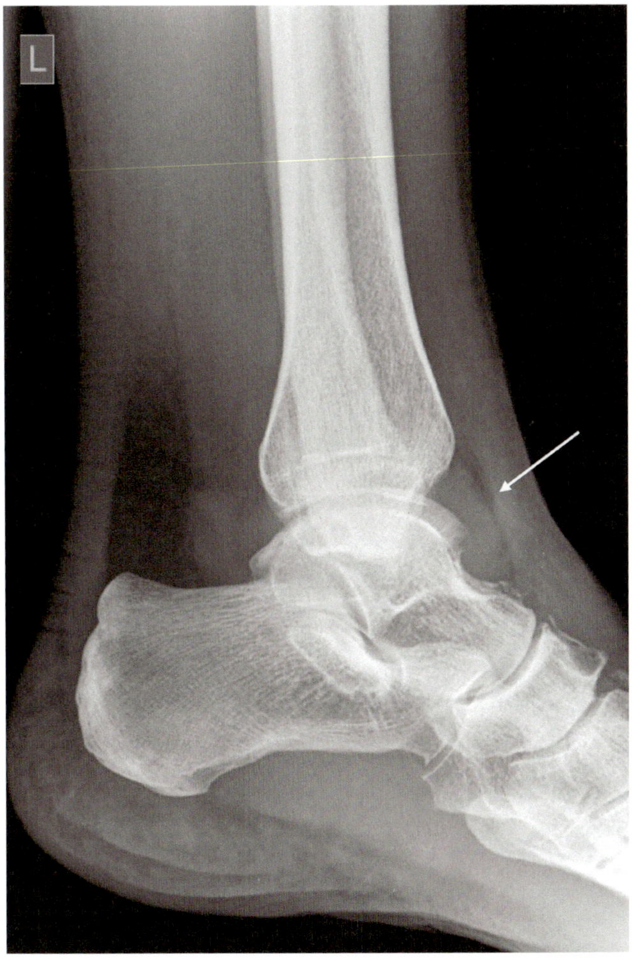

Abb. 15.24 Beim „teardrop sign" kommt es zu einer rundlichen Verdichtung ventral des Gelenkspalts im OSG (*Pfeil*)

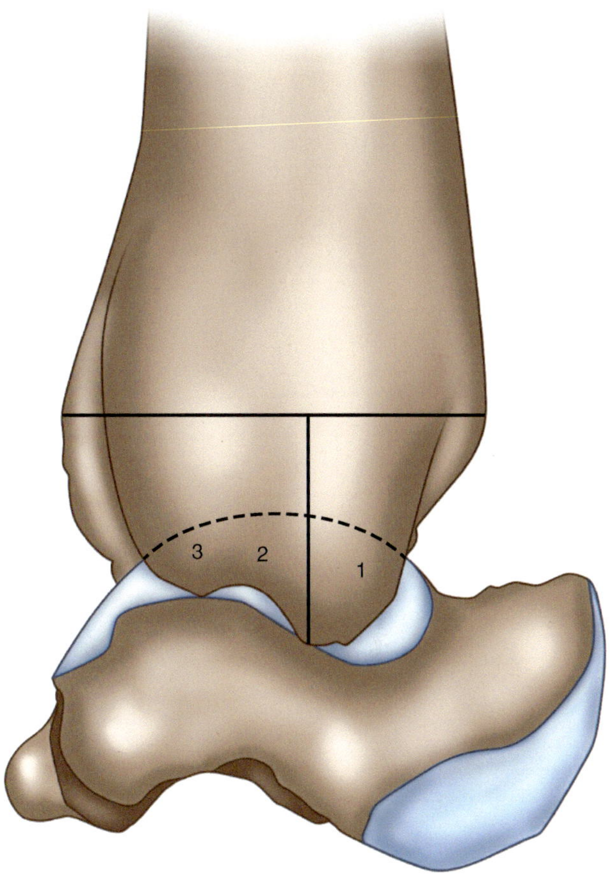

Abb. 15.25 Die „safe zone" nach [24] liegt im Bereich des anterioren Kollikulus (*1*). Eine Positionierung von Implantaten dorsal hiervon im Bereich des posterioren Kollikulus (*3*) oder der dazwischen liegenden Rinne (*2*) erhöht das Risiko für eine Irritation der Sehne des M. tibialis posterior

Luxationsfrakturen (nach Reposition) oder trimalleolären Frakturen ist präoperativ die Anfertigung einer CT sinnvoll.

Fazit für die Praxis

Sowohl bei konservativer als auch bei operativer Versorgung ist auf eine anschließende exakte Reposition der Frakturanteile ohne Nachweis residualer intraartikulärer Stufen zu achten. Durch die hohen mechanischen Belastungen am OSG ist ansonsten mit der Entwicklung einer sekundären Arthrose zu rechnen. Dies gilt insbesondere unter Berücksichtigung des durchschnittlich geringen Alters der Verletzten und den ansonsten erwartbaren Langzeitfolgen. Eine eventuell eingebrachte Stellschraube wird im Regelfall in Europa vor der Vollbelastung entfernt.

15.4.2 Maisonneuve-Fraktur

Ätiologie/Pathogenese

Die Maisonneuve-Fraktur, benannt nach dem französischen Chirurgen J. G. Maisonneuve, stellt eine Sonderform der Fraktur des Malleolus lateralis dar und entsteht meistens durch einen indirekten Pronationsmechanismus. Hierbei kommt es zu einer weit proximalen (häufig kurz unterhalb des Fibulakopfes) Fraktur der Fibula mit dementsprechend langstreckiger Ruptur der Membrana interossea sowie Fraktur des Innenknöchels oder Ruptur von Anteilen des Lig. deltoideum. Konsekutiv ist die Malleolengabel instabil. Alternativ ist auch ein knöcherner Ausriss des Lig. collaterale fibulare in Verbindung mit den vorher genannten Verletzungen möglich.

Klassifikation

Die Maisonneuve-Fraktur stellt eine Sonderform der Fibulafraktur dar und findet sich als solche sowohl in der AO/OTA-Klassifikation (44C3) für die Sprunggelenkfrakturen als auch in der Einteilung nach Danis-Weber (Weber C) wieder (Abb. 15.27; vgl. Abschn. 15.4.1).

Bildgebende Diagnostik

Die klinische Untersuchung und Überprüfung hinsichtlich eines Druckschmerzes im Bereich des Fibulakopfes bzw. des proximalen Unterschenkels ist entscheidend, da die

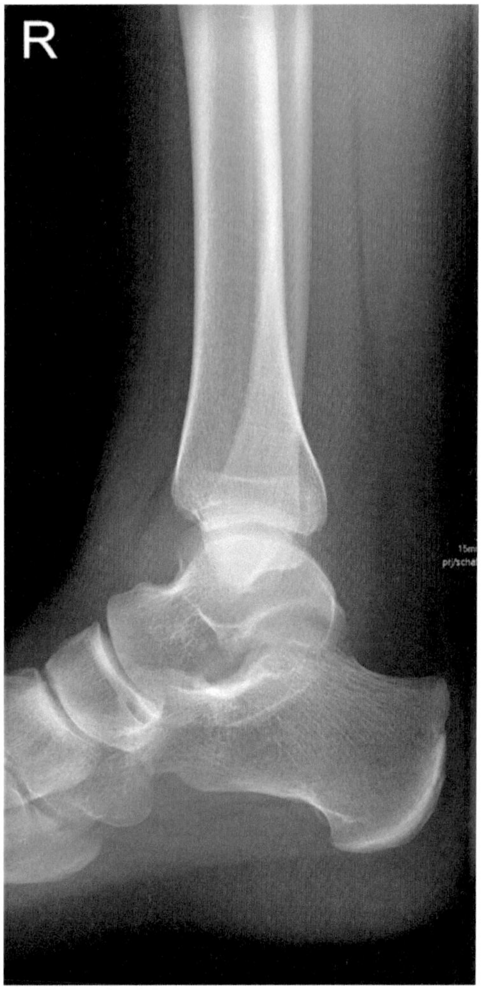

Abb. 15.26 Streng seitliche Projektion mit Projektion der Fibula in das mittlere 1/3 der Tibia

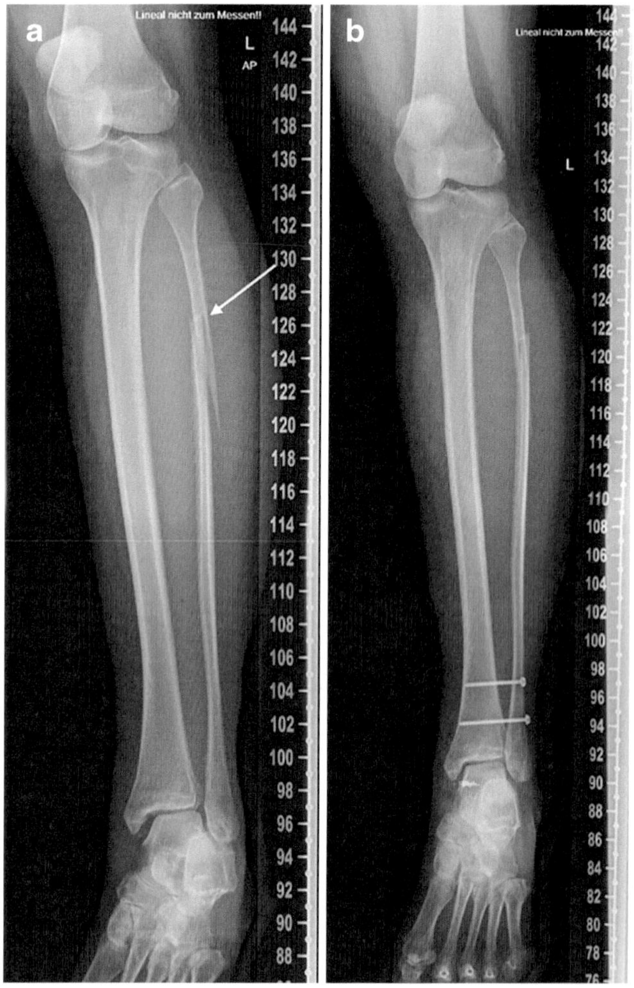

Abb. 15.27 Maisonneuve-Fraktur vor (**a**) und nach (**b**) operativer Versorgung mittels Stellschrauben

Fraktur ansonsten durch eine alleinige Röntgenaufnahme des Sprunggelenks nicht detektiert wird und damit eine instabile Weber-C-Fraktur unversorgt bleibt. Hierbei kommt dem Untersucher die geringe Weichteildeckung zugute, die eine gute Lokalisation des Fibulakopfes und fokale Applikation des Schmerzreizes ermöglicht. Trotzdem sind die Ergebnisse der Testung häufig unspezifisch und durch eine schlechte Reproduzierbarkeit gekennzeichnet. Die beste prädiktive Aussage erlaubt der Test mit passiver Außenrotation des Sprunggelenks bei um 90° flektiertem Knie [12]. Bei klinischem Verdacht auf eine Maisonneuve-Fraktur muss deshalb stets der gesamte Unterschenkel in 2 Ebenen geröntgt werden.

Einstelltechnik

Zur Darstellung bzw. zum Ausschluss einer proximalen Fibulafraktur sind Röntgenaufnahmen in 2 Ebenen (streng a.-p. und seitlich) ausreichend. Dabei sollte der gesamte Unterschenkel miterfasst werden, um keine Fraktur zu übersehen.

Fazit für die Praxis

Die Behandlung erfolgt in Kombination mit den assoziierten Verletzungen im OSG. Aufgrund der langstreckigen Syndesmosenruptur ist stets eine operative Therapie indiziert. Hierbei ist die exakte Wiederherstellung der richtigen Fibulalänge sowie eine funktionelle Wiederherstellung der Syndesmose entscheidend. Die Maisonneuve-Fraktur selbst wird in der Regel jedoch nicht osteosynthetisch versorgt.

15.4.3 Posteriores Kantendreieck

Ätiologie/Pathogenese

Zusätzlich zur Malleolengabel kann es zu einer Fraktur der Hinterkante der distalen Tibia bzw. einem knöchernen Ausriss der hinteren Syndesmose kommen. Fälschlicherweise wird im klinischen Sprachgebrauch hier manchmal von einer trimalleolären Fraktur gesprochen, obgleich es kein

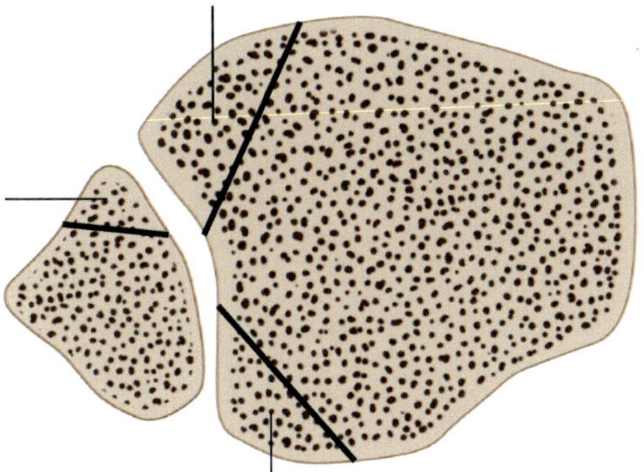

Abb. 15.28 Position des Wagstaffe-Fragments ventral an der Fibula bzw. des Tubercule de Chaput ventral an der Tibia

anatomisches Korrelat für einen posterioren hammerförmigen Vorsprung (lat. „malleolus") gibt, der diese Bezeichnung rechtfertigt. Korrekterweise sollte deshalb die Bezeichnung hinteres Kantendreieck genutzt werden.

Ergänzend sei darauf hingewiesen, dass der vordere Ausriss der Syndesmose an der ventralen Seite der Tibia als „Tubercule de Chaput" bezeichnet wird; ferner wird der fibulaseitige Ausriss der ventralseitigen Syndesmose „Wagstaffe-Fragment" genannt (Abb. 15.28; Abschn. 15.4.1).

Klassifikation

Im Rahmen der **AO/OTA-Klassifikation** wird die Fraktur des hinteren Kantendreiecks als „44B3" klassifiziert [43]. Diese Einteilung ist die weitaus geläufigste und sollte primär zur Anwendung kommen.

Als stärker spezialisierte Klassifikationen ist eine weitere Unterteilung der Frakturen nach **Bartoníček** möglich [3]:

- Typ 1: Bei Frakturen vom Typ 1 findet sich keine Beteiligung der Incisura fibularis.
- Typ 2: Frakturen vom Typ 2 weisen eine posterolaterale Frakturierung mit Beteiligung der Incisura auf.
- Typ 3: Die Frakturen vom Typ 3 liegen posteromedial mit 2 Fragmenten unter Beteiligung der Incisura fibularis und dem posterioren Kollikulus am Malleolus medialis.
- Typ 4: Typ-4-Frakturen bestehen aus einem großen, posterolateral gelegenen triangulären Fragment an der hinteren Hälfte der Incisura fibularis.

Bildgebende Diagnostik

Die Notwendigkeit für eine operative Versorgung des posterioren Kantendreiecks ergibt sich aus dem Zusammenspiel von Lage, Größe und Konfiguration der Fragmente, der tibiotalaren Stabilität sowie der Integrität der fibularen Kerbe („fibulare notch"). Diese Kriterien sollten somit im Befund adressiert und mittels CT geprüft werden.

Einstelltechnik

Die Diagnostik erfolgt anhand der Standardebenen für die Darstellung des Sprunggelenks. Eine zusätzliche Aufnahme in 45°-Außenrotation ermöglicht im Einzelfall ggf. eine bessere Darstellung der Tibiahinterkante. Aufgrund der hohen Rate an begleitenden Rupturen der Syndesmose kann darüber hinaus eine weitere Diagnostik mittels MRT erforderlich sein.

Fazit für die Praxis

Die genaue Differenzierung bzw. Klassifikation der Frakturen am Volkmann-Dreieck ermöglicht zusätzlich eine verbesserte Prädiktion von Begleitverletzungen. Auch postoperativ kann die CT bei komplexen Frakturmustern sowohl die anatomische Rekonstruktion der Frakturkomponenten als auch die korrekte Implantatlage belegen und dient somit als ein Instrument der postoperativen Qualitätskontrolle.

15.5 Fuß

15.5.1 Talus

Ätiologie/Pathogenese

Frakturen des Talus machen ca. 3–6 % der Fußfrakturen und insgesamt bis zu 1 % aller Frakturen aus [44]. Analog der Anatomie des Talus unterscheidet man die Frakturen des Kaput (Taluskopfes), Kollums (Talushalses) und Corpus tali (Taluskörpers; Abb. 15.29). Die Frakturen des Kollums sind extraartikulär gelegen und die des Korpus immer intraartikulär.

Gut die Hälfte der Talusfrakturen betrifft das Kollum und entsteht im Rahmen hochenergetischer Traumata durch axiale Krafteinwirkung bei dorsalflektiertem Fuß. Typische Unfallmechanismen sind Stürze aus großen Höhen oder Verkehrsunfälle. Aufgrund der hohen Krafteinwirkung sind aber auch regelhaft der Taluskörper und -kopf betroffen. Ferner sollte auf häufige assoziierte Frakturen entlang der traumatischen Kraftachse, z. B. Wirbelsäulenverletzungen geachtet werden.

Die Scher- oder Trümmerfrakturen des Taluskörpers haben denselben Traumamechanismus wie Frakturen des Talushalses und können sowohl das tibiotalare als auch das subtalare Gelenk einbeziehen. Vom Körper gehen dann nochmals der Proc. posterior tali, Proc. lateralis tali sowie ein mediales und laterales Tuberkulum ab. Die Frakturen des Proc. posterior tali entstehen durch ein direktes Trauma oder eine forcierte Plantarflexion. Frakturen des lateralen Tuberkulums werden auch Shepherd-Fraktur und die des medialen

Tuberkulums auch Cedell-Fraktur genannt. Eine typischerweise bei Snowboardern anzutreffende Fraktur ist diejenige des Proc. lateralis tali, die durch forcierte Dorsalflexion und Inversion entstehen. Neben kleineren schalenförmigen Avulsionen treten größere Einzelfragmente und Trümmerfrakturen auf. Diese können sowohl das talofibulare als auch partiell das subtalare Gelenk involvieren.

Eine relativ häufige, spezielle Form der Taluskörperfraktur sind akute osteochondrale Frakturen im Rahmen von Distorsions- bzw. Inversionstraumata. Bei Dorsalflexion des Rückfußes während des Traumas kommt es zu schmalen Avulsionen an der anterolateralen Begrenzung. Ist der Fuß jedoch plantar flektiert so liegt die Prädilektionsstelle an der posteromedialen Begrenzung des talaren Talusdoms, und die Läsionen imponieren eher rundlich.

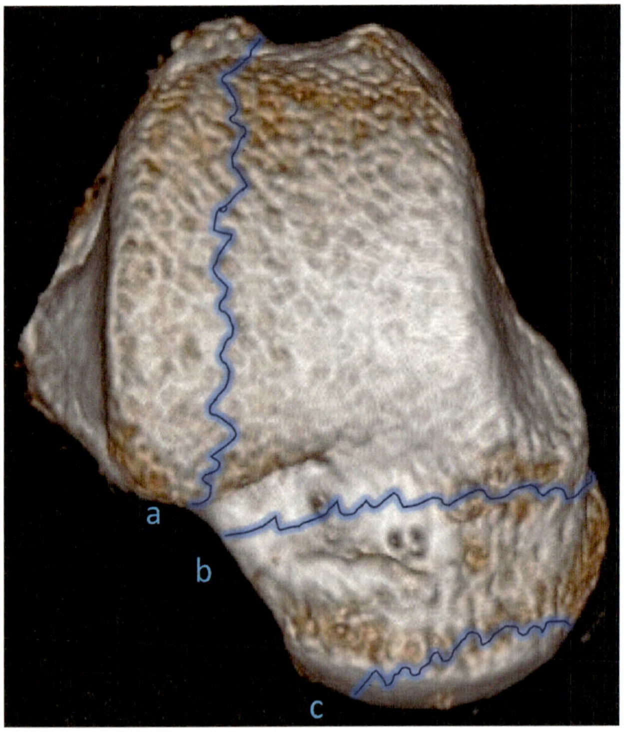

Abb. 15.29 Typischer Verlauf der Frakturen am Taluskörper (**a**), Talushals (**b**) und Taluskopf (**c**)

98 % der osteochondralen Läsionen in der lateralen Talusschulter sind mit einem vorangegangen Trauma vergesellschaftet, Läsionen in der medialen Talusschulter dagegen nur zu 70 % [26].

Frakturen des Caput tali sind relativ selten und entstehen primär durch Stoß- oder Schertraumata.

Klassifikation

Als Klassifikationen für den gesamten Talus sind die **Einteilungen nach Marti und Weber** sowie die **AO/OTA-Klassifikation** für Frakturen des Corpus tali relevant (Abb. 15.30). Marti und Weber differenzieren hinsichtlich der beteiligten Anteile des Talus und der Dislokation im Subtalargelenk und/oder OSG (Tab. 15.5).

Zur weiter differenzierten Einteilung lassen sich die Frakturen des Collum tali auch im Hinblick auf eine mögliche Operationsindikation nach **Hawkins-Canale** unterteilen. Als primäre Einflussgrößen kommen hier das Ausmaß der Dislokation der Frakturanteile sowie die mögliche Beeinträchtigung der Blutversorgung und das damit einhergehenden Nekroserisiko zum Tragen, obwohl der Talus entgegen der traditionellen Sichtweise gut durchblutet ist (Tab. 15.6).

Zusätzlich können die Frakturen des Proc. lateralis tali nach **Hawkins** klassifiziert werden (Tab. 15.7). Nicht wesentlich dislozierte Frakturen werden konservativ behandelt, größere dislozierte Fragmente sollten refixiert und kleinere dislozierte Fragmente ggf. exzidiert werden.

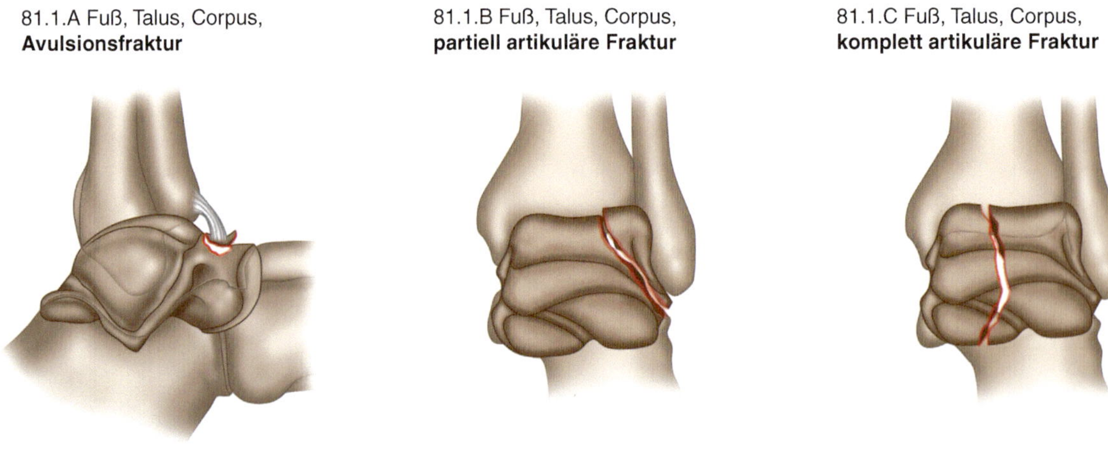

Abb. 15.30 AO/OTA-Klassifikation für die Frakturen des Corpus tali. Die Frakturen sind Avulsions- oder artikuläre Frakturen

Tab. 15.5 Einteilung der Frakturen des Talus nach Marti und Weber

Typ	Frakturkonfiguration
I	Distale Kollum- und Kaputfrakturen
II	Nicht dislozierte Kollum- und Korpusfrakturen
III	Dislozierte Kollum- und Korpusfrakturen
IV	Proximale Kollumfraktur mit Luxation des Korpus, Trümmerfrakturen

Tab. 15.6 Hakwins-Canale-Klassifikation für die Frakturen des Collum tali

Typ	Frakturkonfiguration
I	Nicht dislozierte Kollumfraktur
II	Kollumfraktur mit talokalkanearer Dislokation
III	Kollumfraktur mit talokalkanearer und tibiotalarer Dislokation
IV	Kollumfraktur mit Beteiligung aller talaren Gelenke

Tab. 15.7 Klassifikation von Frakturen des Proc. lateralis nach Hawkins

Typ	Frakturkonfiguration
I	Einfache Fraktur mit Beteiligung des talofibularen und des posterioren talokalkanearen Gelenks
II	Trümmerfraktur mit Beteiligung des talofibularen und des posterioren talokalkanearen Gelenks
III	Chipförmige Avulsion am anteroinferioren Aspekt mit Beteiligung des posterioren talokalkanearen Gelenks

Die osteochondralen Frakturen können nach der klinisch gebräuchlichen **Klassifikation von Berndt und Harty** eingeteilt werden, die von Loomer modifiziert wurde [41]. Bei den Typen I–III handelt es sich um nicht dislozierte Verletzungen, die zumeist konservativ behandelt werden. Eine Differenzierung der 3 Subtypen ist in der Regel nur mittels Schnittbilddiagnostik möglich. Hierbei zeigt sich beim Typ I eine subchondrale Kompressionsfraktur, beim Typ II eine inkomplette Avulsion und beim Typ III eine vollständige Avulsion ohne Dislokation. Typ IV entspricht einem dislozierten osteochondralen Fragment und Typ V einer subchondralen Zyste (Tab. 15.8).

Daneben gibt es noch eine neuere Klassifikation der International Cartilage Repair Society (ICRS) entsprechend der arthroskopischen Befunde sowie von [23] oder [28] basierend auf der MRT-Untersuchung (Tab. 15.8; [17]).

Eine vereinfachte Klassifikation erfolgte 2001 durch [16] mit dem konservativ zu behandelnden Stadium I bei intaktem Knorpel und Kontrastmittelanreicherung der ossären Läsion sowie dem Stadium II bei chondralem Defekt, Zysten mit einer Größe von über 5 mm und fehlender Kontrastmittelaufnahme.

Bildgebende Diagnostik

Die Röntgenaufnahme in 2 Ebenen (a.-p. und lateral) erfolgt überwiegend analog zur Diagnostik am OSG (Abschn. 15.4.1). Periphere Talusfrakturen und posteriore Taluskorpusfrakturen können in der primären Standardröntgendiagnostik übersehen werden.

Bei einer Gelenkbeteiligung oder bei entsprechender Klinik ohne sicheren Frakturnachweis in den Standardaufnahmen sollte zur Diagnosesicherung oder zur präoperativen Planung noch eine ergänzende CT erfolgen, um die genaue Frakturkonstellation darzustellen und intraoperativ eine bestmögliche Adaption und Gelenkkongruenz zu erreichen. Auch postoperativ kann die CT am besten als Beleg einer korrekten Repositionierung dienen.

Im weiteren Verlauf kann ggf. eine Beurteilung der Vaskularisation der Fragmente mittels MRT notwendig sein (Abb. 15.31). Hierzu dient auch das sog. „Hawkins-Zeichen" im Röntgenbild. Bei diesem zeigt sich klassischerweise 6–8 Wochen nach der initialen Fraktur eine subchondrale Aufhellung als Zeichen des knöchernen Umbaus. Das Ausbleiben dieses Zeichen deutet auf eine insuffiziente Vaskularisation hin. Die Blutversorgung des Talus ist 2-geteilt: Der Corpus tali wird primär über Äste der A. tibialis posterior versorgt, wohingegen die Versorgung von Collum tali und dem lateralen 1/3 des Korpus über die A. fibularis und die A. dorsalis pedis erfolgt.

Bei Frakturen des Proc. posterior tali kann bereits klinisch das „nutcracker sign" apparent sein, bei dem es zur Krepitation unter Plantarflexion kommt. Von einer Fraktur ist differenzialdiagnostisch das Os trigonum als akzessorischer Knochen des lateralen Tuberkels abzugrenzen, das eine harmonischere Form und Randsklerose aufweist.

Einstelltechnik

Die a.-p. und lateralen Aufnahmen entsprechen den Projektionen für das OSG (Abschn. 15.4.1). Lediglich die Frakturen des Caput tali lassen sich ggf. durch die dezidierte Röntgenuntersuchung des Fußes in 3 Ebenen (a.-p., lateral und schräg) besser darstellen.

Zusätzlich kann noch eine Canale-View-Aufnahme angefertigt werden (Abb. 15.32). Diese dient der besseren Beurteilung des Talushalses und wird ohne Gewichtsbelastung im Sitzen mit um ca. 20° proniertem Fuß durchgeführt. Der Zentralstrahl wird auf den Talushals zentriert, indem die Röhre in sagittaler Ausrichtung in einen 75°-Winkel vom Boden eingestellt wird.

Fazit für die Praxis

Frakturen des Talus stellen aufgrund des großen Anteils der gelenkbildenden Flächen sowie der komplexen Blutver-

Tab. 15.8 Klassifikationen osteochondraler Läsionen

Grad	Berndt und Harty (Röntgen)	Dipaola (MRT)	Griffith (MRT)	ICRS (Arthroskopie)
I	Subchondrale Kompression	Aufgetriebener Knorpel mit dezenter Signalveränderung	A: Knochenmarködem B: + Knorpelfraktur	Erweichung des Knorpels mit intakter Oberfläche
II	Halbmondförmige transchondrale Frakturlinie, partielle Ablösung	Nicht abgelöstes Fragment mit protonendichtegewichtetem (PD) hypointensem Saum	A: ossärer Einbruch + osteochondrale Separation B: + Knorpelfraktur	Läsion mit partieller Diskontinuität ohne Dislokation
III	Vollständig abgelöstes Fragment, nicht disloziert	Nicht abgelöstes Fragment mit PD hyperintensem Saum	A: ossärer Einbruch + chondrale Hypertrophie B: + Knorpelfraktur	Vollständiger Oberflächendefekt („dead in situ")
IV	Vollständig abgelöstes Fragment, disloziert	Disloziertes Fragment	A: Knorpel intakt + ossäre Separation B: + Knorpelfraktur	Disloziertes Fragment
V	Zystische Degeneration der osteochondralen Läsion		Ossäre und chondrale Separation	

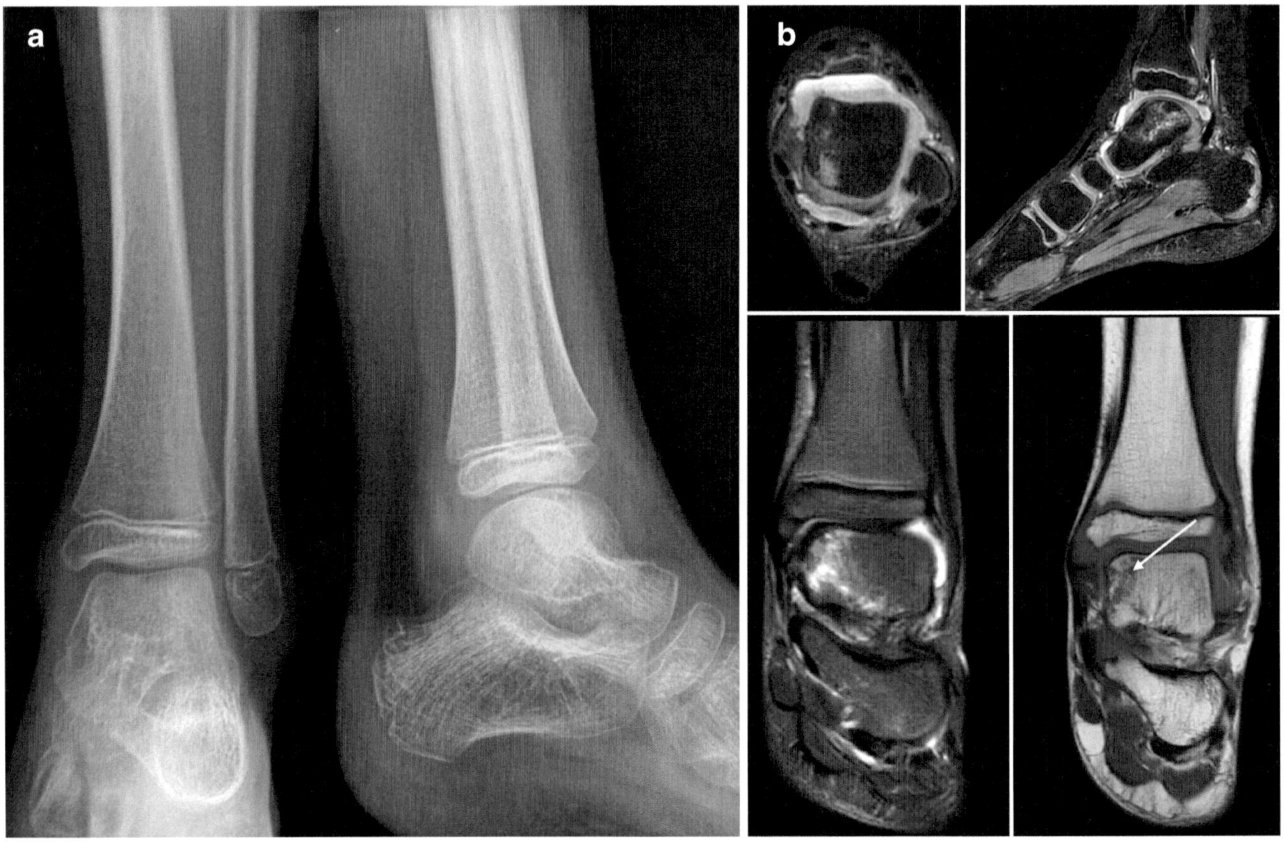

Abb. 15.31 Talusfraktur bei einem 8-jährigen Mädchen. **a** Röntgen- und **b** MRT-Aufnahmen, fettgesättigte protonengewichtete Sequenz (FS PD) axial, PD FS sagittal, PD FS koronal, T1 koronal. T1-gewichteter hypointenser Frakturverlauf (*Pfeil*) ohne Hinweis auf eine Devaskularisation

sorgung eine besondere Herausforderung für die Diagnostik und operative Behandlung dar. Komplikationen wie Sekundärarthrosen und Osteonekrosen sind deshalb nicht selten, und Hinweise hierauf müssen in der Diagnostik speziell adressiert werden.

15.5.2 Kalkaneus

Ätiologie/Pathogenese

Bei 75 % der Kalkaneusfrakturen ist die posteriore Facette beteiligt und somit eine intraartikuläre Fraktur gegeben. Der

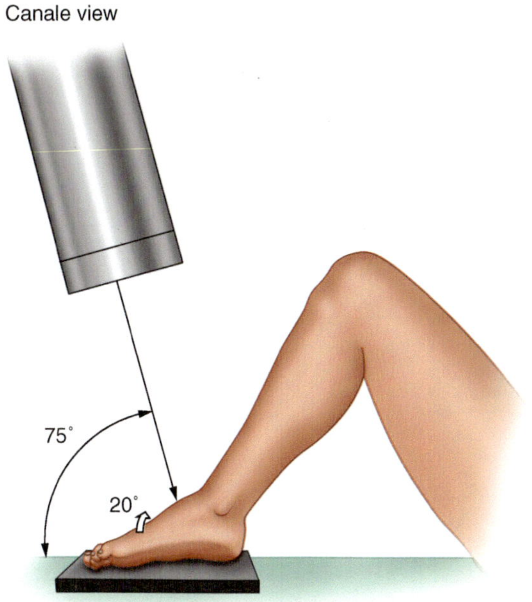

Abb. 15.32 Canale-View-Aufnahme mit Kippung der Röhre um 75° und proniertem Fuß

typische Traumamechanismus, z. B. durch Stürze aus großer Höhe, führt zu starken axialen Belastungen mit konsekutiv begleitenden Verletzungen im Kraftvektor, etwa den angrenzenden Sehnenstrukturen oder der Wirbelsäule.

Frakturen des Proc. anterior calcanei sind bedingt durch ligamentäre Avulsionen des Lig. bifurcatum und treten im Rahmen von Inversionstraumata bei Fuß in Plantarflexion oder durch Stoßtraumata bei Eversionsstellung auf.

Zusätzlich sind typische ossäre Ausrisse der Ligamente am Kalkaneus möglich. Erstens können Inversionstraumata zu knöchernen Avulsionen am kalkanearen Ansatz der Sehne des M. extensor digitorum brevis führen. Im Röntgenbild lässt sich diese an der anterolateralen Begrenzung des Kalkaneus detektieren. Zweitens können bei übermäßiger Dorsalflexion knöcherne Avulsionen am Ansatz der Achillessehne auftreten. Dies betrifft vorwiegend ältere Menschen, und im klinischen Alltag sind hier die tendinösen Rupturen deutlich führend.

Der Kalkaneus ist am Fuß die zweithäufigste Lokalisation für Stressfrakturen, direkt nach denen der Ossa metatarsalia. Diese treten mit 56 % überwiegend im posterioren 1/3 auf [59] und resultieren pathophysiologisch aus dem Zug der Achillessehne nach kranial, kombiniert mit der Druckbelastung beim Auftreten [22]. Bei Kindern im Wachstumsalter finden sich ferner Avulsionsfrakturen der Tuberositas calcanei [45], wobei es zumeist zu einer vollständigen Abtrennung der Apophyse vom übrigen Knochen kommt.

Klassifikation

Die **Sanders-Klassifikation** [53] erfolgt mittels CT in koronarer Schnittführung und basiert auf der Anzahl und Dislokation der Frakturfragmente der posterioren Facette. Diese stellen den entscheidenden Faktor für das funktionelle Outcome und die Notwendigkeit einer chirurgischen Versorgung dar. Nicht dislozierte Frakturen entsprechen unabhängig von der Anzahl der Fragmente stets dem Typ I. Beim Vorhandensein einer dislozierten Frakturlinie erfolgt die Einteilung in Typ II, analog zu Typ III bei 2 bzw. Typ IV bei 3 dislozierten Frakturlinien.

Zusätzlich kann noch eine **Einteilung nach Zwipp** erfolgen, bei der neben den Hauptfragmenten noch die Anzahl der frakturierten Gelenkfacetten, Weichteilschäden sowie die Frakturkonfiguration mit einbezogen wird [11]. Als mögliche Hauptfragmente werden dorsal die Tuberositas, medial das Sustentaculum tali und die anteromediale Facette sowie lateral die posteriore Facette und der Proc. anterior benannt.

Bildgebende Diagnostik

Bei der klinischen Inspektion und auch der Schnittbilddiagnostik fällt ggf. bereits das „Mondor's sign" (plantare Ekchymose) auf; hierbei handelt es sich um ein Hämatom, das sich entlang der zentralen und anterioren Fußsohle ausbreitet und typisch für Frakturen des Kalkaneus ist. Die regelhaft axiale Krafteinwirkung führt zu einem typischen Frakturverlauf am Kalkaneus (Abb. 15.33). Die primäre Frakturlinie ist eine sagittal orientierte Scherfrakturlinie durch die hintere Kalkaneusfacette. Dies führt zu einem anteromedialen Sustentakulum- und einem posterolateralen Tuberositasfragment. Eine Gelenkbeteiligung im Bereich der kalkaneokuboidalen Facette ist möglich.

Falls die durch das Trauma aufgetretene Kraft noch nicht vollständig absorbiert ist, resultiert eine 2., sekundäre Frakturlinie. Diese ist koronar und vertikal orientiert und verläuft im Bereich des Gissane-Winkels. Der Winkel wird durch die Verbindung eines Punktes direkt unterhalb des Proc. lateralis tali mit dem Proc. anterior und der Tibiahinterkante gebildet; der Normwert beträgt 120–145°. Von der sekundären Frakturlinie aus gibt es 2 Möglichkeiten, wohin Frakturausläufer typischerweise ziehen: Entweder verläuft ein Frakturausläufer weiter horizontal nach dorsal in Richtung der posterioren Begrenzung des Tuber calcanei („tongue type" nach der Essex-Lopresti-Klassifikation) oder schräg hinter die posteriore Kalkaneusfacette („depression type"; Abb. 15.34).

Das Sustentakulumfragment und das Tuberositasfragment unterscheiden sich auch hinsichtlich der Wahrscheinlichkeit der Dislokation. Da das Sustentakulumfragment durch das mediale talokalkaneare Band relativ zum Talus fixiert ist, kommt es hier nicht zu einer Dislokation; diese Fi-

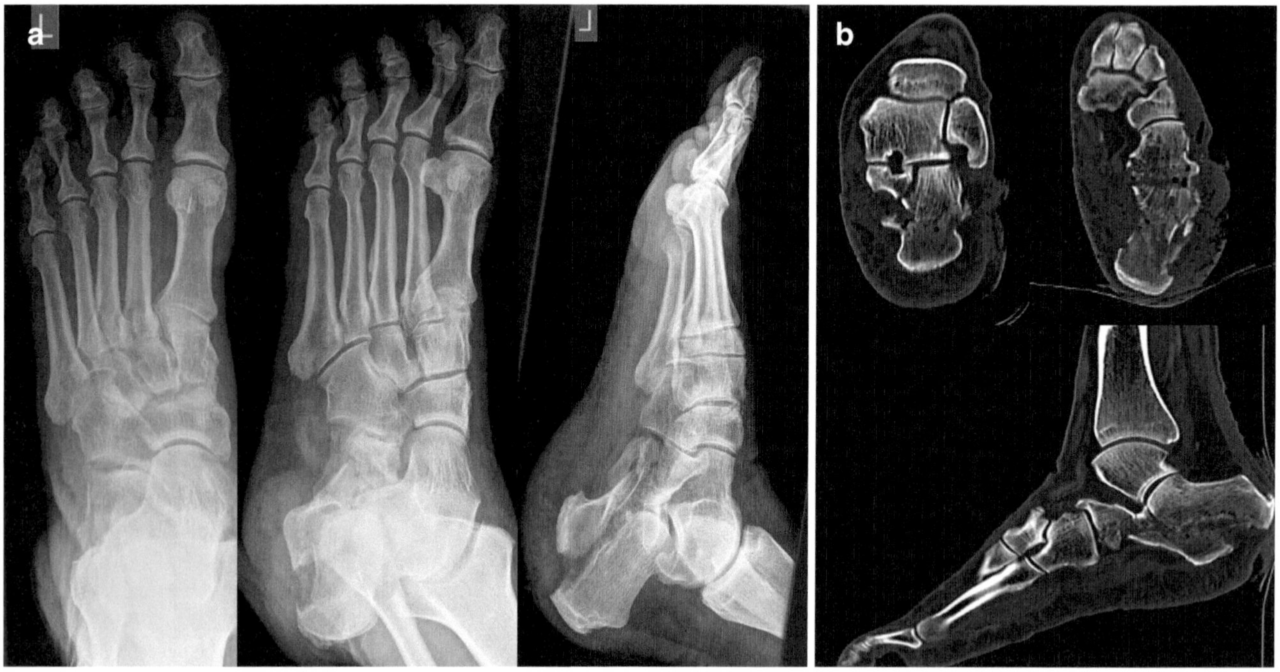

Abb. 15.33 Beispiel einer präoperativen **a** Röntgen- und **b** CT-Aufnahme bei Kalkaneusfraktur. Wichtig ist insbesondere die koronare CT-Rekonstruktion zur Einteilung nach Sanders (hier Typ IIC)

xierung fehlt hingegen beim posterolateralen Tuberositasfragment mit einer hieraus resultierenden regelhaften Dislokation nach lateral. Isolierte Sustentakulumfrakturen sind selten und können primär leicht übersehen werden.

Auf konventionellen Röntgenaufnahmen gehen intraartikuläre Kalkaneusfrakturen mit einem Höhenverlust und durch die Dislokation des posterolateralen Fragments mit einer Verbreiterung einher. Dies findet seinen Ausdruck in einem reduzierten Böhler-Winkel im Seitbild (Normwert: 20–40°) und einer mediolateralen Verbreiterung auf axialen Aufnahmen. Isolierte Impaktionen des Proc. posterius des Kalkaneus zeigen sich im Röntgenbild als eine Skleroselinie. Frakturen des Proc. anterior calcanei sind am besten auf Schrägaufnahmen sichtbar oder ggf. einer ergänzenden seitlichen Aufnahme des Fußes. Für die Therapie ist es notwendig, das Ausmaß der betroffenen Gelenkfläche abzuschätzen, da dislozierte Frakturen mit einer Beteiligung von mehr als 25 % der kalkaneokuboidalen Gelenkfläche operativ versorgt und refixiert werden sollten. Als Differenzialdiagnose zu dieser Fraktur gibt es eine anatomische Variante, das glatt berandete und ca. 3–4 mm große Os calcaneus secundarius.

Stressfrakturen des Kalkaneus verlaufen senkrecht zur Anordnung der Trabekularisierung des Knochens. Die Orientierung der Trabekel unterscheidet sich je nach Lokalisation im Kalkaneus in Abhängigkeit von der Richtung der physiologisch auftretenden Kräfte. In den anterioren Anteilen verlaufen die Trabekel in kraniokaudaler Richtung, in den posterioren Anteilen jedoch bogenförmig von der Facies articularis talaris posterior zum Tuber calcanei (Abb. 15.35). In der klinischen Untersuchung fällt typischerweise ein Fersenschmerz auf, der durch einen Druck von medial und lateral auf den Kalkaneus ausgelöst werden kann. Die Behandlung erfolgt primär konservativ mit Ruhigstellung. Eine Fraktur im anterioren 1/3 geht allerdings mit einem erhöhten Risiko für eine inkomplette Konsolidierung einher.

Bei Kindern muss differenzialdiagnostisch die Traktionsapophysitis der Tuberositas calcanei (Morbus Sever) von den Avulsionsfrakturen abgegrenzt werden (Abb. 15.36). Erstere äußert sich mit einem oft beidseitig auftretenden Fersenschmerz ohne akutes Trauma, weshalb die Diagnose zumeist ohne Anfertigung eines Röntgenbilds gestellt werden kann [39, 45].

Einstelltechnik

Die Röntgenaufnahmen des Kalkaneus erfolgen in 3 Ebenen: in streng seitlicher Projektion, in dorsoplantarer Projektion mit Kippung der Röhre um 10° nach dorsal und maximaler Streckung im Sprunggelenk sowie in axialer Projektion. Letztere kann im Stehen oder Liegen mit um 45° gekipptem Strahlengang durchgeführt werden (Abb. 15.37). Dies dient insbesondere der überlagerungsfreien Darstellung des kaudalen Kalkaneus.

Weitere Spezialaufnahmen umfassen Brodén- oder Harris-Beath-Aufnahmen. Erstere wird liegend oder sitzend mit 30°-Innenrotation des Fußes angefertigt; zusätzlich wird der Strahlengang um 30° kraniokaudal geneigt, um eine Beteiligung der posterioren Facette bestmöglich beurteilen zu können. Die Harris-Beath-Aufnahme erfüllt den gleichen Zweck mit einer Kippung um 45° in kraniokaudaler Ausrichtung und Zentrierung dorsal auf die Ferse.

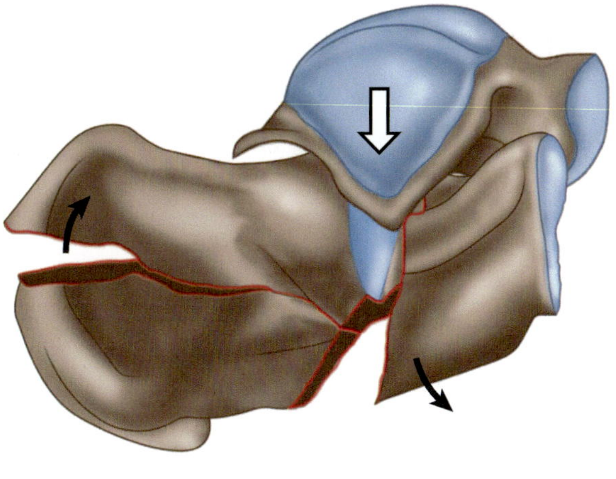

tongue type Fraktur

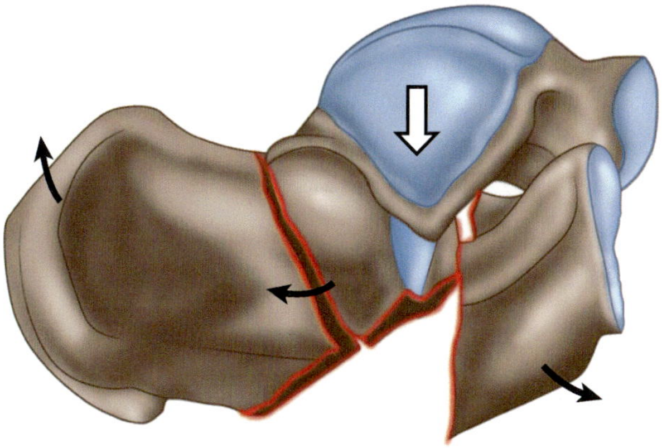

depression type Fraktur

Abb. 15.34 Essex-Lopresti-Frakturen mit dem Verlauf der tongue type und der depression type Frakturen

Fazit für die Praxis

Die Indikation zum Einsatz einer ergänzenden CT-Diagnostik sollte großzügig gestellt werden. Eine intraartikuläre Beteiligung im Rahmen einer Kalkaneusfraktur ist häufig und die weitere Klassifikation zur Therapieentscheidung obligat an die CT Frakturmorphologie geknüpft. Auch die Adäquanz der korrekten Reposition und Implantatlage ist am besten mittels intraoperativer 3D-Bildverstärker- oder der postoperativen CT-Aufnahme möglich.

15.5.3 Os naviculare

Ätiologie/Pathogenese

Isolierte traumatische Frakturen des Os naviculare treten relativ selten auf. Mit 50 % sind die Avulsionsfrakturen [5, 50] im Rahmen von niederenergetischen Traumata am häufigsten. Die Avulsionsfrakturen umfassen die ossären Ausrisse der dorsalen Gelenkkapsel (Ausriss des Lig. talonaviculare) durch übermäßige Inversion und Plantarflexion sowie Ausrisse der anterioren Insertion des Deltabands bei extremer Eversionsstellung. Ferner sind ossäre Ausrisse der Tuberositas (ca. 20–25 %) durch vermehrten Zug der Sehne des M. tibialis posterior im Rahmen von Pronations-/Eversionstraumata möglich.

Die selteneren Frakturen des Korpus des Os naviculare sind regelmäßig mit einer talonavikularen Dislokation und/oder anderen Mittelfußverletzungen (z. B. der lateralen Fußsäule am Kuboid, wobei knöcherne Verletzungen der einen Fußsäule mit ligamentären Verletzungen der anderen kombiniert sein können) vergesellschaftet. Pathophysiologisch liegt zumeist ein höherenergetisches Trauma vor, bei dem eine starke, indirekte axiale Kraft wirkt, oder ein direktes Stoßtrauma zugrunde. Aufgrund der geringen Blutversorgung des Os naviculare und den traumaassoziierten sowie postoperativen Weichteilverletzungen bilden sich gehäuft Pseudarthrosen mit nachfolgend sekundären Arthrosen oder Osteonekrosen aus.

Sehr viel häufiger als traumatische Frakturen finden sich am Os naviculare jedoch Stressreaktionen oder -frakturen, insbesondere bei semiprofessionellen Läufern und Sprintern. Diese treten überwiegend im mittleren 1/3 auf und fallen gemäß der klinischen Einteilung der Stressfrakturen unter die sog. „High-Risk-Frakturen". Auch aufgrund der mit ca. 6 Monaten relativ langen durchschnittlichen Dauer bis zur Diagnosestellung besteht bei Stressfrakturen des Os naviculare insgesamt ein hohes Risiko für langfristig bleibende funktionelle Defizite. Die große Häufigkeit wird auch durch eine ungünstige vaskuläre Versorgung zwischen den Versorgungsgebieten der A. tibialis posterior und A. dorsalis pedis im mittleren 1/3 des Knochens und einer hieraus resultierenden relativ avaskulären Zone bedingt. Zusätzlich kommt es zu Druckbelastungen zwischen dem Talus und den Ossa cuneiformia, die ebenfalls ihren Teil zur eher ungünstigen Langzeitprognose beitragen.

Klassifikation

Frakturen des Korpus können nach der **Sangeorzan-Klassifikation** eingeteilt werden (Tab. 15.9). Diese basiert auf dem Verlauf der Frakturlinie sowie der Art und Richtung der dislozierten Fragmente (Abb. 15.38; [54]).

Für die Stressfrakturen hingegen ist die **Saxena-Klassifikation** gebräuchlich und für die weitere Therapieplanung relevant (Tab. 15.10; [55]). Hierfür wird der Verlauf der Frakturlinie mit einer potenziellen Ausdehnung zur Gegenkortikalis beschrieben (Abb. 15.39).

Bildgebende Diagnostik

Klinisch präsentieren sich die Patienten regelhaft mit Schmerzen entlang des medialen Fußgewölbes bei Vorfußbelastung, und die Mehrzahl (81 %) gibt Schmerzen dorsalseitig am proximalen Os naviculare („N spot") an. Ergänzend zur Röntgenuntersuchung ist in den meisten Fällen einer

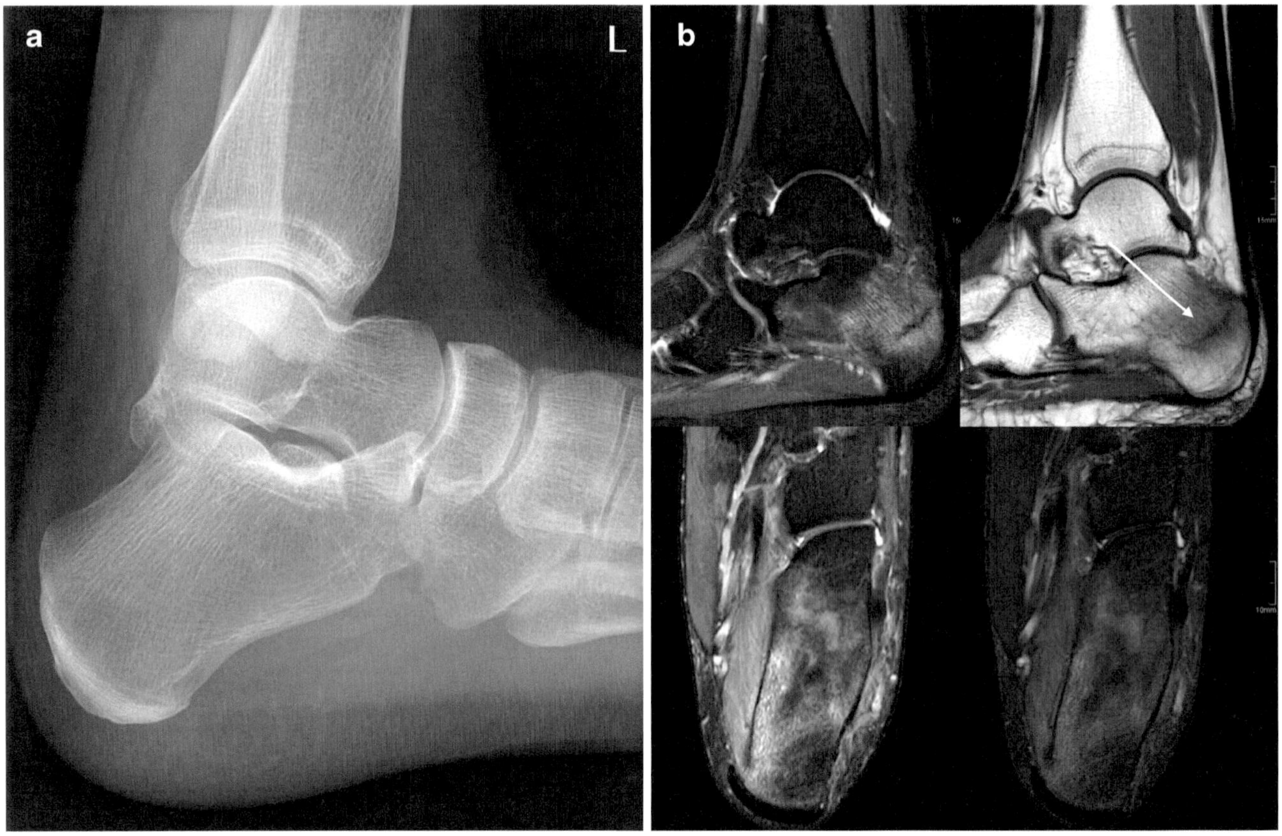

Abb. 15.35 **a** Röntgenaufnahme und **b** MRT-Untersuchung (sagittale FS PD, sagittale T1, axiale FS T1 nach Kontrastmittelgabe, axiale FS PD) einer Stressfraktur des Kalkaneus. In der MRT-Aufnahme ist der Frakturverlauf senkrecht zu den Trabekeln abgrenzbar (*Pfeil*)

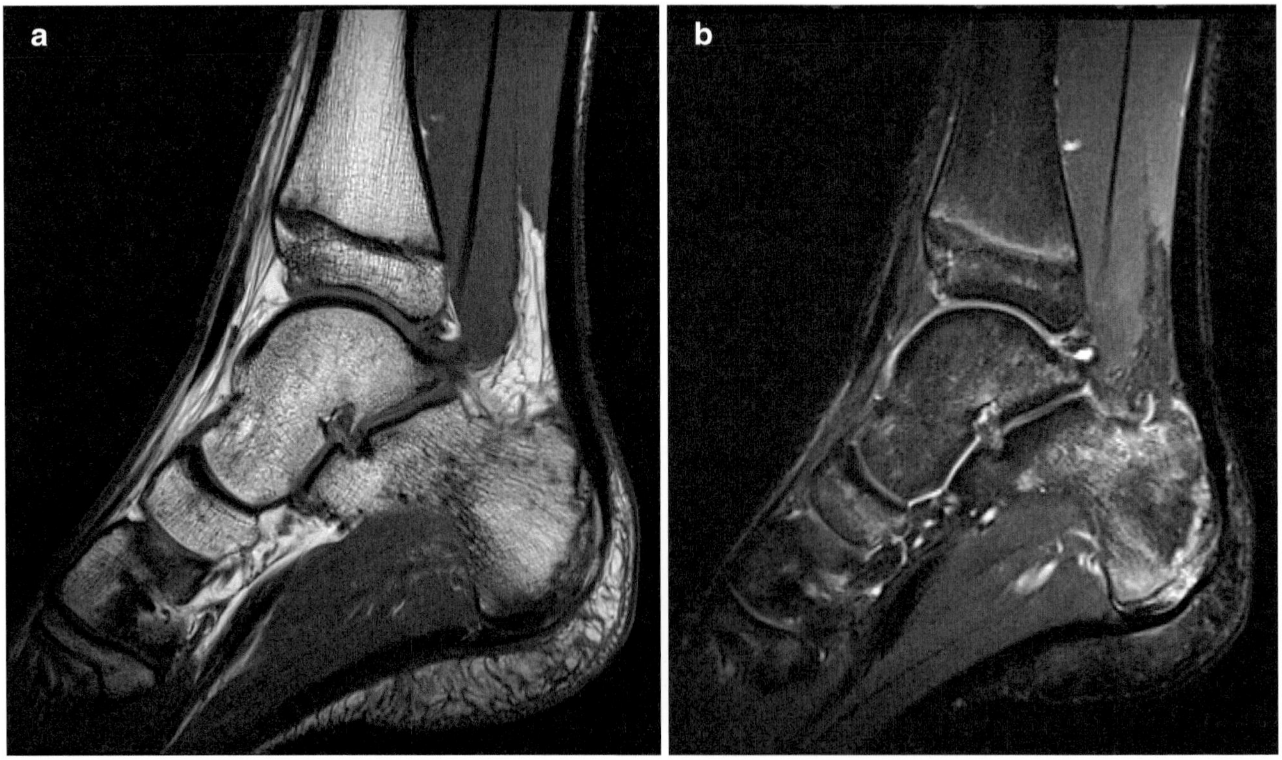

Abb. 15.36 Sagittale **a** T1-Sequenz und **b** STIR-Sequenz („short-τ inversion recovery") eines 13-jährigen Jungen mit typischen ödematösen Veränderungen an der Apophyse des Kalkaneus bei Morbus Sever. Zusätzlich ist auch eine Beteiligung des übrigen Kalkaneus zu sehen

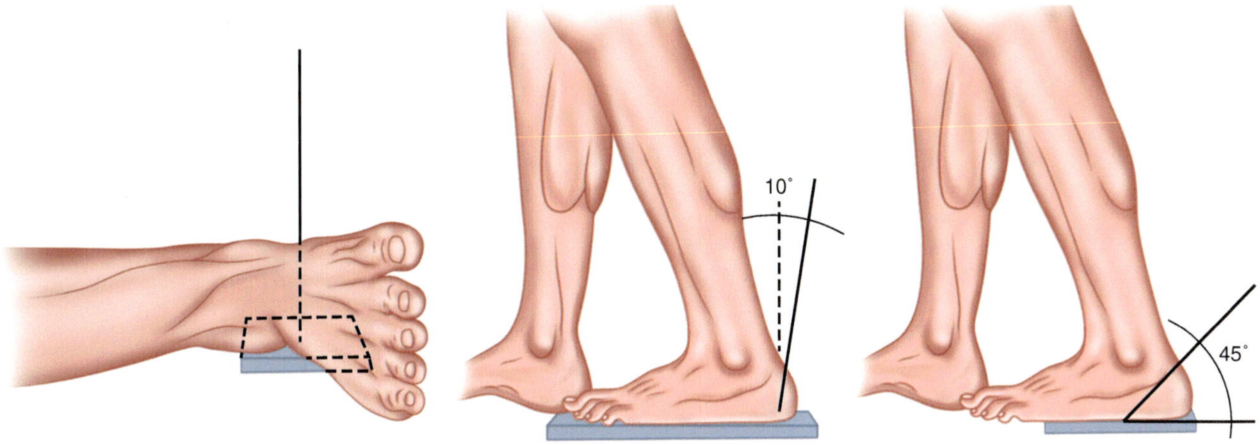

Abb. 15.37 Einstelltechnik Kalkaneus. Die seitliche Aufnahme erfolgt in streng seitlicher Projektion. Demgegenüber wird die Röhre bei der dorsoplantaren Aufnahme um 10° und bei der axialen Aufnahme um 45° nach dorsal gekippt

Tab. 15.9 Klassifikation der Frakturen des Os naviculare entsprechend Sangeorzan

Typ	Frakturkonfiguration
I	Querverlaufende Fraktur
II	Transversale Frakturlinie mit disloziertem medialen Fragment
III	Chipförmige Avulsion an der anteroinferioren Gelenkfläche mit Beteiligung des posterioren talokalkanearen Gelenks

traumatischen Fraktur des Korpus eine erweiterte Schnittbilddiagnostik mittels CT sinnvoll, um hier das Ausmaß besser abschätzen zu können. Demgegenüber kommt die MRT-Untersuchung v. a. bei Verdacht auf eine Stressfraktur oder ligamentäre Verletzungen zum Einsatz.

Einstelltechnik

Die Standarddiagnostik des Fußes umfasst eine Darstellung in 3 Ebenen. Eine dorsoplantare Aufnahme im Stehen mit starker Beugung im Sprunggelenk sowie Kippung der Röhre um 15°. Daneben erfolgt eine streng seitliche Aufnahme insbesondere zur Detektion möglicher Dislokationen in kraniokaudaler Ausrichtung sowie eine 45°-Schrägaufnahme zur überlagerungsfreieren Darstellung der einzelnen Knochen. Als Qualitätskriterium sollte in der seitlichen Aufnahme die Chopart-Gelenklinie einen s-förmigen Verlauf (sog. „Cyma-Linie") aufweisen. Bei subakuten oder chronischen Verläufen können Belastungsaufnahmen des Fußes in 3 Ebenen eine Instabilität im Chopart-Gelenk detektieren helfen.

Fazit für die Praxis

Frakturen des Os naviculare zeichnen sich ebenso wie die Frakturen des Talus durch die komplexe arterielle Versorgung und das damit einhergehende hohe Risiko für Nekrosen der Fragmente aus. Die Stressfrakturen bereiten immer wieder diagnostische Schwierigkeiten. Aufgrund des damit einhergehenden Risikos für ein funktionell schlechtes Outcome sollte bei entsprechendem Risikoprofil der Patienten großzügig der Einsatz einer CT- (traumatische Frakturen) und MRT-Diagnostik (Stressfrakturverdacht) erwogen werden.

15.5.4 Os cuboideum

Ätiologie/Pathogenese

Isolierte Frakturen des Os cuboideum finden sich selten. Am häufigsten sind Avulsionsfrakturen an der distalen Insertionsstelle des Lig. bifurcatum und des Lig. calcaneocuboideum plantare. Seltener anzutreffen sind zentrale Korpusfrakturen, wobei hier eine Sonderform, die sog. „Nutcracker-Fraktur" vorliegen kann, die durch forcierte Abduktion des Vorfußes bei fixiertem Rückfuß z. B. im Rahmen einer Sprunggelenksdistorsion entsteht. Wie die Namensgebung ahnen lässt, resultiert die Fraktur durch eine Kompression des Os cuboideum. Hierbei wird der Körper des Os cuboideum zwischen der Basis der Ossa metatarsalia IV und V einerseits und dem Kalkaneus auf der anderen Seite komprimiert und frakturiert. Begleitend zur Kuboidfraktur kommt es zu einer Avulsionsfraktur am Os naviculare durch die Sehne des M. tibialis posterior.

Bei Kleinkindern können Frakturen des Os cuboideum bei forcierter Plantarflexion des Fußes auftreten, wobei das Os cuboideum zwischen Kalkaneus und den Ossa metatarsalia IV und V komprimiert wird [15].

Klassifikation

Kuboidfrakturen lassen sich nach **Fenton** klassifizieren. Typ-1-Frakturen stellen den größten Anteil dar und entsprechen den Avulsionsfrakturen unter Beteiligung der Kapsel im Gelenk zwischen dem Kalkaneus und dem Os cuboideum. Isolierte Frakturen des Korpus werden in Abhängigkeit von einer intraartikulären Beteiligung in Typ 2 oder 3 ein-

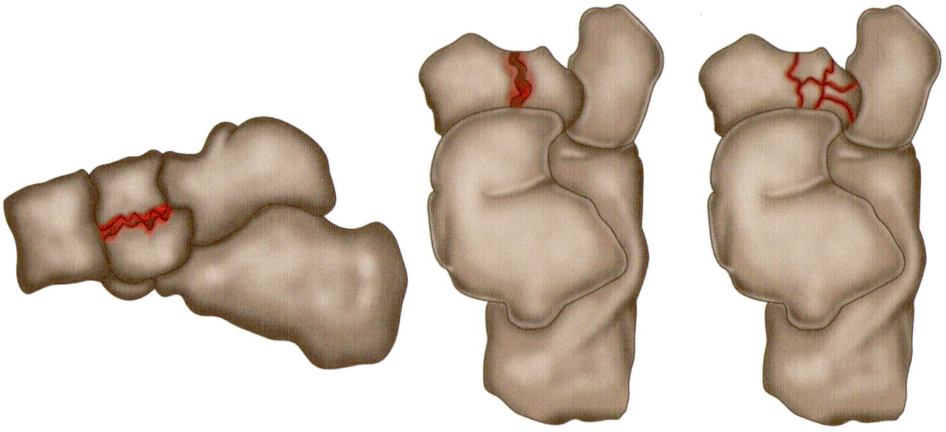

Abb. 15.38 Sangeorzan-Klassifikation für die traumatische Fraktur des Korpus des Os naviculare

Tab. 15.10 Saxena-Klassifikation von Stressfrakturen des Os naviculare

Typ	Frakturkonfiguration	Therapie
I	Inkomplette Fraktur mit isolierter Beteiligung der dorsalen Kortikalis	Meist konservativ; initial 6 Wochen ohne Belastung
II	Inkomplette Fraktur unter Einbeziehung des Körpers	Meist operativ
III	Komplette Fraktur	Meist operativ

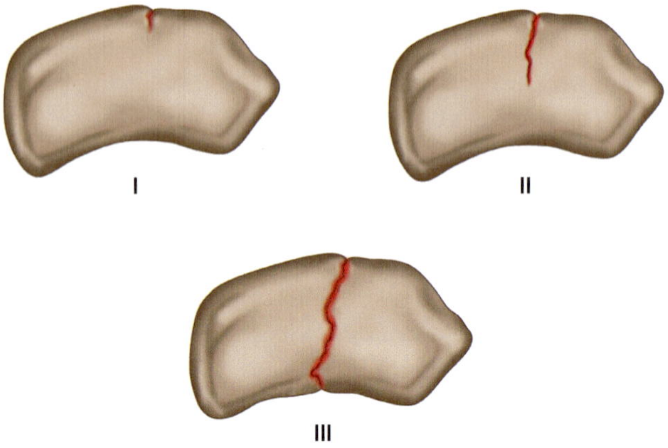

Abb. 15.39 Die Saxena-Klassifikation dient zur Einteilung der chronischen bzw. Stressfrakturen am Os naviculare

geteilt. Bei Frakturen vom Typ 4 kommt es zusätzlich zu einer Dislokation im Tarsometatarsalgelenk. Trümmerfrakturen mit Beteiligung des Os naviculare stellen den Typ 5 dar.

Bildgebende Diagnostik

Für die isolierte Fraktur des Os cuboideum ist die einfache Darstellung im Röntgenbild ausreichend. Wichtig ist es, hierbei insbesondere auf kleinere ossäre Fragmente im Rahmen der Avulsionen zu achten. Bei komplexeren Verletzungen mit mehreren beteiligten Fußwurzelknochen oder beispielsweise nach Hochrasanztraumata empfiehlt sich ggf. die Anfertigung einer CT, häufig lassen sich dabei noch weitere kleine Frakturen abgrenzen.

Einstelltechnik

Die Röntgenaufnahmen erfolgen analog zum Os naviculare in 3 Ebenen (dorsoplantar, streng seitlich und schräg).

Fazit für die Praxis

Auf Indikatoren für eine operative Therapie des Os cuboideum sollte im Befund ausdrücklich eingegangen werden: Vorliegen eines Trümmerbruchs mit einhergehendem Längenverlust der lateralen Säule, eine Gelenkbeteiligung oder eine Stufenbildung von mehr als 2 mm [25].

15.5.5 Lisfranc-Komplex

Ätiologie/Pathogenese

Am Übergang vom Mittel- zum Vorfuß befindet sich der Lisfranc-Gelenkkomplex, der 3 biomechanisch unterschiedliche synoviale Kompartimente bzw. Säulen genannte Einheiten umfasst [40]. Die mediale Säule besteht aus dem Os cuneiforme mediale und Os metatarsale I, die mittlere Säule aus dem Os cuneiforme intermedium und laterale sowie den Basen der Ossa metatarsalia II–III. Die laterale Säule umfasst das Os cuboideum und die Basen der Ossa metatarsalia IV–V.

Pathomechanisch liegen den Verletzungen des Gelenkkomplexes sowohl direkte als auch indirekte Krafteinwirkungen zugrunde. Die direkte Krafteinwirkung erfolgt in der Regel durch hochenergetische Traumata und ist mit entsprechenden Weichteil- und Gefäß-Nerven-Verletzungen vergesellschaftet.

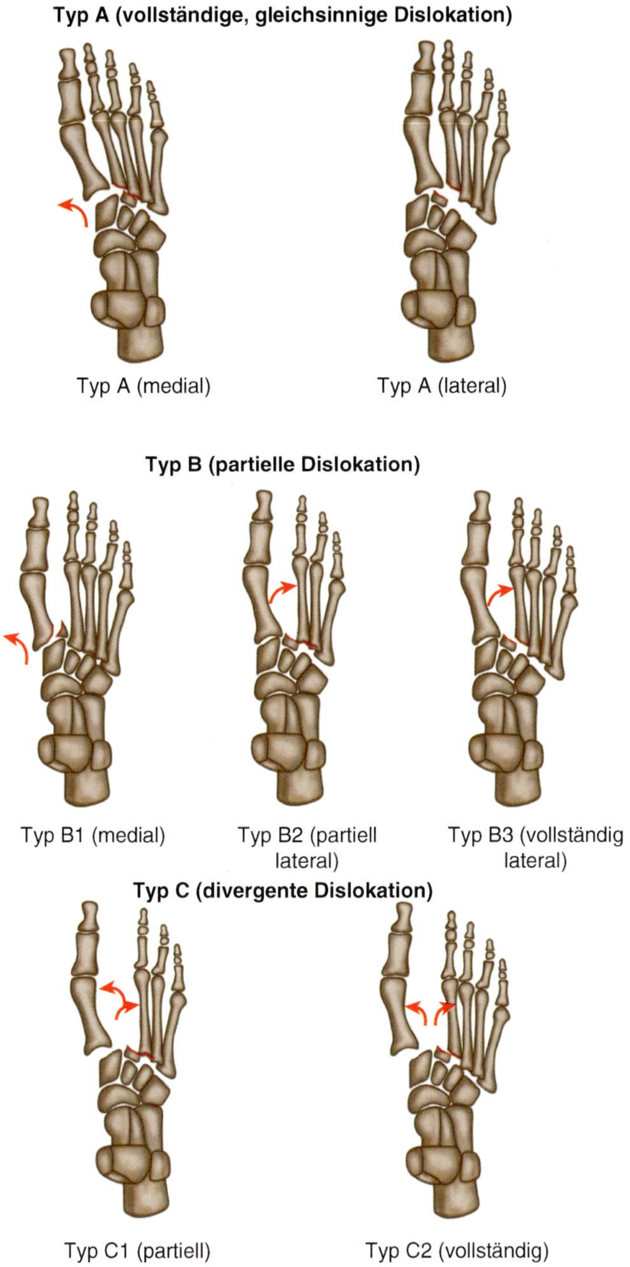

Abb. 15.40 Typ-A-Frakturen nach Myerson zeichnen sich durch eine gleichsinnige Luxation aller Metatarsalia aus. Demgegenüber kommt es bei Typ-B-Verletzungen lediglich zu einer partiellen Luxation und bei Typ-C-Verletzungen zur einer Dislokation der Metatarsalia in entgegengesetzte Richtungen

Klassifikation

Bei der nach **Myerson** modifizierten Frakturklassifikation der Lisfranc-Verletzungen werden diese in 3 Kategorien A, B und C eingeordnet, und zwar bezogen auf das Ausmaß der Gelenkbeteiligung und die Richtung der Dislokationen in den tarsometatarsalen Gelenken (Abb. 15.40).

Bildgebende Diagnostik

Bei niederenergetischen Verletzungen des Lisfranc-Gelenkkomplexes stehen primär die Bandverletzungen im Vordergrund und assoziierte Veränderungen können im Röntgen sehr diskret sein. Die Röntgenaufnahmen des Fußes in 3 Ebenen sollten folglich möglichst unter Belastung durchgeführt werden. Bei der Auswertung sollte insbesondere auf ein Malalignement zwischen den Ossa cuneiformia und dem Os cuboideum auf der einen Seite und den Basen der Ossa metatarsalia auf der anderen Seite geachtet werden (Abb. 15.41). Abzugrenzen ist das sog. „fleck sign", bei dem ein kleines knöchernes Fragment zwischen der Basis des Os metatarsale I und II vorliegt, das einer Avulsion des Lisfranc-Bands entspricht. Hieraus resultiert eine Instabilität mit einer resultierenden Prädisposition zur Luxation im Lisfranc-Gelenk.

Bei unauffälligem Röntgenbild sollte bei dringendem klinischem Verdacht auf eine Lisfranc-Verletzung eine weiterführende Schnittbilddiagnostik ergänzt werden (Abb. 15.42). Die CT erhöht die Detektionsrate von subtilen ligamentären Avulsionen, wohingegen die MRT eher ihre Bedeutung beim Nachweis von etwaigen Bandrupturen im Rahmen von niederenergetischen Verletzungen hat.

▶ **Praxistipp** Bis zu 20 % dieser Frakturen werden bei der ersten Präsentation nicht erkannt. Röntgenaufnahmen zeigen möglicherweise nur eine Fraktur der Basis des Os metatarsale II oder Absplitterungsfrakturen des Os cuneiforme. Trotzdem sollte eine Schädigung des Tarsometatarsalgelenks vermutet werden. Normalerweise deckt sich in diesem Gelenk die mediale Seite des Os cuneiforme II direkt mit der medialen Seite des Os metatarsale II. Vergleichende Ansichten oder CT-Aufnahmen können notwendig sein, um eine Zerstörung des Gelenks zu identifizieren.

Einstelltechnik

Die 3 Standardebenen der Fußdiagnostik werden zur besseren Darstellung des Lisfranc-Komplexes in der dorsoplantaren Projektion geringfügig modifiziert. Hierbei wird die Röhre lediglich um 20° statt der üblichen 30° gekippt, um eine exaktere Ausrichtung entlang der Gelenkflächen zu erreichen.

Fazit für die Praxis

Im Röntgenbild sollte insbesondere die Kongruenz zwischen den Ossa cuneiformia und dem Os cuboideum mit den Ossa metatarsalia genau inspiziert werden. Die Befunde sind zumeist sehr diskret, weshalb ggf. auch eine ergänzende Schnittbildgebung zum sicheren Ausschluss notwendig sein kann.

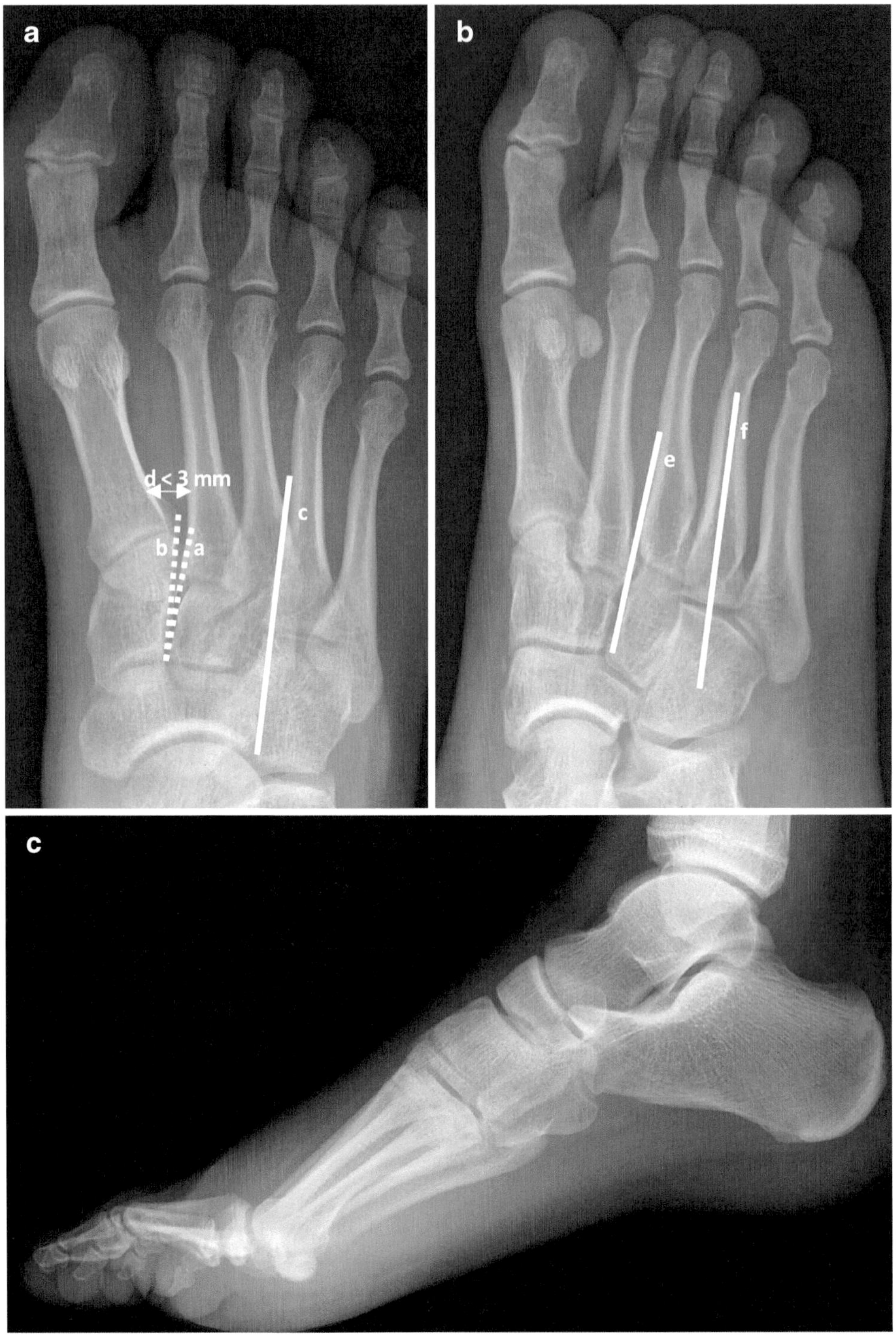

Abb. 15.41 Bei Verdacht auf eine Lisfranc-Verletzung sollte auf die nachfolgenden Kriterien geachtete werden. **a** Dorsoplantare Aufnahme: *a* Die mediale Begrenzung des Os metatarsale II liegt in einer Linie mit dem Os cuneiforme intermedius. *b* Die laterale Begrenzung des Os metatarsale I liegt in einer Linie mit der lateralen Begrenzung des Os cuneiforme mediale. *c* Die mediale Seite des Os metatarsale IV schließt harmonisch mit der lateralen Seite des Os naviculare. *d* Der Abstand zwischen dem Os metatarsale I und II ist <3 mm (insbesondere an der Basis des Os metatarsale II). **b** 45°-Schrägaufnahme. *e* Das Os metatarsale III schließt bündig mit der lateralen Begrenzung des Os cuneiforme laterale. *f* Der Os metatarsale IV liegt auf eine Linie mit dem Os cuboideum. **c** In Einzelfällen ist die Dislokation lediglich in der streng seitlichen Darstellung abgrenzbar, die deshalb standardmäßig mit erfolgen sollte

15.5.6 Metatarsalia

Ätiologie/Pathogenese

Die häufigste Lokalisation von Frakturen im Bereich der Ossa metatarsalia ist mit ca. 68 % aller Fälle das Os metatarsale V [19]. Bei Kindern ist der prädisponierende Faktor die fibrokartilaginäre Verbindung zwischen Knochen und Apophyse, die ähnlich den Wachstumsfugen eine Schwachstelle darstellt und im Falle einer Avulsionsfraktur von der Metaphyse abgetrennt werden kann [45]. Die Apophyse selbst sollte nicht mit einer Fraktur verwechselt werden. Hier hilft die Orientierung der Apophyse, die parallel zur Diaphyse verläuft, wohingegen Frakturen normalerweise quer verlaufen.

Die auch als „Marschfrakturen" bezeichneten Stressfrakturen der Ossa metatarsalia finden sich klassischerweise am Schaft des Os metatarsale II (52 %) und Os metatarsale III (35 %; [22]). Abhängig vom betroffenen Knochen unter-

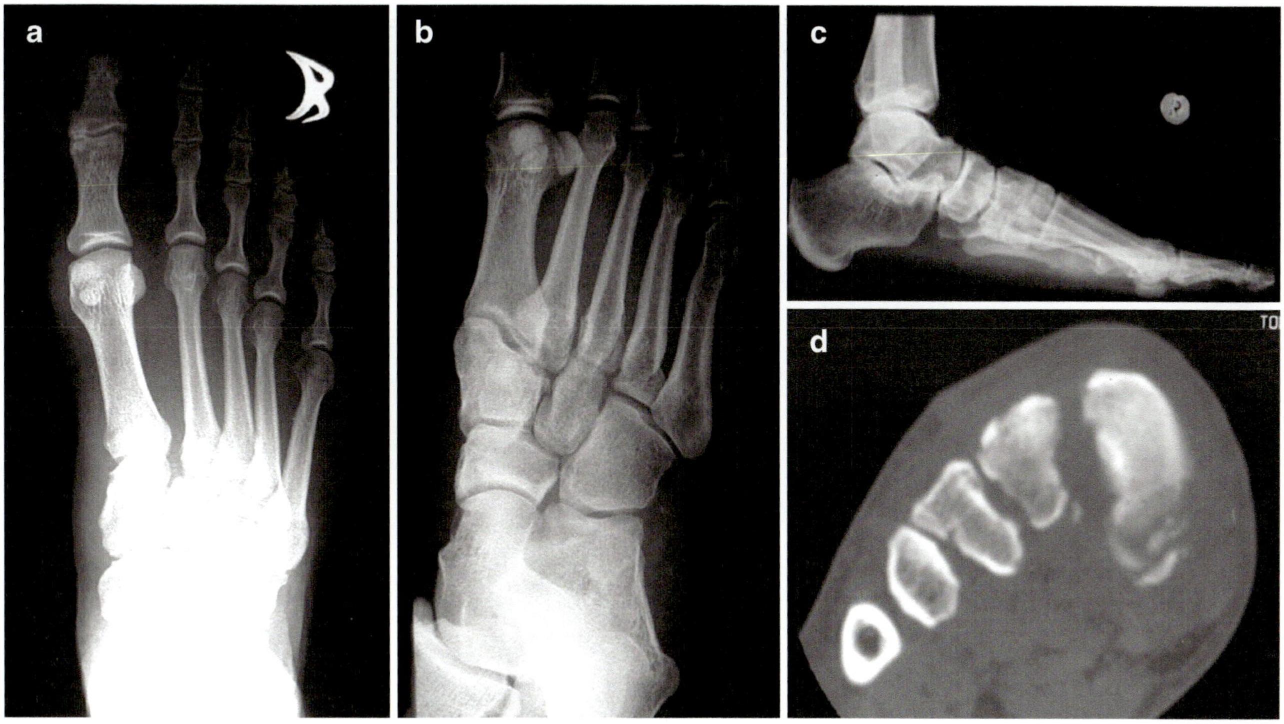

Abb. 15.42 **a–c** Bei der konventionellen Aufnahme wurden die Erweiterung des Spalts zwischen dem Os metatarsale I und II mit kleinen ossären Fragmenten sowie das fehlende Alignement zwischen dem Os metatarsale II und dem Os cuneiforme intermedius übersehen und die Verletzung als „Fußdistorsion" über 5 Wochen konservativ geführt. **d** Erst im CT zeigt sich das ganze Ausmaß der ossären Verletzung

scheiden sich die Frakturen bezüglich der typischen Lokalisationen. Die Frakturen der Ossa metatarsalia II–IV sind vorwiegend in der Diaphyse lokalisiert, wohingegen die Frakturen der Ossa metatarsalia I (ca. 8 %) überwiegend an der Metaphyse und des Os metatarsale V zwischen Meta- und Diaphyse lokalisiert sind.

Klassifikation

Gemäß der **Klassifikation nach Lawrence und Botte** werden die Frakturen des proximalen Os metatarsale V anhand der Lokalisation und des Entstehungsmechanismus 3 Zonen zugeordnet (Abb. 15.43, Abb. 15.44). Frakturen in der am weitesten proximal gelegenen Zone 1 entstehen durch Avulsionen der Tubcrositas und sind bedingt durch einen Zug der Plantaraponeurose bzw. der Sehne des M. peroneus brevis. Die Frakturen der Zone 2 entstehen am metadiaphysären Übergang durch eine forcierte Vorfußadduktion bei plantarflektiertem Rückfuß. Hierdurch ist das intermetatarsale Gelenk mitbetroffen. Die am weitesten distal gelegenen Zone-3-Frakturen liegen bereits in der proximalen Diaphyse und entstehen häufig durch Überlastungsreaktionen. Die Jones-Fraktur wird in der Literatur nicht einheitlich definiert und fällt teils in Zone 2 und teils in Zone 3. Somit kann die Bezeichnung ohne eine weitere Spezifikation zu unterschiedlichen Interpretationen führen [19].

Da Frakturen in Zone 1 ein gutes Heilungspotenzial haben, können sie konservativ geführt werden. Zwar neigen Frakturen in den anderen beiden Zonen zu einer verzögerten

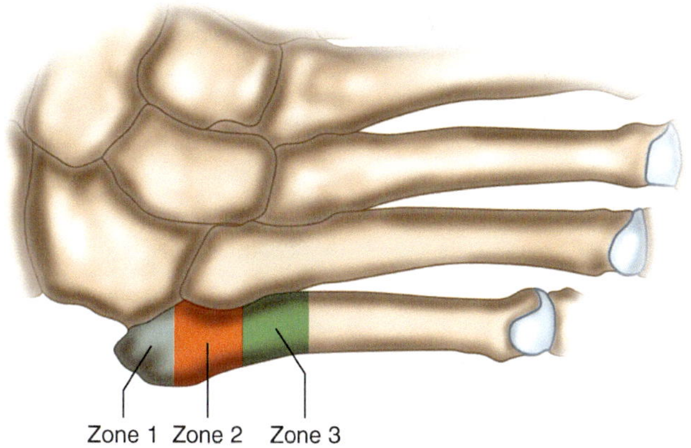

Abb. 15.43 Einteilung der Frakturen an der Basis des Os metatarsale V nach Lawrence und Botte

Frakturheilung und bergen eine erhöhte Gefahr für Refrakturen, werden aber als akute Frakturen ebenfalls zumeist konservativ behandelt.

Bildgebende Diagnostik

Die Diagnostik der traumatischen Frakturen an den Metatarsalia ist überwiegend unkompliziert und mittels Röntgenaufnahmen möglich. Bei komplexeren Frakturverläufen, insbesondere in Basisnähe, kann ggf. eine ergänzende CT-Diagnostik erwogen werden (Abb. 15.45).

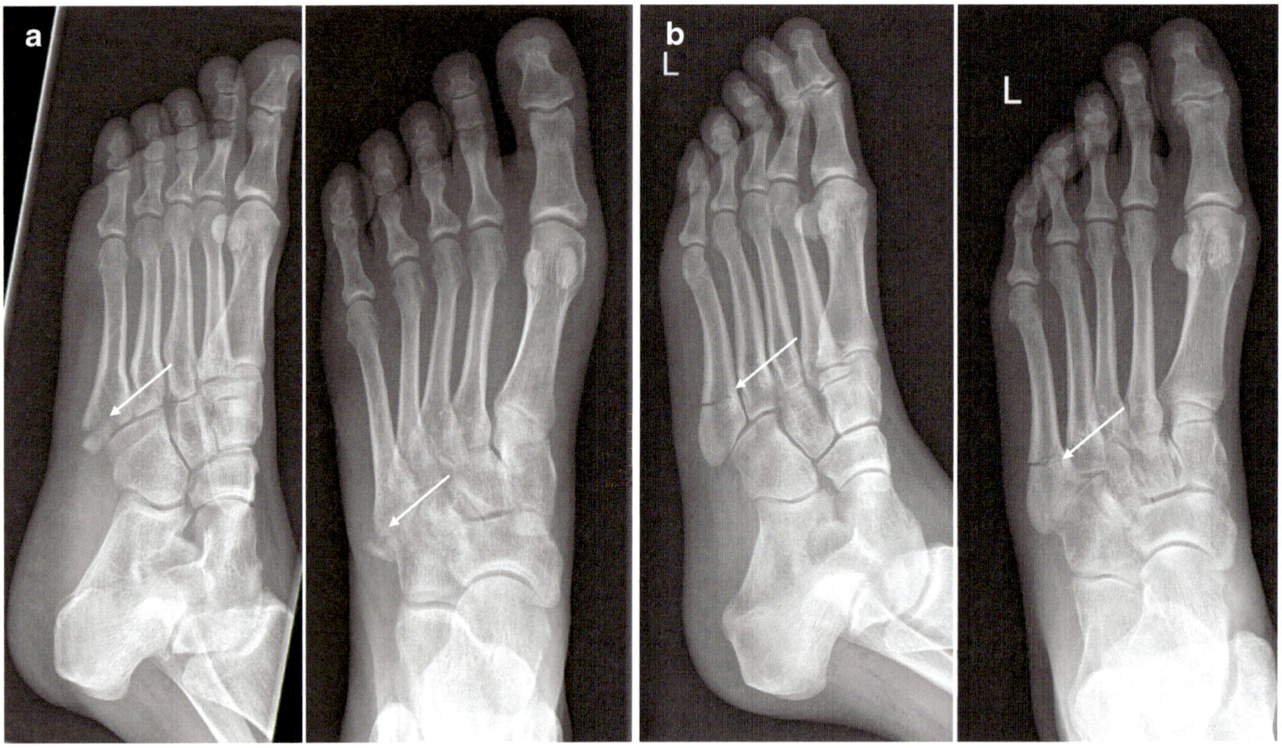

Abb. 15.44 Fraktur in der Zone 1 (**a**) und Zone 3 (**b**) nach Lawrence und Botte

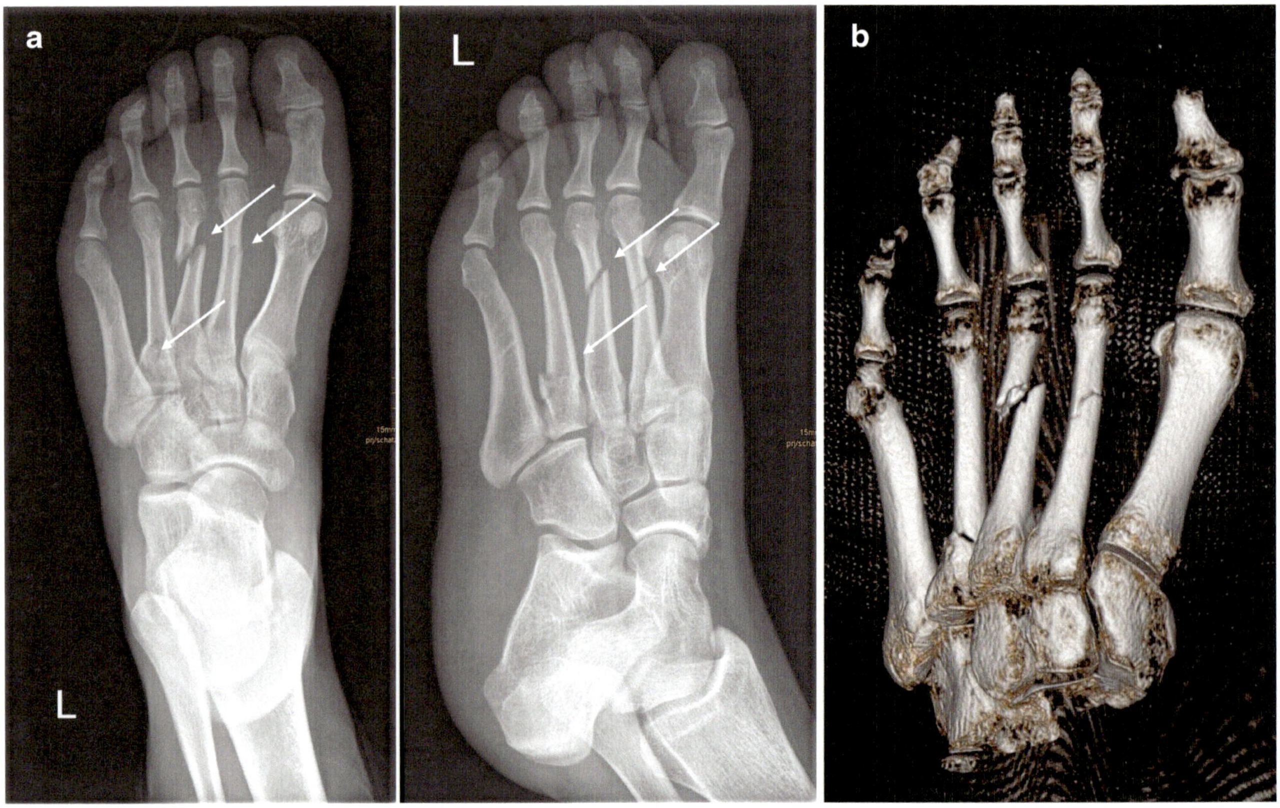

Abb. 15.45 Röntgenaufnahme (**a**) und 3D-Rekonstruktion (**b**) einer seriellen Metatarsaliafraktur mit Beteiligung der Ossa metatarsalia II–IV

Bei den adulten Stressfrakturen führt die unterschiedliche Lokalisation in der Dia- und der Metaphyse biomechanisch zu unterschiedlichen Adaptationsprozessen. Hierbei zeigen sich an den Ossa metatarsalia II–IV eine flaue Periostreaktion mit teils angrenzender linearer Hypertransparenz und am Os metatarsale I eine lineare Mehrsklerosierung. Frakturen des Os metatarsale V und an der Basis des Os metatarsale II sind High-Risk-Frakturen. Insbesondere Stressfrakturen des Os metatarsale V bergen aufgrund einer 2-geteilten Blutversorgung mit resultierender Minderperfusion der metadiaphysären Region das Risiko einer verzögerten oder ausbleibenden Frakturheilung [58].

Bei Kleinkindern besteht ein der Toddler-Fraktur ähnelndes klinisches Bild mit Gangauffälligkeiten oder einer Minderbelastung des entsprechenden Beines. Pathophysiologisch kommt es bei Stürzen oder Sprüngen aus größerer Höhe und gleichzeitiger Plantarflexion des Fußes gehäuft zu Frakturen des Os metatarsale I [35]. Die vertikal auf den Knochen einwirkende Kraft resultiert dabei zumeist in Wulstfrakturen oder Eckfrakturen der proximalen Metaphyse [34]. Auch zur Detektion von Avulsionsfrakturen bei Kindern ist im Normalfall die alleinige Röntgenaufnahme ausreichend [56]. Differenzialdiagnostisch ist hiervon die chronische Entzündung der Apophyse abzugrenzen, die durch wiederholte Mikrotraumata entsteht und auch als „Traktionsapophysitis" bzw. „Morbus Iselin" bezeichnet wird [13]. Das Röntgenbild ist hierbei häufig unauffällig, außer es liegt eine Fragmentierung der Apophyse vor. Demgegenüber lassen sich mittels MRT die chronisch-entzündlichen Veränderungen der Apophyse, des Knochens, der fibrokartilaginären Verbindung sowie des Weichgewebes darstellen [45].

Einstelltechnik

Bei einer alleinigen Darstellung des Vorfußes kann der Strahlengang bei der dorsoplantaren Aufnahme senkrecht oder mit einer kraniokaudalen Kippung um 10° gewählt werden. Der Zentralstrahl sollte auf den Kopf des Os metatarsale III ausgerichtet werden.

Fazit für die Praxis

Bei den klinisch häufigen Frakturen an der Basis des Os metatarsale V ist die genaue Beschreibung bzw. Klassifikation der Lokalisation von entscheidender Bedeutung für die nachfolgende Versorgung sowie das funktionelle Outcome; sie sollte deshalb explizit im Befund Erwähnung finden.

15.5.7 Sesambeinfrakturen der Großzehe

Ätiologie/Pathogenese

Insgesamt sind Frakturen der Sesambeine der Großzehe selten und finden sich am häufigsten im tibialen Sesambein [10, 69]. Die betroffenen Patienten sind normalerweise jung und sportlich aktiv. Als Sportarten mit erhöhtem Risiko gelten v. a. Turnen, Laufsportarten und Tanzen [60]. Die Frakturen sind zumeist Folge der repetitiven Belastung und damit klassische Stressfrakturen. Bei den akuten Frakturen ist die Ursache in der Regel eine forcierte Hyperextension im Großzehengrundgelenk.

Klassifikation

Im Rahmen von Dislokationen am Metatarsophalangealgelenk (MTP-Gelenk) können die Frakturen der Sesambeine in der **Klassifikation von Jahss** [31] mitbeurteilt werden. Beim Typ I kommt es zu einer Dislokation im Gelenk mit intakten Sesambeinen. Die Beteiligung des Sesambeinkomplexes bei Typ-II-Dislokationen zeigt sich im Röntgenbild zumeist durch eine Verbeiterung des Abstands zwischen den Sesambeinen: Beim Typ IIA besteht eine Ruptur des Bands zwischen den Sesambeinen, beim Typ IIB kommt es zu einer Querfraktur eines Sesambeines, und der Typ IIC stellt die Kombination beider Verletzungen dar.

Bildgebende Diagnostik

Bei der Diagnostik der Fraktur des Sesambeines muss differenzialdiagnostisch ein anlagebedingt bi- oder multipartites Sesambein in Betracht gezogen werden, das in 30 % der Fälle auftritt. Zur Unterscheidung ist es hilfreich zu wissen, dass ein bipartites tibiales Sesambein normalerweise deutlich größer ist als das benachbarte fibulare Sesambein, während ein frakturbedingt geteiltes Sesambein nur geringfügig größer ist. Weiterhin sprechen randsklerosierte, scharf begrenzte Ränder gegen eine Fraktur.

Darüber hinaus gibt es noch diverse weitere Pathologien, die von einer Fraktur abzugrenzen sind. Hierzu gehören folgende: eine unspezifische Sesamoiditis (unauffälliger Röntgenbefund, aber Ödem sichtbar in der MRT-Aufnahme), eine Osteonekrose/Morbus Renander (Sklerose und Fragmentation im Spätstadium sowie verzögerte bis ausbleibende Kontrastmittelaufnahme in der MRT-Aufnahme) oder kapsuloligamentäre Verletzungen des MTP-Gelenks (Proximalverlagerung der Sesambeine, Ödem oder Diskontinuität der kapsuloligamentären Strukturen des MTP-Gelenks in der MRT- oder der Ultraschallaufnahme).

Einstelltechnik
Für die isolierte Darstellung der Zehen ist eine streng dorsoplantare und seitliche Projektion mit fokussierter Einblendung ausreichend. Zusätzlich gibt es noch diverse Spezialaufnahmen für das Sesambein, insbesondere der Großzehe: Aufnahmetechnik nach Walter-Muller, nach Viladot oder nach Leroux oder korrespondierende Schräg- bzw. Tangentialaufnahmen [1].

Fazit für die Praxis
Die Frakturen des Sesambeines können in nahezu 90 % der Fälle konservativ behandelt werden. Die Diagnose der Fraktur ist jedoch auch zur Einleitung der konservativen Therapie notwendig. Darüber hinaus zeichnen sich die Frakturen durch einen prolongierten Heilungsverlauf aus. Die Wiederaufnahme der sportlichen Tätigkeit oder eine komplette Schmerzfreiheit benötigen im Schnitt beinahe ein halbes Jahr [60].

Literatur

Ausgewählte Übersichtsarbeiten und Monografien

1. Albisinni U, Battaglia M (2009) Konventionelle Röntgendiagnostik des Skelettsystems: 900 moderne Techniken und ihre optimale praktische Durchführung. Springer
2. Arimoto H, Forrester D (1980) Classification of ankle fractures: an algorithm. Am J Roentgenol 135:1057–1063. https://doi.org/10.2214/ajr.135.5.1057
3. Bartoníček J, Rammelt S, Kostlivý K et al (2015) Anatomy and classification of the posterior tibial fragment in ankle fractures. Arch Orthop Trauma Surg 135:505–516. https://doi.org/10.1007/s00402-015-2171-4
4. Beck BR, Bergman AG, Miner M et al (2012) Tibial stress injury: relationship of radiographic, nuclear medicine bone scanning, MR imaging, and CT severity grades to clinical severity and time to healing. Radiology 263:811–818. https://doi.org/10.1148/radiol.12102426
5. Calhoun JH, Laughlin RT (2005) Fractures of the foot and ankle: diagnosis and treatment of injury and disease. Taylor & Francis, Boca Raton
6. Cody O'dell M, Jaramillo D, Bancroft L et al (2016) Imaging of Sports-related Injuries of the Lower Extremity in Pediatric Patients. Radiographics 36:1807–1827. https://doi.org/10.1148/rg.2016160009
7. Krähenbühl N, Weinberg MW, Davidson NP et al (2018) Imaging in syndesmotic injury: a systematic literature review. Skelet Radiol 47:631–648. https://doi.org/10.1007/s00256-017-2823-2
8. Lauge-Hansen N (1950) Fractures of the ankle. II. Combined experimental-surgical and experimental-roentgenologic investigations. Arch Surg 60:957–985
9. Stiell IG, Greenberg GH, McKnight RD et al (1992) A study to develop clinical decision rules for the use of radiography in acute ankle injuries. Ann Emerg Med 21:384–390. https://doi.org/10.1016/s0196-0644(05)82656-3
10. Wörtler K, Schäffeler C (2015) Akute Sportverletzungen und chronische Überlastungsschäden an Vor- und Mittelfuß. Radiologe 55:417–432. https://doi.org/10.1007/s00117-015-2855-3
11. Zwipp H, Tscherne H, Wülker N, Grote R (1989) Intra-articular fracture of the calcaneus. Classification, assessment and surgical procedures. Unfallchirurg 92:117–129

Zitierte Orginalarbeiten

12. Alonso A, Khoury L, Adams R (1998) Clinical tests for ankle syndesmosis injury: reliability and prediction of return to function. J Orthop Sports Phys Ther 27:276–284. https://doi.org/10.2519/jospt.1998.27.4.276
13. Arnaiz J, Piedra T, de Lucas EM et al (2011) Imaging findings of lower limb apophysitis. Am J Roentgenol 196:W316–W325. https://doi.org/10.2214/AJR.10.5308
14. Beckenkamp PR, Lin C-WC, Macaskill P et al (2017) Diagnostic accuracy of the Ottawa ankle and midfoot rules: a systematic review with meta-analysis. Br J Sports Med 51:504–510. https://doi.org/10.1136/bjsports-2016-096858
15. Blumberg K, Patterson RJ (1991) The toddler's cuboid fracture. Radiology 179:93–94. https://doi.org/10.1148/radiology.179.1.2006311
16. Bohndorf K, Imhof H, Schibany N (2001) Bildgebende Diagnostik akuter und chronischer osteochondraler Läsionen am Talus. Orthopade 30:12–19
17. Brittberg M, Winalski CS (2003) Evaluation of cartilage injuries and repair. J Bone Joint Surg Am 85-A Suppl 2:58–69. https://doi.org/10.2106/00004623-200300002-00008
18. Cao S, Wang C, Ma X, Wang X, Huang J, Zhang C (2018) Imaging diagnosis for chronic lateral ankle ligament injury: a systemic review with meta-analysis. J Orthop Surg Res 13:122
19. Cheung CN, Lui TH (2016) Proximal fifth metatarsal fractures: anatomy, classification, treatment and complications. Archives of Trauma Research 5(4):e33298
20. Chun K-Y, Choi YS, Lee SH et al (2015) Deltoid ligament and tibiofibular syndesmosis injury in chronic lateral ankle instability: magnetic resonance imaging evaluation at 3T and comparison with arthroscopy. Korean J Radiol 16:1096–1103. https://doi.org/10.3348/kjr.2015.16.5.1096
21. Clanton TO, Paul P (2002) Syndesmosis injuries in athletes. Foot Ankle Clin 7(3):529–549
22. Coughlin MJ, Saltzman CL, Mann RA (2013) Mann's Surgery of the Foot and Ankle E-Book: Expert Consult – Online. Elsevier Health Sciences
23. Dipaola JD, Nelson DW, Colville MR (1991) Characterizing osteochondral lesions by magnetic resonance imaging. Arthroscopy 7:101–104. https://doi.org/10.1016/0749-8063(91)90087-e
24. Femino JE, Gruber BF, Karunakar MA (2007) Safe zone for the placement of medial malleolar screws. JBJS 89:133. https://doi.org/10.2106/JBJS.F.00689
25. Fenton P, Al-Nammari S, Blundell C, Davies M (2016) The patterns of injury and management of cuboid fractures: a retrospective case series. Bone Joint J 98-B:1003–1008. https://doi.org/10.1302/0301-620X.98B7.36639
26. Flick AB, Gould N (1985) Osteochondritis dissecans of the talus (transchondral fractures of the talus): review of the literature and new surgical approach for medial dome lesions. Foot Ankle 5:165–185
27. Fredericson M, Bergman AG, Hoffman KL, Dillingham MS (1995) Tibial stress reaction in runners: correlation of clinical symptoms and scintigraphy with a new magnetic resonance imaging grading system. Am J Sports Med 23:472–481. https://doi.org/10.1177/036354659502300418
28. Griffith JF, Lau DT, Yeung DK et al (2012) High-resolution MR imaging of talar osteochondral lesions with new classification. Skeletal Radiol 41:387–399
29. Hansen ST Jr (2000) Functional Reconstruction of the Foot and Ankle. Lippincott, Williams&Wilkins. Philadelphia

30. Hermans JJ, Wentink N, Beumer A et al (2012) Correlation between radiological assessment of acute ankle fractures and syndesmotic injury on MRI. Skelet Radiol 41:787–801. https://doi.org/10.1007/s00256-011-1284-2
31. Jahss MH (1980) Traumatic dislocations of the first metatarsophalangeal joint. Foot Ankle 1:15–21. https://doi.org/10.1177/107110078000100107
32. Jaimes C, Chauvin NA, Delgado J, Jaramillo D (2014) MR imaging of normal epiphyseal development and common epiphyseal disorders. Radiographics 34:449–471. https://doi.org/10.1148/rg.342135070
33. Jeong BO, Kim TY, Baek JH et al (2018) Assessment of ankle mortise instability after isolated supination-external rotation lateral malleolar fractures. J Bone Joint Surg Am 100:1557–1562. https://doi.org/10.2106/JBJS.17.00993
34. John SD, Moorthy CS, Swischuk LE (1997) Expanding the concept of the toddler's fracture. Radiographics 17:367–376. https://doi.org/10.1148/radiographics.17.2.9084078
35. Johnson GF (1981) Pediatric Lisfranc injury: "bunk bed" fracture. AJR Am J Roentgenol 137:1041–1044. https://doi.org/10.2214/ajr.137.5.1041
36. Kijowski R, Choi J, Shinki K et al (2012) Validation of MRI classification system for tibial stress injuries. AJR Am J Roentgenol 198:878–884. https://doi.org/10.2214/AJR.11.6826
37. Klein P, Sommerfeld P (2004) Biomechanik der menschlichen Gelenke. Elsevier, Urban & Fischer
38. Knowelden J, Buhr AJ, Dunbar O (1964) Incidence of fractures in fersons over 35 years of age. A report to the M.R.C working party on fractures in the elderly. Br J Prev Soc Med 18:130–141. https://doi.org/10.1136/jech.18.3.130
39. Kose O (2010) Do we really need radiographic assessment for the diagnosis of non-specific heel pain (calcaneal apophysitis) in children? Skelet Radiol 39:359–361. https://doi.org/10.1007/s00256-009-0774-y
40. Llopis E, Carrascoso J, Iriarte I et al (2016) Lisfranc injury imaging and surgical management. Semin Musculoskelet Radiol 20: 139–153. https://doi.org/10.1055/s-0036-1581119
41. Loomer R, Fisher C, Lloyd-Smith R et al (1993) Osteochondral lesions of the talus. Am J Sports Med 21:13–19. https://doi.org/10.1177/036354659302100103
42. Mandell JC, Khurana B, Smith SE (2017) Stress fractures of the foot and ankle, part 1: biomechanics of bone and principles of imaging and treatment. Skelet Radiol 46:1021–1029. https://doi.org/10.1007/s00256-017-2640-7
43. Meinberg E et al (2018) Fracture and dislocation classification compendium—2018. J Orthop Trauma 32(Suppl 1):S1–S170
44. Melenevsky Y, Mackey RA, Abrahams RB, Thomson NB (2015) Talar fractures and dislocations: a radiologist's guide to timely diagnosis and classification. Radiographics 35:765–779. https://doi.org/10.1148/rg.2015140156
45. O'Dell MC, Jaramillo D, Bancroft L et al (2016) Imaging of sports-related injuries of the lower extremity in pediatric patients. Radiographics 36:1807–1827. https://doi.org/10.1148/rg.2016160009
46. Oae K, Takao M, Uchio Y, Ochi M (2010) Evaluation of anterior talofibular ligament injury with stress radiography, ultrasonography and MR imaging. Skelet Radiol 39:41–47
47. Peicha G, Preidler KW, Lajtai G, Seibert FJ, Grechenig W (2001) Diagnostische Wertigkeit von Nativröntgen, Computer- und Magnetresonanztomographie beim akuten Hyperflexionstrauma des Fußes. Eine prospektive klinische Studie. Unfallchirurg 104:1134–1139
48. Pirente N, Bouillon B, Schäfer B, Raum M, Helling HJ, Berger E, Neugebauer E (2002) Systematische Entwicklung eines Messinstruments zur Erfassung der gesundheitsbezogenen Lebensqualität beim polytraumatisierten Patienten. Die Polytrauma-Outcome-(POLO-)Chart. Unfallchirurg 105:413–422
49. Rammelt S, Manke E (2018) Syndesmosenverletzungen. Unfallchirurg 121:693–703. https://doi.org/10.1007/s00113-018-0508-5
50. Rosenbaum AJ, Uhl RL, DiPreta JA (2014) Acute fractures of the tarsal navicular. Orthopedics 37:541–546. https://doi.org/10.3928/01477447-20140728-07
51. Rosenberg ZS, Beltran J, Bencardino JT (2000) From the RSNA refresher courses. Radiological Society of North America. MR imaging of the ankle and foot. Radiographics 20 Spec No, S 153–179
52. Rüedi T, Matter P, Allgöwer M (1968) Intra-articular fractures of the distal tibial end. Helv Chir Acta 35:556–582
53. Sanders R (1992) Intra-articular fractures of the calcaneus: present state of the art. J Orthop Trauma 6:252–265
54. Sangeorzan BJ, Benirschke SK, Mosca V et al (1989) Displaced intra-articular fractures of the tarsal navicular. J Bone Joint Surg Am 71:1504–1510
55. Saxena A, Fullem B, Hannaford D (2000) Results of treatment of 22 navicular stress fractures and a new proposed radiographic classification system. J Foot Ankle Surg 39:96–103
56. Schiller J, DeFroda S, Blood T (2017) Lower extremity avulsion fractures in the pediatric and adolescent athlete. J Am Acad Orthop Surg 25:251–259. https://doi.org/10.5435/JAAOS-D-15-00328
57. Sivakumar BS, An VVG, Oitment C, Myerson M (2018) Subtle Lisfranc injuries: a topical review and modification of the classification system. Orthopedics 41:e168–e175
58. Smith JW, Arnoczky SP, Hersh A (1992) The intraosseous blood supply of the fifth metatarsal: implications for proximal fracture healing. Foot Ankle 13:143–152
59. Sormaala MJ, Niva MH, Kiuru MJ et al (2006) Stress injuries of the calcaneus detected with magnetic resonance imaging in military recruits. J Bone Joint Surg Am 88:2237–2242. https://doi.org/10.2106/JBJS.E.01447
60. Stein CJ, Sugimoto D, Slick NR et al (2019) Hallux sesamoid fractures in young athletes. Phys Sportsmed 47:441–447. https://doi.org/10.1080/00913847.2019.1622246
61. Stiell IG, Greenberg GH, McKnight RD, Wells GA (1995) Ottawa ankle rules for radiography of acute injuries. N Z Med J 108:111
62. Tscherne H, Gotzen L (Hrsg) (1984) Fractures with soft tissue injuries. Springer, Berlin Heidelberg
63. Vasarhelyi A, Lubitz J, Gierer P et al (2006) Detection of fibular torsional deformities after surgery for ankle fractures with a novel CT method. Foot Ankle Int 27:1115–1121. https://doi.org/10.1177/107110070602701219
64. Weber BG (1967) Malleolar fractures. Schweiz Med Wochenschr 97:790–792
65. Weber MA (2018) Bildgebende Diagnostik des Fußes. Radiologe 58:399
66. Weber MA, Wünnemann F, Jungmann PM, Kuni B, Rehnitz C (2017) Modern cartilage imaging of the ankle. Fortschr Röntgenstr 189:945–956
67. Wei CJ, Tsai WC, Tiu CM, Wu HT, Chiou HJ, Chang CY (2006) Systematic analysis of missed extremity fractures in emergency radiology. Acta Radiol 47:710–717
68. Weiker GG (1984) Ankle injuries in the athlete. Prim Care 11: 101–108
69. York PJ, Wydra FB, Hunt KJ (2017) Injuries to the great toe. Curr Rev Musculoskelet Med 10:104–112. https://doi.org/10.1007/s12178-017-9390-y

Schockraumdiagnostik

16

Alexander Gäble, Muhammad AlMatter, Marco Armbruster, Maria Berndt, Florian Fischer, Adisa Kuršumovic, Marc Mühlmann, Hubert Kimmig, Bernhard Kumle, Oliver Peschel, Rainer Ritz, Sebastian Russo, Frank Schmid, Guido Wanner, Birgit Zieger und Stefan Wirth

Inhaltsverzeichnis

A. Gäble · M. AlMatter
Institut für Radiologie und Nuklearmedizin, Schwarzwald-Baar-Klinikum, Schwenningen, Deutschland
e-mail: alexander.gaeble@icloud.com; Muhammad.Almatter@sbk-vs.de

M. Armbruster · M. Mühlmann
Klinik und Poliklinik für Radiologie, Klinikum der Ludwig-Maximilians-Universität München, München, Deutschland
e-mail: Marco.Armbruster@med.uni-muenchen.de; Marc.Muehlmann@sbk-vs.de

M. Berndt
Abteilung für Diagnostische und Interventionelle Neuroradiologie, Klinikum rechts der Isar der Technischen Universität München, München, Deutschland
e-mail: maria.berndt@tum.de

F. Fischer · O. Peschel
Institut für Rechtsmedizin, Ludwig-Maximilians-Universität München, München, Deutschland
e-mail: florian.fischer@med.uni-muenchen.de; Oliver.Peschel@med.uni-muenchen.de

A. Kuršumovic
Institut für Radiologie und Nuklearmedizin/Klinik für Neurochirurgie, Schwarzwald-Baar-Klinikum, Schwenningen, Deutschland
e-mail: adisa.kursumovic@sbk-vs.de

H. Kimmig · R. Ritz
Klinik für Neurologie, Schwarzwald-Baar-Klinikum, Schwenningen, Deutschland
e-mail: Hubert.Kimmig@sbk-vs.de; Rainer.Ritz@sbk-vs.de

B. Kumle
Zentrale Notaufnahme und Aufnahmestation, Schwarzwald-Baar-Klinikum, Schwenningen, Deutschland
e-mail: Bernhard.Kumle@sbk-vs.de

S. Russo
Klinik für Anästhesiologie, Intensiv-, Notfall- und Schmerzmedizin, Schwarzwald-Baar-Klinikum, Schwenningen, Deutschland
e-mail: sebastian.russo@sbk-vs.de

F. Schmid
Institut für Radiologie und Nuklearmedizin, Schwarzwald-Baar-Klinikum, Schwenningen, Deutschland
e-mail: Frank.Schmid@sbk-vs.de

G. Wanner
Klinik für Unfallchirurgie und Orthopädie, Schwarzwald-Baar-Klinikum, Schwenningen, Deutschland
e-mail: Guide.Wanner@sbk-vs.de

B. Zieger
Institut für Radiologie und Nuklearmedizin, Schwarzwald-Baar-Klinikum, Schwenningen, Deutschland
e-mail: Birgit.Zieger@sbk-vs.de

S. Wirth (✉)
Institut für Radiologie und Nuklearmedizin, Schwarzwald-Baar-Klinikum, Schwenningen, Deutschland

Radiologie, Klinikum der Ludwig-Maximilians-Universität München, München, Deutschland

European Society of Emergency Radiology, Wien, Austria
e-mail: stefan.wirth@sbk-vs.de

© Springer-Verlag GmbH Deutschland, ein Teil von Springer Nature 2023

M.-A. Weber, T. Mittlmeier (Hrsg.), *Kompendium bildgebende Frakturdiagnostik*, https://doi.org/10.1007/978-3-662-63602-2_16

16.1 Vorbemerkung

M.-A. Weber und T. Mittlmeier

Die Versorgung polytraumatisierter Patienten sollte immer interdisziplinär erfolgen und stellt höchste Anforderungen an alle Beteiligten. Bei keinem anderen Verletzungs- oder Krankheitsbild sind Notfalldiagnostik und Therapie derart dicht miteinander verschränkt, denn in der Schockraumphase werden typischerweise die Weichen für den weiteren klinischen Verlauf des Patienten gestellt („golden hour of shock"). Die Radiologie ist hierbei ein zentraler Bestandteil der Notfallmedizin.

Aus einer zentralen Notaufnahme sind bildgebende Einheiten wie eine Schockraumdiagnostik mittels Computertomografie (CT), die FAST-Sonografie („focused assessment with sonography for trauma") sowie die dezidierte Röntgendiagnostik bei Extremitäten- oder Thoraxtraumen kaum wegzudenken und in den aktuellen Leitlinien auch so verankert [73, 121]: Die Notfallsonografie, eFAST („extended FAST") und die Ganzkörper-CT (GK-CT) entsprechen dem Empfehlungsgrad B bzw. A nach den Prinzipien der evidenzbasierten Medizin [121].

Der Schockraum ist die Nahtstelle zwischen prä- und innerklinischer Versorgung von akut vital bedrohten Patienten. Die Indikation für eine Schockraumversorgung ist ein akuter und potenziell lebensbedrohlicher Patientenzustand. Typische Ursachen hierfür sind z. B. Polytrauma, akute Neurologie, akuter Brust- und Bauchschmerzen oder eine unklare Genese [73]. Die Priorität bei einer Schockraum-CT ist ganz klar „diagnose first what kills first" [121]. Die Notfallradiologie ist also grundsätzlich ein zentraler Bestandteil von nahezu allen Krankenhäusern, wobei die Breite gemäß dem Versorgungsgrad zunimmt.

Die Probleme eines 24-Stunden-7-Tage-Angebots der Magnetresonanztomografie (MRT) in Notfallsituationen sind ebenso unbestritten wie die Überlegenheit bei vielen Fragestellungen. Hierzu gehören u. a. der Verdacht auf eine septische Arthritis, Spondylodiszitis mit epiduralem Abszess, die Abklärung neu aufgetretener Para- oder Tetraplegien, Lungenembolien in der Schwangerschaft sowie der klinische Verdacht auf zerebrale Ischämien oder Blutungen, die in der Diagnostik mittels CT nicht eindeutig imponieren [140]. Ganz grundsätzlich müssen wir uns darüber hinaus fragen, ob es nicht vielleicht doch einen machbaren Weg geben kann, die MRT breiter für Notfälle einzusetzen und damit die Qualität zu erhöhen. Ein erster Schritt dorthin wäre es, wenn extrem schnell durchführbare Sequenzen zur Verfügung stünden. Vielleicht ergibt die Zukunft dann, dass die kostenintensivste und oft auch beste Diagnostik nicht mehr den Anforderungen komplexer und lange andauernder Protokolle genügen muss, sondern stattdessen erlaubt, durch ein absolutes Minimalprotokoll mit einer Dauer von <5 min, insbesondere bei neurologischen und muskuloskelettalen Notfällen, breiter eingesetzt zu werden [141].

In Deutschland ist das große Feld der Notfallradiologie in die fachärztliche Weiterbildung integriert, stellt aber nicht wie in vielen anderen Ländern wie Skandinavien, Spanien oder den USA ein eigenes Kompetenzgebiet im Sinne einer eigenen Fachvertretung oder weiterführenden Spezialisierung dar [45, 55, 68, 113]. Die Notfallradiologie spiegelt sich aktuell nicht in einer eigenen Arbeitsgemeinschaft der Deutschen Röntgengesellschaft (DRG) wider. Auf europäischer Ebene existiert seit 2011 die European Society of Emergency Radiology [69]. Diese bietet eine curriculare Weiterbildung und eine Zertifizierung mit einem Europäischen Diplom in Notfallradiologie an, das von der European Society of Radiology anerkannt ist [70, 138].

An den Radiologen werden in der Notfallradiologie spezifische Anforderungen gestellt, denn gerade in der Notfallradiologie kommt dem Radiologen eine zentrale Rolle zu, sei es durch die schnelle Kommunikation der wesentlichen und potenziell lebensbedrohlichen Befunde einer Schockraum-CT, sei es durch die Möglichkeiten der minimalinvasiven schnellen Therapie, z. B. bei der Behandlung einer aktiven arteriellen Blutung im Rahmen einer Beckenfraktur. Dies ist eine große diagnostische und kommunikative Herausforderung, gerade für Weiterbildungsassistenten in den Diensten, weshalb eine strukturierte Ausbildung dieser Kenntnisse und Fähigkeiten von großem Wert ist.

16.2 Einleitung

Die hoch auflösende GK-CT ist heute breit verfügbar und beim Polytrauma etablierter Bestandteil der Schockraumversorgung [139]. Dabei hängen die Schnelligkeit und Genauigkeit der Diagnostik ebenso wie die Qualität der Initialversorgung ganz wesentlich von der Schaffung und Einhaltung von Standards und einem guten interprofessionellen Zusammenwirken ab [60, 62]. Selbstverständlich gilt dies nicht nur für den Fall der Polytraumaversorgung, sondern auch für neurologische, kardiologische oder anderweitige nicht traumatische Schockraumsituationen. Der interdisziplinäre Abstimmungsbedarf geht hier weit über die zu wählenden Untersuchungsprotokolle hinaus. Die Schockraumversorgung ist grundsätzlich Teamwork, was sowohl gegenseitiges Verständnis als auch eine gute Verständigung zwischen den Fachdisziplinen und Berufsgruppen hinsichtlich der Abläufe typischer Schockraumkonstellationen voraussetzt [62, 74, 99].

16.3 Allgemeine Schockraumversorgung

Der Schockraum stellt in jedem Klinikum die Nahtstelle zwischen prä- und innerklinischer Versorgung von akut vital bedrohten Patienten dar. Die Indikationen zur Schockraumaufnahme können jedoch sehr verschieden sein. Neben dem typischen Polytrauma gehören hierzu auch neurologische Notfälle, z. B. ein akutes neurologisches Defizit. Ebenso bedeutsam sind internistische Krankheitsbilder wie der atypische Herzinfarkt und weitere Krankheitsbilder, die mit akutem Vernichtungsschmerz vergesellschaftet sind (z. B. Aortendissektion, Aortenruptur und Lungenembolie). Eine weitere Schockraumindikation kann auch in einer unklaren Ursache bestehen bis hin zur Aufnahme unter Reanimationsbedingungen. Ein weiteres wichtiges Unterscheidungskriterium besteht darin, ob es sich um eine Zuverlegung in das Krankenhaus handelt oder um eine akute Verschlechterung von bereits im Krankenhaus befindlichen Patienten. Eine Unterscheidung von Schockraumindikationen ist letztendlich anhand einer Vielzahl von Qualitäten möglich, gemein ist diesen aber immer der akut lebensbedrohliche Charakter [74].

16.3.1 Vor dem Schockraum

Die Güte der Schockraumversorgung wird von einer ganzen Reihe von Faktoren beeinflusst. Grundvoraussetzung ist immer eine effiziente Planung und Sicherstellung von personellen, logistischen und räumlichen Faktoren [52]. Konzeptionell ist eine unmittelbare Nähe des Schockraums zur Krankenanfahrt ebenso wie ein CT direkt neben oder sogar im Schockraum ideal [62]. Ebenso günstig wirken sich auf die Gesamtversorgungszeit kurze Distanzen zu den weiteren Hauptversorgungspunkten wie Intensivstationen oder Operationssälen aus [111]. Dies sollte bei baulichen Maßnahmen berücksichtigt werden. Ist dies nicht (mehr) möglich, so ist es ratsam, sich dem unter Einbeziehung der Krankenhausleitung so gut wie möglich anzunähern [74].

Präklinisch sind bereits Rettungsdienstpersonal, Notärzte, Leitstellen und Feuerwehren involviert. Letztere sind nicht nur im Falle einer Personenrettung beteiligt, sondern auch in Ablaufpläne involviert [98]. Anhand solcher Pläne werden die Patienten bei einem Massenanfall von Patienten so an die umliegenden Behandlungseinrichtungen verteilt, dass dies zum Versorgungslevel der Einrichtungen passt und erst möglichst spät der unerwünschte Fall eintritt, bei dem in einer Anlaufstelle zeitgleich mehrere Patienten für Schockraumversorgungen eintreffen [93]. Hierbei sollte bedacht werden, dass ein solcher Massenanfall nicht nur aus Unfällen oder terroristischer Waffengewalt resultieren kann, sondern auch chemische, biologische und radioaktive Ursachen möglich sind [73].

Notärzte wiederum übernehmen die Ersteinschätzung und -versorgung. Darüber hinaus kommt ihnen auch die Verantwortung zu, eine Schockraumversorgung so über die Leitstellen anzukündigen, dass die Vorbereitungen für die klinische Versorgung einerseits möglichst frühzeitig beginnen können und zudem auch hinsichtlich der vermuteten Ursache stimmig sind. Eine gute präklinische Phase verschafft dem Schockraumpersonal durch die bereits erfolgte Triage und zielgerichtete Erstversorgung einen wesentlichen Zeitvorteil.

Die Leitstellen übernehmen die Verständigung der zentralen Klinikstelle, die in der Regel eine zentrale Notaufnahme sein wird. Diese nimmt dann eine Alarmierung eines auf die vermutete Schockraumursache abgestimmten Schockraumteams mit Beteiligung der jeweils notwendigen Fachdisziplinen und der Reservierung von mutmaßlich benötigten Versorgungskapazitäten vor [74].

16.3.2 Im Schockraum

Eine sinnvolle Unterteilung von Schockraumindikationen kann in traumatische Ursachen und nicht traumatische Ursachen erfolgen. Darüber hinaus kann nach betroffenem Organsystem in den (poly-)traumatischen, den Neuro- sowie den internistischen Schockraum differenziert werden

[52, 62, 99]. Eine Besonderheit ist der unklare Schockraum, z. B. bei leblos aufgefundenen Patienten mit unklarer oder sogar gänzlich fehlender Anamnese. Eine solche Strukturierung hilft bei der zielgerichteten Allokation von Personal und Apparaten. Sofern Schockraumpatienten instabil sind, sollten die Stabilisierung und Befunderhebung möglichst gleichzeitig erfolgen. Das bedeutet z. B. eine parallel erfolgende Entkleidung und Versorgung mit intravenösen (i. v.) Zugängen, ggf. Intubation und ggf. FAST-Sonografie [74].

Für den traumatologischen Schockraum (tSR) besteht mit dem „Advanced Trauma Life Support" (ATLS) bereits seit etwa 30 Jahren ein international anerkannter Standard. Auch empfiehlt das Weißbuch der Deutschen Gesellschaft für Unfallchirurgie (DGU) zur Schockraumversorgung für Traumapatienten eine klare Zusammensetzung des Teams. Dies sind ärztlich jeweils 1 Unfall- oder Allgemeinchirurg und 1 Anästhesist mit Facharztstandard, pflegerisch 1 anästhesiologische und 2 chirurgische Pflegekräfte sowie 1 medizinisch-technischer Radiologie-Assistent. Zusätzlich sollten spätestens nach 30 min je 1 Facharzt (Oberarzt) für Orthopädie/Unfallchirurgie mit Zusatzbezeichnung „Spezielle Unfallchirurgie", „Viszeralchirurgie" oder „Allgemeinchirurgie", „Anästhesiologie" und „Radiologie" sowie 2 OP-Pflegekräfte verfügbar sein. Nach Notwendigkeit können im sog. „erweiterten Schockraumteam" Abteilungen mit spezieller Expertise, z. B. in Neurologie, Neurochirurgie oder Gefäßchirurgie, hinzugezogen werden. Das ist sinnvoll, da jede Körperregion bzw. jedes Organsystem betroffen sein kann [62] und im gesamten Körper Blutungen und Gefäßverschlüsse auftreten können, die jedoch je nach Ort zum Teil eines gänzlich anderen Vorgehens bedürfen [47].

Typische Anforderungen an die Radiologie sind die Durchführung und Befundung von Schädel-CT (cCT), GK-CT, Röntgen von Thorax, Becken, Wirbelsäule und der Extremitäten sowie spezifische Anforderungen zur Embolisation bei Gefäßverletzungen oder der Durchführung von MRT-Aufnahmen bei Wirbelsäulenverletzungen. Für die GK-CT wurden in den vergangenen Jahren unterschiedliche Protokolle entwickelt, um die Strahlendosis möglichst gering zu halten und die Befundung zu beschleunigen.

Erst seit etwa 5 Jahren sind verschiedene Arbeitsgruppen dabei, auch im nicht traumatologischen Bereich für kritisch kranke Patienten ein Schockraummanagement (ntSRM) zu entwickeln und zu etablieren [54, 99]. Um die Notfallversorgungsstruktur sowohl einfach zu halten als auch einen hohen Durchdringungsgrad zu erreichen, wird auch beim nicht traumatologischen Schockraum (ntSR) auf das ABCDE-Schema („Airway", „Breathing", „Circulation", „Disability", „Exposure/Environment") des ATLS zurückgegriffen [52, 99]. Klinisch liegt beim ntSR zunächst ein Leitsymptom vor, dem unterschiedliche Krankheitsbilder zugrunde liegen können. Dies unterscheidet sich wesentlich vom traumatologischen Schockraum, bei dem aufgrund der Traumaursache auch auf die möglichen Verletzungen bzw. auf die Verletzungsschwere geschlossen werden kann [74].

16.3.3 Nach dem Schockraum

Die Diagnose wird anhand der CT in Kombination mit den klinischen und laborchemischen Parametern durch das Schockraumteam gestellt und dokumentiert. Hierbei sollten der Schweregrad ebenso wie die nun unmittelbar einzuleitende Therapie festgelegt werden. Dies wird bei leichteren Fällen zumeist eine Verlegung in die Notaufnahme, die Normalstation oder eine zentrale Aufnahmestation bedeuten. Schwerere Fälle werden dagegen umgehend der interventionellen oder chirurgischen Therapie zugeführt und im Anschluss oder alternativ direkt auf der Intensivstation weiter versorgt. Für den tSR ist klar festgelegt, dass eine engmaschige Reevaluation erfolgt, was oft eine CT-Kontrolle beinhaltet. Je nach zugrunde liegendem Krankheitsbild ist dies durchaus auch für den ntSR üblich, erfolgt aber z. B. bei neurologischen Problemen alternativ oft auch mittels MRT und direkt auf Intensivstation auch mittels Ultraschall und Radiografie [74].

16.3.3.1 Qualitätsmanagement

Als Qualitätssicherung für den tSR findet zumindest eine Eintragung der Daten in das Traumaregister statt [122]. Darüber hinaus ist ein institutionelles Qualitätsmanagement getrennt nach Schockraumursachen sicher sinnvoll. Dies sollte mindestens die Festlegung von interdisziplinär abgestimmten wenigen, machbaren und sinnvollen Kennzahlen beinhalten [81]. Darüber hinaus tragen die üblichen weiteren Qualitätsmanagementinstrumente, z. B. Dokumentenlenkung, Risikomanagement und Morbiditäts-/Mortalitätskonferenzen (MM-Konferenzen) ebenfalls zur kontinuierlichen und v. a. objektivierbaren Verbesserung bei.

Günstig haben sich auch Simulationen verschiedener Ursachenkonstellationen erwiesen, da hierdurch verschiedene Szenarien eingeübt und zumindest hinsichtlich des zeitlichen Ablaufs optimiert werden können. Eine Schockraumversorgung besonders schwerer Fälle direkt auf dem CT-Tisch kann bis zu 1/3 der Zeit einsparen und bietet den Vorteil, bei Bedarf schnell eine Untersuchung anzufertigen [111].

16.3.3.2 Post mortem

Wenn ein Mensch stirbt, muss der Tod ärztlich festgestellt werden. Wenn der Arzt dabei keinen natürlichen Tod bescheinigen kann, ist die Polizei verpflichtet, Ermittlungen durchzuführen. Ein natürlicher Tod liegt dann vor, wenn dieser auf eine alters- oder krankheitsbedingte Ursache zurückzuführen ist. Bei Unfall, Suizid, Fremdverschulden oder Einwirkung von außen (z. B. nach einer ärztlichen Behandlung oder einem operativen Eingriff) wird eine unklare Todesursache im Totenschein bescheinigt. Durch ein Todesermittlungsverfahren soll geklärt werden, ob der Tod vorsätzlich, fahrlässig oder durch fremdes Verschulden verursacht wurde.

Für die Dauer solcher Ermittlungen ist der Leichnam des Verstorbenen beschlagnahmt. Er wird von einem Bestattungsunternehmen im Auftrag der Polizei in das zuständige Institut für Rechtsmedizin überführt. Dort wird von einem Rechtsmediziner erneut eine äußere Besichtigung (Leichenschau) durchgeführt und der Leichnam des Verstorbenen bis zur schriftlichen Freigabe der Staatsanwaltschaft aufbewahrt oder andernfalls obduziert [43, 84].

Verstirbt ein Patient im Schockraum, so wird die Todesursache in aller Regel als unklar bescheinigt und der Leichnam der Rechtsmedizin überstellt. Die umfassende Interpretation medizinischer Befunde im Hinblick auf Tatwerkzeug, Geschehens- bzw. Unfallrekonstruktion und letztlich eine Differenzierung zwischen Selbst- und Fremdbeibringung bzw. Analyse eines akzidentellen Geschehens sind zentrale Aspekte rechtsmedizinischer Tätigkeit. Hinzu kommt, dass immer häufiger vor einer zerstörenden Autopsie eine postmortale CT (pmCT) durchgeführt wird. Einerseits dient dies einer auch später abrufbaren Beweissicherung bzw. Dokumentation, andererseits gibt es spezielle Todesursachen, die durch die Autopsie nicht oder zumindest nur sehr eingeschränkt korrekt beurteilt werden können. Auch die im Schockraum erhobenen diagnostischen Daten sind daher regelmäßig Grundlage weitergehender rechtsmedizinischer Begutachtungen, wenn die Verletzung oder der Tod einer Person straf- oder zivilrechtliche Folgen und Verfahren bedingen.

16.4 Anforderungen zwischen Partnern und Radiologie

Der Schockraum ist die Nahtstelle zwischen prä- und interdisziplinärer innerklinischer Versorgung. Für eine gute radiologische Schockraumperformance ist es daher wichtig, die Bedürfnisse und Prioritäten des klinischen Behandlungsteams (je nach Ursache Chirurgie aller Fachrichtungen, Anästhesie, Notfallmedizin, Neurologie, Kardiologie) genau zu kennen. Umgekehrt ist es für das gesamte Behandlungsteam wichtig, die Anforderungen, Möglichkeiten, Kompetenzen und Grenzen der Radiologie zu verstehen. Grundvoraussetzung für einen effizienten Ablauf ist eine geeignete vorausgegangene Alarmierung des Schockraumteams, das die Radiologie immer mit einschließt. Idealerweise ist das benötigte Personal bei Ankunft des Patienten vollumfänglich präsent. Problematisch kann dies v. a. bei unklarer Ursache und bei sehr kurzem zeitlichem Vorlauf sein (z. B. bei Akutkonstellationen von bereits im Krankenhaus befindlichen Patienten). In solchen Fällen empfiehlt es sich, vorab ein Standardteam zu definieren [74].

16.4.1 Leitstelle

Die Leitstelle kündigt Schockraumpatienten mit einem knappen zugehörigen Meldebild per Telefon und/oder Meldeportal an [142]. Liegen relevante Probleme vor, z. B. ein Ausfall der CT-Versorgung, so muss die Schockraumversorgung bei der Leitstelle abgemeldet werden. Für Kliniken ist die Entscheidung zur Abmeldung bisweilen schwierig. Bei vielen Problemen ist zunächst unklar, ob es sich um ein nur kurzzeitiges Problem handelt, z. B. ein Scannerproblem, das sich durch Neustart oder telefonischen Fernzugriffsupport in wenigen Minuten beheben lässt.

Gerade in Ballungszentren kann auch eine umgehende Wiederanmeldung dazu führen, dass die Leitstelle zunächst an alternative Einrichtungen zuweist. Hintergrund eines solchen Vorgehens kann die Annahme der Leitstelle sein, dass ein einmal aufgetretenes Problem die Wahrscheinlichkeit eines erneuten Auftretens erhöht. Solche Erfahrungen können Diskussionen innerhalb der Kliniken fördern, wann bei einem konkreten Problem sofort oder verzögert abgemeldet wird.

16.4.2 Notarzt

Bei externen Patienten übergibt der Notarzt den Patienten an das gesamte Team. Diese Informationen sollten in jedem Fall die bisher festgestellten Vitalparameter, Werte der Glasgow Coma Scale (GCS), wichtige Untersuchungsergebnisse und die bisherigen Maßnahmen inklusive Medikation beinhalten. Für den Notarzt, der an der innerklinischen Behandlung des Patienten nicht mehr beteiligt ist, ist eine spätere Mitteilung der Diagnose ein wichtiges Feedback. Es sollte selbstverständlich sein, dem Notarzt anzubieten, ihn geeignet zu informieren (und bei Anwesenheit angemessen zu integrieren).

16.4.3 Zentrale Notaufnahme

Im Zuge der zunehmenden Organisation von Notaufnahmen als interdisziplinäre zentrale Notaufnahme (ZNA) sind diese inzwischen in der Regel die erste innerklinische Notfallversorgung und damit auch direkt in das zumeist auch dort verortete Schockraumgeschehen eingebunden:

Der nicht traumatologische Patient weist im Gegensatz zum Traumapatienten ein konkretes Leitsymptom wie Dyspnoe, Thoraxschmerz, Schock oder ein neurologisches Defizit auf. Diese Symptome können auf unterschiedlich zu therapierende Krankheitsbilder zurückführen sein, beispielsweise kann Thoraxschmerz Symptom eines Myokardinfarkts, aber auch einer Lungenembolie oder einer Aortendissektion sein [74]. Daher ist zumindest die Anwesenheit von 1 versierten Fach- oder Oberarzt sowie idealerweise 1 Assistenzarzt mit notfall- und intensivmedizinischer Ausbildung und von 2 Pflegekräften mit Kenntnissen in der Notfall- und Intensivmedizin sinnvoll, zusätzlich ist ebenfalls die Möglichkeit zur umgehenden Diagnostik – und dabei insbesondere der radiologischen Diagnostik – notwendig [74, 99]. Je nach Bedarf können weitere Fachdisziplinen bzw. Subspezialisierungen,

z. B. Neurologie, interventionelle Kardiologie oder Neuroradiologie sowie ggf. auch chirurgische Disziplinen, notwendig werden und sollten daher im Bedarfsfall in angemessener Zeit verfügbar sein [52, 76, 99].

Für den traumatologischen Schockraum bietet das ATLS-System bereits seit ca. 30 Jahren einen international anerkannten Versorgungsstandard, die Entwicklung eines strukturierten Konzepts für den ntSR begann dagegen erst vor ca. 5 Jahren durch unterschiedliche Arbeitsgruppen [54, 76, 99]. Das ABCDE-Schema des ATLS wird dabei auch im ntSR angewendet. Es bietet eine sinnvolle zeitliche Abfolge zur Beseitigung von potenziell tödlichen Zuständen, ist einfach einzuhalten und v. a. mit hohem Durchdringungsgrad beim medizinischen Personal bekannt [74].

Während die Traumaursache beim traumatologischen Schockraum wichtige Rückschlüsse auf das Verletzungsmuster bietet und damit zumindest grob auch das radiologische Vorgehen einordnet, fehlt diese Information beim ntSR. Es liegt vielmehr ein Leitsymptom wie Dyspnoe oder akuter Thoraxschmerz vor, das auf mehrere Diagnosen zurückzuführen sein kann [74]. Je nach Schockraumursache sind dann benötigte und noch nicht bereits im Schockraum befindliche weitere Fachexpertisen hinzuzuziehen [74].

16.4.4 Chirurgie

Die Chirurgie kann mit jeder ihrer Subspezialisierungen in die Schockraumversorgung involviert sein (Unfallchirurgie, Neurochirurgie, Thoraxchirurgie, Abdominalchirurgie, Gefäßchirurgie, Plastische Chirurgie, Mund-Kiefer-Gesichtschirurgie). Hinzu kommen diverse Fachrichtungen, die üblicherweise nur bei universitärer Maximalversorgung verfügbar sind, ebenso wie solche mit chirurgischen Anteilen in ihrem Gebiet, wobei die Gynäkologie oder die Urologie mit am häufigsten beteiligt sind. Darüber hinaus kommen z. B. noch Herzchirurgie, Transplantationschirurgie, Hals-Nasen-Ohren-Heilkunde sowie Ophthalmologie in Betracht.

Allen diesen Fachrichtungen ist gemeinsam, dass von der Radiologie klare Festlegungen in der Wertung der bildgebenden Diagnostik (oder aber zumindest zielführende und konstruktive weitere diagnostische Vorgehensvorschläge) erwartet werden. Dies setzt wiederum sowohl qualifizierte Radiologen als auch geeignet angefertigte Untersuchungen voraus. Da die Anforderungen der chirurgischen Partner unterschiedlich sind, empfiehlt es sich, vorab geeignete Standards interdisziplinär abzusprechen.

16.4.5 Neurologie und Neurochirurgie

Der Neuroschockraum umfasst 3 große Entitäten: das Schädelhirntrauma (SHT), die zerebrale Ischämie sowie die Rückenmarks- und/oder instabile Wirbelsäulenverletzung.

Sowohl beim SHT wie auch beim Schlaganfall besteht die initiale Bildgebung in einer nativen kranialen CT-Untersuchung (cCT). Die erste Fragestellung ist in beiden Fällen, ob eine intrakranielle Blutung oder Hirnschwellung vorliegt. Diese muss und kann mit hoher Präzision aus der Untersuchung beantwortet werden. Im Gegensatz zu anderen Körperkompartimenten ist das Gehirn vollständig vom Neurokranium umschlossen; dies verhindert im Falle einer raumfordernden Schwellung oder raumfordernden Blutung eine adäquate Ausdehnung und führt zu einer Drucksteigerung. Überschreitet dieser Druck den mittleren arteriellen Druck oder wird ein Gefäß im Rahmen einer Verlagerung von Hirnparenchym komprimiert (Einklemmung), hat dies schwere Schädigungen bis hin zum Tod zur Folge. Ein solcher Zustand muss umgehend chirurgisch durch die Eröffnung des Schädels entlastet werden, da sich das Gehirn dann nach extrakraniell ausdehnen kann.

Für jede Blutung sollte bereits initial das Progressionsrisiko abgeschätzt werden, um entsprechend Notwendigkeit, Häufigkeit und Zeitabstände klinischer und bildgebender Verlaufskontrollen zu empfehlen/festzulegen. Sollte das Risiko bestehen, dass einer Blutung eine Gefäßpathologie wie ein Aneurysma oder eine Gefäßmalformation zugrunde liegt, muss eine Darstellung der Gefäße erfolgen. Dabei sollte die Modalität nach den vermuteten Erfordernissen gewählt werden. Die CT-Angiografie kann ohne Zeitverlust an die native cCT angeschlossen werden und ermöglicht eine interdisziplinäre Abstimmung zwischen Neurologie, Neuroradiologie und Neurochirurgie. Die Katheterangiografie als digitale Subtraktionsangiografie (DSA) stellt dagegen den diagnostischen Goldstandard dar und bietet darüber hinaus die Möglichkeit zur direkt anschließenden interventionellen Therapie [149].

Im Falle eines vorliegenden neurologischen Defizits muss nach dem Ausschluss einer Blutung die Frage nach dem Vorliegen von Frühzeichen einer Ischämie bzw. eines Hirnödems beantwortet werden. Hier ist das okkulte Zeitfenster des nativen cCT zu beachten, während dem eine erst seit Kurzem (<2 h) vorliegende Ischämie möglicherweise nicht diagnostizierbar ist. Auch Ischämien innerhalb der hinteren Schädelgrube sind methodisch durch Aufhärtungsartefakte der Schädelbasis eingeschränkt diagnostizierbar. Mit zunehmendem Zeitfenster für die mechanische Thrombektomie hat sich beim akuten Schlaganfall eine unmittelbare CT-Angiografie als Standard etabliert [44, 112].

Sofern gerätetechnisch durchführbar, bietet die CT-Perfusionsuntersuchung die Möglichkeit, ein minderversorgtes Hirnareal ohne okkultes Zeitfenster auch weit in der Peripherie zu diagnostizieren; dies geschieht jedoch auf Kosten einer hohen Strahlenexposition des Patienten. Hier sollte eine enge interdisziplinäre Abstimmung mit den behandelnden Klinikern erfolgen, ob eine solche Erkenntnis die Therapieentscheidung beeinflussen würde oder ob die Therapieentscheidung ohnehin bereits auf Basis der Klinik und durchgeführten Bildgebung getroffen wurde.

Während die CT aufgrund logistischer und zeitlicher Parameter in der Akutsituation, insbesondere zu Dienstzeiten, die maßgeblich verwendete diagnostische Modalität ist, hat insbesondere die MRT hohe Wertigkeit bei der zerebralen Diagnostik. Bei geeigneter baulicher Berücksichtigung, Kürzung der MRT-Protokolle mit schnelleren Sequenzen sowie durch Voranschreiten der Technik sollte versucht werden, die MRT-Verfügbarkeit auch außerhalb dezidiert neuroradiologischer Institute und Kliniken zu erhöhen.

Im Rahmen eines Traumas unterliegt die Wirbelsäule hohen Belastungen, die in knöchernen, ligamentären und muskulären Verletzungen resultieren können. Wird hierbei das Myelon oder Nervenanteile geschädigt, kann es zu neurologischen Ausfällen kommen, die durch ihre typische Klinik einer bestimmten Höhe und Lokalisation zugeordnet werden. Sollte die Klinik oder der Traumamechanismus eine Verletzung von Myelon oder Wirbelsäule wahrscheinlich machen, wird initial zumeist eine CT-Untersuchung der Wirbelsäule durchgeführt. Diese muss in 3 Ebenen reformiert und sowohl in knöcherner wie auch weichteiliger Reformation befundet werden. Im Gegensatz zu Blutungen kann eine Verletzung des Myelons dabei selten direkt erkannt werden. Initial müssen jedoch als mögliche Ursachen instabile Frakturen der knöchernen Wirbelsäule erkannt werden. Außerdem ist auf Störungen des Alignements zwischen den Wirbeln sowie mögliche, in den Spinalkanal dislozierte knöcherne Fragmente oder andere sichtbare Ursachen einer Rückenmarks-, Spinalganglien-, Spinalwurzel- oder Spinalnervenläsion und ggf. erkennbare begleitende Blutungen zu achten. Deren Beurteilung wird jedoch durch den direkten Lagebezug zu knöchernen Strukturen und dadurch entstehende Aufhärtungsartefakte erschwert.

Der Goldstandard zur Beurteilung der nervalen Strukturen und Blutungen ist die MRT-Untersuchung. Grundsätzlich gelten dieselben Limitationen wie beim Gehirn. Für dezidierte Fragestellungen wie den akuten Querschnitt oder ein Conus-medullaris-Syndrom ist eine umgehende MRT jedoch notwendig, da dies beim nicht traumatischen akuten neurologischen Defizit in aller Regel nur am Gehirn, nicht aber am Rückenmark mit der CT erkennbar ist. Mit der MRT können einerseits die nervalen Strukturen morphologisch dargestellt werden, andererseits kann eine Schädigung auch als T2-gewichtetes hyperintenses Myelopathiesignal dargestellt werden. Dieses kann durch eine Ischämie, ein Ödem, eine Entzündung oder Myelomalazie entstehen.

16.4.6 Kardiologie

Die Kardiologie ist nur selten Partner in der interdisziplinären Schockraumversorgung. Typische Fälle sind Herzinfarkte, die zunächst nicht als solche erkannt werden (können). Häufig sind davon Frauen mit atypischer klinischer Symptomatik (z. B. Magenschmerzen) sowie Diabetiker (oft nur geringe Beschwerden oder sogar zunächst stumm) betroffen [67, 108]. Von der Radiologie wird in solchen Fällen eine klare Diagnose erwartet, was eine qualitativ hochwertige Herz-CT (oder eine Untersuchung im Rahmen eines Triple-rule-out-Protokolls) voraussetzt. Diese Untersuchung ist dann aber bereits vergleichsweise speziell, sodass vonseiten der Radiologie auch eine ausreichende Expertise bei der Befundung sichergestellt sein sollte.

16.4.7 Rechtsmedizin

In der Rechtsmedizin hat sich in den letzten Jahren zusätzlich zur Obduktion die Durchführung einer pmCT zur Diagnostik und zur Beweismittelsicherung vielfach bewährt und etabliert [80].

Eine gute Beschreibung und ausführliche, ins Detail gehende Fotografien von Verletzungen können natürlich durch radiologische Untersuchungsverfahren nicht ersetzt werden. Von einer detaillierten und umfassenden Dokumentation für die spätere juristische Aufarbeitung eines Falles kann es abhängen, ob es zur Einstellung eines Ermittlungsverfahrens oder im Extremfall zu lebenslanger Haft eines Beschuldigten kommt. Solche juristischen Konsequenzen und die dafür notwendige ausführliche Dokumentation sollten dem im Schockraum tätigen Personal bewusst sein.

Da aus Sicht ex ante die möglicherweise später im Rahmen eines Ermittlungs- oder Strafverfahrens aufkommenden Fragestellungen noch nicht bekannt bzw. absehbar sind, aber zahlreiche Rekonstruktionen (z. B. multiplanar, „shaded surface", „3D volume rendering") erforderlich werden können, ist die Archivierung möglichst dünnschichtiger Bilder (z. B. $\leq$1,25 mm für annähernde Isotropie) auf Grundlage eines weichen und eines harten Faltungskerns sinnvoll und bei nahezu flächendeckender CT auch möglich, weshalb eine entsprechende Datensicherung heute als Standard anzusehen sein sollte. Zeigen sich im Übersichtstopogramm oder in zuvor angefertigten klinischen Bildern bereits relevante Befunde, so ist es oftmals hilfreich, von diesen Regionen Teilkörperscans bzw. Rekonstruktionen mit angepasstem Sichtfeld („field of view") anzufertigen.

Im Rahmen von rechtsmedizinisch-radiologischen Kooperationen, die sich derzeit vermutlich auf universitäre Einrichtungen mit einer Rechtsmedizin vor Ort beschränken dürften, hat sich eine Befundmitteilung vor der Sektion bewährt und zu einer signifikanten Steigerung der Qualität der Gesamtbefunde geführt [114]. Durch die Kenntnis eines pmCT ist es bei der Sektion möglich, wesentlich gezielter und genauer die entscheidenden Befunde der Autopsie zu dokumentieren. Umgekehrt ist es für den forensisch interessierten Radiologen interessant und lehrreich, an Autopsien mit teilnehmen zu können. Durch eine kombinierte Beurteilung durch beide Fachrichtungen wird damit sowohl die Aussagekraft der Einzeluntersuchungen erhöht als auch gleichzeitig die Fehlermöglichkeiten reduziert.

Perspektivisch gibt es bereits deutliche Hinweise, dass sich die postmortale Bildgebung zunehmend auf die MRT ausweiten wird. Derzeit erscheint dies bei Kindsmisshandlung, plötzlichem Kindstod und Scherverletzungen von Gehirn oder Rückenmark möglicherweise besonders wertvoll [48, 135].

16.5 Radiologische Untersuchungsmethoden

16.5.1 Konventionelle Radiografie

Außer dem Röntgen-Thorax gibt es in der Regel keine Indikation für eine konventionelle Röntgenaufnahme im ntSRM. Die konventionelle Röntgen-Thorax-Aufnahme ist üblicherweise beim kritisch kranken Patienten nur in einer Liegendaufnahme möglich und somit nur eingeschränkt zu bewerten. Der Röntgen-Thorax kann Hinweise auf die Ursachen einer respiratorischen (z. B. Pneumonie, Atelektase, Pneumothorax, Erguss) oder kardialen (z. B. Stauung) Ursache geben.

Zunehmend etabliert sich ersatzweise die sehr schnelle Anfertigung eines Planungstopogramms (Scout) für die dann in aller Regel sowieso folgende CT. Dieser wird mit stehender Röntgenröhre angefertigt und erzeugt ein Bild, das mit deutlich schlechterer Bildqualität, ansonsten aber dem Bild einer Liegendradiografie entspricht. Trotz der Qualitätseinschränkung sind in aller Regel alle zu diesem Zeitpunkt wichtigen Informationen enthalten (z. B. Spannungspneumothorax, Atelektase, Fehlintubation, große Pleuraergüsse). Hinzu kommt, dass der Scout idealerweise den gesamten Patient abbilden kann. Im Polytraumafall kann dies wichtige Konsequenzen für die genaue Untersuchungsplanung haben (z. B. urografische Phase bei Symphysensprengung, mehrphasige Darstellung bei Beckenfrakturen, Scanverlängerung bei offenen, blutenden Frakturen der unteren Extremitäten).

16.5.2 Computertomografie

Eine Mehrschicht-Spiral-CT (MSCT) sollte im Anschluss an die Ersteinschätzung und Stabilisierung des Notfallpatienten sofort zur Verfügung stehen. Insbesondere bei vitaler Indikation ist eine unmittelbare radiologische Diagnostik in aller Regel für die weitere Therapie essenziell. Sie kann ggf. sogar als Erstdiagnostik vor Maßnahmen zur weiteren operativen oder interventionellen Stabilisierung des Patienten, analog des FACTT-Konzepts („focused assessment with computed tomography in trauma") in der Traumaversorgung, eingesetzt werden [87, 89]. Im Polytraumafall ist dies eine GK-CT, bei anderen Ursachen kann die CT eine oder mehrere Regionen beinhalten. Bezüglich der Diagnosefindung abdomineller Notfälle erlaubt die CT beispielsweise eine Bildgebung des Abdomens in extrem kurzer Zeit bei schwerkranken Patienten (z. B. Ileus, Volvulus, Aortenperforation, Abszess). Durch die multiplanare Rekonstruktion der erhaltenen Rohdatensätze können zusätzliche Befunde anschaulich visualisiert werden.

Die Weiterentwicklung der MSCT, z. B. mit der Elektrokardiogrammsynchronisation (EKG-Synchronisation), ermöglicht differenzierte Untersuchungsprotokolle zur Abklärung unklarer thorakaler Schmerzereignisse. Gegenüber einer herkömmlichen CT des Thorax kann die Strahlenexposition protokollabhängig höher sein und erfordert deshalb eine entsprechende Indikationsstellung. Die häufigsten Fragestellungen, die isoliert die Lungengefäße, den Aortenbogen bzw. die deszendierende Aorta betreffen, sind bereits mit einem Standard-CT-Datensatz zu beantworten, hingegen sind Erkrankungen der Aorta ascendens und zum Ausschluss einer koronaren Herzerkrankung (KHK) häufig nur durch eine Submillimeterkollimation mit EKG-Synchronisation möglich [144]. Die Verwendung von mindestens 64-Zeilen-CT-Systemen ist ratsam, v. a. aufgrund der Untersuchungsgeschwindigkeit und der dosissparenden iterativen Rekonstruktionsmöglichkeiten [78, 94]. Eine automatische Workstation-Voreinstellung zur zeitoptimierten ersten Befundung kann unter Umständen auch hier einen deutlichen Zeitvorteil für die Befundung ergeben [77].

Da die Symptomatik des ntSR-Patienten häufig mehreren Erkrankungen zugeordnet werden kann (z. B. Synkope mit anschließender Bewusstlosigkeit oder Reanimation) sind Ausschlussverfahren im Sinne eines Triple-rule-out-Programms zum Ausschluss von Aortendissektion, Lungenembolie und Herzinfarkt hilfreich. Hinsichtlich der Patienten unter Reanimation wird die Herzdruckmassage häufig mithilfe von Automaten durchgeführt. Hier wäre die Entwicklung eines Gatings der CT-Untersuchung wünschenswert. Technisch sollte dies sogar einfacher als im Falle eines EKG-Gatings machbar sein, da durch die Automaten konstante Zeitzyklen gegeben sind [147].

Durch die CT konnte in einer Fallstudie bei Patienten sogar unter laufender Reanimation in 74 % der Fälle eine Ursache gefunden werden, sodass damit entweder eine Therapieoption aufgezeigt wurde oder eine auch ethisch bestmöglich vertretbare Einstellung der Reanimation möglich war [77]. Die Daten der OBSERvE-Studie haben auch gezeigt, dass nur 26 % der reanimationspflichtigen ntSR-Patienten einen ST-Hebungsinfarkt aufwiesen. Die anderen knapp ¾ dieses Kollektivs bedürfen dementsprechend keiner Herzkatheteruntersuchung, sondern einer erweiterten Diagnostik im Schockraum. Dafür wäre die Entwicklung geeigneter Ablaufschemata zur Verbesserung der Zuweisungsdifferenzierung zwischen Herzkatheter und Schockraum notwendig [99].

16.5.3 Konventionelle Angiografie

Die Angiografie hat ihre Bedeutung bei der Detektion und der Behandlung von Gefäßverschlüssen und bei aktiven Blutungen (Abb. 16.1 und 16.2).

Folgende Ausführungen zu den radiologisch-angiografischen Untersuchungen beim Vorliegen verschiedener Verletzungen sind eng angelehnt an diejenigen von Armbruster et al. [46] [47].

16.5.3.1 Verletzungen von Leber und Milz

Ein initialer, kontrastverstärkter CT-Scan hilft bei der Graduierung von Verletzungen der Bauchorgane, wobei sich hierfür insbesondere die „Organ Injury Scale" der American Association for the Surgery of Trauma (AAST) etabliert hat. Die weitere Abwägung zwischen einem primär operativen Vorgehen und radiologisch-interventioneller Verfahren erfolgt hierbei einerseits auf Basis der Schwere der Verletzung, andererseits basierend auf dem hämodynamischen Zustand

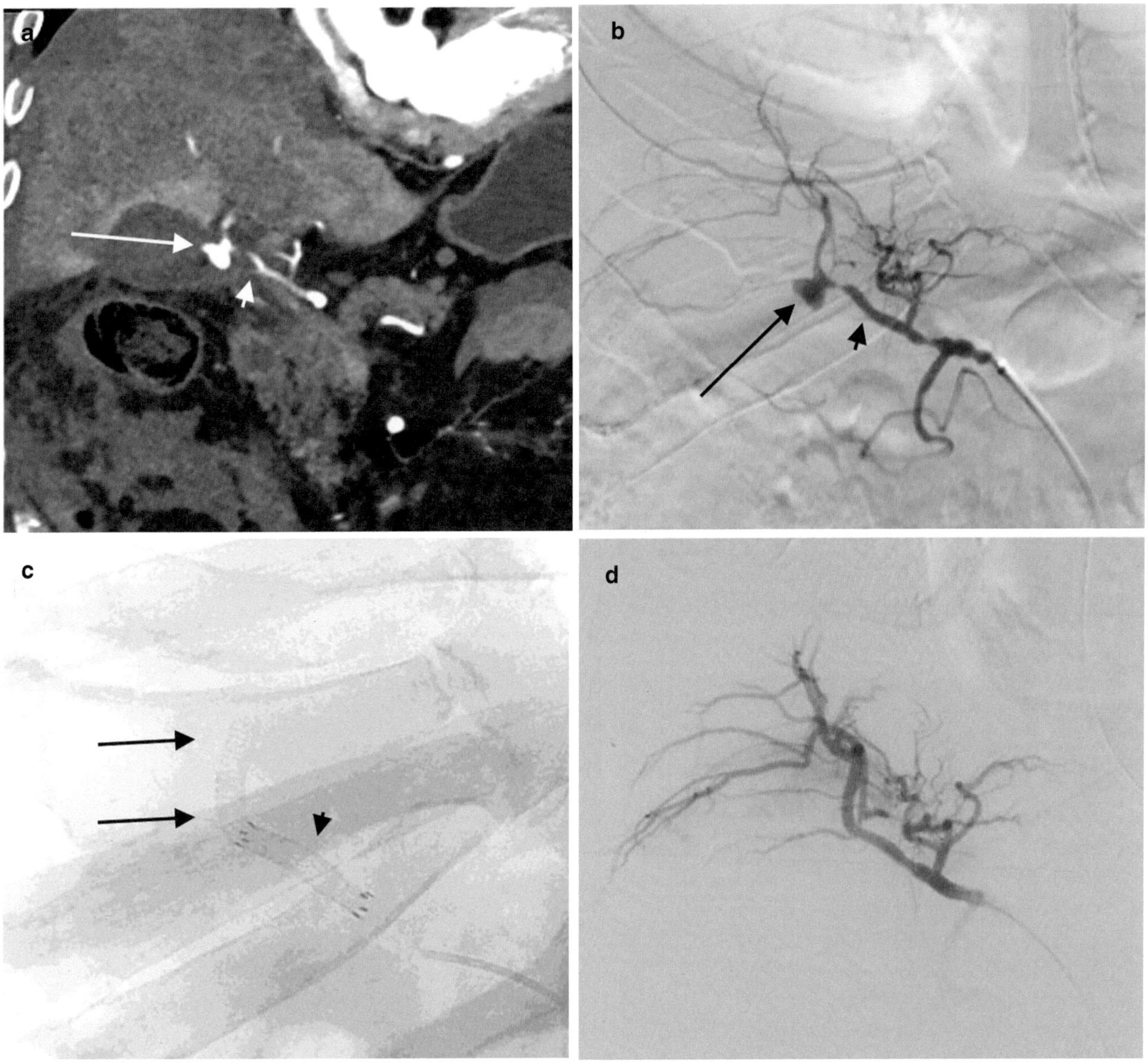

Abb. 16.1 Patient mit hämorrhagischem Schock in häuslicher Umgebung 7 Tage nach Cholezystektomie. **a** Die CT-Angiografie zeigt eine gedeckte Perforation der A. hepatica dextra in Richtung des Gallenblasenbetts (*Pfeil*). Der ligierte Stumpf der A. cystica zeigt keine Insuffizienz (*Pfeilspitze*). **b** Subtraktionsangiografie über eine lange 6F-Schleuse in der A. hepatica communis. Analog zur CT-Angiografie zeigt sich eine breitbasige Arrosion der A. hepatica dextra mit gedeckter Perforation (*Pfeil*). Die *Pfeilspitze* markiert den Stumpf der A. cystica. **c** Über einen steifen 18er-Draht wurden von distal nach zentral 3 Stentgrafts eingebracht, 2 überlappende ballonexpandierbare Stentgrafts distal (4,5 × 20 mm, *Pfeile*) und proximal ein selbstexpandierbares Stentgraft (5 × 25 mm, *Pfeilspitze*). **d** Die gedeckte Perforation der A. hepatica dextra ist vollständig ausgeschaltet, der Stumpf der A. cystica wurde sicherheitshalber ebenfalls mit überdeckt. Die Perfusion der Leber blieb vollständig erhalten (Aus: Armbruster et al. [46]; mit freundlicher Genehmigung)

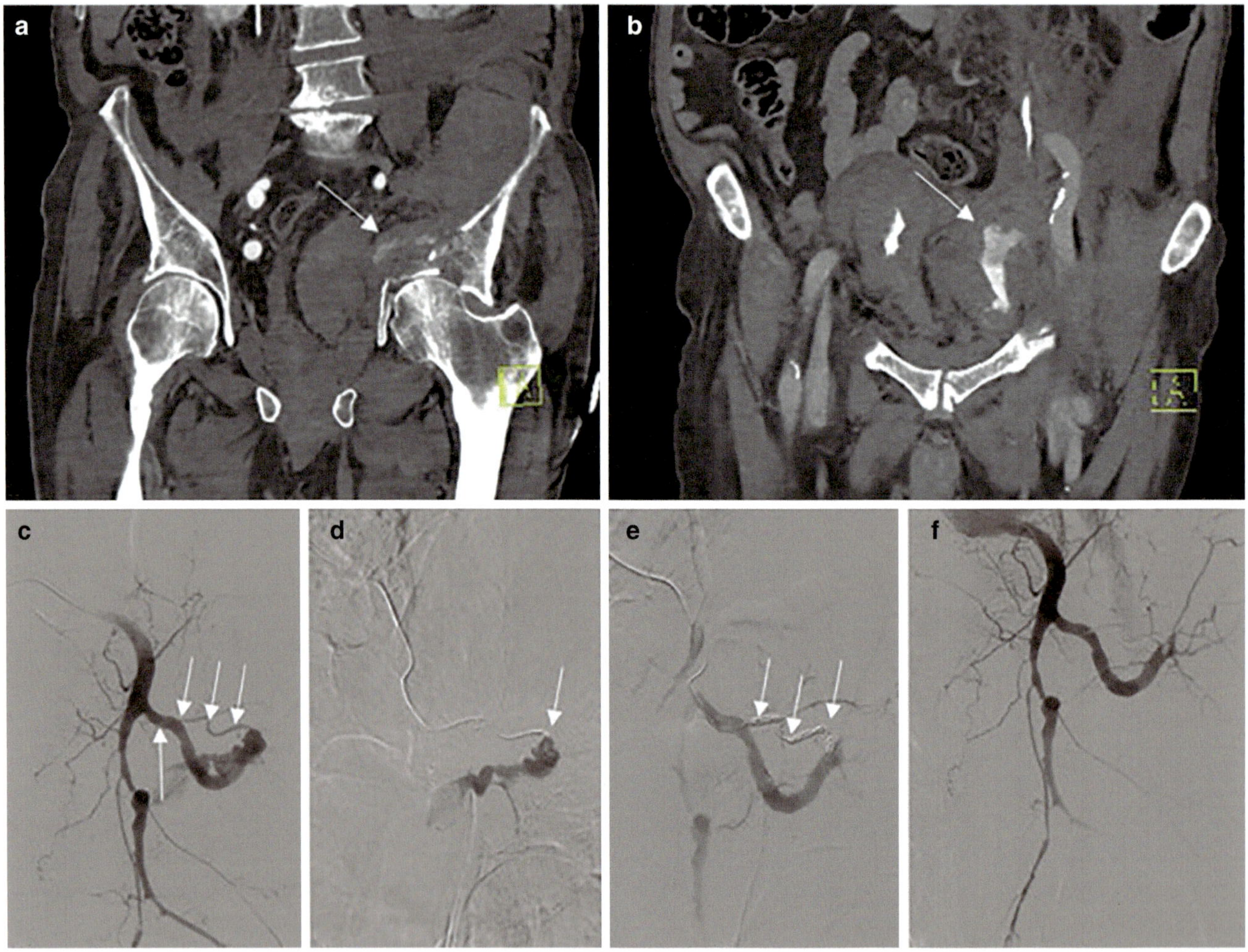

Abb. 16.2 Patient mit hämorrhagischem Schock nach Sturz. **a** Die CT-Angiografie zeigt eine Azetabulumfraktur links mit Kontrastmittelfahne (*Pfeil*) nach pelvin, die in der venösen Kontrastmittelphase deutlich zunimmt (**b**; Schicht weiter ventral, *Pfeil*). Ausgeprägtes Hämatom entlang des M. iliopsoas links. **c** Die Subtraktionsangiografie der A. iliaca interna links zeigt eine ausgeprägte Kontrastmittelextravasation aus einem proximalen Ast des glutealen Bündels (*Pfeile*). **d** Selektivsondierung dieses Astes bis zur Gefäßinsuffizienz. **e** Langstreckiges Coiling des Astes mit Mikro-Coils (*Pfeile*). **f** Die Abschlusssubtraktionsangiografie der A. iliaca interna zeigt eine vollständige Ausschaltung der Blutung. Folgend wurde die Fraktur versorgt (ohne Bild). (Aus: [46]; mit freundlicher Genehmigung)

des Patienten und dem Vorhandensein von Begleitverletzungen, wie beispielsweise einem ausgedehnten Hämatoperitoneum oder einer zusätzlichen Hohlorganperforation, die ein primär chirurgisches Vorgehen diktieren.

Milzverletzungen

Eine nicht identifizierte Milzverletzung ist die häufigste Ursache vermeidbarer Todesfälle nach abdominellen Traumata [126]. Entsprechend des Algorithmus der World Society of Emergency Surgery (WSES) besteht bei traumatischen Milzlazerationen und aktiver Blutung für hämodynamisch instabile Patienten die Indikation zur notfallmäßigen Laparotomie. Andernfalls besteht die Option einer radiologisch-interventionellen Versorgung.

Eine frühe kontrastverstärkte CT erlaubt sowohl das AAST-Grading wie auch die Detektion zeitkritischer assoziierter Pathologien wie eine aktive Kontrastmittelextravasation, arterielle Pseudoaneurysmata (PSA) sowie arteriovenöse Fistelbildungen (AVF).

Im Fall eines endovaskulären Vorgehens werden prinzipiell ein proximaler Milzarterienverschluss („splenic artery occlusion", SAO) und die superselektive Embolisation weiter distal gelegener Gefäße peripher des Milzhilus („splenic branch embolisation", SBE) unterschieden.

Die SAO kommt hierbei insbesondere im Fall höhergradiger Milzverletzungen (AAST Grad 3 oder höher), bei deutlichem Hämoperitoneum, bei PSA oder AVF sowie im Fall eines sinkenden Hämoglobinwerts, der Notwendigkeit zur Transfusion von 2 oder mehr Erythrozytenkonzentraten innerhalb von 24 h oder bei persistierender Tachykardie nach Reanimation in Betracht. Pathophysiologisch bedingt senkt der mechanische Verschluss der Milzarterie den parenchymalen Blutdruck, was den Heilungsprozess unterstützt und einer sekundären Milzruptur vorbeugt. Die Durchblutung der Milz wird hierbei in den meisten Fällen durch die Kollateralzirkulation zu peripankreatischen, gastroepiploischen und/oder durch Kapselgefäße der Milz aufrechterhalten, wodurch in der Regel ein Milzinfarkt verhindert werden kann [136]. Die SAO-Embolisation erfolgt typischerweise mit metallischen Coils oder „vascular plugs" ca. 2 cm distal der A. pancreatica dorsalis. In der angiografischen Abschlusskontrolle sollte ein Verschluss der Milzarterie mit verzögerter Perfusion des Milzparenchyms über Kollateralgefäße dokumentiert werden.

Im Gegensatz zur SAO kommt die SBE für fokale geringgradige, periphere Milzverletzungen (AAST Grad 1 und 2) bei Nachweis eines aktiven Kontrastmittelextravasats oder einer PSA oder AVF zur Anwendung. Hierbei erfolgt eine superselektive Katheterisierung des betroffenen Milzareals mit peripherer Embolisation. Das Verfahren ist mit einer höheren Komplikationsrate verbunden, beispielsweise dem Auftreten von peripheren Milzinfarkten, ohne dass eindeutige Evidenz für eine Verbesserung des Outcome im Vergleich zur SAO vorliegt [42, 96]. Vorteil der SBE gegenüber der SAO ist jedoch, dass der Zugang über die weiterhin offene Milzarterie für spätere Eingriffe erhalten bleibt, sollte es zu einem Persistieren der Blutung oder zu erneuten Blutungen kommen.

Insgesamt wird die SAO zur Kontrolle von Milzblutungen häufiger als die SBE durchgeführt. Für die endovaskuläre Milzembolisation bei entsprechender Indikation (s. o.) ist eine Verbesserung der Milzerhaltungsrate beschrieben [96, 110], wobei der Eingriff in ca. 10 % der Fälle frustran verläuft oder durch Reblutungen eine sekundäre Splenektomie notwendig wird. Nach dem Eingriff treten regelmäßig temporäre Symptome wie Fieber, Schmerzen oder ein linksseitiger Pleuraerguss auf, wohingegen schwerwiegendere Komplikationen wie eine Dissektion der Milzarterie, Milzinfarkte, Abszesse oder eine Coil-Migration in andere Organe selten sind [66].

Leberverletzungen

Die nicht operative Behandlung stellt aktuell den Standard bei der Versorgung von stumpfen Lebertraumata/Leberblutungen dar und weist eine Erfolgsquote von über 80 % auf [137]. Die hepatische Angiografie und Embolisation (HAE) hat im Fall arterieller Leberblutungen eine hohe Erfolgsrate und kann unabhängig oder zusätzlich zu chirurgischen Verfahren angewendet werden. Zur Graduierung und Lokalisierung der Verletzung sollte ebenso frühestmöglich eine kontrastverstärkte CT erfolgen. Dies hilft auch, Normvarianten der arteriellen hepatischen Gefäßversorgung zu detektieren, die mit einer beschriebenen Inzidenz von ca. 30 % häufig auftreten [105]. Hierbei stellen 90 % der Varianten einen Abgang oder eine akzessorische Anlage der A. hepatica dextra aus der A. mesenterica superior sowie einen Abgang oder die akzessorische Anlage der A. hepatica sinistra aus der A. gastrica dar.

Durch die doppelte Blutversorgung der Leber über die A. hepatica und Pfortader wird die intrahepatische HAE bei unauffälliger Pfortader normalerweise problemlos toleriert. Da es sich bei Leberarterien nicht um Endstromgefäße handelt, sondern im Gegensatz zu Milz und Nieren eine ausgedehnte intrahepatische Kollateralisierung vorliegt, erfolgt die HAE zumeist in Sandwich-Technik mit Embolisation distal und proximal der Blutungsstelle zur Vermeidung des sog. „Backdoor-Effekts" [47] (dieser entspricht dem [zu vermeidenden] weiteren Blutzustrom über die distalen Kollateralgefäße bei dann proximal verschlossenem Zugangsweg). Die Embolisation erfolgt typischerweise unter Verwendung eines koaxialen Mikrokatheters oder, falls ein Zugang distal der Verletzungsstelle nicht möglich ist, unter Verwendung von Gelfoam-Partikeln oder Zyanoakrylat. Gelfoam-permanente Partikelembolisate können auch zum Einsatz kommen, wenn es sich um eine multifokale Verletzung handelt, wohingegen Coils und Plugs zur Ausschaltung von PSA oder AVF verwendet werden.

Aufgrund der überwiegenden arteriellen Versorgung der Gallenblase sollte eine Embolisation der A. hepatica dextra nach Möglichkeit distal des Abgangs der A. cystica erfolgen (Abb. 16.1), um eine Ischämie der Gallenblase zu vermeiden. Die endovaskuläre Therapie bei Blutungen direkt aus der A. hepatica communis bzw. A. hepatica propria erfordert im Regelfall das Einbringen eines gecoverten Stents, ggf. nach vorausgegangener Embolisation der A. gastroduodenalis.

Die Komplikationsrate bei HAE ist mit 32 % (über alle Grade) relativ hoch und steigt mit höheren AAST-Graden an [85]. Am häufigsten sind hierbei Nekrosen des Leberparenchyms sowie der Gallenblase, hepatische Abszesse und Biliome; in der Regel sind diese Auswirkungen aber passager und konservativ/interventionell-radiologisch (Drainage) behandelbar.

Venöse Verletzungen der Leber sind mit einem Anteil von ca. 13 % bei stumpfem Bauchtrauma seltener, weisen jedoch eine fast doppelt so hohe Mortalität auf (ca. 61 %). Das Management bei venösen Verletzungen erfolgt im Regelfall chirurgisch.

16.5.3.2 Beckenverletzungen

Frakturen des Beckenrings treten bei ungefähr 4–9 % der Patienten mit stumpfem Trauma auf. Während die lateralen Kompressionsfrakturen den häufigsten Verletzungstyp darstellen und meistens stabil sind, treten bei vertikalen Scherverletzungen häufig ligamentäre Begleitverletzungen mit einer konsekutiven Erhöhung des Beckenvolumens auf, wodurch der tamponierende Effekt des Beckenrings aufgehoben wird und Blutungen zu einer lebensbedrohlichen Situation führen können [61]. In Studien konnte eine Senkung der

Mortalität gezeigt werden, wenn die Embolisation durch eine Katheterangiografie innerhalb von 60 min nach Beckenfraktur mit arterieller Blutung erfolgt [133].

Die radiologisch-angiografische Embolisation (AE) stellt daher die Methode der Wahl zur Kontrolle arterieller Hämorrhagien dar, sofern nicht ein primär offen-chirurgisches Vorgehen aufgrund anderer abdomineller Verletzungen indiziert ist [95, 131]. Die AE ist auch dann indiziert, wenn der Patient kreislaufinstabil ist. In solchen Fällen kann, z. B. bei diffusem A.-iliaca-interna-Blutungsmuster (Abb. 16.2), schnell und unkompliziert eine uni- oder bilaterale Embolisation des Internastromgebiets mit Gelfoam erfolgen, wodurch in den meisten Fällen eine Hämostasis erreicht werden kann. Bei Vorliegen einer limitierten Anzahl an Blutungsfoci sollte aber dennoch eine selektive Embolisation mittels koaxialem Mikrokatheter, Coils und/oder Gelfoam bevorzugt werden. Die Abschlusskontrolle beinhaltet ein Angiogramm des kontralateralen Internastromgebiets, um hier persistierende Blutungen auszuschließen. Eine häufige Schwierigkeit stellen vasospastische Gefäße dar, die eine Blutung in der Angiografie maskieren, im Verlauf jedoch wieder dilatieren und zu einer erneuten Blutung führen können. Die AE weist nur geringe Komplikationsraten auf, und für das Auftreten von Impotenz bei Männern oder glutealen Nekrosen ergab sich bisher keine klare Evidenz [145].

Verstärkt setzen sich biplane Angiografieanlagen durch. Neben der gleichzeitig möglichen Darstellung von 2 Ebenen bieten viele der Geräte auch eine schnelle motorgetriebene Rotation mit dann möglicher Volumenberechnung zur 3D-Darstellung an. Insbesondere in der neuroradiologischen Akutversorgung von intrakraniellen Aneurysmen erlaubt dies eine genauere bildgebende Kontrolle von ansonsten häufig überlagerten Gefäßabschnitten.

16.5.4 Magnetresonanztomografie

Da die Verfügbarkeit einer MRT insbesondere außerhalb der Regelarbeitszeit oft nur eingeschränkt gegeben ist und es auch aufgrund einer deutlich längeren Untersuchungsdauer im Vergleich zu einer CT einer erhöhten Patientencompliance bedarf, ist die MRT für die Notfalldiagnostik grundsätzlich nachrangig zur CT.

Gleichwohl gibt es beim kritisch kranken Patienten klare Indikationen für eine Notfall-MRT. Dies ist bei akuten Querschnittssyndromen gegeben und kann bei unklaren klinischen Bildern bzw. Zeitfenstern wie beim Schlaganfall sinnvoll sein. Mithilfe der MRT kann bei Letzterem das Zeitfenster relativ genau festlegt werden, sodass sich für Patienten ggf. erweiterte Therapieoptionen ergeben können. Pädiatrische Notfälle oder Patientinnen in gebärfähigem Alter stellen aus Gründen des Strahlenschutzes ebenso wie spezielle Fragestellungen in der Weichteildiagnostik eine relative Indikation dar [118].

16.6 Spezielle Schockraumversorgung

Nach Ankunft des Patienten im Schockraum werden gleichzeitig Maßnahmen wie Entkleidung, Anlage peripherer oder zentraler Zugänge, Bestimmung von Vitalparametern, ggf. Kreuzblutbestimmung, fokussierte körperliche Untersuchung und ggf. eFAST vorgenommen [117]. Das parallele Vorgehen erfordert bei allen beteiligten Partnern ein Höchstmaß an Konzentration und Verständnis für Belange außerhalb des eigenen Fachgebiets. Im Vordergrund sollte immer der gemeinsame Gesamterfolg stehen, der sich an der Geschwindigkeit und der Güte von Diagnose, Therapie und konsekutivem Behandlungsergebnis orientiert.

Im Rahmen des weiteren radiologischen Beitrags zur Schockraumversorgung ist die moderne MSCT aufgrund der breiten Verfügbarkeit, der schnellen Untersuchung und der hohen Aussagekraft die mit Abstand wichtigste bildgebende Modalität in der Akutversorgung kritisch kranker Patienten. Die MSCT sollte daher unmittelbar im Anschluss an die Ersteinschätzung und die Stabilisierung des Notfallpatienten eingesetzt werden.

Wenngleich vieles bereits standardisiert ist, so verbleiben dennoch oft auch viele Fragen. Als Beispiel für den ntSR gilt es beim akuten Brustschmerz zu entscheiden, wann eine Herz-CT erfolgen sollte und wann ein Triple-rule-out-Protokoll oder eine CT des Thorax (ggf. in mehreren Phasen) genügt. Für den tSR sollte klar definiert sein, wann der gesamte Körperstamm untersucht wird und in welchen Kontrastmittelphasen dies z. B. bei Verdacht auf Aortendissektion/-ruptur erfolgt. Hierbei sollte bedacht werden, dass die Standards so einfach wie möglich zu halten sind, um damit die Durchdringung und Einarbeitung neuer Mitarbeiter zu unterstützen.

Meist wird empfohlen festzulegen, wer „Leader" des interdisziplinären Teams ist. Sofern dies erfolgt, sollte sichergestellt werden, dass diese ihrer Rolle auch nachkommen, Verantwortung übernehmen und für Entscheidungen (ggf. auch in Bezug auf CT-Untersuchungsprotokolle) die letzte Instanz sind [72]. Wenngleich dies vermutlich eher selten vorkommt, so spricht nichts dagegen, dass diese Rolle bei entsprechender Eignung auch von der Radiologie übernommen werden kann. Bei wechselnder Verantwortung, z. B. pro Schicht, kann es vorteilhaft sein, dies auch klar optisch abzugrenzen, z. B. mit farbigen Westen [148].

Von der Radiologie ist zu erwarten, dass die Scans, wie im institutionellen Standard gefordert, auch erfolgen. Nur im Falle von manchmal durchaus sinnvollen Abweichungen, z. B. einer urografischen Phase bei Beckenverletzungen, sollte eine

Klärung mit dem Team (bzw. dem Leader) erfolgen. Zudem ist dafür Sorge zu tragen, dass erste verwertbare Bilder so schnell wie irgend möglich verfügbar sind, gesichtet und interpretiert werden. Wenngleich sich die Erstversorgung sowohl von tSR- als auch von ntSR-Patienten nach dem ABCDE-Schema orientieren sollte, so unterliegt die Radiologie hier den Einschränkungen der gegebenen Abfolge von CT-Teiluntersuchungen. In aller Regel sollte zunächst kurz das Übersichtstopogramm nach dem ABCDE-Schema bewertet werden. Sofern angefertigt, erfolgt im Anschluss die erste Interpretation der nativen cCT, da diese zwingend vor Kontrastmittelgabe anzufertigen ist. Insofern wird D („Disability") aus rein zeitlichen Gründen in gewisser Weise vorgezogen. Ansonsten, d. h. wann immer möglich, sollte die Radiologie nach dem ABCDE-Schema befunden [77, 97].

Es ist ratsam, als 1. Schritt eine geeignete erste Dokumentation, z. B. mit einer Checkliste, vorzunehmen und diese persönlich mindestens an den Leader zu kommunizieren. Erst in einem 2. Schritt sollten „perfekte Bilder" mit idealen und vollständigen Rekonstruktionen die Diagnostik und die Dokumentation voll ausschöpfen. Sollten sich bei deren Bewertung Änderungen von Befunden ergeben, so sind diese geeignet (d. h. wie nach institutionell abgestimmtem Standard festgelegt) zu kommunizieren. Sind solche Änderungen möglicherweise akut therapierelevant, so hat dies sofort und persönlich zu erfolgen.

Es ist ratsam, dies im Befund auch kurz zu dokumentieren (wer, wann, was?). Der Radiologe sollte die Befunde priorisiert angeben und mit einer Sicherheit versehen (z. B. „sicher", „V. a.", „fraglich", „sicher nicht"). Zudem sollte der Radiologe Empfehlungen kommunizieren, z. B. ergänzende Untersuchungen und Zeitpunkte hierfür. Von den Partnern sollte die Radiologie einfordern, dass die Untersuchung reibungslos stattfinden kann (typische Probleme: Kabel/Schläuche zu kurz, i. v. Zugänge falsch platziert, Personal ohne Schutzkleidung im Untersuchungsraum) [127]. Vergleichbares gilt für die Befundung, die höchste Konzentration erfordert und dennoch so schnell und gut wie möglich zu erfolgen hat. Die Befundung erfolgt mehrfach: zunächst möglichst schnell das Wichtigste anhand der automatisch rekonstruierten Bilder, dann nach Verfügbarkeit der final rekonstruierten Bilder und ggf. ein 3. Mal durch einen Facharzt [77]. Nicht vergessen werden sollte zudem, dass der Radiologe auch im Notfall die rechtfertigende Indikation für CT-Untersuchungen verantwortet.

16.6.1 Polytrauma (traumatischer Schockraum)

Obwohl es mehrere Definitionsmöglichkeiten des Polytraumas gibt, so ist allen das Vorliegen einer potenziell tödlichen Verletzungskombination mehrerer Körperregionen gemein. Zudem existiert mit dem Injury Severity Score (ISS) ein Scoring-System mit objektiven Parametern, das aber nur retrospektiv in Kenntnis der Verletzungen anwendbar ist und daher keine Entscheidungsgrundlage im Schockraum sein kann.

In der klinischen Versorgung lassen sich polytraumatisierte Patienten in 3 große Gruppen unterteilen:

1. Patienten mit letalem Verletzungsausmaß unabhängig von medizinischen Maßnahmen
2. Patienten mit einem retrospektiv deutlich geringerem Verletzungsmuster als erwartet und einem vom Vorgehen wiederum eher unabhängigen guten Outcome
3. Patienten mit kritischem Verletzungsausmaß

Bei Gruppe 3 sind im Gegensatz zu den beiden anderen Gruppen schnelle und zielgerichtete diagnostische und therapeutische Maßnahmen von entscheidender Bedeutung für das Überleben und die Geringhaltung bleibender Schäden [77]. Sobald die nötigen Informationen aus Diagnostik und Traumaanamnese vorliegen, sollte eine erneute Evaluierung erfolgen, ob die Einstufung als Polytrauma aufrechterhalten wird. Falls ja, so greifen die Schockraumalgorithmen.

Für den tSR ist erwiesen, dass die Letalität von Patienten mit einem ISS $\geq$16 allein durch Anfertigung eines GK-CT um etwa 25 % gesenkt wird [89]. Dabei ist allerdings nicht klar definiert, dass das CT-Protokoll verwendet werden soll. Einige Vorschläge hierzu finden sich z. B. in [62, 77]. Es kann sinnvoll sein, ein Protokoll hinsichtlich Zeitaufwand und diagnostischer Aussagekraft zu optimieren und ein 2. Protokoll mit Dosisoptimierung für stabile und wache Patienten, die die Untersuchung primär aufgrund einer dramatischen Unfallanamnese erhalten, vorzuhalten [77].

Insbesondere enthält die CT-Untersuchung fast immer therapieentscheidende Informationen. Die hohe Präzision der GK-CT beinhaltet aber auch eine hohe Datenmenge mit oftmals mehr als 2000 Bildern. Deshalb ist einerseits sicherzustellen, dass die Zeitverluste bis zur Bewertung der Bilder so gering wie möglich sind, und andererseits ist bei der Befundung ein Vorgehen im Sinne eines „diagnose first what kills first" notwendig (Tab. 16.1). Ein solches Vorgehen nach dem ABCDE-Schema muss aber auch die konkrete Schockraumursache ebenso wie die zeitliche Verfügbarkeit der Bilder zu einzelnen Körperabschnitten berücksichtigen [77]. Bereits das CT-Übersichtstopogramm ist oft sehr hilfreich zur schnellen Identifizierung schwerwiegender Probleme wie Spannungspneumothorax, kardiale Dekompensation, Wirbelsäulendislokation oder andere schwere Frakturen und kann daher das Röntgen in vielen Fällen ablösen [77]. Anschließend erfolgt die Anfertigung der nativen cCT, wodurch in gewisser Weise D vorgezogen wird.

Tab. 16.1 Beispiel für eine Checkliste für die Initialdiagnostik bei Polytrauma nach zeitlichem Untersuchungsablauf und innerhalb eines Ablaufpunkts nach dem ABCDE-Schema (modifiziert nach [77])

Untersuchungsablauf/anatomische Region	Relevante Befunde	Pathologisch?		Bemerkung
		Ja	Nein	
eFAST	Pneumothorax			
	Großer Pleuraerguss			
	Perikardtamponade			
	Viel freie abdominelle Flüssigkeit			
	Sonstiges			
Scout	Tubuslage			
	Lage Mediastinum			
	Pneumothorax			
	Belüftungsstörung			
	Ergüsse			
	Weichteilasymmetrie			
	Frakturen			
	Sonstiges			
Neurokranium	Blutung			
	Hirndruck			
	Frakturen			
	Offene Verletzung			
	Sonstiges			
Hals	Atemwege			
	Blutung			
	Gefäßverletzung			
	Gefäßverschluss			
	Fraktur			
	Sonstiges			
Thorax	Trachea, Hauptbronchien			
	Belüftungsstörung			
	Aspiration			
	Lungenverletzung			
	Pneumothorax			
	Herzverletzung			
	Hämoperikard			
	Hämatothorax, Erguss			
	Lungenembolie			
	Gefäßverletzung			
	Gefäßverschluss			
	Frakturen			
	Sonstiges			
Abdomen	Aspirationsgefahr			
	Blutung			
	Gefäßverletzung			
	Minderperfusion			
	Leber			
	Milz			
	Nieren			
	Freie Flüssigkeit			
	Freie Luft			
	Frakturen			
	Sonstiges			
Dokumentation	Medizinisch-Technischer Radiologieassistent (MTRA):	Datum:		
	Arzt:	Uhrzeit:		

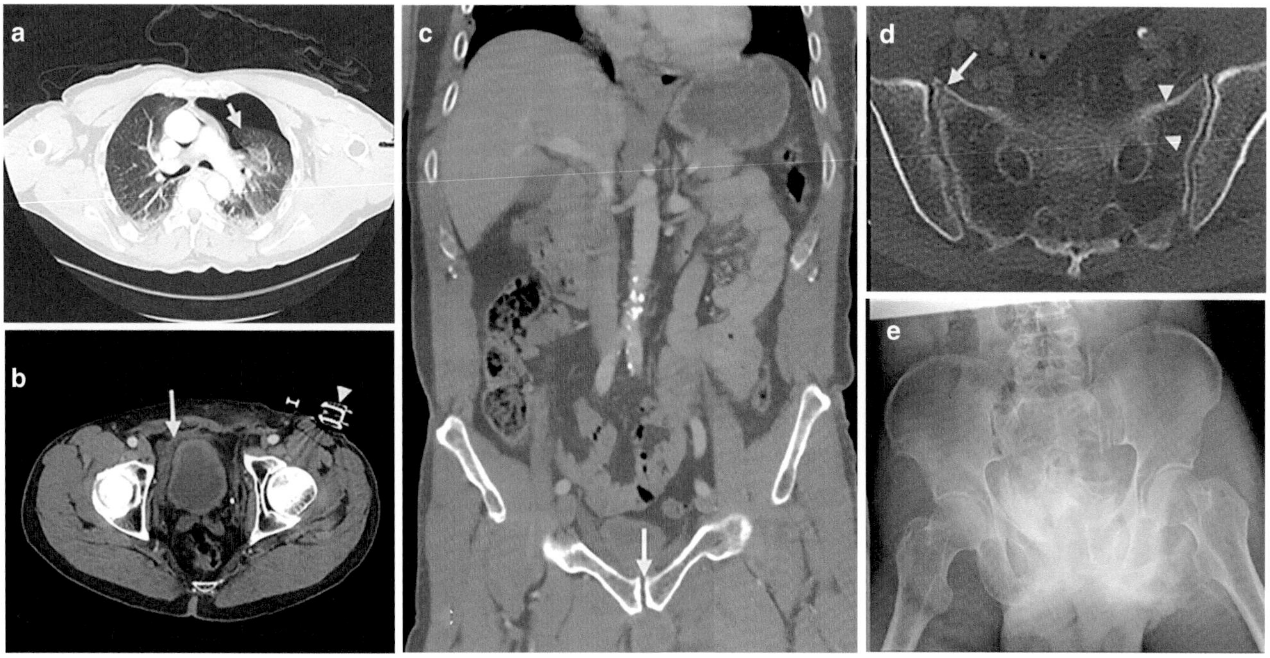

Abb. 16.3 Polytrauma mit erst sekundär erkannter Beckensprengung. **a–d** Hochrasanzverkehrsunfall mit Lungenkontusion und linksseitigem Pneumothorax, diversen Frakturen von Rippen und aller Extremitäten (nicht dargestellt), einem schmalen Hämatom paravesikal rechts betont (*Pfeil* in **b**) sowie dem Verschluss eines durch den Notarzt angelegten Beckengurts (*Pfeilspitze* in **b**), einer Symphyse in guter Stellung (**c**), einer kleinen Absprengung des Os sacrum am Vorderrand des rechten ISG (*Pfeil* in **d**) – die Fraktur des Os sacrum links wurde übersehen (*Pfeilspitzen* in **d**). **e** Nach Erstversorgung wurde der Beckengurt nach 4 h entfernt und aufgrund einer massiven Hodenschwellung dann eine Beckenübersichtsaufnahme angefertigt. Diese zeigt eine Open-Book-Verletzung des Beckens mit klaffender Symphyse und Austritt des bei der CT-Untersuchung gegebenen Kontrastmittels aus der Harnblase. (Aus: [14]; mit freundlicher Genehmigung)

Fallbeispiel: Polytrauma (männlich, 61 Jahre) mit erst sekundär erkannter Beckensprengung [75]
Der Patient wurde nach einem Hochrasanzverkehrsunfall sofort der GK-CT zugeführt. Das CT-Topogramm zeigte einen linksseitigen Pneumothorax ohne größere Spannungskomponente im Sinne eines B-Problems (Abb. 16.3a, *Pfeil*). Die cCT ergab keine Verletzung. Nach Kontrasmittelgabe bestätigte die Schichtung des Thorax den Pneumothorax und wies zusätzlich eine zentrale Kontusion links auf (Abb. 16.3a). Zudem lagen diverse Rippenfrakturen vor. Die CT-Abdomen ergab ein schmales Hämatom paravesikal rechts betont (Abb. 16.3b, *Pfeil*), eine Symphyse in guter Stellung (Abb. 16.3c) und eine kleine Absprengung des Os sacrum am Vorderrand des rechten Iliosakralgelenks (ISG; Abb. 16.3d, *Pfeil*). Eine ebenfalls vorhandene Fraktur des Os sacrum links wurde übersehen (Abb. 16.3d, *Pfeilspitze*). Zudem lagen diverse Frakturen aller Extremitäten vor, die in Abb. 16.3 nicht dargestellt sind. Die Besonderheit des Falles liegt in der nach 4 h erfolgten Abnahme des vom Notarzt angelegten Beckengurts (Verschluss sichtbar in Abb. 16.3b, *Pfeilspitze*) aufgrund der knöchern falsch zu niedrig eingeschätzten Beckenverletzungen. Die Entlastung bewirkte die Öffnung einer Open-Book-Verletzung des Beckens und eine Eröffnung einer zuvor zumindest überwiegend stabilisierten und gedeckten Harnblasenruptur. Retrospektiv kritisch zu bewerten ist auch die Entscheidung, in der GK-CT nicht direkt eine urografische Phase angeschlossen zu haben.

16.6.2 Allgemeiner, nicht traumatischer Schockraum

Die OBSERvE-Studie bietet als erste monozentrische Ablaufstudie des ntSR (n = 532) Anhaltspunkte für die Häufigkeitsverteilungen der betroffenen Organsysteme. Es zeigte sich folgendes Verteilungsmuster: 32 % kardiovaskuläre, 31 % zentralnervöse, 18 % pulmonale, 10 % septische und 4 % abdominelle Ursachen. Auf das ABCDE-Schema bezogen entsprach dies 36 % C („Circulation"), 33 % D („Disability"), 27 % B („Breathing") und nur 4 % A („Airway") sowie 1 % E („Exposure/Environment") [51].

Die Kombination aus vollständiger Erfassung, Präzision und Zeiteffizienz ist das Alleinstellungsmerkmal der MSCT. Damit ist diese die relevanteste bildgebende Modalität in der Akutversorgung kritisch kranker Patienten; in der Studienkohorte wurde diese in 63 % der Fälle durchgeführt. In 43 % der Fälle erfolgte eine konventionelle Thoraxaufnahme.

Neben diesen Verfahren ist der Point-of-Care-Ultraschall (PoCUS) eines der Kernelemente der Diagnostik im Sinne eines „diagnose first what kills first". Der PoCUS ist eine in der Notfall- und Intensivmedizin etablierte sonografische Untersuchungstechnik. Für verschiedene Leitsymptome wie Dyspnoe oder Schock existieren definierte Untersuchungsprotokolle (Beispiele hierzu s. [104]), deren Einzelpunkte durch klare Ja-oder-Nein-Entscheidungen zu beantworten sind. Die Durchführbarkeit der genannten Bildgebungsmodalitäten sollte rund um die Uhr mit hoher Professionalität möglich sein [51].

Innerhalb der Kohorte der OBSERvE-Studie hatten 19 % der Patienten einen prähospitalen Herz-Kreislauf-Stillstand erlitten, 64 % dieser Gruppe wurden der Schockraumversorgung unter laufenden Reanimationsmaßnahmen zugeführt. Insbesondere bei unklarer Ursache kann, ähnlich wie beim Polytrauma, die CT bereits parallel zur Stabilisierung des Patienten, ggf. auch unter Reanimation, erfolgen. Mithilfe der CT konnte in einer Fallstudie bei Patienten unter Reanimation in 74 % der Fälle eine Ursache gefunden werden, sodass damit entweder eine Therapieoption gegeben oder ein -abbruch begründet werden konnte [77].

Die Daten der OBSERvE-Studie haben auch gezeigt, dass nur 26 % der Reanimationen durch ST-Hebungsinfarkte bedingt waren. Dadurch wird klar, dass etwa ¾ dieser Patienten keiner Herzkatheteruntersuchung, sondern einer erweiterten Diagnostik im Schockraum bedürfen. Dafür ist die Entwicklung neuer Ablaufschemata zur Verbesserung der Zuweisung Herzkatheter vs. Schockraum notwendig [101]. Hier können insbesondere moderne EKG-gegatete Protokolle den zeitgleichen Ausschluss eines Herzinfarkts, einer Aortendissektion sowie einer Lungenarterienembolie ermöglichen (sog. „Triple-Rule-out-Protokoll") und so eine Zeitersparnis bis zur Einleitung der adäquaten Therapie ermöglichen. Die typischen Indikationen für den ntSR sind in folgender Übersicht zusammengefasst.

Indikationen für den nicht traumatologischen Schockraum (ntSR; nach [54])

- Globale Indikationen:
  - Verdacht auf eine Sepsis mit einem qSOFA-Score[a] von ≥2
  - Verdacht auf einen Schlaganfall (falls keine anderen etablierten Wege beschrieben sind)
  - Verdacht auf einen ST-Hebungsinfarkt (falls keine anderen etablierten Wege beschrieben sind)
- **A/B – Beeinträchtigung der Atemwege/respiratorische Insuffizienz:**
  - Atemwegsverlegungen (z. B. Zungenschwellung, Tumorblutung, Verdacht auf Fremdkörper)
  - Respiratorische Insuffizienz mit hoher Atemfrequenz >25/min, partieller Sauerstoffsättigung (S_pO_2) <90 % bei einer Sauerstoffzufuhr von 10 l/min
  - Drohende Intubationspflicht (Voranmeldung bei Verdacht auf schwierigen Atemweg)
  - Nichtinvasiv/invasiv beatmete Patienten (Voranmeldung von etablierter Atemwegssicherung)
- **C – zirkulatorisches Versagen („Circulation"):**
  - Kreislaufinsuffizienz (z. B. Hypotonie, Schock jeglicher Ursache) oder Reanimationsmaßnahmen
  - Höhergradige und/oder kreislaufrelevante Herzrhythmusstörungen (AV-Block Grad III), anhaltende ventrikuläre Tachykardie, Kammerflimmern
  - Kreislaufrelevante Blutungen (z. B. obere gastrointestinale Blutung)
- **D – Bewusstseinsstörungen („Disability"):**
  - Relevante Vigilanzstörungen (unabhängig von der Ursache)
  - Präklinische Analgosedierung/Notfallnarkose
- **E – kritischer Gesamtzustand:**
  - Intoxikation mit Störungen nach dem ABCDE-Schema
  - Ausgeprägte Hypothermie/Hyperthermie

[a] *qSOFA-Score* quick Sepsis Related Organ Failure Assessment: Erreichbar sind 0–3 Punkte, je 1 Punkt für den systolischen Blutdruck ≤100 mmHg, die Atemfrequenz ≥22/min und den GCS <15.

Fallbeispiel: Nicht traumatischer Schockraum (weiblich, 93 Jahre) mit Ramus-circumflexus-Verschluss und Ventrikelruptur [74]

Die Patientin berichtete bei Ankunft des Notarztes von plötzlichen Thoraxschmerzen, Ausstrahlung in den Hals und den linken Arm. Des Weiteren bestanden Dyspnoe und Übelkeit. Durch den Notarzt erfolgte eine Behandlung als akutes Koronarsyndrom. Eine angedeutete ST-Hebung wurde in der AVL-Ableitung des EKG beschrieben. Bei Übernahme wurde die Patientin kreislaufinstabil. Eine im Schockraum-Notfallecho festgestellte Perikardtamponade wurde umgehend sonografisch gesteuert mit einer Drainage entlastet. Bei Verdacht auf Aortendissektion mit retrograder Ausbreitung wurde eine CT-Untersuchung als Triple-Rule-out-Protokoll durchgeführt. Die Abdomenspirale wurde bereits primär mitgeplant und erfolgte mit nur wenigen Sekunden Verzug unter Nutzung desselben Kontrastmittelbolus

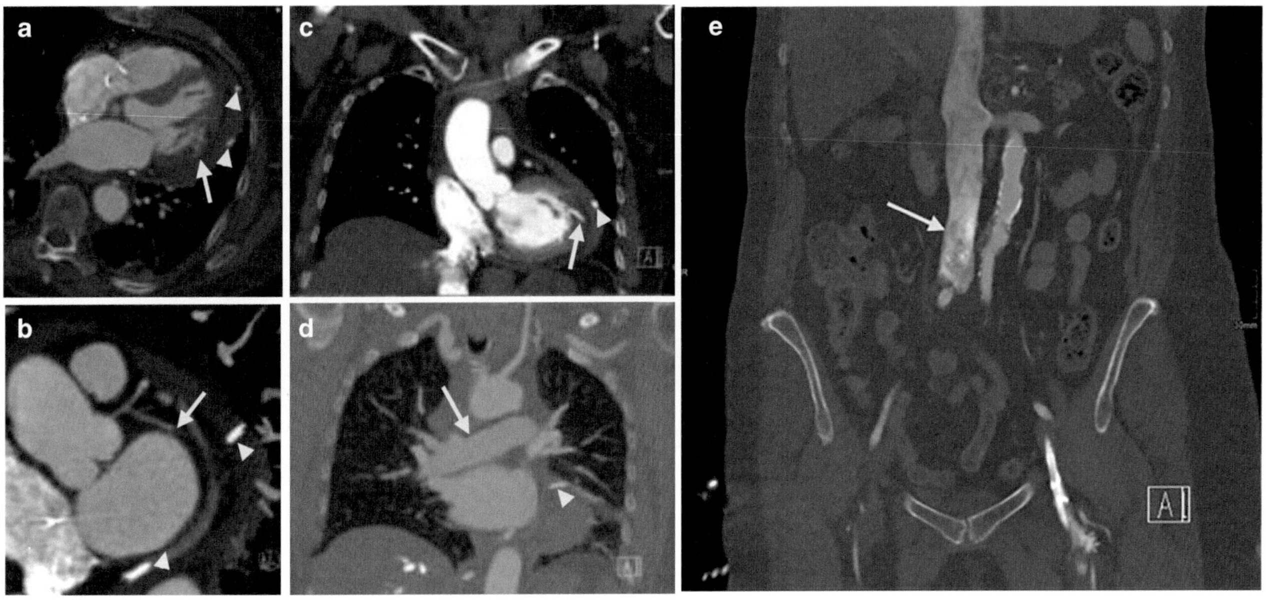

Abb. 16.4 Internistischer Schockraum mit RCX-Verschluss und Ventrikelruptur. Triple-Rule-out-CT-Protokoll mit EKG-Gating: Kontrastierung sowohl der pulmonalen als auch der arteriellen Gefäße links. **a–d** Hämoperikard mit einliegender Drainage (*Pfeilspitzen*). **b** Verschluss der RCX (*Pfeil*). **a**, **c** Ventrikelruptur (*Pfeile*). **d** Ausschluss einer Lungenembolie (Beispieldarstellung des rechten Hauptstamms, *Pfeil*). **e** Zusätzlich arterielle Abdomendarstellung ohne EKG-Gating im direkten Anschluss mit massivem Rückstau des Kontrastmittels in die V. cava inferior (*Pfeil*). (Aus: [14]; mit freundlicher Genehmigung)

(Abb. 16.4). Eine Aortendissektion konnte ebenso wie eine Lungenembolie ausgeschlossen werden. Es zeigte sich jedoch ein vollständiger Verschluss des Ramus circumflexus (RCX) der linken Koronararterie (Abb. 16.4b, *Pfeil*). Ursache der Perikardtamponade war eine Ventrikelruptur im entsprechenden Versorgungsgebiet (Abb. 16.4c, *Pfeil*). Im Anschluss an die CT verschlechterte sich die Symptomatik der Patientin erneut und im EKG zeigten sich nun deutliche ST-Hebungen. Kurz darauf trat der Herzstillstand ein. Aufgrund fehlender zielgerichteter Therapieoptionen wurde die initial begonnene Reanimation im interdisziplinären Konsensus wieder abgebrochen.

16.6.3 Neuroschockraum

16.6.3.1 Neurochirurgischer Schockraum

In der neurochirurgischen Schockraumdiagnostik werden Patienten nach erlittenem SHT in der akuten, manchmal auch in der subakuten Phase untersucht. Das **SHT** ist definiert als Folge einer Gewalteinwirkung, die zu einer Funktionsstörung und/oder Verletzung des Gehirns geführt hat und mit einer Prellung oder Verletzung der Kopfschwarte, des knöchernen Schädels, der Gefäße und/oder der Dura verbunden sein kann. Falls die Dura bei gleichzeitiger Verletzung der Weichteile und des Knochens zerrissen ist und somit eine Verbindung des Schädelinneren mit der Außenwelt besteht, so liegt ein offenes SHT vor. Eine Verletzung des Kopfes ohne Hirnfunktionsstörung oder Verletzung des Gehirns bezeichnet man als Schädelprellung [64].

Die Ätiologie des SHT hängt vom Alter der Patienten ab. Bei Kindern unter 4 Jahren und bei Patienten, die älter als 75 Jahre sind, ist ein Sturz die häufigste Ursache. Unfälle mit motorisierten Fahrzeugen und Fußgänger-PKW-Unfälle sind hinsichtlich Geschlecht und Alter unabhängig verteilt [116]. Hochrasanztraumen verursachen schnelle Akzelerations-/Dezelerationskräfte, die das Gehirn innerhalb des Schädels stark beschleunigen. Der Anprall an der Schädelkalotte oder der Dura kann Kontusionen verursachen, wogegen schnelle und abrupte Rotationsbewegungen axonale Schädigungen durch Deformation und Dehnung der Axone zur Folge haben können.

Die zur Klassifikation am häufigsten klinisch angewandte Einteilung ist die GCS (Tab. 16.2) [92]. Basierend auf der GCS werden das leichte SHT (GCS 13–15), das moderate SHT (GCS 9–12) und das schwere SHT unterschieden (GCS $\leq$8). Das SHT wird nach pathoätiologischen Gesichtspunkten in Primärverletzungen, die direkt beim Trauma entstehen, und Sekundärverletzungen unterteilt. Die Sekundärverletzungen entstehen erst im Verlauf. Dazu zählen v. a. das zerebrale Ödem, Perfusionsstörungen und Herniationen. Gefäßverletzungen können primär im Rahmen des Traumas oder im Rahmen der Herniation mit konsekutiver Gefäßokklusion durch Kompression der hirnversorgenden Arterien auftreten.

Tab. 16.2 Glasgow Coma Scale (GCS; modifiziert nach [128])

Beobachtete Reaktion	Punkte
Augenöffnen	
Spontan	4
Auf Aufforderung	3
Nach Druck auf die Fingerspitze	2
Keine Augenöffnung	1
Bewegung	
Befolgt zweiteilige Aufforderung	6
Hebt die Hand über die Klavikula nach Stimulus am Nacken	5
Beugt den Arm schnell im Ellenbogen (ungezielte Abwehr)	4
Beugebewegungen	3
Streckbewegungen	2
Keine	1
Sprache	
Klar und orientiert	5
Verwirrt	4
Einzelne Wörter	3
Einzelne Laute	2
Keine	1

Einsatz der Computertomografie

Die frühzeitige radiologische Diagnostik dient der Erkennung von Verletzungen und konsekutiv der Einleitung therapeutischer Maßnahmen, um sekundäre Schäden zu vermeiden oder zumindest abzumildern. Hierfür ist die Radiografie des Schädels inzwischen obsolet [91] und wurde durch die CT zur initialen Bildgebung abgelöst. Je nach Befund können dann noch eine MRT oder eine DSA erforderlich sein. Die initiale cCT, z. B. zur Detektion von intrakraniellen Hämatomen, ist grundlegend für die Entscheidung über das weitere Vorgehen wie die stationäre Aufnahme des Patienten, die Überwachung auf der Intensivstation und operative Therapien (Hämatomevakuation, dekompressive Hemikraniektomie, Anlage externer Ventrikeldrainagen oder intraparenchymatöser Drucksonden; Abb. 16.5).

Die cCT hat in der initialen Diagnostik den höchsten Stellenwert, da mit einer sehr schnell durchführbaren Untersuchung knöcherne Verletzungen des Schädels, des Gesichts und der zervikalen Wirbelsäule in einer Untersuchung mit hoher Aussagekraft und extrem kurzer Scanzeit beurteilt werden können. Dies ist insbesondere bei Patienten mit eingetrübtem Bewusstsein und kreislaufinstabilen Patienten ein enormer Vorteil. Die häufigste Ursache von Tod oder schwerer Behinderung bei Kindern und jungen Erwachsenen in Deutschland ist das Trauma, wobei in der Mehrzahl der Fälle das Neurotrauma dafür verantwortlich ist [83, 119].

Beim akuten SHT, inklusive des milden SHT, wird auch bei Kindern trotz Strahlenexposition oft die cCT der MRT vorgezogen [129]. Selbstverständlich sollte die Indikation zur nativen cCT bei Kindern besonders kritisch abgewogen werden. Ein mildes SHT liegt bei Kindern vor bei Verletzungen des Skalps, des Schädels oder des Gehirns, wenn die Kinder auf Ansprache oder leichte Berührung reagieren. Verletzungen wie Frakturen oder auch klinisch relevante Hirnverletzungen treten trotz mildem SHT häufiger bei diesen Kindern auf. Die meisten Kinder mit mildem SHT benötigen keine Bildgebung. Falls eine Bildgebung erforderlich ist, so ist der potenzielle Nutzen gegenüber dem potenziellen Schaden abzuwägen. Konkret bedeutet dies, dass das Risiko einer vitalen Bedrohung oder bleibender Schäden gegenüber den Risiken einer Strahlenexposition abzuwägen ist. Problematisch ist hierbei besonders die vergleichsweise geringe Aussagekraft der klinischen Untersuchung, falls weder eine Bewusstseinsstörung noch ein fokales neurologisches Defizit vorliegen [49]. Demgegenüber steht das Risiko einer strahleninduzierten späteren malignen Erkrankung. Da dieses nicht genau bekannt ist, wird ersatzweise versucht, es so gut wie möglich abzuschätzen [56].

Gefäßdarstellung mittels CT-Angiografie

Die CT-Angiografie dient der Darstellung der Gefäße und eventueller Dissektionen. Im Falle von penetrierenden Hals- und Nackenverletzungen sowie zervikalen Subluxationen kann dies im Rahmen einer arteriell kontrastierten Darstellung von Schädelbasis, Hals, Thorax und Oberbauch erfasst und sekundär unter Nutzung eines für den Hals geeigneten Sichtfelds („field of view") nachberechnet werden. Für Schädelbasisfrakturen mit Beteiligung der duralen venösen Sinus kann eine erneute Darstellung in der venösen Phase erwogen werden, sofern dies für das weitere Vorgehen entscheidend ist.

Eine Kontroll-cCT bei mildem SHT mit geringer intrakranieller Blutung sollte durchgeführt werden. Hierbei besteht allerdings keine klare Empfehlung für ein Zeitintervall. Ratsam ist es, dies bereits im ersten Befund interdisziplinär festzulegen. Bei neurologischer Verschlechterung erfolgt die Kontroll-cCT unabhängig davon sofort.

Dünnschicht-3D-Rekonstruktionen

Schädelbasisfrakturen können von kleineren Fissuren bis zu multiplen und dislozierten Frakturen im Bereich der Schädelbasis mit Ausstrahlung ins Mittelgesicht und Verletzung der Sinus und Hirnnerven sowie der Gefäße am Durchtritt durch die Schädelbasis auftreten. Dünnschichtige Rekonstruktionen sind für die Detektion von Defekten und eventuell beteiligter Strukturen sowie die weitere Planung von Operationen essenziell. In der vorderen Schädelgrube sollten Sinus frontalis mit Vorder- und Hinterwand, Orbitadach und -boden sowie die laterale und mediale Orbitawand, Lamina cribrosa, Optikuskanal, Keilbeinflügel, Klivus, Sinus cavernosus, Karotiskanal und Felsenbeine beurteilt werden. Felsenbeinlängsfrakturen sind dabei häufiger als -querfrakturen. Bei der Beurteilung sollten die Gehörknöchelkette, das Innenohr und der Kanal des N. facialis beurteilt werden. Frakturen der hinteren Schädelgrube können in den Sinus transversus, den Sinus sigmoideus, das Foramen jugu-

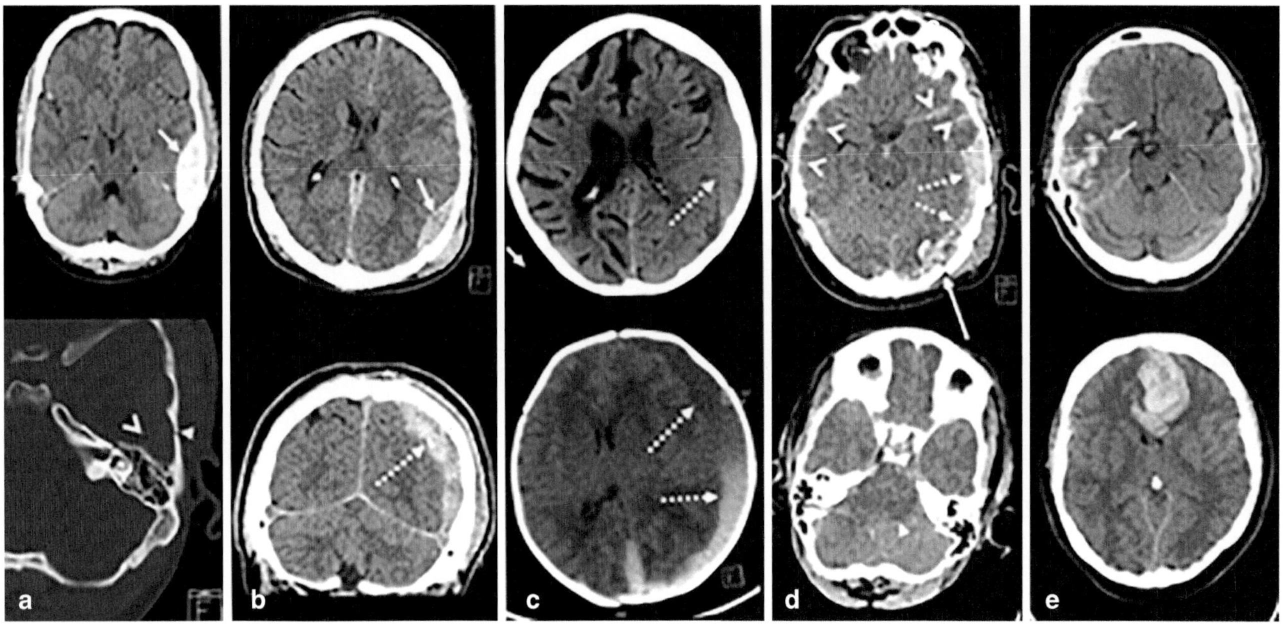

Abb. 16.5 Intrakranielle Blutungen. **a** Oben: axiale CT-Schicht im Weichteilkern mit epiduralem Hämatom temporal links zwischen den Fissuren (*Pfeil*); unten: axiale CT-Schicht im Knochenkern – es zeigt sich eine temporale Kalottenfraktur links (*Pfeilspitze*) mit kleinem Lufteinschluss im Hämatom (*offene Pfeilspitze*) sowie eine intraoperativ bestätigte aktive Blutung aus einem Ast der A. meningea media. **b** Fraktur über dem Sinus transversus. Oben: axiale CT-Schicht im Weichteilkern, Ausbildung eines epiduralen Hämatoms (*Pfeil*); unten: koronare CT-Schicht im Weichteilkern, zusätzlich Ausbildung eines subduralen Hämatoms (*gepunkteter Pfeil*). **c** Alternative Erscheinungsbilder einer Subduralblutung. Oben: axiale CT-Schicht im Weichteilkern, isodenses perakutes (noch nicht hyperdens) oder aufgrund geringen Ödems und Mittellinienverlagerung wahrscheinlicher subakutes (noch nicht hypodens) Subduralhämatom (*gepunkteter Pfeil*), links mit verschmälert abgrenzbaren Liquorräumen und noch dezenter Verlagerung der Mittellinie; unten: axiale CT-Schicht im Weichteilkern, ausgedehntes raumforderndes Subduralhämatom links mit parafalziner Komponente (*gepunktete Pfeile*) und sedimentierten Blutanteilen bei einem Säugling mit angeborener Gerinnungsstörung. **d** Oben: bei dislozierter Fraktur über dem Sinus transversus links (*Pfeil*) mit Subduralhämatom (*gepunktete Pfeile*), zusätzlich beidseitige Subarachnoidalblutung (*Pfeilspitzen*); unten: perimesenzephale Einklemmung, die basalen Zisternen sind vollständig komprimiert und die Cisterna magna vollständig gefüllt. Das dortige Mittelhirn (*Pfeilspitze*) ist bereits hypodens ödematös, ebenso Teile des rechten Kleinhirns wie auch basale Großhirnanteile. **e** Parenchymatöse Befunde. Oben: eher oberflächliche Kontusionsblutung, die eine Mischung aus Blut und Hirngewebe darstellt; unten: eher tiefer gelegene intrazerebrale Massenblutung ohne Hirnbestandteile und mindestens 5 mm groß

lare und den Kanal des N. hypoglosssus einstrahlen (Abb. 16.6).

Hinsichtlich der **Verletzungen von Wirbelsäule und Myelon** lassen sich aus der GK-CT sagittale und koronare Rekonstruktionen der kompletten Wirbelsäule in dünnen Schichten sowohl im Knochenfenster als auch im Weichteilfenster anfertigen. Zu beurteilen ist das Alignement der Wirbelsäule, Frakturen der Wirbelkörper und -bögen, der Pedikel und Facettengelenke sowie die transversalen Foramina. Auf Subluxationen ist zu achten, und im Falle von Frakturen ist eine Beurteilung der Stabilität erforderlich. Im Bereich des kraniozervikalen Übergangs sind das Alignement sowie der Abstand zwischen Dens und Axis zu beurteilen. Exemplarisch sei die Jefferson-Fraktur, bei der es zu einer vertikalen Kompression auf den Atlas kommt, erwähnt: Hier sind der vordere und der posteriore Ring frakturiert und radial disloziert. Eine Dislokation um ca. 7 mm nach lateral bezogen auf den 2. Halswirbelkörper (HWK 2) weist auf eine Schädigung des Lig. transversarium hin und ist potenziell als instabil zu betrachten. Densfrakturen selbst werden nach Anderson und D'Alonzo in 3 Klassen eingeteilt: Fraktur der Densspitze (normalerweise stabil), transversale Densfraktur an der Basis des Denskörper (instabil, am häufigsten), Beteiligung der superioren Korpusanteile des Axis (meistens stabil, verheilt häufig spontan) [88]. Bei Verdacht auf ligamentäre Verletzungen, einen traumatischen Bandscheibenvorfall oder eine Rückenmarksverletzung wird die Diagnostik mittels MRT ergänzt (Abb. 16.7).

Magnetresonanztomografie

Eine MRT-Untersuchung wird beim akuten milden SHT nicht empfohlen [118]. In der Darstellung von kleinen Hirnkontusionen und auch kleinen extraaxialen Flüssigkeitsansammlungen hat die MRT allerdings eine überlegene Sensitivität. Die MRT wird auch häufig bei länger anhaltender Bewusstseinsstörung nach SHT, für die es keine Erklärung gibt, sowie persistierenden Symptomen oder neurologischen Defiziten eingesetzt.

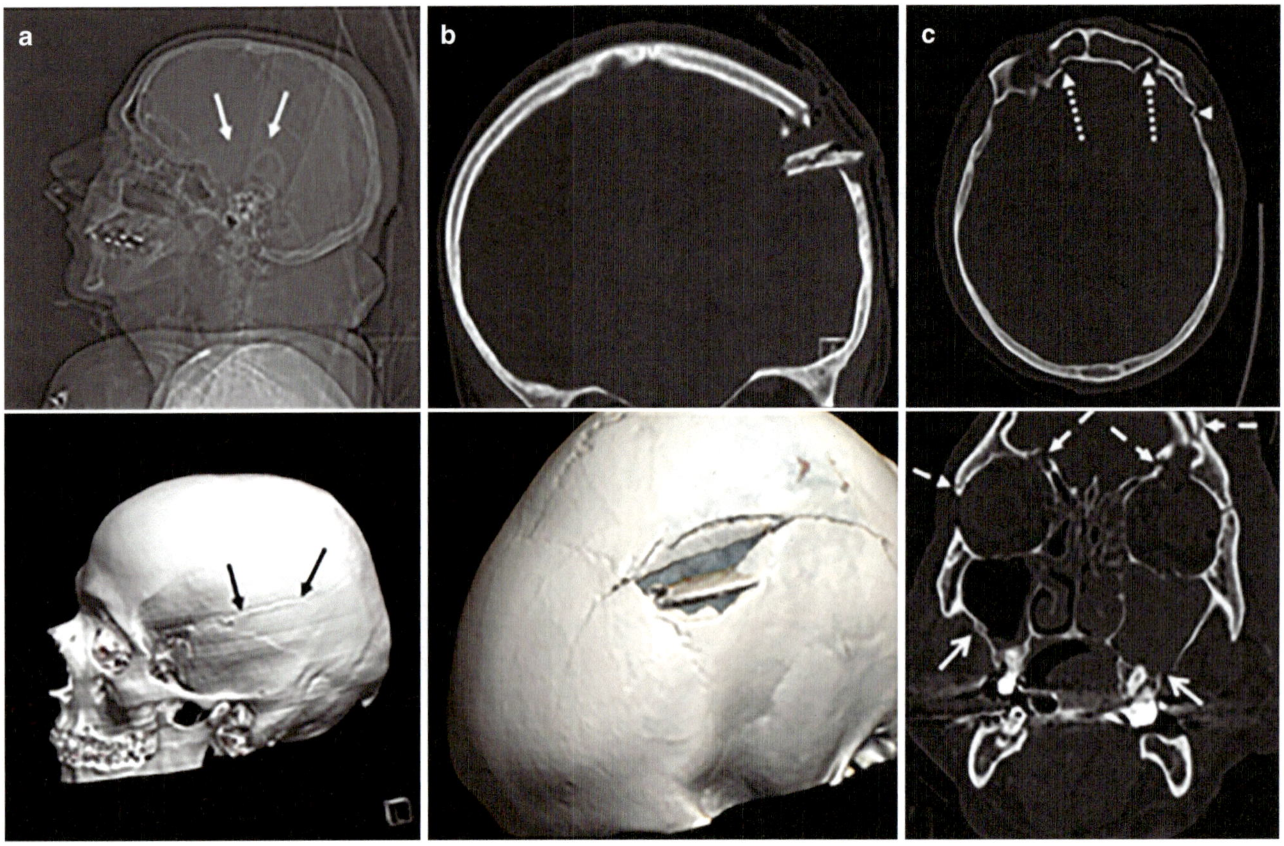

Abb. 16.6 Frakturen von Neuro- und Viszerokranium. **a** Oben: lateraler Scout; unten: 3D-Rekonstruktionen mit Shaded Surface Display (SSD), jeweils erkennbare Kallottenfraktur (*Pfeil*). **b** Oben: koronare CT-Schicht im Knochenkern bei offenem SHT mit links imprimierter temporaler Mehrfragmentfraktur; unten: 3D-Rekonstruktion mit Darstellung des Kalottenfragments. **c** Frontobasale Frakturen an der Hinterwand des Sinus frontalis (*gestrichelte Pfeile*) sowie der Kalotte (*Pfeilspitze*). Die koronare CT-Reformation im Knochenkern stellt anschaulich die komplexe Le-Fort-III-Verletzung mit Beteiligung von Stirnhöhlenvorder- und -hinterwand, Orbitadach und Orbitaboden (Abtrennung des gesamten Gesichtsschädels, *gestrichelte Pfeile*, mit zusätzlicher Le-Fort-II-Verletzung bei einem weiteren Bruchverlauf durch beide Kieferhöhlen, *Pfeile mit offenen Pfeilspitzen*) dar

Besondere Bedeutung hat die MRT beim **traumatisch axonalen Schaden**, der auch als „diffuser axonaler Schaden" („diffuse axonal injury", DAI) oder als „Scherverletzung mit Schäden an den Axonen" bezeichnet wird. Eine weitere Differenzierung kann anhand der Anzahl an Foci stattfinden. Ein traumatischer axonaler Schaden setzt 1–3 Foci mit axonaler Schädigung voraus. Bei 4 und mehr Foci sollte von einem diffusen axonalen Schaden gesprochen werden [82]. Ursache für traumatische axonale Schäden sind Rotationskräfte, die am Übergang von unterschiedlichen Hirngeweben, z. B. grauer und weißer Substanz, auftreten. Der traumatische axonale Schaden tritt häufig bei ansonsten als moderat eingestuftem SHT auf und wird aufgrund der in der CT kaum sichtbaren Veränderungen oft verzögert diagnostiziert. Am häufigsten tritt ein diffuser axonaler Schaden im Frontal- und Temporallappen sowie in Corpus callosum, Corona radiatia, Capsula interna, dorsolateralem Mittelhirn und der rostralen Pons auf [103]. Die höchste Sensitivität zur Detektion eines diffusen axonalen Schadens haben die T2*-gewichteten Gradientenecho- und diffusionsgewichteten Sequenzen [125].

Eine Hirnschwellung resultiert aus dem Anstieg des zerebralen Volumens, das zum einen durch ein vermehrtes Blutvolumen, zum anderen durch einen Anstieg der Gewebeflüssigkeit (zerebrales Ödem) bedingt sein kann. Das **zerebrale Ödem** wird anhand der Ursachen in 5 Subtypen unterteilt: vasogen, zytotoxisch, hydrostatisch, hypoosmotisch und interstitiell. Das zytotoxische Hirnödem tritt dabei insbesondere bei pädiatrischen Patienten beim SHT am häufigsten auf. Ursächlich sind eine Schädigung der Ionenkanäle, Schäden der Mitochondrien und die Gewebehypoxie. Das hyperämische Hirnödem wird auf eine gestörte zerebrale Autoregulation zurückgeführt. Das interstitielle Ödem entsteht durch eine Flüssigkeitsverschiebung in den periventrikulären Raum, bedingt durch einen obstruktiven Hydrozephalus. Das hydrostatische Ödem entsteht durch einen plötzlichen Anstieg des intravasalen Drucks und kann nach plötzlicher und rascher Dekompression einer lokalen

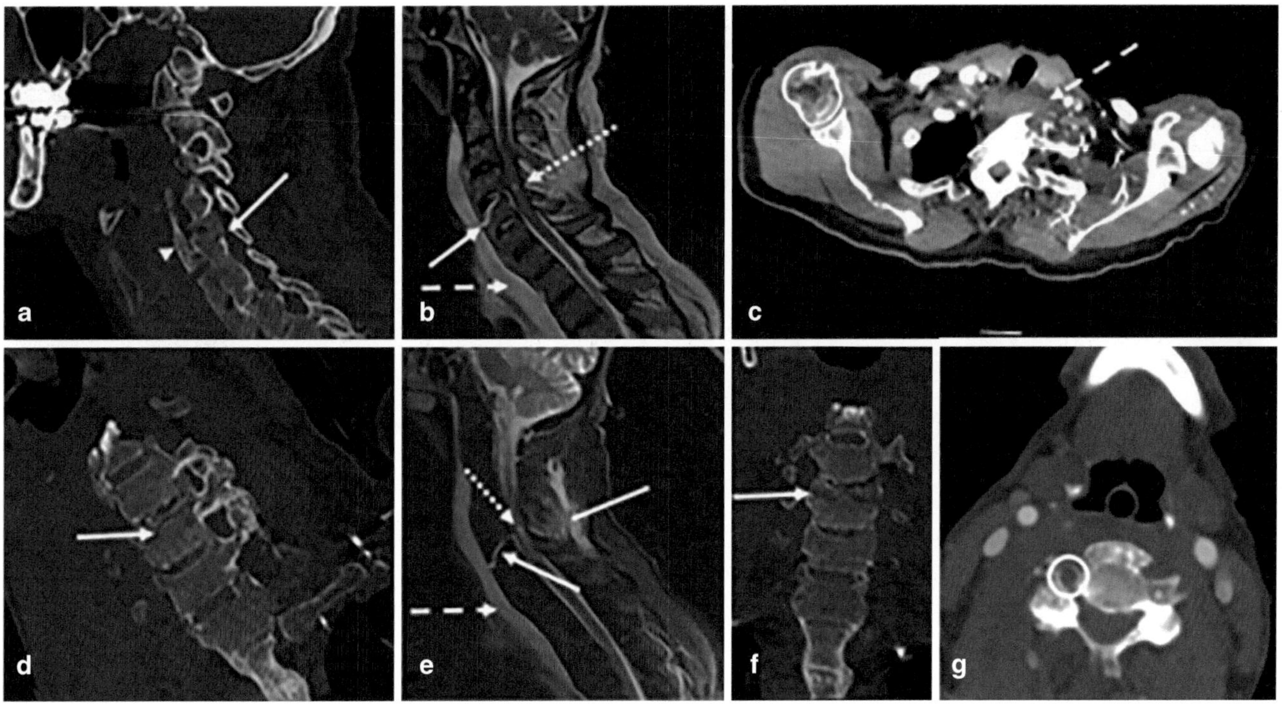

Abb. 16.7 Flexions-Distraktions-Fraktur der Halswirbelsäule bei Morbus Bechterew. Instabile Fraktur des HWK 5 (*Pfeil*) mit Verletzung der hinteren Säule und interspinosaler Verletzung (*Linie*), Myelopathie (*gepunkteter Pfeil*), prävertebrales Hämatom (*gestrichelter Pfeil*), Verschluss der rechten A. vertebralis bei Dissektion (*Kreis*), verknöchertes Längsband (*Pfeilspitze*). **a** CT-Aufnahme, sagittale knöcherne Reformation. **b** MRT-Aufnahme, sagittale T2-gewichtete Turbo-Spin-Echo-Sequenz (TSE-Sequenz). **c** CT-Aufnahme, axiale Weichteilrekonstruktion und -fenster. **d** CT-Aufnahme, parasagittale knöcherne Rekonstruktion mit Darstellung des rechten Frakturausläufers in Pedikel und Proc. articularis superior des HWK 5. **e** MRT-Aufnahme, sagittale T2-gewichtete Short-τ-Inversion-Recovery-Sequenz (STIR-Sequenz) mit Darstellung des Bluts im Frakturspalt sowie der besser als in der T2-Wichtung vom Fett zu differenzierenden Einblutung in den dorsalen Weichteilmantel. **f** CT-Aufnahme, koronare knöcherne Reformation. **g** CT-Angiografie mit fehlender Kontrastierung der rechten A. vertebralis (*Kreis*)

Raumforderung beobachtet werden. Das hypoosmotische Ödem entsteht durch einen Abfall der Serumosmolalität, wodurch es zu einer Flüssigkeitsverschiebung vom intravasalen in den extravasalen Raum kommt [146].

Unter einer **Hirnherniation** (Abb. 16.8) versteht man die Verschiebung von Gehirn aus einem Raum in einen benachbarten, der meistens durch Dura wie die Falx cerebri oder das Tentorium getrennt wird. Nach Lokalisation lassen sich folgende Herniationen unterscheiden: subfalzine Herniation (Gyrus cinguli wird unter der Falx über die Mittellinie verlagert), transtentorielle Herniation (nach unten und oben; das Zerebrum wird nach unten bzw. oben verlagert, perimesenzephale Zisternen oder supraselläre Zisternen werden ausgepresst), unkale Herniation (mediale anteriore Portion des Temporallappens wird in die supraselläre Zisterne verlagert, hier kommt es zu einer Dehnung des N. oculomotorius und dadurch zu einer Pupillenerweiterung). Die relativ hohe Morbidität resultiert aus einer Ischämie. Aufgrund der Massenverschiebungen können Gefäße wie die A. cerebri anterior oder posterior bzw. ihre Äste okkludiert werden. Die häufigste Ischämie tritt nach Einklemmung im Versorgungsgebiet der A. cerebri posterior auf.

Diffusionstensorbildgebung

Die kognitive Leistungsfähigkeit hängt maßgeblich von der Verknüpfung der unterschiedlichen Gehirnregionen ab. Diese Verknüpfung erfolgt über die Assoziationsfasern der weißen Substanz. Mittels Diffusionstensorbildgebung (DTI) können **Läsionen der weißen Substanz** sowohl quantitativ als auch qualitativ dargestellt werden. Für Schäden nach SHT an der weißen Substanz sind erniedrigte globale FA-Werte („fractional anisotropy“) typisch. Erhöhte MD-Werte („mean diffusivity“) sind ebenfalls ein Zeichen der Schädigung der weißen Substanz. Diese konnten in verschiedenen Faszikeln, inklusive des superioren longitudinalen Faszikulus, des anterioren Corpus callosum bzw. Genu corporis callosi nachgewiesen werden [65, 90].

DTI-Parameter können mit dem klinischen Outcome („favorable“ vs. „unfavorable“) assoziiert werden. Die Schädigung der Integrität der weißen Substanz korreliert dabei negativ mit dem funktionellen Outcome. Die meisten kognitiven Defizite nach SHT konnten mit Alterationen der Faserbahnen der weißen Substanz korreliert werden. Es wird vermutet, dass mittels DTI eine Klassifikation des Outcomes nach SHT möglich sein kann. Insbesondere kann diese Methodik

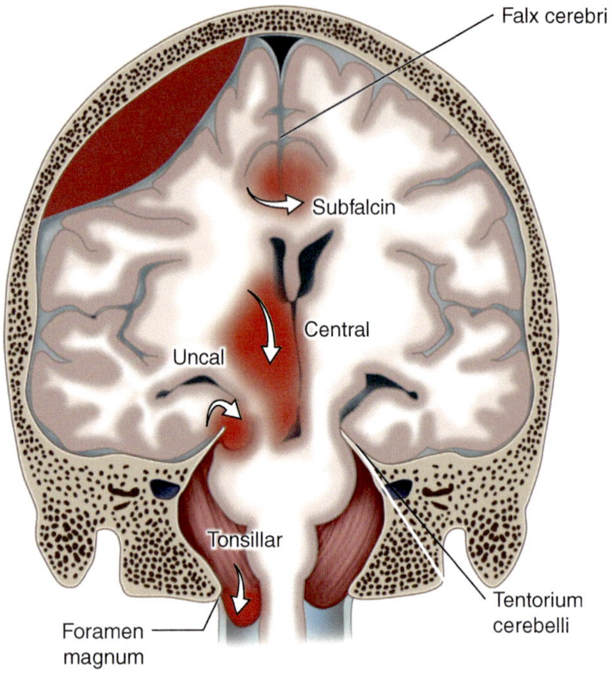

Abb. 16.8 Formen der Hirnherniation. *1* Subfalzine Herniation, *2* unkale Herniation, *3* zentrale, transtentorielle Herniation, *4* tonsilläre Herniation ins Foramen magnum

von Bedeutung sein, wenn die üblichen MRT-Untersuchungen keine pathologischen Befunde zeigen und die Tests für die neuropsychologische Beurteilung des leichten SHT nicht ausreichend sensitiv sind. Die traumatische axonale Verletzung gilt als das wesentliche pathologische Substrat nach SHT. Diese führt zur strukturellen Schädigung der Konnektivität. Kontusionen und diffuser axonaler Schaden können ebenfalls als ursächlich für eine funktional bedeutsame Diskonnexion über längere Distanzen führen und daraus resultierend zu kognitiven Einschränkungen. In histopathologischen Studien zeigte sich eine Abnahme des Kortexvolumens in verschiedenen frontalen Regionen durch den Verlust von Neuronen und eine Abnahme der Größe von pyramidalen und nichtpyramidalen Neuronen bei Patienten mit diffuser axonaler Pathologie.

Die kortikale Atrophie korreliert mit einer geschädigten Integrität der weißen Substanz nach schwerem SHT bei Patienten mit diffusem axonalem Schaden. Gegenwärtig spielt die DTI im Schockraum noch keine Rolle. Möglicherweise wird aber in Zukunft verstärkt versucht, die Konnektivität so früh wie möglich bildgebend darzustellen, um die Funktionen besser zu verstehen, damit auch das Ausmaß von Schädigungen zu erfassen und insbesondere auch eine gezieltere Outcome-Abschätzung bzw. Therapieplanung zur Rehabilitation dieser Patienten beizusteuern. Bereits heute besteht ein Wert bei gutachterlicher Beurteilung [71].

16.6.3.2 Neurologischer Schockraum

Bei einem Patienten, der mit unklarem Bewusstseinsverlust in den Schockraum eingeliefert wird, sollte neben einer intrazerebralen Blutung immer auch an eine Basilaristhrombose gedacht werden. Die native cCT-Bildgebung weist aufgrund von häufig vorhandenen Aufhärtungsartefakten in der hinteren Schädelgrube eine methodisch eingeschränkte Sensitivität für Ischämiefrühzeichen auf. Daher sollte bei klinischem Verdacht auf einen akuten Gefäßverschluss immer eine CT-Angiografie ergänzt werden.

Computertomografie/CT-Angiografie

Den Befund einer **Basilaristhrombose** muss der Radiologe im Schockraumsetting ohne großen Zeitverzug erheben, dies geschieht in erster Linie anhand einer zerebralen CT, inklusive einer CT-Angiografiebildgebung der Hals- und Kopfgefäße. Mit etwa 10 % aller großen intrakraniellen Gefäßverschlüsse ist die Basilaristhrombose zwar nicht häufig, sie ist jedoch mit hoher Morbidität und Mortalität verbunden, weshalb sie eine frühe Diagnostik und Therapie verlangt [107]. In den dezidierten Schlaganfallzentren ist hierfür die mechanische Rekanalisation etabliert, auch wenn hierzu Level-I-Evidenz bisher fehlt. Dies liegt daran, dass man heutzutage den oft schwer betroffenen Patienten mit akuter Basilaristhrombose eine endovaskuläre Therapie nicht vorenthalten möchte, was randomisierte Studien erschwert. Unbehandelt weisen die Patienten zumeist eine schlechte Prognose auf. Zahlreiche Fallserien sowie Monocenter-Studien haben gezeigt, dass auch bei Basilarisverschlüssen die Rekanalisation wohl der wichtigste Prädiktor für gutes Patienten-Outcome ist. Da dies auch noch jenseits des aus der vorderen Zirkulation bekannten Zeitfensters nach Symptombeginn zutrifft, bedarf es jeweils einer interdisziplinären Individualentscheidung unter Berücksichtigung vieler Einflussfaktoren. Insbesondere die vorhandene Klinik sowie das Ausmaß des bereits definitiven Infarkts sind oft maßgeblich für die individualisierte Entscheidungsfindung. Hierfür ist es ggf. angeraten, eine notfallmäßige MRT-Bildgebung durchzuführen.

Im Gegensatz hierzu begegnet der **ischämische Schlaganfall** auf dem Boden eines Gefäßverschlusses der vorderen Zirkulation dem (Neuro-)Radiologen insgesamt deutlich häufiger, jedoch seltener in der prädefinierten Schockraumumgebung. Die klassische Ausnahme bildet derjenige Patient, der in der Folge ein begleitendes traumatisches „schockraumpflichtiges" Verletzungsmuster bzw. Trauma erleidet. Neben diesen Ausnahmen sollten idealerweise diejenigen Patienten mit bereits auswärts diagnostizierbaren fokalneurologischen Defiziten vom Rettungsdienst direkt in ein dezidiertes Schlaganfallzentrum mit vorhandener Stroke-Unit und Möglichkeit der interventionellen mechanischen

Thrombektomie zuverlegt werden. Die Effektivität der endovaskulären interventionellen Therapie von akuten großen Gefäßverschlüssen in der vorderen Zirkulation ist seit den großen randomisierten Studien aus 2015 bewiesen [53, 58, 79, 123] und inzwischen allgemein etabliert. Zusätzlich geht die aktuelle Entwicklung so weit, dass die Indikation zur mechanischen Thrombektomie auf spätere Zeitfenster (6–24 h nach Symptombeginn) und kleinere, weiter distal gelegene Gefäße (M2-Segment) ausgeweitet wird, da diese Patienten ebenfalls von der Eröffnung des Gefäßes profitieren [44, 109, 112]. Bei entsprechender Patientenauswahl wird aktuell eine umgehende endovaskuläre Therapie des Gefäßverschlusses bis zu 24 h nach Symptombeginn angestrebt. Eine interventionelle Schlaganfallbehandlung in einem späten Zeitfenster erfordert jedoch die richtige Patientenselektion. Diese individualisierte Entscheidung sollte interdisziplinär anhand der klinischen Beurteilung, z. B. alltagsrelevantes neurologisches Defizit oder National Institutes of Health Stroke Scale (NIHSS) >6 maßgebend, und der bildgebenden Marker, z. B. die Erfassung der Penumbra (entspricht dem noch rettbaren Gehirngewebe bei sofortiger Reperfusion) und des bereits demarkierten Infarkts erfolgen. Für die bildgebenden Marker ist eine CT-Perfusionsbildgebung hier zusätzlich zur erfolgten Nativbildgebung (Ausschluss einer Blutung und Erfassung der bereits demarkierten Areale mithilfe des ASPECTS-Score; Tab. 16.3) und CT-Angiografie von essenzieller Bedeutung.

Lässt bereits der erste Blick auf das native cCT-Bild eine frische Demarkation im Mediastromgebiet erkennen, sollte das Ausmaß anhand des ASPECTS-Scores erfasst werden (je 1 Punkt Abzug von insgesamt 10 Punkten für eine Demarkation in Nucleus caudautus, Nucleus lentiformis, Capsula interna, Insula und 6 weiteren peripheren Abschnitten des Mediastromgebiets, s. hierzu [50]). Dies kann einen Beitrag dazu leisten, die Indikation für oder gegen einen interventionellen Eingriff stellen zu können. Hierbei sollte im Besonderen bei einem ASPECTS-Score <6 Punkten das erhöhte Blutungsrisiko bei Reperfusion berücksichtigt werden.

Tab. 16.3 Alberta Stroke Program Early CT Score – ASPECTS-Score (modifiziert nach [50])

CT-Infarktdemarkation in relevanten Regionen	10 (Ausgangswert)
Nucleus caudatus	–1
Nucleus lentiformis	–1
Insula	–1
Capsula interna	–1
M1 – Operculum frontale	–1
M2 – Anteriorer Temporallappen	–1
M3 – Posteriorer Temporallappen	–1
M4 – Anteriores superiores MCA-Stromgebiet[a]	–1
M5 – Laterales superiores MCA-Stromgebiet[a]	–1
M6 – Posteriores superiores MCA-Stromgebiet[a]	–1
Summe:	= ASPECTS-Score

[a] *MCA* „middle cerebral artery", A. cerebri media

CT-Perfusionsbildgebung

Eine CT-Perfusionsbildgebung kann insbesondere in nicht eindeutigen Fällen wie in einer Wake-up-Situation oder in späteren Zeitfenstern hilfreich sein, um die Indikation zur unmittelbaren mechanischen Thrombektomie stellen zu können. In erster Linie geht es darum, das Ausmaß und die Lokalisation der Penumbra zu erfassen.

Die im Rahmen der CT-Perfusion standardisiert errechneten Karten der Kontrastmittelkinetik beinhalten je nach Software das zerebrale Blutvolumen (CBV), den zerebralen Blutfluss (CBF) und verschiedene Zeiten (TTP: „time to peak", MTT: „mean transit time", TTD: „time to drain", T_{max}: Bolusverzögerung). Im Infarktkern ist das rCBV (relativ zur Gegenseite) verringert (das rCBF ist ebenfalls reduziert, die relativen Zeiten sind verlängert). In der Penumbra dagegen ist das rCBV seitengleich oder sogar erhöht, wohingegen rCBF moderat reduziert und die Zeiten deutlich verlängert sind. Dieser Unterschied (sog. „Mismatch") ermöglicht eine Abschätzung des noch rettbaren Gewebes, sofern bei dem Patienten unmittelbar eine umgehende Reperfusion erreicht werden kann.

Hierbei ist anzumerken, dass es aktuell keine allgemeingültigen Standardwerte gibt. Das bedeutet, dass bei der Interpretation der Perfusionskarten subjektiver Spielraum gegeben ist. Automatisierte zusätzliche Assistenzprogramme, die auch in zahlreichen randomisierten Studien verwendet wurden, versuchen, diesen zu vermindern, indem sie anhand der Perfusionskarten den Infarktkern, die Penumbra sowie die Mismatch-Ratio errechnen: Diese Assistenzprogramme können anhand von festgelegten Grenzwerten (z. B. Infarktvolumen/-kern <70 ml und Penumbra ≥15 ml und Mismatch-Ratio ≥1,8 – eine geeignete automatisierte Software zur Berechnung wäre z. B. „RAPID", IschemaView, Menlo Park, CA) dazu beitragen, eine Entscheidung für oder gegen die endovaskuläre Behandlung im späten Zeitfenster zu treffen.

Ohne die Hilfe von automatisierten Programmen muss das geübte (neuro-)radiologische Auge in der Lage sein, eine Abschätzung der Penumbra zu treffen. Letztlich verbleibt aufgrund der fehlenden allgemeingültigen Standardwerte die individuelle Entscheidungsfindung zur weiteren Therapie beim interdisziplinären Schlaganfallteam, zu dem der (Neuro-)Radiologe gehört.

Magnetresonanztomografie

Bei gegebener Verfügbarkeit der akuten und optimierten MRT-Bildgebung ist diese ebenfalls als akute Schlaganfalldiagnostik oder ergänzend ohne relevanten Zeitverlust durchführbar. Wie zuvor bereits erwähnt, ist dies bei Basilarisverschlüssen, insbesondere auch im späteren Zeitfenster, hinsichtlich des Nachweises von bereits ischämisch geschädigten Arealen von Vorteil. Um die Frage nach relevanten Ischämien im Hirnstamm zu beantworten, was durchaus Auswirkung auf die weitere Therapieentscheidung haben kann, ist die MRT-Bildgebung der konventionellen CT-Diagnostik deutlich überlegen.

Erwähnenswert ist auch, dass im Falle eines ischämischen Schlaganfalles alle beteiligten Personen beginnend bei Notarzt-/Rettungsdienstpersonal bis bin zum interdisziplinären Schlaganfallteam den Grundsatz „time is brain" berücksichtigen sollten. Um Verzögerungen zu vermeiden, sollte der Rettungsdienst die Patienten direkt in spezialisierte Zentren mit vorhandener Möglichkeit der endovaskulären Therapie einliefern. Anschließend sollten standardisierte und geübte Verfahren im innerklinischen Workflow des Krankenhauses ablaufen. Durch direkte Aufnahme des Patienten im CT-Raum von geschulten Stroke-Ärzten kann deutlich Zeit eingespart werden. Im Anschluss sollte die CT-Bildgebung standardisiert als natives cCT inkl. anschließender CT-Angiografie und CT-Perfusion (insbesondere im späten oder unklaren Zeitfenster) angefertigt werden, alternativ eine schnell verfügbare MRT-Bildgebung. Nach Abschluss der bildgebenden Verfahren können eine kurze Distanz zur Angio-Suite mit hier ebenfalls schnellen Prozeduren durch geschultes Personals inklusive der Anästhesie zu einer schnelleren und nachweislich besseren Patientenversorgung führen. Neueste Entwicklungen in der mechanischen Rekanalisation, die aktuell ein kombiniertes Verfahren aus Aspiration und Stent-Retriever-Einsatz unter gleichzeitiger Ballonokklusion in der A. cerebri interna vorschlagen, erwiesen sich als schnell und effektiv bei geringer Komplikationsrate. Zugleich zeigten diese Verfahren sehr hohe Reperfusionsraten bei einmaligem Manöver (sog. „First-Pass-TICI 3"; Tab. 16.4) [106].

Eine „door-to-reperfusion time" (DRT) <1 h sollte angestrebt werden. Aber auch trotz signifikanter Verkürzungen der Behandlungszeiten bei Optimierung aller Ablaufprozesse im klinischen Alltag können die prozeduralen Zeiten wie die Interventionszeit durch erschwerte Zugänge aufgrund einer Elongation der Gefäße oder harten, schwer zu extrahierenden Thromben die Gesamtzeit (DRT) verzögert werden. Aus diesen Gründen ist die andauernde Schulung des gesamten beteiligten Personals (prä- und innerklinisch) sowie das schnelle, individuelle und interdisziplinäre Handeln für die akute Schlaganfallbehandlung und nicht zuletzt für ein verbessertes individuelles Patienten-Outcome von essenzieller Bedeutung.

Tab. 16.4 Modifizierter Thrombolysis in Cerebral Infarction Score – TICI (modifiziert nach [73])

TICI Score	Beschreibung
0	Keine Perfusion
1	„Schlechte"[a] antegrade Reperfusion distal der initialen Okklusion mit beschränkter Füllung der distalen Äste oder langsamer distaler Perfusion
2a	„Gute"[a] antegrade Reperfusion von weniger als der Hälfte des zuvor verschlossenen ischämischen Gebiets der Zielarterie
2b	„Gute"[a] antegrade Reperfusion von mehr als der Hälfte des zuvor verschlossenen ischämischen Gebiets der Zielarterie
3	Vollständige antegrade Reperfusion des ischämischen Gebiets der zuvor verschlossenen Zielarterie, kein Nachweis distaler okkludierter Äste

[a] Nicht in [73] enthaltene eigene Anmerkung

Neben der CT hat insbesondere die MRT hohe Wertigkeit in der neurologischen Diagnostik. Aufgrund logistischer Herausforderungen ist ihr Einsatz in der Akutsituation außerhalb der Regelarbeitszeit jedoch oft auf spezialisierte Zentren beschränkt. Voraussetzung für eine (medizinisch wünschenswerte) Änderung wären eine geeignete personelle Vorhaltung und Logistikplanung, beispielsweise bei unmittelbarer räumlicher Nähe von Schockraum, CT und MRT sowie deutlich kürzere MRT-Protokolle.

Fallbeispiel: Neuroschockraum (weiblich, 83 Jahre) mit akuter Ruptur eines Aneurysmas der A. basilaris [74]
Die Patientin wurde mit seit 1 h bestehenden stärksten Kopfschmerzen in den Schockraum eingeliefert, trübte zunehmend ein und musste schutzintubiert werden. Die native cCT ergab eine ausgeprägte SAB mit betont basalem Verteilungsmuster und bestätigte die klinische Verdachtsdiagnose einer Hirnblutung (Abb. 16.9a). In der daraufhin direkt durchgeführten CT-Angiografie wurde ein inoperables 2 × 3 mm messendes, breitbasiges Aneurysma der A. basilaris als Blutungsquelle identifiziert. Es erfolgte der sofortige Transfer in die Angiografie. Aufgrund des breiten Aneurysmahalses wurden beide Aa. cerebri posteriores sondiert und die rechte Seite aufgrund der eher dorthin zeigenden Öffnung des Aneurysmahalses für eine Ballonblockade geplant (Abb. 16.9c). Von links wird ein dort positionierter Mikrokatheter so lange vorsichtig zurückgezogen, bis dieser im Aneurysma zum Liegen kommt. Anschließend wird das Coiling vorgenommen unter Schutz vor Abschwimmen des Coiling-Materials durch eine abstützende Ballonblockade von rechts (Abb. 16.9d). Vor Ablösen des Coils wird der Ballon vorsichtig deflatiert, um zu prüfen, ob der Coil stabil liegt. Nur dann wird der Coil abgelöst (andernfalls wird der Coil zurückgezogen und repositioniert). Die Abschlusskontrolle ergab ein hervorragendes Ergebnis 2 h nach Schockraumaufnahme (Abb. 16.9e).

Bisweilen tritt die Frage nach einer Beurteilung von Hirnödemen bis hin zum **Hirntod** auf. Insbesondere nach stattgehabter Kontrastmittelgabe kann aufgrund einer bestehenden Schrankenstörung die Mark-Rinden-Differenzierung erschwert beurteilbar sein (Abb. 16.10). Die CT-Angiografie ist eine von mehreren Möglichkeiten zur Feststellung eines Hirntods [57, 102].

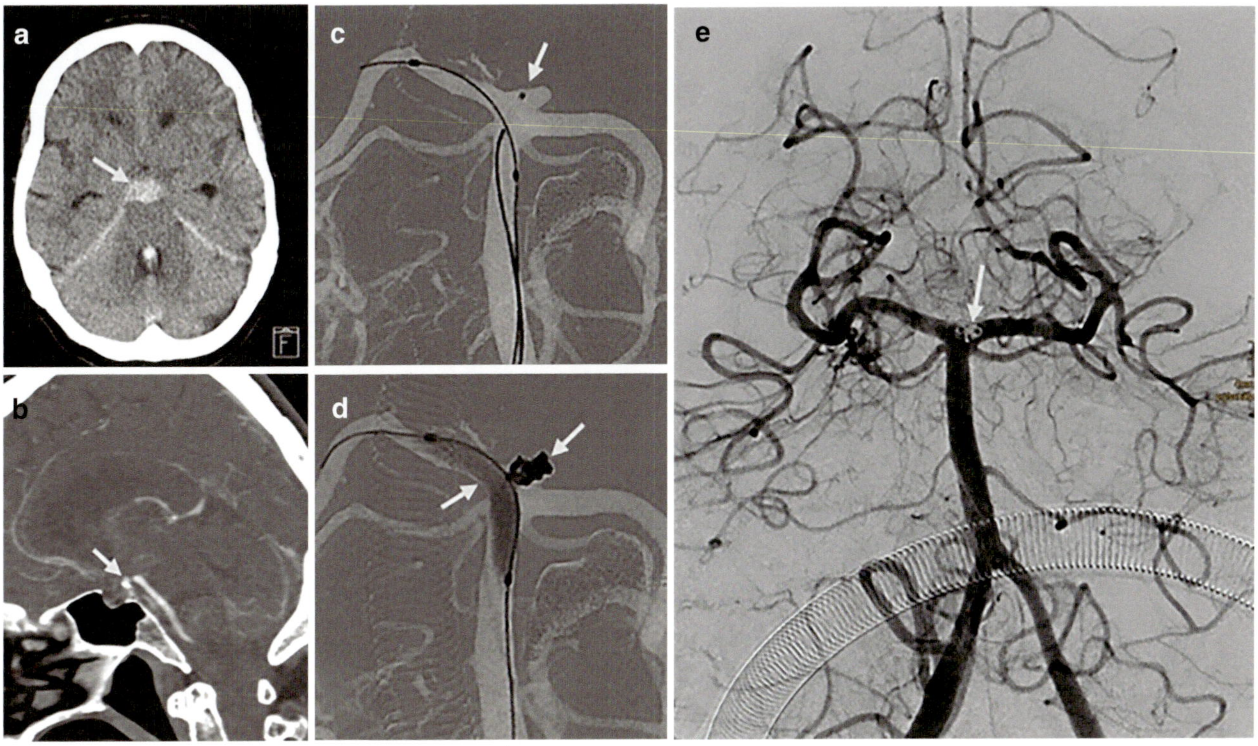

Abb. 16.9 Neuroschockraum mit akuter Ruptur eines Aneurysmas der Arteria basilaris. **a** Native cCT-Aufnahme mit präpontiner Subarachnoidalblutung (*Pfeil*). **b** CT-Angiografie als sagittale Dünnschicht-Maximum-Intensitäts-Projektion mit Darstellung des Basilarisaneurysmas (*Pfeil*). **c** DSA-Roadmap mit Mikrokatheter im Aneurysma (*Pfeil*). **d** Coiling unter Abstützung durch einseitige Ballonblockade (*Pfeile*). **e** Ergebnis nach Coiling (*Pfeil*). (Aus: [73]; mit freundlicher Genehmigung)

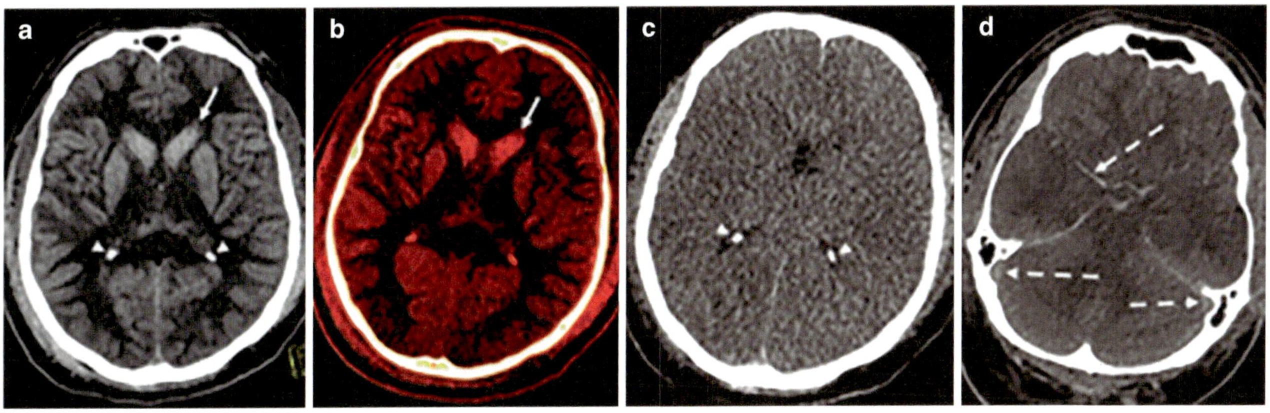

Abb. 16.10 cCT-Aufnahme mit Hirnödem und Kontrastmitteldeposition nach ischämischer Schrankenstörung. cCT im Intervall von 18 h nach Katheterangiografie bei Myokardinfarkt. **a** Nativbild mit starken Kontrasten zwischen grauer und weißer Substanz mit scheinbar hyperintensen Ventrikeln (*Pfeil*), was aber anhand der Plexus (*Pfeilspitzen*) nicht nachvollzogen werden kann. **b** Wiederholung als Dual-Energy-Untersuchung mit Jodbild, das die Hyperdensitäten als Jod identifiziert. **c** Virtuelles Nativbild, das ein massives Hirnödem mit so gut wie nicht mehr abgrenzbaren Ventrikeln und fehlender Differenzierung zwischen grauer und weißer Substanz zeigt. **d** Die durchgeführte, bereits venöse CT-Angiografie zeigt sog. „stasis filling" der proximalen Segmente der Hirnarterien (*gestrichelte Pfeile*) und keine tatsächliche Perfusion [124]

16.6.4 Kinderschockraum

Die Diagnostik von Kindern im Schockraum setzt ebenso die gute interdisziplinäre Zusammenarbeit voraus und sollte möglichst in einem regionalen oder überregionalen Zentrum erfolgen. Das Schockraumvorgehen hält wie bei Erwachsenen Prozesse und Algorithmen vor, die sich aber von Erwachsenen teilweise deutlich unterscheiden.

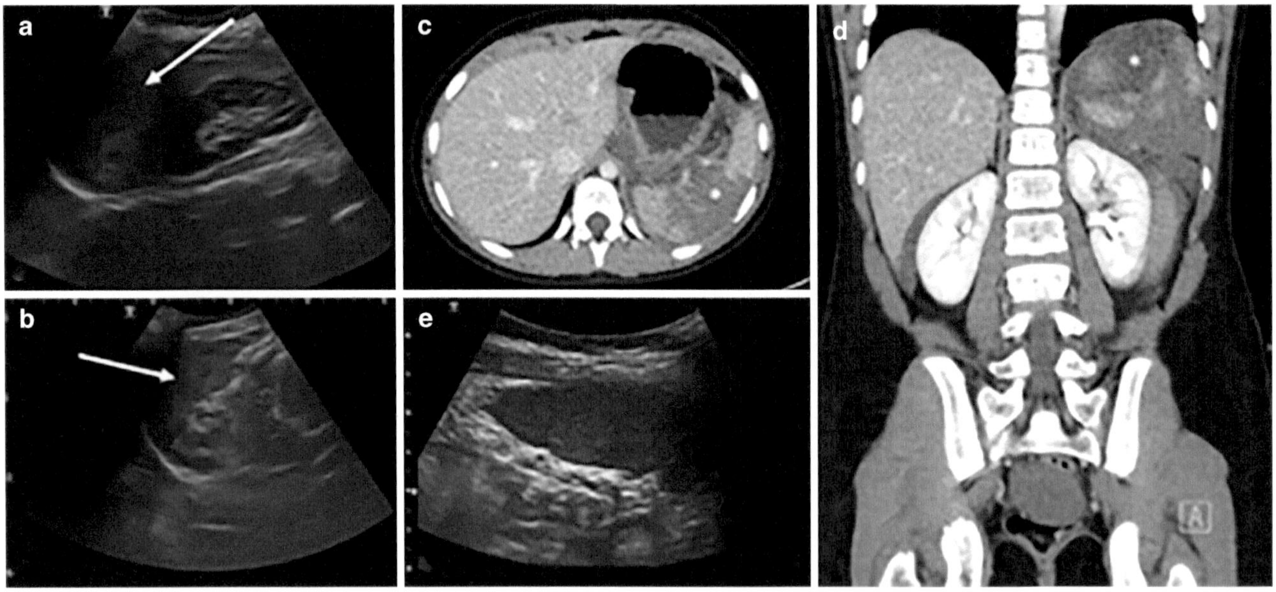

Abb. 16.11 13-jährige Patientin mit Milzruptur. **a, b** B-Bild-Sonografie des Koller-Pouch noch ohne Nachweis freier Flüssigkeit, das Milzparenchym ist inhomogen. **c, d** CT-Aufnahme am Folgetag aufgrund von nun erstmals freier Flüssigkeit im Douglas-Raum mit Darstellung einer großflächig lazerierten Milz und nun auch einem umgebenden Hämatom. **e** Kontrollsonografie nach 1 Jahr mit narbiger Heilung

Für die Bildgebung muss insbesondere bedacht werden, dass die Anwendung ionisierender Strahlung hinsichtlich einer potenziell kanzerogenen Wirkung kritischer zu sehen ist. Hinzu kommt, dass nicht nur die Größe und das Gewicht von Kindern eine naturgemäß viel größere Schwankungsbreite als bei Erwachsenen aufweisen, sondern – mit Ausnahme der Allerkleinsten – z. B. auch die Zeitdauer bis zur Kreislaufdekompensation oft länger ist. Jugendliche ab etwa 14 Jahren sind den Erwachsenen schon besser vergleichbar, weshalb die für Erwachsenen geltenden Algorithmen häufiger greifen. In aller Regel ist bei Kindern aufgrund des schlankeren Weichteilmantels eine deutlich geringere Eindringtiefe notwendig, was eine hervorragende Bildqualität im Ultraschall gestattet. Bei unter 1-Jährigen bieten noch offene Fontanellen (alle angrenzend an die Parietalschuppe, je nach Alter ggf. also auch seitlich zugänglich) in geübter Hand zudem auch einen eingeschränkten, aber schnellen und oft aussagekräftigen Blick in und um das Gehirn.

In der Gesamtabwägung kommen Ultraschall und MRT eine wesentlich größere Bedeutung als bei Erwachsenen zu. Trotz kritisch zu stellender CT-Indikation werden aber Kinder jeden Alters in der akut lebensbedrohlichen Situation selbstverständlich auch im CT-Gerät untersucht (wenn die Gesamtabwägung hierdurch mehr Vorteile als Schaden in Aussicht stellt). Hinsichtlich der Region wird in solchen Fällen durch das Schockraumteam unterschieden, welche Körperregionen einer CT-Abklärung bedürfen. Insbesondere bei der lebensbedrohlichen Mehrfachverletzung im Sinne eines Polytraumas kommt also bei Bedarf (Zeitersparnis, Suche nach der vordringlichen Therapie) auch die GK-CT zum Einsatz. Im Gegensatz zu Erwachsenen wird aber nicht bei jedem Polytrauma standardmäßig eine GK-CT durchgeführt, sondern diese immer im Einzelfall kritisch abgewogen. In jedem Fall setzt die CT-Untersuchung abgestufte Protokolle voraus, damit die Dosisexposition adäquat der Körpergeometrie angepasst werden kann. Abb. 16.11 zeigt den Fall einer Milzruptur, die nach 1-tägiger konservativer Therapie erst aufgrund sonografisch am Folgetag erstmalig festgestellter freier Flüssigkeit im Unterbauch der CT zugeführt wurde.

16.6.5 Unklarer Schockraum

In der Notfallmedizin ist die Behandlung lebloser Patienten eine besondere Herausforderung. Abb. 16.12 zeigt ein Beispiel für einen Erhängungsversuch.

Obwohl die manuelle Herzdruckmassage als sofortige lebensrettende Maßnahme bei der kardiopulmonalen Wiederbelebung gut etabliert ist, überleben weniger als 13 % der Patienten [86]. Die manuelle Herzdruckmassage ist anstrengend, und selbst geschultes medizinisches Personal erreicht die geforderte Kompressionstiefe von 38 bis 50 mm und die Frequenz von 80 bis 100 pro Minute häufig nicht [40, 41, 143]. Um diese Probleme zu lösen, wurden **automatisierte Brustkompressionsgeräte** entwickelt (Abb. 16.13). Diese komprimieren die Brust mit konstanter Kraft und Frequenz. Deren Anwendung führte im Tiermodell zu einer höheren Ejektionsfraktion, einem höheren Aortenblutdruck und einem höheren zerebralen Blutfluss [120,

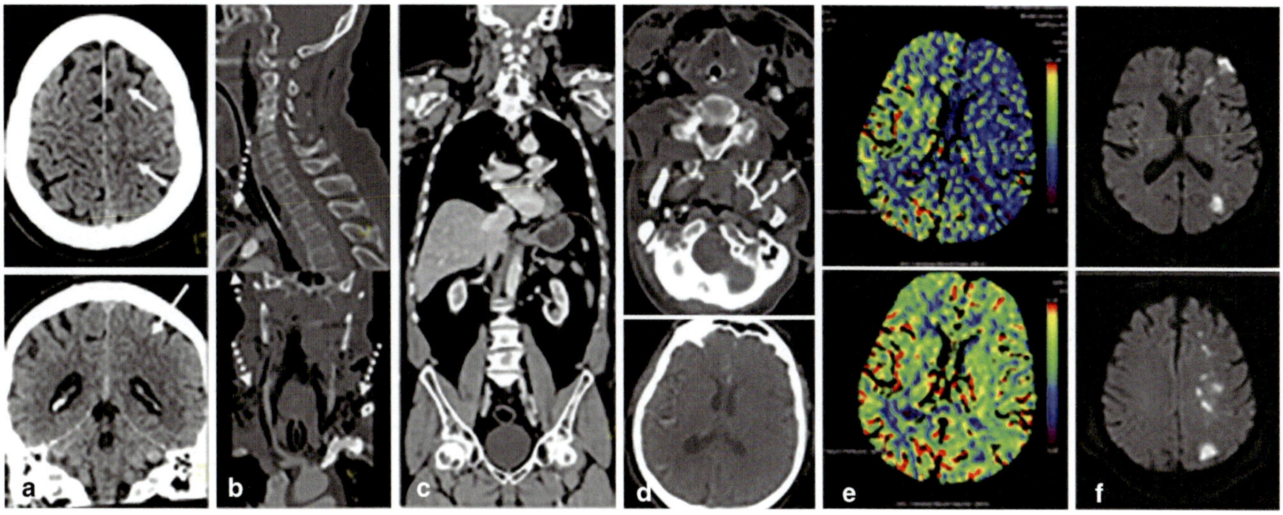

Abb. 16.12 Zustand nach Erhängungsversuch. Der Patient wurde bewusstlos aufgefunden mit einem am Türgriff befestigten Gürtel, der auch um den Hals zugezogen war. **a** Native cCT-Aufnahme, die bei der ersten Bilddurchsicht als unauffällig bewertet wurde (links war retrospektiv möglicherweise eine Mediateilischämie zu vermuten, *Pfeile*, vgl. **d**, **e**). **b** CT-Aufnahme des Halses, die zeitgleich mit dem Thorax in der arteriellen Phase erstellt wurde; aufgrund des Weichteilemphysems Verdacht auf Verletzung der Luftwege (*gestrichelte Pfeile*). **c** CT-Aufnahme des gesamten Körperstamms in der venösen Phase, die als unauffällig bewertet wurde. **d** Erneute Durchsicht der CT-Aufnahme des Halses, nachdem eine separate Rekonstruktion (der Daten aus der Thoraxspirale) in einer für den Hals geeigneten „field of view" angefertigt wurde: fehlende Kontrastierung der A. carotis interna links (*gestrichelter Pfeil*) und im Seitenvergleich zumindest stark verminderte intrakranielle Kontrastierung. **e** Daraufhin angefertigte Perfusions-CT-Aufnahme mit Darstellung einer fast vollständig rettbaren Penumbra (oben: Fluss links vermindert, unten: Volumen nahezu seitengleich). **f** MRT-Diffusionsaufnahme: postinterventionelles Ergebnis nach 3 Tagen mit vergleichsweise kleinen Ischämiefolgen, dargestellt als helle Areale mit Diffusionsstörung

132]. Im Vergleich zur manuellen Wiederbelebung wurde beim Menschen die Durchblutung bei doppelt so vielen Patienten spontan wiederhergestellt, etwa doppelt so viele Patienten lebten bei Aufnahme und die Anzahl der entlassenen Patienten war ebenfalls doppelt so hoch [59, 115, 130].

In Fällen erfolgloser Wiederbelebung außerhalb des Krankenhauses ermöglichen die Automaten zudem eine kontinuierliche Herzdruckmassage über einen längeren Zeitraum während des Transports des Patienten zum nächstgelegenen Krankenhaus mit verbesserten diagnostischen und therapeutischen Möglichkeiten, z. B. Dekompression von intrakraniellen Blutungen, Thrombolyse oder Herzerkrankungsinterventionen. Allen diesen Automaten ist gemein, dass sie Metallkomponenten enthalten. Je nach Stelle kann dies stark ausgeprägte Artefakte verursachen, die die Bildqualität beeinträchtigen können. Für die CT-Untersuchung muss die Brustkompression für die Dauer der Datenerfassung kurz unterbrochen werden. Für das Planungstopogramm ist dies nicht notwendig. Aufgrund der fehlenden Bewegungsartefakte bei fehlenden Atemexkursionen und Herzschlägen ist die Bildqualität mit Ausnahme der Metallartefakte ansonsten hervorragend. Zwischen einzelnen Scans können die Automaten auch zur Verteilung von i. v. Kontrastmitteln verwendet werden, lediglich auf ein automatisches Bolus-Tracking muss verzichtet werden [147].

In einer Fallserie mit 27 Patienten wurden verlängerte Kreislaufzeiten beobachtet, weshalb eine arterielle Phase etwa 50 s und eine portalvenöse Kontrastierung erst etwa nach 200–250 s erwartet werden sollte. Sollte auch das zu früh gewesen sein, so kann ein Scan problemlos nach erneuter Kontrastmittelverteilung durch die Automaten wiederholt werden. Im Kollektiv fanden sich 1 Multiorganverletzung, 3 Myokardinfarkte, 5 Lungenembolien (Beispiel in Abb. 16.14), 3 Aortenrupturen, 4 Massenblutungen sowie 4 sonstige Befunde. Damit konnten 74 % der Ursachen bestimmt werden. Von den verbliebenen 26 % mit unklarer Leblosigkeit klärte sich diese nach verfügbarem Labor in weiteren 4 von 7 Fällen. Damit war in insgesamt 89 % der Fälle (24) eine Therapieentscheidung möglich. Von diesen konnten 5 einer gezielten Therapie zugeführt werden, wovon 2 überlebten. In 22 Fällen wurde die Reanimation eingestellt (davon in 19 Fällen aufgrund eines nicht mit dem Leben vereinbaren Befunds) [77].

16.6.6 Post mortem

Patienten können im Schockraum versterben. Abb. 16.15 zeigt das Beispiel eines jungen Motorradfahrers, der nach Anfertigung der GK-CT seinen Verletzungen erlag und im Anschluss daran eine postmortale MRT erhielt.

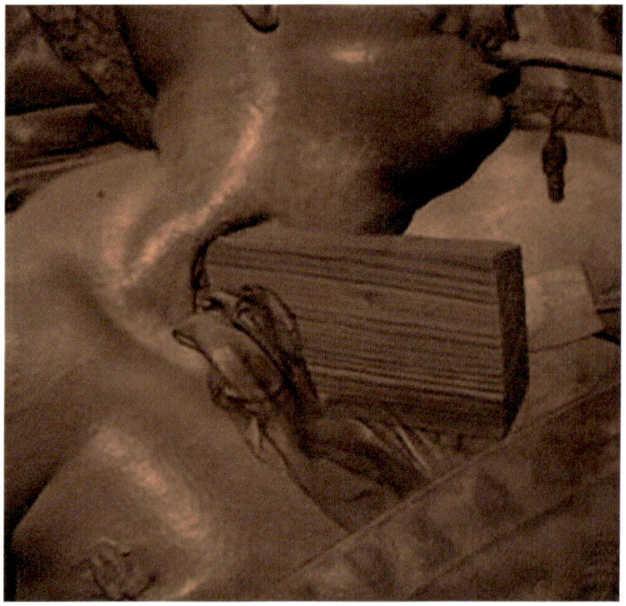

Abb. 16.16 Stumpfes, penetrierendes Trauma. Sturz aus großer Höhe auf einer Baustelle mit stumpfen, aber dennoch penetrierendem Trauma. Der Patient ist nach dem Schockraum-CT-Aufnahme, das hier als Ausschnitt mit Rendering als SSD dargestellt ist, verstorben

Durchführung einer postmortalen Computertomografie
Verstirbt ein Patient direkt oder nahezu direkt nach einer Schockraum-CT, so sind die erhobenen Daten in aller Regel ausreichend und es genügt, darauf zu achten, dass dünne Schichten für eine eventuelle spätere Bearbeitung mit archiviert werden. Handelt es sich um einen tSR, so ist darauf zu achten, dass eine Ergänzung zuvor nicht abgebildeter Körperpartien stattfindet (in aller Regel werden dies die unteren Extremitäten sein). Verstirbt ein Patient nach Einlieferung in das Krankenhaus, aber vor Anfertigung der Schockraum-CT, so ist es empfehlenswert, eine native GK-CT durchzuführen.

Neuere Entwicklungen machen es möglich, durch die Einbringung von Kontrastmittel ins arterielle und venöse Kreislaufsystem qualitativ hervorragende Darstellungen des Gefäßsystems eines Leichnams zu erzielen. Die hierfür am weitesten verbreitete und etablierte Methode ist die MPPMCTA („multi-phase post-mortem CT-angiography", [80]). In diese Technik wird die Hoffnung gesetzt, insbesondere bei Verletzungen zumindest annähernd dieselben Aussagen wie bei klassischen CT-Angiografien treffen zu können. Die gezielte Suche nach Blutungsquellen wäre damit möglich, was sich autoptisch durch den fehlenden Kreislauf höchst problematisch gestalten kann. Das Verfahren ermöglicht aber auch die korrekte Beschreibung von Stich- und Schusskanälen, die im nativen pmCT nicht ohne Weiteres mit der notwendigen Sicherheit möglich ist.

Rechtliche Aspekte der postmortalen Computertomografie
Seit 2015 existieren vonseiten der Arbeitsgemeinschaft für forensische Bildgebung der Deutschen Gesellschaft für Rechtsmedizin Empfehlungen zur pmCT. Diese werden laufend weiterentwickelt und den aktuellen wissenschaftlichen Erkenntnissen angepasst. Diesen Leitlinien umfassen die aktuellen Indikationen, Hinweise zur Durchführung, logistische Besonderheiten, insbesondere unter dem Gesichtspunkt der nachvollziehbaren Spurensicherung, und die wesentlichen Fragestellungen [63].

Nach einem Todesfall – auch im Schockraum – greift zunächst das sog. „Veränderungsverbot", das Manipulationen am Leichnam bis zur Durchführung der Leichenschau untersagt (auch z. B. das Entfernen von Zugängen, Tuben etc.), um Befunde und Spuren von rechtlicher Relevanz so gut wie möglich zu erhalten. Da eine CT in diesem zeitlichen Rahmen entweder zu Zwecken der klinischen Qualitätskontrolle oder schon aus forensischen Gründen, soweit es nicht zu einer Verzögerung der Einleitung eines Ermittlungsverfahrens führt, keine medizinisch unzulässige Maßnahme ist und (vermutlich) auch nicht den Tatbestand einer Störung der Totenruhe erfüllt, spricht aus rechtsmedizinischer Perspektive nichts gegen die Durchführung entsprechender Untersuchungen unmittelbar nach dem Todeseintritt, zumal weder ein gesundheitlicher Schaden noch eine Veränderung der Spurenlage zu befürchten ist. Letzterer Aspekt trifft allerdings nur für eine native CT-Aufnahme zu, nicht für eine pmCT-Angiografie, die bei nicht natürlicher oder ungeklärter Todesart keinesfalls ohne Einwilligung bzw. Auftrag der Ermittlungsbehörden durchgeführt werden dürfte.

Bei einem durch fremde Gewaltwirkung getöteten Menschen kann zudem in aller Regel davon ausgegangen werden, dass die Aufklärung des Vorfalls im Interesse des Verstorbenen ist und damit eine Einwilligung im Sinne des mutmaßlichen Willens des Patienten sowohl für die Durchführung entsprechender Untersuchungen als auch für die Weitergabe der Befunddokumentation an die zuständigen Ermittlungsbehörden und damit kein Bruch der ärztlichen Schweigepflicht vorliegt. Rechtliche Probleme wären allenfalls bei Konstellationen vorstellbar, in denen die getötete Person ein grundlegendes Interesse an der Straffreiheit des Täters hat (z. B. bei Tötung auf Verlangen durch einen nahen Angehörigen); allerdings wäre hier ein Irrtum bei der ärztlichen Rechtsgüterabwägung nicht strafbar.

Oft wird lange um ein Leben gekämpft und manchmal bleibt dies leider erfolglos. Vom Schockraumteam wird dann nicht selten gewünscht, noch weitere Informationen zu erhalten, sei es für Morbiditäts- und Mortalitätskonferenzen oder einfach, um daraus vielleicht etwas zu lernen. Aus den genannten Gründen kann eine native GK-CT dies ebenfalls innerhalb geltenden Rechts jeweils unterstützen.

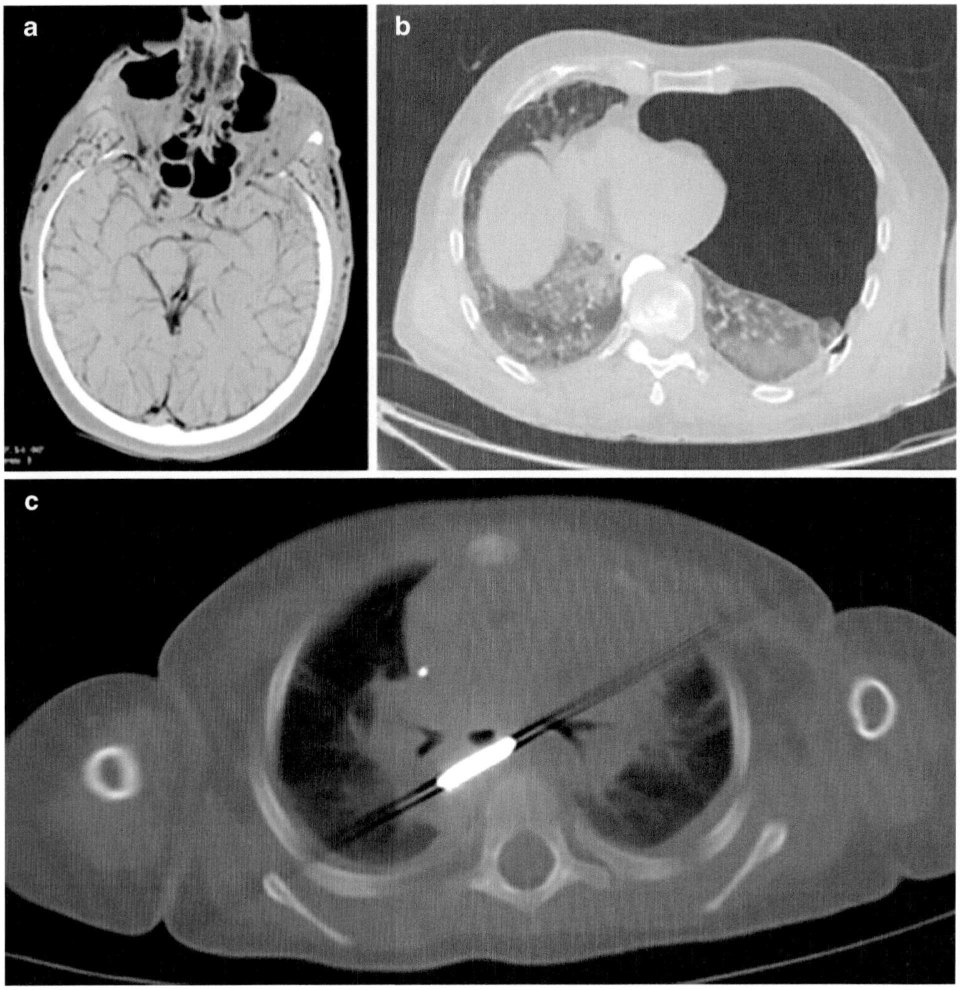

Abb. 16.17 Forensische CT-Aufnahmen mit Befunden, bei denen die CT hilfreich war (alle nativ). **a** cCT-Aufnahme nach Tauchunfall mit Gasembolie. **b** Spannungspneumothorax und Rippenfrakturen links nach Pferdetritt. **c** Säugling nach Verschlucken einer Knopfbatterie

Anforderungen an postmortale Computertomografien
Ziel einer forensisch verwertbaren Bildgebung im CT ist es, für die jeweiligen medizinischen Fragestellungen möglichst aussagekräftige Bilder zu erhalten. Eine grundsätzliche Problematik besteht darin, dass die auf den rechtsmedizinischen Gutachter zukommenden Fragestellungen in aller Regel nicht im Vorhinein bekannt sind. Die spezifisch forensischen Aspekte können sich mit dem Fortgang des zugehörigen Ermittlungsverfahrens wandeln. Die pmCT steht damit im Kontext der Vernehmungen von Zeugen und Beschuldigten, der Ergebnisse der Spurensicherung, der chemisch-toxikologischen Untersuchungen, der histologischen Befunde und insbesondere der Sektion. Auch die aus diesen Befunden resultierende juristische Würdigung führt oftmals zu weiteren gutachterlichen Fragestellungen.

Zentrale Fragestellungen bei postmortalen Computertomografien
Die spezifischen Stärken der pmCT prägen auch die typischen rechtsmedizinischen Fragestellungen (Tab. 16.5). Hierbei ist eine kombinierte Befundung und Begutachtung durch Radiologie und Rechtsmedizin hilfreich. Bestimmte Befunde können der rechtsmedizinischen Untersuchung verborgen bleiben (z. B. präparatorisch kaum zugängliche Rippenköpfchenfrakturen beim Säugling oder Luftembolien; Abb. 16.17a); andererseits wird die Radiologie nicht jeden Befund forensisch exakt einordnen können (z. B. Schussrichtungsbestimmung; Abb. 16.18) oder Schnittrichtungsbestimmung (Abb. 16.19).

Tab. 16.5: Typische forensische Fragestellungen bei pmCT

- **Frakturen:**
  - Insbesondere in Körperregionen, die nicht regelhaft autoptisch detailliert untersucht werden
  - Alterseinschätzung von Frakturen
  - 3D-Visualisierung von Frakturmustern und Bruchformen
  - Beurteilung im Hinblick auf den zugrunde liegenden Verletzungsmechanismus der Frakturen
- **Fremdkörper:**
  - Projektile, Splitter und Schusskanäle (Entfernung, Winkel, Verlauf)

- Implantate und andere medizinische Geräte (Zugänge, Schrittmacher, Herzklappen, Drainagen und ihre Lage)
- Hinweise zur Achsenstellung und Tiefe von Stichverletzungen
- **Gase:**
  - Luftembolien
  - Pneumothorax, Spannungspneumothorax
  - Pneumoperitoneum
  - Gasbrand
  - Fäulnis
  - Pulmonale Belüftung (z. B. Totgeburt vs. Kindstötung)

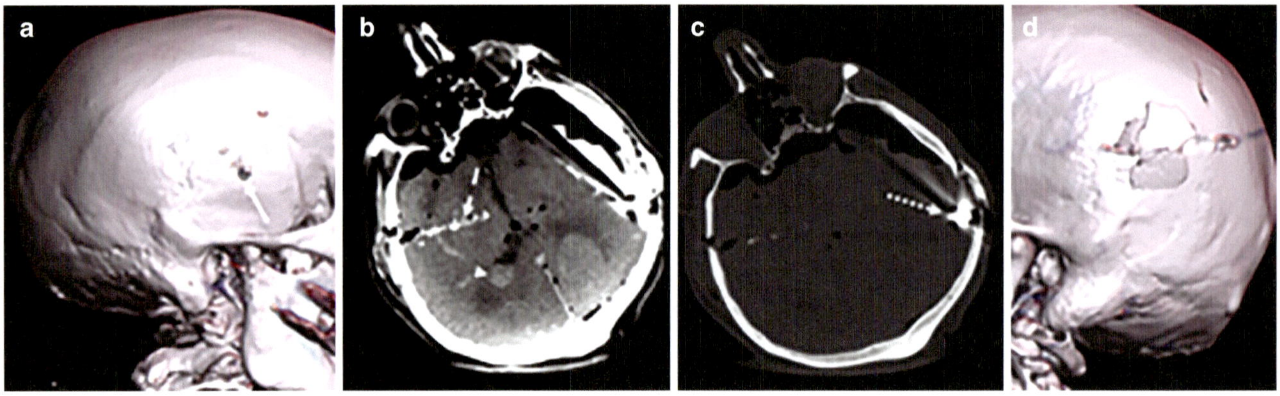

Abb. 16.18 Forensische CT-Aufnahme nach Kopfschuss. **a** Typische kleinere Einschussverletzung (*Pfeil*). **b** Intrakranieller Schusskanal mit Hirnödem sowie Fragmenten und Einblutung im Schussverlauf (*gestrichelter Pfeil*) und in die Ventrikel (*Pfeilspitze*). **c** Am Ende des Schusskanals innen parietal links der Kalotte anliegendes Projektil (*gepunkteter Pfeil*), Pneumatozephalus. **d** „Austrittsstelle" mit Kalottenfraktur bei allerdings noch intrakraniellem Projektil

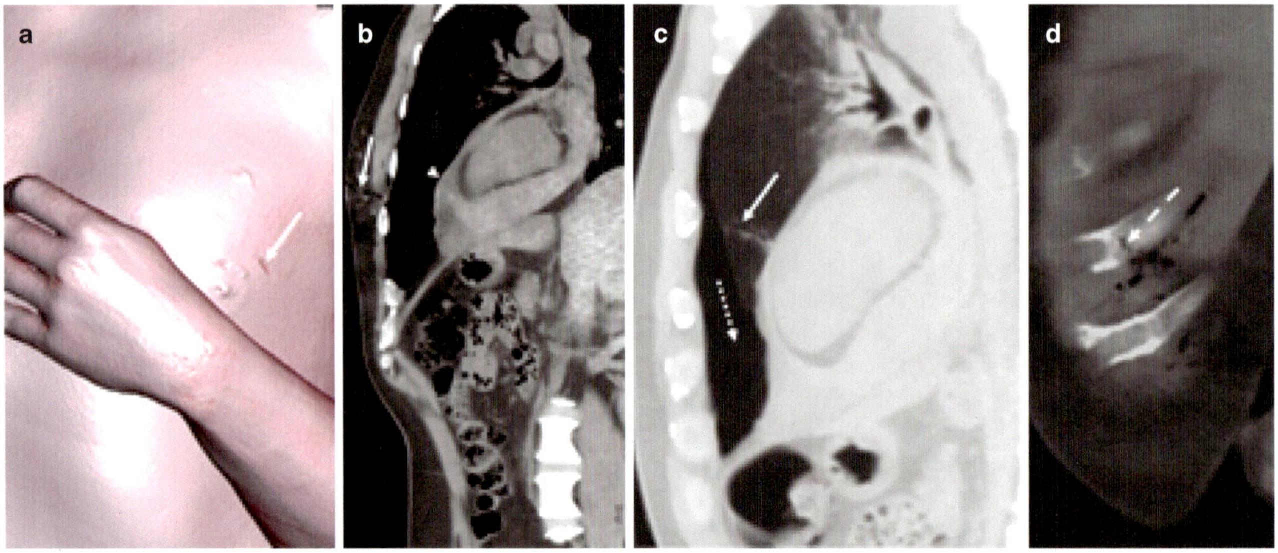

Abb. 16.19 Forensische CT-Aufnahme nach Messerstich. **a** SSD einer CT-Aufnahme mit Hauteinstichstellen (Hauptbefund, *Pfeil*). **b** Stichkanal in der Haut und Unterhaut (*Pfeil*) und Hämoperikard (*Pfeilspitze*). **c** Stichkanal (*Pfeil*) durch die aufgrund eines Pneumothorax (*gepunktete Linie*) höher gestellte Lunge. **d** Knorpelverletzung an der Einstichstelle

Wann immer möglich, sollte eine Kooperation zwischen Radiologie und Rechtsmedizin als Standard etabliert werden und nicht erst beim Auftreten konkreter Fragestellungen fallweise zustandekommen. Beide Fachrichtungen benötigen Erfahrung im Umgang miteinander und bei der Einschätzung der jeweiligen Aussagemöglichkeiten und -grenzen der Fachgebiete. Forschungskooperationen sind damit die ideale Basis für die konkrete Fallarbeit für die Justiz. Idealerweise beurteilt der Rechtsmediziner mit dem Radiologen die CT-Aufnahme; der Radiologe sollte wiederum die Möglichkeit haben, die Befunde als Originalbefunde bei der Obduktion zu sehen, bevor oder nachdem er die CT-Aufnahme idealerweise gemeinsam mit dem sezierenden Rechtsmediziner beurteilt. Bei kritischen Verdachtsfällen für ein Fremdverschulden sollten wesentliche Befunde gemeinsam vor der Obduktion diskutiert werden, um ggf. die autoptische Befunderhebung zu verbessern, zu lenken und zu präzisieren.

Gutachten sollten gemeinsam anstatt isoliert von einer Fachrichtung ohne Kenntnis der Befunde der anderen Fachrichtung erstattet werden, um die Aussagekraft vor Gericht zu erhöhen. Voreilige Aussagen gegenüber der Polizei ohne Kenntnis der jeweils anderen Fachbefunde sind auf jeden Fall zu vermeiden, insbesondere wenn vermeintliche präzise Angaben gemacht werden können.

Exemplarisch sei hier die Beurteilung zu Stichwinkel und/oder Stichtiefe genannt. Bei der radiologischen Befundung von Stichkanälen in nativen CT-Untersuchungen hat sich gezeigt, dass es zu erheblichen Fehleinschätzungen kommen kann. Gleiches trifft für Schussverletzungen bezüglich der Anzahl und der Schussrichtung zu. Auch die unkritische Befundung von Weichteilläsionen führt immer wieder zu Problemen. Oft lassen sich solche Befunde bei der Sektion nicht ohne Weiteres nachvollziehen. Häufiger Grund ist die Gleichsetzung von Emphysemen mit anatomischen Destruktionen in der radiologischen Beurteilung. Die Verteilung von Luft im Gewebe ist aber umso ausgeprägter, je mehr Zeit zwischen Vorfall und Befundung verstreicht, und Fäulniseffekte können die Beurteilung erheblich beeinträchtigen, ohne dass dies in der Gesamt-CT zwingend erkennbar sein muss.

Insgesamt wird der morphologisch tätige Rechtsmediziner im forensisch erfahrenen Radiologen einen idealen Partner finden, der die Aussagemöglichkeiten der Obduktion aufwertet, präzisiert und verbessert. Der Radiologe wiederum findet in der forensischen Beurteilung seiner Untersuchungen in Kombination mit der autoptischen Morphologie wiederum eine Bereicherung seines Fachgebiets.

16.7 Zusammenfassung

Die Indikation für eine Schockraumversorgung besteht in der Einschätzung eines (potenziell) akut lebensbedrohlichen Patientenzustands. Typische Ursachen hierfür sind Polytrauma, akute zentralnervöse Beeinträchtigungen (Eintrübung, Sinnesverlust, Lähmung), akute und ausgeprägte Brust- bzw. seltener Bauchschmerzen (z. B. ausgeprägte Lungenembolie, atypischer Herzinfarkt, Aortendissektion/-ruptur), oder die Ursache ist zunächst nicht weiter eingrenzbar (z. B. unklare Leblosigkeit unter Reanimation).

Die Versorgung erfolgt in einem für jede Ursachengruppe spezifisch zusammengestellten interdisziplinären Team. Dies erfordert auf die Ursache und die Versorgungseinrichtung abgestimmte Standards und setzt ein gegenseitiges Verständnis der beteiligten Partner hinsichtlich fachspezifischer Versorgungsabläufe (und Interessen) voraus. Nach Patientenankunft ist zunächst festzulegen, ob die Einschätzung einer Vitalgefährdung beibehalten wird. Ist dies nicht der Fall, so ist die Schockraumversorgung nicht an die dafür festgelegten Abläufe gebunden und kann stattdessen wie bei „gewöhnlichen" Notfällen erfolgen.

Der Versorgung beim traumatischen Schockraum (tSR, Polytrauma) ist mit ATLS und dem damit verbundenen Vorgehen nach dem ABCDE-Schema ein weitgehend standardisierter Rahmen vorgegeben, der die GK-CT beinhaltet. Ein spezielles CT-Protokoll ist hierfür nicht vorgegeben, sollte aber interdisziplinär für die betreffende Einrichtung abgestimmt werden.

Für den Schockraum aufgrund nicht traumatischer Ursache (ntSR) ist der Grad der Standardisierung noch nicht so weit fortgeschritten wie für den tSR, aber die Entwicklung führt zunehmend zu Konzepten und Algorithmen, die denen des ATLS zumindest sinngemäß ähneln.

Wenngleich nicht verpflichtend, so erscheint es ratsam, eine Person des Teams als „Leader" hervorzuheben, dessen Aufgabe es ist, die Versorgung verantwortlich zu steuern. Bei entsprechender Eignung spricht nichts dagegen, dass diese Rolle durchaus auch von der Radiologie übernommen werden kann. Weiterer typischer Klärungsbedarf besteht in Bezug auf folgende Aspekte: Lagerung des Kopfes oder der Füße, Lagerung der Arme, Kontrastmittelphase(n) für den Thorax bzw. das Abdomen, Indikationen für eine CT-Perfusion, urografische Phase, Extremitätendarstellung (mit oder ohne CT-Angiografie). Auch die notwendige Schnittstellenlogistik und Kommunikationsstruktur sollte Bestandteil der interdisziplinären Abstimmung sein. Ratsam erscheint auch eine Qualitätssicherung zur Objektivierung einer kontinuierlichen Verbesserung.

Literatur

Ausgewählte Übersichtsarbeiten und Monografien

1. Ahuja C, Farsad K, Chadha M (2015) An overview of splenic embolization. AJR Am J Roentgenol 205:720–725
2. Deutsche Gesellschaft für Rechtsmedizin (2017) S1 - Leitlinie Regeln zur Durchführung der ärztlichen Leichenschau. AWMFRegisternr.:054/002
3. Armbruster M, Wirth S, Seidensticker M (2020) Interventional radiology as emergency therapy. Radiologe 60:258–268
4. Bernhard M, Gries A (2017) Schockraumversorgung. In: Wilhelm W (Hrsg) Praxis der Anästhesiologie. Springer-Verlag GmbH. Deutschland 2018, S 725–736. https://doi.org/10.1007/978-3-662-54568-3_41
5. Bernhard M, Hartwig T, Ramshorn-Zimmer A et al (2014) Schockraummanagement kritisch kranker Patienten in der Zentralen Notaufnahme. Intensiv- Notfallbehandlung 39:93–108
6. Bundesärztekammer (2015) Richtlinie gemäß § 16 Abs. 1 S. 1 Nr. 1 TPG für die Regeln zur Feststellung des Todes nach § 3 Abs. 1 S. 1 Nr. 2 TPG und die Verfahrensregeln zur Feststellung des endgültigen, nicht behebbaren Ausfalls der Gesamtfunktion des Großhirns, des Kleinhirns und des Hirnstamms nach § 3 Abs. 2 Nr. 2 TPG, Vierte Fortschreibung
7. Courtenay M, Nancarrow S, Dawson D (2013) Interprofessional teamwork in the trauma setting: a scoping review. Hum Resour Health 11:57
8. Deutsche Gesellschaft Für Unfallchirurgie E.V. (Dgu) EA (2016) S3 – Leitlinie Polytrauma/Schwerverletzten-Behandlung (AWMF-Registernr.: 012/019)
9. Deutsche Gesellschaft für Rechtsmedizin AFFBD (2015) Grundlagen der postmortalen Computertomographie (PMCT) für forensischradiologische Anwendungen – Empfehlungen und Indikationskatalog. https://www.dgrm.de/fileadmin/PDF/AGFB/Grundlagen_der_postmortalen_Computertomographie_PMCT_f%C3%BCr_forensischradiologische_Anwendungen.pdf
10. Deutsche Gesellschaft für Neurochirurgie (2015) S2e – Leitlinie Schädel-Hirn-Trauma im Erwachsenenalter. AWMF-Register Nr. 008/001
11. Eierud C, Craddock RC, Fletcher S et al (2014) Neuroimaging after mild traumatic brain injury: review and meta-analysis. Neuroimage Clin 4:283–294
12. Ekeh AP, Khalaf S, Ilyas S et al (2013) Complications arising from splenic artery embolization: a review of an 11-year experience. Am J Surg 205:250–254; discussion 254
13. Em. MPP (2017) Youmans & Winn neurological surgery. Elsevier
14. Gäble A, Almatter M, Armbruster M et al (2020) Schockraumdiagnostik. Radiologe 60(7):642–651
15. Gäble A, Hebebrand J, Armbruster M et al (2020) Update polytrauma and computed tomography in ongoing resuscitation : ABCDE and „diagnose first what kills first". Radiologe 60: 247–257
16. Hackenberg K, Unterberg A (2016) Traumatic brain injury. Nervenarzt 87:203–214; quiz 215–216
17. Polizei Hamburg – LKA 414 (2020) Informationen für Angehörige von Verstorbenen. https://www.polizei.hamburg/contentblob/7174560/2f2843129136498eaa85db0ebcc3d1db/data/sterbefall-do.pdf
18. Hsu WK, Anderson PA (2010) Odontoid fractures: update on management. J Am Acad Orthop Surg 18:383–394
19. Hulkower MB, Poliak DB, Rosenbaum SB et al (2013) A decade of DTI in traumatic brain injury: 10 years and 100 articles later. AJNR Am J Neuroradiol 34:2064–2074
20. Jagoda AS, Bazarian JJ, Bruns JJ Jr et al (2008) Clinical policy: neuroimaging and decisionmaking in adult mild traumatic brain injury in the acute setting. Ann Emerg Med 52:714–748
21. Jung H-G (2017) Wir verteilen konsequent auf die Krankenhäuser der Region. Z Orthop Unfall 155:381–384
22. Karadimas EJ, Nicolson T, Kakagia DD et al (2011) Angiographic embolisation of pelvic ring injuries. Treatment algorithm and review of the literature. Int Orthop 35:1381–1390
23. Koconis KG, Singh H, Soares G (2007) Partial splenic embolization in the treatment of patients with portal hypertension: a review of the english language literature. J Vasc Interv Radiol 18: 463–481
24. Köstler T (2016) Die rückwärtige Führung der Feuerwehr München. BRANDSchutz – Online 70
25. Krueger A, Frink M, Kiessling A et al (2013) Emergency room management: in the era of the White Paper, S3 guidelines, Advanced Trauma Life Support(R) and TraumaNetwork DGU(R) of the German Society of Trauma Surgery. Chirurg 84:437–450
26. Mehta LS, Beckie TM, Devon HA et al (2016) Acute myocardial infarction in women: a scientific statement from the American heart association. Circulation 133:916–947
27. Norberti N, Tonelli P, Giaconi C et al (2019) State of the art in post-mortem computed tomography: a review of current literature. Virchows Arch 475:139–150
28. Osborn AG, Salzman KL, Jhaveri MD et al (2015) Diagnostic imaging: brain E-Book. Elsevier Health Sciences, S 134–140
29. Expert Panel on Major Trauma Imaging et al (2020) ACR Appropriateness Criteria® Major Blunt Trauma. J Am Coll Radiol (JACR) 17,5S: S160–S174. https://doi.org/10.1016/j.jacr.2020.01.024
30. Schroeppel TJ, Croce MA (2007) Diagnosis and management of blunt abdominal solid organ injury. Curr Opin Crit Care 13: 399–404
31. Institute of Neurological Sciences NHS Greater Glasgow and Clyde (2015) Glasgow coma scale: do it this way. https://www.glasgowcomascale.org/downloads/GCS-Assessment-Aid-Urdu.pdf
32. Smally AJ (2001) Management of minor closed head injury in children. Pediatrics 107:1231
33. Stahel PF, Burlew CC, Moore EE (2017) Current trends in the management of hemodynamically unstable pelvic ring injuries. Curr Opin Crit Care 23:511–519
34. Taylor T, Dineen RA, Gardiner DC et al (2014) Computed tomography (CT) angiography for confirmation of the clinical diagnosis of brain death. Cochrane Datab Syst Rev:CD009694
35. Van Der Vlies CH, Van Delden OM, Punt BJ et al (2010) Literature review of the role of ultrasound, computed tomography, and transcatheter arterial embolization for the treatment of traumatic splenic injuries. Cardiovasc Intervent Radiol 33:1079–1087
36. Vogl TJ, Eichler K, Marzi I et al (2017) Bildgebende Verfahren der modernen Schockraumdiagnostik. Radiologe 57:853–868
37. Walter CFF (2017) Interdisziplinärer Versorgungsnachweis (IVENA): Verbesserung der Notfallversorgung durch E-Health? Der Notarzt 33:50–51
38. Winn HR (2017) Youmans & Winn neurological surgery. Elsevier
39. Zaidat OO, Yoo AJ, Khatri P et al (2013) Recommendations on angiographic revascularization grading standards for acute ischemic stroke: a consensus statement. Stroke 44:2650–2663

Zitierte Originalarbeiten

40. Abella BS, Alvarado JP, Myklebust H et al (2005) Quality of cardiopulmonary resuscitation during in-hospital cardiac arrest. JAMA 293:305–310
41. Abella BS, Sandbo N, Vassilatos P et al (2005) Chest compression rates during cardiopulmonary resuscitation are suboptimal: a prospective study during in-hospital cardiac arrest. Circulation 111:428–434
42. Ahuja C, Farsad K, Chadha M (2015) An overview of splenic embolization. AJR Am J Roentgenol 205:720–725

43. Al. DGFREVDE (2017) S1 Leitlinie „Regeln zur Durchführung der ärztlichen Leichenschau"
44. Albers GW, Marks MP, Kemp S et al (2018) Thrombectomy for stroke at 6 to 16 hours with selection by perfusion imaging. N Engl J Med 378:708–718
45. American Society of Emergency Radiology (ASER) https://www.aser.org
46. Armbruster M, Wirth S, Seidensticker M (2020) Interventional radiology as emergency therapy. Radiologe 60:258–268
47. Arthurs OJ, Guy A, Thayyil S et al (2016) Comparison of diagnostic performance for perinatal and paediatric post-mortem imaging: CT versus MRI. Eur Radiol 26:2327–2336
48. Atabaki SM, Stiell IG, Bazarian JJ et al (2008) A clinical decision rule for cranial computed tomography in minor pediatric head trauma. Arch Pediatr Adolesc Med 162:439–445
49. Barber PA, Demchuk AM, Zhang J et al (2000) Validity and reliability of a quantitative computed tomography score in predicting outcome of hyperacute stroke before thrombolytic therapy. Lancet 355:1670–1674
50. Berkhemer OA, Fransen PS, Beumer D et al (2015) A randomized trial of intraarterial treatment for acute ischemic stroke. N Engl J Med 372:11–20
51. Bernhard M, Gries A (2017) Schockraumversorgung. In: Wilhelm W (Hrsg) Praxis der Anästhesiologie. Springer-Verlag GmbH. Deutschland 2018, S 725–736. https://doi.org/10.1007/978-3-662-54568-3_41
52. Bernhard M, Hartwig T, Ramshorn-Zimmer A et al (2014) Schockraummanagement kritisch kranker Patienten in der Zentralen Notaufnahme. Intensiv- Notfallbehandlung 39:93–108
53. Bernhard M, Doll S, Hartwig T et al (2018) Resuscitation room management of critically ill nontraumatic patients in a German emergency department (OBSERvE-study). Eur J Emerg Med 25:e9–e17
54. Brenner D, Elliston C, Hall E et al (2001) Estimated risks of radiation-induced fatal cancer from pediatric CT. AJR Am J Roentgenol 176:289–296
55. British Society of Emergency Radiology (BSER) https://www.bser.org
56. Bundesärztekammer (2015) Richtlinie gemäß § 16 Abs. 1 S. 1 Nr. 1 TPG für die Regeln zur Feststellung des Todes nach § 3 Abs. 1 S. 1 Nr. 2 TPG und die Verfahrensregeln zur Feststellung des endgültigen, nicht behebbaren Ausfalls der Gesamtfunktion des Großhirns, des Kleinhirns und des Hirnstamms nach § 3 Abs. 2 Nr. 2 TPG, Vierte Fortschreibung
57. Campbell BC, Mitchell PJ, Kleinig TJ et al (2015) Endovascular therapy for ischemic stroke with perfusion-imaging selection. N Engl J Med 372:1009–1018
58. Casner M, Andersen D, Isaacs SM (2005) The impact of a new CPR assist device on rate of return of spontaneous circulation in out-of-hospital cardiac arrest. Prehosp Emerg Care 9:61–67
59. Courtenay M, Nancarrow S, Dawson D (2013) Interprofessional teamwork in the trauma setting: a scoping review. Hum Resour Health 11:57
60. Demetriades D, Karaiskakis M, Toutouzas K et al (2002) Pelvic fractures: epidemiology and predictors of associated abdominal injuries and outcomes. J Am Coll Surg 195:1–10
61. Deutsche Gesellschaft Für Unfallchirurgie E.V. (Dgu) EA (2016) S3 – Leitlinie Polytrauma/Schwerverletzten-Behandlung (AWMF-Registernr.: 012/019)
62. Deutsche Gesellschaft für Rechtsmedizin AFFBD (2015) Grundlagen der postmortalen Computertomographie (PMCT) für forensischradiologische Anwendungen – Empfehlungen und Indikationskatalog. https://www.dgrm.de/fileadmin/PDF/AGFB/Grundlagen_der_postmortalen_Computertomographie_PMCT_f%C3%BCr_forensischradiologische_Anwendungen.pdf
63. Deutsche Gesellschaft für Neurochirurgie (2015) S2e – Leitlinie Schädel-Hirn-Trauma im Erwachsenenalter. AWMF-Register Nr. 008/001
64. Eierud C, Craddock RC, Fletcher S et al (2014) Neuroimaging after mild traumatic brain injury: review and meta-analysis. Neuroimage Clin 4:283–294
65. Ekeh AP, Khalaf S, Ilyas S et al (2013) Complications arising from splenic artery embolization: a review of an 11-year experience. Am J Surg 205:250–254. discussion 254
66. Elliott MD, Heitner JF, Kim H et al (2019) Prevalence and prognosis of unrecognized myocardial infarction in asymptomatic patients with diabetes: a two-center study with up to 5 years of follow-up. Diabetes Care 42:1290–1296
67. Em MPP (2017) Youmans & Winn Neurological Surgery. Elsevier
68. erad.org. Core Curriculum Illustration Project (CCIP); [about 2 screens.Houston: American Society of Emergency Radiology; c2001. [cited 2017 Apr 15]. http://www.erad.org/page/CCIP_TOC
69. European Society of Emergency Radiology (ESER) www.esersociety.org
70. European Society of Radiology (2014) European Training Curriculum for Subspecialisation in Radiology. European Society of Radiology, Vienna. Available from: http://www.myesr.org/sites/default/files/ESR_2014_ESR-EuropeanTrainingCurriculum_LEVEL_III.pdf
71. Ford K, Menchine M, Burner E et al (2016) Leadership and teamwork in trauma and resuscitation. West J Emerg Med 17:549–556
72. Franke A, Bieler D, Friemert B et al (2017) Preclinical and intrahospital management of mass casualties and terrorist incidents. Chirurg 88:830–840
73. Gäble A, AlMatter M, Armbruster M, Berndt M, Kuršumovic A, Mühlmann M, Kimmig H, Kumle B, Ritz R, Russo S, Schmid F, Wanner G, Wirth S (2020) Schockraumdiagnostik. Radiologe 60(7):642–651
74. Gäble A, Hebebrand J, Armbruster M, Mück F, Berndt M, Kumle B, Fink U, Wirth S (2020) Update Polytrauma und Computertomographie unter Reanimationsbedingungen: ABCDE und „diagnose first what kills first". Radiologe 60(3):247–257
75. Gäble A, Almatter M, Armbruster M et al (2020) Schockraumdiagnostik. Radiologe 60(7):642–651
76. Gäble A, Hebebrand J, Armbruster M et al (2020) Update polytrauma and computed tomography in ongoing resuscitation : ABCDE and „diagnose first what kills first". Radiologe 60:247–257
77. Geyer LL, Korner M, Harrieder A et al (2016) Dose reduction in 64-row whole-body CT in multiple trauma: an optimized CT protocol with iterative image reconstruction on a gemstone-based scintillator. Br J Radiol 89:20160003
78. Goyal M, Demchuk AM, Menon BK et al (2015) Randomized assessment of rapid endovascular treatment of ischemic stroke. N Engl J Med 372:1019–1030
79. Grabherr S, Egger C, Vilarino R et al (2017) Modern post-mortem imaging: an update on recent developments. Forensic Sci Res 2:52–64
80. Grol R (2001) Improving the quality of medical care: building bridges among professional pride, payer profit, and patient satisfaction. JAMA 286:2578–2585
81. Haacke EM, Duhaime AC, Gean AD et al (2010) Common data elements in radiologic imaging of traumatic brain injury. J Magn Reson Imaging 32:516–543
82. Hackenberg K, Unterberg A (2016) Traumatic brain injury. Nervenarzt 87:203–214; quiz 215–216
83. Polizei Hamburg – LKA 414 (2020) Informationen für Angehörige von Verstorbenen. https://www.polizei.hamburg/content-blob/7174560/2f2843129136498eaa85db0ebcc3d1db/data/sterbefall-do.pdf
84. Hasegawa T, Ota H, Matsuura T et al (2017) Endovascular treatment of hepatic artery pseudoaneurysm after pancreaticoduode-

nectomy: risk factors associated with mortality and complications. J Vasc Interv Radiol 28:50–59 e55
85. Herlitz J, Svensson L, Engdahl J et al (2008) Characteristics and outcome in out-of-hospital cardiac arrest when patients are found in a non-shockable rhythm. Resuscitation 76:31–36
86. Hsu WK, Anderson PA (2010) Odontoid fractures: update on management. J Am Acad Orthop Surg 18:383–394
87. Huber-Wagner S, Lefering R, Qvick L-M et al (2009) Effect of whole-body CT during trauma resuscitation on survival: a retrospective, multicentre study. Lancet 373:1455–1461
88. Huber-Wagner S, Biberthaler P, Haberle S et al (2013) Whole-body CT in haemodynamically unstable severely injured patients – a retrospective, multicentre study. PLoS One 8:e68880
89. Hulkower MB, Poliak DB, Rosenbaum SB et al (2013) A decade of DTI in traumatic brain injury: 10 years and 100 articles later. AJNR Am J Neuroradiol 34:2064–2074
90. Jagoda AS, Bazarian JJ, Bruns JJ Jr et al (2008) Clinical policy: neuroimaging and decisionmaking in adult mild traumatic brain injury in the acute setting. Ann Emerg Med 52:714–748
91. Jennett B, Teasdale G, Braakman R et al (1976) Predicting outcome in individual patients after severe head injury. Lancet 307:1031–1034
92. Jung H-G (2017) Wir verteilen konsequent auf die Krankenhäuser der Region. Z Orthop Unfall 155:381–384
93. Kahn J, Grupp U, Kaul D et al (2016) Computed tomography in trauma patients using iterative reconstruction: reducing radiation exposure without loss of image quality. Acta Radiol 57:362–369
94. Karadimas EJ, Nicolson T, Kakagia DD et al (2011) Angiographic embolisation of pelvic ring injuries. Treatment algorithm and review of the literature. Int Orthop 35:1381–1390
95. Koconis KG, Singh H, Soares G (2007) Partial splenic embolization in the treatment of patients with portal hypertension: a review of the english language literature. J Vasc Interv Radiol 18:463–481
96. Kool DR, Blickman JG (2007) Advanced trauma life support. ABCDE from a radiological point of view. Emerg Radiol 14: 135–141
97. Köstler T (2016) Die rückwärtige Führung der Feuerwehr München. BRAND Schutz Online 70
98. Krueger A, Frink M, Kiessling A et al (2013) Emergency room management: in the era of the White Paper, S3 guidelines, Advanced Trauma Life Support(R) and TraumaNetwork DGU(R) of the German Society of Trauma Surgery. Chirurg 84:437–450
99. Kumle B, Orban M (2018) Vorgehen nach präklinischem Herz-Kreislauf-Stillstand. Notfall Rettungsmedizin 22:696–703
100. Kumle B, Merz S, Mittmann A et al (2019) Nichttraumatologisches Schockraummanagement. Notfall Rettungsmedizin 22:402–414
101. Lanfermann H, Götz F, Raab P (2015) Einsatz der CT-Angiographie zur Feststellung des zerebralen Zirkulationsstillstandes. Clin Neuroradiol 25:329–333
102. Lee H, Wintermark M, Gean AD et al (2008) Focal lesions in acute mild traumatic brain injury and neurocognitive outcome: CT versus 3T MRI. J Neurotrauma 25:1049–1056
103. Lichtenstein DA (2015) BLUE-protocol and FALLS-protocol: two applications of lung ultrasound in the critically ill. Chest 147:1659–1670
104. Lopez-Andujar R, Moya A, Montalva E et al (2007) Lessons learned from anatomic variants of the hepatic artery in 1,081 transplanted livers. Liver Transpl 13:1401–1404
105. Maegerlein C, Berndt MT, Monch S et al (2020) Further development of combined techniques using stent retrievers, aspiration catheters and BGC: the PROTECT(PLUS) technique. Clin Neuroradiol 30:59–65
106. Mattle HP, Arnold M, Lindsberg PJ et al (2011) Basilar artery occlusion. Lancet Neurol 10:1002–1014
107. Mehta LS, Beckie TM, Devon HA et al (2016) Acute myocardial infarction in women: a scientific statement from the American heart association. Circulation 133:916–947
108. Menon BK, Hill MD, Davalos A et al (2019) Efficacy of endovascular thrombectomy in patients with M2 segment middle cerebral artery occlusions: meta-analysis of data from the HERMES Collaboration. J Neurointerv Surg 11:1065–1069
109. Miller PR, Chang MC, Hoth JJ et al (2014) Prospective trial of angiography and embolization for all grade III to V blunt splenic injuries: nonoperative management success rate is significantly improved. J Am Coll Surg 218:644–648
110. Mueck FG, Wirth K, Muggenthaler M et al (2016) Radiological mass casualty incident (MCI) workflow analysis: single-centre data of a mid-scale exercise. Br J Radiol 89:20150918
111. Nogueira RG, Jadhav AP, Haussen DC et al (2018) Thrombectomy 6 to 24 hours after stroke with a mismatch between deficit and infarct. N Engl J Med 378:11–21
112. Norberti N, Tonelli P, Giaconi C et al (2019) State of the art in post-mortem computed tomography: a review of current literature. Virchows Arch 475:139–150
113. NordicForum Trauma & Emergency Radiology.; https://www.nordictraumarad.com/
114. Ong ME, Ornato JP, Edwards DP et al (2006) Use of an automated, load-distributing band chest compression device for out-of-hospital cardiac arrest resuscitation. JAMA 295:2629–2637
115. Osborn AG, Salzman KL, Jhaveri MD et al (2015) Diagnostic imaging: Brain E-Book. Elsevier Health Sciences, S 134–140
116. Osterwalder J, Mathis G, Hoffmann B (2019) New perspectives for modern trauma management – lessons learned from 25 years FAST and 15 years E-FAST. Ultraschall Med 40:560–583
117. Expert Panel on Major Trauma Imaging et al (2020) ACR Appropriateness Criteria® Major Blunt Trauma. J Am Coll Radiol (JACR) 17,5S:S160–S174. https://doi.org/10.1016/j.jacr.2020.01.024
118. Rickels E, Von Wild K, Wenzlaff P (2010) Head injury in Germany: a population-based prospective study on epidemiology, causes, treatment and outcome of all degrees of head-injury severity in two distinct areas. Brain Inj 24:1491–1504
119. Rubertsson S, Karlsten R (2005) Increased cortical cerebral blood flow with LUCAS; a new device for mechanical chest compressions compared to standard external compressions during experimental cardiopulmonary resuscitation. Resuscitation 65:357–363
120. Ruchholtz S (2000) Das Traumaregister der DGU als Grundlage des interklinischen Qualitätsmanagements in der Schwerverletztenversorgung. Eine Multicenterstudie. Arbeitsgemeinshaft „Polytrauma" der Deutschen Gesellschaft für Unfallchirurgie. Unfallchirurgie 103(1):30–37. https://doi.org/10.1007/s001130050005
121. S3-Leitlinie Polytrauma/Schwerverletztenversorgung AWMF 012/019, gültig bis 30.06.2021. https://www.awmf.org/leitlinien/detail/ll/012-019.html
122. Saver JL, Goyal M, Bonafe A et al (2015) Stent-retriever thrombectomy after intravenous t-PA vs. t-PA alone in stroke. N Engl J Med 372:2285–2295
123. Sawicki M, Bohatyrewicz R, Safranow K et al (2013) Dynamic evaluation of stasis filling phenomenon with computed tomography in diagnosis of brain death. Neuroradiology 55:1061–1069
124. Schaefer PW, Huisman TA, Sorensen AG et al (2004) Diffusion-weighted MR imaging in closed head injury: high correlation with initial glasgow coma scale score and score on modified Rankin scale at discharge. Radiology 233:58–66
125. Schroeppel TJ, Croce MA (2007) Diagnosis and management of blunt abdominal solid organ injury. Curr Opin Crit Care 13: 399–404
126. Siebers C, Stegmaier J, Kirchhoff C et al (2008) Analysis of failure modes in multislice computed tomography during primary trauma survey. Fortschr Röntgenstr 180:733–739
127. Institute of Neurological Sciences NHS Greater Glasgow and Clyde (2015) Glasgow coma scale: do it this way. https://www.glasgowcomascale.org/downloads/GCS-Assessment-Aid-Urdu.pdf

128. Smally AJ (2001) Management of minor closed head injury in children. Pediatrics 107:1231
129. Smekal D, Johansson J, Huzevka T et al (2011) A pilot study of mechanical chest compressions with the LUCAS device in cardiopulmonary resuscitation. Resuscitation 82:702–706
130. Stahel PF, Burlew CC, Moore EE (2017) Current trends in the management of hemodynamically unstable pelvic ring injuries. Curr Opin Crit Care 23:511–519
131. Steen S, Liao Q, Pierre L et al (2002) Evaluation of LUCAS, a new device for automatic mechanical compression and active decompression resuscitation. Resuscitation 55:285–299
132. Tanizaki S, Maeda S, Matano H et al (2014) Time to pelvic embolization for hemodynamically unstable pelvic fractures may affect the survival for delays up to 60 min. Injury 45:738–741
133. Taylor T, Dineen RA, Gardiner DC et al (2014) Computed tomography (CT) angiography for confirmation of the clinical diagnosis of brain death. Cochrane Datab Syst. Rev:CD009694
134. Thayyil S, Sebire NJ, Chitty LS et al (2013) Post-mortem MRI versus conventional autopsy in fetuses and children: a prospective validation study. Lancet 382:223–233
135. Van Der Vlies CH, Van Delden OM, Punt BJ et al (2010) Literature review of the role of ultrasound, computed tomography, and transcatheter arterial embolization for the treatment of traumatic splenic injuries. Cardiovasc Intervent Radiol 33: 1079–1087
136. Velmahos GC, Toutouzas KG, Radin R et al (2003) Nonoperative treatment of blunt injury to solid abdominal organs: a prospective study. Arch Surg 138:844–851
137. Vogl TJ, Eichler K, Marzi I et al (2017) Bildgebende Verfahren der modernen Schockraumdiagnostik. Radiologe 57:853–868
138. Wagner MG, Fischer MR, Scaglione M, Linsenmaier U, Schueller G, Berger FH, Dick E, Basilico R, Stajgis M, Calli C, Vaidya S, Wirth S (2017) Subspecialisation in emergency radiology: proposal for a harmonised European curriculum. GMS J Med Educ 34(5):Doc61. https://doi.org/10.3205/zma001138
139. Walter CFF (2017) Interdisziplinärer Versorgungsnachweis (IVENA): Verbesserung der Notfallversorgung durch E-Health? Der Notarzt 33:50–51
140. Weber MA, Biederer J (2013) Indications for 24 hours/7 days emergency MRI. MAGNETOM Flash 2:3–6
141. Weber MA, Wirth S (2020) Notfallradiologie. Radiologe 60(3):191–192
142. Wik L, Kramer-Johansen J, Myklebust H et al (2005) Quality of cardiopulmonary resuscitation during out-of-hospital cardiac arrest. JAMA 293:299–304
143. Wildberger JE, Leiner T, Mahnken AH (2009) Multidetector-row spiral computed tomography in chest emergencies. Radiologe 49:492–500
144. Wiley M, Black S, Martin C et al (2018) Complications after pelvic arteriography in patients with pelvic ring disruptions. J Am Acad Orthop Surg 26:765–772
145. Winn HR (2017) Youmans & Winn neurological surgery. Elsevier
146. Wirth S, Körner M, Treitl M et al (2009) Computed tomography during cardiopulmonary resuscitation using automated chest compression devices – an initial study. Eur Radiol 19:1857–1866
147. Wolinsky PR, Tejwani NC, Testa NN et al (2003) Lessons learned from the activation of a disaster plan: 9/11. J Bone Joint Surg Am 85:1844–1846
148. Yang ZL, Ni QQ, Schoepf UJ et al (2017) Small intracranial aneurysms: diagnostic accuracy of CT angiography. Radiology 285:941–952
149. Zaidat OO, Yoo AJ, Khatri P et al (2013) Recommendations on angiographic revascularization grading standards for acute ischemic stroke: a consensus statement. Stroke 44:2650–2663

Stichwortverzeichnis

© Springer-Verlag GmbH Deutschland, ein Teil von Springer Nature 2023

M.-A. Weber, T. Mittlmeier (Hrsg.), *Kompendium bildgebende Frakturdiagnostik*,
https://doi.org/10.1007/978-3-662-63602-2

Printed by Printforce, the Netherlands